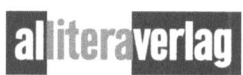

AF004546

Dieses Buch wurde als Dissertation
zum Erwerb des Doktorgrades der Medizin
an der Medizinischen Fakultät der
Ludwig-Maximilians-Universität zu München
im Jahre 2008 angenommen.
Berichterstatter: Prof. Dr. Paul U. Unschuld, M.P.H.
Mitberichterstatter: Prof. Dr. Dr.h.c. F.W. Schildberg, Prof. Dr. W. Lange
Dekan: Prof. Dr. med. D. Reinhardt
Tag der mündlichen Prüfung: 6. März 2008

Felicitas Messmer

Karl Lang

Die Wissenschaftlichen Publikationen
in ihrer medizingeschichtlichen Bedeutung

Bilder zur Geschichte der Chirurgie

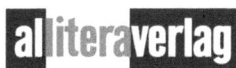

Meinem Vater

Dr. med. Dieter Messmer (1936-1966)

Weitere Informationen über den Verlag und sein Programm unter:
www.allitera.de

Bibliographische Information der Deutschen Bibliothek

Die Deutsche Bibliothek verzeichnet diese Publikation
in der Deutschen Nationalbibliographie;
detaillierte bibliographische Daten sind im Internet
über <http://dnb.d-nb.de> abrufbar.

Juli 2008
Allitera Verlag
Ein Verlag der Buch&media GmbH, München
© 2008 Buch&media GmbH, München
Umschlaggestaltung: Kay Fretwurst, Freienbrink
Herstellung: Books on Demand GmbH, Norderstedt
Printed in Germany · ISBN 978-3-86520-320-5

Inhalt

I. Einleitung und Fragestellung 11
II. Biographische Daten zu Karl Lang 16
III. Die wissenschaftlichen Publikationen im medizin-
historischen Vergleich 19

1. Traumatologie 21

1.1. Amputationen 23
1.1.1. Beiträge von Lang 23
    Amputationen (1951) 23
    Greifhand und Pirogoffstumpf (1953) 24
1.1.2. Die Operationsmethode 26
    1.1.2.1. Definition der Amputation 26
    1.1.2.2. Medizinhistorischer Rückblick zur Amputations-
            geschichte 28
    1.1.2.3. Indikation 32
    1.1.2.4. Operationstechnik 35
    1.1.2.5. Atypische Stumpfdeckung 42
            Biographisches zu Nikolai Ivanowitsch Pirogoff 44
    1.1.2.5.1. Amputatio pedis osteoplastica (Pirogoffstumpf) 45
    1.1.2.5.2. Amputatio femoris osteoplastica (*Gritti* 1857) 49
    1.1.2.5.3. Amputatio condylica osteoplastica (*Ssabanejeff* 1887) 51
    1.1.2.5.4. Resectio pedis osteoplastica
             (*Wladimiroff-Mikulicz* 1871/1881) 51
    1.1.2.5.5. Amputatio cruris osteplastica (*Bier* 1891) 53
    1.1.2.6. Probleme der Amputation 55
    1.1.2.6.1. Blutstillung 55
             Biographisches zu Ambroise Paré 56
    1.1.2.6.2. Operationsschmerz 59
    1.1.2.6.3. Wundinfektion 60
    1.1.2.7. Geschichte der Prothetik 63

1.1.3. Bewertung der Beiträge Lang zu Amputation und Greifhand ... 68
1.1.4. Zusammenfassung und Interpretation der Amputationen 74

1.2. Frakturen 82
1.2.1. Beitrag Lang: Rißfraktur des Calcaneus (1939) 82
1.2.2. Das Krankheitsbild der Fraktur 83
    1.2.2.1. Definition der Fraktur 83
    1.2.2.2. Medizinhistorischer Rückblick der Frakturgeschichte 89
    1.2.2.3. Diagnostik der Frakturen 95
             Biographisches zu Conrad Wilhelm Röntgen 96
    1.2.2.4. Allgemeine Therapie der Frakturen 100
    1.2.2.4.1. Immobilisierung 100
             Biographisches zu Anton Matysen 109
    1.2.2.4.2. Osteosynthese 112
    1.2.2.4.3. Endoprothetik 119
    1.2.2.5. Therapie der Calcaneusfraktur 123
    1.2.2.6. Frakturheilung 131
    1.2.2.7. Komplikationen der Frakturheilung 135
1.2.3. Bewertung des Beitrag Lang zur Calcaneusfraktur 137
1.2.4. Zusammenfassung und Interpretation der Frakturbehandlung . 141

2. **Chirurgische Infektionen** 151
2.1. Tetanus 153
2.1.1. Beitrag Lang: Ein kasuistischer Beitrag zur Tetanusfrage (1939) 153
2.1.2. Das Krankheitsbild des Tetanus 155
    2.1.2.1. Definition des Tetanus 155
    2.1.2.2. Medizinhistorischer Rückblick der Tetanusgeschichte 158
    2.1.2.3. Zur Ätiologie des Tetanus 164
             Geschichte der Bakteriologie 168
    2.1.2.4. Therapie des Tetanus 191
             Biographisches zu Emil von Behring 197
2.1.3. Bewertung des Beitrag Lang zur Tetanusfrage 217

2.1.4. Zusammenfassung und Interpretation der Geschichte des
Tetanus 221

3. Visceralchirurgie 231

3.1. Milzruptur 235

3.1.1. Beitrag Lang: Milzexstirpation wegen subcutaner
Milzverletzung (1951) 235

3.1.2. Das Krankheitsbild der Milzruptur 236

    3.1.2.1. Definition der Milzruptur und der Splenektomie 236

    3.1.2.2. Medizinhistorischer Rückblick zur Bedeutung der Milz 240

    3.1.2.3. Therapie der Milzruptur 244

    3.1.2.4. Geschichte der Bluttransfusion 252

3.1.3. Bewertung des Beitrag Lang zur Milzexstirpation 256

3.2. Invaginationsileus 261

3.2.1. Beitrag Lang: Invagination mit besonderer Berücksichtigung
der Ileozökalinvagination (1951) 261

3.2.2. Das Krankheitsbild der Invagination 264

    3.2.2.1. Definition von Ileus und Invagination 264

    3.2.2.2. Medizinhistorischer Rückblick zur Invagination 271

    3.2.2.3. Zur Ätiologie von Ileus und Invagination 276

    3.2.2.4. Therapie von Ileus und Invagination 279

        Biographisches zu Jonathan Hutchinson 283

        Geschichte der Visceralchirugie 287

        Biographisches zu Theodor Billroth 288

3.2.3. Bewertung des Beitrag Lang zur Invagination 299

3.3. Hernien 303

3.3.1. Beitrag Lang: Gleitbruch der Harnblase (1940) 303

3.3.2. Das Krankheitsbild der Hernien 304

    3.3.2.1. Definition der Hernien 304

    3.3.2.2. Medizinhistorischer Rückblick zur Geschichte der
Hernien 311

    3.3.2.3. Zur Ätiologie der Hernien 316
    3.3.2.4. Therapie der Hernien 320
        Biographisches zu Eduardo Bassini 327
3.3.3. Bewertung des Beitrag Lang zum Gleitbruch der Harnblase . . . 337
3.4. Zusammenfassung und Interpretation des visceralchirurgischen Themenbereichs 339

4. Tumorchirurgie 349

4.1. Neurinom 354
4.1.1. Beitrag Lang: Neurinom i. S. von Verocay des Plexus brachialis (1940) 354
4.1.2. Das Krankheitsbild des Neurinoms 355
    4.1.2.1. Definition des Neurinoms 355
    4.1.2.2. Medizinhistorischer Rückblick zur Geschichte des Neurinoms 364
        Biographisches zu José Verocay 369
    4.1.2.3. Zur Ätiologie des Neurinoms 379
    4.1.2.4. Therapie des Neurinoms 382
4.1.3. Bewertung des Beitrag Lang zum Neurinom 387

4.2. Cholesteatom 391
4.2.1. Beitrag Lang: Cholesteatom der Stirn (1957) 391
4.2.2. Das Krankheitsbild des Cholesteatoms 392
    4.2.2.1. Definition des Cholesteatoms 392
    4.2.2.2. Medizinhistorischer Rückblick zur Geschichte des Cholesteatoms 400
    4.2.2.3. Zur Ätiologie des Cholesteatoms 413
    4.2.2.4. Therapie des Cholesteatoms 421
        Epikritische Betrachtungen zum Ohrenleiden Kaiser Wilhelms II 426
4.2.3. Bewertung des Beitrag Lang zum Cholesteatom der Stirn 430

4.3.	Lymphangiom	434
4.3.1.	Beitrag Lang: Lymphangioma cysticum permagnum (1949)	434
4.3.2.	Das Krankheitsbild des Lymphangioms	435
	4.3.2.1. Definition des Lymphangioms	435
	4.3.2.2. Medizinhistorischer Rückblick zur Geschichte des Lymphangioms	442
	Biographisches zu Olof Rudbeck	444
	Biographisches zu Thomas Bartholin	445
	4.3.2.3. Zur Ätiologie des Lymphangioms	452
	4.3.2.4. Therapie des Lymphangioms	455
4.3.3.	Bewertung des Beitrag Lang zum Lymphangiom	461
4.4.	Zusammenfassung und Interpretation des onkologischen Themenbereichs	464

5. Fehlbildungen ... 479

5.1.	Ileoxiphopagus	481
5.1.1.	Beitrag Lang: Ileoxyphopagus (1939)	481
5.1.2.	Das Krankheitsbild des Ileoxiphopagus	482
	5.1.2.1. Definition des Ileoxiphopagus	482
	5.1.2.2. Medizinhistorischer Rückblick zur Geschichte der Fehlbildungen	493
	5.1.2.3. Zur Ätiologie der Fehlbildungen	509
	Geschichte der Embryologie	516
	5.1.2.4. Diagnostik angeborener Doppelbildungen	526
	5.1.2.5. Geburtsleitung angeborener Doppelbildungen	529
	Die Siamesischen Zwillinge Chang und Eng Bunker	536
5.1.3.	Bewertung des Beitrag Lang zum Ileoxiphopagus	542
5.1.4.	Zusammenfassung und Interpretation der Fehlbildungen	545

IV.	Zusammenfassung	559

Anhang 563

Literaturverzeichnis 565
    1. Bücher 565
    2. Sammelwerke 570
    3. Zeitschriften 579

Register 589
    Sachregister 589
    Personenregister 595

Danksagung 606

> »denn alles ändert sich,
> nur eines bleibt sicher immer gleich:
> die Wahrheit.« (Sokrates)

I. Einleitung und Fragestellung

Das Thema der vorliegenden Arbeit hebt sich von dem gewohnten Fragenkatalog universitärer Dissertationen ab, worauf schon der Titel ein erster Hinweis ist. Dieser nennt zunächst einen Namen – *Karl Lang* –, der in der Medizingeschichte bisher nicht bekannt war. Der Untertitel – *Die wissenschaftlichen Publikationen in ihrer medizingeschichtlichen Bedeutung, Bilder zur Geschichte der Chirurgie* – lässt sodann etwas von der Intention der Arbeit ahnen. Zu Recht mag sich der kritische Leser fragen, ob es sinnvoll sein kann, sich in dieser Ausführlichkeit mit Leben und Werk eines Mannes auseinanderzusetzen, der für die Medizingeschichte im ganzen ohne Bedeutung geblieben ist. Die Frage kann nur dann im positiven Sinn beantwortet werden, wenn es gelingt aus einem so schmalen Oevre wie dem seinen Folgerungen zu ziehen, die Allgemeingültigkeit und damit wissenschaftliches Interesse beanspruchen können.

Da von den wissenschaftlichen Arbeiten *Langs* durch übergreifende Ereignisse nur ein Teil zur Veröffentlichung gelangte und seine Aufzeichnungen aus dem Archiv des Elbogener Krankenhauses während der Nachkriegszeit verloren gingen,[1] müssen wir uns auf die zwischen den Jahren 1939 und 1957 in verschiedenen Fachorganen publizierten Beiträge beschränken. So gering die Anzahl dieser Arbeiten im Vergleich zu anderen Autoren auch erscheinen mag, so weitgefächert erscheint doch ihr Themenspektrum, das viele heute spezialisierte Teilgebiete der Chirurgie umfasst: Unfall- und Plastische Chirurgie, chirurg. Infektiologie, Viszeral-, Tumor- und Neurochirurgie; ja darüber hinaus noch in heute von der Chirurgie abgetrennte Bereiche (Teratologie) verweist. Insofern kann die Gesamtheit der Beiträge in ihrer Diversität ein Spiegelbild des Ganzen geben, das – in Abbreviatur – Auskunft zu vielen Fragen der Chirurgiegeschichte in der ersten Hälfte des 20. Jahrhunderts gibt.

Zeugen die einzelnen Beiträge auch von gediegenem Fachwissen und einer reichen praktischen Erfahrung, so greifen sie doch nicht über den kasuisti-

---

[1] Brief des Generalkonsulats der Tschechischen Republik München vom 17.09.2003.

schen Bereich hinaus und sind in mancher Hinsicht zeitbedingt (z. B. hohe Anzahl an Amputationen durch die Leitung eines Reservelazaretts zur Zeit des zweiten Weltkriegs). Jede Epoche erhebt unterschiedliche Ansprüche und bevorzugt gewisse Perspektiven. Auch wissenschaftliche Arbeit entsteht nicht im luftleeren Raum, nicht ohne, nicht gegen die Welt- und Kulturgeschichte. Wenn wir versuchen wollen *Langs* Publikationen zu bewerten, wie es das hochgesteckte Ziel dieser Arbeit vorgibt, müssen wir jeden der Beiträge historisch kritisch und methodisch streng im Blick auf die Medizingeschichte einordnen, reflektieren und kommentieren, aber auch hinsichtlich aktueller Entwicklungen der Chirurgie befragen, sodass am Ende ihre Bedeutung für die damalige wie für die heutige Zeit ersichtlich wird. Vor der Bewertung steht demnach die Aufarbeitung der medizingeschichtlichen Fakten, um eine klare Sicht auf die behandelten Themen zu schaffen. Die zeitliche Distanz bietet uns dabei die Möglichkeit zur Reflexion.

Wenn wir uns der Problematik in medizinhistorischer Weise nähern, stellt sich zunächst die grundsätzliche Frage, was Medizin überhaupt ist. Dabei gilt es zu bedenken, dass die unterschiedlichen Medizintraditionen immer in ihrem je eigenen geistig-kulturellen Zusammenhang gesehen werden müssen. Heute wird (westliche) Medizin weitgehend übereinstimmend definiert als »*Anwendung der Naturwissenschaften in der Erklärung von Gesundheit und Kranksein, sowie in der Vorbeugung und Behandlung von Kranksein.*«[2] Dies war nicht immer so. Zu allen Zeiten hat die Wissenschaft jedoch aus einem mehr oder weniger gleichbleibenden Gedankenpool geschöpft. Außermedizinische Parameter (kulturelle, religiöse, gesellschaftliche, ökonomische, politische u. a. Einflüsse) haben dabei wesentlich mitbestimmt, was in einer Epoche als gültig anerkannt und was verworfen wurde. Dabei ermöglichte ein steter Aufbau auf dem Wissen der Vorfahren, dass das medizinische Gedankengebäude immer höher aufgestockt und somit i. S. *Newtons*[3] immer weiter geschaut werden konnte. Die Beantwortung der von *Paul U. Unschuld* in diesem Zusammenhang formulierten Kernfragen – Warum zu dieser Zeit?, Warum an diesem Ort?, Warum von dieser Person?[4]- kann dabei einen fundamentalen Beitrag zum Verständnis der Medizingeschichte und damit auch zur zukünftigen Entwicklung der Medizin leisten, indem sie den Arzt und sein Wirken – jenseits einer rein chronologischen Faktenaufzählung – in den jeweiligen Zeitzusammenhang hineinstellt.

---

[2] Unschuld 2006 in: Medizinisches Handeln unter dem Einfluss der Globalisierung, (unveröffentlichter Aufsatz).
[3] bekannt ist sein Ausspruch: »*we are standing on the shoulders of giants.*«
[4] Unschuld 2003a: Was ist Medizin? Westliche und östliche Wege der Heilkunst.

Einleitung und Fragestellung

Den Wandel in der Medizingeschichte durch kritische Befragung und Deutung zu bewerten, gehört zu den großen Herausforderungen des Medizinhistorikers. Nur in ernsthafter Auseinandersetzung mit den unterschiedlichen medizinischen Ansätzen können wir in ständiger Übung unseren Blick – tastend, suchend, vergleichend – schulen und schärfen, um so in wissenschaftlich begründeter Argumentation die wandelnden Vorstellungen unvoreingenommen zu werten und in ihrem historischen Kontext zu beurteilen. Von der Fragestellung *Unschulds* geleitet, wollen wir uns im Hauptteil dieser Dissertation (III.) dieser schwierigen Aufgabe in sechs ausgewählten Themenbereichen stellen. Besonderer Wert wurde auf eine klare, verständliche Darstellung der jeweiligen Sachgebiete gelegt, um das Werk auch medizinisch nicht vorgebildeten Lesern zugänglich zu machen. Voraussetzung und Grundlage dieser Arbeit war dabei ein sorgfältig recherchiertes Quellenstudium, um anhand der historisch gesicherten Fakten eine Wertung von *Langs* Beiträgen zu versuchen. Nach dem unerreichten Vorbild eines *Max Borst* habe auch ich versucht »*so umfassend als nur möglich zu Werke zu gehen*« und bin dabei zuweilen ebenso an den »*schier unüberwindlichen Bergen von Litteratur*«[5] mutlos geworden. Bei der ausgedehnten Materialsuche war es notwendig, eine Auswahl zu treffen, da die medizinische Literatur, besonders im 20. Jahrhundert, in einem Ausmaß angewachsen ist, das es unmöglich macht, sie auch bei Einengung auf eine spezielle Thematik im Rahmen einer Promotionsarbeit in ihrer Gesamtheit zu erfassen. Die historisch dokumentierten Fakten können aber – den Ausschlägen eines Seismographen vergleichbar – dazu dienen, die zugrundeliegenden Vibrationen der (Medizin-)Geschichte aufzudecken. Indem diese Daten in Bezug gesetzt werden zu den begleitenden Strömungen aus Politik, Gesellschaft und Kultur, kann ansatzweise aufscheinen, welche Räder zusammengreifen müssen, um das Uhrwerk der Medizingeschichte in Gang zu setzen. So spekulativ unsere Antworten auf obige Fragen in mancher Hinsicht auch erscheinen mögen, so fern die historische Thematik den aktuellen Tagesthemen zu liegen scheint, so wenig darf doch die Aussagekraft der Geschichte im Hinblick auf tragfähige Zukunftsstrategien unterschätzt werden. Sie kann auch heute noch als zuverlässige Lehrmeisterin dafür gelten, was dem Menschen, der im Zentrum des medizinischen Interesses steht, dient und ihn fortschreiten lässt.

Bevor wir an die schwierige Aufgabe einer Bewertung von *Langs* Beiträgen herangehen, soll eine kurze Schilderung wichtiger Stationen seiner beruflichen Laufbahn (II.) vorangehen, um auf diese Weise den Entstehenshintergrund der wissenschaftlichen Publikationen zu erhellen.

---

[5] Borst 1902 in: Die Lehre von den Geschwülsten. Bd. I Vorwort.

Einleitung und Fragestellung

Abschließend sei noch einmal die Frage erlaubt, welchen Sinn es haben kann, ein alltägliches Leben aufzuzeichnen und heute längst verblichene Fallberichte aufzuarbeiten. Neuerrungenschaften in der Medizin bilden sich aber nicht nur an den Forschungsinstituten und großen Universitätskliniken heraus, sondern entstehen eben auch an der Basis – in unzähligen Alltagskontakten zwischen Arzt und Patient. Auf diese Weise wächst allmählich ein Grundstock an Erfahrung heran, der durch gute Ergebnisse die Überlegenheit bestimmter Methoden erweist. In diesem Sinne kann jeder noch so kleine medizinische Beitrag als sinnvoll für den Fortgang einer Wissenschaft angesehen werden: »*Jedes, auch das differenzierteste Resultat, ist ein Fortschritt, einer der vielen Schritte nämlich, die notwendig sind, um mit der weitereilenden Zivilisation im Gleichklang zu bleiben.*«[6] Wenn es *James Joyce* (1882-1941) in seinem »Ulysses« gewagt hat, einen beliebigen Tag eines beliebigen Menschen zum Welt-Alltag einer ganzen Epoche zu erheben, kann m.E. auch der Medizin-Alltag, der in Leben und Werk *Karl Langs* aufscheint, exemplarisch für seine Zeit stehen und sichtbar machen, welchen Wandel das Ärztewesen seither durchlaufen hat. Wir werden am Ende dieses Buches sehen, dass die Generation *Langs* aus vielen Gründen trotz des nach geschichtlichem Maßstab kurzen Zeitraums, der uns von ihr trennt, heute schon als »historisch« angesehen werden kann. Aufgabe der Medizingeschichte ist es aber, sonst Verlorenes zu bewahren. Sie erinnert uns daran, dass auch unser Verstehen zeitbedingt ist und als solches niemals vollständig sein kann.

Wenn wir abschließend den eingangs zitierten Titel dieser Dissertation im Licht des bisher Gesagten noch einmal betrachten, drängt sich eine Metapher auf. Die begleitenden Untertitel umgeben – konzentrischen Kreisen gleich – den Namen eines Menschen, der »*ins Leben geworfen ist*«[um *Martin Heideggers* (1889-1976) gewaltigen Ausdruck zu gebrauchen] wie ein Kiesel ins Wasser. Wie der Stein aus dem Sichtfeld verschwunden ist, hat sich die Lebensspur *Karl Langs* verflüchtigt. Wie die zentrumsnahen Kreise sich allenfalls noch unscharf ausmachen lassen, ist auch *Langs* Lebenswerk als praktisch tätiger Chirurg nurmehr in den wenigen Beiträgen seiner literarischen Hinterlassenschaft greifbar. Am deutlichsten zeichnet sich im Wasser der äußerste Kreis ab, der für die Medizingeschichte steht, die ungefragt Leben und Werk eines jeden Arztes einschließt und umfasst. Wie aber jeder noch so kleine Stein bei genauer Betrachtung sichtbare Kreise im Wasser zieht, so kann jeder scheinbar noch so unbedeutende Arzt, der seinem Beruf in unbedingter Wahrhaftigkeit verpflichtet ist, Denkanstöße geben. So soll diese Arbeit nicht zuletzt darauf hinweisen, dass Leben und Werk

---

[6] Schaaf 1950, 129.

auch eines längst vergessenen Arztes wie *Karl Lang* eingebettet bleiben in den übergeordneten Rahmen der Chirurgiegeschichte. In mnemotechnischer Hinsicht wäre es daher vorzuziehen, Titel und Untertitel dieser Arbeit in Kreisen anzuordnen, wobei die Kreise von innen (Name) nach außen (Bilder zur Chirurgiegeschichte) in ihrer Buchstabendicke zunehmen, um schon optisch-semantisch die unterschiedliche Gewichtung deutlich zu machen.

II. Biographische Daten zu Karl Lang

Karl Otto Lang wurde am 28. August 1900 als erstes von drei Kindern des späteren Oberlandesgerichtsrats, *Karl Lang sen.* (1867-1944), und dessen Ehefrau, *Adeline* geb. *Lorenz* (1878-1955) in Wolfersdorf/Böhmen (heute Volfartice/Tschechien) geboren. Ein am 8. Januar 1939 durch *Lang* verfasstes Curriculum vitae anlässlich seiner Bewerbung am Elbogener Kreiskrankenhaus gibt Auskunft über die einzelnen Stationen seiner Ausbildung. Nach Besuch der Volksschule in Kamnitz, Weckelsdorf und Bilin (1906-1911) besuchte er das Gymnasium in Dux und Eger, wo er im Juli 1919 die Maturitätsprüfung mit Bestnote ablegte. Der häufige Schulwechsel war durch die beruflichen Versetzungen seines Vaters bedingt. Die genauen Motive für *Langs* Entschluß, Medizin zu studieren, sind nicht bekannt. Mit großer Wahrscheinlichkeit haben ihm sein Großvater *Otto Sebastian Lorenz* (1845-1926), Kommunalarzt in Wolfersdorf, sowie sein Taufpate und Onkel, *Arthur Lorenz* (1881-1916), Pädiater am Wiener Josephsspital als Vorbilder gedient.

Im Wintersemester 1919/1920 nahm er seine medizinischen Studien an der Deutschen KarlsUniversität in Prag auf, die nach der Proklamation der Tschechoslowakischen Republik (28.10.1918) unmittelbar vor der dritten Teilung in ihrer über fünfhundertjährigen Geschichte stand.[7] Nach Ablegung des ersten Rigorosums schrieb sich *Lang* für zwei Semester als Hörer an der Ludwig-Maximilians-Universität in München ein. Dem amtierenden Ordinarius für Chirurgie, *Ernst Ferdinand Sauerbruch* (1875-1951), eilte schon damals ein legendärer Ruf voraus. Mögicherweise hat seine Ausstrahlung auch *Lang* beeindruckt, wenngleich seine spätere Entscheidung für das Fach der Chirurgie wohl eher mit seinem Prager Lehrer, *Hermann Schloffer* (1868-1937), in Zusammenhang zu sehen ist. Nach seiner Tätigkeit als Fiskus an der Klinik für interne Krankheiten des Prof. *Romberg* in München kehrte *Lang* für den Rest seiner Studienzeit nach Prag zurück. Dort legte er das zweite und dritte Rigorosum ab (1923-1924) und arbeitete anschließend

---

[7] Killian und Krämer 1951, 36-41. Koerting 1968, 29-32. Sachs Bd. IV 2001, 165-169. 1348 Gründung der »Karls-Universität« durch Kaiser *Karl IV*. 1661-1654 Teilung in ein protestantisches »Carolinum« und ein katholisches »Clementinum« 1882-1918 Teilung in eine »k.k. Deutsche Carl-Ferdinand-Universität Prag« und eine »k.k. böhmische Karl-Ferdinands-Universität« 1920-1939 Teilung in eine deutsche und tschechische »Karlsuniversität«

zwölf Monate als Fiskus an der Klinik für innere Medizin seines späteren Promotors (Doktorvaters), *Rudolf Jaksch von Wartenhorst* (1855-1947). Während der Sommerferien des Jahres 1924 praktizierte er schon auf der internen Abteilung des allgemeinen öffentlichen Krankenhauses in Eger. Im Mai 1925 wurde *Lang* zum Doktor der gesamten Heilkunde promoviert. Die Urkunde hat sich erhalten. Sie trägt die Unterschriften des damaligen Prorektors und Dermatologieprofessors *Karl Kreibich* (1869-1932), des Dekans der medizinischen Fakultät und Hygieneprofessors, *Oskar Bail* (1869-1927), sowie des Promotors *Jaksch von Wartenhorst*.

Nach Abschluß seines Studiums leistete *Lang* ab Oktober 1925 seine militärische Dienstpflicht an der ärztlichen Offiziersschule in Prag ab. Von April bis Oktober 1926 war er der chirurgischen Abteilung des Divisionspitals zugeteilt. Im folgenden Jahr begann *Lang* eine sechsjährige chirurgische Weiterbildung als Volontär und Operationszögling an der chirurgischen Klinik der Deutschen Universität in Prag des Prof. *Schloffer* (Januar 1927-Mai 1933). Dieser kann in seiner disziplinierten, bedächtigen Art wohl zu Recht als das entscheidende Leitbild *Langs* angesehen werden. *Schloffer* gilt als »*Pionier auf dem chirurgischen Lehrstuhl der Dt. Universität in Prag.*«[8] Wenngleich seine Vorliebe der Darmchirurgie galt, war der Themenkreis, den sein Werk umspannt, erstaunlich weit gezogen, wovon mehr als einhundert Publikationen zeugen.[9] *Schloffers* Einfluß auf *Lang* wird in dessen späteren wissenschaftlichen Beiträgen deutlich, in denen wir das breitgefächerte Interessegebiet seines Lehrers wiederfinden können: Darmchirurgie (»Invaginationen« 1951), Neurochirurgie (»Neurinom des Plexus brachialis nach Verocay« 1940), Traumatologie (»Amputationen« 1951, »Rißfraktur des Calcaneus« 1939), plastische Chirurgie (»Greifhand und Pirogoffstumpf«). Ebenso bekundete *Lang* immer wieder die Bevorzugung einer sorgfältigen, gewebeschonenden Operationstechnik (nach dem Vorbild *Schloffers*), die in deutlichem Gegensatz zu *Sauerbruchs* »*verblüffendem Tempo, ohne Rücksicht auf Blutverlust und Schonung der Gewebe*«[10] stand. Im Jahr 1929 unterzog sich *Lang* der Physikatsprüfung. Bereits 1932 durfte er während fünf Monaten den erkrankten Primarius des Bezirkskrankenhauses von Haida vertreten. Seine ärzt-liche Weiterbildung schloß er mit einer mehrmonatigen Tätigkeit als Volontärassistent an der Klinik für Frauenheilkunde und Geburtshilfe der Dt. Universität in Prag ab. Glänzende Bewertungen in *Langs* Zeugnissen (v.a. durch *Hermann Schloffer*) zeugen von den anerkannt soliden Fähigkeiten, die er sich während seiner Ausbildung erworben hatte.

---

[8] Männl 2002, 287.
[9] ebenda, 287-318.
[10] Sachs Bd.III 2001, 341-352.

Nachdem sich die Hoffnungen auf eine akademische Laufbahn zerschlagen hatten, wohl auch zum Teil mitbedingt durch die Vorbehalte der tschechischen Regierung gegenüber der deutschsprachigen Bevölkerung,[11] übernahm *Lang* zunächst die Landarztpraxis seines Großvaters in Wolfersdorf (1933-1935). Mit Beginn des Jahres 1936 wurde ihm die Leitung des öffentlichen Bezirkskrankenhauses von Nixdorf/Kreis Schluckenau angetragen, dem er bis September 1939 als Primararzt (Chefarzt) vorstand. Das Jahr 1939 markiert gleichzeitig den Beginn einer bescheidenen publizistischen Tätigkeit. Von Oktober 1939 bis zu seiner Aussiedlung aus dem ehemaligen Sudetenland im Januar 1948 war er Chefarzt des Kreiskrankenhauses in Elbogen a.d. Eger (heute Loket nad Ohri), dem während des zweiten Weltkriegs ein Reservelazarett angegliedert wurde. In dieser Zeit hatte er Gelegenheit, sich mit der Problematik unterschiedlicher Amputationstechniken auseinandezusetzen. So waren es auch i.e.L. seine damals gesammelten, praktischen Erfahrungen, die er später in seinen kasuistischen Fallbeiträgen umsetzte. Nach Verlust fast aller materiellen Güter gründete *Lang* in München eine neue Existenz, wohin er im Rahmen der Familienzusammenführung übersiedelt war. Nach dreijähriger privatärztlicher Tätigkeit (1948-1951) erhielt er im August 1951 die Bewilligung zum Kassenarzt und führte seither eine Facharztpraxis für Chirurgie in München-Schwabing (1951-1973) mit Belegbetten in der chirurg. Privatklinik Dr. Kunz-Riefler. Aus seiner Ehe mit *Gertrude Lang* (1905-1981), Tochter des Oberstleutnat *Johann Koblischka*, gingen zwei Töchter hervor. Ein Jahr vor seinem Tod legte *Lang* seine ärztliche Tätigkeit aus Gesundheitsgründen nieder. Er verstarb am 21. Oktober 1974 und wurde auf dem Münchner Nordfriedhof beigesetzt (Grab-Nr. 262-3-37).

---

[11] Koerting 1968, 29-32. Sachs Bd.III 2001, 167. So blieb z.B. die chirurgische Lehrkanzel an der Dt. Universität Prag nach *Schloffers* Ableben für mehrere Jahre unbesetzt.

III. Die wissenschaftlichen Publikationen im medizinhistorischen Vergleich

Karl Lang veröffentlichte in den Jahren 1939 bis 1957 eine Anzahl kleinerer Abhandlungen aus verschiedenen Bereichen der Chirurgie. Die Beiträge werden im folgenden aus Gründen der Übersicht nicht in der Reihenfolge ihres Erscheinens (chronologisch), sondern thematisch geordnet dargestellt. Am Anfang steht die Traumatologie, bzw. Unfallchirurgie, da Frakturheilung und Amputation zu den ältesten Heilmethoden gehören. Daran anschließend werden die chirurgischen Infektionen behandelt, die im weiteren Sinn zum gleichen Thema gehören, da es v. a. traumatisch bedingt zum Eindringen der Erreger kommt. Es folgen die Kapitel über Viszeralchirurgie und Tumoren. Den Abschluß bildet ein gynäkologisches/geburtshilfliches Thema: die teratologischen Fehlbildungen.

Die einzelnen Kapitel sind im Wesentlichen gleich aufgebaut und halten sich soweit möglich an folgendes Schema. Im Anschluß an die Darstellung von Langs Beitrag wird das Krankheitsbild/die Operationsmethode des Beitrags vorgestellt: nach der Definition wird der Frage nachgegangen, seit wann und von wem das Thema in der Medizingeschichte beschrieben wurde. Danach wird das »Wie« der Therapie im Wandel der Zeit von verschiedenen Seiten beleuchtet: Indikationsstellung, Operationstechnik, Komplikationen bei der Operation. Anschließend folgt eine Bewertung von Langs Beitrag. Am Ende wird das Gesagte zusammenfassend dargestellt (synoptische Tabelle) und eine Interpretation durch Einbindung in den historischen Rahmen versucht.

1. Traumatologie

1.1. Amputationen

Karl Lang veröffentlichte 1951 im Zentralblatt für Chirurgie einen Beitrag mit dem Titel »Amputationen«.[12] Da er thematisch eng mit seinem Artikel »Greifhand und Pirogoffstumpf«[13] aus dem Jahr 1953 verknüpft ist, werden die beiden Publikationen zusammen dargestellt.

1.1.1. Beiträge von Lang

Amputationen (1951)

In seinem mit sechs Abbildungen illustrierten Beitrag berichtete *Lang* über ein Amputationsverfahren, das auch bei infizierten Extremitäten die Reamputation vermeiden sollte. In den Jahren 1940-1945 mußte *Lang* als Leiter eines Reservelazaretts kriegsbedingt zahlreiche Reamputationen durchführen, da bei den Notamputationen im Feld oft Spätkomplikationen wie Knochendurchstoßung bei unzureichender Stumpfdeckung, Wundheilungsstörungen etc. auftraten. Die Reamputation führte notwendigermaßen zu einer weiteren Stumpfverkürzung und einer verlängerten Invalidität des Patienten, ganz abgesehen von dem erneuten psychischen Trauma, das eine wiederholte Operation für den Patienten darstellt.

Als Operationstechnik wählte *Lang* für die Reamputation den doppelten Lappenschnitt mit Bildung eines großen dorsalen und kleineren ventralen Lappens. Die anschließende Absägung des Knochens führte am Oberschenkel nicht selten zu einem Verlust eines Knochenstücks von acht Zentimeter Höhe. Bei sehr kurzen Amputationsstümpfen wandte er nur eine Kegelausschneidung[14] an, um möglichst wenig des wertvollen Knochens zu verlieren.

1945 brachte es die Art des Krankenguts mit sich, dass *Lang* zahlreiche Verwundete behandeln mußte, bei denen die Schwere der Kriegsverletzung eine Amputation notwendig machte. Um nun ähnlich traumatisierende Eingriffe, wie sie die bisherigen Reamputationen darstellten, für die Zukunft möglichst zu vermeiden, wandte *Lang* folgendes Amputationsverfahren an. Da es sich in der Mehrzahl um infizierte Extremitäten handelte, führte er eine offene

---

[12] Lang 1951 b, 1343-1346.
[13] Lang 1953, 2114-2117.
[14] Müller 1920, 31-32. abgestutzt-kegelförmige Umschneidung des prominenten Knochenstumpfes

Amputation mit Bildung übergroßer Lappen durch (etwa um die Hälfte größer als bei geschlossener Amputation üblich). Nach sorgfältiger Gefäßligatur und Nervenabquetschung[15] stülpte er die Lappen um und befestigte sie mit je einer Hautnaht an der Streck- und Beuge-seite der Gliedmaßen. Die Wundbehandlung mit offener Drainage und Sulfonamid-Pulver[16] führte zu einem Wegfall der postoperativen Fieberzacke und erlaubte einen früheren Wundverschluß, was die Erfahrungen der amerikanischen Chirurgen N.T. Kirk und F.M. McKeever von 1944 bestätigte.[17] Nach Reinigung der Wundfläche und Hautextension wartete er mit dem Wundverschluß bis zum Auftreten reinen Granulationsgewebes. Der Stumpf wurde dann durch Rückklappen der Hautlappen gedeckt und durch Sekundärnaht verschlossen. Dabei kam die Operationsnarbe exzentrisch zu liegen, sodass sie bei späterer Prothesenanpassung keinem direkten Druck ausgesetzt war. Bei dreißig durchgeführten Amputationen lag die Letalität ebenso wie die Reamputationsrate bei 0 %. Als Kontraindikation für die Durchführung werden lediglich Gasbrand und schwere Sepsis angegeben, bei denen *Lang* den einzeitigen Zirkelschnitt, die sog. Guillotine-Amputation, nach wie vor für die Operation der Wahl hielt.

Abschließend weiß *Lang* darauf hin, dass das von ihm durchgeführte Operationsverfahren den Leitsätzen entspricht, die der russische Professor *Z.D. Tschaklin* unter Berücksichtigung der Erfahrungen des zweiten Weltkriegs für die Ausführung der primären Amputation 1947 aufgestellt hatte:

- Erhaltung einer möglichst großen Stumpflänge
- Wundbehandlung mit offener Drainage und Chemotherapie
- Anwendung von Hautzug und Sekundärnaht
- bei anaerober Infektion (z. B. Gasbrand) Hautzug erst nach Beherrschung der Infektion.[18]

Greifhand und Pirogoffstumpf (1953)

Zwei Jahre später publizierte *Lang* wieder im Zentralblatt für Chirurgie eine Arbeit aus dem Gebiet der Unfallchirurgie, die sich mit der schwierigen Frage befasste, ob einem aggressiven oder konservativen Vorgehen bei der Wahl der Behandlung der Vorzug zu geben ist, um ein möglichst gutes funktionelles und kosmetisches Resultat zu erreichen. Er stellte darin zwei Fallbeispiele vor, bei denen er mit relativ erhaltenden Verfahren eine Therapie

---

[15] Krüger 1916, 368. Durch Abquetschung des Nerven mit einer glatten Klemme und anschließender Durchschneidung wird die Nervenscheide erhalten. Dadurch wird die Bildung schmerzhafter Amputations-Neurome verhindert.

[16] Locher 2004, 50. Erstmals unter dem Namen »Prontosil« 1935 von Gerhard Domagk (1895-1964) in der Deutschen Medizinischen Wochenschrift veröffentlicht.

[17] Kirk und McKeever 1944, 1027-1030.

[18] Lubozkij 1947, 781-782.

wählte, die zwischen den beiden Extremen der sofortigen Amputation (die zwar sicher aber verstümmelnd ist) und dem konservativen Vorgehen (das zwar extremitätenerhaltend ist, aber neben der Infektionsgefahr eine extrem lange Arbeitsunfähigkeit bedingt) liegt.

Bei dem ersten Patienten handelte es sich um einen 44jährigen Müller, der mit der linken Hand in ein Wasserrad geraten war. Dies führte zu einer schweren Handverletzung mit komplizierten Frakturen der Finger 2-4. Auch die entsprechenden Mittelhandknochen waren weitgehend zertrümmert. Die Verletzung war so schwer, dass Lang umgehend in Äthernarkose eine Enukleation der Metakarpen 2-4 vornahm, während er aus Thenar (Daumen) und Hypothenar (Kleinfinger) eine Greifhand bildete. Zur Infektionsprophylaxe wurden lokal und systemisch Sulfonamide verabreicht sowie Tetanus-Antitoxin injiziert. Nach komplikationslosem Wundverlauf konnte der Patient nach drei Wochen entlassen werden und war sieben Wochen nach dem schweren Unfall wieder voll arbeitsfähig. Da *Lang* in der ihm zugänglichen Literatur keinen derartigen Fall beschrieben fand, hielt er ihn der Veröffentlichung für wert, um zur plastischen Rekonstruktion nach schweren Handverletzungen anzuregen (bei Verlust aller Finger Bildung einer Greifhand unter alleiniger Verwendung der Mittelhandknochen). Dem Bericht ist die Abbildung der Röntgenaufnahme beigefügt, die die rekonstruierte Greifhand nach Exartikulation der Metacarpi II-V zeigt.

Der zweite Fall betraf einen 21jährigen Patienten, bei dem sich nach einer Schußverletzung des rechten Unterschenkels ein ankylotischer (versteifter) Spitzfuß mit chronischer Fußsohlen-Phlegmone (infiltrative Entzündung des interstitiellen Bindegewebes) entwickelt hatte. Der junge Mann kam 1944 mit dem Wunsch der Unterschenkel-Amputation in das damals von *Lang* geführte Krankenhaus.

Nach einem mehrmonatigen, erfolglosen Versuch die Phlegmone auf konservativem Weg zur Abheilung zu bringen, entschied sich *Lang* zur osteoplastischen Fuß-Amputation nach *Pirogoff*. Es folgt die genaue Beschreibung der Operationstechnik in der Modifikation nach *Günther*. Nach Vorbehandlung mit Sulfonamiden erfolgte unter Äthernarkose nach Dorsal- und Steigbügelschnitt der Haut die Weichteildurchtrennung bis auf den Knochen. Die Talusrolle (Sprungbeinrolle) wurde exartikuliert und der Calcaneus (Fersenbein) schräg durchsägt (nicht horizontal wie ursprünglich von *Pirogoff*). Nach ebenfalls schräger Absägung von Tibia (Schienbein) und Fibula (Wadenbein) kurz über dem Fußgelenk wurde die Calcaneuskalotte nach vorne gedreht und mit Katgutnähten an der Tibia fixiert. Postoperativ kam es zu einer bei osteoplastischen Amputationen häufig auftretenden Wundeiterung, die zu einem Abrutschen des fixierten Knochenstücks führte, wodurch eine Reposition und erneute Fixation vorgenommen werden mußte.

Da der Pirogoffstumpf im Vergleich zur Unterschenkel-Amputation den Vorteil der Erdnähe besitzt und einen tragfähigen Stumpf ergibt, brachte er für den Patienten ein funktionell gutes Ergebnis, zumal in der schwierigen Zeit des Kriegsendes geeignete Prothesen nicht verfügbar waren. Zwei Jahre später konnte sich *Lang* bei einem erneuten Patientenkontakt von dem guten Ergebnis der Operation überzeugen. Der Stumpf war normal beschwielt und voll belastungsfähig. Der Patient konnte seinen Beruf in einer Porzellanfabrik, die schwere Arbeit im Stehen verlangte, uneingeschränkt ausüben, obwohl er keine Prothese, sondern nur einen gewöhnlichen Schuh trug.

Mit diesen beiden Beispielen demonstrierte Lang den Vorteil relativ erhaltender Operationsmethoden gegenüber der Amputatio antebrachii/bzw. cruris.

Über Amputationen sind schon sehr viele Publikationen erschienen, die das Thema von den verschiedensten Seiten – medizingeschichtlich, operationstechnisch, im Hinblick auf Protheseneignung u.a.m. – beleuchtet haben. Dessen ungeachtet soll im Folgenden versucht werden durch eine Aufarbeitung der wissenschaftlichen Literatur und unter Einbeziehung der neuesten Entwicklungen Aspekte herauszuarbeiten, die bisher noch nicht aufgezeigt wurden.

1.1.2. Die Operationsmethode

1.1.2.1. Definition der Amputation

Die Amputation (amputare = *lat.* ab-, wegschneiden) bezeichnet die Abtrennung eines Körperteils mit Durchschneidung der Weichteile.[19] Die Bezeichnung ist beschränkt auf die Entfernung peripherer Körperteile (z.B. Extremitäten, Brust), während man bei der Entfernung zentraler Körperteile (z.B. Drüse, Geschwulst) von einer Exstirpation (exstirpare = *lat.* ausrotten; s.a. Tab. 11, S. 168) spricht. Im engeren Sinn versteht man unter einer Amputation nur die Absetzung der Gliedmaßen, wobei zwei Amputationsformen unterschieden werden:
- die Amputation in der Kontinuität (d.h. im Verlauf eines Gliedabschnittes) und
- die Amputation in der Kontiguität (von contiguus = *lat.* angrenzend; d.h. an der Grenze zweier Gliedabschnitte, also in einem Gelenk).[20] Synonym dafür werden die Ausdrücke Exartikulation (ex = *lat.* aus, heraus; articulus = *lat.* das Gelenk)[21], bzw. Enukleation (nucleus = *lat.* der Kern) gebraucht.

Eine Kombination beider Amputationsformen stellt die osteoplastische Absetzung dar, z.B. im Kniegelenk (Gritti-Stumpf) und im Fußgelenk (Pi-

---

[19] Pschyrembel 1994, 57.
[20] Petersen 1907, 1.
[21] Pschyrembel 1994, 446.

rogoff-Stumpf). Im anglo-amerikanischen Sprachraum wird nicht zwischen Amputation und Exartikulation unterschieden. Hier spricht man also z. B. bei einer Absetzung im Kniegelenk von einer »amputation at the knee«.

Daneben gibt es weitere Einteilungsprinzipien für die Amputationen (s. Abb. 1). In der vorantiseptischen Ära war die Einteilung nach der Wahl der Zeit üblich: primäre Amputationen (= Früh-Amputation) wurden am ersten Tag ausgeführt, sekundäre Amputationen (= Spät-Amputation) erst am zweiten bis siebten Tag nach der Verletzung. Diese Zeiteinteilung ist in der antiseptischen Ära wertlos geworden.[22] Dagegen hat die Unterscheidung nach der Art der Wundbehandlung weiterhin Gültigkeit. Die geschlossene Amputation (einzeitige Amputation) mit sofortigem Wundverschluß ist heute die Standardmethode, während die offene Amputation (zweizeitige Amputation) mit verzögertem Wundverschluß nach Tagen oder Wochen durch Sekundärnaht heute durch neue Drainage- und Vakuumversiegelungstechniken überholt ist. Sie war noch in der ersten Hälfte des 20. Jahrhunderts bei infizierten Wunden die Methode der Wahl.[23] Nach der Ursache unterscheidet man spontane Amputationen im Rahmen eines Traumas und kunstgerechte Amputationen an der Stelle, die durch Verletzung oder Erkrankung bestimmt ist und sich ggf. für die anschließende Versorgung mit einer Prothese eignet.[24]

Eine Sonderform der Amputation ist die Reamputation. Während man bis in die zweite Hälfte des 20. Jh. darunter die operative Verbesserung eines Amputationsstumpfes verstand, wird die Stumpfkorrektur heute als Nachamputation bezeichnet. Die Reamputation steht heute für die Absetzung eines replantierten Körperteils.[25]

Abb. 1: Einteilung der Amputationen

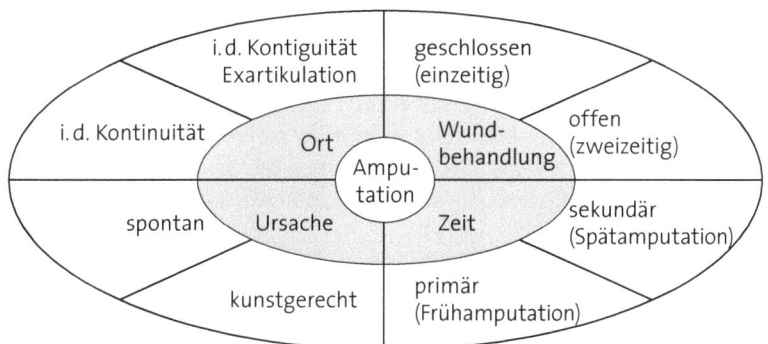

[22] Petersen 1907, 90-91.
[23] Petersen 1907, 238-239.
[24] Pschyrembel 1994, 57.
[25] Hirner, Weise 2004, 368.

Traumatologie

Von der Amputation grundsätzlich zu unterscheiden ist die Resektion (resecare = *lat.* abschneiden; s.a. Tab. 11, S. 168). Sie bezeichnet die Entfernung eines Knochens oder eines Knochenteils unter Schonung der Weichteile. Auch hier erfolgt eine Einteilung in Resektion in der Kontinuität und Resektion in der Kontiguität (= Gelenk-Resektion).[26] Die Osteotomie (osteos = *gr.* der Knochen; tomo = *gr.* der Schnitt) gibt dagegen die Durchschneidung des Knochens z.B. bei fehlerhaft geheilten Frakturen an.[27]

Nach der Begriffserklärung wenden wir uns nun der Frage zu, seit wann dieses Operationsverfahren in der Geschichte beschrieben wurde.

1.1.2.2. Medizinhistorischer Rückblick zur Amputationsgeschichte

Die frühesten schriftlichen Quellen stammen aus dem vierten Jahrtausend v.Chr., als im alten Mesopotamien mit der Einführung der Keilschrift erstmals ein Medium geschaffen worden war, das die Überlieferung historischen Materials ermöglichte.[28] Amputationen wurden jedoch mit Sicherheit schon in weit früherer Zeit ausgeführt. Dies belegen die Felszeichnungen aus prähistorischer Zeit in der Höhle von Altamira (Spanien, um 30000 v.Chr.). Sie zeigen zahlreiche Handabdrücke, die verschiedene Fingeramputationen aufweisen. Als Ursache dafür müssen nicht nur Jagdunfällen in Betracht kommen. Möglicherweise war das Abhacken der Finger schon damals eine gängige Bestrafung, wie wir sie von der Gesetzes-Stele des *Hammurabi* (2. Jahrtausend v.Chr., Louvre, Paris) kennen.[29] Auf jeden Fall gehört die Amputation (zumal die spontane) zusammen mit der Frakturbehandlung und Trepanation (Schädelöffnung) zu den ältesten chirurgischen Heilmethoden.[30]

In der Antike wurde mit den ersten Autopsien und damit den Anfängen einer wissenschaftlichen Anatomie eine wichtige Voraussetzung für eine kunstgerechte Amputation geschaffen. Trotzdem blieben Amputationen durch die unzureichenden Mittel der Blutstillung und Schmerzbekämpfung seltene Eingriffe.[31] Wenn eine Extremitätenabsetzung gemacht wurde, dann höchstens im Unterschenkel. (Die erste Oberschenkel-Amputation wurde erst im frühen 17. Jh. gewagt.)[32] In den Werken des *Hippokrates* (460-ca.380 v.Chr.) wird nur die Gelenk-Exartikulation erwähnt.[33] Vor einer Amputa-

[26] Lossen 1894, 1-2.
[27] Lossen 1894, 4.
[28] Ackerknecht 1992, 22.
[29] Povacz 2000, 4.
[30] Lichtenthaeler 1974, 79-80.
[31] Petersen 1907, 2.
[32] Gurlt Bd.III 1964, 803.
[33] Petersen 1907, 2. Gurlt Bd.III 1964, 793.

tion in der Kontinuität scheuten die Hippokratiker wegen der starken Blutung zurück.[34] In der wichtigsten Quelle für die Medizingeschichte des Hellenismus, der berühmten achtbändigen Sammlung »De medicina« des *Celsus* (1. Jh.n.Chr.) wird die Unterschenkel-Amputation erstmals mit genauer Technik beschrieben.[35] Allerdings weist auch er auf die hohen Risiken der Operation hin, wenn er erwähnt, dass die Kranken »saepe in ipso opere« (häufig an der Operation selbst) an Verblutung starben.[36] Genauere Angaben zur Gefäßunterbindung machte zur selben Zeit der griechische Arzt *Archigenes von Apamea* (um 100 n.Chr.).[37]

Die folgenden 1500 Jahre brachten in operationstechnischer Sicht keine Neuerungen[38], obgleich die Amputation in allen wichtigen, chirurgischen Werken Erwähnung findet; so bei *Paulus von Ägina* (7.Jh.), *Abulkasim* (939-1010), *Heinrich von Mondeville* (ca.1260-1325), *Guy de Chauliac* (Ende 13.Jh.-1368), *Hieronymus Brunschwig* (ca.1450-1512/13), und *Hans von Gersdorff* (ca.1455-ca.1529).[39] Die Amputation blieb das ganze Mittelalter hindurch eine der grausamsten Heilmethoden, die nach der arabischen Schule mit glühenden Messern, siedendem Öl oder geschmolzenem Pech ausgeführt, eine Folter für den Patienten gewesen sein muß. Da Schußfrakturen (Einführung des Schießpulvers um 1300[40]) noch selten waren und das Mittelalter noch keine Maschinenverletzungen kannte, wurde die Amputation allerdings nur in Ausnahmefällen durchgeführt.[41]

Eine Wende in der Geschichte der Amputation trat erst im 16.Jh. ein, als der französische Barbierchirurg *Ambroise Paré* (ca.1510-1590) die prinzipielle Anwendung der Gefäßligatur zur Blutstillung bei Amputationen wiedereinführte.[42] Er war auch der erste, der die Schmerzen im Amputationsstumpf, unter denen die Amputierten zu leiden hatten, erwähnte und damit auf die Notwendigkeit einer sorgfältigen Nervenversorgung hinwies, lange bevor die Ursache der Schmerzen (Neurombildung, Osteophyten) nachgewiesen wurde.[43] Es ist sicher kein Zufall, dass *Paré* seine Neuerungen knapp

---

[34] Puschmann Bd.III 1902-1905, 114.
[35] Puschmann Bd.III 1902-1905, 115. Gurlt Bd.III 1964, 794. Sachs Bd.I 2001, 42-43.
[36] Petersen 1907, 2.
[37] Gurlt Bd.III 1964, 794.
[38] Sachs Bd.I 2001, 43.
[39] Gurlt Bd.III 1964, 794-796.
[40] Ackerknecht 1992, 66.
[41] Petersen 1907, 2-3.
[42] Puschmann Bd.III 1902-1905, 115. Petersen 1907, 3-4. Gurlt Bd.III 1964, 798-799. Sachs Bd.I 2001, 43.
[43] Gurlt Bd.III 1964, 798.

zwanzig Jahre nach dem Erscheinen des epochemachenden Anatomie-Atlas von *Andreas Vesal* (1514-1564)[44] veröffentlichte, in welchem Form und Bau des menschlichen Körpers erstmals in der Medizingeschichte korrekt dargestellt wurden. Parés Versuch, etwas Neues einzuführen, wurde zunächst nicht von allen akzeptiert. Noch in der ersten Hälfte des 18. Jh. war die Ligatur wenig verbreitet. Erst Ärzte wie *Lorenz Heister* (1683-1758), *William Bromfield* (1712-1792) oder *Pierre Joseph Desault* (1738-1795) setzten sie in der zweiten Hälfte des 18. Jh. allgemein durch.[45] Mit der ausreichenden Blutstillung war die Voraussetzung für einen Ausbau der Operationstechnik geschaffen, da der Operateur nun nicht mehr so stark unter Zeitdruck stand. Über zwei Jahrtausende lang war die uralte Methode des einzeitigen Zirkelschnitts angewandt worden, bei dem Haut, Muskulatur und Knochen in einer Ebene durchtrennt werden.[46] Diese sog. »tour de force« bot zwar den Vorteil der Schnelligkeit, ermöglichte aber keine spannungsfreie Deckung des Amputationsstumpfes.

Ende des 17. Jh. und während des 18. Jh. wurde nun versucht, durch Modifikation der Schnittführung eine spannungsfreie Stumpfdeckung zu erreichen. Die einen versuchten dies durch Abwandlung des Zirkelschnitts zu erreichen: zweizeitiger Zirkelschnitt durch *Jean-Louis Petit* um 1720, dreizeitiger Zirkelschnitt durch *William Bromfield um 1775*; die anderen durch Einführung einer neuen Schnittführung: einfacher Lappenschnitt durch *Charles Lowdham* um 1675, doppelter Lappenschnitt durch *Ravaton* um 1740.[47] An der Amputationstechnik hat sich im wesentlichen bis heute nichts geändert. Auf die Technik der verschiedenen Schnittführungen wird weiter unten (III. 1.1.2.4.) ausführlich eingegangen.

Mit der Verbesserung der Amputationstechnik kam es in den folgenden Jahrhunderten zu einer deutlichen Zunahme der Amputationshäufigkeit. Ausgiebig Gelegenheit dazu boten die zahlreichen Kriegszüge innerhalb Europas und später auch auf dem amerikanischen Kontinent. Durch die Verwendung von Handfeuerwaffen und schwerem Geschoß in den Feldzügen nahm das Ausmaß der Verwundungen dermaßen zu, dass sich den Chirurgen ganz neue Aufgaben stellten und mit der »Kriegschirurgie« ein eigenes Spezialgebiet entstand.[48] Bezeichnend hierfür ist, dass Napoleons Militärchirurg *Jean Dominique Larrey* (1766-1842) in einer einzigen Schlacht zweihundert Amputationen ausführte, für die er jeweils durchschnittlich nur vier

---

[44] Andreas Vesal »De Humani corporis fabrica Libri septem«, 1543.
[45] Petersen 1907, 4.
[46] Petersen 1907, 5.
[47] Sachs Bd. I 2001, 41.
[48] Petersen 1907, 4-5.

Minuten Zeit benötigte.[49] Gegen diese Richtung erhob sich ein konservatives Lager, sodass schon *Friedrich der Große* den preußischen Feldschern ohne weiteres befehlen konnte, niemals zu amputieren, außer wenn der Brand hinzugetreten sei.[50] Hauptvertreter der Konservativen war *Johann Ulrich von Bilguer* (1720-1796), der scharfe Kritik an dem häufigen Amputieren der französischen Wundärzte übte.[51] Auch die ersten statistischen Erhebungen in der Mitte des 18. Jh. durch die Pariser Akademie schienen mit erschreckend hohen Zahlen für die Amputationsletalität (60-90 %) dem konservativen Flügel Recht zu geben.[52] Seit dem 18. Jh. wurde auch die Exartikulation wieder gehäuft durchgeführt, da sie im Vergleich zur Amputation geringere Schmerzen, weniger Blutverlust und eine kleinere Wundfläche verursachte.[53]

In der zweiten Hälfte des 19. Jh. wurde mit der osteoplastischen Amputationsmethode (nach *Pirogoff, Gritti, Wladimiroff, Ssabanejeff, Bier*) schließlich ein Operationsverfahren entwickelt, bei dem der Stumpf mit einem Knochenstück gedeckt wurde.[54] Die Einführung der Anästhesie (um 1850) und der Antiseptik (um 1870) bedeutete auch für die Geschichte der Amputation einen Meilenstein.[55] Mit der Narkose waren die Operateure endlich von der Diktatur des »zito« befreit. Nun konnten die Amputationen ohne unnötige Eile durchgeführt werden, sodass auch komplizierte Stumpfgestaltungen möglich wurden, die sich immer mehr an den Ansprüchen der Prothetik orientierten.[56] Die antiseptische und später aseptische Operationsmethode führte zu einer signifikanten Reduktion der Wundinfektion, die neben dem Operationsschock durch Schmerz und Blutverlust den Hauptgrund für die hohe Amputationsletalität darstellte.[57]

Durch die systematische und lokale Chemotherapie mit Antibiotika wurde den Chirurgen in der ersten Hälfte des 20. Jh. eine weitere Waffe gegen die Infektionsausbreitung in die Hand gegeben[58], sodass heute weitgehend extremitätenerhaltend operiert werden kann und das spezifische Operationsrisiko nicht höher als bei vergleichbaren anderen Eingriffen liegt. Abb. 2 fasst die wesentlichen Fortschritte der Amputationsgeschichte und deren Folgen zusammen.

[49] Ecke, Stöhr und Krämer 1973, 207.
[50] Petersen 1907, 5.
[51] von Brunn 1928, 242.
[52] Petersen 1907, 5 und 271-272.
[53] Puschmann Bd. III, 1902-1905, 116.
[54] Puschmann Bd. III, 1902-1905, 116.
[55] Ackerknecht 1992, 134-136.
[56] Puschmann Bd. III 1902-1905, 114-117.
[57] Petersen 1907, 270-273.
[58] Ackerknecht 1992, 164.

Abb. 2: Fortschritte der Amputationnsgeschichte

1600	Gefäßligatur	→	Beherrschung der Blutstillung
1700-1800	Ausbau der Operationstechnik	→	spannungsfreie Stumpfdeckung
1850	Anästhesie	→	Beherrschung von Operationsschmerz und Schock
1870 1940	Anti- / Aseptik Antibiotika	→	Rückgang der Wundinfektion

Nach diesem kurzen historischen Rückblick soll im Anschluß der Frage nachgegangen werden, unter welcher Indikation die Amputation im Laufe der Jahrhunderte durchgeführt wurde bzw. wird.

1.1.2.3. Indikation

Die Amputation galt schon immer als ultima ratio der chirurgischen Therapie. *Petersen* schreibt in seiner umfassenden Darstellung der Amputation am Anfang des 20. Jh.: *Die Amputation enthält die Bankrotterklärung der chirurgischen Kunst...,sie bedeutet das schwere Opfer eines Teiles, um den ganzen Organismus vor dem Untergang zu bewahren.«*[59] Damit ist die Notwendigkeit der Amputation bei vitaler Bedrohung (z. B. bei Sepsis oder durch Verbluten) umrissen. Von dieser absoluten Indikation (= vitale Indikation) wird die relative Indikation bei nur bedingter Gefährdung des Patienten unterschieden.[60]

Da vor der Einführung der Gefäßligatur zur Blutstillung die Amputationsletalität sehr hoch war, galt bis in die Zeit der Renaissance der Brand/das Gangrän (von wenigen Ausnahmen abgesehen) als die einzige Indikation für eine Amputation.[61] Das Gangrän (gaggraina = *gr.* das fressende Geschwür) stellt eine ischämische Nekrose des Gewebes dar, die durch eine bakterielle Superinfektion kompliziert werden kann.[62] Durch Einschwemmen der Toxine in den Blutkreislauf besteht das Risiko der Sepsis mit letalem Ausgang. Die häufigsten Ursachen für ein Extremitätengangrän sind nach heutigem Wissensstand arterielle Verschlußkrankheiten (durch Arteriosklerose oder Embolie), diabetische Mikro- und Makroangiopathien, seltener Kollagenosen und Erfrierungen.[63]

---

[59] Petersen 1907, 11.
[60] Pschyrembel 1994, 716.
[61] Gurlt Bd. III 1964, 793.
[62] Pschyrembel 1994, 512-513.
[63] Schmidt und Schaller 2004, 368.

Von diesen pathogenetischen Zusammenhängen wußten die antiken Autoren allerdings noch nichts, als sie darüber stritten, ob an der Grenze des Brandigen (Hippokratiker) oder im Gesunden (*Celsus*, alexandrinische Medizin) zu amputieren sei.[64] *Archigenes*, erweiterte im ersten Jahrhundert n.Chr. den Indikationsbereich um die Sepsis, einige Carcinome, sowie überzählige oder von der Norm abweichende Glieder.[65] Obwohl nicht ausdrücklich erwähnt, werden traumatische Ursachen (Verletzungen mit Knochenzertrümmerung und ausgedehnter Weichteilzerreißung) wegen der Gefahr der Verblutung wohl ebenso seit altersher zu den Amputations-Indikationen gezählt haben.

Auch die arabische Medizin, die im Mittelalter als Bewahrerin der antiken Heilkunde auftrat, kannte im Wesentlichen nur den Brand. So gibt der »At-Tasrif« des *Abulkasim* das Gangrän als einzigen Grund für die Extremitätenabsetzung an.[66] Ein berühmter Patient, der wegen eines Gangrän amputiert wurde, war Kaiser *Friedrich III*. Schon 78 Jahre alt, unterzog er sich bei Meister *Hans Suff* und weiteren vier Wundärzten einer Unterschenkelamputation (1493), die wohl erfolgreich verlief, denn es wird berichtet, dass der Stumpf nach sechs Wochen schon mit Granulationsgewebe bedeckt war, als der Kaiser an einem Schlaganfall verstarb.[67]

Eine weitere Ursache für das Absterben der Glieder war im Mittelalter der sog. Ergotismus. Es handelt sich dabei um eine Vergiftung mit Mutterkornalkaloiden (Secale cornutum) aus verseuchtem Getreide. Die Ergotamine führen neben vegetativen und zentralnervösen Symptomen zu Gefäßspasmen, in deren Folge es zu einem Absterben der Glieder kommt. Ein bewegendes Dokument dieser Krankheit ist uns im Isenheimer Altar des *Matthias Grünewald* (um 1480-1528), Museum Unterlinden (Colmar), erhalten, auf dessen Seitentafel eine Gestalt mit den typischen Krankheitszeichen des Ignis sacer (heiligen Feuers) zu sehen ist. Die St.Antonius-Bruderschaft führte in ihren Räumlichkeiten auch die Amputationen aus.[68]

Erst die durch die Beherrschung der Blutstillung ermöglichte Weiterentwicklung der Amputationstechnik führte im 18.Jh. zu einer Erweiterung der Indikationen. Auch bei Schusswunden mit Zerschmetterung des Knochens, großen Weichteilabreissungen und Frakturen der größeren Gelenke wurde nun primär amputiert.[69] Hand in Hand mit einer Ausdehnung der relativen Amputations-Indikation ging eine Einengung der absoluten Amputations-Indikation, je besser man Schock und Wundinfektion beherrschte. Gleich-

---

[64] Puschmann Bd.III 1902-1905, 115.
[65] Gurlt Bd.III 1964, 794.
[66] von Brunn 1928, 124.
[67] von Brunn 1928, 172.
[68] von Brunn 1928, 175-176. Pschyrembel 1994, 430.
[69] Puschmann Bd.III 1902-1905, 115.

zeitig wurde die Frage nach der Notwendigkeit der Amputation schwieriger zu beantworten. Einerseits sprachen am Ende des 19. Jh. die Möglichkeiten des Abwartenkönnens für einen konservativen Heilversuch, andererseits war durch Anästhesie und Aseptik das Operationsrisiko so weit reduziert worden, dass eine primäre Amputation oft einfacher und schneller heilte. Ebenso führte eine ultra-konservative Haltung nicht selten dazu, dass der richtige Amputationszeitpunkt versäumt und der Patient unnötigen Belastungen ausgesetzt wurde. Diese Überlegungen führten zur Erstellung allgemeiner Grundsätze.

Die Amputation wurde in folgenden Fällen als indiziert angesehen:

- wenn eine Extremität als solche nicht zu erhalten war
- wenn das Leben des Patienten ohne Amputation gefährdet war und
- wenn eine Extremität unbrauchbar war, sodass sie den Träger behinderte.[70]

Eine ähnliche Einteilung finden wir in einem Fachbuch der Kriegsorthopädie aus der Zeit des zweiten Weltkriegs. Hier wird als erste Indikation die Schwere der Verletzung genannt, die einen Erhalt der Gliedmaße unmöglich macht. Als zweites Indikationsgebiet gelten schwere Infektionen (wie Gasbrand, Gelenkempyem, Phlegmone). Diesen Frühamputationen aus einer indicatio vitalis werden die Spätamputationen bei schwerer Verunstaltung und Gebrauchsstörung gegenübergestellt.[71] Letztere hatte *Guillaume Dupuytren* (1777-1835) schon Anfang des 19. Jh. als »amputation par complaisance« bezeichnet. Darunter verstand man eine durch Funktionsstörung der Extremität, Mißgestalt oder Schmerz verursachte schwere Beeinträchtigung der Lebensqualität, der verschiedene Krankheiten zugrundeliegen konnten (z. B. Arthrodesen = Gelenkversteifungen, Neurotrophische Störungen, Poliomyelitis, Elephantiasis u. a.).[72]

Im Wesentlichen wurde seit dem frühen 20. Jh. eine Einteilung in folgende Indikationsgebiete vorgenommen:

- traumatisch (schwerste Verletzungen)
- angiologisch (Gangrän durch pAVK = periphere arterielle Verschlußkrankheit, diabetische Gefäßstörung, Kollagenose, Erfrierung/Verbrennung)
- septisch (infizierte Gangrän, Gasbrand, Osteomyelitis, Phlegmone)
- onkologisch (maligne Tumoren: Sarkome, Carcinome).[73]

---

[70] Petersen 1907, 12-15.
[71] Lange 1943, 135-136.
[72] Petersen 1907, 67-71.
[73] Petersen 1907, 15. Schmidt und Schaller 2004, 368.

Die Indikationsgebiete haben sich seither nicht verändert, wohl aber die zugrundeliegenden Krankheitsbilder, die eine Amputation notwendig machen. Wurden im 19. Jh. noch ausgedehnte Hautablösungen und Verletzungen großer Blutgefäße als Amputations-Indikation angesehen[74], so ist dies seit der Möglichkeit der Hauttransplantation, bzw. der Gefäßnaht obsolet. Auch Aneurysmen (= Ausweitungen arterieller Blutgefäße) fallen heute nicht mehr in das angiologische Indikationsgebiet für Amputationen.[75] Sie werden mit den Mitteln der Gefäßprothetik operiert. Die häufigste Ursache für Amputationen ist heute in den USA der Diabetetes mellitus (Typ 2) mit seinen Gefäßfolgeschäden.[76] Auf dem Gebiet der septischen Infektionen wurde noch im 19. Jh. ein frischer Tetanus zur Amputation freigegeben; Anfang des 20. Jh. war dies durch die Einführung der Serumtherapie überholt.[77] Die Tuberkulose machte im 19. Jh. 40-70 % aller nicht-traumatischen Amputationen aus.[78] Seit Einführung der BCG-Impfung (1926) stark rückläufig, ist die Tbc seit 1950 mit Antibiotika therapierbar.[79] Auf dem Gebiet der Tumoren hat die Radiotherapie bei bestimmten Sarkomen gleichfalls zu einer Einengung der Amputations-Indikation geführt. Auf der anderen Seite sind früher geltende Kontraindikationen für die Amputation heute weggefallen: so ist der Schock durch große Fortschritte in der Akutmedizin (Plasmaexpander, Bluttransfusion) nicht mehr als solche einzustufen.[80] Nachdem wir versucht haben zu zeigen, wie sich der Grund zur Anwendung der Amputation im Laufe der Zeit gewandelt hat, wollen wir uns nach dem »Weshalb« nun dem »Wie« der Amputation zuwenden.

1.1.2.4. Operationstechnik

Wie bereits im historischen Rückblick dargelegt war seit der Antike der einzeitige Zirkelschnitt (von wenigen Ausnahmen abgesehen) bis in die beginnende Neuzeit die einzige Methode, die man zur Amputation anwendete. Die wichtigste Anforderung, die man in dieser Zeit der unzureichenden Blutstillung an eine erfolgreiche Amputationsmethode stellte, war die Schnelligkeit.[81] Die Durchtrennung sämtlicher Schichten der Extremität (Haut, Muskulatur, Knochen) in einem Niveau war nicht nur in kürzester

---

[74] Petersen 1907, 24-25.
[75] Petersen 1907, 34.
[76] Palitzsch 2004, 415-417.
[77] Petersen 1907, 54-55.
[78] Petersen 1907, 56-58.
[79] Eckart 2000, 333-334.
[80] Petersen 1907, 28-31.
[81] Petersen 1907, 137.

Zeit durchzuführen, sie hatte auch den Vorteil einer glatten Schnittfläche.[82] Damit bot sie einer evtl. Wundinfektion geringere Angriffsflächen, da eine glatte Wunde leichter zu reinigen war, während Lappen und Winkel späterer Schnittführungen eine unkontrollierbare Infektionsausbreitung begünstigten. Dies ist auch der Grund warum der einzeitige Zirkelschnitt (im anglo-amerikanischen Sprachraum auch als Guillotine-Amputation bezeichnet) bis in die Zeiten des zweiten Weltkriegs bei bestehender Infektionsgefahr die Operation der Wahl blieb.[83]

In der medizinischen Literatur finden wir genauere Angaben zur Absetzung von Gliedmaßen erstmals im *Corpus hippocraticum*. Das im 3.Jh. v.Chr. in Alexandria herausgegebene Werk basiert auf den Lehren des *Hippokrates*, dessen Lebenszeit in das fünfte und vierte vorchristliche Jahrhundert fällt.[84] Eine Amputation im eigentlichen Sinn wird darin nicht erwähnt (wie schon im medizingeschichtlichen Rückblick beschrieben). Der Arzt solle warten bis das Gangrän an einem Gelenk halt macht, um dann das Glied im Gelenk zu entfernen.[85] Wegen der leichteren Blutstillung riet er mitten im Brandigen zu operieren. Genauere Angaben über die Art der Exartikulation wurden nicht gemacht.[86]

Einen großen Fortschritt in der Amputationstechnik stellten die Ausführungen des *Celsus* dar, in denen erstmals die Amputation in der Kontinuität beschrieben wurde. In seinem berühmten Traktat aus dem ersten Jahrhundert n.Chr. »De Medicina«, das eine Zusammenfassung der alexandrinischen Medizin darstellt, empfahl er die Abtrennung des Knochens auf höherem Niveau als die umgebende Muskelschicht, um eine bessere Stumpfdeckung zu erzielen.[87] Im Gegensatz zu den Hippokratikern riet er dazu, die Amputation entweder in der Demarkationslinie (an der Grenze zwischen gesunden und kranken Teilen) oder besser noch im Gesunden auszuführen.[88] Vor dem Hintergrund der noch dürftigen anatomischen Kenntnisse der damaligen Zeit, in der Nerven noch als »Sehnen« bezeichnet wurden, staunt man umso mehr über die Angaben, die ihrer Zeit weit voraus waren.[89]

Anscheinend ging die Kenntnis davon wieder verloren, denn während des ganzen Mittelalters bediente man sich vorzugsweise des einzeitigen Zirkel-

---

[82] Sachs Bd.I 2001, 41-43.
[83] Müller Bd.V 1920, 480-483. Kirk, McKeever 1944, 1027-1030.
[84] Ackerknecht 1992, 40.
[85] Puschmann Bd.I 1902-1905, 260.
[86] Gurlt Bd.III 1964, 793-794.
[87] Gurlt Bd.III 1964, 794.
[88] Puschmann Bd.III 1902-1905, 115. Sachs Bd.I 2001, 42-43.
[89] von Brunn 1928, 87-90.

schnitts zur Amputation, die man weiterhin im Brandigen ausführte.[90] Entsprechend lang war die Heildauer (ca.½-1 Jahr) durch Komplikationen bei der Stumpfheilung (Knochendurchspießung, Knochen- und Hautnekrosen, Narbendehiszenz u. a.).[91]

Das Amputationsinstrumentarium bestand aus einem Amputationsmesser für die Weichteildurchtrennung, wobei die Klinge nach Art einer Sichel gekrümmt war, um den einzeitigen Zirkelschnitt ohne Absetzen ausführen zu können.[92] Manche Autoren bevorzugten für die Haut- und Muskeldurchtrennung auch nach der arabischen Art glühende Kauterien aus Eisen oder Gold (*Mondeville*).[93] Für die Knochendurchtrennung bediente man sich einer einfachen Blattsäge oder einer Bogensäge, bei der das Sägeblatt in einen Bogen eingespannt war. Schon *Celsus* erwähnte die serrula = lat. kleine Säge.[94] *Hieronymus Brunschwig* riet in seinem »Buch der Chirurgia« (1497), dem ältesten gedruckten Werk der deutschen Chirurgie[95], die Sägen von Würfelherstellern zu erwerben. Da Würfel damals aus Knochen hergestellt wurden, besaßen diese Handwerker geeignete Instrumente für die Knochendurchsägung.[96] Die erste bekannte Abbildung einer Amputation finden wir im »Feldbuch der Wundartzney« (1517) des *Hans von Gersdorff* (auch Schylhans genannt), der im St. Antoniusspital in Straßburg amputierte.[97] Deutlich ist auf dem Holzschnitt[98] die verwendete Bogensäge zu erkennen, deren Handgriff in Verlängerung der Oberstange liegt. Das Bein ist oberhalb und unterhalb der Amputationsstelle mit je einer Binde abgeschnürt, wie es die von ihm empfohlene Methode forderte. An einem zweiten Patienten im Hintergrund, der an der Hand amputiert wurde, ist die Rinds- oder Schweinsblase zu sehen, die über den Amputationsstumpf gezogen wurde.[99]

Neben dem einzeitigen Zirkelschnitt existierten noch weitere Amputationsmethoden, die nur von marginaler Bedeutung waren. Für die Amputation der Hand wurde das Abhauen empfohlen. Dabei wurde das Messer auf das Gelenk gesetzt und mit einem Klöppel daraufgeschlagen (*Brunschwig*,

---

[90] Sachs Bd. I 2001, 43.
[91] Petersen 1907, 6.
[92] Sachs Bd. II 2001, 196-197.
[93] Gurlt Bd. III 1964, 795.
[94] Sachs Bd. II 2001, 185-189.
[95] von Brunn 1928, 174.
[96] Sachs Bd. II 2001, 195.
[97] von Brunn 1928, 176.
[98] Abbildung in Gurlt Bd. I 1964, 233. und Sachs Bd. I 2001, 42.
[99] Gurlt Bd. III 1964, 796.

15. Jh.).[100] Auf die gleiche Weise führte *Leonardo Botallo* (1519-1587) die Fingeramputation aus. Für größere Glieder konstruierte er sich eine Art Guillotine mit Fallbeil.[101] Wegen der auftretenden Knochensplitterungen waren diese Methoden nur von kurzfristiger Bedeutung.[102]

Erst in der Zeit der Renaissance führten neue Impulse zu einer Wende in der Amputationsgeschichte (s.a. III. 1.1.2.2.). Obwohl *Ambroise Paré* die Schnittführung nicht eigentlich weiterentwickelt hatte, führte er doch zwei entscheidende Neuerungen bei der Amputation ein. Wie an späterer Stelle noch ausführlich dargestellt (s. III. 1.1.2.6.) führte er in der zweiten Hälfte des 16. Jh. die Unterbindung der Gefäße wieder ein; gleichzeitig betonte er die Notwendigkeit im Gesunden zu amputieren.[103] Ob er dabei die alten Ideen des *Celsus* wiederaufnahm, wie es die damalige Rückbesinnung auf die Antike nahelegt, oder ob er die Methode neuerfand, kann im nachhinein nicht geklärt werden. Trotzdem er neben zahlreichen Fachbüchern am Ende seines Lebens auch eigene Memoiren herausgab, fehlen diesbezügliche Angaben.[104] Die Ligatur wurde noch lange abgelehnt. Erst Ärzte wie *Lorenz Heister* (1683-1758) setzten die Gefäßunterbindung gegen die damals übliche Kompression durch.[105]

Mit der Beseitigung der Blutungsgefahr kam es an der Wende des 17. zum 18. Jh. zu einem weiteren Ausbau der Amputationstechnik mit dem Ziel einer besseren Deckung des Amputationsstumpfes.[106] Der Engländer C. *Lowdham* führte 1678 (nach anderen Quellen 1679[107]) mit dem einfachen Lappenschnitt eine neue Methode der Schnittführung ein. Dabei wurde ein halbmondförmiger Weichteillappen aus Haut und Muskulatur auf der Dorsalseite (Streckseite) des zu amputierenden Gliedes gebildet und die Wunde durch Primärnaht verschlossen.[108] Obwohl *Lowdham* allgemein als Erfinder der Methode gilt, wurde die Amputation überzähliger Finger mit Lappenbildung schon bei *Heliodor* im 1. Jh. n. Chr. beschrieben. Die Kenntnis davon ging jedoch wieder verloren. Die neue Technik führte zu einer wesentlich schnelleren Heilung (ca. vier Wochen), das gefürchtete Ulcus prominens (Knochendurchspießung des Stumpfes) trat durch die bessere Polsterung nicht

---

[100] Gurlt Bd. III 1964, 795.
[101] Gurlt Bd. III 1964, 798.
[102] Petersen 1907, 8-9.
[103] Gurlt Bd. III 1964, 798-799.
[104] Hübotter Bd. IV 1929, 502-504.
[105] von Brunn 1928, 242.
[106] Puschmann Bd. III 1902-1905, 115.
[107] Puschmann Bd. III 1902-1905, 115. Petersen 1907, 7.
[108] Sachs Bd. I 2001, 53-54.

mehr auf; außerdem war der Stumpf besser für Prothesen geeignet.[109] Unabhängig von *Lowdham* schlug der Amsterdamer Chirurg *P.A. Verduyn* (auch *Petrus Verduin*, ca.1625-1700) 1696 für die Unterschenkel-Amputation die Bildung eines Wadenlappens vor, den er durch mehrmaliges Einstoßen eines zweischneidigen Messers bildete (Durchstich-Technik).[110] Eine Abwandlung erfuhr die Technik der Lappenbildung durch *Hugues Ravaton*[111] (1739), der den Stumpf entweder aus zwei gleichgroßen, rektangulären Doppellappen (oder aus zwei ungleich großen, abgerundeten Doppellappen) formte, die er auf der Dorsal- und Ventralseite der Extremität bildete (doppelter Lappenschnitt). Der Göttinger Chirurg *Conrad J.M. Langenbeck* (1776-1851)[112] empfahl dagegen 1810 die Lappen durch Einschneiden von medial und lateral zu bilden.[113] Der doppelte Lappenschnitt erlaubte eine weitestgehende plastische Gestaltung des Stumpfes.[114] Parallel mit der Einführung des Lappenschnitts wurde das Ziel einer spannungsfreien Deckung des Amputationsstumpfes auch durch die Weiterentwicklung des alten Zirkelschnitts zu erreichen versucht. *Jean-Louis Petit* (1674-1760)[115] beschrieb 1718 den zweizeitigen Zirkelschnitt.[116] Im ersten Schritt wurde die Haut (mit Subcutis) durchtrennt und nach Art einer Manschette nach oben umgekrempelt. Im zweiten Schritt erfolgte an höherer Stelle (proximal) die Durchschneidung der Muskulatur und die Durchsägung des Knochens auf gleichem Niveau.[117] Der Stumpf war folglich nur von Haut bedeckt. Diese stand allerdings als

---

[109] Petersen 1907, 7.

[110] Puschmann Bd.III 1902-1905, 115. Sachs Bd.I 2001, 53.

[111] Hirsch Bd.IV 1886, 679. Hugues R Ravaton, Chefchirurg der französischen Armeen und des Hospitals zu Landau (Pfalz); besondere Verdienste um die Kriegschirurgie und um die Technik der Amputation.

[112] Hübotter Bd.III 1929, 667-668. *C.J.M.L.Langenbeck* (1776-1851), ab 1814 Professor der Anatomie und Chirurgie, Gründer des Instituts für Chirurgie und Augenheilkunde in Göttingen; Verfasser vieler Klassiker: »Anatomisches Handbuch« (1806), »Nosologie und Therapie der chirurgischen Krankheiten« (1822-1850); Verdienste um die Technik der Amputation, den Steinschnitt und die Staroperation.

[113] Puschmann Bd.III 1902-1905, 115. Sachs Bd.I 2001, 53-54.

[114] Petresen 1907, 146-147.

[115] Hübotter Bd.III 1929, 568-569. *J.L.Petit* (1674-1760), berühmter französischer Chirurg (zu seinen Patienten zählten u.a. die Könige von Polen und Spanien); 1731 erster Direktor der neugegründeten Académie royale de chirurgie; Erfinder des Schrauben-Tourniquets, Verdienste um die Technik der Amputation und der Herniotomie; posthum Veröffentlichung seiner »Traité des maladies chirurgicales et des opérations qui leur conviennent« (1774).

[116] Puschmann Bd.III 1902-1905, 115.

[117] Sachs Bd.I 2001, 46-48.

Traumatologie

Verbesserung zum einzeitigen Zirkelschnitt reichlich zur Verfügung, sodass eine Narbendehiszenz nicht zu befürchten war.[118] Die Methode wurde fast zeitgleich auch von *William Cheselden* (1688-1752)[119] eingeführt und von *Lorenz Heister* in seinen »Institutiones chirurgicae« (1719/1743) empfohlen.[120]

Eine weitere Verbesserung stellte der dreizeitige Zirkelschnitt dar, bei dem die Durchtrennung in drei jeweils höheren Stufen erfolgte: zuerst Haut und Subcutis, dann die Muskulatur, abschließend der Knochen. Dabei wurde die Muskulatur mit Hilfe einer Lederkompresse nach proximal abgedrängt, um den Knochen noch weiter proximal abzusägen.[121] Erstmals angewandt wurde diese Operationstechnik von *William Bromfield* (1712-1792).[122] *Pierre Joseph Desault* (1738-1795)[123], der Schüler von *Petit*, modifizierte den Zirkelschnitt indem er nicht nur die Haut, sondern auch die oberflächliche und tiefe Muskelschicht auf verschiedenem Niveau durchtrennte (mehrzeitiger Zirkelschnitt). Durch die treppenförmige Durchtrennung entstand eine Trichterhöhlung. Auf diese Weise wurden die Muskelweichteile nur zum Teil für die Bedeckung des Stumpfes erhalten.[124] Im Gegensatz dazu waren beim ursprünglich von *Celsus* beschriebenen Zirkelschnitt (bei dem Haut und Muskulatur in einem Niveau durch-trennt wurden und danach der Knochen 4-6 cm höher abgesägt wurde) die Muskelweichteile in ihrer ganzen Dicke für die Stumpfbedeckung erhalten. Allerdings wies er den Nachteil einer ungenügenden Hautdeckung auf.[125]

Neben Zirkel- und Lappenschnitt wurde Anfang des 19. Jh. auch der

---

[118] Petersen 1907, 159.
[119] Hirsch Bd. II 1886, 5-6. *William Ch. Cheselden* (1688-1752), berühmter englischer Chirurg, Leibchirurg der Königin, Mitglied der Académie de chirurgie zu Paris; Verfasser des weitverbreiteten Lehrbuchs »The anatomy of human body« (1713); besondere Verdienste u. a. um die Blasensteinoperation und die künstliche Pupillenbildung.
[120] Sachs Bd. I 2001, 47.
[121] Sachs Bd. I 2001, 47.
[122] Hübotter Bd. I 1929, 713-714. *W. B. Bromfield* (1712-1792), Chirurg des Lock Hospitals London für Behandlung venerischer Krankheiten, Leibarzt des englischen Königs; Verfasser der zweibändigen »Chirurgical observations and cases« (1773); Verdienste um die Technik der Amputation und des Steinschnitts.
[123] Eckart, Gradmann 2001, 88. *P. J. Desault* (1738-1795) Chefchirurg am Pariser Hôtel-Dieu; in Zusammenarbeit mit *Chopart* Verfasser der »Traité des maladies chirurgicales et des opérations qui leur conviennent« (1791/1792); besondere Verdienste um die Frakturbehandlung (Desault-Verband bei Clavicula-Fraktur).
[124] Petersen 1907, 153-154.
[125] Petersen 1907, 147-148.

Schrägschnitt bzw. Ovalärschnitt (1826) gebraucht. Er stellte eine Mischform der beiden anderen Schnittführungen dar und wurde v. a. bei der Exartikulation angewandt.[126] Als sein Erfinder gilt *Raoul-Henri-Joseph Scoutetten* (1799-1871)[127].[128] Eine Übersicht über die Entwicklung der Amputationstechnik gibt nachfolgende Abb. 3.

Auch die Form der verwendeten Amputationsmesser wandelte sich mit der modifizierten Schnittführung. War beim einzeitigen Zirkelschnitt die gekrümmte Klinge von Vorteil, da das Messer in einem Zug zirkulär um die ganze Extremität geführt wurde, so erwiesen sich für den modifizierten Zirkelschnitt gerade Klingen als besser geeignet, da er in mehreren Schritten ausgeführt wurde.[129]

Trotzdem durch die Gefäßligatur die Gefahr des Verblutens stark vermindert war, musste die Amputation wegen des Operationsschmerzes und der damit verbundenen Gefahr des Schocks weiterhin sehr schnell ausgeführt werden. *Heister* schreibt in seinem Chirurgielehrbuch von 1752 zur Dauer der Amputation, sie habe »in einem Vater-unser-lang« zu geschehen.[130] *Langenbeck* benötigte wie *Jean Dominique Larrey* (1766-1842) etwa vier Minuten dazu.[131] Der berühmte Operationsfilm aus dem Jahr 1903, der *Ernst von Bergmann* (1836-1907) bei der Ausführung einer Unterschenkel-Amputation zeigt, dauert nur ganze drei Minuten, obwohl seit der Einführung der Allgemeinnarkose die Schnelligkeit nicht mehr oberstes Gebot war.[132] In Bezug auf die Häufigkeit der angewandten Operationsmethode lässt sich feststellen, dass vor der antiseptischen Periode der Zirkelschnitt überwog. Seit der Einführung der Antiseptik und dem damit verbundenen drastischen Rückgang der Wundinfektionen konnte eine Zunahme der Lappenschnittmethode beobachtet werden, da sie wie erwähnt eine freiere plastische Gestaltung ermöglichte und damit höheren Ansprüchen an die Gebrauchsfähigkeit des Amputationsstumpfes genügte.[133] Nur bei infizierten Extremitäten gab man weiterhin dem Zirkelschnitt den Vorzug.

---

[126] Petersen 1907, 8.

[127] Hirsch Bd. V 1886, 328-330. *Raoul-Henri-Joseph S. Scoutetten* (1799-1871), hervorragender französischer Militärarzt; zahlreiche Veröffentlichungen, u. a. »De la méthode ovalaire, ou nouvelle méthode pour amputer dans les articulations« (Paris 1827, deutsch Potsdam 1831); medizingeschichtliche Publikation über »Histoire des instruments de chirurgie trouvés à Herculanum« (1867).

[128] Müller 1920, 4-5.

[129] Sachs Bd. II 2001, 197-198.

[130] Sachs Bd. II 2001, 195.

[131] Ecke, Stöhr und Krämer 1973, 207.

[132] Sachs Bd. I 2001, 49-52.

[133] Petersen 1907, 8.

Abb. 3: Entwicklung der Amputationstechnik

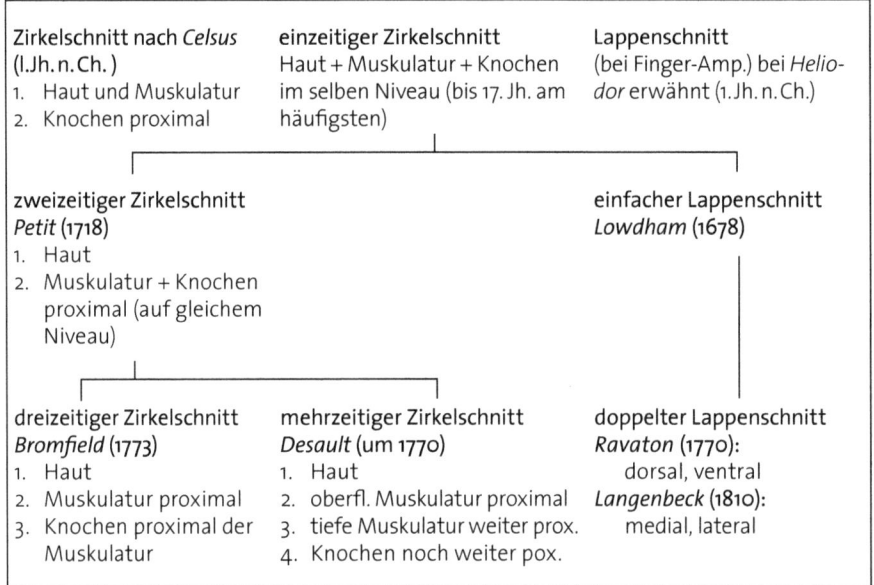

1.1.2.5. Atypische Stumpfdeckung

Während man bei dem Weichteilschnitt v. a. zwischen Zirkel- und Lappenschnitt wählen konnte, trat mit den gesteigerten Anforderungen an den Amputationsstumpf bei der Formierung des Knochenstumpfes neben die einfache Absetzung die plastische Absetzung, eine Methode, die ihre Blüte in der zweiten Hälfte des 19. Jh. erreichte.[134]

Die Anforderungen an das Amputationsverfahren hatten sich bei den früheren Verfahren v. a. auf die Schnelligkeit gerichtet (Zirkelschnitt); nach Beherrschung der Blutstillung dann auf die primäre Wundheilung (Lappenschnitt) und die Schmerzfreiheit des Amputationsstumpfes. Diese suchte man durch sorgfältige Nervenversorgung (Resektion der Nervenstämme, Quetschung der Nervenstümpfe) und durch eine exzentrische Lage der Narbe zu erreichen.[135] Nach Erreichen dieser Ziele richtete sich das Augenmerk zunehmend auf die Gebrauchsfähigkeit des Stumpfes. Entscheidend war neben der funktionellen Leistungsfähigkeit (Beweglichkeit des Stumpfes: durch Erhalt von Nerven, Muskeln, Sehnen, knöchernem Hebelarm), die Tragfähigkeit des

---

[134] Petersen 1907, 168.
[135] Petersen 1907, 137-143.

Stumpfes. Nach *H.Gocht* müssen die Begriffe »Tragfähigkeit« und »Belastungsfähigkeit« voneinander unterschieden werden. Belastungsfähig ist ein Stumpf, wenn er einen Teil der Körperlast aushalten, tragfähig, wenn er das ganze Körpergewicht tragen kann.[136] Musterbeispiele an Tragfähigkeit waren die osteoplastischen Amputationsstümpfe nach *Pirogoff*, *Gritti* und *Bier*.

Bei der einfachen Absetzung des Knochens in der Diaphyse (Mittelstück des Knochens) wurde das Periost (Knochenhaut) nur umschnitten und auf gleichem Niveau mit dem Knochen abgetrennt. Damit erhielt man zwar glatte Knochenzylinder, die aber häufig die Weichteilbedeckung durchstießen (Ulcus prominens) und zur Knochennekrose neigten.[137] Diese Komplikationen versuchte man durch künstliche Bedeckung des Knochenstumpfes zu verhindern.

Bei der plastischen Absetzung wurden drei Methoden unterschieden:

- die periostoplastische Amputation (Ostéoplastie périostique)
- die tendoplastische Amputation
- die osteoplastische Amputation (Ostéoplastie osseuse).

Bei der periostoplastischen Amputation wird der Knochenstumpf mit Periost bedeckt. Die sog. Ostéoplastie périostique wurde schon Anfang des 19. Jh. empfohlen (von *Walther* 1813 und *Brünninghausen* 1818). Dabei wurde das Periost ein Stück weit zurückpräpariert und nach Absägung des Knochens wie eine Kappe auf die Sägefläche gesetzt.[138] Da die innerste Zellschicht der Knochenhaut knochenbildende Zellen enthält, kommt es zu einer Neubildung, was das Auftreten von Knochennekrosen reduzieren soll.[139] Das Verfahren hat nur wenig Nachahmung gefunden.

Die tendoplastische Amputation wurde erstmals 1877 versucht. *Marcellin Duval* (um 1780-1824) deckte einen Unterschenkelstumpf mit der Achillessehne ab. 1902 wurde diese Methode durch *Wilms* wiedererfunden und später auch für die obere Extremität angewandt. Sie ist v. a. für Fingeramputationen geeignet.[140]

Bei der osteoplastischen Amputation erfolgt die Stumpfdeckung mit einem Knochenstück, das mittels Knochennaht (Katgutnaht, Metallnaht, Nagelung) oder äußerem Gipsverband fixiert wird. Während man unter der periostoplastischen Amputation also nur den Erhalt des Periosts zur Bedeckung der Sägefläche des Knochens versteht, wird bei der Ostéoplastie osseuse ein vollkommen abgelöstes Knochenstück zur Wiederanheilung gebracht.[141]

---

[136] Lange 1943, 161.
[137] Petersen 1907, 168-174.
[138] Zeis 1963, 180-182 und 289.
[139] Petersen 1907, 174-178.
[140] Petersen 1907, 215-217.
[141] Zeis 1963, 179 und 290.

Die wichtigsten osteoplastischen Amputationen werden in Tabelle 1 zusammengefasst.

Tabelle 1: Osteoplastische Amputationen

Erfinder	Datum	Operation	Zur Deckung verwendetes Knochenstück
Pirogoff	1852 (1854*)	Amputatio pedis osteoplastica	Calcaneusteilstück
Gritti	1857	Amputatio femoris osteoplastica	Patella
Wladimiroff Mikulicz	1871 (1872*) 1881	Resectio pedis osteoplastica	Phalangen und Teil des Metatharsus
Ssabanejeff	1887 (1890*)	Amputatio condylica osteoplastica	Tibiateilstück
Bier	1891 (1892*)	Amputatio cruris osteoplastica	Tibiateilstück

* Datum der Publikation

Der erste Bericht einer osteoplastischen Operation stammt von *Vinzenz Ritter von Kern* (1760-1829) aus dem Jahr 1828.[142] Eher zufällig wandte er die neue Methode an, als er bei einer Absetzung im Fußbereich (nach *Chopart*) Sprung- und Fersenbein zum Teil nekrotisch vorfand. Also entschloß er sich während der Operation auch diese Fußwurzelknochen zu entfernen und das vitale Knochenteilstück des Fersenbeins zwischen die Malleolengabel zu setzen, um ein tragfähiges Stelzbein zu bilden. Trotz des Erfolges fand die Veröffentlichung keine Beachtung, sodass *Nikolai Iwanowitsch Pirogoff* (1810-1881) allgemein als Erfinder der osteoplastischen Amputation angesehen wurde, als er 1854 erstmals mit der von ihm entwickelten Amputatio pedis osteoplastica an die Öffentlichkeit trat.[143] Wer war der Erfinder einer Amputationsmethode, die noch heute mit wenigen Abwandlungen zum Repertoire der Unfallchirurgen gehört?

Biographisches zu Nikolai Ivanowitsch Pirogoff

Nikolai Ivanowitsch Pirogoff (nach anderer Schreibweise *Pirogov* oder *Pirogow*)[144] wurde am 25.11.1810 (nach dem damals in Rußland geltenden julianischen Kalender 13.11.) in Moskau als Sohn eines Majors geboren. Als der Vater finanziell Bankrott machte, besuchte er mit gefälschtem Geburtsdatum

---

[142] Petersen 1907, 181. *V. von Kern* »Die Leistungen der Kliniken der hohen Schule zu Wien vom 18. April 1805 bis dahin 1824«, Wien 1828.

[143] Zeis 1963, 181. *N.I. Pirogoff* »Klinische Chirurgie, Erstes Heft. Osteoplastische Verlängerung des Unterschenkels bei der Exartikulation des Fusses.«, Leipzig 1854.

[144] Landsberger 1882, 211. *Pirogoff* selbst schrieb seinen Namen mit doppeltem f am Ende, wie aus einem Brief vom 19./7.10.1878 ersichtlich ist, den er an den Posener Arzt Landsberger bzgl. der Übersetzung seiner Werke ins Deutsche richtete.

früher als erlaubt die Moskauer Universität. Mit 18 Jahren approbiert, mit 22 promoviert, wurde er 26-jährig Professor für Chirurgie in Dorpat. Während eines Auslandsstipendiums hatte er bei *Johann Friedrich Dieffenbach* (1795-1847), dem Begründer der modernen, plastischen Chirurgie und *Carl Ferdinand von Graefe* (1787-1840), der ebenfalls ein ausgezeichneter plastischer Chirurg war, gelernt. *Dieffenbach* hatte noch *Larrey* und *Guillaume Dupuytren* (1777-1835) kennengelernt, sodass *Pirogoff* auch als deren Enkelschüler bezeichnet werden kann.[145] Auch mit *C.J.M.Langenbeck*, der die Amputationstechnik um den doppelten Lappenschnitt bereichert hatte, war er in Göttingen zusammengetroffen. Auf einer Forschungsreise nach Paris besuchte er die Kliniken von *Dupuytren* und *Jacques Lisfranc* (1790-1847), die beide führend auf dem Gebiet der Extremitätenchirurgie waren. Als Chefarzt des Militärhospitals von St.Petersburg führte er 11 000 Sektionen durch. Das Arbeiten an gefrorenen Leichen brachte ihn zu der Erfindung des Gefrierschnitts, mit dem er eine neue Technik in die topographische Anatomie einführte, zu deren Mitbegründern er zählt. Der Statistik gegenüber mißtrauisch, nur auf eigene Erfahrung vertrauend, war er neuen Methoden, wenn sie Erfolg versprachen, stets aufgeschlossen. Schon 1847 führte er die erste Äthernarkose in Rußland durch. Wenig später demonstrierte er die von ihm erfundene osteoplastische Fußamputation (1852). Diese Leistungen, zusammen mit der Einführung des klinischen Unterrichts in die Chirurgie, machten ihn zum Begründer der modernen russischen Chirurgie.

Privat und beruflich blieb dieser unermüdliche Arbeiter nicht von Schicksalsschlägen verschont. Seine erste Ehefrau war im Kindbett verstorben, sein Kampf gegen die Korruption zwang ihn als unbestechlichen Wahrheitsliebhaber mit 46 Jahren zum Rücktritt von allen Ämtern. Auch als Kurator und später als Friedensrichter schaffte er sich durch seine liberale Denkweise Feinde, sodass er entlassen wurde. Enttäuscht zog er sich auf sein Landgut nach Visnja/Ukraine zurück. An einem Zungenkarzinom erkrankt, unternahm er hochbetagt als letzte Hoffnung eine Reise zu *Theodor Billroth* (1829-1894) nach Wien. Doch eine Heilung war nicht mehr möglich. Am 23. November 1881 (5. Dezember julianischer Zeitrechnung) starb er in Visnja, wo sein einbalsamierter Leichnam in einem Glassarg noch heute besichtigt werden kann. Posthum erschien sein Lebensbericht »Tagebuch eines alten Arztes«.[146]

1.1.2.5.1. Amputatio pedis osteoplastica (Pirogoffstumpf)

In einer der letzten Ausgaben des klinischen Wörterbuchs findet man unter dem Stichwort »Pirogoff-Operation« folgende Erklärung: *tiefe Unterschen-*

---

[145] Eckart, Gradmann 2001, 90.
[146] Sachs Bd.III 2001, 306-318.

kelamputation proximal der Sprunggelenkfläche; nach Absetzen des Tuber calcanei wird dieser mit seinem Weichteilmantel auf die verbliebene Tibia geklappt.[147]

Für die Absetzung im Fußbereich waren seit Ende des 18. Jh. unterschiedliche Verfahren zur Anwendung gebracht worden. Die Amputation erfolgte stets in der Querebene. Je nach Amputationshöhe von proximal nach distal unterscheidet man folgende Verfahren:

- Exarticulatio pedis (*Syme*, 1842)
- Exarticulatio sub talo (*Textor*, 1841)
- Exarticulatio intertarsea posterior (*Chopart*, 1791)
- Exarticulatio intertarsea anterior (*Jäger*)
- Exarticulatio tarso-metatarsea (*Lisfranc*, 1815)
- Amputatio metatarsea (*Sharp*, 1765).[148] (s. Abb. 4)

Abb. 4: Absetzung im Fußbereich (vor Pirogoff)[149]

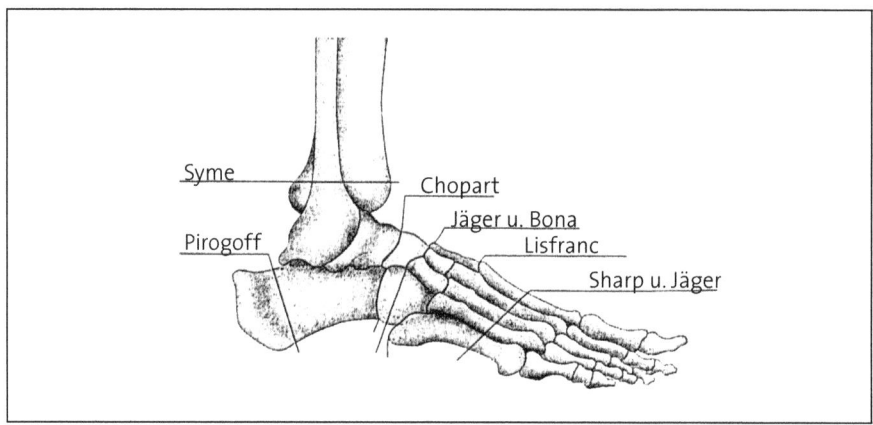

Bei der Exarticulatio pedis nach *James Syme* (1799-1870)[150] wird nach der Amputation in den Malleolen der Stumpf mit dem bloßen Fersenlappen gedeckt. Dies führte in der Folge immer wieder zur Ulcusbildung oder

[147] Pschyrembel 1994, 1196.
[148] Müller 1920, 644-658.
[149] Schmidt und Schaller 2004, 368
[150] Hübotter Bd. V 1929, 494-496. *James Syme* (1799-1870) berühmter schottischer Chirurg, Schwiegervater *J. Listers*, Pionier der Extremitätenchirurgie: 1823 erste Hüftgelenks-Exarticulation in Schottland, 1827 erste Ellenbogengelenks-Resection, 1842 Amputation in den Malleolen (Lond. and Edinb. Monthly Journ. of Med. Sc., 1843), 1847 erste Exstirpation der Clavicula in GB.

zur Ablösung der Haut vom Knochen. *Pirogoff* erkannte die Nachteile der *Syme*'schen Operation, weshalb er den Stumpf in Abwandlung mit einem Teilstück des Calcaneus (Fersenbein) deckte. Dabei hielt er sich bei den Operationsschritten an folgende Reihenfolge:

- Steigbügelschnitt an der Fußsohle, danach Dorsalschnitt am Fußrücken
- Eröffnung des Gelenkes von vorne, nach Durchtrennung der Seitenbänder Exartikulation der Talusrolle (= Astragalus = Sprungbein) und Absägen von Tibia (Schienbein) und Fibula (Wadenbein) in horizontaler Richtung kurz über dem Gelenk
- Durchsägen des Calcaneus am Sustentaculum tali in vertikaler Richtung und Vorklappen des hinteren Lappens, sodass der Processus posterior calcanei (= Tuber calcanei) auf der Gelenkfläche der Tibia zu liegen kommt (s. Abb. 5).

Abb. 5: Amputatio pedis osteoplastica nach Pirogoff

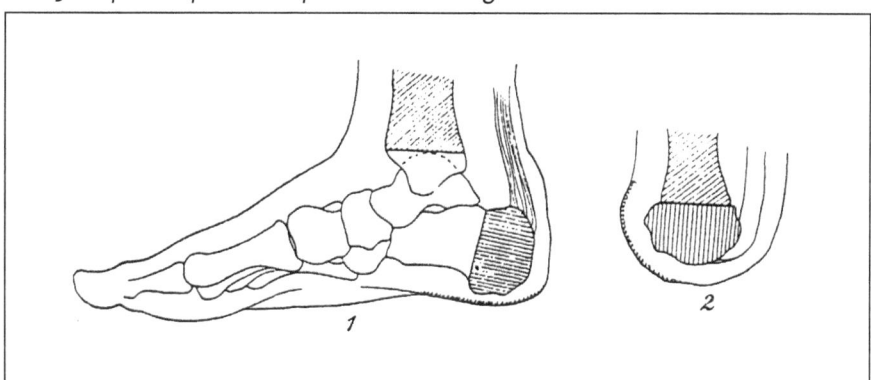

Der Vorteil des Pirogoffstumpfes bestand darin, dass die Fersenhaut in physiologischem Zusammenhang mit dem Knochen blieb (die Haut also nicht wie bei der Syme'schen Amputation zur Ablösung neigte) und der Stumpf mit druckgewohnter Haut und druckgewohntem Knochen gedeckt wurde (und daher nicht zur Ulcusbildung neigte). So entstand ein tragfähiger Stumpf, für den wegen seiner Erdnähe nicht einmal eine besondere Prothese nötig war: ein hoher Schuh mit breiter Sohle genügte, um die Höhendifferenz zum anderen Bein auszugleichen.[151] Die größte Gefahr beim Pirogoffstumpf be-

---

[151] Petersen 1907, 182-188. Müller 1920, 636-644.

stand im Abrutschen des aufgesetzten Knochenstücks (eine Komplikation, die auch bei *Lang* 1944 auftrat). Er selbst hatte den Versuch am Menschen längere Zeit nicht gewagt, da er befürchtete das Fersenbein würde nicht entsprechend gut anheilen und nekrotisch werden.

Diese Sorge führte in der Folgezeit zu zahlreichen Modifikationen der Pirogoff'schen Amputation. *Gustav Günther* (1801-1866) wandelte die ursprünglich horizontale Sägerichtung der Tibia und vertikale Sägerichtung des Calcaneus in eine Schräge um, von hinten oben, nach vorne unten. Durch den geringeren Drehwinkel des Knochenstücks kam es zu einer geringeren Spannung der Achillessehne. Ein weiterer Vorteil war, dass nun der Hackenteil des Fersenbeins die Auftrittsfläche bildete. Diese Modifikation soll Pirogoff selbst in einem Brief von 1863 erwähnt haben. Sie blieb die bevorzugte Methode (u.a. geübt von *Richard von Volkmann* [1830-1889] und *Theodor Billroth* [1829-1894]).[152]

Daneben gab es weitere Vorschläge, die von mehr oder minder großer Bedeutung waren:

- horizontale Absägung von Tibia und Calcaneus (*Pasquier* 1871; *LeFort* 1873); damit größere Auftrittsfläche; Nachteil: mehr Bedeckung notwendig, größere Gefahr der Knochennekrose
- Verwendung anderer Teile des Calcaneus zur Knochendeckung (*Tauber* 1885; *von Eiselsberg* 1889)
- osteoplastisch substituierende Exarticulation: Erhalt der Malleolengabel und Ausfüllen der Lücke mit einem Calcaneusteilstück (*Quimby* 1866; *Rasumowsky* 1889; *Jusephowitsch* 1893), bzw. mit dem ganzen Calcaneus (*Spitzy*); Vorteil: Erhalt der physiologischen Fersenauftrittsfläche, kein Umkippen des Calcaneus[153]
- vollkommene osteoplastische Exarticulation: Auslösung des Talus, Einzwängung des Calcaneus in die intakte Fußgabel (*Wieden* 1895; *Küster* 1897; *Ricard* 1897); entspricht der Methode *von Kerns* aus dem Jahr 1828
- freie osteoplastische Deckung des Syme'schen Stumpfes mit einem Haut-Periost-Knochendeckel aus anderen Tarsal/Metatarsalknochen (*Lewschin* 1897; *Spassokukotzki* 1898; *Bier* und *Tanaka* 1902)
- geänderte Reihenfolge der Schnittführung: zuerst Dorsal- dann Steigbügelschnitt (*Watson* 1859); diese Reihenfolge wurde auch an der Bier'schen Klinik in Berlin eingehalten und von *Lang* 1944 angewandt.[154]

---

[152] Petersen 1907, 183-185.
[153] Lange 1955, 696-697.
[154] Petersen 1907, 185-188.

Um die Jahrhundertwende hatte die Pirogoff'sche Operation sich als eine allgemein anerkannte Methode der Fußamputation etabliert.[155] Sogar bei schweren Infektionen wurde die Methode, modifiziert als »hoher zweizeitiger Pirogoff« zur Anwendung gebracht.[156] Trotzdem der Pirogoffstumpf in den meisten großen Chirurgielehrbüchern als Beispiel eines tragfähigen Stumpfes empfohlen wurde[157], ist seine praktische Anwendung in der medizinischen Literatur relativ selten beschrieben worden. *Pirogoff* lieferte mit der Bildung des ersten osteoplastischen Amputationsstumpfes die Anregung für ähnliche Verfahren am Kniegelenk (*Gritti*, *Ssabanejeff*) oder Unterschenkel (*Bier*). Die Technik dieser plastischen Absetzungen soll im Folgenden genauer beschrieben werden.

1.1.2.5.2. Amputatio femoris osteoplastica (*Gritti* 1857)

Wie schon oben erwähnt kannte bereits *Hippokrates* die Exartikulation im Kniegelenk. Sie wurde aber erst seit Ende des 18. Jh. mehrfach ausgeführt. Da es häufig zu Komplikationen kam (Infektion, Knochennekrose, Hautnekrose), wurde die Oberschenkelamputation bevor-zugt. Bei der Exarticulatio genu (Knie-Exarticulation) benötigte man zur spannungsfreien Deckung der großen Femurkondylen (medialer und lateraler Gelenkknorren; von condylos = gr. die Beule) sehr große Hautlappen, weshalb in bis zu 25 % der Fälle ein Lappengangrän auftrat. Deshalb empfahl *Carden* 1846 die Amputatio femoris diacondylica, bei der die Amputation durch die Kondylen hindurch erfolgte.[158]

In Abwandlung des Carden'schen Stumpfes und als Analogon der Pirogoff'schen Operation am Fuß, schlug *Rocco Gritti* (1828-1920)[159] im

---

[155] Petersen 1907, 183. »*Die Pirogoff'sche Operation ... erfreut sich allgemeiner Beliebtheit, sie ist durchaus eine typische Operation geworden, die bei uns jeder Student lernt, wenn es auch Chirurgen gibt, die sie nicht schätzen (z.B. W.Cheyne, England).*«

[156] Oehlecker 1915, 473-477. Der Hamburger Reservestabsarzt F.Oehlecker führte bei Unterschenkel-Phlegmone eine treppenförmige Amputation mit Bildung eines schmalen, dorsalen Weichteillappens, der den Tuber calcanei enthielt, durch. Nach vier Monaten erfolgte sekundär die Knochenvereinigung durch Heftpflasterfixierung. Das Knochenstück heilte tadellos an, sodass ein tragfähiger, druckunempfindlicher Stumpf entstand.

[157] Müller 1920, 636-644.

[158] Müller 1920, 483-486.

[159] Hübotter Bd.II 1929, 861-862. und Hirsch Bd.II 1962, 861-862. Rocco Gritti (1828-1920), Chefchirurg des Ospedale maggiore in Mailand; zahlreiche Veröffentlichungen in der medizinischen Fachpresse; 1857 in den Annali universali: »Dell'amputazione del femore al terzo inferiore e della disarticolazione del ginocchio. Valore relativo di cadauna, coll'indicazione di un nuovo metodo denominato amputazione del femore ai condili con lembo patellare.«

Jahr 1857 vor den Femurstumpf osteoplastisch mit der Patella (Kniescheibe) zu decken. Allerdings übte er dieses Verfahren nur an der Leiche. Die erste Operation am Lebenden erfolgte erst 1862 durch den Kiewer Arzt *Sawostitzki*[160] (nach anderer Quelle 1861 durch den Wiener Arzt *Schuh*[161]).

Die Operationstechnik bestand aus folgenden Schritten:

- Bildung eines großen vorderen und kleinen hinteren Lappens
- Gelenkeröffnung und Auslösung des Unterschenkels
- Amputation des Femur über den Kondylen
- Absägen der hinteren Fläche der Patella (Gelenkfläche) und Aufsetzen auf den Femurstumpf, Vernähen des Ligamentum patellae mit den Beugesehnen auf der Dorsalseite des Oberschenkels (keine Knochennaht/Nagelung notwendig).

Die Vorteile bestanden –wie schon beim Pirogoffstumpf- in der druckgewohnten Bedeckung und damit guten Tragfähigkeit des Stumpfes, wodurch er vorzüglich für Prothesen geeignet war. Gleichzeitig war durch die fehlende Konizität des Stumpfes die Bildung eines Ulcus nicht zu erwarten. Durch den Erhalt der Ansatzpunkte des Musculus quadriceps blieben Kraft und Bewegung des Oberschenkels erhalten, der fast die gleiche Länge wie der nicht amputierte Oberschenkel aufwies. Das größte Problem bildete die Verlagerung der Patella: durch Zug des M.quadriceps bei gestörter Wundheilung kam es in 5-15 % der Fälle zu einer Dislokation. Daneben trat das Lappengangrän immerhin noch in 15 % auf (gegenüber 25 % bei der Exarticulatio genu) und Knochennekrosen in 3 %. Um diesen Komplikationen zu begegnen, versuchte man es mit einer Verlegung des Amputationsniveaus nach oben (*Ried* 1865, *Melchiori* 1866, *Stokes* 1870). Dadurch war der Zug des M.quadriceps geringer und eine sparsamere Deckung des Stumpfes nötig. Andere Modifikationen bestanden in einer Tenotomie der Quadricepssehne oder Fixierung der Patella mittels Knochennaht oder Nagelung. Auch eine Deckung des Femurstumpfes durch den Condylus medialis (anstelle der Patella) wurde versucht (*Krukenberg*).[162] Trotz direkter Tragfähigkeit und guter Beweglichkeit fand die Amputation nach *Gritti* keine größere Zahl von Anhängern.[163] Im amerikanischen Sezessionskrieg (1861-1865) soll *Gouley* unabhängig davon eine ähnliche Operation erfunden haben.[164]

---

[160] Petersen 1907, 198-199.
[161] Petersen 1907, 198. Dissertation von *Dorffmeister*, Würzburg 1867.
[162] Petersen 1907, 198-201. Müller 1920, 486-494.
[163] Puschmann Bd.III 1902-1905, 116.
[164] Petersen 1907, 198. in der Dissertation von *Ehrlich*, Dorpat 1891.

1.1.2.5.3. Amputatio condylica osteoplastica (*Ssabanejeff* 1887)

Schede hatte am Grittistumpf Kritik geübt. Er warf ihm vor, mit der Patella gar keinen druckgewohnten Knochen zur Stumpfdeckung zu verwenden, da beim Knien die Last vielmehr auf der Tuberositas tibiae und den Femurkondylen liege.[165] Ähnliche Gedanken führten vielleicht auch den russischen Chirurgen *Ssabanejeff* dazu, das Femur mit dem vorderen Stück der Tibia zu decken, das die Tuberositas tibiae (und damit den Ansatz der unteren Kniescheibensehne) enthält. Diese sog. Amputatio condylica osteoplastica (1887 erstmals ausgeführt, 1890 publiziert[166]) bestand aus zwei Operationsschritten:

- Bildung zweier gleichgroßer Lappen
- Aufklappen des Kniegelenks; vertikales Absägen des vorderen Tibiasegments, das dann um 900 heraufgeklappt und angenagelt wurde.

Auch diese Operation unterlag zahlreichen Modifikationen (u.a. *Wölfler* 1899). Da es häufig zu Heilungsstörungen kam (Dislokation, Knochennekrose, Abszeß) und die Operation einen erheblichen Material- und Zeitaufwand erforderte, blieb sie eine Liebhaberoperation für einzelne Fälle.[167]

1.1.2.5.4. Resectio pedis osteoplastica (*Wladimiroff-Mikulicz* 1871/1881)

Ebenfalls ein Russe war es, der auf den Gedanken kam, bei der Resektion der hinteren Fußhälfte die vordere Fußhälfte auf die Tibia zu setzen und damit einen künstlichen Spitzfuß zu bilden (*Wladimiroff* 1871).[168] Wegen einer Knochenkaries der Fußwurzelknochen entfernte er einem 15-jährigen Patienten bei der osteoplastischen Amputationsresektion zunächst Talus (Sprungbein) und Calcaneus, einschließlich der Gelenkflächen der Unterschenkelknochen. Danach setzte er den Vorderfuß in schräger Stellung auf das Unterschenkelende. Der auf diese Weise gebildete Spitzfuß benötigte eine Prothese mit schräger Basis.[169]

Dagegen setzte *Johann von Mikulicz* (1850-1905)[170] zehn Jahre später

---

[165] Müller 1920, 486.
[166] Petersen 1907, LII. Ssabanejeff: Chirurg. Wjestnik 1890 (Amp. fem. condyl. osteoplastica)
[167] Petersen 1907, 201-204.
[168] Petersen 1907, 190. *Wladimiroff*, Publikation in »Arbeiten der Gesellschaft der Ärzte der Stad Kasan«, 1872.
[169] Petersen 1907, 190. Müller 1920, 610.
[170] Pagel 1901, 1140-1142. und Sachs Bd.III 2001, 265-274. *Johann von Mikulicz* (1850-1905), Direktor der Chirurgischen Universitätskliniken Krakau (1882-1887), Königsberg (1887-1890) und Breslau (1890-1905), Schüler von *Billroth* (als exzellenter Pianist spielte er mit diesem und dessen Freund *Brahms* vierhändig am Klavier); eifriger Anhänger der Aseptik, damit Schaffung der wich-

Traumatologie

(1881) bei einer ähnlichen Amputation den Vorderfuß in senkrechter Richtung auf (in Verlängerung der Unterschenkelachse). Die Zehen bog er im rechten Winkel gegen die Mittelfußknochen ab, sodass sie als kurzer Fußersatz dienten. So entstand eine Art künstlicher Pferdefuß bei dem der Sohlengang in einen Zehengang verwandelt wurde[171] (s. Abb. 6).

Abb. 6: Fußresektion nach Wladimiroff-Mikulicz

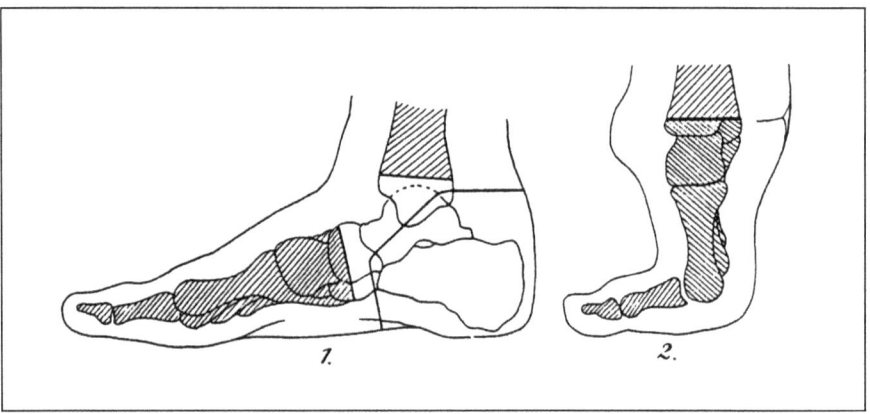

Durch ihre vielseitigen Anwendungsmöglichkeiten (Indikationen waren v. a. Knochennekrosen, Schußverletzungen der Ferse, Ulcera der Fersenhaut und maligne Tumoren) fand der Stumpf nach *Wladimiroff-Mikulicz* in ganz Europa und auch in Amerika seine Anhänger, obwohl nur in 40 % der Fälle ein befriedigendes Heilergebnis (ohne Hinken) erzielt wurde.[172]

tigsten Voraussetzung für elektive Bauchoperationen (1897 Fertigstellung des ersten großen aseptischen Operationssaals der Welt nach seinen Angaben, Einführung von Zwirnhandschuhen und Mundschutz beim Operieren, nach USA-Reise Übernahme der von *Halsted* 1889 eingeführten Gummihandschuhe); Erste Durchführung der Endoskopie am Ösophagus (1881) und Magen (1882), erste Ösophagusresektion in der Unterdruckkammer (1904); Über 150 Publikationen auf allen Gebieten der Chirurgie; 1893 Anerkennung des altpolnischen Adels als »*von Mikulicz-Radecki*«, Ehrendoktor der Universitäten Glasgow (1901) und Philadelphia (1903); 1905 Tod durch inoperables Magenkarzinom (die Diagnose wurde nach damaligem ethischen Ehrbegriff vor ihm verschwiegen); Fortsetzung der »Breslauer Schule« der Chirurgie des 20. Jahrhunderts durch seine Schüler *Willy Anschütz* (1870-1954) und *Ferdinand Sauerbruch* (1875-1951).

[171] Petersen 1907, 190-192. Müller 1920, 610-611.
[172] Petersen 1907, 197-198.

1.1.2.5.5. Amputatio cruris osteplastica (*Bier* 1891)

Während die bisher besprochenen osteoplastischen Verfahren den Knochen an der Epiphyse (Endstück des Knochens) absetzten, versuchte *August Bier* (1861-1949)[173] 1891 eine osteoplastische Unterschenkelamputation in der Diaphyse (Mittelstück des Knochens). Bei der Amputatio cruris osteoplastica wurde der Knochenstumpf mit einem Periost-Knochendeckel gedeckt, der aus dem peripher von der Absetzungsebene gelegenen Tibia-Abschnitt gebildet wurde. Auf diese Weise entstand aus dem Tibiafragment eine Art Fußstummel. Die Technik bestand aus zwei Schritten:

- keilförmige Aussägung der Tibia
- Umlegen des peripheren Stumpfendes nach vorne (s. Abb. 7).[174]

Abb. 7: Osteoplastische Diaphysenfußbildung nach Bier

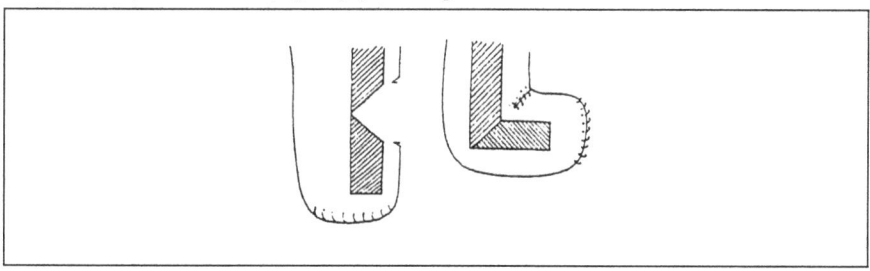

Dabei kam es *Bier* darauf an, die Markhöhle durch ein natürliches Knochenstück primär zu verschließen, um die Ausbildung eines schmerzhaften Markkallus zu verhindern. Zunächst ließ *Bier* das Knochenfragment mit dem Haut-Weichteillappen und dem Perioststiel in Zusammenhang. Später

---

[173] Pagel 1901, 169-170. und Sachs Bd. III 2001, 34-39. *August Bier* (1861-1949), Direktor der Chirurg. Universitätskliniken von Greifswald (1899-1903), Bonn (1903-1907) und Berlin (1907-1932); Schüler von *v. Esmarch* (1832-1908), unter dessen Aufsicht er als Student eine Fußexartikulation ausführte; Hauptarbeiten über Hyperämie zu Heilzwecken; führte 1899 als erster die Lumbalanästhesie ein; Anhänger der naturphilosophischen Lehren des Heraklit und Hippokrates, Vertreter der Homöopathie und des Sports zur Prävention; Ausspruch »*Es ist viel wichtiger, die Menschen zu heilen als Diagnosen zu stellen*« (ganzheitliche medizinische Betrachtungsweise); 1936 höchste Auszeichnung des Dt. Reiches durch Adolf Hitler und Verleihung des Hausordens des Hauses Hohenzollern.

[174] Petersen 1907, 204-209. und Müller 1920, 568-570. Bier »Über plastische Bildung eines künstlichen Fußes«, Dt. Zeitschrift für Chirurgie 1892 (Nr. 34): 436-447.

verpflanzte er es nur am Perioststiel[175], um schließlich auch eine vollkommen unabhängige Verpflanzung in freier Weise vorzunehmen.[176] Obwohl der Stumpf besonders tragfähig und i. a. unempfindlicher gegen Schlag und Stoß als ein nicht-gedeckter Stumpf war, neigte auch er wie die anderen plastischen Stümpfe zur Dislokation und Nekrose des Knochendeckels. Darüberhinaus kam es an der Tibiakante zur Bildung von Hautulcera.[177]

Die Liste der plastischen Abdeckungen aus der zweiten Hälfte des 19. Jh. ließe sich noch um die Methoden erweitern, die an der oberen Extremität eingeführt wurden. Nach dem Vorbild des Grittistumpfes nahm man hier zur Deckung des Oberarmstumpfes das Olekranon (den Hakenfortsatz der Ulna = Elle); nach dem Vorbild des Pirogoffstumpfes zur Deckung des Unterarmstumpfes ein Teilstück der Mittelhandknochen I/V (für radiale/ulnare Lappenbildung). Auch nach der *Bier*'schen Methode wurde bei tiefer Unterarmamputation der Stumpf mit einem Teilstück des Radius (Speiche) bedeckt.[178]

Nachdem die osteoplastische Absetzung in der zweiten Hälfte des 19. Jh. in immer neuen Varianten versucht worden war, geriet sie nach einem guten halben Jahrhundert zusehends in Vergessenheit. Anfang des 20. Jh. wurde mit der kinetischen Stumpfbildung noch einmal eine neue Methode der Amputation versucht: *Vanghetti* (1896) und *Sauerbruch* (1916) bildeten aus Muskeln und Sehnen des Stumpfes aktiv bewegliche Schlingen, um physiologisch-mechanische Bewegungsprothesen anzubringen. Der kinetische Stumpf wurde in erster Linie an der oberen Extremität angewandt.[179] Auch er war nur von kurzfristiger Bedeutung. Dies war einer der letzten Versuche die Amputationstechnik mit einem neuen Verfahren zu bereichern, bevor die Einführung der Gefäßnaht (*Carrel* 1902)[180] und der Ausbau der Gefäßchirurgie zu einem ständigen Rückgang der Amputationsrate im Laufe des 20. Jh. führen sollten.[181]

Die Fortschritte in der Schnittführung und die Entwicklung immer komplizierterer Absetzungsverfahren war nur möglich, da man geeignete Mittel gefunden hatte zur Lösung der größten Probleme, die einer Amputation entgegenstanden:

---

[175] Petersen 1907, 209-213. Bier »Weitere Mitteilungen über tragfähige Amputationsstümpfe«, Archiv für klin. Chirurgie 1895 (Bd. 50): 356-378.
[176] Petersen 1907, 213-215. Bier »Operationstechnik für tragfähige Amputationsstümpfe«, Zentralblatt für Chirurgie 1899 (Nr. 26): 953-956.
[177] Petersen 1907, 213-215.
[178] Petersen 1907, 204.
[179] Müller 1920, 29-31.
[180] Sachs Bd. I 2001, 7.
[181] Ellis 2001, 149.

- einer ausreichenden Blutstillung
- der Ausschaltung des Operationsschmerzes und
- der Verhinderung einer Wundinfektion.

Daher sollen im folgenden Abschnitt in gebotener Kürze die wichtigsten Schritte auf diesem Weg dargestellt werden.

1.1.2.6. Probleme der Amputation
1.1.2.6.1. Blutstillung

Die Blutung stellte seit altersher die größte Gefahr bei der Amputation dar. In prähistorischer Zeit waren es v. a. magisch-dämonische Handlungen wie Besprechen[182] oder Berühren mit Götzenfiguren, die man zur Blutstillung einsetzte. Diese abergläubischen Prozeduren hielten sich bis ins 18. Jh. (*Purmann* [1649-1711]) und sind in der Volksmedizin noch heute anzutreffen.[183]

Das Altertum kannte viele Methoden der Blutstillung. *Hippokrates* empfahl (allerdings nicht in Bezug auf die Amputation), neben Hochlagerung und Kälteanwendung, v. a. den Kompressionsverband und Styptica.[184] Wegen ihrer adstringierenden Wirkung setzte man Aloe, Akaziensaft, Weihrauch, in späterer Zeit auch Heidelbeeren, Vogelbeeren, Alaun und Vitriol ein. Während man ihre Wirkung in der Antike humoralpathologisch begründete (nach dem Prinzip *Galens* »contraria contrariis«), fanden sie im Mittelalter als »Mirabilia« in den Kräuterbüchern weite Verbreitung. *Brunschwig* erwähnt ein »rothes Pulver« aus Drachenblut und Weihrauch, das blutstillende Wirkung haben soll.[185] Bis heute werden hämostyptische Medikamente zur Blutstillung therapeutisch eingesetzt (z. B. Mutterkornalkaloide bei Menorrhagie).[186] Das Glüheisen setzte man in der Antike nur als Notbehelf ein.[187] Hitze zur Blutstillung war in Form von glühenden Sonden oder siedendem Öl schon in der altindischen Medizin verwendet worden (*Susruta* um 500 v. Chr.).[188]

In den Berichten des *Celsus* wird erstmals die zur Blutstillung beste Methode erwähnt: der Verschluß des Gefäßes durch die Ligatur (allerdings nicht in Zusammenhang mit der Amputation, sondern bei der Verletzung größerer Gefäße). Obwohl sie *Archigenes* im ersten nachchristlichen Jahrhundert

---

[182] von Brunn 1928, 128. Merseburger Zaubersegen: »*Ben zi bene, bluot zi bluodo, lid zi geliden, sose gelimida sin.*«
[183] Puschmann Bd. III 1902-1905, 84. Sachs Bd. I 2001, 1-2.
[184] Puschmann Bd. III 1902-1905, 83.
[185] Gurlt Bd. III, 1964, 795-796.
[186] Sachs Bd. I 2001, 3.
[187] Puschmann Bd. III 1902-1905, 83. Petersen 1907, 121.
[188] Ecke, Stöhr, Krämer 1973, 205.

Traumatologie

bei der Amputation empfielt, wurde sie im Altertum selten angewandt, da es üblich war die Extremitäten im Bereich des Brandigen abzusetzen. Genauere Angaben zu dem verwendeten Nahtmaterial verdanken wir *Galen* (ca. 129 – ca. 199 n. Chr.), der neben Seidenfäden auch Darmsaiten nennt.[189]

Obwohl die Gefäßunterbindung bei vielen großen Chirurgen Erwähnung findet (u. a. bei *Abulkasim, Lanfranco* [um 1245 – um 1306], *Giovanni da Vigo* [um 1460 – um 1525], *Guy de Chauliac*), wurde sie im Mittelalter in der Praxis nicht eingesetzt.[190] Für die Blutstillung bei Amputationen war die grausame Methode des Glüheisens, die Anwendung von siedendem Öl und geschmolzenem Pech obligat (*Paulus von Aegina, Abulkasim, Mondeville, de Chauliac, da Vigo, Brunschwig, Gersdorff*).[191] Daneben hielten sich Styptica und magische Handlungen. Wie schon an anderer Stelle erwähnt, begann eine neue Epoche erst durch die Wiedereinführung der Gefäßligatur im Jahr 1552 durch *Paré*. Seine große Bedeutung für die Weiterentwicklung der Chirurgie soll ein kurzer biographischer Einschub deutlich machen.

Biographisches zu Ambroise Paré

Ambroise Paré (1510-1590), erst Wundarzt in Paris, später Leibchirurg mehrerer französischer Könige, gilt wegen der epochemachenden Neuerungen, die er in die Chirurgie einführte, als »Vater der französischen Chirurgie«, manchen gar als »Vater der modernen wissenschaftlichen Chirurgie«. Seine anatomischen Kenntnisse hatte er bei *Jaques Dubois*, genannt Sylvius (1478-1555), erworben, dessen Schüler auch *Vesal* war. Als Anhänger *Galens* vertraute Sylvius mehr den antiken Texten als seinem Augenschein, weshalb er zeitlebens ein entschiedener Gegner *Vesals* blieb. So wie letzterer die anatomischen Kenntnisse der damaligen Zeit kritisch überprüfte, ist es *Parés* Verdienst die überlieferten Therapien einer Kritik unterzogen zu haben.

Sein praktisches Talent hatte er auf zahlreichen Feldzügen unter Beweis gestellt, auf denen er durch kriegschirurgische Erfahrung zu den neuen Behandlungsmethoden der Schußwunden (Ablehnung des bisher üblichen kochenden Öls) und der Anwendung der Gefäßligatur bei Amputationen kam. Zum Fassen der Gefäße entwickelte er eigens eine rabenschnabelartige Zange, den sog »bec de corbin«. In die Geburtshilfe führte er wieder die intrauterine Wendung des Ungeborenen auf die Füße ein.

Als sein Hauptwerk gelten die »Cinq livres de chirurgie« (1572), die bis ins 17. Jh. zu den meistgenutzten Chirurgielehrbüchern gehörten. Da er –

---

[189] Puschmann Bd. III 1902-1905, 83-84. Sachs Bd. I 2001, 3-4.
[190] Puschmann Bd. III, 83-84.
[191] Gurlt Bd. III 1964, 794-796.

ohne akademische Ausbildung- die klassischen Sprachen nicht beherrschte, publizierte er ausschließlich in seiner französischen Muttersprache. Am Ende seines Lebens erschien seine Autobiographie unter dem bezeichnenden Titel »Apologie« (1585), in der er selbst erzählt, was er im Laufe eines langen Lebens erlebt und erlitten und für die Entwicklung der Chirurgie geleistet hatte. So ist überliefert, dass er durch List in die von Kaiser *Karl V.* belagerte Festung Metz schlich, um Verwundete zu behandeln. Ein Jahr später wurde er in Hedin gefangengenommen, aber aus Dank für die Behandlung zweier Adeliger wieder freigelassen. Bekannt ist sein Ausspruch »*Je le pensai, Dieu le guérit*« (ich verband den Kranken, Gott heilte ihn). Wegen seiner Verdienste wurde er 1554 in das angesehene Pariser Chirurgenkollegium (Collège de St. Côme) aufgenommen. Seine Grabstätte befindet sich in der katholischen Pfarrkirche St. André des Arts in Paris: »*au bas de la nef proche le cloché*«, wie das Kirchenbuch erwähnt.[192]

Obwohl *Paré* die Gefäßunterbindung als Standardmethode für Amputationen empfahl, war die neue Methode harten Angriffen ausgesetzt. Dies lag zum Teil auch daran, dass beim versehentlichen Mitfassen und Quetschen von Nerven starke Schmerzen auftraten und die Nachblutung eine häufige Komplikation darstellte.[193] Typisch für die ablehnende Haltung ist die Aussage des damaligen Dekans der Pariser medizinischen Fakultät, dass es »*male igitur et nimium arroganter, inconsultus et temerarius*« (schlecht, anmaßend, unbedacht und tollkühn) sei, bei Amputationen eine Gefäßligatur anstelle der üblichen Kauterisierung durchzuführen.[194] Erst im 18. Jh. setzte sich die Ligatur unter Chirurgen wie *Heister*, *Desault* und *Bromfield* durch.[195]

Hand in Hand mit der Beherrschung der Blutstillung ging die Weiterentwicklung der Amputationstechnik im 17. und 18. Jh. Trotzdem gab es auch unter den Erfindern neuer Schnittführungen hartnäckige Widersacher der Ligatur. Zu ihnen gehörte *J.L. Petit*, der die Kompression bevorzugte. Zur stufenweisen Kompression der zu amputierenden Extremität verwendete er das von ihm entwickelte Schrauben-Tourniquet (1718). Ein Vorläufer davon war das Kompressorium von *Morel* (1674). Daneben wurde die Kompression auch wie üblich mittels Druckverband (Tamponade durch *J.U. von Bilguer*) oder Fingerdruck ausgeübt (methodische Digitalkompression durch *Louis* [1787-1872]). Neben der Kompression und Ligatur fanden im 18. Jh. auch

---

[192] Hübotter Bd. IV 1929, 502-504. Sachs Bd. I 2001, 5 und Bd III 2001, 286-296. und Unschuld 2003a, 180.
[193] Puschmann Bd. III 1902-1905, 84-85.
[194] Sachs Bd. III 2001, 289.
[195] Petersen 1907, 4.

die Styptica weiterhin rege Verbreitung.[196] Mit Einführung neuer Blutstillungsmethoden im 19. Jh. war der Gebrauch von Tourniquet und Kompressorium obsolet.[197]

Anfang des 19. Jh. wurde mit dem später von *Joseph Lister* (1827-1912) empfohlenen Catgut (aus Hammeldarmsaiten) das geeignete chirurgische Nahtmaterial gefunden, das vollständig resorbiert wurde.[198] Eine Neuerung führte auch der Kieler Chirurg *Johannes Friedrich August von Esmarch* (1823-1908) mit der Methode der künstlichen Blutleere ein (1873). Sie erlaubte ein möglichst blutungsarmes Operieren bei Eingriffen an den Extremitäten. Dabei wurde durch Aortenkompression oder Abschnüren der Gliedmaßen mit elastischen Binden der Blutzufluß in die zu amputierende Extremität gehemmt.[199] Heute noch kommt in der Extremitätenchirurgie die Blutstillung mittels Anlage einer Blutsperre zur Anwendung. Dabei wird eine Ischämie durch passageres Abklemmen der Gefäße maximal 60 Minuten toleriert, während die Anlage einer Blutdruckmanschette (Oberarmdruck 250-300 mmHg, Oberschenkeldruck 350-400 mmHg) bis zu 120 Minuten ohne Schäden eingesetzt werden kann.[200] Mit der Entwicklung der Gefäßklemme (1864) durch den Pariser Chirurgen *Jules Emile Péan* (1830-1898) konnten die Gefäße intraoperativ gezielt gefasst und umstochen werden, sodass sich die Verblutungsgefahr erheblich verminderte.[201] Zu den neuen Errungenschaften zählte auch die Gefäßkoagulation mit elektrischem Strom (*Middeldorpf*, 1854). Sie beruhte auf dem uralten Prinzip Gefäße durch Hitze zu verschließen. Statt dem Glüheisen verwendete man überhitzten Wasserdampf (*Rust*, 1842), Thermokauter (*Paquelin*) oder Galvanokauter (*Middeldorpf*).[202] Die Laserkoagulation stellt eine Weiterentwicklung des 20. Jh. dar. Die Koagulation fand bald eine Indikationserweiterung: sie wurde nicht nur zum Schließen von Blutgefäßen, sondern auch zur Abtragung von Tumoren verwendet. Auch zur Entwicklung der Endoskope hat die Galvanokaustik maßgeblich beigetragen (glühender Platindraht als Lichtquelle).[203] Eine Errungenschaft des 20. Jh. ist der Blutserumersatz durch Infusion von Salzlösungen und der Einsatz von Blutkonserven (ca. 1940) zur Vermeidung des Blutverlusts. Eine Übersicht über die Entwicklung der Blutstillung gibt Tab. 2.

---

[196] Puschmann Bd. III 1902-1905, 85 und 115. Sachs Bd. I 2001, 6.
[197] Petersen 1907, 121-124.
[198] Puschmann Bd. III 1902-1905, 87.
[199] Puschmann Bd. III 1902-1905, 87.
[200] Hirner, Lange 2004, 128.
[201] Schneck 1997, 177-178.
[202] Puschmann Bd. III 1902-1905, 87.
[203] Sachs Bd. I 2001, 7-8.

Tabelle 2: Blutstillung und Bekämpfung des Blutverlustes

Zeit	Therapie
Prähistorische Zeit	Magisch-dämonische Handlungen
Antike	Kompression Styptica (Adstringenzien)
Mittelalter	Glüheisen Styptica Magische Handlungen
Neuzeit 16. – 18. Jahrhundert	Gefäßligatur Kompression (Tourniquet u. a.)
19. Jahrhundert	Künstliche Blutleere Gefäßkoagulation
20. Jahrhundert	Blutserumersatz und Blutkonserven

1.1.2.6.2. Operationsschmerz

Neben dem Blutverlust war der Operationsschmerz mitverantwotlich für den Schockzustand der Amputierten, an dem sie häufig noch während der Operation verstarben. Aus diesem Grund versuchte man seit es operative Eingriffe gibt, den Schmerz durch narkotisierende Substanzen auszuschalten oder zumindest zu dämpfen.

Bereits im alten Ägypten und China waren berauschende Mittel wie Opium und Hanf bekannt. In der Antike setzte man die Mandragora (= Alraune, Scopolamin-haltige Pflanze, ein zentral dämpfendes Parasympatholytikum) ein, die auch rektal appliziert wurde, oder verwendete den Saft narkotischer Pflanzen (Alexandria).

Um 1200 waren in der Schule von Salerno sog. »Schlafschwämme« in Gebrauch (*Hugo von Lucca*, gest. um 1250), die bis ins 16. Jh. angewandt wurden (*de Chauliac, da Vigo, von Gersdorff*). Sie waren mit ätherischen Substanzen –u. a. Alkohol- zum Einatmen getränkt. Es gab auch Gegner der Schlafschwämme, die sie als gefährlich erachteten und die Amputation daher ohne künstliche Betäubung der Patienten ausführten (*Fabricius Hildanus* [1560-1634]).[204] Daneben versuchte man eine lokale Schmerzbekämpfung durch Kompression der Nervenstämme (*Mondeville*) oder durch Kälte (*Marco Aurelio Severino* [1580-1656]) zu erreichen. *Larrey* hat Anfang des 19. Jh. Amputationen bei minus 19° Celsius ausgeführt.

Im 18. Jh. begann die Erforschung der Gase, sodass bereits 1800 Lachgas (N_2O, Stickoxydul) für die Schmerzbetäubung empfohlen wurde (*Sir Humphrey Davy* [1778-1829]). Es dauerte allerdings noch ein weiteres halbe

---

[204] Gurlt Bd. III 1964, 801-802.

Jahrhundert bis die erste chirurgische Operation in Äthernarkose (1846) ausgeführt wurde (*John Collins Warren* [1778-1856]). Im selben Jahr noch wurde sie bei Oberschenkelamputationen eingesetzt (*Bigelow, Liston*). Der Erfolg der Äthernarkose war so groß, dass sie sehr schnell in ganz Europa Verbreitung fand. Bei Amputationen unter Feldbedingungen wurde sie erstmals im Krimkrieg (1854-1855) eingesetzt.[205] Auch Chloroform, das seit 1832 hergestellt wurde (*Justus von Liebig* [1803-1873]), setzte man zur Allgemeinnarkose ein, da es einen noch rascheren Wirkungseintritt herbeiführte. Seit Anfang des 20. Jh. wurde Äther bevorzugt, den man entweder mit der Taschentuchmethode tropfenweise applizierte oder durch eine Maske einatmen ließ.

Es gab auch Ärzte (wie *Carl Ludwig Schleich* [1859-1922]), die statt der Allgemeinnarkose den Einsatz von Lokalanästhetika empfahlen. Seit Ende des 19. Jh. setzte man dazu Kokain (*William Steward Halsted* [1852-1922] 1884), später Novocain (*H. Braun* 1905) ein. Neben der Leitungs- und Infiltrationsanästhesie wurde auch die Lumbalanästhesie (*Bier* 1899) zur lokalen Schmerzausschaltung eingesetzt.[206] Durch die Ausschaltung der Schmerzempfindung war es seit Mitte des 19. Jh. möglich geworden auch komplizierte Amputationstechniken wie die plastische Absetzung durchzuführen, da die Operationen nun nicht mehr unter Zeitdruck ausgeführt werden mussten.

1.1.2.6.3. Wundinfektion

Was die Einführung der Narkose im Kampf gegen den Operationsschmerz bedeutete, war die Durchsetzung der Antisepsis und ihr Ausbau zur Asepsis im Kampf gegen die Wundinfektion. Das Ausmaß ihrer Bedeutung lässt sich am besten im Vergleich der statistischen Erhebungen zur Amputationsmortalität aus vorantiseptischer Zeit (30 %) und aus antiseptischer Zeit (4,5 %) erkennen;[207] unter Feldbedingungen kam es gar zu einem Rückgang von 70-80 % auf 15 %.[208]

Schon *Hippokrates* hatte (ohne etwas von Mikroorganismen zu wissen) die Luft für die Wundinfektion verantwortlich gemacht und empfahl alkoholische Umschläge zur Wundheilung. Trotzdem beherrschte das Prinzip des »pus bonum et laudabile« (des guten und lobenswerten Eiters) die Wundversorgung von der Antike bis ins 19. Jh. hinein.[209]

---

[205] Ellis 2001, 135.
[206] von Brunn 1928, 269-277.
[207] Petersen 1907, 278.
[208] Povacz 2000, 26.
[209] Eckart 2000, 151.

Erste Ansätze einer eiterlosen Wundbehandlung mit Hilfe von alkoholhaltigen Salben finden wir im 13. und 14. Jh. (*Hugo von Lucca, Mondeville*). Nichtsdestoweniger hielten die meisten Ärzte an der heilbringenden Wirkung des Eiters fest und suchten diese auf vielfältige Weise zu fördern. (mit Salben, Tamponade oder sogar mit Haarseilen, die durch die Wunde gezogen wurden). Noch *Paré* war ein entschiedener Anhänger dieser Methode.[210]

Erst als man im 17. Jh. Kleinstlebewesen für die Krankheitsentstehung verantwortlich machte und die Kontagiosität von Krankheiten wie den Pocken und Masern im 18. Jh. erkannt wurde, begann sich eine Wende anzukündigen (s. a. III. 2.1.2.3.). Den schädlichen Einfluß der Luft auf die Wundheilung versuchte man durch Okklusionsverbände zu verhindern.[211]

Aus dieser Zeit stammen auch die ersten statistischen Erhebungen zur Amputationsletalität durch die französische Akademie (1750), die mit Zahlen zwischen 60-90% erschreckend hoch waren. Dagegen gaben andere Militärchirurgen die Sterblichkeit mit 30% an, was sich mit den Angaben *Parés* aus dem 16. Jahrhundert deckt. *Larrey* gibt die Letalität bei den von ihm selbst durchgeführten Amputationen mit 25% an. Bei einer Untersuchung in den Pariser Spitälern (1836-1841) lagen die Zahlen hierzu zwischen 40 und 50%.[212] Allerdings sind die statistischen Angaben wenig aussagekräftig, da nicht zwischen traumatischen/pathologischen, bzw. einfachen/komplizierten, Amputationen unterschieden wurde und die Letalität durch die unterschiedliche Prognose der Grundkrankheit entscheidend mitbestimmt wird. Außerdem ist zu beachten, dass die Letalität im Krankenhaus durch Hospitalinfektionen immer höher lag als bei frei praktizierenden Ärzten. Darauf wies erstmals der schottische Gynäkologe *Simpson* hin, der bei einem statistischen Vergleich der Amputationsletalität in den großen Londoner Hospitälern mit der von Landärzten ein Verhältnis von ca. 40% zu 10% fand.[213]

Erst *Ignaz Philipp Semmelweis* (1818-1865) hatte Mitte des 19. Jh. die entscheidende Erkenntnis bei der Verhütung des Kindbettfiebers, als deren Ursache er eine Kontaktinfektion mit den verunreinigten Händen der Ärzte ansah. Mit der Handwaschung mit Chlorkalk führte er die chemische Antiseptik in die Medizin ein.[214] Seine Methode stieß zunächst auf heftige Ablehnung.

---

[210] Sachs Bd. III 2001, 287.
[211] von Brunn 1928, 277-279.
[212] Petersen 1907, 270-271. Malgaigne »Études statistiques etc.«; Archiv général de médicine, 1842.
[213] Petersen 1907, 271-272. Sir J.Y. Simpson »Hospitalism; its influence upon limb amputation in the London Hospitals«; Edinburgh Medical Journal, 1869.
[214] Ackerknecht 1992, 132-134.

Traumatologie

Der englische Chirurg *Joseph Lister* (1827-1912) erweiterte die chemische Antiseptik, indem er Wundinfektionen durch die Verwendung eines Karbolsäuresprays zu verhindern suchte. Angeregt durch die Ideen *Louis Pasteurs* (1822-1895), dass Bakterien ubiquitär in der Luft vorkommen, versuchte er damit eine Abtötung der Luftkeime, d. h. eine Verhinderung der Luftinfektion zu erreichen.[215] Obwohl er dabei von der richtigen Erkenntnis einer Kontaktinfektion (*Semmelweis*) abwich, hatte er mit seiner Methode großen Erfolg. Sie bedeutete den endgültigen Abschied von der Vorstellung des »pus bonum«. Mit der Desinfektion auch des Verband- und Nahtmaterials war es nun möglich bei komplizierten Knochenbrüchen eine antiseptisch konservative Therapie durchzuführen, anstatt wie bisher üblich primär zu amputieren.

Angeregt durch die aufkommende neue Lehre der Bakteriologie (s. III. 2.1.2.3.) von *Robert Koch* (1843-1910) wurde die Antiseptik Ende des 19. Jh. um das Prinzip der physikalischen Aseptik erweitert (Dampfsterilisation im Autoklaven durch *Curt Schimmelbusch* [1860-1895] und *Ernst von Bergmann* [1836-1907]). Die Einführung der Anti-/Aseptik brachte einen drastischen Rückgang der Amputationsletalität. Sie hatte in vorantiseptischer Zeit in Krankenhäusern bei 30-60 %, unter Feldbedingungen bei 43-90 % (je nach statistischer Quelle[216]) gelegen und sank nun – wie eingangs erwähnt – auf ca. 5 %.

Anfang des 20. Jh. erweiterten die Entdeckungen auf dem neuen Gebiet der Serologie und die Grundlagen der Chemotherapie das therapeutische Handeln bei Infektionskrankheiten. Im ersten Weltkrieg (1914-1918) wurde das von *Emil von Behring* (1854-1917) 1890 entdeckte Tetanusserum erstmals unter Feldbedingungen eingesetzt (s. III. 2.1.2.4.).[217] Es führte zu einem Rückgang der Tetanusintoxikation von 1 % auf 0,2 %.[218] Mit der Entdeckung des Penicillins 1928 durch *Alexander Fleming* (1881-1955) und der Sulfonamide 1935 durch *Gerhard Domagk* (1895-1964) begann die neue Ära

---

[215] Ackerknecht 1992, 135-136.

[216] Petersen 1907, 306-307. Kriegsstatistik (Krimkrieg 1854-1855, Amerikanischer Sezessionskrieg 1861-1865, Deutsch-französischer Krieg 1870/71); Amputationsletalität aus vorantiseptischer Zeit: im Krieg 43,7 %. von Brunn 1928, 279-280. Amputationsletalität aus vorantiseptischer Zeit: in Hospitälern 60 %, im Krieg 75-90 %. Povacz 2000, 26. Amputationsletalität aus vorantiseptischer Zeit: im Deutsch-französischen Krieg 70-80 %. Ellis 2001, 136-137. Amputationsletalität aus vorantiseptischer Zeit: im Amerikanischen Sezessionskrieg, unterschieden nach Absetzungshöhe, 83,3 % (Hüfte), 54,2 % (Oberschenkel), 33,2 % (Unterschenkel und Fuß).

[217] Eckart 2000, 325.

[218] Ellis 2001, 138-140.

der antibakteriellen Therapie.[219] Im zweiten Weltkrieg wurden sie auf anglo-amerikanischer Seite erstmals im Kampf gegen Wundinfektionen erprobt.[220] Zusammenfassend kann festgestellt werden, dass sich die Amputation von einer Hochrisiko-Operation, die im besten Fall nur zwei von drei Patienten überlebten, durch die Beherrschung der Trias Blutung-Schmerz-Infektion zu einer sicheren Operation gewandelt hatte, deren Indikation wegen der Verstümmelung und Behinderung des Patienten allerdings weiterhin engen Grenzen unterliegt.

Bevor wir *Langs* Beitrag im Lichte des bisher Gesagten bewerten und die Entwicklung der Amputation in den geschichtlichen Rahmen einbinden wollen, soll noch eine Thematik angesprochen werden, deren Entwicklung Hand in Hand mit der Amputationsgeschichte verlief: die prothetische Versorgung der Extremitätenstümpfe mit künstlichen Gliedern.

1.1.2.7. Geschichte der Prothetik

In den wichtigsten medizinischen Werken der Antike (*Hippokrates, Galen, Celsus*) bis in die frühe Neuzeit wird der Ersatz amputierter Glieder nicht beschrieben.[221] Nichtsdestoweniger ist der Gebrauch von Prothesen kaum weniger alt als die Amputation selbst, was deren Erwähnung im Talmud[222] und der Ersatz einer amputierten Großzehe durch eine dreiteilige Holzprothese an einer altägyptischen Mumie zeigt.[223] Es blieben allerdings isolierte Versuche, die sich wegen der wenig entwickelten Technik fast ausschließlich auf die untere Extremität beschränkten. So berichtet der griechische Historiker *Herodot* (um 485-425 v. Chr.) über den Einsatz einer hölzernen Prothese für den Vorderfuß.[224]

Die älteste Abbildung eines Stelzbeines ist auf einer etruskischen Vase (4. Jh. v. Chr.) zu sehen.[225] Ob es sich dabei um eine tatsächlich verwendete Beinprothese handelt oder nur um den künstlerischen Versuch den Verlust eines Beines auszugleichen, kann nicht mit Sicherheit geklärt werden, worauf schon *Gocht* in seiner ausführlichen Darstellung über künstliche Glieder

---

[219] Eckart 2000, 330-331.
[220] Ellis 2001, 147-149.
[221] Gocht 1907, 439.
[222] Gurlt Bd. III 1964, 803.
[223] Brath 2004, 60.
[224] Gocht 1907, 481. (s. a. von Brunn 1928, 107-108. und Gurlt Bd. III 1964, 803.) Der Seher *Hegesistratos* war in die Gefangenschaft der Spartaner geraten. Um sich von seinen eisernen Fußfesseln zu befreien, amputierte er sich selbst im Tarsus. Später ließ er sich eine Prothese fertigen, die ihn für weitere Kampfeinsätze tauglich gemacht haben soll.
[225] von Brunn 1928, 108.

Traumatologie

hingewiesen hat.[226] Dagegen war der sog. »Stelzfuß von Capua« (3. Jh. v. Chr.) wohl sicher in Gebrauch, der als Grabbeigabe eines einbeinigen Skeletts bei archäologischen Funden entdeckt wurde. Das Kunstbein besteht aus einem Schienen-Hülsen-Apparat mit hölzernem Kern und einer Bronzehülle in Form des Unterschenkels. Der Unterschenkelstumpf war durch die Kondylen entlastet. Mit eisernen Haltern wurde die Prothese am Oberschenkel befestigt.[227] Die einzige Nachricht über den Einsatz einer Prothese an der oberen Extremität aus dieser Zeit verdanken wir *Plinius d. J.*, der über den erfolgreichen Gebrauch einer künstlichen Hand aus Eisen berichtet.[228]

Wie schon in der Antike, schweigen auch alle chirurgischen Werke des Mittelalters über den Einsatz künstlicher Glieder, sodass wir annehmen können, dass der Stelzfuß wohl nicht nur der älteste, sondern über Jahrtausende wahrscheinlich auch die einzig bekannte Beinprothese gewesen ist. Denn die ersten überlieferten Versuche die verlorene Extremität nicht nur optisch zu verbergen, sondern auch durch komplizierte Mechanismen die Funktion der natürlichen Glieder nachzuahmen, stammen aus dem 16. Jh..

Abgesehen von der eisernen Hand des Ritters *Götz von Berlichingen* (1504)[229] und des Seeräubers *Horuk Barbarossa* (1517)[230], werden Prothesen erst in den Werken *Parés* genauer beschrieben. Von einem Pariser Schlosser ließ er sich eine künstliche Hand herstellen, die nach Art eines Ritterhandschuhs aus Eisen bestand. Druck- und Zugfedern besorgten Beugung und Streckung der Finger. Eine Abbildung befindet sich in seiner lateinischen

---

[226] Gocht 1907, 480-481.
[227] von Brunn 1928, 108-109.
[228] Gocht 1907, 439. (s. a. von Brunn 1928, 107-108. und Gurlt Bd. III 1964, 803.) Der Römer Marcus Sergius verlor im 2. Punischen Krieg (3. Jh.v.Ch.) die rechte Hand. Darauf ließ er sich eine eiserne Prothese fertigen, mit welcher er weiter kämpfte und siegte (nach *Caji Plinii Secundi*: Historiae naturalis Lib. VII, Cap. 29).
[229] Gocht 1907, 440-441. (s. a. Gurlt Bd. III 1964, 207.) Dem deutschen Ritter *Götz von Berlichingen* wurde im Jahr 1504 bei der Belagerung der bayer. Stadt Landshut die rechte Hand durch einen Musketenschuß zerschmettert und primär amputiert. Daraufhin ließ er sich von einem Waffenschmied nach eigenen Angaben eine eiserne Hand fertigen, die mittels Knopfdruck eine Flexion und Extension der Finger ermöglichte. Das Gewicht der Hand beträgt 1,5 kg. Sie wird im Archiv des Schlosses Jaxthausen aufbewahrt (nach *Christian von Meckel*: Die eiserne Hand des tapferen deutschen Ritters Götz von Berlichingen; Berlin 1815).
[230] Gocht 1907, 439. Der berüchtigte Seeräuber *Horuk Barbarossa* verlor in der Schlacht von Bugia 1517 gegen die Spanier seine rechte Hand. Als Ersatz ließ er sich eine eiserne Prothese fertigen (nach *Joann. Etropii*: Diarium expeditionis Tunaetanae).

Werkausgabe von 1582.²³¹ Für einen Hugenottenkapitän ließ er einen eisernen künstlichen Arm fertigen, mit dem dieser sogar wieder die Zügel seines Pferdes führen konnte. Ebenso beschreibt er eine künstliche Hand aus gebranntem Leder (cuir bouilli), deren Finger eine Schreibfeder halten konnten.²³² Für die untere Extremität empfahl er ein künstliches Bein aus Eisenblech für Oberschenkelamputierte. Eine Abbildung zeigt die ebenfalls nach Art der Ritterrüstungen gearbeitete Prothese, die mit Hilfe von Druckfedern und Scharnieren die physiologischen Bewegungen nachahmen sollte. Der praktische Wert der Prothese wird wohl relativ gering gewesen sein, wenn man allein das enorme Gewicht bedenkt. Da solche Prothesen meist auch für die vielen mittellosen Krüppel viel zu teuer waren, führte *Paré* einen einfachen hölzernen Stelzfuß für den Unterschenkel an (jambe de bois), der wesentlich leichter und billiger war, sodass er mit Sicherheit mehr Verwendung gefunden hat.²³³

Die allgemeine Verbreitung der einfachen Holzprothesen in dieser Zeit zeigt anschaulich das berühmte kleinformatige Tafelbild »Die Bettler« des flämischen Malers *Pieter Brueghel d.Ä.* (1525-1569), das sich im Pariser Louvre befindet.²³⁴ Auf ihm sind fünf Krüppel dargestellt. Die Unterschenkelstümpfe liegen, um 90° gebeugt, in hölzernen Schalen, die als Fußersatz dienen. Das Gewicht des Oberkörpers wird dabei zur Fortbewegung auf einfache Holz-krücken verlagert.²³⁵

Es folgt abermals eine Zeit von über einem Jahrhundert, in der keine Neuerungen auf dem Gebiet der Prothetik versucht wurden. Erst mit den Änderungen in der Schnittführung bei Amputationen (mehrzeitiger Zirkelschnitt, Lappenschnitt) kam auch in die Entwicklung der künstlichen Glieder wieder Bewegung. Mit dem Gedankengut des Realismus (mechanistisches Weltbild) im 17. Jh. und der Aufklärung im 18. Jh. erlebten die Naturwissenschaften einen großen Aufschwung. Auch in der Prothetik wurde versucht das amputierte Glied durch eine »Maschine« zu ersetzen, die die physiolo-

---

²³¹ Paré: Opera Ambrosii Paraei; Paris 1582, 667-669.
²³² Malgaigne: Oeuvres de Paré, Teil II, 617.
²³³ Gocht 1907, 441 und 493-494. von Brunn 1928, 207. Gurlt Bd. I 1964, 775 und Bd. III 1964, 803.
²³⁴ Riede 1995, 126. Die Bettler in typischer Tracht (weißes Messgewand mit Fuchsschwänzen behangen) sind durch ihre jeweilige Kopfbedeckung als Vertreter der verschiedenen Gesellschaftsklassen gekennzeichnet (Soldat-Tschako; Adeliger-Papierkrone; Bauer-Mütze; Bürger-Barett; Bischof-Mitra). Die Thematik war durch den damaligen Aufstand der als Bettler (Geusen) verkleideten Stände gegen die Gewaltherrschaft *Phillips II.* in den Niederlanden zudem von politischer Aktualität (1566).
²³⁵ Bazin 1958, 160-161.

gischen Bewegungen möglichst naturgetreu nachahmen sollte. Der holländische Chirurg *Verduin* hatte 1696 eine Unterschenkelprothese beschrieben, die aus stählernen Seitenschienen und einem hölzernen Fuß bestand. *Ravaton* konstruierte 1750 einen ähnlichen Unterschenkel-Ersatz, dessen Fußteil allerdings aus gehärtetem Leder gefertigt war und daher eine federnde Fußbewegung ermöglichte.[236]

Die Beweglichkeit im Kniegelenk von Oberschenkel-Prothesen wurde erst Anfang des 19. Jh. erreicht.[237] Neben Scharniergelenken verwendete man seit Mitte des 19. Jh. auch Kugelgelenke, die zwar eine sehr gute Beweglichkeit besaßen, aber dem Träger nicht genügend Halt gaben. Gleichzeitig versuchte man das Gewicht durch den Einsatz von Materialien wie Stahlblech, Aluminium und gebranntem Leder zu reduzieren. Zur Befestigung der Prothesen verwendete man neben elastischen Riemen auch Darmsaiten. Wie weit die Technik gediehen war, zeigt der Einsatz von Doppelprothesen für beidseits Oberschenkelamputierte.

Neben den beweglichen Prothesen blieb der Stelzfuß bis ins 20. Jh. weiter in Gebrauch, v.a. bei dem Ersatz von im Hüftgelenk exartikulierten Gliedmaßen. Auch hier brachte das 19. Jh. zahlreiche Verbesserungen, wie den Einsatz von Gummi, gepolsterten Seitenschienen, wiegenartiger Fußsohle oder drehbarer Ansätze zur Erleichterung von Drehbewegungen.[238] Auch für die Mitte des 19. Jh. aufkommenden osteoplastischen Amputationsstümpfe wurden geeignete Prothesen konstruiert.[239]

---

[236] Gocht 1907, 495-496.

[237] Gocht 1907, 503-506. Konstruktionen des Berliner Hofrats *Pierre Ballif* 1818 und des Engländers *Pott* 1816. Pott schuf die Prothese für den Marquis of Anglesey, der bei Waterloo ein Bein verloren hatte. Für mehrere Jahrzehnte war dieses Modell das meistbenütze im anglo-amerikanischen Raum und in Frankreich. Es bestand aus einer Oberschenkel- undUnterschenkelhülse von Lindenholz, die durch ein solides Kniegelenkstück verbunden waren und ermöglichte einen sicheren Gang trotz beweglichem Knie (Beschreibung in Dr. D.E. Meier: Über künstliche Beine, Berlin 1871). Handprothese von Ballif mit Flexion der Finger durch Federkraft und Extension durch Heben des Armes. Die Hand bestand aus Messingblech und wog nur ein Pfund (nach *Pierre Ballif*: Déscription d'une main et d'une jambe artificielles, inventée par P. Ballif; Berlin1818).

[238] Gocht 1907, 510-514.

[239] Gocht 1907, 484-485, 543 und 549-550. Die gute prothetische Versorgung des Pirogoffstumpfes war problematisch, v.a. um einen federnden Gang zu erreichen. *Windler* schuf für ihn eine Prothese, bei der Stumpf in einer Holzhülse ruht und durch eine Ledergamasche festgehalten wird; die kräftige Filzsohle sollte für einen elastischen Gang sorgen. Anders waren die Prothesen von *Stille*, Stockholm, für die in der Fußwurzel Amputierten. Der Stumpf wurde von zwei seitlichen Schienen gehalten, an denen ein pantoffelartiger Fußersatz mit Scharniergelenk befestigt

Ende des 19. Jh. erkannte man, dass es v. a. beim Ersatz der oberen Extremität vergebliche Mühe war die komplizierten Bewegungen durch immer ausgeklügeltere, aber auch störanfälligere, Mechanismen zu erreichen zu versuchen, da die Technik noch nicht weit genug entwickelt war. Es trat ein Wendepunkt ein, an dem man sich bei der oberen Extremität darauf beschränkte die Hand als Klammerapparat zu gestalten und in erster Linie die Brauchbarkeit für die groben Kraftleistungen zu erhalten. Einen Fortschritt brachte Anfang des 20. Jh. die Entwicklung des kineplastischen Amputationsstumpfes durch *Sauerbruch* (1916, s. a. III. 1.1.2.5.). Er erlaubte eine willkürliche Bewegung der mechanischen Prothese. Die Bewegung der verbliebenen Stumpfmuskeln wurde dabei durch Seilzüge auf die Prothese übertragen.[240]

Die technischen Fortschritte des 20. Jh. brachten mit den myoelektrischen Prothesen für Unterarm-Amputierte eine weitere Verbesserung der Funktionalität, wobei die Bauweise der Prothesen einem ständigen Wandel unterliegt.[241] Myoelektrische Prothesen werden zu den »aktiven« Prothesen gerechnet. Aktive Prothesen funktionieren durch unterschiedliche Wege der Kraftübertragung. Diese erfolgt entweder über Kraftzugbandagen, die Bewegungen des Stumpfes/Rumpfes auf die Prothese übertragen (Eigenkraftprothesen). Myoelektrische Prothesen werden dagegen durch elektrische Aktionspotentiale der Stumpfmuskulatur gesteuert, die über zwei Elektroden erfolgen und mit eigener Energieversorgung (Akku) arbeiten (Fremdkraftprothesen). Es gibt auch Hybrid-Prothesen, bei denen Fremd- und Eigenkraft kombiniert werden. Daneben werden weiterhin »passive« Prothesen verwen-

---

war. Eine einfache Konstruktion wies der Apparat des amerikanischen Fabrikanten *Marks & Dörfler* auf. Die Prothese bestand aus zwei Hälften, wobei die vordere aus Aluminium mit Gummifuß, die hintere aus Leder war. Auch einfache, aber zweckmäßige Stelzbeine fanden bei höheren osteoplastischen Amputationen Gebrauch. So wurde für den Grittstumpf ein Stelzbein von *v. Hovorka* (1904) verwendet, das aus zwei Oberschenkelschienen aus versteiftem Drahtgeflecht bestand, das in eine Hohlkapsel mündete. Die Stelze bestand aus einem Stahlrohr, das widerstandsfähiger als Holz war. Lange 1943, 378-379. Seit den Zwanzigerjahren des 20. Jahrhunderts standen zwei Unterschenkel-Fuß-Prothesen von *zur Verth* (Schienen-Leder-Prothese) und von *F. Mayer* (Holzprothese) zur Verfügung, die einen wesentlich besseren Gang ermöglichen. Die Verbindung zwischen Unterschenkel und Fußteil war nicht starr, sondern durch Stahlfedern hergestellt, sodass auch bei bds. Amputierten der Gang sehr gut war. Der einzige Nachteil war, dass das amputierte Bein durch die Prothese einige Zentimeter länger wurde und daher auf der gesunden Seite ein Verlängerungsausgleich durchgeführt werden musste.

[240] Eckart 2000, 378. (nach Sauerbruch: Die willkürlich bewegbare Hand; Bd. I 1916, Bd. II 1923)
[241] Hirner, Weise 2004, 370.

det, die rein kosmetischen Zwecken dienen.²⁴² Beispiele der aktuellen Prothesenentwicklung sind auch die Neurobionik, die künstliche Gliedmaßen durch das Nervensystem des Patienten steuerbar macht, sowie computergesteuerte Beinprothesen (Neurostimulator »Kinetra«).²⁴³

Trotz aller Verfeinerungen in der prothetischen Versorgung bleibt eine Prothese immer ein Fremdkörper, der an- und abgelegt werden muß und niemals die für die Bewegung wichtige Oberflächen- und Tiefensensibilität vermitteln kann. Daher muß die Indikation zur Amputation nach wie vor sorgfältig gegen sekundär-rekonstruktive Maßnahmen abgewogen werden, wie *Lang* sie in seinem Fallbeitrag zur Greifhand beschrieben hat.

1.1.3. Bewertung der Beiträge Lang zu Amputation und Greifhand

Wenn wir den Beitrag *Karl Langs* beurteilen wollen, muß zunächst bedacht werden, welche Möglichkeiten ihm in den vierziger Jahren des 20. Jh. für die Amputation zur Verfügung standen, um danach unter Berücksichtigung der Vor- und Nachteile der verschiedenen Methoden eine eigene Bewertung von *Langs* Beitrag zu versuchen.

Während der Zeit seiner klinischen Ausbildung wurde nicht nur bei infizierten, sondern auch bei aseptischen Amputationen der mehrzeitige Zirkelschnitt bevorzugt. Da *Lang* jedoch in den Jahren des 2. Weltkriegs bei zahlreichen Reamputationen die Komplikationen kennengelernt hatte, die durch die Anwendung dieser Methode entstanden, entschloß er sich bei Neuamputationen die Technik des Lappenschnitts einzusetzen, wobei er die Lappen doppelt so groß bildete als bei geschlossener Amputation. Gleichzeitig achtete er darauf möglichst viel des kostbaren Knochens zu erhalten. Er setzte diese Methode als offene Amputation mit gutem Erfolg auch bei infizierten Stümpfen ein, womit er von der damals gängigen Praxis abwich. Nur bei Gasbrand und Sepsis griff er wie üblich auf die Zirkelschnitt-Methode (Guillotine-Amputation) zurück.

Um die Jahrhundertwende vom 19. zum 20. Jh. stellte man als oberste Anforderung an die Amputationsmethode nicht mehr die Schnelligkeit, sondern die funktionelle Leistungsfähigkeit und Tragfähigkeit des Amputationsstumpfes. Nach *Petersen* war diese bei allen Methoden durch entsprechendes Training zu erreichen. Dem Lappenschnitt bescheinigte er die höchste Anpassungsfähigkeit bei der Bedeckung – mit besonderem Vorzug ungleicher Doppellappen –, während er den Zirkelschnitt an konisch geformten Gliedteilen für un-

---

²⁴² Grüttner 2004, 624-629.
²⁴³ Brath 2004, 60.

terlegen hielt. Allerdings beschränkte er die Indikation des Lappenschnitts auf aseptische Amputationen, während bei infizierten und infektionsgefährdeten Amputationen der Zirkelschnitt mit offener Wundbehandlung die Methode der Wahl sei. Ebenso sei bei infizierten Amputationen aus Zeitersparnis die einfache Absetzung der osteoplastischen vorzuziehen, obwohl letztere langfristig tragfähigere und unempfindlichere Stümpfe ergäben mit dem einzigen Nachteil der Neigung zur Knochennekrose.[244]

Wenige Jahre später veröffentlichte der Krakauer Prof. *Chlumsky* seine Erfahrungen, die er in eigener Prothesenwerkstätte gemacht hatte. Nach seiner Meinung war für die Brauchbarkeit des Gliedes nicht die Amputationsmethode, sondern allein die Länge des Stumpfes ausschlaggebend. Ein kurzer Stumpf böte der Prothese zu wenige Stützpunkte, weshalb er zu möglichst konservativem Vorgehen riet. Gleichzeitig betonte er die Notwendigkeit die Prothese so früh als möglich anzulegen.[245]

In einem der meistbenutzten Chirurgielehrbücher deutscher Sprache aus *Langs* Studienzeit wird für ein befriedigendes Operationsresultat nicht die Operationsmethode, sondern die ordnungsgemäße (d.h. v.a. streng aseptische) Durchführung der Operation und eine frühzeitige Rehabilitation (d.h. Belastung des Stumpfes) als entscheidend angesehen.[246]

Der Autor bevorzugt bei aseptischen Amputationen die geschlossene Amputation unter Bildung zweier ungleich großer Hautlappen. Dabei entspricht die ideale Lappengröße dem Durchmesser des Gliedes in Amputationshöhe. Für die Durchtrennung der Muskulatur verwendet er den Zirkelschnitt. Dagegen biete bei infizierten Amputaionen der einzeitige Zirkelschnitt die größtmögliche Sicherheit; bei längeren Stümpfen kann auch der zweizeitige Zirkelschnitt zur Anwendung kommen.[247]

Noch in der Zeit des 2. Weltkriegs waren die heute nicht mehr gebräuchlichen Amputations-Schemata gängig, die als Richtlinien für die Höhe der Absetzung galten. Sie teilten den Knochen in wertvolle, minder wertvolle und hinderliche Abschnitte ein. Dabei war der Leitgedanke in Friedenszeiten die beste prothetische Versorgung, während in Kriegszeiten wegen der häufigen Nachamputationen versucht wurde, so sparsam wie möglich zu amputieren. Für Unterschenkelamputationen galt als beste Absetzungshöhe der Übergang vom oberen zum mittleren Drittel, da dabei der Ansatz des Kniescheibenbandes erhalten blieb, sodass eine aktive Streckung im Knie

---

[244] Petersen 1907, 217-230.
[245] Chlumsky 1915, 297.
[246] Müller 1920, 1-2 und 22-27. In: Chirurgische Operationslehre Bd. V. 3. Auflage. Hrsg. v. Bier, Braun, Kümmel. Leipzig 1920.
[247] Müller 1920, 478-483 und 568-570.

weiterhin möglich war. Für Oberschenkelamputationen lag die ideale Absetzungshöhe dagegen am Übergang vom mittleren zum unteren Drittel, da nur ein langer Stumpf eine gute Beherrschung der Beinprothesenbeweglichkeit erlaubte. Auch *Lange* bescheinigt dem Lappenschnitt bessere Ergebnisse bei der Stumpfbildung im Vergleich zum Zirkelschnitt.[248]

Auf dem Höhepunkt der Kriegshandlungen (1944) erschien im »Journal of the American Medical Association« ein Artikel zur Amputation unter Feldbedingungen.[249] Die Autoren hielten aus eigener Erfahrung an 150 Amputierten unter den inadäquaten Operationsbedingungen des Krieges die offene Amputation gegenüber der geschlossenen eindeutig für überlegen. Das Prinzip der offenen Amputation sahen sie am besten bei der Guillotine-Amputation (einzeitiger Zirkelschnitt) umgesetzt, da diese eine natürliche Drainage ermöglichte. Die Methode habe sich seit dem ersten Weltkrieg bei infizierten Gliedmaßen definitiv etabliert, da sie die Vorteile der Schnelligkeit, des geringeren weiteren Blutverlusts und des Längenerhalts biete. Sogar bei Anwendung der damals brandneuen Chemotherapeutika (Penicillin, Sulfonamide), die einen frühzeitigeren Wundverschluß gestatteten, sei die offene Amputation der geschlossenen vorzuziehen. Infizierte, bzw. infektionsgefährdete, Gliedmaßen haben für die geschlossene Amputation als Kontraindikation zu gelten. Die Autoren vertraten ihre Ansichten im Brustton der Überzeugung, die ihnen die Zugehörigkeit zur amerikanischen Nation, der damals führenden moralischen Autorität, verlieh. So wandten sie ein, dass der gelegentliche Erfolg einer geschlossenen Amputation mit ungewöhnlich kurzer Rekonvaleszenz die Methode nicht rechtfertige, da sie dem fundamentalen Prinzip der Drainage widerspräche: »*anymore than does the prosperity of one undetected criminal justify crime*« (ebensowenig wie der Wohlstand eines nicht überführten Kriminellen das Verbrechen rechtfertige).

Lang kannte den Artikel, da er in seinem Beitrag auf ihn Bezug nahm (er bestätigte die Tatsache, dass die Anwendung von Sulfonamiden zu einem schnelleren Wundverschluß führte).

Ebenso wie die amerikanischen Chirurgen hielt er sich an das damals etablierte Prinzip bei infektionsgefährdeten Gliedmaßen offen zu amputieren und die Wunde erst nach Bildung von Granulationsgewebe in 6-8 Wochen durch Sekundärnaht zu verschließen.[250] Im Gegensatz zu ihnen erreichte er aber das Prinzip der offenen Wundbehandlung nicht mit dem Zirkelschnitt, sondern

---

[248] Lange 1943, 134-161.
[249] Kirk, McKeever 1944, 1027-1030.
[250] S. a. Thompson 1944, 1036-1040. Regeln für gute Amputationsstümpfe: -
  - bei Infektionsgefahr offene Amputation - Amputation im Gesunden
  - Glatte Schnittflächen   - Spannungsfreie Deckung
  - Postoperativ Hautzug und Rehablitation

bevorzugte wegen der später besser möglichen Stumpfdeckung den doppelten Lappenschnitt. Er sah dabei mit seinem Verfahren die Leitsätze für die Ausführung primärer Amputationen bestätigt, die zwei Jahre nach Kriegsende auf der 25. Tagung sowjetischer Chirurgen unter Berücksichtigung der Erfahrungen des letzten Krieges aufgestellt wurden: nämlich die Erhaltung einer möglichst großen Stumpflänge und eine offene Wundbehandlung.[251]

Heute ist dagegen die geschlossene Amputation mit sorgfältigem Wundverschluss die Standardmethode, da durch neue Drainageverfahren im Rahmen der modernen septischen Chirurgie die Notwendigkeit einen Stumpf völlig offen zu lassen nur noch selten gegeben ist.[252] Eine solche Ausnahme stellt der Gasbrand dar, eine Infektion mit obligat anaerob wachsenden, sporenbildenden Erregern (Clostridium perfringens). Hier kann eine offene Amputation indiziert sein, um durch möglichst viel Sauerstoff ein ungünstiges Klima für das Erregerwachstum zu schaffen.[253] Da die Letalität des Gasbrandes mit 30-50% auch unter der Behandlung sehr hoch ist, nimmt man die Nachteile der offenen Amputation -wie Weichteil- und Muskelretraktion und Knochenaustrocknung- hier in Kauf. Die definitive Stumpfformung in einem Operationsschritt wird auch wegen der prothetischen Sofortversorgung angestrebt, um einer Muskelatrophie durch Inaktivität vorzubeugen.

Die Amputationshöhe wird heute nicht mehr durch Amputations-Schemata bestimmt, da neue Bauweisen in der Prothetik die traditionell als geeignet angesehenen Absetzungshöhen teilweise verschoben haben. Bei der unteren Extremität liegt das Augenmerk in erster Linie auf der Belastbarkeit, bei der oberen Extremität auf dem Erhalt der Greifform. Als ideale Stumpflänge für den Unterschenkel gilt weiterhin der Übergang vom proximalen zum mittleren Drittel, für den Oberschenkel liegt sie im mittleren Oberschenkeldrittel.

Bei der Schnittführung hat sich heute der doppelte Lappenschnitt als Standardmethode durchgesetzt, der in verschiedenen Varianten ausgeführt wird. Bei der Unterschenkelamputation entweder als Haut-Subcutis-Lappen mit einem etwas größeren dorsalen Lappen und anschließender Durchtrennung der Muskulatur;[254] oder nach der Methode von *Burgess* unter Bildung eines sehr kurzen Vorderlappens und eines 12 cm langen Hinterlappens (ähnlich dem einfachen Lappenschnitt nach *Lowdham*).[255] Bei der Oberschenkelamputation werden dage-gen zwei gleichgroße Lappen in der Frontalebene gebildet, die wegen der spannungsfreien Deckung aus Haut und Muskulatur

---

[251] Lubozkij 1947, 781-782.
[252] Schmidt, Schaller 2004, 368-370.
[253] Türler 2004, 48-49.
[254] Kremer 1992, 599-601.
[255] Baumgartner 1998, 772-778.

gebildet werden sollten. Ein Überschuß an Weichteilen, wie ihn *Lang* empfahl, wird heute nicht mehr als Vorteil angesehen.[256]

Nachdem wir gesehen haben, welche Amputationsmethoden in der ersten Hälfte des 20. Jh. üblich waren, mit welchen Argumenten die Diskussion im Wesentlichen geführt wurde und im Anschluß dargestellt haben, was davon in die heutige Zeit übernommen wurde, wollen wir nun eine Bewertung von *Langs* Amputationstechnik versuchen.

Lang führte bei infizierten Extremitäten die sog. offene Amputation durch, d. h. die Amputationswunde wurde erst nach einigen Wochen bei einer zweiten Operation verschlossen. Da ihm die heutigen Drainageverfahren, die einen ungestörten Sekretabfluß auch bei geschlossener Wunde ermöglichen, noch nicht zur Verfügung standen, bot ihm die offene Behandlungsweise die größtmögliche Sicherheit einer Infektionsausbreitung entgegenzuwirken. Er mußte damit die Nachteile dieser Methode in Kauf nehmen, die neben der Weichteilretraktion und Knochenaustrocknung v.a. in der im Vergleich zu der geschlossenen Amputation längeren Rekonvaleszenz liegen. Auch eine geeignete Prothesenanpassung konnte dadurch erst später erfolgen. Die zweizeitige Amputation ist heute -von Ausnahmefällen abgesehen- wegen ihrer erheblichen Nachteile nur noch von historischer Bedeutung.

Entgegen der zu seiner Zeit üblichen Praxis entschied sich *Lang* auch bei infektionsgefährdeten Extremitäten bei der Schnittführung nicht für den Zirkel- sondern für den doppelten Lappenschnitt unter Bildung übergroßer Haut-Muskel-Lappen. Die Vorteile des Zirkelschnitts liegen, wie wir gezeigt haben, neben der schnellen Durchführung v.a. in der glatten Schnittfläche und der damit geringeren Gefahr der Infektionsausbreitung (*Müller, Kirk und McKeever*). Um einen evtl. Sekretstau durch die Lappenbildung zu vermeiden, stülpte *Lang* die Lappen nach außen um und befestigte sie mit einer Hautnaht. Dadurch verringerte er die Infektionsgefahr und konnte gleichzeitig die Vorteile des Lappenschnitts für die Stumpfbildung wahrnehmen. Diese bestehen, wie wir gezeigt haben, in einer spannungsfreien Stumpfdeckung, da die Lappen die höchste Anpassungsfähigkeit besitzen (*Petersen*) und eine weitestgehende plastische Gestaltung erlauben. Durch die dicke Polsterung mit den Haut-MuskelLappen kommt es zu keiner Ulceration. Da *Lang* ungleich große Lappen bildete, kam die Narbe exzentrisch zu liegen, was den Stumpf ebenfalls für Prothesen besser eignungsfähig machte. Nur bei Gasbrand wandte *Lang* noch die Guillotine-Amputation an, die immer noch zu den Indikationen des Zirkelschnitts gehört. Wenn auch die Bildung übergroßer Lappen heute als überflüssig angesehen wird, so hat doch der weitere Verlauf der Medizingeschichte *Lang* insofern recht gegeben, als heute fast nur noch die Lappenschnitt-Technik eingesetzt wird.

[256] Baumgartner 1998, 782.

Während *Langs* Beitrag über »Amputationen« im Ganzen gesehen v. a. historische Bedeutung besitzt, ist sein Artikel zu »Greifhand und Pirogoffstumpf« nach wie vor aktuell. Auch heute gilt es bei Amputationen an der oberen Extremität in erster Linie die Greiffunktion der Hand und bei Amputationen an der unteren Extremität die Belastungsfähigkeit des Beines zu erhalten. Da *Lang* in den Notzeiten des Krieges keine Orthopädiemechaniker zur Verfügung standen, war es folgerichtig, sich statt der Unterschenkelamputation für den Pirogoffstumpf zu entscheiden. Es zeugt von *Langs* soliden medizinischen Kenntnissen, dass er diese relativ selten angewandte Operation kannte und auch praktisch umsetzen konnte. Der Pirogoffstumpf ermöglichte dem Patienten ein freies Bewegen auch ohne Prothese, da er durch seine Erdnähe die Länge des Beines fast vollständig erhält. Auf den Vorteil des Längenerhalts haben zahlreiche Autoren hingewiesen (*Chlumsky, Müller, Lange, Lubowskij, Hirner* u. a.). Als Stelze bot der Pirogoffstumpf eine Tragfähigkeit in 88 % der Fälle (nach *Gocht*). Daneben war er stabil, unempfindlich und widerstandsfähig. Allerdings besteht bei ihm die Gefahr, dass das angesetzte Knochenstück abrutscht und es zu einer Knochennekrose kommt. Auch Eiterungen mit Sequester- und Fistelbildung treten gehäuft auf (*Lange*). Im Vergleich zur Unterschenkelamputation ist er schlechter prothesengeeignet. Bei Prothesengebrauch kommt es zu einer höheren Beanspruchung der Kanten, was zu schmerzhaften periostitischen Wucherungen führen kann (*Lange*). Die schlechtere Protheseneignung zeigt sich auch darin, dass er nur in 42 % als funktionell gut, in 45 % als erträglich und in 13 % gar als schlecht beurteilt wurde (*zur Verth, Lange*). Voraussetzung für die Durchführung des Pirogoffstumpfs sind aseptische Wundverhältnisse und eine gute Durchblutung, da nur dann eine komplikationslose Heilung gewährleistet ist. Unter diesen Gesichtspunkten und in enger Indikationsstellung wird der Pirogoff heute noch in vereinzelten Fällen durchgeführt.

Abschließend sei noch auf einen nicht uninteressanten Umstand verwiesen. *Lang* publizierte seine Fallbeiträge umständehalber (Krieg, Aussiedlung) ca. zehn Jahre nach Durchführung der Behandlung. Die Veröffentlichung eines Artikels nach einer so langen Zeitspanne wäre heute wohl kaum mehr vorstellbar. *Charles Lichtenthaeler* äußerte in seiner »Geschichte der Medizin« folgende Ansicht: »*...die allgemeinen Verhältnisse um die Medizin...haben sich seit dem letzten Weltkrieg radikal verändert....Unmittelbar nach 1945 verlief die Medizin noch eine Zeitlang in den gewohnten Bahnen....Dann allerdings überschlugen sich die Ereignisse.... Die kritischen Jahre dieser Wende fallen in die Zeit etwa zwischen 1965 und 1970.*«[257] *Lang* veröffentlichte seine Beiträge zu einer Zeit als dieser Umschwung noch nicht eingetreten war. So ist die Publikation dieser im Grunde zum Erscheinungszeitpunkt schon historischen Beiträge besser nachvollziehbar.

[257] Lichtenthaeler Bd. II 1974, 576-578.

1.1.4. Zusammenfassung und Interpretation der Amputationen

Wenn wir auf die in den vorangehenden Kapiteln dargestellte und von verschiedenen Seiten beleuchtete Geschichte der Amputationen zurückblicken, fällt zunächst Folgendes ins Auge. Zwei Jahrtausende lang hat sich an der Ausführungstechnik mehr oder weniger nichts geändert. Ein Umdenken setzte erst in der Zeit des Humanismus ein, das zusammen mit neuen Errungenschaften in der Medizin zu einem immer schnelleren Wechsel in der Amputationstechnik führte, an deren Grundregeln sich seit dem Ende des 19. Jh. nur noch wenig geändert hat.

Wenn wir die Frage zu beantworten suchen, warum die Änderungen erst nach so langer Zeit eingeführt und angenommen wurden, müssen wir zweierlei bedenken. Damit eine Änderung in der Ausführung einer Operationstechnik möglich ist, müssen erstens die notwendigen geistigen Voraussetzungen und zweitens die notwendigen medizinischen Möglichkeiten gegeben sein. *Paul U. Unschuld* hat in seiner Darstellung der westlichen und östlichen Heilkunst an vielen Beispielen aus der Medizingeschichte gezeigt, wie erst ein Wandel in der Lebenswirklichkeit (politisch, gesellschaftlich, ökonomisch, kulturell etc.) zu einem Wandel in der Sicht der Natur führt, der wiederum eine grundlegend neue Sicht des menschlichen Organismus bewirkt.[258] Jede Epoche verfügt über den gleichen Pool heterogener Gedanken, die aber erst an die Oberfläche kommen und akzeptiert werden können, wenn der Zeitgeist das notwendige Klima dazu schafft; so wie ein Samen nur dann aufgeht, wenn er im geeigneten Boden liegt. Ähnliches hat schon *W. von Brunn* in seiner Darstellung der Chirurgiegeschichte zum Ausdruck gebracht.[259] Versuchen wir also den Hintergrund auszuleuchten, vor dem sich die neuen Sichtweisen herausbildeten und sich der Wissenszuwachs vollzog.

In der Antike wurde die Heilkunst erstmals zur Wissenschaft erhoben, als man im Zuge der griechischen Philosophie (*Aristoteles* [384-322 v. Chr.], *Thales von Milet* [um 585 v. Chr.], *Demokrit* [ca. 460 v. Chr.]) eine Einsicht in die Naturgesetze erlangte.[260] In den autarken Organismen der Polisdemokratie Griechenlands war die Heilkunde nicht mit dem Priestertum verbunden,

---

[258] Unschuld, Paul U.: Was ist Medizin? Westliche und östliche Wege der Heilkunst. München 2003.

[259] von Brunn 1928, 307-308. »*Die großen Gedanken……kehren immer wieder im Laufe der Geschichte. Je nach dem Stande der Vervollkommnung, der Reife der gesamten Kulturentwicklung, kommt dieser oder jener Gedanke schließlich früher oder später zur Erfüllung.*«

[260] Von Brunn 1928, 72. *Aristoteles* regte dazu an, das Wissen auf Beobachtung aufzubauen. »*Nihil est in intellectu, quod non antea fuerit in sensu.* »

sodass erste Sektionen und physiologische Experimente unabhängig durchgeführt werden konnten. Dies führte neben einer systematischen Darstellung der Medizin zu anatomischen Kenntnissen, die eine Amputationstechnik ermöglichten (einzeitiger Zirkelschnitt), an der man immerhin die nächsten zwei Jahrtausende festhielt. Obwohl das theoretische Wissen noch relativ bescheiden war, verfügten die antiken Ärzte aufgrund von selbständiger Erfahrung über ein hohes praktisches Können. Auch die größten Probleme, die bei einer Amputation auftraten (Blutverlust, Operationsschmerz, Wundinfektion, spannungsfreie Stumpfdeckung) hatte man schon in der Antike erkannt und Lösungsansätze erarbeitet (*Celsus*). Obwohl aber *Celsus* bereits die Gefäßligatur nannte, wurde sie nicht in Zusammenhang mit der Amputation gebracht, sodass die unzureichenden Blutstillungsmethoden zu einer Amputation im brandigen Gewebe und der schnellstmöglichen Amputationsmethode zwangen. Der einzeitige Zirkelschnitt blieb bis in die Zeit des 2. Weltkriegs (1939-1945) für infizierte Extremitäten die Amputationsmethode der Wahl.

Während der nun folgenden Zeit des Mittelalters, die immerhin einen Zeitraum von einem ganzen Jahrtausend umschließt, hielt man an der einfachen Guillotine-Amputation und dem Gebrauch des Glüheisens zur Blutstillung fest. Eine Rolle spielte dabei sicher auch die Tatsache, dass die Amputation während des ganzen Mittelalters ein sehr seltener Eingriff blieb, der nur in Notfällen ausgeführt wurde, was die enge Indikationsstellung (Gangrän, Ergotismus) belegt. Also war auch der Bedarf an neuen Amputationsmethoden ein geringer; ähnlich wie heute kausale Therapeutika für die Mukoviscidose (= Cystische Fibrose) oder die Sarkoidose (= Morbus Boeck), zwei seltenen Krankheitsbildern, weiterhin fehlen, während die Pharmaindustrie zu der Vielzahl der bereits im Handel befindlichen Antihypertonika und Antidiabetika ständig neue Varianten auf den Markt bringt. Zudem war viel Wissen in den Stürmen der Völkerwanderung verlorengegangen; doch auf dem Umweg über Syrien, Persien, Arabien via Spanien, war das Erbe der Antike durch arabische Autoren bewahrt worden. Mit der Rückeroberung Toledos (1085) gelangte das antike Wissen wieder ins christliche Abendland, sodass im 11. und 12. Jh. der »Versuch einer Wiederaneignung der antiken Medizin«[261] begann. Allerdings muß bedacht werden, dass das Wissen der griechisch-römischen Heilkunde zwar von einzelnen großen arabischen Gelehrten aufgenommen worden war (*Rhazes* [865-925], *Abulkasim* [939-1010], *Avicenna* [980-1037]), aber dem muslimischen Weltbild nicht entsprach. Daher wurde das antike Gedankengut zwar überliefert, aber nicht verinnerlicht oder durch die arabisch-islamische Kultur bereichert.[262] Autopsien waren vom Islam

---

[261] Unschuld 2003a, 164-165.
[262] Unschuld 2003a, 149-150 und 258.

Traumatologie

verboten, weshalb die Araber nur geringe anatomische Kenntnisse besaßen. Da sie -ähnlich dem »*ecclesia abhorret a sanguine*« (»die Kirche verabscheut es mit Blut zu tun zu haben«) der christlichen Mönchsmedizin und Scholastik- bei Operationen äußerst blutscheu waren, setzten sie statt des Messers lieber das Glüheisen ein.[263] Im 12. Jh. wurden nun die arabischen Texte und die noch vorhandenen griechischen Originalquellen in die damals übliche Gelehrtensprache des Latein übersetzt, die – auf einer Wort-für-Wort-Übertragung basierend – vielfach unzureichend war.[264]

Da aber das geistige Umfeld ein anderes geworden war, konnte die antike Medizin zu keiner neuen Blüte gelangen, wie ein verpflanzter Baum in neuer Erde keine Wurzeln mehr treibt. Statt einer Wiedergeburt der antiken naturwissenschaftlichen Medizin wurde sie, wie jede andere Wissenschaft, in den Dienst der Kirche gestellt.[265] Das Weltbild des *Aristoteles* sollte im christlichen Kontext nutzbar gemacht werden[266] (*Thomas von Aquin*). Da die Zentren der Wissenschaft (die Klöster der Mönchsmedizin, später die Universitäten der scholastischen Medizin) nur Geistlichen zugänglich waren, lag das Interpretationsmonopol beim Klerus. Da die christliche Kirche als Träger der wissenschaftlichen Medizin Sektionen i.a. ablehnte (wenn auch ein ausdrückliches Verbot nirgends belegt ist[267]), kam es zu einer Stagnation auf dem Gebiet der Anatomie. Die Abkehr von der Praxis führte zur endgültigen Trennung von »Medizin« und Chirurgie, die als »Wundartzney« ein geringes Ansehen hatte. Da es den Klerikern verboten war die Chirurgie auszuüben (ein Geistlicher durfte niemanden töten, auch nicht bei einer Operation), lag die Theorie in den Händen der gelehrten »Buchärzte« und die Praxis in denen meist wenig gebildeter »Schnittärzte«.[268] Nur in Salerno, später in Montpellier gab es Laienschulen, an denen ohne dem hemmenden Einfluß des Klerus unterrichtet werden konnte. Dort wurden Sektionen am Schwein, später auch am Menschen, durchgeführt und die Gefäßligatur neben den üblichen blutstillenden Mitteln der Zeit erwähnt (*Roger von Salerno* [1095-1154]).[269] Eine wichtige Voraussetzung universitärer Wissenschaft ist Unabhängigkeit, d.h. v.a. Staatsferne und Politikfreiheit der Universität. Wahre Wissenschaft kann nur gedeihen, wenn sie zweckungebunden ist. Gerade dies aber fehlte der scholastischen Medizin, die unter der autokratischen Herrschaft der Kirche stand. So war auch die klinische

---

[263] von Brunn 1928, 120-124.
[264] Unschuld 2003a, 167-168 und 171.
[265] Povacz 2000, 13.
[266] Unschuld 2003a, 167.
[267] von Brunn 1928, 170.
[268] von Brunn 1928, 176-177.
[269] von Brunn 1928, 142-143.

Praxis der Kreuzritter vergleichsweise primitiv. Obwohl es in den Kreuzzügen (11.-13. Jh.)[270] durch Nahkampfwaffen (Lanze, Pfeil, Wurfgeschoß) zahlreiche Verwundete gab, machte die Wundbehandlung keine Fortschritte (Heeresärzte wurden erst gegen Ende des 16. Jh. eingesetzt). An der Wende vom 13./14. Jh. führte man in Italien wieder Autopsien am Menschen durch, wenn auch die Interpretation der sichtbaren Befunde durch das Festhalten an der Lehre *Galens* eine Falsche blieb (erste gerichtsärztliche Leichenöffnung 1302 in Bologna; »Anatomia mundini« des *Mondino da Luzzi* [um 1270-1326], Bologna 1315).[271]

Erst im 16. Jh. erlaubte das geistige Umfeld eine Kritik an den bisher unantastbaren Dogmen *Galens*. Der Humanismus hatte zu einer Lösung aus den Fesseln der Tradition geführt. Das Griechentum mit seinem Realismus und Individualismus erlebte jetzt nicht nur in der Kunst, sondern auch in der Wissenschaft, eine wahre Wiedergeburt (Renaissance). Dies führte zu einem allgemeinen Aufschwung der Heilkunde, da man durch die Abkehr vom »Arabismus« (1450 Fall Konstantinopels) und der Rückkehr zu den griechischen Originaltexten viele Übersetzungsfehler aufdeckte. Hand in Hand mit der Kritik der Form, ging eine Kritik des Inhalts durch die humanistischen Mediziner, die immer mehr nur die eigene unvoreingenommene Erkenntnis gelten lassen wollten.[272] Überall war die Gier nach Neuem zu spüren. Die Entdeckungsreisen des *Columbus* (ca. 1446-1506), *Vasco da Gama* und *Magalhaes* (1492-1540)[273] erschlossen nicht nur neue Wirtschaftsquellen, sondern brachten auch die Kenntnis bisher unbekannter Naturprodukte und Krankheiten fremder Völker. Die Entdeckungsreisen der Anatomen und Pathologen in das Körperinnere erschlossen durch die Kritik an *Galen* die Grundlagen der modernen Anatomie (*Andreas Vesalius*) und die Anfänge der Physiologie. Zweier Erfindungen soll noch gedacht werden, die für die Medizin von weitreichender Bedeutung waren. Die Erfindung des Schießpulvers im 14. Jh. führte durch die großen Gewebszerstörungen bei Verwundeten zu einem gewissen Anstieg der Amputationshäufigkeit.[274] Durch die Schaffung von Landsknechtheeren, in denen erstmals Feldschere zur Versorgung der Verwundeten mitzogen, und die Einrichtung von Militärspitälern erlebte die Kriegschirurgie in der Folge einen deutlichen Aufschwung.[275] Durch die Erfindung des Buchdrucks (1436) wurde die Wissenschaft allmählich zum Allgemeingut. Noch im 14. Jh. war sie das Privileg

---

[270] Zeissig 1950, 40.
[271] Unschuld 2003a, 170.
[272] Von Brunn 1928, 183-189.
[273] Zeissig 1950, 58.
[274] Ellis 2001, 128.
[275] von Brunn 1928, 212-213.

einer dünnen Oberschicht gewesen, als die Pariser Fakultät im Besitz ganzer neun handgeschriebener Codices war.[276]

Vor diesem Hintergrund wird verständlich, dass die Wiedereinführung der Gefäßligatur durch *Ambroise Paré* erst jetzt überzeugen konnte, wo einerseits nach dem alten Handelsprinzip der gesteigerten Nachfrage ein Bedarf für neue Sichtweisen gegeben war und andererseits die erweiterten anatomischen Kenntnisse einen Fortschritt in der Amputationstechnik begün-stigten. Häufig beschleunigen Krisen und Zufälle Erfindergeist und Umkehrwillen. Wäre *Paré* in der Schlacht bei Turin 1536 nicht das Öl ausgegangen und hätte er dadurch nicht wider sein Erwarten die Erfahrung gemacht, dass Schußwunden ohne die Behandlung mit siedendem Öl wesentlich besser heilen, wäre die Wundchirurgie möglicherweise noch lange auf dem alten irrigen Standpunkt verweilt, dass die Wundinfektion durch das giftige Schießpulver verursacht sei.[277]

Jede Veränderung ist notwendigerweise mit Ängsten verbunden, da es gilt alte Sicherheiten aufzugeben und scheinbar Bewährtes loszulassen. Deshalb sind auch in der Medizin die meisten Neuerungen zunächst auf Ablehnung gestoßen, so fortschrittlich sie auch gewesen sein mögen und hatten stets einen mehr oder weniger langen Kampf bis zu ihrer vollständigen Akzeptanz zu führen. Die Blutstillung durch Gefäßligatur bei Amputationen setzte sich jedenfalls – wie oben gezeigt – erst an der Wende vom 17. zum 18. Jh. allgemein durch. Erst jetzt konnte durch Modifikation der Schnittführung (mehrzeitiger Zirkelschnitt, einfacher und doppelter Lappenschnitt) eine spannungsfreie Stumpfdeckung erreicht werden.

In welchen Ländern wurde die Entwicklung der Amputationstechnik vorangetrieben? *Lowdham* und *Bromfield* waren Engländer, *Verduin* Holländer, *Petit* und *Ravaton* Franzosen. Der dreißigjährige Krieg (1618-1648) hatte Deutschland geschwächt, Frankreich hatte unter *Ludwig XIV.* die führende Rolle in der Politik übernommen. Holland und England waren im 17./18. Jh. wirtschaftlich die stärksten Länder und damit auch führend in der Wissenschaft geworden (Leiden und London galten als Zentren der Medizin wie heute New York oder Berkeley). Zudem begannen die Chirurgen an Ansehen zu gewinnen.[278] In England waren die Chirurgen (= surgeons) den Ärzten (= physicians) praktisch gleichgestellt. Erst im 19. Jh. verlagerte sich das Zentrum der Medi-

---

[276] von Brunn 1928, 195-196.
[277] Sachs Bd. III 2001, 290-291.
[278] Von Brunn 1928, 238-239 und 242-243. Gründung des Collegium medico-chirurgicum, der berühmten »Pepinière« 1719; Gründung der Académie de chirurgie 1731; Eröffnung der ersten chirurg. Klinik durch *P.J.Desault* (1744-1795); Herausgabe der ersten chirurg. Zeitschrift: »Bibliotheka chirurgica« 1771.

zin nach Berlin und Wien; und es sind dann auch deutsche Ärzte wie *C.J.M. Langenbeck, Mikulicz* und *Bier* die neben russischen Ärzten neue Gedanken zur Amputation einbrachten. Damit haben wir aber schon einen gewaltigen Zeitsprung nach vorne gemacht und wichtige Ereignisse der Geistesgeschichte ausgelassen. Was hatten der Realismus des 17. Jh. mit seiner straffen Denkweise und das mechanistische Weltbild eines *René Descartes* (1596-1650) der Chirurgie gebracht? Die Naturwissenschaften erlebten dadurch einen enormen Aufschwung, wenn wir an Namen wie *Kepler, Newton, Boyle* und *Helmont* denken. In der Medizin begannen sich neue Leitfächer wie Physiologie (*William Harvey* [1578-1657]) und mikroskopische Anatomie herauszubilden. Die Chirurgie blieb hinter diesen Fortschritten allerdings zurück.

Erst im 18. Jh. begann sich die Chirurgie im Zuge der Aufklärung zu emanzipieren. Die Aufklärung hatte mit Denkern wie *Voltaire, Rousseau, Diderot, d'Alembert* den festen Boden der Traditionen abgebrochen. Seither wurde nichts mehr einfach hingenommen, sondern alles einer hartnäckigen Kritik unterworfen. Nichts galt mehr nur deshalb, weil es geschrieben stand. Dies bezog nicht nur die religiösen Überlieferungen mit ein, sondern bestimmte auch den neuen Zugang zu den Wissenschaften. *Albrecht von Haller* (1708-1777) begründete die experimentelle Physiologie, *Giovanni Battista Morgagni* (1682-1771) die pathologische Anatomie. Mit der Einführung des Unterrichts am Krankenbett durch *Herman Boerhaave* (1668-1738) gewann die Ausbildung die notwendige Praxisnähe.

Dies alles trug dazu bei, dass es im 19. Jh. endlich zu einer Wiedervereinigung von Chirurgie und Medizin und damit zu einer Gleichstellung von den Chirurgen mit den übrigen Ärzten kam. In dieser Zeit bemühte man sich auch die Verwundeten- und Krankenpflege zu reformieren. *Larrey* führte erstmals Amputationen in Feldlazaretten aus. Bis zum Schutz der gegnerischen Verwundeten sollte allerdings nochmals ein halbes Jahrhundert (Genfer Konvention 1863) vergehen.[279]

Narkose und Anti-/Aseptik bedeuten für die Amputation wie für die gesamte Chirurgie wohl die größten Einschnitte. Nun waren auch komplizierte Absetzungsverfahren möglich geworden. Um die Gebrauchsfähigkeit der Amputationsstümpfe zu erhöhen wurde mit der plastischen Absetzung in der Mitte des Jahrhunderts ein neues Amputationsverfahren in die Chirurgie eingeführt. Warum kam man gerade zu dieser Zeit nicht nur in Deutschland, sondern auch in Rußland und Amerika, auf die Idee den Stumpf durch einen Knochendeckel zu stabilisieren? Sicher waren die notwendigen medizinischen Voraussetzungen mit den neuen Methoden der Anästhesie und dem keimfreien Operieren so günstig wie nie zuvor. Nicht zu übersehen ist

---

[279] von Brunn 1928, 260-261.

aber auch, dass diese Änderungen zu einem Zeitpunkt eingeführt wurden, der mit der industriellen Revolution einen nie gekannten Aufschwung der Technik hervorgerufen hatte. Durch die damit verbundene materialistische Einstellung wurden Fortschrittsgläubigkeit und Nützlichkeitsdenken (Utilitarismus) gefördert. Gleichzeitig wurden die allgemeinen ethischen Werte zunehmend geleugnet und eine wissenschaftliche Haltung zum Ideal des mündigen Menschen erhoben (Deszendenztheorie *Charles Darwins* [1809-1882]; Nihilismus *Friedrich Nietzsches* [1844-1900]). Der soziale Strukturwandel zeigt sich besonders deutlich in der Baukunst. Statt Kirchen und Schlössern entstanden nun Fabriken, Bahnhöfe und Brücken, die die neue Bedeutung von Handel und Verkehr betonten. Mit dem Ausbau der Infrastruktur wurden die Kontakte länderübergreifend, sodass im 19. Jh. nicht nur die psychologischen, sondern auch die geographischen Grenzen zunehmend überwunden wurden. So verwundert es nicht, dass die osteoplastische Amputation in vielen Ländern gleichzeitig entwickelt wurde.

Die anatomischen Voraussetzungen für die Ausführung einer solchen Technik waren schon zur Zeit der Renaissance gegeben. Auch die Einführung der Antiseptik kann nicht der ausschlaggebende Grund dafür gewesen sein, dass man das Verpflanzen von Knochenstücken auf einmal für nützlich hielt; schließlich wurde die Nasenplastik in Indien schon in wesentlich früherer Zeit ausgeführt (*Susruta-Samhita*).[280] Also mögen es vielleicht wirklich die Neuerungen der Technik gewesen sein, die auch in den Köpfen der Ärzte den Gedanken reifen ließen, den menschlichen Körper wie eine Maschine aus verschiedenen Teilen zusammenzusetzen. Die Möglichkeiten zu osteoplastischen Absetzungen waren sicher schon in früheren Jahrhunderten gegeben, aber der Gedanke dazu entsprach wohl erst dem Zeitgeist des 19. Jh..

Im 20. Jh. verlor die Methode schnell wieder an Aktualität und osteoplastische Absetzungen wurden nur noch vereinzelt ausgeführt. Durch die Einführung der Antibiotika kam es zu einem erneuten Rückgang der Infektionen, sodass weitgehend extremitätenerhaltend operiert werden konnte. Nur in seltenen Fällen (v. a. weitestgehende traumatische Zerstörung der Extremität, maligne Tumoren, schwere pAVK) ist die Amputation heute unumgänglich. Dabei hat sich an der Absetzungstechnik seit dem Ende des 19. Jh. kaum mehr etwas verändert. Nur der prothetische Ersatz unterliegt nach wie vor einem ständigen technischen Wandel. Die wichtigsten Schritte der Amputationsgeschichte werden in Synopse I zusammenfassend dargestellt.

---

[280] Ackerknecht 1992, 29. Über die »Samhita« des *Susruta* liegen keine zuverlässigen Datierungen vor. Sie ist zu unbestimmter Zeit von indischen Historikern verfasst worden (ca. 500 n. Chr.). von Brunn 1928, 28. von Brunn gibt das 2. Jh. n. Chr. als Entstehungszeit der »Samhita« an.

Amputationen

Synopse I Zur Amputationsgeschichte

Zeit	Europ. Politik- u. Geistesgesch.	Indikation	Operations- technik	Blutstillung	Operations- schmerz	Wundin- fektion	Prothetik
Antike 5.Jh.v.-5.Jh. n.Chr.	Griech. Polis- demokratie Griech. Philosophie Römisches Reich	Gangrän	Einzeitiger Zirkelschnitt Gelenk- exartikulation	Kom- pression Styptika Glüheisen	Narkot. Pflanzen	»pus bonum« (Alkohol)	Stelzbein (Holz)
Mittelalter 6. – 15. Jh.	Völker- wanderung Hl. Römisches Reich Kreuzzüge Fall Konstan- tinopels Schießpulver, Buchdruck	Gangrän Ergotismus	,,	Glüheisen Magie Styptica	Schlaf- schwämme Kompression Kälte	,,	,,
Neuzeit 16. Jh.	Humanismus Entdeckungs- reisen	,,	,,	Gefäß- ligatur	,,	,,	Hand / Beinproth. (Eisenblech)
17. Jh.	Realismus Dreißigjähriger Krieg Absolutismus Feudalstaaten	,,	einfacher Lappenschnitt	Kom- pressorium Tourniquet Styptica	,,	Okklusions- Verbände	Mechan. Prothesen Stelzbein
18. Jh.	Aufklärung Französische Revolution	Schußwunden Weichteil- abreißung gr. Gelenk- frakturen	doppelter Lappenschnitt zweizeitiger Zirkelschnitt dreizeitiger Zirkelschnitt	Kom- pression Gefäß- ligatur	,,	,,	*Material*: Holz, Stahl Leder
19. Jh.	Industrielle Revolution National- staaten Imperialismus	,, Knochen- nekrose Knochen-Tbc	Plastische Absetzung: - periostoplas- tisch - tendoplastisch - osteoplastisch	Gefäßligatur Künstl. Blutleere Galvano- kauter Thermo- kauter	Anästhesie allg.: Lachgas Äther Chloroform lokal: Kokain	Antiseptik: Chlorkalk, Karbol Aseptik: Dampf- sterilisation	*Material*: Stahlblech Aluminium
20. Jh.	1. und 2. Weltkrieg Atomzeitalter Computer- zeitalter Globalisierung	*traumatisch*: Verletzungen *angiologisch*: pAVK, Diabetes, Kollagenose, Erfrierung *septisch*: Gasbrand, Osteomyelitis, Phlegmone *onkologisch*: Tumoren	Kineplastische Absetzung	Gefäß- ligatur Blutersatz Laserkoa- gulation	,, Anästhesie: lokal: Novocain Lumbalan- ästhesie	Tetanus- prophylaxe Antibiotika	*Willkürl.- bewegliche Prothesen*: Kraftzug- bandage Myoelektronik Neurobionik

1.2. Frakturen

1.2.1. Beitrag Lang: Rißfraktur des Calcaneus (1939)

Als Primarius (Chefarzt) des Bezirkskrankenhauses Nixdorf veröffentlichte *Lang* 1939 im Zentralblatt für Chirurgie einen Fallbeitrag, den er wegen seiner relativen Seltenheit von allgemeinem Interesse hielt.[281] Eine einundachtzigjährige Patientin hatte sich bei einem Sturz, neben einer typischen Radiusfraktur der rechten Hand, eine Rißfraktur des Tuber calcaneus des rechten Fußes zugezogen. Die Inspektion zeigte eine stark schmerzhafte Schwellung der Knöchelgegend und ein Hämatom unterhalb der Wade. Bei der Palpation konnte ein scharfkantiges Knochenstück auf Höhe des oberen Sprunggelenks getastet werden. Zur diagnostischen Abklärung ließ *Lang* eine Röntgenaufnahme anfertigen, die den Ausriß eines Knochenfragments mit dem Tuber calcanei aus dem Fersenbein zeigte. Das ausgerissene Fragment war entenschnabelartig nach oben aufgeklappt.

Nach Rückgang der Schwellung führte *Lang* am sechsten Tag nach der Einlieferung die operative Reposition des Knochenstückes in Lokalanästhesie durch. Nach Entleerung des Hämatoms befestigte er das ausgerissene Stück mit einer doppelten Drahtnaht, die wegen des hochgradig osteoporotischen Knochens ohne Rotation erfolgte. Der Fuß wurde anschließend in Spitzfuß-Stellung bei gebeugtem Knie ruhiggestellt. Die Wundheilung wurde durch eine Haut- und Sehnennekrose kompliziert. Trotzdem konnte die Patientin nach dreieinhalb Monaten mit zufriedenstellendem Behandlungsergebnis entlassen werden.

Der Beitrag ist mit drei Abbildungen versehen, die anhand der Röntgenbilder den Verlauf des Falles dokumentieren (Befund bei Einlieferung, postoperativ und bei Entlassung; alle Aufnahmen in seitlicher Projektion).

In der anschließenden Diskussion des Falles machte sich *Lang* Gedanken zum zugrundeliegenden Pathomechanismus und zur Differentialdiagnostik. Unter Einbeziehung der Einteilung der Calcaneusfrakturen und deren Ursachen[282] nach E. *Albert*[283] kam *Lang* zu dem Schluß, dass eine Zerrung des

---

[281] Lang 1939a, 1599-1601.
[282] Albert 1885, 468-469.
[283] Povacz 2000, 281. *Eduard Albert* (1841-1900), Ordinarius an der I.Chirurgischen Klinik Wien von 1881 bis 1900; 1876 gelang ihm die erste Nerventransplanta-

kontrahierten Musculus biceps surae bei plötzlicher Bewegungshemmung zu dem Abriß des Knochenstücks geführt hat. Dabei sah er die osteoporotisch bedingte Knochenatrophie als mitentscheidend für den Ausriß an. Eine vergleichbare Ätiologie liegt nach *F. Riedinger*[284] auch der Achillessehnenruptur zugrunde. Reine Sehnenrupturen ohne Abrißfrakturen sind nach Ansicht von *von Saar* und *K. Maydl*[285] meist durch ein Sporttrauma bedingt (bei Jägern, Bergsteigern, Tennisspielern und Akrobaten). Daher wies *Lang* zur differentialdiagnostischen Abgrenzung -neben dem fehlenden Hämatom bei reiner Sehnenruptur- auch auf das Lebensalter der Patientin hin.

Im Folgenden soll versucht werden das Thema der Frakturgeschichte von verschiedenen Blickwinkeln herauszuarbeiten. Dabei ist zu berücksichtigen, dass auch eine sorgfältige Darstellung ihre Lücken aufweist, da die Geschichte der Knochenbrüche so umfangreich ist, dass in diesem Rahmen viele Teilaspekte unberücksichtigt bleiben müssen. Zunächst soll der Begriff der Fraktur näher bestimmt werden.

1.2.2. Das Krankheitsbild der Fraktur

1.2.2.1. Definition der Fraktur

Unter einer Fraktur (frangere = *lat.* brechen, zerbrechen) versteht man die plötzliche und gewaltsame Kontinuitätsunterbrechung eines Knochens.[286] Knochenbrüche (*lat.* fracturae, *gr.* Catagma, *arab.* Algebra) treten immer dann auf, wenn die auf den Knochen einwirkende Kraft größer als dessen Elastizität ist.[287]

Früher unterschied man zwischen Knochenbruch und Knochenwunde (erstmals durch *Guy de Chauliac* im 14. Jh.).[288] Während ersterer durch Druck, Stoß, Zug etc. hervorgerufen wird, entsteht die Knochenwunde de-

---

tion. (In dem Beitrag von Lang wird Albert vermutlich durch einen Diktatfehler mit dem Vornamen G. statt E. benannt).

[284] Povacz 2000, 327 und 333. *Ferdinand Riedinger* (1845-1918), Würzburger Chirurg; prägte den Begriff der »commotio thoracis« (in Analogie zur commotio cerebri); Verfasser einer Monographie über Thoraxverletzungen (»Über Brusterschütterung«, Leipzig 1882).

[285] Povacz 2000, 379. *Karl Maydl* (1853-1903), führender tschechischer Chirurg des 19. Jahrhunderts; Assistent von *Albert* in Innsbruck und Wien, ab 1891 Ordinarius für Chirurgie in Prag.

[286] Pschyrembel 1994, 491.

[287] Weise 2004, 224.

[288] Gurlt Bd. II, 1964, 97.

finitionsgemäß durch ein schneidendes oder stechendes Instrument.[289] Diese noch im 19. Jh. gebräuchliche Differenzierung ist heute obsolet.

Frakturen können nach unterschiedlichen Gesichtspunkten eingeteilt werden:

- nach der Frakturart
- nach der Ätiologie
- nach der Bruchform
- nach der Lokalisation
- nach der Zeitfolge (primär/sekundär); heute obsolet
- nach der Dauer (frisch/veraltet); heute obsolet.[290]

Nach der Frakturart werden je nach dem Grad der Zusammenhangstrennung inkomplette (unvollständige, fractura incompleta) und komplette (vollständige, fractura completa) Frakturen unterschieden. Bei inkompletten Frakturen ist nur ein Teil der Knochenkontinuität getrennt. Zu ihnen gehören die Fissur (Haarriß, bzw. Knochensprung) und die Infraktion (Spaltbildung mit Impression). Beide kommen v.a. an den platten Knochen des Skeletts vor (Schädel, Becken).[291] Komplette Frakturen führen durch die vollständige Zusammenhangstrennung zur Bildung von zwei oder mehr Bruchstücken. Je nach Lage der Fragmente werden Frakturen ohne und mit Dislokation unterschieden. Frakturen ohne Verschiebung treten nur selten auf, v.a. dann, wenn der gebrochene Knochen durch weitere Knochen physiologisch geschient wird (Fibula, Metacarpus, Metatarsus) oder bei eingestauchten Brüchen (Oberschenkelhalsbruch). In den meisten Fällen sind die Knochenfragmente disloziert. Die Verschiebung kann primär durch die frakturierende Gewalt oder sekundär durch falschen Transport des Verletzten, bzw. durch willkürliche Muskelbewegung, entstehen.

Vier Typen der Dislokation werden differenziert (s. Abb. 8):

- Dislocatio ad axim (a); Knick in der Längsachse
- Dislocatio ad latus (b); Verschiebung zur Seite
- Dislocatio ad longitudinem; Verschiebung in Längsrichtung
  cum contractione (c); mit Verkürzung
  cum distractione (d); mit Verlängerung durch Diastase
- Dislocatio ad peripheriam; Rotation um die Längsachse.[292]

---

[289] Gurlt 1862, 15.
[290] Die folgenden Angaben stammen, wenn nicht gesondert gekennzeichnet, aus folgenden Quellen: Gurlt 1862, 15-16. Bruns 1886, 27-139. (zusätzliche Angabe der Seitenzahl bei der jeweiligen Stelle) Müller 1994, 277-278. Durst 1994, 472-475. Weise 2004, 224-226.
[291] Bruns 1886, 69-91.
[292] Bruns 1886, 138-139.

Abb. 8: Typische Dislokationsformen der Knochenfragmente

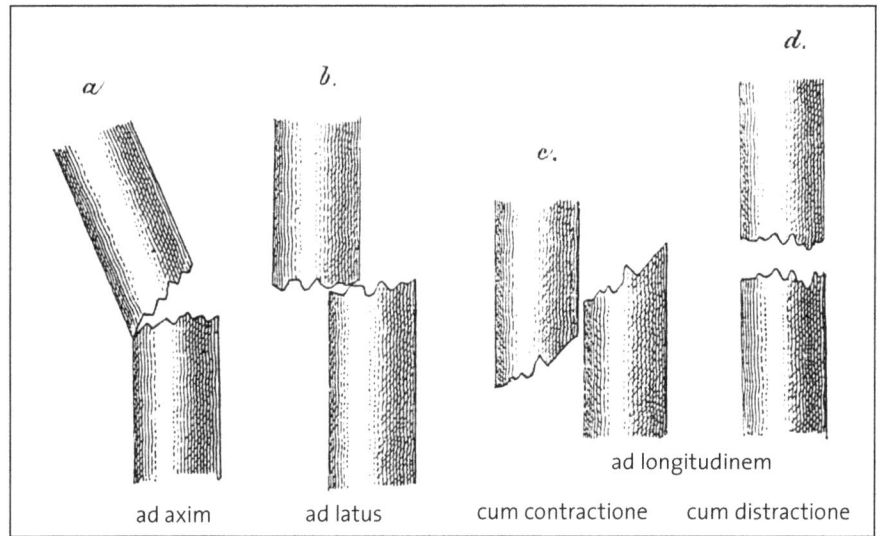

Eine weitere Einteilung nach der Frakturart berücksichtigt die Beschaffenheit der Weichteile. Die geschlossene Fraktur (einfache, fractura non complicata / simplex) besitzt eine geschlossene Hautdecke über der Bruchstelle. Sie liegt in der Mehrzahl der Fälle vor (ca. 80-85 %).

Bei offenen Frakturen (komplizierte, fractura complicata; 15-20 % der Fälle) ist dagegen die Hautstelle über der Bruchstelle durchtrennt, wodurch der Knochen freiliegt. Wegen der dadurch bestehenden Infektionsgefahr weist diese Frakturart eine wesentlich höhere Komplikationsrate auf. Die Bloßlegung kann entweder infolge einer Durchspießung eines spitzen Knochenfragments durch die Haut (Grad I) oder durch einen mehr oder weniger ausgedehnten Weichteildefekt (Grad II-IV) entstehen.[293]

Unter dem ätiologischen Gesichtspunkt werden traumatische von pathologischen Frakturen getrennt. Traumatische Frakturen können entweder durch direkte Gewalt (Schlag, Stoß etc.) entstehen. Der Knochen bricht dann an der Stelle der Gewalteinwirkung. Bei indirekten Traumata (Sturz, Fall) tritt die Fraktur dagegen entfernt von der Stelle der Gewalteinwirkung auf.[294] Je nach Art der indirekten Gewalt werden unterschieden:

---

[293] Bruns 1886, 132-138.
[294] Bruns 1886, 53-61.

- Abrißfraktur (Rißfraktur)
- Abscherfraktur
- Biegungsfraktur: Bildung eines Biegungskeils (an der Konkavseite) und einer Querfraktur (an der Konvexseite des Knochens)
- Drehungsfraktur (Torsionsfraktur, Spiralfraktur)
- Stauchungsfraktur (Kompressionsfraktur).[295]

Pathologische Frakturen (Spontanfrakturen) entstehen dagegen ohne adäquates Trauma bei verminderter Knochenfestigkeit (z. B. bei Rachitis, Osteomalazie, Knochentumoren und Knochenmetastasen, Knochen-Tuberkulose, Lues, Osteomyelitis und Osteoporose).[296]

Eine Mischform stellt der Ermüdungsbruch dar, bei dem es durch ständige Mikrotraumen zu einer verminderten Knochenstabilität kommt, sodass es schließlich ohne adäquates Trauma zur Fraktur kommt (z. B. Marschfraktur).[297]

Unter Berücksichtigung der Bruchform erfolgt die Einteilung entweder nach der Bruchlinie in Querbrüche (fractura transversa), Längsbrüche (fractura longitudinalis) und Schrägbrüche (fractura obliqua)[298] oder nach der Anzahl der Fragmente in:

- Mehretagenbruch; mehrere Querfrakturen an einem Knochen in unterschiedlicher Höhe, z. B. Stückfraktur (Zweietagenfraktur)
- Mehrfragmentbruch; 4-6 größere Fragmente
- Trümmerbruch; über 6 Fragmente
- Splitterbruch (fractura comminutiva); Defektfraktur in unzählige kleinste Bruchstücke.

Die letzten beiden Bezeichnungen werden häufig auch synonym verwendet. Daneben werden Frakturen an mehreren Knochen einer Extremität als Kettenfraktur bezeichnet.[299] Schließlich können nach der Lokalisation des Bruches Schaft- und Gelenkfrakturen unterschieden werden. Schaftbrüche liegen im Bereich der Diaphyse (dicke Kortikalis, geringe Durchblutung), während gelenknahe Frakturen im Bereich der Metaphyse (Spongiöser Knochen, starke Durchblutung) oder der Epiphyse (Wachstumsfuge) liegen und eine erheblich höhere Komplikationsrate aufweisen.[300] Die verschiedenen Einteilungsprinzipien werden in Abb. 9 optisch zusammengefasst. Abb. 10 zeigt beispielhaft einige der besprochenen Frakturformen.

[295] Guleke 1931, 212-221.
[296] Bruns 1886, 27-48.
[297] Weise 2004, 224.
[298] Bruns 1886, 92-103.
[299] Weise 2004, 224-225.
[300] Weise 2004, 224-225.

Abb. 9: Verschiedene Einteilungen der Frakturen

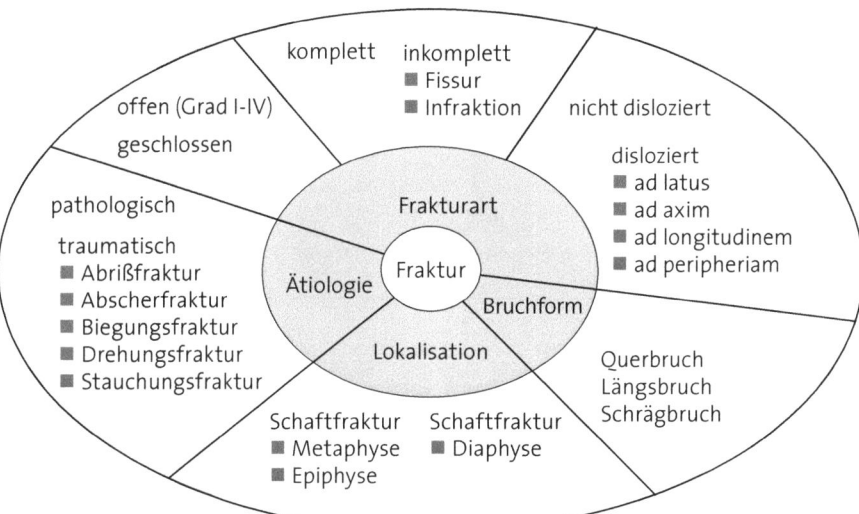

Um einen Knochenbruch genau zu bezeichnen haben sich verschiedene Klassifikationen herausgebildet. Die meiste Verwendung findet die AO-Klassifikation der 1958 gegründeten »Arbeitsgemeinschaft für Osteosynthese«, da sie allgemeingültig und auf das gesamte Skelett anwendbar ist. Sie ist eine alphanumerische Klassifikation, die in kürzester Form (zwei Zahlen, ein Buchstabe) Lokalisation, Morphologie und Schweregrad der Fraktur angibt.

Die erste Zahl bezeichnet den betroffenen Knochen (z. B. Femur = 3), die zweite Zahl gibt das frakturierte Segment an:

1 = proximale Gelenkmetaphyse
2 = Diaphyse
3 = distale Gelenkmetaphyse.

Der Buchstabe an dritter Stelle bezeichnet je nach Sitz (Dia-, Meta/Epiphyse) die Morphologie der Fraktur:

Diaphyse
A = einfache Fraktur
B = Keilfraktur
C = komplexe Fraktur

Meta/Epiphyse
A = extra-artikuläre Fraktur
B = unvollständige Gelenkfraktur
C = vollständige Gelenkfraktur.

Eine »32B« bedeutet also: Femur-diaphyse, Keilfraktur.

Traumatologie

Abb. 10: Verschiedene Frakturformen (nach *Bruns* 1886)

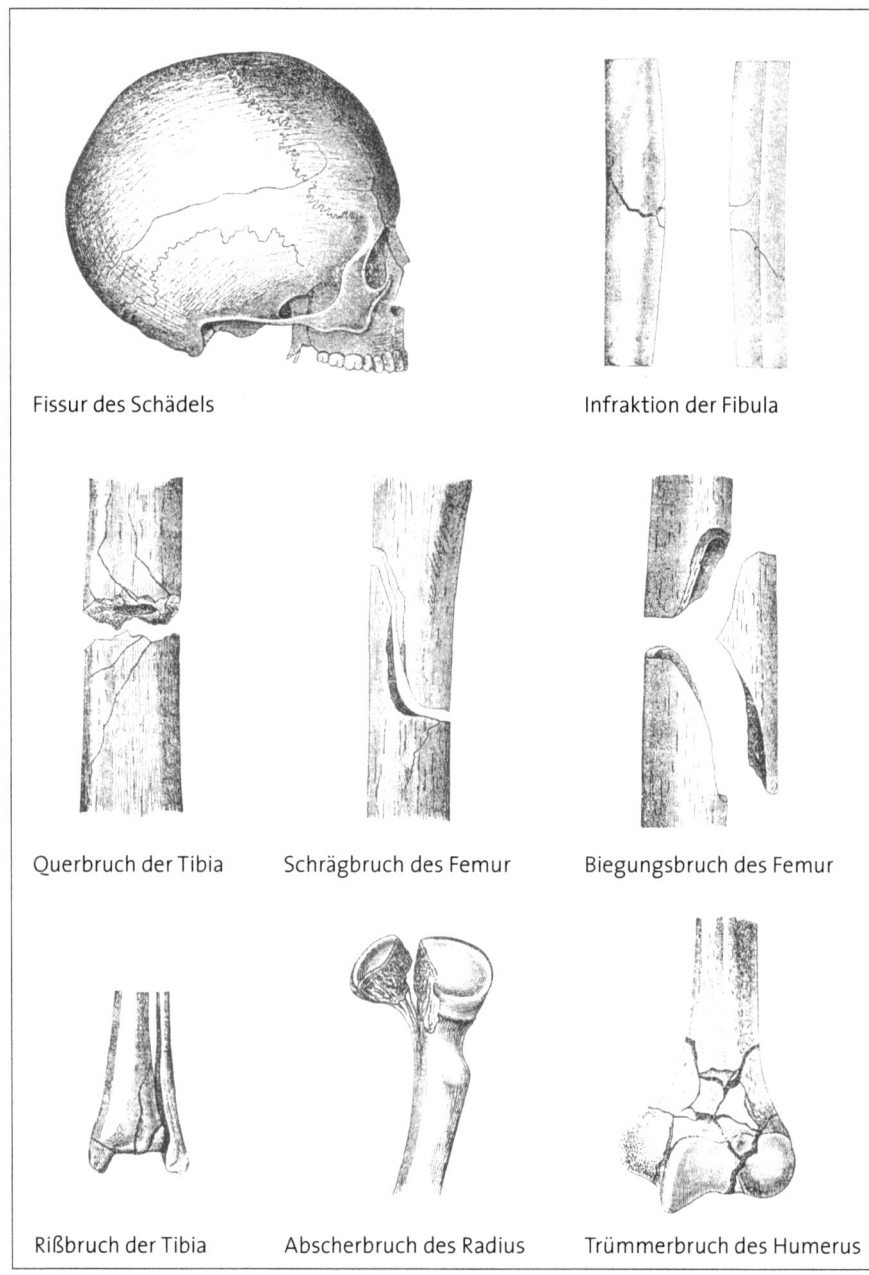

Daneben existieren zahlreiche Klassifikationen für bestimmte anatomische Regionen (z. B. nach *Pauwels* für Oberschenkelhalsbrüche; nach *Vidal* für Calcaneusfrakturen, s. III. 1.1.2.5.).

Die Einteilung epiphysärer Verletzungen wird mit den Klassifikationen nach *Aitken* bzw. nach *Salter/Harris* versucht.[301] Ziel aller Klassifikationen ist neben der genauen Diagnosestellung v. a. die Ableitung therapeutischer Optionen und möglicher Spätfolgen.

Nach der notwendigen Erklärung der verschiedenen Begriffe wollen wir uns im folgenden Kapitel der Frage zuwenden, seit wann Frakturen in der Medizingeschichte beschrieben wurden.

1.2.2.2. Medizinhistorischer Rückblick der Frakturgeschichte

»*Die älteste der Heilmethoden ist die Chirurgie!*«, schrieb der Historiker *Kurt Sprengel* vor mehr als zweihundert Jahren.[302] Dieser Ausspruch hat eine gewisse Berechtigung, da – wie schon eingangs erwähnt – die Frakturbehandlung neben der Amputation zu den ältesten archäologisch dokumentierten Therapieverfahren gehört.

Knochenfunde aus der Altsteinzeit (Paläolithikum) lassen deutliche Callusbildung erkennen und deuten damit auf abgeheilte Frakturen hin.[303] Dabei weisen die menschlichen Knochen in prähistorischen Sammlungen in ca. 50 % der Fälle ein gutes Heilungsergebnis auf. Ob von daher ein Rückschluß auf erfolgreiche Therapiemaßnahmen möglich ist, wird unter Medizinhistorikern kontrovers diskutiert. Während die einen die Ansicht vertreten, dass funktionsgerecht geheilte Frakturen nicht automatisch auf eine erfolgreiche Einrichtung hinweisen[304], meinen die anderen, dass der hohe Prozentsatz auf eine zweckmäßige Behandlung schließen lässt.[305] Genaue Aussagen dazu lassen sich schon deshalb nicht machen, da keinerlei Verbandmaterial aus dieser Zeit überliefert ist. Erklärungsversuche, die aus der Technik der Befestigung von Steinzeitbeilen am Holzstiel eine entsprechende Schienung der Frakturen ableiten wollen, bleiben spekulativ.[306]

Erst aus frühgeschichtlicher Zeit besitzen wir eindeutige Zeugnisse von ärztlichem Eingreifen bei Frakturen. So legt die Inschrift auf der Hammurabi-Stele (2. Jahrtausend v. Chr.) das Honorar für die Heilung eines Knochenbruches auf fünf Sekel Silber fest, was im alten Mesopotamien der Jah-

---

[301] Weise 2004, 226-228.
[302] von Brunn 1928, 1. *Kurt Sprengel*: »Versuch einer pragmatischen Geschichte der Arzneykunde«. Halle 1792-1803. S. 25-26.
[303] Eckart 2000, 6.
[304] Eckart 2000, 7-8.
[305] Ecke, Stöhr, Krämer 1973, 204.
[306] Povacz 2000, 3.

Traumatologie

resmiete eines Hauses entsprach.[307]

Umfassender sind wir über die altägyptische Frakturbehandlung informiert. Mit den nach ihren Entdeckern benannten *Papyri Edwin Smith* und *Ebers* (2. Jahrtausend v. Chr.) besitzt die Medizingeschichte wichtige Quellen aus dieser Zeit. Da nur der Anfangsteil der Schriften erhalten ist, in denen die Krankheiten nach dem damals üblichen Einteilungsprinzip »a capite ad calces« geordnet sind, beziehen sich die Aussagen nur auf Frakturen des Kopfes, Halses und Schultergürtels.[308] Die Behandlung bestand -nach der Einrichtung des Bruches- in einem Verband aus imprägnierten Binden (Mehl, Pflanzenschleim und Honig).[309] Nur am Rande sei bemerkt, dass die Frakturbehandlung auch im Talmud der Israeliten (3.-5. Jh. n. Chr.) und der indischen Samhita des *Susruta* (ca. 5. Jh. n. Chr.) erwähnt wird. In letzterer werden bereits zwölf Frakturarten unterschieden und zur Therapie neben Verbänden aus Klebstoff Schienen aus Baststreifen und Bambus empfohlen.[310]

Auch die Volkschirurgie kannte Schienenverbände. So wurden in der altgermanischen Heilkunde (ca. 5.-7. Jh. n. Chr.) Knochenbrüche mit den biegsamen Zweigen der Zelgenrute (Cornus sanguin; *gotisch* baina bayms = Beinbaum) geschient. Zur Polsterung verwendete man Baummoos und Ulmenbast. Eine altgermanische Sage berichtet vom Zwerg Moendul, der eine Fraktur mit runden Buchenholzstückchen verbindet.[311] Die Naturvölker Amerikas versuchten mit erhärtenden Verbänden eine ausreichende Fixation der Fraktur zu erreichen. Zur Imprägnierung verwendeten die Indianer Chiles und Perus ein Meeresmoos, das nach dem Trocknen hart wurde.[312] Die Indianer Nordamerikas gebrauchten Hohlschienen aus in Wasser erweichter Baumrinde, die mit Stricken aus Rinde befestigt wurden. Der Hauptfehler der Volkschirurgie lag in der fehlenden Reposition der Knochenfragmente.[313]

Mit dem Beginn der wissenschaftlichen Medizin in der Antike lässt sich die Reifung ärztlicher Maßnahmen auch am Beispiel der Frakturbehandlung erkennen. Dabei findet sich von *Hippokrates* bis in die frühe Neuzeit bei fast allen Schriftstellern das Gleiche.[314] Bei den Ausführungen zu den einzelnen Knochenbrüchen wird meist ausschließlich auf die Behandlung eingegangen, während die Beschreibung der verschiedenen Bruchformen nur einen

---

[307] von Brunn 1928, 10.
[308] Eckart 2000, 18-19.
[309] Povacz 2000, 7.
[310] von Brunn 1928, 22. Gurlt Bd. III 1964, 594.
[311] Puschmann Bd. I 1902-1905, 473.
[312] Povacz 2000, 18.
[313] Gurlt Bd. III 1964, 595.
[314] Gurlt Bd. I 1964, 938.

kleinen Teil einnimmt.[315] Im *Corpus hippocraticum* (5./4. Jh. v. Chr.) werden in dem wohl bekanntesten Kapitel »De fracturis« die meisten Frakturarten mit detaillierten Angaben zu ihrer Behandlung, einschließlich der Heilungszeiten, beschrieben.[316] Die Therapie, auf die in einem späteren Kapitel noch ausführlich eingegangen wird, bestand bei geschlossenen Frakturen im wesentlichen aus der Reposition und anschließenden Fixation im trockenen Schienenverband.[317] Wenn auch die Heildauer viel zu kurz angesetzt wurde, war die Verbandstechnik doch bereits so ausgereift, dass man an ihr mehr als ein Jahrtausend fast unverändert festhielt.[318] Auch die Einteilung der Frakturen in Quer-, Längs- und Splitterbrüche behielt bis in die Zeit der Renaissance ihre Gültigkeit.[319] Nach *I. Bloch* ist die älteste Nomenklatur *Galen* (2. Jh. n. Chr.) zu verdanken, der als Gladiatorenarzt über eine große praktische Erfahrung verfügte.[320] Dagegen spricht, dass wir sie bereits bei *Celsus* finden, im achten Buch, der Lehre von den Frakturen und Luxationen, seiner Sammlung »De Medicina« (1. Jh. n. Chr.).[321] Unverändert übernommen wurde sie von den Methodikern *Soranos von Ephesus*, *PseudoSoranos* (2. Jh. n. Chr.) und dem byzantinischen Arzt-Autor *Oribasius* (ca. 325-403 n. Chr.),[322] der mit der »Iatrikai synagogai« eine zusammenfassende Darstellung der Werke des Hippokrates und Galen verfasste.[323] In den »Questiones medicinales« des *Pseudo-Soranos* lautet die Antwort auf die Frage »Quot sunt species fracturae?«: »Tres.

- Cauledon (Querbruch): truncus medius frangatur
- Schidacedon (Längsbruch): rectae fracturae
- Alfitedon (Splitterbruch): truncus in multa confrigitur.«[324]

Daneben wird noch die Durchstechungsfraktur genannt, die bei *Galen* als offene (bzw. komplizierte) Fraktur bezeichnet wird, im Gegensatz zur geschlossenen (bzw. einfachen) Fraktur. Die Erstbeschreibung der Grünholzfraktur, bei der nur das Periost einreißt, stammt von *Celsus*.[325]

---

[315] Gurlt Bd. III 1964, 586-587.
[316] Ecke, Stöhr, Krämer 1973, 207.
[317] Gurlt Bd. III 1964, 576-577.
[318] Bose 1882, 11.
[319] Gurlt Bd. III 1964, 575.
[320] Puschmann Bd. I 1902-1905, 401.
[321] Ecke, Stöhr, Krämer 1973, 207.
[322] Eckart, Gradmann 2001, 236 und 295.
[323] Puschmann Bd. III 1902-1905, 106. Gurlt Bd. III 1964, 575-577.
[324] Gurlt Bd. I 1964, 407.
[325] Ecke, Stöhr, Krämer 1973, 207-208.

Traumatologie

Eine weitere Differenzierung der Frakturarten erfolgte erst mit Beginn des Mittelalters. In der »Pragmateia« des *Paulus von Ägina* (7. Jh.) werden neben der üblichen Einteilung, Rißbrüche beschrieben, deren Ursache nicht wie bei den anderen Frakturen in äußerer Gewalt sondern in starker Muskelkontraktion gesehen wurde. Damit fand erstmals der ätiologische Gesichtspunkt Eingang in die Frakturbenennung.[326] Unter dem Einfluß der arabischen Medizin versuchte man ab der Jahrtausendwende eine bessere Fixation der Fraktur zu erreichen, indem man statt der bisher üblichen trockenen Schienenverbände erhärtende Verbände einsetzte. Als Klebemittel wurde mit den verschiedensten Materialien experimentiert: u. a. Eiweiß, Tonerde, Mehl, Kalk und Gummi. Dieser Verband bot nach dem Trocknen einen besseren Halt als der gewöhnliche Schienenverband. Dazu wurden entzündungshemmende Bruchpflaster mit Aloe, Myrrhe u. a. Zusätzen verwendet.[327]

Die Arabisten *Wilhelm von Saliceto* und sein Schüler *Lanfranco* (13. Jh.) fügten den Einteilungsprinzipien nach der Bruchlinie und nach dem Weichteildefekt die Unterscheidung nach dem Ausmaß der Knochentrennung in komplette und inkomplette Brüche hinzu. *Wilhelm* beschrieb als erster die Infraktion, bei der es durch Einknickung zu einer Stufenbildung im Knochen kommt, ohne dass dieser vollkommen durchbricht. Nachdem das Griechische seit Beginn des Mittelalters vom Lateinischen als Wissenschaftssprache abgelöst worden war, wurden die alten Bezeichnungen dementsprechend umbenannt:

- aus Cauledon wurde fractura aequalis/transversalis (Querbruch)
- aus Schidacedon wurde apertura vel scissura/fractura longitudinalis (Längsbruch)
- aus Alfitedon wurde fractura frustalis/pecialis (Mehrfach-/Splitterbruch).

Guy de Chauliac unterschied in seiner »Chirurgia magna« (14. Jh.), die bis ins 18. Jh. zu den führenden Fachbüchern gehörte, nur noch die fractura simplex, zu der er Quer- und Längsbrüche rechnete, von der fractura composita, wozu er nicht nur die offene/komplizierte Fraktur (cum vulnere) der antiken Autoren zählte, sondern auch dislozierte Frakturen. Daneben übernahm er die Einteilung in komplette/inkomplette Brüche (fractum est totum os/pars solum fractum est) der Arabisten.[328] *Guy de Chauliac*, der als Leibarzt der Päpste in Avignon hohes Ansehen genoss, war es auch, der mit der Dauer-Extension (s. III. 1.2.2.4.1.) ein Behandlungsprinzip neben der Im-

[326] Gurlt Bd. I 1964, 584. Gurlt Bd. III 1964, 575.
[327] Bose 1882, 11-14.
[328] Gurlt Bd. II 1964, 97. Gurlt Bd. III 1964, 575-576.

mobilisierung wiedereinführte, das schon in der Antike erwähnt worden[329], aber wieder in Vergessenheit geraten war. Bei Oberschenkelhalsbrüchen gelang es ihm durch eine Zugvorrichtung, die am Knöchel ansetzte, mit einem Bleigewicht die bis dahin als unumgänglich angesehene Beinverkürzung zu verhindern.[330] Auch die deutschen Wundärzte setzten Streckapparate für verkrümmt geheilte Extremitäten ein (*Heinrich von Pfalzpaint, Hieronymus Brunschwig, Hans von Gersdorff*; 15. Jh.).[331]

Mit der Renaissance begann eine Abkehr vom Arabismus. *Paracelsus* (1493-1541) warf symbolisch Avicennas Kanon ins Basler Johannisfeuer.[332] Mit der Rückbesinnung auf die Antike gelangte der alte hippokratische Verband wieder zu Ehren. Bezeichnend ist, dass *Ambroise Paré* in den ersten Ausgaben seiner Werke noch klebende Zusätze empfahl, während er in der letzten Ausgabe (1585) ganz zum hippokratischen Verband zurückkehrte.[333] Berühmt geworden ist seine Erstbeschreibung des Oberschenkelhalsbruches (fracture au col de l'os fémoris, 1575), deren typische Symptome er genau beschrieben hat.[334] Die Einteilung der Frakturen blieb im Wesentlichen dieselbe wie bei den Alten (*Tagault, Paré* im 16. Jh.; *Melchior Sebisch* im 17. Jh.).[335]

Pathologische Frakturen, im Gegensatz zu traumatischen Frakturen, wurden erstmals am Übergang zum 17. Jh. beschrieben. *Marcello Donato* berichtete über einen Patienten, der sich den Oberarm durch ein Bagatelltrauma gebrochen hatte, als er im Bett nach dem Nachtgeschirr griff. *Fabricius Hildanus* (1560-1634) überlieferte einen vergleichbaren Fall, der durch das Anziehen eines Handschuhs hervorgerufen wurde. Als Ursache für die extreme Knochenbrüchigkeit wurde, neben Knochenkaries, Lues venerea vermutet.[336] Die Einteilung in pathologische/spontane und traumatische Frakturen erfolgte allerdings erst im 19. Jh. (*R. von Volkmann, K. Maydl*).[337] Im 17. Jh. kamen die klebenden Verbände mehr und mehr außer Gebrauch (*Mathaeus Gottfried Purmann* [1649-1711]). Die Rückkehr zum trockenen Schienenverband stellte einen Rückschritt in der Entwicklung der Fraktur-

---

[329] Gurlt Bd. III 1964, 584.
[330] Puschmann Bd. III 1902-1905, 106. Ecke, Stöhr, Krämer 1973, 208. Povacz 2000, 14.
[331] Gurlt Bd. III 1964, 578-579. von Brunn 1928, 172-175. *Heinrich von Pfalzpaint*: »Bündt-Ertzney« 1460. *Hieronymus Brunschwig*: »Buch der Chirurgia« 1497. *Hans von Gersdorff*: »Feldbuch der Wundt-Ertzney« 1517.
[332] Povacz 2000, 14.
[333] Bose 1882, 21-22.
[334] Gurlt Bd. II 1964, 754.
[335] Gurlt Bd. III 1964, 575-576.
[336] Gurlt Bd. II 1964, 520. Gurlt Bd. III 1964, 120-121.
[337] Maydl 1883, 308.

behandlung dar. Allerdings hatte man sich bei Frakturen der unteren Extremität auf die schon im *Corpus hippocraticum* erwähnten hölzernen Beinladen zurückbesonnen, die durch ihre Ausdehnung in ganzer Länge des Beines eine bessere Immobilisierung bewirkten (s. III. 1.2.2.4.1.).[338]

Ein wesentlicher Fortschritt in der Frakturbehandlung trat erst im 18. Jh. ein, als *Percival Pott* (1714-1788) darauf hinwies, dass nur ein Verband, der gleichzeitig die Gelenke ober- undunterhalb der Fraktur ruhigstellt, eine ausreichende Immobilisierung bewirken kann, da andernfalls der Muskelzug zu einer erneuten Verschiebung der Knochenfragmente führt.[339] Damit hatte man den jahrtausendelang gemachten Fehler erkannt, dass die beste Schienung nur von begrenztem Nutzen ist, wenn sie in ihrer Ausdehnung zu kurz angelegt wird.

Nun begann man zunächst in England den Gedanken der erstarrenden Schienen aufzugreifen (*William Sharp, William Bromfield*). Als Material setzte man Leder oder Pappendeckel ein.[340] *J.D. Larrey* (1766-1842) verwendete für seinen berühmten »Appareil inamovible« Eiweiß mit Spiritus camphoratus; der belgische Stabsarzt *L.J. Baron Seutin* (1793-1862) antwortete darauf mit seinem »Appareil amovo-inamovible« aus Stärkemehl, der im Gegensatz zu *Larreys* Verband ein Abnehmen während der Behandlung erlaubte; bis schließlich Mitte des 19. Jh. der holländische Militärchirurg *Anton Mathysen* (1805-1878) mit dem berühmten Gipsbindenverband das bis heute ideale Material zur Schienung gefunden hatte, das alle Vorteile in sich vereinigte: Stabilität, schnelles Erhärten und geringe Kosten.[341] Der Gipsverband verdrängte schnell alle anderen Verbandstechniken und blieb bis heute das wichtigste Hilfsmittel in der konservativen Frakturbehandlung.[342]

Unter dem Einfluß der experimentellen Naturwissenschaften, die im 18. Jh. eine Blüte erreicht hatten, versuchte man, die Frakturen nicht mehr nur unter rein anatomischen Gesichtpunkten einzuteilen, sondern legte mehr Gewicht auf die Ätiologie. *E.J. Gurlt* (1825-1899) schlug in seinem berühmten »Handbuch von den Knochenbrüchen« (1862), neben den bis dahin üblichen Einteilungen, eine Unterscheidung nach der Zeitfolge in primäre (fractura primaria) und sekundäre (fractura secundaria), sowie nach der Dauer in frische (fractura recens) und veraltete (fractura inveterata) Frakturen vor.[343] Zwanzig Jahre später zählte *P. Bruns* alle heute noch gängigen traumatischen Frak-

---

[338] Bose 1882, 29 und 35-36.
[339] Povacz 2000, 16. *Percival Pott*: »Some few general remarks on fractures and dislocations«. London 1765.
[340] Bose 1882, 40-43.
[341] Puschmann Bd. III 1902-1905, 107. Povacz 2000, 18-21.
[342] Bose 1882, 49. Bruns 1886, 288. Povacz 2000, 21.
[343] Gurlt 1862, 15-16.

turen auf (Abriß-, Abscher-, Biegungs-, Drehungs- und Stauchungsbrüche)[344], die seither in die meisten Lehrbücher übernommen wurden.

Durch die Einführung der Anästhesie und Anti-/Aseptik im 19. Jh. eröffneten sich vollkommen neue Möglichkeiten in der Frakturbehandlung. Neben die indirekte Immobilisierung (äußere Fixation) trat die direkte Immobilisierung (innere Fixation). Erste Versuche wurden schon in der vorantiseptischen Ära unternommen (*Malgaigne*'sche Klammer 1847).[345] Mit der Minderung des Infektionsrisikos waren dem neuen Prinzip scheinbar keine Grenzen mehr gesetzt und eine Erfindung jagte die andere. Neben die ostesynthetische Fixierung mit Draht, Nagel, Schraube und Platte trat im 20. Jh. die Endoprothetik mit alloplastischen Materialien (erster partieller Hüftkopfersatz 1939; erste Versuche mit Totalendoprothesen 1958).[346] Mit der direkten Immobilisierung war eine Entwicklung angestoßen worden, die bis heute nicht abgeschlossen ist. Durch die Erweiterung der therapeutischen Möglichkeiten war das Ziel nun nicht mehr die Heilung der Fraktur per se, sondern die Heilung in anatomisch korrekter Position und ohne Funktionsverlust. Ermöglicht wurde diese Entwicklung auch durch eine bahnbrechende Erfindung, die die gesamte Medizin revolutionierte wie kaum eine andere: die Entdeckung der Röntgen-Strahlen Ende des 19. Jh.. Damit waren nicht nur exakte Diagnosestellungen, sondern auch prognostische Aussagen und eine Therapiekontrolle möglich geworden.[347] Darauf soll im nächsten Kapitel zur Diagnostik der Frakturen näher eingegangen werden.

1.2.2.3. Diagnostik der Frakturen

Die drei Kardinalsymptome eines Knochenbruchs sind:

- Achsenfehlstellung (Difformität, Verschiebung, Dislokation)
- Pathologische Beweglichkeit
- Krepitation (Reibegeräusch bei Bewegung der Bruchstücke).

Neben diesen sicheren Frakturzeichen gibt es noch eine Anzahl unsicherer Frakturzeichen, zu denen in erster Linie Schwellung, Druckschmerz und Bewegungseinschränkung (functio laesa) zählen.[348]

Über die Untersuchungsmethoden im Altertum und im Mittelalter ist kaum etwas bekannt, da in der überlieferten Literatur v.a. die Technik der anzulegenden Verbände beschrieben wird.[349] Die Krepitation durch das An-

---

[344] Bruns 1886, 55-64.
[345] Povacz 2000, 132-134.
[346] Ecke, Stöhr, Krämer 1973, 209-210.
[347] Povacz 2000, 124.
[348] Bruns 1886, 152. Weise 2004, 228.
[349] Gurlt Bd. III 1964, 586-587.

einanderreiben der Bruchflächen wurde erst bei *Wilhelm von Saliceto* eigens erwähnt, der im 13. Jh. in Bologna eigene Werke herausgab.[350] In den Lehrbüchern *Parés* wurde sie als »crépitation ou craquement«[351], von dem deutschen Wundarzt *Walther Ryff* (gest. vor 1562) als »Krachen« bezeichnet.[352] Erst seit im 18. Jh. mit dem Unterricht am Krankenbett eine systematische Gestaltung der ärztlichen Ausbildung einsetzte, wurde versucht, auch die Diagnostik auf wesentliche Schritte festzulegen.

Seit Beginn der wissenschaftlichen Medizin in der Antike war man bei der Diagnostik über zwei Jahrtausende lang -neben der Anamnese (Erfragung des Unfallhergangs)- ausschließlich auf die klinische Untersuchung angewiesen. Dazu gehörte neben der Inspektion die genaue manuelle Untersuchung. Bei der Inspektion lag das Augenmerk auf Fehlstellungen (Verkürzungen, Rotationsfehler etc.; auch im Seitenvergleich) und Veränderungen der Haut und Weichteile (Wunden, Schwellung, Hämatom). Die manuelle Untersuchung setzte sich aus Palpation (Auslösung von Druckschmerz, hervorstehende Knochenstücke) und passiver Bewegung zusammen. Bei letzterer war v. a. auf abnorme Beweglichkeit und Krepitation zu achten.[353] Daneben wurden bei der Funktionsprüfung Einschränkungen in der aktiven Beweglichkeit untersucht und auf Mitverletzungen von Gefäßen und Nerven geachtet[354] (entsprechend der heute angewendeten DMS-Regel: Durchblutung/Puls, Motorik/Bewegung, Sensibilität).[355]

Bedenkt man den Zeitraum, in dem die Diagnostik mehr oder weniger dieselbe geblieben war, so bedeutet die Entdeckung der Röntgen-Strahlen am Ende des 19. Jh. eine wirkliche Revolution für die Geschichte der Unfallchirurgie (und nicht nur für diese, sondern für die gesamte Medizin). Erstmals war es möglich geworden durch ein bildgebendes Verfahren den sicheren Nachweis einer Fraktur intravital zu liefern. Dabei war der Entdecker der später nach ihm benannten Strahlen selber nicht Arzt, sondern Experimentalphysiker und gelernter Maschinenbauer.[356]

Biographisches zu Conrad Wilhelm Röntgen

Conrad Wilhelm Röntgen (1845-1923) wurde als Sohn wohlhabender Tuchhändler 1845 im preußischen Rheinstädtchen Lennep geboren. Seine Schulausbildung beendete er in Holland ohne Abiturabschluß. Deswegen ging

---

[350] von Brunn 1928, 161.
[351] Gurlt Bd. II 1964, 749.
[352] Gurlt Bd. III 1964, 62.
[353] Bruns 1886, 163-168.
[354] Wilms 1919, 223-224. Guleke 1931, 212-221.
[355] Müller 1994, 279.
[356] Keil 1996, 381.

er zum Studium an das Polytechnikum in Zürich, wo eine Immatrikulation auch ohne Abitur möglich war. Dort lernte er seine spätere Ehefrau, die Wirtstochter Anna Berta Ludwig, kennen. Nach der Weiterbildung in Experimentalphysik promovierte er 1869 mit dem Thema »Studien über Gase«. Danach arbeitete er als unbezahlter Assistent zunächst in Zürich; später ging er nach Würzburg für ein Jahresgehalt von 1000,- Mark, was dem Lohn eines Handwerkers entprach. Wegen fehlender Kenntnisse in Latein und Griechisch verweigerte man ihm dort die angestrebte Habilitation. Deshalb wechselte er alsbald an die neugegründete Universität Straßburg, an der er sich 1873 als Assistent am physikalischen Institut habilitierte. 1879 folgte die Berufung nach Gießen, 1884 nach Würzburg. Im selben Jahr war Röntgen durch den Tod seines Vaters als Alleinerbe zu einem vermögenden Mann geworden. Nichtsdestotrotz hielt er zeitlebens eine sparsame Haushaltsführung bei.

Seinem Grundsatz getreu, »das Experiment ist die höchste Instanz in der Physik«, führte er selber zahlreiche Versuche mit der sog. »Hittorf'schen Röhre« durch. Schon seit Mitte des 17. Jh., als mit der »Magdeburger Kugel« die Existenz des Vakuums nachgewiesen worden war, hatte man versucht das Verhalten von Materie auf magnetische und elektrische Einflüsse zu erklären. Aber erst im 19. Jh. gelang eine systematische Erforschung der Elektrizitätsleitung (*Michael Faraday*: Funkenentladung über Elektroden im Vakuum, 1838). *Hittorf* fiel 1857 auf, dass Metallfolien zwischen den Elektroden Schatten werfen und schloß daher auf eine entsprechende Strahlung. Da die Strahlung von der negativ geladenen Elektrode ausging, nannte man sie »Kathodenstrahlung« (*E. Goldstein* 1876).

Im ausgehenden 19. Jh. als die »Visualisierung der Welt« auf vielen Gebieten angestrebt wurde (elektrische Straßenbeleuchtung, Photografie, erste Filmvorführungen),[357] waren diese Strahlen Untersuchungsobjekt mehrerer bedeutender Wissenschaftler. *Hermann Helmholtz* zeigte bereits 1892, dass kurzwellige Strahlen Materie geradlinig durchdringen. Sein Assistent, der Bonner Forscher *Heinrich Hertz* hatte zehn Jahre zuvor nachgewiesen, dass Elektrizität durch Strahlung transportiert wird. Sein Kollege *Philipp Lenard* erkannte, dass die Strahlen von elektrischen und magnetischen Feldern abgelenkt werden.

Als Röntgen im Dezember 1895 seine Entdeckung in einer Schrift mit dem Titel »Über eine neue Art von Strahlen« der Physikalisch-medizinischen Gesellschaft in Würzburg bekanntgab, war er also nicht der einzige, der sich mit diesem Phänomen beschäftigte, wohl aber der erste, der es publizierte. Da es sich um eine bisher unbekannte Art von Strahlung han-

---

[357] Keil 1996, 386.

delte, bezeichnete er sie als »X-Strahlen«. Röntgen hatte erkannt, dass bei stärkerer Entladung von der Hittorf'schen Röhre kurze elektromagnetische Wellen ausgingen, die eine für sichtbares Licht undurchlässige, schwarze Kartonhülse durchdringen und eine photografische Platte schwärzen konnten. Dabei wurden sie von verschiedenen Materialien in unterschiedlichem Ausmaß absorbiert (am besten von Blei). Der menschliche Körper war für die Strahlen durchlässig, sodass das Skelett wegen seiner höheren Dichte sichtbar gemacht werden konnte (dies bewies er mit der Durchleuchtung der Hand seiner Ehefrau).

Bereits Anfang Januar des nächsten Jahres erschien der Bericht über die X-Strahlen in der »Wiener Presse«, in der bereits die richtigen Voraussagen über deren medizinische Anwendung gemacht wurden. Von dort aus ging die »sensationelle Entdeckung« schnell um die ganze Welt. Noch im selben Jahr folgten die Publikationen des ersten Angiogramms (mit Kontrastmittel an einer amputierten Leichenhand), des ersten Röntgen-Atlas mit fünfzehn Bildern und der ersten Kontrastmitteldarstellung des Magendarmtrakts (*W. Becher*, Berlin).[358]

Röntgen wurde mit drei Dutzend Ehrungen überhäuft, 1899 als ordentlicher Professor für theoretische Physik an die Ludwig-Maximilians-Universität nach München berufen und erhielt 1900 den ersten Nobelpreis für Physik. Wenn diese Ehrung auch nicht unumstritten war,[359] gebührt Röntgen doch die Ehre, eine Patentierung des Verfahrens durch die Firma AEG mit folgenden Worten abgelehnt zu haben: »*Eine so wichtige Entdeckung gehört der ganzen Menschheit*«. Wie Röntgen im einzelnen auf seine Entdeckung kam, ist nicht näher bekannt, da er sich zeitlebens weigerte, darüber zu sprechen. Ein Zufall soll ihm dazu verholfen haben. Seither lebte er in selbstgewählter Isolation, sodass er an der Weiterentwicklung seiner Entdeckung keinen Anteil nahm. Nach dem Tod seiner Ehefrau 1919 folgte die Emeritierung 1920. Drei Jahre später verstarb er an den Folgen eines Darmkrebses. Im Physikalischen Institut von München steht seine Bronzebüste von der Hand des Bildhauers *Adolf von Hildebrand* (1847-1921). Mit der Entdeckung der Röntgenstrahlen, der radioaktiven Strahlen (1896 durch *Becquerel* [1852-1908]) und der Elektronen (1897 durch *J.J. Thomson* [1856-1940]) hatte das Atomzeitalter begonnen.[360]

---

[358] Dt. Med. Wschr. 1896, Bd. 22, 202.
[359] Keil 1996, 381-383. Das Nobel-Komitee wollte den Preis zunächst an *Lenard* und *Röntgen* zu gleichen Teilen vergeben. *Lenard* selbst sah in *Helmholtz* den eigentlichen Entdecker.
[360] Povacz 2000, 143-147.

Die bildgebende Diagnostik wurde im 20. Jh. um weitere Verfahren bereichert. Schon 1915 hatte der französische Physiker A. *Duvillier* ein Verstärkungsverfahren entwickelt, bei dem die Primär- und Streustrahlung wesentlich herabgesetzt werden konnte. In den USA wurden Mitte des 20. Jh. die ersten elektronischen Röntgenbildverstärker eingesetzt (1948-1952 durch *Rose* und *Sturm*). Durch die Koppelung der bildverstärkten Röhre mit einer Fernsehkamera gelang 1955 eine Direktübertragung der Bilder während der Untersuchung. Dieses Verfahren konnte durch Darstellung von Funktion und Struktur der verschiedenen Organe einerseits diagnostisch nutzbar gemacht werden (Herzkatheter-Untersuchung, Magendarm-Funktions-Diagnostik), andererseits auch zu therapeutischen Zwecken eingesetzt werden (Koronargefäß-Dilatation, Bohrdraht-Osteosynthese).[361]

Seit den siebziger Jahren war neben die Röntgendiagnostik eine neue Methode getreten, die einen ähnlichen Aufschwung brachte wie seinerzeit die Entdeckung der Röntgenstrahlen: die Computer-Tomographie (CT). Nach dem Prinzip der quantitativen Messung der Röntgenstrahl-Absorption innerhalb einer Gewebeschicht konnten nun Areale unterschiedlicher Absorption, d. h. unterschiedlicher Gewebedichte, bildlich dargestellt werden. Die Physiker *Hounsfield* und *Cormack* erhielten für diese Entdeckung 1979 den Nobelpreis.[362] In der Frakturdiagnostik wird die CT in erster Linie bei Gelenkfrakturen eingesetzt, da sie eine genaue Darstellung der intraartikulären Frakturlinien erlaubt und somit auch eine exakte Operationsplanung ermöglicht. In den achtziger Jahren wurde die Magnet-Resonanz-Tomographie entwickelt, die für Frakturen allerdings nur von untergeordneter Bedeutung ist.[363] Nach wie vor ist die genaue klinische Untersuchung die Basis jeder Frakturdiagnostik. Seit der Entdeckung der Röntgenstrahlen ist daneben die Darstellung der Fraktur in zwei Ebenen zwingend erforderlich.[364] Spezialaufnahmen können ergänzend bei bestimmten Brüchen von Nutzen sein. Andere bildgebende Verfahren (CT, MRT, Szintigraphie) bleiben der Diagnostik von Sonderfällen vorbehalten.[365]

Nach der Beschreibung der Diagnostik wollen wir uns nun der Therapie der Knochenbrüche zuwenden. Dabei beschränken wir die Darstellung auf die Behandlung der geschlossenen Fraktur. Es ist zu beachten, dass offene Frakturen in der Therapie durch die Wundbehandlung und die Verwendung gefensterter Verbände oft erheblich von der Therapie einfacher Knochenbrüche abwichen.

---

[361] Povacz 2000, 200-201.
[362] Povacz 2000, 298-300.
[363] Povacz 2000, 300-301.
[364] Wilms 1919, 223-224. Guleke 1931, 220. Müller 1994, 279.
[365] Weise 2004, 228.

1.2.2.4. Allgemeine Therapie der Frakturen
1.2.2.4.1. Immobilisierung

Der österreichische Chirurg *Lorenz Böhler* (1885-1973), der auch als »Vater der Unfallchirurgie« bezeichnet wird, fasste das grundlegende Ziel der Knochenbruchbehandlung in prägnanter Form zusammen: »*die Knochen sind die inneren Stützen des Körpers. Das Ziel jeder Therapie muß es sein, die zerstörten inneren Stützen durch andere zu ersetzen.*«[366]

Dieses Ziel kann auf unterschiedlichem Weg erreicht werden:

- konservativ durch äußere Fixation mit immobilisierenden Schienenverbänden oder durch Streckverbände
- operativ durch innere Fixation der Bruchstücke mit osteosynthetischen Materialien, bzw. durch endoprothetische Verfahren.

Die Güte einer Therapie richtet sich dabei in erster Linie nicht nach dem gewählten Verfahren, sondern liegt in der Beachtung der Grundprinzipien der Frakturbehandlung:

- Reposition, d.h. möglichst genaue anatomische Einrichtung
- Stabile Fixation, d.h. dauerndes Festhalten der Bruchfragmente bis zur knöchernen Heilung.
- Funktionelle Bewegungstherapie (so früh als möglich).[367]

Während bei den operativen Verfahren eine ausreichende Fixation durch innere Stützen sofort erreicht wird, gelingt bei der Behandlung mit äußeren Stützen, die jahrtausendelang die einzige Methode der Frakturbehandlung darstellte, eine ausreichende Immobilisierung nur, wenn die Stützen

- aus genügend stabilem Material sind
- in ihrer Ausdehnung weit genug über die Fraktur hinausgehen
- für einen ausreichend langen Zeitraum belassen werden.

Im folgenden wollen wir untersuchen, inwieweit die in den verschiedenen Epochen angewandten Verbände diesen Anforderungen genügten.

Aus frühgeschichtlicher Zeit sind uns, wie im historischen Rückblick dargestellt, nur wenige Angaben zu den verwendeten Materialien überliefert. Detaillierte Informationen zur Verbandstechnik liegen uns erst von den antiken Schriftstellern vor. Deshalb wollen wir unsere Betrachtungen mit dem sog. Hippokratischen Verband beginnen, der vom Altertum bis ins frühe

---

[366] Böhler Bd.I 1941, 4. *Lorenz Böhler*: Technik der Knochenbruchbehandlung. 1. Auflage (Wien 1929) bis 13. Auflage (Wien 1953)
[367] Böhler Bd.I 1941, 4-5. Povacz 2000, 132.

Mittelalter (ca. 500 v.Chr. bis 700 n.Chr.) unverändert in Gebrauch war, ja sogar –neben neueingeführten Methoden- noch im 18.Jh. zur Frakturbehandlung empfohlen wurde.[368] Ausdrücklich wird in den wichtigsten medizinischen Schriften der Antike (*Corpus hippocraticum, De Medicina* von *Celsus, Corpus galenicum*) darauf hingewiesen, dass vor dem Anlegen des Verbandes eine genaue Reposition der Bruchenden erfolgen muß. Die Einrichtung der Fraktur erfolgte von Hand, wenn nötig durch Distraktion des Gliedes und mit Hilfe von Schlingen, Hebeln und Winden.[369] Nach dem Bestreichen der Haut mit einer Wachssalbe/Cerat, der *Galen* antiphlogistische (entzündungshemmende) Wirkungen zuschrieb, wurde der Knochenbruch durch einen Verband aus mehreren Lagen fixiert. Dieser bestand aus Binden, Kompressen und Schienen. Die Binden (fasciae, bindae) wurden in Spiraltouren (quasi in cochlea serpat, nach *Celsus*) in doppelter Lage um das Glied gewickelt, in vierfacher Lage um die Bruchstelle. Darauf kamen zur Polsterung Kompressen (panni) aus Leinwand, die in Längsrichtung rings um das Glied gelegt und mit Überbinden befestigt wurden. Bei *Galen* wurden die Binden, bei *Celsus* die Kompressen mit Wein oder Öl getränkt (in vino et oleo tincti).[370] Der Verband wurde in der Länge des gebrochenen Knochens angelegt, die angrenzenden Gelenke blieben frei. An jedem dritten Tag wurde er gewechselt und dem Rückgang der Schwellung entsprechend immer fester angezogen. War diese ganz abgeklungen, brachte man (je nach Verlauf am 7.-11. Tag) über den Binden und Kompressen eine dritte Lage aus Schienen (ferulae) an, die in Längsrichtung mit fingerbreiten Zwischenräumen rings um das Glied gelegt und mit Bandschleifen oder Riemen befestigt wurden. Material und Gestalt der Schienen wurden bei keinem der Autoren vom Altertum bis zu *Paulus von Ägina* näher beschrieben. Da sie aber durchwegs als ferulae bezeichnet werden, bestanden sie wohl aus den holzartigen Stengeln der Ferulapflanze (Ferula narthex), einer strauchartigen Schafgarbe des Mittelmeerraums. Nach *Plinius* gehört sie zu den Umbelliferen. Ihr Stengel wird so fest, dass er das Gewächs zu den Bäumen rechnet. Da die harte Rinde einen Markraum umschließt, ist ihr Gewicht gering, weswegen sie auch als Stock und Fechtstab Anwendung fand (*Xenophon, Horaz*).[371] *Celsus* gebrauchte Schienen, die in der Gelenkgegend ausgehöhlt waren, *Galen* polsterte die Schienen mit Wolle. Da man einen Druck auf die Gelenke um jeden Preis vermeiden wollte, wurden die Schienen kürzer gewählt als die

---

[368] Bose 1882, 11 und 38-39.
[369] Bose 1882, 4. Puschmann Bd.III 1902-1905, 106. Gurlt Bd.III 1964, 576-577. Povacz 2000, 9 und 123-124.
[370] Gurlt Bd.III 1964, 577.
[371] Bose 1882, 9. *Plinius*: Historia naturalis Lib. VIII, Cap. 42.

darunterliegenden Binden und Kompressen. Die obere Extremität wurde in Beugestellung, die untere Extremität in Streckstellung geschient. Alle drei Tage wurden die Bänder der Schienen fester angezogen; es fand aber kein Verbandswechsel mehr statt.[372]

Der Verband wurde erst abgenommen, wenn nach Meinung der Ärzte das Festwerden des Knochenbruchs erfolgt war. Die Heildauer der verschiedenen Frakturen wurde aber i. a. zu kurz angegeben:

4 Wochen für den Unterarm (statt 6 Wochen);
6 Wochen für Oberarm und Unterschenkel (statt 8-10 Wochen);
7-8 Wochen für den Oberschenkel (statt 10-12 Wochen).[373]

Bei der Bewertung des Hippokratischen Verbandes lässt sich aus obigen Ausführungen Folgendes ableiten. Die Frakturbehandlung in der Antike hielt sich zwar an die Grundprinzipien der Reposition und Fixation. Der gebrochene Knochen wurde aber nur unzureichend fixiert, da

- die verwendeten Materialien das gebrochene Glied nicht eng genug umschlossen;
- der Verband zu häufig gewechselt wurde;
- der Verband zu früh wieder abgenommen wurde;
- der Verband die beiden angrenzenden Gelenke nicht immobilisierte und damit keine stabile Fixation erreichte. Darin lag wohl der Hauptfehler.

Bei allem Respekt vor der antiken Medizin, deren größte Verdienste auf den Gebieten der Frakturen und Luxationen liegen[374] und die in der Frakturbehandlung schon einen fortgeschrittenen Standpunkt erreicht hatte,[375] verwundert es doch nicht, dass nach Skelettfunden zu schließen, nur die Hälfte der wenig-dislozierten Frakturen ein gutes Heilungsergebnis aufweisen, während instabile Frakturen in der Regel mit Defekt heilten.[376]

Auf die Periode des Hippokratischen Verbandes folgte eine zweite, die sich über einen ähnlich langen Zeitraum erstreckte (ca. 700-1500 n. Chr.). In Anlehnung an seinen bewährten Vorläufer verwendete man wiederum einen Schienenverband, nur mit dem Unterschied, dass die Binden nun mit den verschiedensten Stoffen imprägniert wurden, die beim Trocknen zu harter Konsistenz erstarrten, um auf diese Weise eine bessere Stabilisierung des

---

[372] Bose 1882, 3-11. Puschmann Bd. I 1902-1905, 257-259; und Bd. III, 106. Gurlt Bd. III 1964, 576-577 und 582.
[373] Povacz 2000, 9. Müller 1994, 281.
[374] Puschmann Bd. I 1902-1905, 257-259.
[375] Puschmann Bd. III 1902-1905, 106.
[376] Povacz 2000, 123.

Knochenbruchs zu erreichen.[377] Die ersten Formeln für Klebemischungen finden wir in den posthum gesammelten Werken der arabischen Ärzte (*Rhazes* 9./10. Jh; *Avicenna* 11. Jh.). *Halyabbas* und *Abulkasim* beschrieben im 10. Jh. wie diese Mischungen angewandt wurden. Man tränkte eine Kompresse, die unmittelbar auf die Haut gelegt wurde, dann folgte der Hippokratische Verband. Über *Constantinus Africanus* (ca. 1010-1087)[378] gelangte das Wissen an die Schule von Salerno. Dort ist die Verwendung erhärtender Eiweißverbände belegt, die unter Kompressen und Schienen direkt auf die Haut gelegt wurden. Nach Abklingen der Schwellung wurden die Binden mit einer Mischung aus Eiweiß, Weizenmehl und pulvis rubens (Schwarzwurz, Tonerde, Mastix und Drachenblut) getränkt und als »strictorium« (strictus = *lat.* straff, eng) bezeichnet (*Roger, Roland*). Etwas später empfahlen die sog. *Vier Meister* Gips mit einer Mischung aus Eiweiß und Mehl. Auch in der Schule von Bologna (*Theoderich, Hugo von Lucca*, 13. Jh.), bei *Wilhelm von Saliceto, Lanfranco* (13. Jh.) und in der Schule von Montpellier (*Guy de Chauliac*, 14. Jh.) waren die Eiweißverbände in Gebrauch.[379] Zur Polsterung setzte man statt der Leinwandkompressen in erster Linie Wergbäusche und Filz ein. Im Unterschied zum Hippokratischen Verband wurden die Schienen gleich beim ersten Verband angelegt. Sie bestanden v. a. aus Holz (bevorzugt Tannenholz und andere weiche Hölzer). Daneben wurde auch Leder, Horn und Eisen verwendet. Diese künstlichen Schienen wurden nicht mehr als »ferula«, sondern unter der Bezeichnung »hastella« (hasta = *lat.* Stange, Stab, Lanze; fingerdicke stabförmige Schienen) oder »tabella« (tabella = *lat.* Brett, Täfelchen; Schienen aus breiten Holzleisten) geführt. Für letztere verwendete man dünne Holztafeln, aus denen auch die Schwertscheiden hergestellt wurden.[380] Das Überragen des Verbandes auf die angrenzenden Gelenke galt nach wie vor als unzulässig, sodass trotz der verbesserten Fixation die Immobilisierung der Fraktur weiterhin ungenügend war. Einen Fortschritt bedeutete es, dass der Verbandswechsel später (i. d. R. erst nach 10-20 Tagen) erfolgte, da die klebenden Verbände nicht so leicht verrutschten wie ihre trockenen Vorgänger, andererseits aber auch mühsamer zu entfernen waren.[381] Der Hauptfehler blieb die Kürze des Verbandes, sodass es v. a. bei Frakturen der unteren Extremität zu starken Verschiebungen kam. Um diese

---

[377] Bose 1882, 11.
[378] Eckart, Gradmann 2001, 81-82. *Constantinus Africanus* kam auf Reisen bis in den Orient. Er ließ sich in Nordafrika nieder. Der Zauberei verdächtigt floh er nach Salerno und wurde so zum Übermittler arabischen Wissens.
[379] Bose 1882, 12-18. Puschmann Bd. III 1902-1905, 106-107. Gurlt Bd. III 1964, 577-578.
[380] Bose 1882, 10-18. Gurlt Bd. III 1964, 582-583.
[381] Bose 1882, 18-21.

Traumatologie

Dislokationen zu verhindern, wurde das gebrochene Bein zusätzlich in eine Beinlade (cunabulum, conchella, capsa) aus Stroh (*Guy de Chauliac*) oder Holz (*Pfalzpaint*) gebettet, die schon bei *Hippokrates* und den Arabern als tabula magna erwähnt worden war. Durch ihre Länge bewirkte sie automatisch eine Ruhigstellung der Nachbargelenke, was einen großen Vorteil für die Frakturheilung darstellte. Bis ins 17. Jh. waren sie allerdings nur vereinzelt in Gebrauch.[382]

Eine Eigenart der mittelalterlichen Frakturbehandlung stellen die Bruchpflaster dar. Dabei wurden die verschiedensten Stoffe (v. a. Eiweiß, Mehl, Kalk, Gummi, Aloe, Myrrhe etc.) auf Leinwand gestrichen und direkt um die Bruchstelle geschlagen. Als sog. »Defensivum« schrieb man ihnen, neben der mechanischen, eine dynamische (entzündungshemmende) Wirkung zu.[383] Sie werden bei *Guy de Chauliac* und den deutschen Autoren *Pfalzpaint, Brunschwig* und *Gersdorff* erwähnt. *Pfalzpaint* (um 1450) nannte sogar drei verschiedene Bruchpflaster, die je nach Zusammensetzung unterschiedliche Wirkung besitzen: kühlend (Schwarzwurz, Violen, Rosenöl, Schmalz, Leim); wärmend (Saffran, Peffer, Muskat, Ingwer, Anis, Kampfer, Wachs, Harz, Terpentin); bzw. stabilisierend (Eiweiß, Mehl, gepulverter Ziegelstein).[384]

Ein neues Behandlungsprinzip, das seit dem Mittelalter bei Oberschenkelbrüchen eingesetzt wurde, war die Dauer-Extension mit Gewichten. Sie wurde schon im 11. Jh. bei *Avicenna* erwähnt, *Guy de Chauliac* empfahl den Zug am Knöchel mit einem Bleigewicht, *Pfalzpaint* und *Gersdorff* beschrieben eigene Streckapparate. Danach geriet diese Methode wieder in Vergessenheit und wurde erst Ende des 18. Jh. wieder aufgegriffen.[385]

Im Zuge des Humanismus kam es zur Zeit der Renaissance zu einem Wiederaufleben antiken Gedankenguts. Der Hippokratische Verband stieg zusehends in der Wertschätzung, sodass bis ins 17. Jh. trockener und erhärtender Schienenverband parallel in Gebrauch waren (*Walter Ryff* und *Felix Wirz* in Deutschland; *Gerolamo Fabricio ab Aquapendente* (1530-1619) in Italien; *Jaques Guillemeau* in Frankreich; *Pauli Barbette* in Holland; *Richard Wiseman* in England).[386] *Paré* empfahl das Bestreichen der Haut mit Cerat, wie es in der Antike üblich gewesen war. Die Schienen wurden wieder in »ferulae« umbenannt, ohne dass man die ursprüngliche Bedeutung des Wortes kannte.[387] Sie bestanden aus Holz, Leder, Baumrinde, Blech, Blei, Pappe u. a.

---

[382] Bose 1882, 30-35. Gurlt Bd. III 1964, 583-584.
[383] Bose 1882, 11. Gurlt Bd. III 1964, 583.
[384] Bose 1882, 23-27. Gurlt Bd. III 1964, 578-579.
[385] Puschmann Bd. III 1902-1905, 106. Ecke, Stöhr, Krämer 1973, 208.
[386] Bose 1882, 21-22 und 27-28.
[387] Bose 1882, 10.

Materialien.[388] Die irrtümliche Annahme, dass die Schienen in der Antike aus Baumrinde hergestellt worden wären, hielt sich bis ins 19. Jh..[389]

In die Zeit der Renaissance fällt auch die Erstbeschreibung der Oberschenkelhalsfraktur mit ihren typischen Symptomen (Beinverkürzung, Außenrotationsfehlstellung) durch *Paré* (fracture au col de l'os fémoris, 1575).[390] Ausführlich schilderte er ebenso die Behandlung der eigenen Unterschenkelfraktur, die ihn für drei Monate ans Bett gefesselt hatte. Als er sich (fünfzigjährig) mit Kollegen auf einer Konsultationsreise befand, musste er sein Pferd zum Übersetzen eines Flusses in ein Boot treiben. Dabei wurde er von einem Hufschlag getroffen und zog sich eine einfache Schienbeinfraktur zu. Da er dem scheuenden Pferd ausweichen wollte, kam es in der Folge durch die eigene Bewegung zu einer Durchspießung des Knochens durch die Haut, sodass die ursprünglich geschlossene Fraktur sich zu einer offenen komplizierte. Die Behandlung bestand in sofortiger Reposition, Bestreichen der Wunde mit einer Salbe aus Eiweiß, Mehl, Ruß und Butter. Darüber kam der übliche Verband aus je drei Binden und Schienen (30 cm in der Länge, also nicht gelenkübergreifend). Das ganze Bein wurde zusätzlich in gestreckter Stellung in einer Strohlade (»torches de paille«) ruhiggestellt. Trotz sofortiger Therapie lege artis kam es zu einer Infektion mit Abszeßbildung (vermutlich auch iatrogen mitbedingt – direkter Kontakt der Wunde mit Ruß und Butter). Sehr genau beobachtete *Paré*, dass eigene Muskelkontraktionen zu einer Verschiebung der Bruchfragmente geführt hatten, die eine erneute Reposition notwendig machten; doch zog er aus seiner Beobachtung keine Konsequenzen für die künftige Frakturbehandlung. Bei strenger Diät (bestehend aus einer täglichen Ration von sechs Scheiben Brot, sechs Pflaumen und einem Schoppen Gewürzwein mit Zimt und Zucker) konnte *Paré* erst nach drei Monaten die ersten Gehversuche machen. Das Bein blieb noch viele Monate schmerzhaft, bis endlich doch eine restitutio ad integrum eintrat.[391] Im Laufe der folgenden Jahrhunderte verließ man zusehends die Klebstoffe. *Mathaeus Gottfried Purmann* empfahl noch das Imprägnieren der Binden und Kompressen mit Bieressig (1716), während der Schweizer Arzt *Johann von Muralt* schon zum trockenen Verband der Antike zurückgekehrt war (1711), der im 18. Jh. wieder zur Regel wurde.[392] Durch Chirurgen wie *J.L. Petit* in Frankreich und *L. Heister* in Deutschland setzte sich zur gleichen Zeit der Gebrauch der Beinladen allgemein durch (s. Abb. 12), die in Ver-

---

[388] Gurlt Bd. III 1964, 582-583.
[389] Ritter 1846, 37.
[390] Gurlt Bd. II 1964, 754. Povacz 2000, 15.
[391] Gurlt Bd. II 1964, 754-755.
[392] Bose 1882, 29-30 und 39.

bindung mit einem Fußbrett die Immobilisierung des Beines wesentlich verbesserten. Da der angesehene Chirurg *Pierre-Joseph Desault* (1744-1795) jedoch ein Gegner dieser Methode war, kamen sie in Frankreich bereits Ende des 18. Jh. außer Gebrauch.[393]

Einen wesentlichen Fortschritt in der Frakturbehandlung bedeutete die Erkenntnis des Londoner Chirurgen *Percival Pott* (1714-1788),[394] dass die eigene Muskelbewegung eine Verschiebung der Knochen verursachte. In seiner berühmt gewordenen Schrift »some few general remarks on fractures and dislocations« (1765) folgerte er aus dieser Überlegung, dass eine ausreichende Immobilisierung nur zu erreichen war, wenn der Verband gleichzeitig die Gelenke ober- und unterhalb der Fraktur ruhigstellte.[395] Damit fiel das jahrhundertealte Vorurteil, dass Schienen die Gelenke nicht berühren dürften.[396] Gleichzeitig empfahl *Pott* Brüche der unteren Extremität in mäßig flektierter Mittelstellung zu lagern (wie es schon *Galen* beschrieben hatte), da hierbei der geringste Muskelzug auf die Bruchfragmente ausgeübt wird. Bisher hatte man das Bein in Streckstellung ruhiggestellt, um die korrekte Stellung und Länge des Beines besser beurteilen zu können.[397]

Bei seinen Therapieempfehlungen konnte *Pott* sich auf eigene Erfahrungen stützen. 1758 hatte er sich bei einem Sturz vom Pferd mitten in London eine komplizierte Schienbeinfraktur zugezogen. Da er sich bewußt war, wie sehr ein Knochenbruch durch falschen Transport verschlimmert werden konnte, ließ er es nicht zu, dass herbeigeeilte Passanten ihn berührten. Trotz naßkalten Wetters im Januar harrte er geduldig aus, bis die von ihm bestellten Stangen herbeigeschafft waren. Als eine Türe just in diesem Moment an ihm vorbeitransportiert wurde, erwarb er diese und ließ die Stangen daran befestigen. Auf dieser selbstkonstruierten Bare wurde er umgehend nach Hause getragen. Die meisten seiner Kollegen rieten ihm wegen der Schwere

---

[393] Bose 1882, 35-37.
[394] Hirsch Bd. IV. 1886, 618. *Percival Pott* (1713-1788), einer der berühmtesten Chirurgen des 18. Jahrhunderts. Ursprünglich für den geistlichen Stand bestimmt, studierte er später Medizin und wurde 1745 Surgeon am St. Bartholomew's Hospital in London. 1764 wurde er zum Mitglied der Royal Society gewählt. Sein Werk gilt als epochemachend. Wichtige Krankheitsbilder sind nach ihm benannt: »Pott's Disease« (Tbc der Wirbelsäule), »Pott's Puffy Tumour« (Osteomyelitis des Os frontalis). Er beschrieb als erster den sog. »Kaminkehrer-Krebs« (Hoden-Carcinom). 1771 erschien die Gesamtausgabe seiner Werke »Chirurgical Works« in London. Mit 75 Jahren starb er an den Folgen einer Lungenentzündung.
[395] Bose 1882, 44-45. Puschmann Bd. III 1902-1905, 107 Ecke, Stöhr, Krämer 1973, 208.
[396] Bose 1882, 44.
[397] Povacz 2000, 17.

der Verletzung zur Amputation. Nur sein alter Lehrer, *Edward Nourse*, hielt eine Heilung für möglich. So behielt *Pott* sein Bein und die Fraktur heilte mit einem zufriedenstellenden Ergebnis.[398]

Nachdem man erkannt hatte, dass nur die völlige Ruhigstellung eine gute Frakturheilung gewährleistete, experimentierte man schon im ausgehenden 18. Jh. mit geformten Hohlschienen aus Leder (*William Sharp* 1766), bzw. aus Pappendeckel (*William Bromfield* 1774), die die physiologische Form des Gliedes möglichst exakt nachbilden und auf diese Weise keine Bewegungen zulassen sollten. Die Idee der erstarrenden Schienen, die – in weichem Zustand angelegt – beim Trocknen nachträglich hart werden und so der Form des Gliedes entsprechen, ist also schon im 18. Jh. aufgekommen.[399]

Dem 19. Jh. blieb es vorbehalten, mit dem Gipsbindenverband das ideale Material dafür gefunden zu haben, nachdem zahlreiche Stoffe ausprobiert worden waren: u. a. Baumrinde, Pappendeckel, Gummi elasticum, Eierkleister, Hutfilz, Sohlleder, Eisenblech, Zinn, Kupfer, Eisendraht, Leinwand, Eichen- und Lindenholz.[400] Der Nachteil der bisherigen ruhigstellenden Verbände aus Binden (mit und ohne Klebemittel) und starren Schienen war ihre rasche Lockerung. Zudem waren sie zeitraubend und kompliziert anzulegen. Deshalb versuchte man immer wieder, fixierende Verbände durch Imprägnation mit unterschiedlichen Naturmaterialien herzustellen: die Indianer von Chile und Peru verwendeten ein Meermoos; die Griechen Harz; die Araber Eiweiß, Lehm, Gips und Pech. Der Verband war aber immer mit harten Schienen kombiniert und blieb nur für kurze Zeit liegen.[401] Zur Methode erhob man das Prinzip der erstarrenden/unverrückbaren/inamoviblen/permanenten Verbände, die sich dem Körperteil anschmiegten, erhärteten und so die Immobilität sicherten, erst im 19. Jh.[402]

Der erste bedeutende Vertreter der erhärtenden Verbände war der Eiweißverband (1792) von *Jean Dominique Larrey* (1766-1842),[403] mit dem er das

---

[398] Bailey, Bishop 1959, 31-33.

[399] Bose 1882, 40-43. »Chirurgische Wahrnehmumgen durch William Bromfield«, aus dem Englischen. Leipzig 1774, S. 488: »*Ich verfertige meine Schienen aus starker Pappe, welche ich nach der Gestalt des Beines ausschnitt... Diese weiche ich so lange in Essig ein, bis sie ganz biegsam werden. Wenn man sie alsdann auf das Glied auflegt, so nehmen sie völlig dessen Figur an und bilden hierdurch, wenn sie trocken werden, ein festes Gehäuse.*« Darunter kamen aber wie üblich Binden und Kompressen zu liegen.

[400] Ritter 1846, 39-53.

[401] Povacz 2000, 18-21.

[402] Gurlt 1862, 192-193.

[403] Hirsch Bd. III 613-615. und Eckart, Gradmann 2001, 197-198. *Jean Dominique Larrey* (1766-1842), Begründer der modernen Kriegschirurgie. Als Wundarzt der

Prinzip der Inamovibilität einführte, d.h. der Verband wurde bis zur endgültigen Frakturheilung belassen. Er bestand aus mehreren Lagen Binden, die mit Eiweiß, Spiritus camphoratus und Acetum saturni getränkt wurden. Der sog. »Appareil inamovible« benötigte ca. 36 Stunden zum Erhärten und erlaubte trotz seines hohen Gewichts ein Herumgehen auf Spezialkrücken. Da er nicht abnehmbar war traten allerdings häufig Druckulcera bis hin zum Gangrän auf.[404]

1814 empfahl der holländische Arzt *P. Hendriksz* (1779-1845) aus Groningen einen Gipsumguß. Das gebrochene Bein wurde in eine Holzlade gelegt und zu 2/3 mit flüssigem Gips umgossen. Der Gips schmiegte sich zwar gut an, wurde aber beim Erhärten heiß und führte zu Hautmazerationen. Außerdem war absolute Bettruhe notwendig.[405] *J.F. Dieffenbach* (1792-1847) konstruierte ein eigenes Gefäß für den Gipsumguß. Der französische Arzt *Jules Cloquet* (1790-1833) füllte den Gipsbrei in Säcke, die um das gebrochene Glied gelegt wurden, um die Hautmazeration zu verhindern.[406]

Eine Modifikation von *Larreys* Appareil inamovible stellte der »Appareil amovo-inamovible« (der ab- und nicht abnehmbare Kleisterverband) des belgischen Generalstabsarztes *Louis Jean Seutin* (1793-1865)[407]

französischen Marine ging er 1787 nach Nordamerika. 1792 lernte er als Militärchirurg der Rhein-Armee die Mängel des Verwundeten-Transports kennen, den er mit der Einrichtung der »Ambulances volantes« (1793) bedeutend verbesserte. Teilnahme an allen Feldzügen Napoleons nach Ägypten, Deutschland, Österreich, Spanien und Russland, wo er verwundet und gefangengenommen wurde. Auf dem Schlachtfeld von Waterloo zum Baron erhoben, vermachte ihm Napoleon eine bedeutende Geldsumme und bezeichnete ihn in seinem Testament als »l'homme le plus vertueux que j'ai rencontré.« Nach dem Sturz des Kaiserreichs wurde er zum Mitglied der Académie de Médicine ernannt. Die Nachwelt ehrte ihn mit zwei Standbildern in Paris und Tarbes.

[404] Gurlt 1862, 192. Bruns 1886, 320-321. Povacz 2000, 19 und 126.
[405] Povacz 2000, 19 und 125.
[406] Povacz 2000, 19 und 126.
[407] Hirsch Bd.V 1886, 375-376. *Louis-Joseph Seutin* (1793-1862), belgischer Generalarzt der Armee. Während seines Medizinstudiums in Brüssel leistete er nach der Schlacht von Waterloo (1815) erste Hilfe bei den Verwundeten. Sationen seiner beruflichen Laufbahn: Promotion in Leyden (1816), Chirurg an der Universität Lüttich (1820), danach Prof. der operativen Chirurgie in Brüssel (1823), Berufung an die Spitze des Sanitätsdienstes der Armee (1831). Als Leibarzt des belgischen Königs *Leopolds I.* wurde er zum Baron ernannt (1847) und wählte sich als Wappen-Devise die Worte »être utile«. Er publizierte eine große Anzahl von Beiträgen in der Fachpresse. Am bekanntesten machte ihn die Erfindung des Kleisterverbands (Du traitement des fractures par l'appareil inamovible, Brüssel 1835). Er starb an einem Herzleiden und vermachte seiner Geburtsstadt Nivelles eine bedeutende Stiftung.

dar. Zum Imprägnieren der Binden verwendete er Stärkemehl, das zu Kleister gekocht wurde. Die Binden wurden in mehreren Lagen um das Glied gewickelt und brauchten zum Erhärten 30-40 Stunden. Nach 3-4 Stunden wurde der Verband gespalten, um die Frakturstelle zu begutachten und konnte anschließend wieder verschlossen werden. Er war leichter als *Larreys* Eiweißverband und relativ stabil, sodass auch eine ambulante Behandlung möglich war.[408] *A. Velpeau* (1795-1867) wandelte den Seutin'schen Verband ab, indem er statt Stärke eine Mischung aus Dextrin, Spiritus camphoratus und Wasser verwendete (1838). Der Verband erhärtete in wesentlich kürzerer Zeit (4-6 Stunden), war aber umständlich im Gebrauch und zudem teuer.[409] 1843 wurde ein neues Material aus Singapur eingeführt: Guttapercha, das in heißem Wasser formbar war und beim Abkühlen zu harter Konsistenz erstarrte. Der Londoner Chirurg *A. Smee* (1818-1877) verwendete es für Schienenverbände. Der hohe Preis war sein Hauptnachteil.[410] Neben dem Leimverband (1846) von *Vanzetti*, der dazu Leinwandbinden mit Tischlerleim tränkte, die erst nach mehreren Tagen erhärteten, waren dies die wichtigsten Vorläufer von *Anton Mathysens* Gipsverband.[411]

Gips wurde bis dahin nur in beschränkter Weise zur Frakturbehandlung eingesetzt. Die Araber hatten schon im 9. Jh. Gipsumgüsse beschrieben; in Salerno setzten ihn die *Vier Meister* als Zusatz ihrer erhärtenden Eiweißverbände ein, bevor er Anfang des 19. Jh. erneut für Umgüsse verwendet wurde, wie wir gesehen haben. Das Verdienst, den Gips für die Therapie der Knochenbrüche allgemein nutzbar gemacht zu haben, gebührt aber *Anton Mathysen* (1805-1878) mit der Erfindung des Gipsbindenverbandes (1852, s. Abb. 12),[412] der »*alle Arten des permanenten Verbandes schnell überflügelt hat*« (*Bardeleben*)[413] und bis heute das wichtigste Hilfsmittel in der konservativen Frakturbehandlung geblieben ist.[414]

Biographisches zu Anton Mathysen

Über das Leben von *Anton Mathysen* ist nicht allzuviel bekannt. Das zeigt sich schon an der wechselnden Schreibweise seines Namens (Mathysen, Matthysen, Mathijsen). Unsicherheit besteht auch in der Benennung seiner Nati-

---

[408] Gurlt 1862, 192-193. Bruns 1886, 321-322. Puschmann Bd. III 1902-1905, 107. Povacz 2000, 19-20 und 126.
[409] Bruns 1886, 322. Povacz 2000, 20.
[410] Povacz 2000, 18.
[411] Bruns 1886, 322. Puschmann Bd. III 1902-1905, 107.
[412] Gurlt 1862, 192-193.
[413] Hirsch Bd. IV. 1886, 165.
[414] Povacz 2000, 21.

onalität: Belgier/Holländer. Letzteres ist damit zu erklären, dass *Mathysen* 1805 in Budel (Nord-Brabant) geboren wurde, das vor der Unabhängigkeit Belgiens (1830) zu den Vereinten Niederlanden gehört hatte.[415] Sein Vater, *Lodewijk Hermannus Mathysen* (1762-1818), übte dort die Tätigkeit eines Landchirurgen aus. Zwei seiner Brüder schlugen gleichfalls die Laufbahn der Militärchirurgie ein. Nach der medizinischen Ausbildung in Brüssel, Maastricht und Utrecht wurde er 1834 zum Militärarzt ernannt. Zwei Jahre später promovierte er und war bis zu seiner Pensionierung 1868 in verschiedenen Garnisonen tätig. 1851 hatte er erste Versuche mit Gipsbinden unternommen. Im Jahr darauf schlug er der belgischen medizinischen Akademie in seiner berühmt gewordenen Denkschrift den Gipsverband zur Behandlung von Knochenbrüchen vor: *Antonin Mathijsen* »Niewe Wijze van Aanwending van het Gips-Verband bj Beenbreuken. Eene Bijdrage tot de Militaire Chirurgie.«, Haarlem 1852 (Neue Weise der Anwendung des Gipsverbandes bei Beinbrüchen. Ein Beitrag zur Militärchirurgie). Der Beitrag wurde in kürzester Zeit in ganz Europa und Nordamerika verbreitet und *Mathysen* für seine Leistung mit Ehrungen überhäuft, die in der Verleihung der Goldmedaille der »Genootshap voor genees- en heelkunde« zu Amsterdam gipfelte. Zur Verbreitung seiner Erfindung hatte maßgeblich sein Freund und Kollege, *J.P.H. van de Loo* (1812-1883) beigetragen, der unermüdlich auf Vortragsreisen die Fachkreise von den Vorzügen des Gipsverbandes überzeugte. *Mathysen* starb 1878 in seinem Ruhesitz Hamont (Belgien) an einem Schlaganfall.[416]

Worin bestand nun die neue Verbandtechnik und welche Vorteile hatte sie zu bieten? Die Methode war denkbar einfach. Man imprägnierte Baumwoll-/Leinenbinden mit trockenem Gipspulver. Vor dem Gebrauch tauchte man diese solange in warmes Wasser bis keine Blasen mehr aufstiegen, drückte sie aus und wickelte sie in nicht zu festen Lagen um das gebrochene Glied. Der Verband erhärtete in wenigen Minuten (5-10 min), sodass Hilfsschienen überflüssig waren. (Bis zum endgültigen Trockenwerden vergingen 1-2 Stunden.) Beim Erstarren zog er sich nicht wie der Seutin'sche Verband zusammen, sodass keine Gefahr von Druckulcera bestand. Dabei war er von exakter Paßform und bester Stabilität, sodass keine Verschiebungen der Frakturenden zu befürchten waren. Durch das poröse Material wurde die Verdunstung der Hautsekretion nicht behindert. Zudem war er von geringem Gewicht. Zu seiner schnellen Verbreitung trug sicher auch der Umstand bei, dass das Material einfach herzustellen und billig war. Da eine sofortige Mobilisierung des Patienten möglich war, entfielen auch die Kosten eines

---

[415] Kinder, Hilgemann 1980, 50-51.
[416] Hirsch Bd. IV 1886, 37 und 164-165. Lindenboom 1984, 1284-1286.

Frakturen

stationären Aufenthalts. Zum Abnehmen konnte man ihn entweder mit viel Wasser anfeuchten, bis sich die Binden trennten, oder ihn mit eigens konstruierten Gipsscheren (*Mathysen* 1859, *Bruns* u. a.), bzw. Gipsmessern (*Esmarch*) aufschneiden. Die Technik der erhärtenden Verbände hatte damit ihre Perfektion erreicht.[417]

Auch der russische Chirurg N. *Pirogoff*, dessen Leistungen wir schon im Kapitel über die Amputationen hervorgehoben haben, hatte zur selben Zeit – unabhängig von *Mathysen* – Gips zur Frakturbehandlung eingesetzt. Als er 1851 bei einem Bildhauer die Wirkung der Gipsauflösung auf Leinwand beobachtet hatte, war ihm die Idee gekommen, in Gipsbrei getauchte Leinwandbinden zur Fixation von Knochenbrüchen einzusetzen. Der Behandlungserfolg einer komplizierten Unterschenkelfraktur gab ihm Recht, sodass er 1854 sein Verfahren publizierte.[418] Für die Feldpraxis konnten die Binden aus leicht zugänglichem Material (Hemd, Unterhose, Strümpfe) gefertigt werden, für die Hospitalpraxis empfahl er Binden aus Baumwolle. Der große Unterschied zu *Mathysens* zirkulärem Gipsverband bestand darin, dass *Pirogoff* aus den Gipsbinden Längsschienen formte, die mit Querstreifen aus Gipsbinden befestigt wurden (Gipsschienenverband). Er war also noch der alten Idee der starren Schienenverbände verhaftet, nur dass er erhärtende Schienen mit erhärtenden Binden kombinierte.[419] Die Vorzüge von *Mathysens* Gipsverband waren so eklatant, dass den nach ihm folgenden Modifikationen erhärtender Verbände kein Erfolg beschieden war. Sie sollen nur der Vollständigkeit halber noch genannt werden: 1857 Wasserglasverband (Gazebinden in Natron-Wasserglas) von *Schrauth*; 1880 Tripolithverband aus einer Mischung von Gips, kieselsaurer Tonerde und Kohle von *Bernhard R.C. von Langenbeck*[420] (1810-1887).[421] In Tab. 3 werden die erhärtenden Verbände in chronologischer Reihenfolge zusammengefasst.

---

[417] Gurlt 1862, 445-458. Bruns 1886, 323-326. Povacz 2000, 127.

[418] N.Pirogoff: Der Gypsklebeverband bei einfachen und complizierten Knochenbrüchen und in seiner Anwendung beim Transport Verwundeter und auf dem Schlachtfelde. In: Klinische Chirurgie. Eine Sammlung von Monographien, Heft 2. Leipzig 1854.

[419] Gurlt 1862, 450-451. Povacz 2000, 127.

[420] Eckart und Gradmann 2001, 197. *Bernhard Rudolph Conrad von Langenbeck* (1810-1887) gehörte zu den profiliertesten Chirurgen des 19.Jh. Er begründete die experimentelle Chirurgie und entwickelte zahlreiche neue Operationsverfahren (v.a. in der Knochen- undplastischen Chirurgie). Mit *Billroth* und *Gurlt* begründete er das »Archiv für klinische Chirurgie« (1860). Die Deutsche Gesellschaft für Chirurgie geht auf seine Initiative zurück (1872). Für seine Leistungen wurde *Langenbeck* in den Adelsstand erhoben.

[421] Bruns 1886, 322-324. Puschmann Bd. III 1902-1905, 107.

Traumatologie

Tabelle 3: Erhärtende Verbände

Zeit	Erstbeschreiber	Verbandsname	Imprägnationsmittel
1792	Larrey	Eiweißverband (Appareil inamovible)	Eiweiß + Spiritus camphoratus + Acetum saturni
1814	Hendriksz	Gipsumguß	Flüssiger Gips
1835	Seutin	Kleisterverband (App.amovo-inamovible)	Stärkemehl
1838	Velpeau	Dextrinverband	Dextrin + Spiritus camphoratus + Wasser
1843	Smee	Guttaperchaverband	Guttapercha
1846	Vanzetti	Leimverband	Tischlerleim
1852	Mathysen	Gipsbindenverband	Gipspulver
1854	Pirogoff	Gipsschienenverband	Gipsbrei
1857	Schrauth	Wasserglasverband	Natron-Wasserglas
1880	B.R. Langenbeck	Tripolithverband	Gips + kieselsaure Tonerde + Kohle

Der Erfolg der immobilisierenden Frakturbehandlung führte zu einer Gegenbewegung, deren Anhänger jede Form von Fixation ablehnten, da sie in dem durch Muskel- und Knochenatrophie bedingten Funktionsverlust einen gravierenden Nachteil sahen. *Just Lucas Champonnière* (1843-1913) war der Hauptvertreter der sog. funktionellen Knochenbruchbehandlung, die aus einer Kombination von Bewegungstherapie und Massagen bestand. Heute wird diese Form der Therapie nur bei Rippen-, Becken- und Zehenbrüchen angewandt. Wenn diese Behandlung auch für die meisten Frakturen ungeeignet war, hatte sie doch die Bedeutung der wiederhergestellten Funktion als Therapieziel hervorgehoben, für die eine sofortige Übungsbehandlung von großer Wichtigkeit ist. Dieses Ideal der Therapie konnte mit dem bisherigen Prinzip der Immobilisierung nicht erreicht werden. Erst mit der Einführung osteosynthetischer Verfahren wurde es verwirklicht, deren Voraussetzung mit der Anti-Aseptik erst in der zweiten Hälfte des 19. Jh. gegeben war.[422]

1.2.2.4.2. Osteosynthese

Schon vor der Einführung der Antiseptik hatte man eine operative Behandlung dort versucht, wo die konservative Therapie versagte. Dies waren in erster Linie Frakturen, bei denen durch Muskelzug eine sichtbare Diastase der Knochenfragmente eingetreten war (z.B. Olekranon-, Patella-, Calcaneusfrakturen). Eine Heilung solcher Brüche wurde für unmöglich gehalten.

Der französische Chirurg *Joseph Francois Malgaigne* (1806-1865)[423] setzte

---

[422] Povacz 2000, 129-132.
[423] Hirsch Bd. IV 1886, 105-107. *Joseph Francois Malgaigne* (1806-1865) war ei-

bereits in der ersten Hälfte des 19. Jh. osteosynthetische Verfahren ein. Bei Versuchen an Leichenknien war ihm der Zuggurtungseffekt der streckseitigen Sehnen aufgefallen. Nach diesem Prinzip entwickelte er die »Griffes métalliques« (Malgaigne'sche Klammer, 1847 publiziert), mit denen er erstmals 1838 einen Querbruch der Patella behandelt hatte (s. Abb.12). Zwei scharfe Doppelhaken wurden durch die Haut in den oberen und unteren Rand der Patella getrieben und mittels einer Schraube gegeneinander bewegt. Die Klammer wurde für sechs Wochen in dieser Stellung belassen, bis der Frakturspalt geheilt war. Für lange Schrägbrüche des Schienbeins empfahl *Malgaigne* die Verwendung eines Stachels (Malgaigne'scher Stachel, 1843 publiziert). Dieser war an einem Stahlbügel beweglich befestigt und wurde mit Hilfe eines Riemens um den Unterschenkel gebunden. Die feine Spitze des Stachels drückte das dislozierte proximale Knochenfragment nieder, sodass es nicht durch den Zug der Quadrizepssehne verschoben werden konnte.[424] Heute würde man dieses Verfahren als semioperativ be-zeichnen, da die Hilfskonstruktion nur perkutan ansetzte. In der vorantiseptischen Ära wollte man eine Freilegung der Bruchstelle wegen der Infektionsgefahr möglichst vermeiden. Direkte operative Behandlungen wurden nur in Einzelfällen durchgeführt, bei Pseudarthrosen oder wenn die Fraktur traumatisch bedingt offenlag.

Die erste Publikation einer primären Knochennaht stammt aus dem Jahr 1839, die *A.Ch. Flaubert* (1784-1845) bei einer offenen Oberarmfraktur durchführte.[425] Der amerikanische Arzt *Kearny Rodgers* (1793-1851) wandte

ner der gelehrtesten französischen Chirurgen der Neuzeit. Als Sohn eines armen Landarztes verdiente er sich den Lebensunterhalt durch Unterricht in Anatomie und Physiologie. 1831 zum Doktor promoviert, wurde er 1835 Chirurg und Prof. agrégé. Die Professur in Op. Chirurgie an der Fakultät erhielt er erst nach viermaligem Anlauf (1850). Als glänzender Redner waren seine Vorlesungen Anziehungspunkt der Studenten. Trotzdem er von schwächlicher Gestalt war, entfaltete er eine umfangreiche publizistische Tätigkeit: neben seinem Hauptwerk »Traité des fractures et des luxations« (1842-1855), das in fast alle europäischen Sprachen übersetzte » Manuel de médicine opératoire« (1834), wichtige Beiträge zu Hernien und statistische Arbeiten zu Frakturen und zur Mortalität in den Pariser Hospitälern (1839, 1841). Als Gründer des »Journal de Chirurgie« (1843), später »Revue médico-chirurgicale«, redigierte er die Vorträge von *Dupuytren* und *Lisfranc*. Daneben sind seine historischen Arbeiten u. a. über die Chirurgie der Bibel, die Asklepiaden, Homer und eine Gesamtausgabe der Werke *Parés* von medizingeschichtlichem Interesse. 1865 zum Präsidenten der Acad. de méd. ernannt, wählte er zur Devise der Soc. de Chir.: »Vérite dans la science; moralité dans l'art«. Er starb 1865 an den Folgen eines Schlaganfalls.

[424] Bruns 1886, 340-344. Povacz 2000, 132-134.
[425] Bruns 1886, 624.

das gleiche Prinzip im selben Jahr bei einer Pseudar-throse des Oberarms an. Er bohrte die Fragmentenden an und vereinigte sie mit Silberdraht. Dabei wurden die Drahtenden nach außen geleitet und nach zwei Wochen entfernt. Die Pseudarthrose war nach zehn Wochen mit Verkürzung des Arms geheilt. C.W. *Wutzer* (1789-1863), Ordinarius in Bonn, fixierte 1843 eine Femur-Pseudarthrose mit Knochenschrauben, die außen über ein Metallgestänge verbunden waren.[426] Auch *Dieffenbach* und *B. von Langenbeck* (1810-1887) hatten Pseudarthrosen mit Metallzapfen (1846), bzw. Stahlschrauben (1855), behandelt.[427] *L.J.B. Bérenger-Féraud* (1832-1900) stabilisierte einen offenen, kompli-zierten Unterschenkelbruch mit zwei schmalen Bleibändern (1851). 1870 publizierte er die erste umfassende Darstellung der operativen Fraktur-behandlung, in der er -gestützt auf eine akribische Literatursuche- auf die Vorläufer der operativen Behandlung verwies. Schon in hippokratischer Zeit hatte man Unterkieferbrüche durch eine Drahtumschlingung der Zähne, die der Bruchstelle am nächsten lagen, behandelt (Prinzip des Fixateur externe). Eine Zerklage mit Fäden aus dem Ligamentum nuchae der Kamele sollen die Araber bei offenen Frakturen angewandt haben.[428]

Die erste Knochennaht mit Silberdraht bei geschlossenen Frakturen wurde erst in den siebziger Jahren des 19.Jh. von *Joseph Lister* ausgeführt, nachdem er kurz zuvor sein antiseptisches Prinzip mit Karbolsäure veröffentlicht hatte (1873 Olekranonfraktur, 1877 Patellafraktur). Mit Einführung der Narkose und Aseptik waren die medizinischen Voraussetzungen für die operative Methode gegeben. Trotzdem standen viele angesehene Ärzte einer operativen Freilegung der Fraktur zunächst skeptisch gegenüber. So plädierte *Theodor Kocher* (1841-1917)[429] bei der Behandlung der Patellafraktur für eine perkutane Einbringung des Silberdrahts (in die Sehne des M.quadriceps und durch das Ligamentum patellae) mittels einer krummen Nadel (Sehnennaht, 1880).[430] *Richard von Volkmann* (1830-1898),[431] der schon 1868 eine Sehnennaht bei

---

[426] Povacz 2000, 141-142.
[427] Bruns 1886, 344.
[428] Povacz 2000, 134-138. *Laurent Jean-Baptiste Bérenger-Féraud*: »Traité de l'immobilisation directe des fragments osseux dans les fractures«, 1870.
[429] Eckart, Gradmann 2001, 187. *Theodor Kocher* (1841-1917), Prof. für Chirurgie und Direktor der chirurgischen Klinik am Berner Inselspital, wurde durch seine Repositionsmethode der Schulterluxation (1870) frühzeitig bekannt. Als Pionier der Lister'schen Antisepsis, liegt sein Hauptverdienst auf dem Gebiet der Schilddrüsenchirurgie (Kocherscher Kragenschnitt), für die er 1909 den Nobelpreis erhielt. Wichtigstes Werk: Chirurg. Operationslehre (1892-1907).
[430] Kocher 1880, 321-326.
[431] Eckart, Gradmann 2001, 321. *Richard von Volkmann* (1830-1898) zählte zu den innovativsten deutschen Chirurgen seiner Zeit. Er führte zahlreiche Verbesserungen

einer Patellafraktur durchgefürt hatte, schloß sich der Meinung *Kocher* an.[432] Auch *E. von Bergmann* übte scharfe Kritik an den operativen Verfahren. Mit den Worten »*wenn wir nicht protestieren, werden wir zu seinen Komplizen*« brachte er seine Ablehnung gegenüber der Plattenosteosynthese zum Ausdruck, die *C. Hansmann* (1852-1917) am deutschen Chirurgenkongreß 1886 in Berlin vorgestellt hatte (s. Abb. 12). Bei dieser Methode wurde der Bruch mit einem Stahlblech stabilisiert, das mittels Schrauben direkt am Knochen fixiert wurde. Die Entfernung von Schrauben und Platte erfolgte nach 4-8 Wochen. Auf dem selben Kongreß berichtete *H. Bircher* (1850-1923) über die Markraumbolzung mittels Elfenbeinzapfen, die er für Ober- und Unterschenkelfrakturen empfahl. Sie hatte gegenüber Platte und Schraube den Vorteil keine Periostschädigung zu verursachen.[433] Ein Anhänger der neuen Methode war auch *Pfeil Schneider*, der die antiseptische Knochennaht für Querbrüche der Patella bei korrekter Ausführung für die beste Methode hielt (1881). Im Gegensatz zu *Lister* plädierte er dafür, die Drähte in den Knochen einheilen zu lassen und berief sich dabei auf *Friedrich Trendelenburg* (1844-1924), der einen ähnlichen Fall 1878 erfolgreich behandelt hatte.[434] Trotz dieser Erfolge blieb die Osteosynthese während des 19. Jh. Einzelfällen vorbehalten. Als absolute Indikation galt nur das Versagen der konservativen Therapie. Erst die Einführung der gesetzlichen Unfallversicherung in Deutschland (1885) und die Entdeckung der Röntgenstrahlen (1895) führten zu einer entscheidenden Wende in der Einstellung der Ärzteschaft. Wegen der Entschädigungspflicht der Versicherungsgesellschaften wurden von diesen große Statistiken über die Unfallfolgen in Auftrag gegeben, um künftige Rentenzahlungen so gering wie möglich zu halten. Dabei zeigte sich, dass die konservative Therapie, die bisher als sicherste Methode galt, eine fast ebenso hohe Komplikationsrate aufwies wie die operative Therapie. Dies führte einerseits dazu, dass man das Indikationsspektrum für osteosynthetische Verfahren stark erweiterte, andererseits aber auch bestrebt war, die Osteosynthese zu verbessern und um neue Methoden zu bereichern.[435] So erlebte die Osteosynthese v. a. in der ersten Hälfte des 20. Jh. einen ungeahnten Aufschwung.[436] Eine Auswahl der wichtigsten

in die Chirurgie ein (Volkmann'sche Schiene, Volkmann'scher Löffel). Wichtige Begriffe in der Chirurgie sind mit seinem Namen verbunden (Volkmann'sche Kontraktur, Volkmann'sches Dreieck). Daneben war er literarisch begabt (»Träumereien an französischen Kaminen«, unter dem Pseudonym Leander).

[432] Volkmann 1880, 385-387.
[433] Povacz 2000, 139-141.
[434] Pfeil Schneider 1881, 187-313.
[435] Povacz 2000, 124 und 142-143.
[436] Povacz 2000, 148-149. Der britische Chirurg *Arbuthnot Lane* (1856-1943) schreibt in der ersten zusammenfassenden Darstellung der Osteosynthese auf der

Verfahren ist Tab. 4 zu entnehmen, die die Entwicklung der Osteosynthese chronologisch zusammenfasst.

Tabelle 4: Osteosynthetische Verfahren[437]

	Zeit	Erfinder	Verfahren
Vorläufer	5./4.Jh. v.Chr.	Hippokrates	Drahtumschlingung der Zähne bei Unterkieferfraktur
	10. Jh.	Abulkasim	Knochenzerklage
19. Jahrhundert	1839	Flaubert	Knochennaht bei offener Fraktur
	1843	Malgaigne	Malgaigne'scher Stachel
	1846	Dieffenbach	Metallzapfen
	1847	Malgaigne	Malgaigne'sche Klammer
	1855	v. Langenbeck	Stahlschrauben
	1873	Lister	Knochennaht bei geschlossener Fraktur
	1880	Kocher Volkmann	Perkutane Sehnennaht
	1886	Hansmann	Plattenosteosynthese
	1886	Bircher	Markraumbolzung
20. Jahrhundert	1902	A. Lambotte	Klammerfixateur
	1904	Codivilla	Rahmenfixateur
	1913	E. Lambotte	Knochenschraube
	1925	Smith-Peterson	Dreilamellen-Nagel
	1938	Danis	Kompressionsplatte
	1939	Küntscher	Marknagel
	1946	Küntscher	Y-Nagel
	1951	Herzog	Perkutaner Verriegelungsnagel
	1963	Weidner	Trochanternagel
	1963	Müller	Verbund-Osteosynthese
	1968	Küntscher	Detensions-Nagel (Verriegelungs-Nagel)
	1987	Grosse	Gamma-Nagel

Grundlage von Röntgenbildern (»The Operative Treatment of Fractures«, London 1905): »*Die Osteosynthese ist relativ einfach......und bei richtiger Technik ist das Risiko gleich Null. Es gibt keine Altersgrenze, im Gegenteil bei alten Leuten ist wegen der Gefahren, die mit längerer Bettruhe verbundnen sind, die Operation besonders indiziert.*«

[437] Povacz 2000, 132-142, 148-153 und 174-204.

In der Folge soll nur auf einige Verfahren genauer eingegangen werden, da eine vollständige Beschreibung aller Techniken den Rahmen dieser Arbeit sprengen würde. Die Pionierzeit der Osteosynthese war von großem Optimismus geprägt, der in der Folgezeit durch die Ergebnisse deutlich gedämpft wurde. Hatte man am Pariser Chirurgenkongreß 1911 noch eine große Anzahl von Indikationen für die operative Therapie genannt und mahnend eine Verbesserung der konservativen Therapie gefordert, so wurden zwanzig Jahre später auf dem selben Kongreß ernüchternde Statistiken vorgestellt (1931). Bei operativen Verfahren kam es doppelt so häufig zu Infektionen (40%) und verzögerter Heilung (16%) als bei konservativer Therapie (20%, respektive 8%). Nur bei der Beurteilung bleibender Fehlstellungen schnitt die Osteosynthese deutlich besser ab (10% vs 30%). Daraus wurde die Konsequenz gezogen, dass beide Therapieformen verbessert werden mussten. Allerdings hatten dadurch auch die Vertreter der konservativen Richtung eine deutliche Rückendeckung bekommen.[438] So kam es in der Folgezeit zu einer Verbesserung der konservativen Extensionsbehandlung. Früher hatte man dazu – wie gezeigt – schwere Gewichte eingesetzt, die ihren Zug über Schlingen oder Gamaschen auf den Knochen übertrugen. Dadurch kam es häufig zu Druckschäden der Haut. Eine Verbesserung bedeutete der Seutin'sche Klebeverband, da der Druck hierbei auf eine etwas breitere Fläche verteilt wurde; allerdings erlaubte er keine großen Zugkräfte. Mit dem Heftpflaster-Extensionsverband (1903, s. Abb.12) von *F.B.H. Bardenheuer* (1839-1913) konnte der Druck auf eine große Fläche verteilt und ein Längszug bis zu 25 kg ausgeübt werden. Die ideale Lösung stellte die Konstruktion des Fersenbein-Nagels (1907) durch *Fritz Steinmann* (1872-1932) dar, bei dem erstmals der Zug direkt am Knochen ansetzte, sodass die Haut nicht durch Druck geschädigt wurde. Durch direkte, kontinuierliche Extension war es damit möglich, Oberschenkelschaftbrüche ohne Verkürzung zur Heilung zu bringen. Allerdings dauerte die Therapie 8-12 Wochen. Die Einschlagtechnik *Steinmanns* ist bis heute unverändert geblieben. In seiner Euphorie schrieb *Steinmann* damals über die Extensionsbehandlung im Vergleich zu anderen Methoden.: »*Der Gipsverband sollte Einzelfällen vorbehalten bleiben, da er in den meisten Fällen nicht einmal die ausreichende Retention der Fragmente garantiert....Die Osteosynthese stellt wegen des Infektionsrisikos und der Störung durch verbleibende Fremdkörper einen zu schweren Eingriff dar, als daß er ge-*

---

[438] Povacz 2000, 160 und 168. *Lorenz Böhler* (1885-1973) schrieb in der 1. Auflage seiner »Technik der Knochenbruchbehandlung« (Wien 1929): »*Die verhängnisvollste Neuerung ist die grunsätzliche operative Behandlung der Knochenbrüche und das Festhalten der Bruchstücke durch große metallische Fremdkörper.*« Er gestand der operativen Therapie nur eine Indikation bei Frakturen mit deutlicher Diastase, Oberschenkelhals- undOS-schaftbrüchen zu.

rechtfertigt wäre.« Steinmanns Methode wurde 1912 durch *Klapp* (1873-1948) modifiziert, der statt des Nagels einen Aluminium-Bronze-Draht verwendete. Dieser hatte den Vorteil, dass er keine Knochensprengungen, wie sie beim Eintreiben des Nagels auftreten konnten, verursachte; allerdings war durch zu große Bohrlöcher die Gefahr des Verrutschens relativ groß, wodurch der Draht den Knochen durchschneiden konnte. Das Problem wurde von *Martin Kirschner* (1879-1942) gelöst, der den Draht durch einen Spannbügel unter Zugspannung setzte, sodass ein Durchschneiden durch den Knochen verhindert wurde. Der Kirschner-Draht (1927) ist heute noch in Verwendung.[439]

Neben der Vervollkommnung der konservativen Extensionsbehandlung kam es aber auch zu einer Weiterentwicklung der operativen Therapie. Ein wesentlicher Fortschritt in der Behandlung der Oberschenkelhalsfrakturen stellte hier die Entwicklung des Dreilamellen Nagels (1925) durch den amerikanischen Chirurgen *Smith-Peterson* (1886-1953) dar. Seit der Erstbeschreibung dieses Bruches durch *Paré* hatte man versucht, die noch Anfang des 19. Jh. für unumgänglich gehaltene Verkürzung durch Extensionsbehandlung, Verschraubung (1858 durch *Franz König* [1832-1902]) oder Bolzung mit einem homologen Knochenspan (*Lexer* 1907) zu verhindern. Dabei kam es häufig zur Nekrose des Femurkopfes. Der Dreilamellennagel hatte durch seinen sternförmigen Querschnitt (drei Lamellen in der Anordnung eines Mercedes-Sterns) den Vorteil trotz großer Oberfläche nur wenig Knochensubstanz zu verdrängen und dabei einen sicheren Halt zu gewährleisten. Er erlaubte eine Mobilisation schon 3-6 Wochen nach der Operation.[440] Mit der Verwendung der Kompressionsplatte (1938) durch den belgischen Chirurgen *Robert Danis* (1880-1962) wurde ein neues Konzept in die Frakturbehandlung eingeführt. Durch axialen Druck war erstmals eine stabile Osteosynthese gelungen, die eine sofortige postoperative Übungsbehandlung zuließ. *Danis* wollte durch den Druck eine primäre Knochenheilung (d.h. ohne Kallusbildung) erreichen.[441]

Eine vergleichbare Verbesserung der Behandlung auf dem Gebiet pertrochanterer Oberschenkelfrakturen bedeutete die Marknagelung,[442] die *Gerhard Küntscher* (1900-1972)[443] 1939 erstmals durchgeführt und im darauf-

---

[439] Ecke, Stöhr, Krämer 1973, 208-209. Povacz 2000, 155-159.
[440] Povacz 2000, 180-188.
[441] Ecke, Stöhr, Krämer 1973, 209-210. Povacz 2000, 192-193.
[442] Gerhard Küntscher: Die Marknagelung von Knochenbrüchen. Langenbeck's Archiv. Klin. Chirurgie 200 (1940), 444-455.
[443] Povacz 2000, 197-198. *Gerhard Küntscher* (1900-1972); als Sohn eines Fabrikdirektors in Zwickau/Sachsen geb., promovierte er 1926 in Jena »summa cum laude«; 1938 Habilitation für Chirurgie, während des Weltkriegs als Arzt an der Ostfront, ab 1946 Chefarzt in Schleswig-Hesterberg, ab 1957 bis zu seiner

folgenden Jahr am deutschen Chirurgenkongreß vorgestellt hatte. Dort war sein Verfahren mehrheitlich auf Ablehnung gestoßen. Kriegsbedingt blieb die Methode zunächst auf Deutschland beschränkt, bevor sie ab 1945 auch im anglo-amerikanischen Raum große Verbreitung fand. Bis 1975 wurden fast zwei Millionen des Prototyps verkauft, was die Bedeutung der Marknagelung deutlich macht. *Küntscher* ging davon aus, dass für die Knochenheilung eine Kompression überflüssig sei. Er wählte das Prinzip der elastischen Verklemmung, das er durch die Kombination eines Marknagels mit einem V-förmigen Nagel (sog. Y-Nagel) erreichte. Durch die gedeckte Nagelung mußte die Bruchstelle nicht eröffnet werden, was – neben der Stabilität – einen großen Vorteil darstellte. Nach wenigen Tagen war die Verankerung übungsstabil, nach 3 Wochen belastungsstabil, sodass keine Muskelatrophie eintrat. Zudem konnte der Marknagel in verschiedenen Längen und Durchmessern hergestellt und damit bei den unterschiedlichsten Frakturen eingesetzt werden (Oberarm, Unterarm, Oberschenkel, Unterschenkel, Mittelfuß, Mittelhand).[444]

1.2.2.4.3. Endoprothetik

Neben dem Ausbau der Osteosynthese kam es parallel zur Entwicklung einer völlig neuen Operationsmethode: der Endoprothetik. Da es bei Oberschenkelhalsbrüchen infolge der gestörten Blutversorgung häufig zu Hüftkopfnekrosen gekommen war (Erstbeschreibung durch *Schmorl* 1924), versuchte man seit den dreißiger Jahren des 20. Jh., den Femurkopf durch eine Prothese zu ersetzen. Dabei wurden verschiedene Materialien verwendet:

- Cup-Plastik aus Vitallium (*Smith-Peterson*, 1939)
- Kopfprothese aus Plexiglas (*R.* und *J. Judet*, 1949)
- Metallprothese (*Austin Moore* und *Harold Bohlmann*, 1940; bei einem Patienten mit Knochentumor).

Pensionierung Direktor des Hafenkrankenhauses Hamburg, anschließend bis zu seinem Tod Gastarzt im Flensburger St.Franziskus-Hospital. Seine technische und physikalische Begabung ließen ihn ab den dreißiger Jahren Versuche zur Knochenmechanik machen (wie bei Motoringenieuren beobachtete er die Zugbelastungslinien am lackierten Knochen). Als Material für einen intramedullären Kraftträger im Oberschenkel schien ihm nur Stahl geeignet, da auf den Knochen bei Belastung Beugekräfte von 1500 kg einwirken. Seine Versuche führten ihn zur Entwicklung mehrerer osteosynthetischer Verfahren (u. a. Marknagel, Trochanternagel, Verriegelungsnagel, s. Abb.12). Seine Leistungen auf dem Gebiet der Unfallchirurgie wurden mit zahlreichen Auszeichnungen gewürdigt. Von markanter Erscheinung bei Kongressen, lebte er selbst zurückgezogen und bescheiden (sein einziger Luxus war sein tägliches Bad im Meer).

[444] Povacz 2000,195-201.

Diese Prothesen wurden als HEP = Hemi-Endo-Prothesen bezeichnet, da hierbei nur ein Teil des Hüftgelenks, nämlich der Femurkopf, prothetisch ersetzt wurde. *John Charnley* machte 1958 die ersten Versuche mit sog. TEP = Total-Endo-Prothesen, bei denen der Kopf und Schaft aus Metall, die Hüftpfanne aus Teflon gebildet wurde. Da der Abrieb zu stark war, verwendete man ab 1962 stattdessen Polyethylenpfannen. Seit den siebziger Jahren setzten sich die TEP bei nekrosegefährdeten Oberschenkelhalsfrakturen allgemein durch. Mit ihnen waren die Patienten sofort belastbar, sodass die v. a. bei alten Menschen gefürchtete Muskelatrophie umgangen werden konnte. Im Laufe der folgenden Jahrzehnte wurden die Materialien ständig verbessert, um eine spätere Lockerung der Prothese zu verhindern.[445] Ab Mitte des 20. Jh. kam es durch den zunehmenden Straßenverkehr, aber auch durch den neu einsetzenden Skitourismus, zu einem deutlichen Anstieg der Frakturen. Wären nicht parallel dazu die Techniken der Knochenbruchbehandlung in bisher nie gekannter Weise verfeinert worden, die Kapazitäten der Unfallkrankenhäuser wären hoffnungslos überfordert gewesen. Maßgeblich beigetragen hatte dazu, dass *Böhler* 1929 die konservative Therapie zu einem einheitlichen Konzept zusammengefügt hatte (Reposition + Retention + Bewegungstherapie). In sein Buch »Die Technik der Knochenbruchbehandlung« war die Erfahrung der Behandlung von ca. 10.000 Frakturen eingeflossen, die er seit Eröffnung des ersten Unfallkrankenhauses in Wien 1925 gesammelt hatte. Was *Böhler* damit für die konservative Therapie geleistet hatte, gelang der 1958 in der Schweiz gegründeten »Arbeitsgemeinschaft für Osteosynthesefragen«= AO für die operative Therapie. Sie formulierte die Grundzüge der operativen Stabilisierung von Knochenbrüchen: anatomische Rekonstruktion durch stabile Fixation und frühzeitige Bewegungsbehandlung. Seit Ende der achtziger Jahre hatte man erkannt, dass für den Behandlungserfolg nicht nur die Herstellung der anatomischen Form, sondern auch der Erhalt der Vaskularität des Knochens von großer Bedeutung ist. Deshalb wurde zunehmend auf die genaue Fixierung jedes einzelnen Knochenstücks verzichtet zugunsten der Wiederherstellung der Gesamtform einer Extremität (Achse, Länge, Rotation).[446]

Mit Einführung der Osteosynthese haben sich eigenständige, grundlagenwissenschaftliche Richtungen entwickelt, die sich mit den Vorgängen der Knorpel- und Knochenbruchheilung und der Weiterentwicklung von Implantaten (Implantattechnik) beschäftigen. Dazu gehören u.a. Navigation und Robotik, Biomechanik, experimentelle Osteologie und die Anwendung von DNA-, Protein- und Zellbiochips in der Knorpelforschung. Das neue Schlagwort heißt High-Tech-Medizin. Dabei ermöglichen die neuartigen

---

[445] Ecke, Stöhr, Krämer 1973, 210. Povacz 2000, 186-188.
[446] Hansis 1996, 493-496.

Technologien (computernavigierte Implantation der Prothesen, vordere Kreuzbandplastik in Mini-open-pressfit-Technik, autologe Knorpel-Knochen-Transplantation auf alternativen Trägermaterialien wie Polymerflies oder Gel, Einsatz modernster Sensor- und Aktuatortechnologie in der Vertebroplastik) eine immer größere Genauigkeit und Sicherheit der operativen Eingriffe. Durch minimal-invasive Technik in Regionalanästhesie ist heute oft sogar dort eine ambulante Behandlung möglich, wo früher monatelange Krankenhausaufenthalte zwingend waren. Die Kosten für hochwertige Gelenkprothesen liegen allerdings weit über den von den Krankenkassen gezahlten Fallpauschalen. Ein neues Feld der Rekonstruktion eröffnet das Bioengineering: die Produktion von Geweben aus der Retorte (z. B. genaktivierte Matrix zur Knorpel- und Knochenneubildung, Bandscheiben aus adulten mesenchymalen Stammzellen).[447]

Durch den hohen Standard der Frakturbehandlung ist das gesteckte Ziel heute eine Heilung in anatomischer Position und ohne Funktionsverlust. Auf welchem Weg dieses Ziel zu erreichen ist (konservativ durch immobilisierende Verbände oder Extension; operativ durch intra- oder extramedulläre Schienung oder durch Kompression mit Platten oder Zuggurtung) muß im Einzelfall entschieden werden.[448] Abschließend werden die Prinzipien der Frakturbehandlung in ihrem zeitlichen Rahmen zusammenfassend dargestellt (Abb.11). Abb. 12 zeigt einige Beispiele der in diesem Kapitel besprochenen Behandlungsmöglichkeiten im Bild. Nachdem wir gezeigt haben, wie sich die allgemeine Behandlung geschlossener Knochenbrüche im Wandel der Medizingeschichte entwickelt hat, wollen wir uns im folgenden Kapitel noch speziell der Therapie der Calcaneusfraktur zuwenden.

Abb. 11: Prinzipien der Frakturbehandlung

Allg.	Immobilisierung				
	Trockener Schienenverband	erhärtender Klebeverband	Gipsverband		
Spez.			Extension		
				Osteosynthese	
					Endoprothetik
Zeit	5. Jh. v. Ch.-7. Jh. n. Ch.	9. Jh.	14. Jh.	19. Jh.	20. Jh.

[447] Bischoff 2004, 4-8. Jahrestagung der Dt. Gesellschaft für Unfallchirurgie (DGU), Orthopädie (DGO), sowie Orthopädie und Orthopädische Chirurgie (DGOOC), Berlin 19.-24. Oktober 2004.
[448] Weise 2004, 230-231.

Abb. 12: Verschiedene Arten der Frakturbehandlung (nach Bruns 1886 u. Povacz 2000)

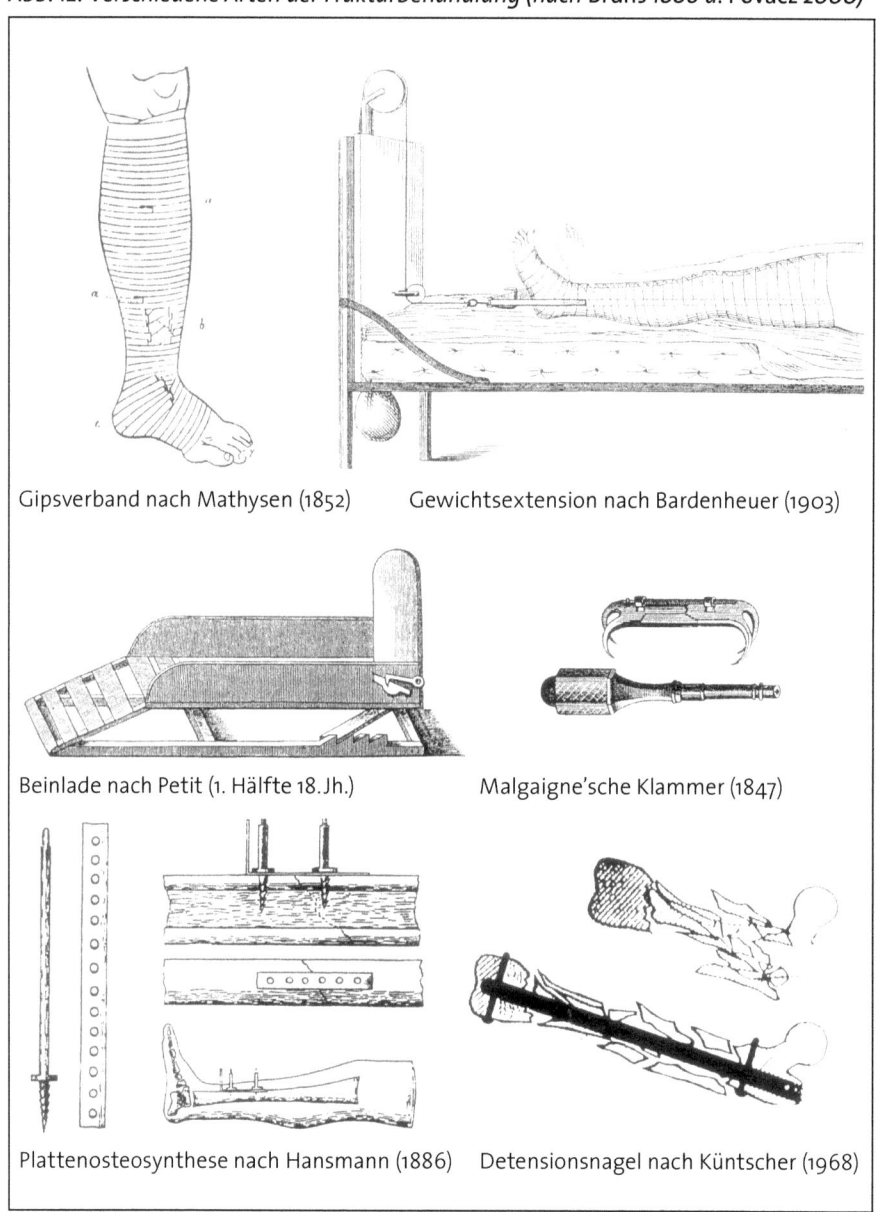

1.2.2.5. Therapie der Calcaneusfraktur

Langs Fallbeitrag behandelt einen isolierten Rißbruch des Tuber calcanei (Fersenbeinhöcker).

Definition
Unter einer Abrißfraktur versteht man die Absprengung eines Knochenstücks im Bereich ansetzender Bänder und Sehnen aufgrund einwirkender Zugkräfte (z.B. Ausriß des Olekranon, der Patella, des Tuber calcanei).[449]

Einteilung
Von den über zwanzig verschiedenen Klassifikationen der Calcaneusfraktur werden die Einteilungen nach *Vidal* bzw. nach den Richtlinien der AO am häufigsten gebraucht.

Einteilung nach *Emile Vidal* (1825-1893):[450]
Typ I: glatte Fraktur ohne Beteiligung des Unteren Sprunggelenks (USG)
- Spalt-/Querbruch ohne Dislokation
- Abrißfraktur der Achillessehne am Calcaneus mit Dislokation (= Entenschnabelfraktur)

Typ II: glatte Fraktur mit Beteiligung des USG, geringe Dislokation

Typ III: Trümmerfraktur mit erheblicher Zerstörung des USG (= Kompressionsfraktur).

Einteilung der AO:[451]
B 1: periphere Fraktur (extraartikulär)
- B 1/1 Fraktur des Processus anterior calcanei
- B 1/2 Fraktur des Tuber calcanei
- B 1/3 Fraktur des Tubermassivs

B 2: intraartikuläre Fraktur des USG ohne Impression
- B 2/1 Abscherfraktur des Sustentaculum tali
- B 2/2 Prä-/trans-thalamischer Spaltbruch

B 3: intraartikuläre Fraktur des USG mit Impression (Kompressionsfraktur)
- B 3/1 vertikale Impression (~ tongue type)
- B 3/2 horizontale Impression (~ joint-depression type)
- B 3/3 Zertrümmerung.

---

[449] Pschyrembel 1994, 6.
[450] Müller 1994, 335.
[451] Reeh 1996, 25-27.

Traumatologie

Prävalenz und Pathomechanismus

Die Calcaneusfraktur ist der häufigste Bruch der Fußknochen (Prävalenz ~ 1,5 %).[452] In der meisten Zahl der Fälle handelt es sich um intraartikuläre Frakturen (75 %) durch Sturz/Sprung aus großer Höhe, während extraartikuläre Frakturen (25 %) den weitaus kleineren Teil darstellen.[453] Dabei ist der Rißbruch durch Zug der Achillessehne mit gleichzeitiger Längsstauchung extrem selten (0,5 % der Calcaneusfrakturen).[454]

Medizinhistorischer Rückblick und Therapie

Knochenbrüche des Fußes wurden von der Antike bis ins 16. Jh. von den meisten Autoren nur sehr allgemein beschrieben. Möglicherweise handelte es sich dabei häufig auch um eine Distorsion des Fußgelenks.[455] Obwohl auf die ungünstige Prognose der Fersenbeinbrüche schon im *Corpus hippocraticum* hingewiesen wird,[456] wurden Rißbrüche erst bei *Paulus von Ägina* im 7. Jh. ausdrücklich erwähnt. »Durch Abreissung von der Oberfläche« entstehe ein »*flottierendes Knochenstück.*« Dabei fehlen jedoch Angaben zur Lokalisation und zur Behandlung.[457] Dem arabischen Arzt *Avicenna* (11. Jh.) galt der Calcaneusbruch als schwer heilbar.[458] Im 16. Jh. wurde der Rißbruch bei *Tagault* und *Paré* genannt.[459] Letzterer schrieb dazu, bisweilen sei bei Frakturen bloß ein Stück von der Oberfläche abgebrochen, »*comme une escaille séparée*« (esquille = *franz.* Knochensplitter).[460]

Die eigentliche Literatur der Calcaneusfraktur beginnt erst im 18. Jh. mit der ersten genauen Beschreibung der Rißfraktur (fracture par arrachement) durch den französischen Chirurgen *Garengeot* (1720).[461] Durch Fall in einen Rinnstein hatte sich der Patient den hinteren Teil des Fersenbeins gebrochen. Der Verletzungsvorgang beruhte nach der Meinung von *Jean L. Petit* auf der starken Muskelkontraktion. Da das Knochenfragment disloziert war, entschloss man sich zur Achillotenotomie (Durchschneidung der Achillessehne) und Entfernung des dislozierten Bruchstücks. Die Sehne heilte ohne Naht wieder zusammen, sodass der Patient angeblich ebenso gut wie zu-

---

[452] Drewke 1913, 5. Müller 1994, 335.
[453] Crosby, Kamins 1991, 501.
[454] Böhler Bd. II 1941, 1398 und 1403-1404.
[455] Gurlt Bd. III 1964, 594.
[456] Voeckler 1906, 186. Mertens 1901, 899.
[457] Puschmann Bd. I 1902-1905, 556. Gurlt Bd. I 1964, 584.
[458] Voeckler 1906, 186.
[459] Gurlt Bd. III 1964, 575.
[460] Gurlt Bd. III 1964, 749. A. Paré: Oevres, Livre VIII, Cap. 1.
[461] Drewke 1913, 13. Albrecht 1998, 6.

vor gehen konnte.⁴⁶² Im Gegensatz zu diesem frühen operativen Vorgehen war die Therapie der Calcaneusfraktur auf Grund fehlender diagnostischer Möglichkeiten bis ins 19. Jh. von einem gewissen Nihilismus geprägt und bestand vorwiegend aus Ruhigstellung mit feuchten Verbänden oder Lagerung auf einer Schiene (*J.L. Petit* [1674-1750], *P.J. Desault* [1744-1795], *M.F.X. Bichat* [1771-1802], *J. Lisfranc* [1790-1847],

B. Cooper [1835]).⁴⁶³ Noch im 18. Jahrhundert wurde eine knöcherne Heilung bei Frakturen mit Diastase infolge Muskelzugs für unmöglich gehalten. Der Direktor der französischen Académie Royale, *G.B.P. Pibrac* (1693-1771), setzte sogar einen Preis von 100 Louis d'or für denjenigen aus, dem dieses Kunststück gelänge.⁴⁶⁴

Mitte des 19. Jh. begannen mit *Malgaigne* die ersten Versuche einer systematischen Einteilung der Calcaneusfrakturen. Er unterschied nur zwei Arten (Längs- und Querbruch) und analysierte den Frakturmechanismus anhand von Sektionsbefunden. Hatte man vorher die meisten Calcaneusfrakturen als Rißfrakturen angesehen, so rückte mit *Malgaigne* die »fracture par écrasement«, die Kompressionsfraktur (später Malgaigne'sche Fraktur, tongue-type fracture) für ein halbes Jahrhundert ins Zentrum des Interesses.⁴⁶⁵ *Malgaigne* empfahl eine Ruhigstellung für 6-7 Wochen, *Gurlt* für 9 Wochen.⁴⁶⁶

Zur gleichen Zeit führte der amerikanische Chirurg *Le Gros Clark* mit der Extensionsbehandlung im Guttaperchaverband (1855) ein neues Therapieprinzip bei der Rißfraktur ein.⁴⁶⁷

1880 empfahl der französische Chirurg *V. Paszkowski* erstmals die Ruhigstellung der Kompressionsfraktur im Gipsverband. Bis Ende des 19. Jh. blieb die konservative Therapie die bevorzugte Behandlungsweise, sodass Calcaneusfrakturen fast immer mit Defekt heilten.⁴⁶⁸

1882 gelang dem schottischen Arzt *C. Bell* die Reposition der Fragmente bei einer offenen Fraktur.⁴⁶⁹ Durch die neueingeführte Narkose und Antiseptik war es dem Prager Chirurgen *Carl Gussenbauer* 1888 möglich geworden, einen Rißbruch des Calcaneus (Querbruch), bei dem das ausgerissene Kno-

---

⁴⁶² Maydl 1882, 114-115.
⁴⁶³ Drewke 1913, 13. Lindsay, Dewar 1958, 555. Crosby, Kamins 1991, 502. Albrecht 1998, 6-10.
⁴⁶⁴ Povacz 2000, 33.
⁴⁶⁵ Drewke 1913, 13 und 41. Albrecht 1998 6-10. *J.F. Malgaigne*: »Les fractures et les luxations ». Journal de chirurgie 1843. und *J. Nadal*: »Du méchanisme de la fracture du calcaneum ». Thesis, Paris 1843.
⁴⁶⁶ Drewke 1913, 40. Voeckler 1906, 206.
⁴⁶⁷ Clark Le Gros 1855, 403-404.
⁴⁶⁸ Crosby, Kamins 1991, 501-509.
⁴⁶⁹ Lindsay, Dewar 1958, 555.

chenfragment durch Zug der Achillessehne um 5 cm nach kranial disloziert war, auf semioperativem Weg zu behandeln. Er führte eine geschlossene Reposition durch, indem er das Knochenfragment mit einem Langenbeck'schen Haken nach unten zog und mit einem perkutan eingebrachten Nagel fixierte. Nach Ruhigstellung in der *Petit'schen* Schiene für 6 Wochen erfolgte die Entfernung des Nagels.[470]

Die eigentliche operative Phase bei der Behandlung der Calcaneusfraktur setzte allerdings erst nach der Entdeckung der Röntgen-Strahlen ein, die zu einem neuen Verständnis der Pathomechanik beitrug. Das angestrebte Therapieziel wurde nunmehr in einer möglichst genauen anatomischen Wiederherstellung gesehen.[471] Es folgten zahlreiche Versuche, die Calcaneusfrakturen nach neuen Gesichtspunkten einzuteilen: nach anatomischen, nach der Art der Entstehung, nach klinischen Symptomen u.a.m., die mit unterschiedlichen Therapieempfehlungen einhergingen.[472] *Voeckler* (1906) unterschied Kompressionsbrüche von Rißbrüchen; letztere teilte er in quere Rißbrüche (Verlauf der Frakturlinie von hinten oben nach vorne unten) und Tuberausrisse (Verlauf der Frakturlinie von hinten unten nach vorne oben, typische Rißfraktur) ein. Während er für Kompressionsbrüche noch die konservative Therapie (im Gips- oder Extensionsverband) empfahl, gab er für Rißbrüche optional neben der konservativen Therapie im Heftpflasterverband die operative Therapie mittels Knochennaht an.[473]

Die ersten Röntgenbilder von Calcaneusfrakturen wurden bereits Ende des 19. Jh. veröffentlicht (*Porges* 1898, *Neuschäfer* 1899, *Tuffier* und *Desfosses* 1899, *Helbing* 1901, *Mertens* 1901). Gestützt auf die Röntgenbefunde entfachte sich eine Diskussion um den Pathomechanismus, die kontrovers geführt wurde. Während das eine Lager die Ansicht vertrat, dass die Bruchlinie nur parallel zu den Knochenbälkchen verläuft (*Helbing*, *Tuffier* und *Desfosses*), plädierten die anderen für einen Verlauf auch schräg zu den Knochenbälkchen (*Mertens*). Daneben wurde darüber gestritten, ob die Ursache der Rißfraktur allein in der starken Muskelkontraktion der Wadenmuskulatur (*Gussenbauer, Mertens*), oder zusätzlich in einer Längsstauchung zu sehen war (*Maydl, Porges*). *Mertens*, der an der Universitätsklinik *Trendelenburgs* arbeitete, glaubte ersteres damit zu beweisen, dass Kompressionsfrakturen, die durch Stauchung enstanden, immer röntgenologische Veränderungen in der Substantia spongiosa aufwiesen, die bei reinen Rißfrakturen fehlten.[474]

---

[470] Gussenbauer 1888, 1-2.
[471] Albrecht 1998, 6-10.
[472] Drewke 1913, 13-16.
[473] Voeckler 1906, 175-210.
[474] Mertens 1901, 902-904.

Die erste offene Reposition einer Kompressionsfraktur (operative Freilegung einer geschlossenen Fraktur durch lateralen Zugang) führte *Morestin* (1902) in Frankreich aus;[475] während die amerikanischen Chirurgen *F.J. Cotton* und *L.T. Wilson* die geschlossene Reposition wählten. Mit Hilfe einer Stahlsonde führten sie eine Extension der Knochenfragmente des Fersenbeinkörpers durch.[476] Auf ähnliche Weise hatte *Becker* (1906) ebenfalls eine Kompressionsfraktur perkutan mit einem Elevatorium geschlossen reponiert und anschließend mit einem Bohrer fixiert. Ursprünglich hatte er die Absicht ein Loch zu bohren, in das er anschließend einen Nagel treiben wollte. Intraoperativ schien es ihm zu riskant den Bohrer wieder zu entfernen, sodass er ihn für 6 Wochen in der gleichen Stellung beließ.[477] Da es bei intraartikulären Frakturen häufig zu einer traumatischen Arthritis mit chronischen Arthralgien kam, versuchte der deutsche Chirurg *A. van Stockum* dieser Komplikation durch eine primäre Arthrodese (Gelenkversteifung) des talo-calcanear-Gelenks (1912) zuvorzukommen. In Amerika führte *H.R. Conn* sogar eine Tripel-Arthrodese durch (talo-calcanear-, talo-navikular- und calcaneo-cuboid-Gelenk, 1926). Dieses Verfahren wurde noch bis Mitte des Jahrhunderts ausgeführt (*W.E. Gallie* 1943, *I.L. Dick* 1953). Heute wird es nur noch bei schweren Mehrfachfrakturen eingesetzt.[478]

Nachdem jahrhundertelang die konservative Therapie die einzig mögliche Behandlungsform dargestellt hatte, setzte sich für intraartikuläre Frakturen Anfang des 20. Jh. neben der konservativen Therapie (*Bähr* 1895, *Voeckler* 1906, *Tietze, Lange* 1907: Extension nach *Bardenheuer*)[479] zunehmend die geschlossene Reposition als semioperative Behandlung durch (*Becker* 1906, *Böhler* 1929, *Westhues* 1934, *Essex-Lopresti* 1952).[480] Maßstäbe setzte dabei *Böhler*. Er hatte *Cottons* Methode verfeinert. Nach der Reposition mittels eines Schraubenzugapparats (zum Ausgleich des Achsenknicks in Vertikale und Horizontale) und einer Fersenbeinzwinge (zur seitlichen Reposition der Fragmente) wurde die Fraktur für 3-6 Wochen durch Extension mit 3 kg belastet. Anschließend folgte für 9-14 Wochen eine Fixierung im Gehgips. *Böhler* teilte die Calcaneusfrakturen in acht Gruppen ein, die eine Beziehung zwischen Frakturtyp und Prognose erlaubten. Als erster hatte er auf die Bedeutung der Korrektur des Tubergelenkwinkels für ein gutes funktionelles Ergebnis hingewiesen (Normalwert des Böhler-Winkels = 27-33°,

---

[475] Crosby, Kamins 1991, 501-509. Reeh 1996, 1-3.
[476] Lindsay, Dewar 1958, 555. Crosby, Kamins 1991, 501-509.
[477] Drewke 1913, 34-36.
[478] Lindsay, Dewar 1958, 555. Crosby, Kamins 1991, 506.
[479] Drewke 1913, 28-34.
[480] Crosby, Kamins 1991, 501-509.

bei Fraktur vermindert).[481] *Böhlers* Methode blieb für mehrere Jahrzehnte die Methode der Wahl.[482]

Der englische Chirurg *Essex-Lopresti* unterschied bei intraartikulären Frakturen zwei Typen. Für die sog. »tongue-type fracture« empfahl er die geschlossene Reposition und Nagelung (Entfernung des Nagels nach 4-6 Wochen); eine Therapieform die bis heute angewandt wird. Für die »joint-depression fracture« riet er zur offenen Reposition und Nagelung. Die offene Reposition wurde in der zweiten Hälfte des 20. Jh. allgemein akzeptiert. Nach *Morestin* (1902) hatte *M.R. Leriche* mit dieser Methode die intraartikuläre Fraktur durch eine Stahlplatte fixiert (1913). *P. Wilmoth* (1931) führte nach der offenen Reposition eine Spongiosaplastik durch autologe Transplantation eines Tibiateilstücks durch. Der schwedische Arzt *I. Palmer* (1948) verwendete zur Knochenunterfütterung ein Stück der Darmbeinschaufel (Os ilii). Diese Methode konnte sich jedoch nicht durchsetzen. Ende der fünfziger Jahre wählte der amerikanische Chirurg *Mc Reynolds* den medialen Zugang bei der offenen Reposition (1958). Heute wird ein medio-lateraler Zugang bevorzugt. Da statistische Untersuchungen schlechte Ergebnisse der offenen Reposition aufzeigten, wandte man sich ab den sechziger Jahren wieder der konservativen Therapie mit frühfunktioneller Übungsbehandlung zu. Auch *Essex-Lopresti* empfahl für alle nicht dislozierten Frakturen und alle älteren Patienten die frühfunktionelle Therapie. Durch den Einsatz der CT-Scanner, die zu einem erweiterten Verständnis des Frakturmechanismus führten, und durch die zunehmende Verbesserung der Operationstechnik setzte ab den achtziger Jahren wieder ein Trend zur operativen Therapie intraartikulärer Calcaneusfrakturen ein.[483] Da es über zwanzig verschiedene Klassifikationen und fast ebensoviele Bewertungsschemata zur Beurteilung der Therapie gibt, hat sich keine einheitliche Behandlungsweise durchsetzten können, obwohl die operative Therapie mit interner Fixation der konservativen Therapie i. d. R. überlegen ist.[484]

Anders als bei intraartikulären Frakturen hat sich für Rißfrakturen des Calcaneus relativ bald die operative Methode durchgesetzt. In einer zusammenfassenden Darstellung von achtzehn aus der Literatur bekannten Rißfrakturen (Zeitraum 1720-1878), die alle auf konservativem Weg behandelt worden waren (Tenotomie, Binden, Kompressen, Schienen) kam *Karl Maydl* (1853-1903) schon 1882 zu dem Schluß, dass für Achillessehnenrupturen und Fersenbeinfrakturen mit bedeutender Dislokation der

---

[481] Böhler 1929, 723-732.
[482] Reeh 1996, 1-3.
[483] Crosby, Kamins 1991, 501-509.
[484] Albrecht 1998, 103.

Fragmente die Sutur mit Silberdraht (sutura = *lat*. die Naht) die beste Methode sei. Dabei geht aus der Formulierung nicht eindeutig hervor, ob er das operative Verfahren nur auf die Sehnennaht oder auch auf eine Knochennaht bezieht.[485] *Gussenbauer* hatte, wie oben besprochen, 1888 einen queren Rißbruch semioperativ durch eine perkutane Nagelung versorgt. Zehn Jahre später wagte *Neuschäfer* (1899) bei derselben Fraktur die operative Therapie, nachdem ein Versuch der geschlossenen Reposition durch Tenotomie mißlungen war. Er fixierte das abgesprengte Knochenfragment mit einer Catgutnaht. Anschließend stellte er das Bein in Spitzfußstellung bei gebeugtem Knie ruhig, da in dieser Stellung der geringste Zug auf die Fraktur ausgeübt wird. Die Patientin (»*Frau Lehrer R., 58 jährig, von schwerem Körpergewicht, einen Korb mit nasser Wäsche tragend, war in eine Grube gestürzt*«) konnte nach 3,5 Monaten geheilt entlassen werden.[486] *Gelinsky* versorgte einen queren Rißbruch an der Berliner Charité mit geschlossener Reposition (1913). In Äther-Chlorophormnarkose fixierte er das abgerissene Fragment mit einem Silberdraht, den er perkutan über (nicht durch) den Knochen führte, sodass seine Enden außen verbunden werden konnten. Nach zweiwöchiger Extensionsbehandlung mit mehreren Pfund Gewicht legte er einen Gehgips an. Der Draht wurde nach vier Wochen herausgezogen. Nach anschließender dreiwöchiger Behandlung im Gehgips folgte eine medico-mechanische Therapie mit Massagen und Gehübungen im orthopädischen Stiefel. Die knöcherne Heilung war erst nach 4,5 Monaten eingetreten.[487]

Es gibt nicht allzuviele Beispiele reiner Rißbrüche (sog. Entenschnabelfrakturen) in der Literatur, da sie – wie alle Autoren übereinstimmen – sehr selten sind. Trotzdem noch Anfang des 20. Jh. konservative Therapieempfehlungen abgegeben wurden (*Fuchsig* 1902: Fixation im Blaubindenverband mit/ohne Tenotomie[488]; *Helbing* 1907: Kombination aus Heftpflasterstreifenverband und Gipsverband, mit schlechtem Heilungsergebnis[489]), hatte *R. Porges* bereits 1898 die operative Therapie als zukunftsweisend

---

[485] Maydl 1882, 109-122. »*In beiden Fällen halten wir die Sutur (evtl. nach Blosslegung) der getrennten Theile für einen gerechtfertigten und der Schwere der Verletzung, resp. Functionsstörung, entsprechenden Eingriff. Unter der Listerschen Behandlung haben diese Verfahren die ihnen früher ohnehin nur angedichteten Schrecken verloren, und die Beispiele der neueren Zeit tragen nach jeder Richtung hin bei, die Sutur zum normalen Vorgang bei obigen Zuständen zu machen; auf alle Fälle ist die Zeit der Bandagen ...vorüber!*«
[486] Neuschäfer 1899, 605-606.
[487] Gelinsky 1913, 809-812.
[488] Fuchsig 1902, 1121-1127.
[489] Helbing 1907, 489-498.

erkannt.[490] Gestützt auf die damals brandneue Röntgendiagnostik, hatten die französischen Chirurgen *Th. Tuffier* und *P. Desfosses* im selben Jahr einen Entenschnabelbruch offen reponiert und durch eine Knochennaht fixiert (1898). Eine fieberhafte Infektion und Knochennekrose machte die Entfernung des Silberdrahts notwendig. Trotzdem heilte die Fraktur mit funktionell gutem Ergebnis. Ausdrücklich hoben die Autoren die Bedeutung der X-Strahlen für das Verständnis des Frakturmechanismus und für die Überprüfung des Operationsergebnisses hervor.[491]

In den ersten Jahrzehnten des 20. Jh. behielt die konservative Therapie für Rißfrakturen neben der Operativen noch ihre Gültigkeit. In dem weitverbreiteten Chirurgielehrbuch von *Wullstein* (1919) wird noch die konservative Therapie empfohlen.[492]

Mit der neuen Einteilung der Calcaneusfrakturen in acht Gruppen durch *Böhler* verbanden sich jeweils spezielle therapeutische Konsequenzen. Während er in der 4. Auflage (1933) seines Lehrbuchs zur Knochenbruchbehandlung für Entenschnabelfrakturen nur die geschlossene Reposition durch Fingerdruck und anschließende konservative Therapie im Gipsverband nannte,[493] differenzierte er die Behandlung in der 7. Auflage (1941). Für Brüche oberhalb des Ansatzes der Achillessehne empfahl er weiterhin die konservative Therapie. Bei reinen Rißbrüchen durch Muskelzug betonte er die Notwendigkeit der operativen Therapie (offene Reposition und Fixation mit Drahtnaht).[494] Heute ist die semioperative/operative Therapie (geschlossene/offene Reposition) mit Spickdrähten oder Schrauben für dislozierte Rißbrüche die bevorzugte Methode.[495] Tab. 5 faßt abschließend die Entwicklung der Therapie bei Calcaneusfrakturen zusammen.

---

[490] Porges 1898, 174-178. »*Von Verbänden allein ist eine gute Heilung nicht zu erwarten; es wird sich in Zukunft empfehlen, bei den entenschnabelartigen Fersenbeinbrüchen...auf operativem Wege die Fragmente aneinander zu fixieren, um auf diesem Wege eine Restitutio ad integrum herbeizuführen.*«

[491] Tuffier, Desfosses 1898 177-178. Offenbar haben die meisten Autoren, die diese Publikation zitieren (Voeckler 1906, Drewke 1913, Helbing 1907), sich nicht die Mühe gemacht die französische Originalarbeit auszuheben, da der erste Autor seit einem Übersetzungsfehler in der deutschen Presse unter dem Namen **Duffier** registriert wird – Duffier, Desfosses 1933, 1390.

[492] Wullstein, Wilms 1919, 344.

[493] Böhler 1933, 622-623.

[494] Böhler 1941, 1409-1410.

[495] Müller 1994, 335-336. Reeh 1996, 49. Zwipp 1999, 547. Thielemann 2004, 327-331.

Tabelle 5: Behandlung der Calcaneusfraktur

Zeit	Therapieform	Behandlungsprinzip
Antike bis 18.Jh.	konservativ	Immobilisierung
19.Jh.:	konservativ	Immobilisierung
ab 1855		Extension
ab 1888	semioperativ	geschlossene Reposition und Osteosynthese
20.Jh.:	konservativ	
ab 1902	operativ	offene Reposition und Osteosynthese
ab 1912	operativ	Arthrodese

Bevor wir *Langs* Beitrag bewerten und eine Interpretation der Frakturbehandlung versuchen, wollen wir in zwei kurzen Kapiteln noch beleuchten, wie sich die Ansicht von der natürlichen Knochenheilung im Laufe der Jahrhunderte wandelte und welche Komplikationen bei Frakturen beobachtet wurden.

1.2.2.6. Frakturheilung

Nach der heute gültigen Meinung werden zwei Formen der Frakturheilung unterschieden. Wenn der Frakturspalt sehr schmal ist, bzw. bei absoluter Stabilität (wie sie durch bestimmte osteosynthetische Verfahren mit Kompression erreicht wird), kommt es zur primären Frakturheilung (= direkte Frakturheilung). Dabei wird der Frakturspalt direkt mit Knochensubstanz (Osteone) durchbaut, ohne dass es zur Kallusbildung kommt. Ist der Frakturspalt dagegen breiter, bzw. bei relativer Stabilität (wie sie bei konservativer Therapie, aber auch bei einigen überbrückenden osteosynthetischen Verfahren erzielt wird), sprechen wir von der sog. sekundären Frakturheilung (= indirekte Frakturheilung). Hierbei bildet sich aus dem am 1.- 2. Tag entstandenen Frakturhämatom durch Einsproßung von Fibroblasten zunächst ein bindegewebiger Kallus (2.- 8. Tag). Dieser differenziert sich in der 2.- 4. Woche zu einem vorläufigen knöchernen Kallus (Fixationskallus aus Geflechtknochen, durch Osteoblasten gebildet), der sich bei Belastung innerhalb der 4.- 6. Woche in stabilen Lamellenknochen umwandelt (endgültiger knöcherner Kallus). Die Kallusbildung (callus = *lat.* Schwiele, harte Haut) geht vom Bindegewebe der Knochenhaut aus (periostale Ossifikation).[496]

Zu früheren Zeiten hatte man sich gänzlich andere Vorstellungen von der Frakturheilung gemacht. In der Antike wurde das Knochenmark (medulla ossis) als Ort der Knochenneubildung angesehen. Die mittlere Dauer der Kallusbildung (sog. porus sarcoides) wurde für die einzelnen Knochen

---

[496] Leonhardt 1985, 119-132. Müller 1994, 281. Weise 2004, 228.

Traumatologie

genau angegeben: 15 Tage für den Unterarm, 20 Tage für den Oberarm und Unterschenkel, 25 Tage für den Oberschenkel (*Corpus hippocraticum*, *De Medicina* des *Celsus*).[497] *Galen* glaubte an einen Saft, der den Frakturenden entströmte (sog. succus ossificus) und die Bruchenden wie Leim vereinigte, wenn er zu Kallus erstarrte.[498]

Im Mittelalter wurde der Kallus bei den Arabern Alrosboth = Zwischenwachs genannt. *Avicenna* beobachtete, dass der knöcherne Kallus aus einer kartilaginösen Vorstufe hervorging und verglich die Vereinigung der Bruchenden mit dem Zusammenlöten zweier Metallstücke.[499] Auch aus der Zeit der Renaissance besitzen wir nur spärliche Mitteilungen über die Kallusbildung. Man hielt sich an die antiken Vorstellungen vom Knochenleim (*Paré*). Auch die Angaben zur Dauer der Kallusbildung stimmen mit denen der Autoren aus dem Altertum überein (*Tagault*).[500]

Erst im 17. Jh. wurden neue Theorien zur Frakturheilung aufgestellt. Durch Versuche an Fröschen war *A. de Heyde* 1686 zu der Überzeugung gelangt, dass der Kallus durch Organisation extravasierten Blutes entstand, während *J. L. Petit* an einen Erguß von Lymphe aus den Bruchenden glaubte, der zu Kallus erstarrt und später verknöchert.[501]

Es ist wohl kein Zufall, dass entscheidende Impulse zur Lehre der Knochenheilung zu der Zeit gegeben wurden, als durch die Aufklärung die experimentellen Naturwissenschaften aufblühten. Es war ein Botaniker, *H. L. Duhamel-du-Monceau* (1700-1782), der im 18. Jh. durch experimentelle Untersuchungen an Tauben erstmals die knochenbildende Fähigkeit des Periosts erkannt hatte (1739[502]/1741[503]). Auch die Epiphysenfugen als Sitz des Längenwachstums wurden von ihm beschrieben. Daneben gab es weiterhin Anhänger der antiken Theorien vom succus ossificus, der sich aus den Gefäßen des Knochenmarks in den Frakturspalt ergießt. *A. von Haller* verknüpfte die antike mit der arabischen Anschauung. Seine Vorstellung war, dass der »Knochenleim« zunächst verknorpelt und schließlich vollständig verknöchert. Er verneinte eine Beteiligung des Periosts. Aber auch die Hypothese der angiogenen Kallusbildung von *Heyde* fand weiter ihre Befürworter (*J. Hunter*, *Howship* und *Meckel*).[504] Ende des 18. Jh. stellte *Bonn* in Analogie zur Narbenbildung die Hypothese auf, dass der Kallus durch

---

[497] Gurlt Bd. I 1964, 282.
[498] Bruns 1886, 173-174. Ecke, Stöhr, Krämer 1973, 210. Povacz 2000, 27.
[499] Gurlt Bd. I 1964, 656. Gurlt Bd. III 1964, 576.
[500] Gurlt Bd. II 1964, 646 und 749. Gurlt Bd. III 1964, 576.
[501] Bruns 186, 174-175. Puschmann Bd. III 1902-1905, 107.
[502] Ecke, Stöhr, Krämer 1973, 211.
[503] Puschmann Bd. III 1902-1905, 107.
[504] Bruns 1886, 174-175. Ecke, Stöhr, Krämer 1973, 211.

Granulationen aus den Bruchenden entstehe (1783); so berühmte Ärzte wie *Bichat* und *Larrey* schlossen sich seiner Meinung an.[505]

In der ersten Hälfte des 19. Jh. erweiterte *Dupuytren* die Lehre *Duhamels*, indem er für die Kallusbildung nicht allein das Periost, sondern auch die Bruchenden und die umgebenden Weichteile verantwortlich machte (1820). Er prägte den Begriff des provisorischen und definitiven Kallus. Gestützt auf anatomische und klinische Untersuchungen gab er für die Bildung des vorläufigen Kallus eine Zeitdauer von 30-40 Tagen an, während der endgültige Kallus sich erst nach 3-4 Monaten ausbilde (vollständige Ausbildung erst nach 8-12 Monaten).[506] Wenige Jahre später wies *Lambrou* erstmals darauf hin, dass eine Fraktur auch ohne Kallusbildung durch direkte Vereinigung der Bruchstücke heilen könnte. Er nannte diese Form der Heilung »Ossification interosseuse« (sie entspricht dem heutigen Begriff der primären Frakturheilung).[507] Mit der Begründung der Zellularpathologie durch *Rudolf Virchow* (1821-1902) und dem damit einhergehenden Aufschwung der Histologie, wurde das Augenmerk in der zweiten Hälfte des 19. Jh. auf die einzelnen Zellen gelenkt. *Virchow*, aber auch *Volkmann*, *Gurlt* und *Billroth* bestätigten die Ansicht *Dupuytrens* von der Kallusbildung aus Periost, Knochenmark und Weichteilen. Dabei betonten sie allerdings die Bedeutung der Zelle: erst die Proliferation präexistenter Zellen mache die Kallusbildung möglich. *Karl von Rokitansky* (1804-1878) schrieb dagegen allein dem Knochengewebe die wesentliche Rolle bei der Kallusbildung zu. Trotz der neuen histologischen Möglichkeiten waren die Kenntnisse über die Dauer der endgültigen knöchernen Heilung nach wie vor ungenügend.[508] 1867 beschrieb der Anatomieprofessor *Carl Gegenbaur* (1826-1903) als erster die innersten Zellen der Knochenhaut. Wegen ihrer knochenbildenden Fähigkeit nannte er sie Osteoblasten (osteo = gr. Knochen; blastayo = gr. wachsen). Obwohl schon *Duhamel* 150 Jahre zuvor auf die Knochenbildung aus dem Periost hingewiesen hatte, war die Determinierung der sog. Osteoblastenlehre erst jetzt möglich.[509] Dabei unterschieden ihre Anhänger die direkte Umwandlung periostaler Zellen zu Osteoblasten, bzw. die indirekte über ein knorpeliges Zwischstadium (*P. Bruns, Hofmokl, Strawinski, Maas, Lossen* u. a.).[510]

---

[505] Bruns 1886, 175. Puschmann Bd. III 1902-1905, 107.

[506] Bruns 1886, 176. Puschmann Bd. III 1902-1905 107. Ecke, Stöhr, Krämer 1973, 211. Povacz 2000, 28.

[507] Povacz 2000, 28.

[508] Bruns 1886, 177-178. Puschmann Bd. III 1902-1905, 107. Povacz 2000, 28.

[509] Bruns 1886, 200-210. Puschmann Bd. III 1902-1905, 107. Ecke, Stöhr, Krämer 1973, 211.

[510] Puschmann Bd. III 1902-1905, 107.

Tabelle 6: Theorien zur Frakturheilung

Zeit	Autor	Kallusbilungsort
Antike	Celsus	Knochenmark (medulla ossis) > porus sarcoides
	Galen	Knochenmark (medulla ossis) > succus ossificus
Mittelalter	Avicenna	Knorpelvorstufe > Alrosboth =Zwischenwachs
Neuzeit: 1686	de Heyde	Extravasiertes Blut
	Petit	Lymphe
1739	Duhamel	Periost
1783	Bonn	Granulationen aus Bruchenden
1820	Dupuytren	Periost + Bruchenden + Weichteile; Provisorischer / endgültiger Kallus
	Lambrou	Ossification interosseuse
1850	Virchow	Periost + Knochenmark + Weichteile
	Rokitansky	Knochengewebe
1867	Gegenbaur	Osteoblasten; direkte / indirekte Knochenbildung
	P. Bruns u. a.	Osteoblastenlehre
1912	Baschkirzew Petrow	Metaplasielehre
1958 1964	Goldhaber Ecke	Nachweis der Richtigkeit beider Lehren
1980		Primäre Frakturheilung: periostale Zellen > Osteoblasten Sekundäre Frakturheilung: Fibro- > Chondro- > Osteoblasten

Anfang des 20. Jh. widersprachen die St. Petersburger Forscher *Baschkirzew* und *Petrow* der Osteoblastenlehre. Sie glaubten nicht an die knochenbildende Fähigkeit des Periosts, sondern an die Knochenneubildung aus mesenchymalem Gewebe (Bindegewebe) durch Metaplasie und begründeten damit 1912 die Metaplasielehre (meta = *gr.* inmitten, zwischen; plassein = *gr.* formen, bilden). Schon 1923 stellte der deutsche Chirurg *August Bier* die These auf, dass Knochen sowohl aus Knochen als auch durch Metaplasie gebildet werden könnte. Es dauerte aber noch bis in die sechziger Jahre des Jahrhunderts bis überzeugend nachgewiesen werden konnte, dass sowohl die Osteoblastenlehre, als auch die Metaplasielehre fakultative/bzw. simultane Wege der Knochenneubildung darstellten (*Goldhaber* 1958, *Ecke* 1964).[511] Bei der primären Frakturheilung bilden die Osteoblasten direkt neues Knochengewebe, während bei der sekundären Frakturheilung der Knochen erst durch Umwandlung aus anderen Geweben -Bindegewebe, Knorpel, Geflechtknochen- entsteht. In der vorangehenden

---

[511] Ecke, Stöhr, Krämer 1973, 211-212.

Tabelle (Tab. 6) werden die verschiedenen Theorien zur Frakturheilung in chronologischer Reihenfolge dargestellt.

1.2.2.7. Komplikationen der Frakturheilung

Im vorigen Kapitel haben wir gesehen, welche Vorgänge im Normalfall ablaufen, damit sich die durch die Fraktur entstandene Kontinuitätsunterbrechung wieder schließt. Aus verschiedenen Ursachen (genetische Disposition, Mangelzustände, unzureichende Therapie etc.), auf die wir hier nicht näher eingehen wollen, können Störungen der Kallusbildung auftreten. Es kann entweder zu einer überschießenden Kallusbildung mit Hypertrophie des Gewebes (Callus luxurians), oder zu einer verminderten Kallusbildung mit Atrophie kommen. Bleibt der Verschluß des Frakturspalts aus, entsteht eine sog. Pseudarthrose (pseudos = *gr.* täuschend, unwahr; arthros = *gr.* Gelenk). Bei überschießender Kallusbildung, aber auch durch unzureichende Ruhigstellung, kommt es zu einer difformen Konsolidierung des Knochens mit Dislokation (Fractura male sanata, Defektheilung, Deformheilung).[512]

Diese Störungen der Frakturheilung waren schon zur Zeit des Altertums bekannt. *Celsus* empfahl im ersten Jahrhundert bei mangelhafter Kallusbildung die Frakturenden aneinander zu reiben (Exasperation; exasperare = *lat.* rauh machen). Durch die mechanische Reizung sollte die natürliche Regeneration angeregt werden. Am 5. Tag erfolgte die Anlegung eines Schienenverbandes. Mit Deformität geheilte Knochenbrüche wurden, solange der Kallus noch weich war, mit den Händen gerade gebogen. War der Kallus bereits hart, wurde nach Öl- und Wassergüssen der Knochen erneut gebrochen (Refraktur) und danach wie eine frische Fraktur behandelt. (*Oribasius*, 4. Jh.).[513] *Paulus von Ägina* (7. Jh.) hielt dagegen das Wiederbrechen für zu gefährlich. Er versuchte den difformen Kallus durch Umschläge aufzulösen und mit der Hand geradezubiegen. War er bereits ganz fest, empfahl er die Abmeisselung.[514]

Auch im Mittelalter hielt man sich an die Ratschläge der antiken Autoren verminderte Kallusbildung durch Friktion (fricare = *lat.* abreiben) zu behandeln. Gleichzeitig sollte durch Umschläge und Pflaster die Durchblutung und damit die Heilung angeregt werden (*Guy de Chauliac*, 14. Jh.). bei Deformheilungen war die Refraktur mit der Hand nach wie vor die bevorzugte Therapie (*Roland, Chauliac, Pfalzpaint, Brunschwig*). Dabei legten die

---

[512] Bruns 1886, 500-543.
[513] Bruns 1886, 603. Puschmann Bd. III 1902-1905, 106-107. Gurlt Bd. III 1964, 584-585.
[514] Puschmann Bd. III 1902-1905, 106. Gurlt Bd. I 1964, 588. Gurlt Bd. III 1964, 585.

deutschen Wundärzte besonderen Wert auf eine 1-2 wöchige Vorkur, durch die der Kallus erweicht werden sollte. Nur wenn das manuelle Geradebiegen auch danach nicht gelang, war das Brechen indiziert. *Girolamo ab Aquapendente* benutzte einen eigenen Apparat, mit dessen Hilfe ihm das allmähliche Geradebiegen einer difform geheilten Unterschenkelfraktur gelang.[515] Einer der berühmtesten Patienten, der sich wegen einer posttraumatischen Fehlstellung einer Refraktur unterzog, war der Gründer des Jesuitenordens, *Ignatius von Loyola* (1491-1556). Als junger Soldat war er bei der Belagerung von Pamplona schwer verwundet worden und hatte sich u. a. eine Oberschenkelfraktur zugezogen. Wegen einer ausgeprägten Fehlstellung ließ er sie erneut brechen. Auch nach dieser Therapie war der Heilverlauf nicht zufriedenstellend, sodass er sich etwas später ein vorstehendes Knochenstück abmeisseln lassen mußte.[516]

Komplikationen dieser Art mögen es gewesen sein, die *Paré* (16. Jh.) dazu führten, bei hartem Kallus von einer Refraktur abzuraten. Ähnlich wie *Paulus von Ägina* versuchte er durch feuchte und erschlaffende Mittel den Kallus zu erweichen, um ihn leichter geradebiegen zu können. Eine verzögerte Kallusbildung führte er auf zu feste Verbände, Ernährungsstörungen oder auf eine unzureichende Ruhigstellung zurück. Deshalb empfahl er durch eine spezielle Wickeltechnik einen künstlichen Blutstau zu erzeugen, in der Annahme damit die Durchblutung der frakturierten Extremität zu fördern. Daneben verordnete er eine Diät zur Steigerung der Kallusbildung.[517] In der zweiten Hälfte des 18. Jh. wurden erstmals operative Verfahren zur Behandlung der Pseudarthrose eingesetzt. *Ch. White* empfahl die Resektion der Bruchenden (1760) mit anschließender Schienung. *Rodgers* riet nach der Resektion die Knochenstümpfe durch eine Knochennaht mit Metalldraht zu vereinigen.[518] Zur Refraktur bei Deformheilungen wurde eine spezielle Maschine eingesetzt, die mittels Zug und Druck die Difformität direkt zerdrückte: der sog. Osteoklast (*Bosch* 1783).[519] Die Osteoklase war neben der Osteotomie (*A. Mayer* 1846, *B. von Langenbeck* 1854) und der Resektion bis Anfang des 20. Jh. in Gebrauch.[520] Zur Behandlung der Pseudarthrose wurden im 19. Jh. eine Anzahl unterschiedlicher Verfahren eingesetzt, die ähnlich der Exasperation/Friktion durch verschiedene Reize die Regeneration anregen sollten. Dazu gehörten:

---

[515] Puschmann Bd. III 1902-1905, 107. Gurlt Bd. II 1964, 98, 194 und 219. Gurlt Bd. III 1964, 585-586.

[516] Povacz 2000, 26-27.

[517] Puschmann Bd. III 1902-1905, 106. Gurlt Bd. II 1964, 756. Gurlt Bd. III 1964, 584-586.

[518] Bruns 1886, 615 und 624.

[519] Bruns 1886, 527, 537 und 542. Puschmann Bd. III 1902-1905, 108.

[520] Wilms 1919, 230-235.

- Skarifikation (scarifare = *lat.* aufritzen) oder Perforation der Bruchenden mit einem scharfen Tenotom
- Durchziehen eines Setaceums (Haarseil, Docht), um durch die iatrogene Erzeugung einer milden Infektion die Reparationsvorgänge zu beschleunigen (*Physick* 1802)
- Injektion reizender Flüssigkeiten wie Jod, Ammoniak, Carbolsäure (*Guyon, Lannelongue*)
- Akupunktur der Zwischensubstanz (*Malgaigne*)
- Elektropunktur der Zwischensubstanz (*Lente*).

Die operative Versorgung der Pseudarthrose durch Eintreiben von Elfenbeinzapfen, Nägeln oder Schrauben wurde von *Dieffenbach, B. von Langenbeck* (1855) und *Senn* (1883) propagiert. Dagegen schlug *J. Wolff* (1864) nach Tierversuchen erstmals ein osteoplastisches Verfahren vor. Die erste Knochentransplantation wegen Pseudarthrose der Ulna wurde zehn Jahre später durch *Nussbaum* ausgeführt (1875).[521] In der ersten Hälfte des 20. Jh. wurde neben der Friktion und den operativen Verfahren (Elfenbeinstift, Nagelung, Drahtnaht) auch das Einspritzen von Eigenblut zur Anregung der Kallusbildung eingesetzt. Difform konsolidierte Frakturen behandelte man durch forciertes Redressement mit der Hand. Wenn dies nicht gelang, führte man die Refraktion durch Schraubendruck mit dem Osteoklasten aus. Als ultima ratio galt die Durchmeißelung.[522] Heute gilt die autologe Spongiosaplastik als die Therapie der Wahl bei atropher Pseudarthrose, während die hypertrophen Formen durch Dekortikation (decorticare = *lat.* abschälen) behandelt werden.[523]

1.2.3. Bewertung des Beitrag Lang zur Calcaneusfraktur

In dem vorausgehenden Kapitel zur speziellen Behandlung der Calcaneusfraktur haben wir den Wandel der Therapiestrategien im Laufe der Jahrhunderte dargestellt. Wie gezeigt, wurden bei den seltenen Rißfrakturen mit Dislokation schon kurz nach Einführung der Aseptik die ersten osteosynthetischen Verfahren eingesetzt (Nagelung durch *Gussenbauer* 1888; Knochennaht durch *Tuffier* und *Desfosses* 1898, sowie *Neuschäfer* 1899). In den Lehrbüchern dieser Zeit wurde noch die konservative Therapie propagiert. So empfahl *Eduard Albert* die Immobilisierung im starren Verband bei Plantarflexion des Fußes und spitzwinkliger Kniebeugung.[524] Obwohl führende

---

[521] Bruns 1886, 603-624. Puschmann Bd. III 1902-1905, 108. Povacz 2000, 27.
[522] Wilms 1919, 230-235.
[523] Weise 2004, 228-229.
[524] Albert 1885, 468-469.

Chirurgen bei dislozierten Rißfrakturen bereits bald die Überlegenheit der operativen Therapie erkannt hatten (*Maydl* 1882; *Porges* 1898), blieb die konservative Behandlung bis in die Zeit, als *Lang* seine chirurgische Ausbildung begann, eine gültige Option (*Fuchsig* 1902; *Helbing* 1907; *Klapp* 1919). In einem der meistbenutzten Lehrbücher seiner Studienzeit wurde ausdrücklich darauf hingewiesen, dass bei Rißfrakturen des Fersenbeinhöckers eine operative Fixation durch Naht oder Nagel i. d. R. nicht notwendig sei. Für eine zufriedenstellende knöcherne Verbindung genüge es, das Knochenfragment herunterzudrücken und den Bruch für drei Wochen in dieser Position ruhigzustellen (*Wilms* 1919).[525] Doch bereits zehn Jahre später wurde in einer Neuauflage des gleichen Lehrbuchs bei starker Dislokation die Notwendigkeit des operativen Vorgehens hervorgehoben (Drahtextension und anschließende Ruhigstellung im Gipsverband für 7-8 Wochen; *Magnus* 1931).[526] Im allgemeinen Teil desselben Buches wurde das Indikationsgebiet der operativen Frakturbehandlung (= blutige Stellungskorrektur) beschränkt auf abgesprengte Knochenstücke und Mehrfachbrüche. Für die übrigen subkutanen (d. h. geschlossenen) Knochenbrüche galt weiterhin die konservative Immobilisierung im Gips- oder Streckverband als die Therapie der Wahl (*Guleke* 1931).[527]

Zum Zeitpunkt der Veröffentlichung von *Langs* Beitrag hatte sich mit *Lorenz Böhler* die operative Therapie der sog. Entenschnabelbrüche durch Fixation mit Drahtnaht und anschließender Ruhigstellung im Gipsverband für sechs Wochen endgültig etabliert.[528] *Böhler* hatte durch eine neue Klassifikation der Fersenbeinbrüche, aber v. a. durch die Bestimmumg des Tuber-Gelenk-Winkels viel zum anatomischen Verständnis der Calcaneusfrakturen beigetra-gen. Er zeigte auch, dass in leichter Plantarflexion des Fußes, bei gleichzeitiger rechtwinkliger Beugung im Kniegelenk (die *Neuschäfer* schon 1899 angewandt hatte [s. S. 129 und in der auch *Lang* den Fuß seiner Patientin ruhigstellte) die Muskelspannung des M. triceps surae am stärksten herabgesetzt und damit der Zug auf den Tuber calcanei in dieser Stellung am geringsten ist (Abb. 13). Als erschwerenden Umstand für die Knochenbruchbehandlung sah er –neben Grunderkrankungen wie Diabetes, Arteriosklerose und Tabes- ein Alter des Patienten über 60 Jahre an.[529]

[525] Wilms 1919, 344. In: Lehrbuch der Chirurgie. Bd. III Extremitäten. Hrsg. v. Wullstein und Wilms. 6. Auflage. Jena 1919

[526] Magnus 1931, 305-306. In: Lehrbuch der Chirurgie. Bd. III Chirurgie der Wirbelsäule, des Beckens und der Extremitäten. Hrsg. v. Wullstein und Küttner. 9. Auflage. Jena 1931.

[527] Guleke 1931. 221-230.

[528] Böhler 1941, 1409-1410.

[529] Böhler 1941, 7 und 1433.

Abb. 13: Muskelspannung des M triceps surae in Abhängigkeit von Streckung und Beugung im Knie- und Sprunggelenk (nach Böhler)
geringste Spannung bei rechtwinklig gebeugtem Knie und Plantarflexion (unten re.)

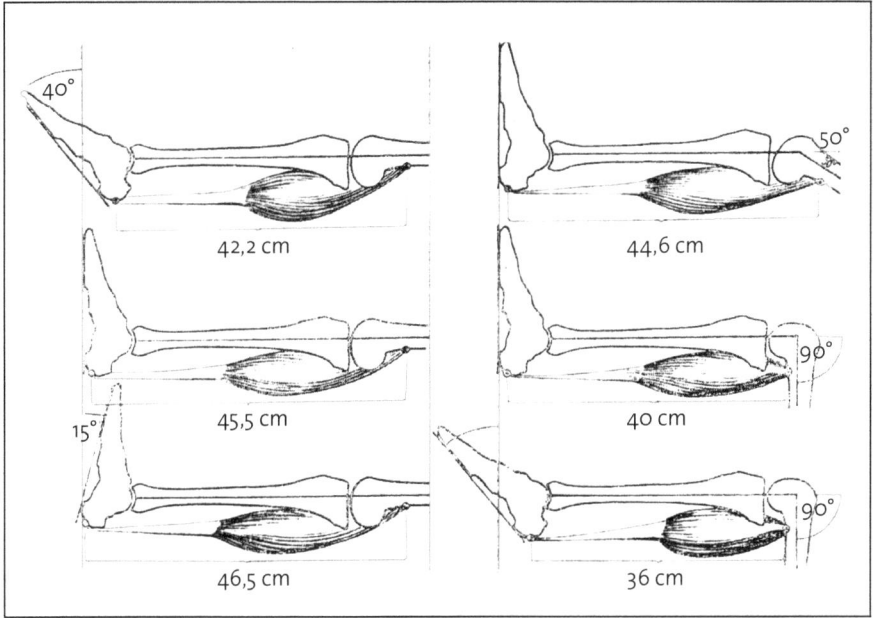

Dies ist wohl auch ein Grund warum *Lang* seine 81-jährige Patientin, die er – wie von *Böhler* empfohlen – mit doppelter Drahtnaht und anschließender Ruhigstellung im Gips behandelte, erst nach 15 Wochen mit zufriedenstellendem Behandlungserfolg entlassen konnte. Zudem hatte sich der Heilverlauf durch eine Haut- und Sehnennekrose erschwert. Heute wäre ein so langer Krankenhausaufenthalt schon aus ökonomischen Gründen kaum vorstellbar. Bei sta-bilen Kreislaufverhältnissen würde die Patientin nach der operativen Versorgung so bald als möglich einer ambulanten Weiterbehandlung zugeführt werden.

Lang fügte seinem Beitrag drei Röntgenbilder in lateraler Projektion bei, anhand derer der Verlauf der Bruchlinie, das postoperative Ergebnis und der Entlassungsbefund nachvollzogen werden können. Ob neben den publizierten Aufnahmen noch weitere in anderer Technik gemacht wurden, geht aus dem Bericht nicht hervor, ist aber wohl eher unwahrscheinlich. *Böhler* empfahl bei Entenschnabelfrakturen neben der seitlichen Aufnahme zusätzlich eine vordere Schrägaufnahme (plantar-dorsale Projektion), die – nach seiner Meinung unzutreffenderweise – als axial bezeichnet wird, da der Calcaneus nicht in seiner Längsachse, sondern von vorne unten nach hinten oben abgebildet wird. Diese heute nach *Böhler* benannte Projektionstechnik lässt v. a. Verlagerungen des Tuber calcanei nach ventral und lateral erkennen. Bei Beteiligung des vorderen Anteils des Calcaneus riet *Böhler* zu einer weiteren Zusatzaufnahme in dorso-plantarer Projektion; sie lässt v. a. eine Beurteilung des Kalkaneokuboidgelenks zu.[530] Heute werden in der bildgebenden Diagnostik weitere Spezialaufnahmen nach *Anthonsen* (1943), bzw. nach *Broden* (1949), durchgeführt (Beurteilung der Facies articularis talaris posterior). Zur exakten Operationsplanung werden seit den siebziger Jahren des 20. Jh. auch transversale und axiale CT-Aufnahmen eingesetzt, die eine genaue Beurteilung der intra-artikulären Frakturlinien erlauben.[531]

Das von *Lang* veröffentlichte Bildmaterial war zwar interessant, aber nicht neu. *Tuffier* und *Porges* hatten bereits wenige Jahre nach Entdeckung der Röntgenstrahlen Aufnahmen der Entenschnabelfraktur in lateraler Projektion publiziert (1898). Auch *Helbing* fügte seinem Beitrag über Rißfrakturen ein »von Dr. Immelmann gütigst angefertigtes Radiogramm« bei (1907).[532] *Böhler* hatte sein in dreizehn Auflagen (1929-1953) erschienenes Fachbuch »Technik der Knochenbruchbehandlung im Frieden und im Kriege« mit zahlreichen Abbildungen von Röntgenbildern illustriert, darunter auch einer Aufnahme des Entenschnabelbruchs.[533] Neu war an *Langs* Beitrag allenfalls, dass anhand der Bildfolge der Heilungsverlauf dokumentiert wurde. In der mir verfügbaren Literatur aus dieser Zeit konnte ich keine vergleichbare Darstellung finden.

So muß bei allem Respekt vor der praktischen ärztlichen Leistung *Langs* doch kritisch bemerkt werden, dass sein Beitrag keine neuen medizinischen Erkenntnisse brachte und allenfalls auf Grund der Seltenheit des Krankheitsbildes von allgemeinem Interesse war. Das seltene Vorkommen der Calcaneus-Rißfraktur wird von den meisten Autoren übereinstimmend festgestellt (*Voeckler* 1906, *Drewke* 1913, *Böhler* 1933, 1941). Dabei machen sie bei einer Prävalenz der Fersenbeinbrüche von 1,5 % aller Frakturen, 0,5 % der Fersenbeinfrakturen, bzw. nur 0,0075 % aller Frakturen aus; in anderen Worten: ein Rißbruch des Calcaneus wird auf 10.000 Frakturen weniger als einmal beobachtet.[534] Nach *Böhlers* Erfahrung ist er niemals, bzw. nur

---

[530] Böhler 1941, 1397-1402.
[531] Reeh 1996, 28-40.
[532] Tuffier, Desfosses 1898, 177 Fig. 1. Porges 1898, 176 Fig. 2. Helbing 1907, 494 Fig. 2.
[533] Böhler 1941, 1398 Abb. 2889.
[534] Böhler Bd. II 1941, 1398 und 1403-1404.

selten bei gesunden Knochen anzutreffen.[535] Über die Publikationen der Calcaneusfraktur meinte *Voeckler* schon 1906: »*Während Rißbrüche sehr selten sind, werden Kompressionsbrüche heutzutage wohl überhaupt nur noch dann veröffentlicht, wenn sie demonstrable und interessante Röntgenbilder liefern...und besondere Eigentümlichkeiten und Komplikationen bieten.*«[536] Neben dem Seltenheitswert ist der Fallbeitrag *Langs* auch deshalb von Interesse, da Rißfrakturen trotz ihrer verhältnismäßig geringfügigen Knochenverletzung meist schwerwiegende Folgen aufweisen. Durch den Ausriß eines Knochenfragments, an dem die Sehnen wichtiger Muskelgruppen inserieren, kommt es zu einer starken Beeinträchtigung der Gebrauchsfähigkeit. Deshalb ist die korrekte Reposition und Retention des oft kleinen Bruchfragments von großer Bedeutung für ein funktionell zufriedenstellendes Ergebnis.[537] Dafür hat sich die operative Behandlung, für die sich auch *Lang* entschied, bis heute bewährt. Dies zeigen die Therapieempfehlungen der großen chirurgischen Standardwerke: semioperative/operative Retention mit Spickdrähten/Schrauben; anschließende Ruhigstellung im Gipsverband; Vollbelastung je nach Heilungsverlauf nach 6-15 Wochen.[538] Die Zeitangaben machen deutlich, dass *Lang* bei der Behandlung seiner hochbetagten Patientin trotz der aufgetretenen Komplikationen den angegebenen Zeitrahmen nicht überschritten hat.

1.2.4. Zusammenfassung und Interpretation der Frakturbehandlung

In den vorausgehenden Kapiteln haben wir versucht, ein möglichst differenziertes Bild der Frakturgeschichte zu zeichnen. Rückblickend können wir dabei feststellen, dass sich die konservative Therapie (äußere Fixation) in zwei jeweils über ein Jahrtausend umspannenden Schritten vorwärts bewegte, um im 19. Jh. ihren noch heute gültigen Standard zu erreichen. Eine vergleichsweise junge Pflanze ist demgegenüber die operative Therapie (innere Fixation), deren Entwicklung ca. 150 Jahre umfasst, die allerdings von einer frenetischen Betriebsamkeit geprägt waren.

Skizzieren wir zunächst die konservative Therapie. In der Zeit der Antike hatte die Behandlung der Knochenbrüche mit dem Einsatz trockener Binden und starrer Schienen aus Pflanzenstengeln erstmals ein so hohes Niveau erreicht, dass – wie wir gesehen haben – über ein Jahrtausend lang nichts an

---

[535] Böhler 1933/1941, 1407.
[536] Voeckler 1906, 186-191.
[537] Bruns 1886, 106-107.
[538] Müller 1994, 335-336. Zwipp 1999, 547. Thielemann 2004, 329-330.

dieser Methode verändert wurde. Unter dem Einfluß der Araber versuchte man im Hochmittelalter und später die unzureichende Immobilisierung dadurch zu verbessern, dass man die Binden mit Klebstoffen imprägnierte. Darüber kamen aber weiterhin starre Schienen aus Holz. Erst nachdem der Verband in seiner Ausdehnung die angrenzenden Gelenke mit einschloß, kam man im ausgehenden 18. Jh. auf die Idee den Bruch von außen durch erhärtende Materialien zu fixieren, die beim Trocknen so starr wurden, dass sie den Einsatz von zusätzlichen Schienen überflüssig machten (geformte Schienen). Das ideale Material dazu wurde mit dem Gipsbindenverband in der Mitte des 19. Jh. gefunden.

Es ist davon auszugehen, dass die Frakturhäufigkeit zu allen Zeiten durch Unfälle und Kriege so hoch war (sehen wir einmal von der Zunahme im 20. Jh. durch Verkehr und Skitourismus ab), dass der Bedarf an einer stabilen Immobilisierung, die ein zufriedenstellendes Ergebnis gewährleistet, immer schon groß war. Wenn wir die Entwicklung des Schienenverbandes überblicken, drängen sich mehrere Fragen auf. Warum wurde Gips nicht schon in der Antike zur Frakturbehandlung eingesetzt, obwohl gebrannter Gips schon in frühgeschichtlicher Zeit bekannt war?

Gips ist ein mineralischer Stoff mit der chemischen Formel $CaSO_4$ x 2 H_2O (Calciumhydrogensulfat). Er ist farblos oder weiß und plastisch biegsam. Durch Erhitzen und Feinmahlen entsteht gebrannter Gips; durch Austreiben des Kristallwassers bei 180° C wird Modell- oder Formgips gewonnen ($CaSO_4$ x ½ H_2O). Die Sumerer und Ägypter verwendeten gebrannten Gips zu Farbe und Putz (die Cheopspyramide ist mit Gips-Mörtel gebaut). Auch in der Antike wurde Gips (*gr.* gypsos, *lat.* gypsum oder terra alba) verwendet (erwähnt bei *Plinius d. Ä.*).[539] Das Abgußverfahren wurde schon in den Bildhauerwerkstätten von Tell-el-Amarna (2. Jahrtausend v. Chr.), in der chinesischen Tang-Zeit (Anfang 7. Jh – 10. Jh. n. Chr.) und später zur Zeit der Renaissance v. a. zur Herstellung von Totenmasken angewandt. Die Technik einen Gegenstand in einer weichen, später erhärtenden Masse wie Gips, Ton oder Wachs abzuformen, war also schon seit undenklichen Zeiten bekannt.[540] Es kam offensichtlich nur keiner auf die Idee, sie auch bei der Behandlung von Knochenbrüchen einzusetzen.

Paul U. Unschuld schreibt über den Fortschritt in der Medizin: »*Die Anregung zu neuem Denken kam stets von außerhalb des Körpers.…Die Strukturen, die ein Umdenken nach sich ziehen, können real oder ideal sein – gegenwärtig oder inständig für die Zukunft angestebt. …Beruht der neue Wurf auf… Strukturen realen Daseins oder sehnlich herbeigewünschter*

---

[539] Brockhaus Bd. VII 1969, 343.
[540] Brockhaus Bd. I 1969, 39-40.

Daseinsformen, die viele oder gar alle in einer Gesellschaft teilen, dann ist der neuen Idee der Wahrschein sicher, dann wird sie ihren Schöpfer überleben.«[541]

Wenn wir nach realen oder idealen Strukturen Ausschau halten, die den antiken Heilkundigen als Vorbild für den Schienenverband gedient haben könnten, kommt – neben der Schienung von Bäumen in der Hortikultur, von Masten im Schiffbau und der Herstellung von Werkzeug – v. a. die Art der Bewaffnung in Betracht. Um 1000 v. Chr. kam es im Mittelmeerraum zu einem folgenschweren technischen Fortschritt. Durch die neuerrungene Fähigkeit Eisen zu schmelzen und zu verarbeiten, wurden die bronzenen Waffen der mykenischen Kultur in homerischer Zeit durch das eiserne Schwert ersetzt. Die stärkeren Angriffswaffen machten eine Verstärkung der Schutzwaffen notwendig. So wurde der lederbezogene Holzschild mykenischer Zeit vom eisenbeschlagenen Lederschild abgelöst. Um sein höheres Gewicht auszugleichen, wurde der Schild im Umfang reduziert. Dadurch blieben die Unterschenkel der Krieger ungedeckt. Diese wurden zunächst mit ledernen Gamaschen, später mit ehernen Beinschienen geschützt, wie sie uns auf Abbildungen griechischer Amphoren (rotfigurige Vase, 6. Jh. v. Chr.)[542] oder in Waffenfunden aus römischer Zeit (röm. Beinschienen, 3. Jh. n. Chr.; Straubing Gäubodenmuseum)[543] überliefert sind. Wenn wir die künstlerische Ausformung der Beinschienen betrachten, die die Form des Gliedes so naturgetreu wie möglich nachzeichneten, erscheint die Diskrepanz zum Schienenverband der Knochenbrüche um so größer, bei dem auf vergleichsweise primitive Weise Pflanzenstengel mit Binden befestigt wurden. Als weiteres Vorbild für die Verbandstechnik könnten auch die in der Antike bekannten fasces gedient haben. Dies waren Rutenbündel, die den höchsten Magistraten als Symbol der Strafgewalt von den Liktoren vorangetragen wurden (Darstellungen u. a. am Ara pacis Augustae, Rom 10 v. Chr.). Die Römer hatten den Gebrauch der fasces von den Etruskern übernommen.[544] Wenn wir auch nicht im einzelnen herausfinden können, von welchen Ideen die antiken Ärzte ihre Behandlungstechnik ableiteten, so lässt sich doch objektiv konstatieren, dass die Frakturbehandlung insuffizient war, obwohl sich die Wissenschaften seit *Thales von Milet* (um 600 v. Chr.) an der sichtbaren Wirklichkeit orientierten. Mit ihm hatte die

---

[541] Unschuld 2003a, 105 und 127.
[542] Beloch 1910, 156 und Abb. 204. Das hohe Gewicht der Rüstung (lederner Harnisch, eherner Helm und Beinschiene) war auf die Dauer zu schwer für lange Märsche, sodass sich bald ein Übergang zur Kavallerie vollzog. Die überlegene Bewaffnung sicherte den Griechen die Vorherrschaft im Mittelmeerraum.
[543] Junkelmann 1991, 171-172 (Abb. 114).
[544] Boardman 1997, 228-229 und 240-242. Pertsch, Lange-Kowal 1972, 167.

Traumatologie

Vorstellung begonnen, dass alles in der Natur festen Gesetzen unterliegt; eine Vorstellung, die der griechischen Mentalität entsprach, wie sie in *Homers* Ananke (= Notwendigkeit, Ordnung der Dinge), dem Gesetz und der demokratischen Staatsform zum Ausdruck kam.[545] Vielleicht kommen wir in unseren Betrachtungen weiter, wenn wir uns anschauen wer die Frakturbehandlung festlegte. Das *Corpus hippocraticum* und *Corpus Galenicum* galten bis in die Zeit der Renaissance als unumstößliche Autoritäten; Werke, die in den politischen und kulturellen Zentren der damals bekannten Welt entstanden waren. *Galen* war nicht nur Leibarzt des Kaisers *Marc Aurel*, sondern der berühmteste Arzt des römischen Reichs. Seine Lehren waren schon auf Grund seines Ansehens über jeden Zweifel erhaben und langfristig überzeugend. Obwohl von ihm gute Beschreibungen der Muskeln, Knochen und Gelenkverbindungen überliefert sind,[546] führte dies nicht automatisch auch zu einer idealen Frakturtherapie. *»Um den Körper zu einer Aussage zu bewegen, muß man an ihn herantreten und an ihn Fragen stellen. Wer Fragen stellt, muß schon etwas im Sinn haben«*, schreibt *Paul.U. Unschuld.*[547] Vielleicht stellten die antiken Heilkundigen einfach nicht die entscheidenden Fragen an den Körper, vielleicht waren auch die Kenntnisse auf den Gebieten der Anatomie, Pathologie und Physiologie noch nicht weit genug fortgeschritten, sodass nicht die richtigen Schlüsse gezogen wurden. Fest steht, dass den Ärzten des Altertums das beste Material wenig genützt hätte, da sie auf Grund irriger Ansichten über die Dauer der Frakturheilung und fehlender physiologischer Kenntnisse den Verband nicht gelenkübergreifend und für zu kurze Zeit anlegten.

Zu einer Weiterentwicklung in der Verbandstechnik kam es – wie oben beschrieben – erst zur Zeit des Mittelalters. Was hatte sich verändert, dass der hippokratische Verband auf einmal nicht mehr genügte, warum sind die Neuerungen unter arabischem Einfluß entstanden und wo wurden sie aufgezeichnet? Wir wissen, dass nach dem Untergang des Römischen Reiches die Araber als Übermittler der antiken Medizin auftraten, ohne das Gedankengut wirklich zu assimilieren, das dem muslimischen Weltbild zu fremd war.[548] Die arabische Medizin blieb eine religiös beeinflusste, nichtmedizinische Heilkunde, wie auch die Jurisprudenz in den Rechtsschulen vom Glauben geprägt war und die arabische Grammatik vom Koran ihren Ausgang nahm. Das arabische Weltreich hatte sich unter den Umaijaden und Abbassiden seit dem 7. Jh. immer mehr ausgedehnt und im 10. Jh. eine

---

[545] Beloch 1901, 192-193. Unschuld 2003a, 46-50.
[546] Unschuld 2003a, 139-140.
[547] Unschuld 2003a, 139.
[548] Unschuld 2003a, 149-151.

Blüte in Literatur und Wissenschaft erreicht.[549] Dabei kam es zur Konfrontation von orientalischer Mystik mit griechischer Philosophie, von orientalischem Despotentum und Willkür mit griechischem Gerechtigkeits- und Ordnungssinn.[550] Die griechischen Wissenschaften wurden in syrischen Klöstern zusammen mit arabischen Wissenschaften gelehrt (Philosophie, Naturwissenschaften, Algebra, Meteorologie, Astrologie, Alchimie).[551] In diesem Zusammenhang mag es nicht verwundern, wenn von Arabern das Imprägnieren der Binden mit Klebemitteln erstmals systematisch angewandt wurde. Obwohl das Imprägnieren der Verbände mit klebenden Zusätzen schon im alten Ägypten und bei den Naturvölkern Südamerikas bekannt war, wurde diese Methode in Europa erst durch die Araber zur Methode erhoben. Auf den Basaren von Bagdad und Damaskus wurde eine Vielzahl von Stoffen und Erzeugnissen angeboten, die über die Karawanenwege aus dem fernen Orient herbeigeschafft wurden; darunter neben Gewürzen auch Myrrhe und Weihrauch (Gummiharze, aus eingetrocknetem Milchsaft von Pflanzen gewonnen). Gummi arabicum, ein Pflanzenschleim afrikanischer Akazien mit stark klebenden Eigenschaften, erhielt seinen Namen von dem jüdischen Arzt *Ibn Serapion* (11. Jh.), weil er von arabischen Häfen aus exportiert und durch Araber verbreitet wurde, obwohl der Stoff schon im Altertum bei den Ägyptern, Griechen und Römern bekannt war (zur Herstellung von Papyrusbögen und zum Appretieren von Leinen).[552] Es erscheint auch verständlich, dass die Neuerung in der Verbandstechnik über Salerno und Montpellier Eingang in die abendländische Medizin fand, da diese dem arabisch-islamischen Kulturkreis nahe lagen.[553] Durch die klebenden Unterbinden war zwar eine gewisse Verbesserung in der äußeren Fixation des Knochenbruchs erreicht worden, aber im Wesentlichen, d.h. in der Verwendung starrer Schienen, hielt man sich doch weiterhin an die hippokratischen Regeln.

Ein entscheidender Fortschritt in der Frakturbehandlung trat erst in der zweiten Hälfte des 18. Jh. ein, als die Notwendigkeit der gelenkübergreifenden Immobilisierung erkannt worden war. Warum gelangte man erst zu dieser Zeit zur richtigen Erkenntnis, wenn doch die menschliche Anatomie und damit die Bedeutung der Muskeln, die durch Ursprung und Ansatz definiert sind, bereits seit *Vesal* erforscht war? Dazu war offensichtlich ein Umdenken Voraussetzung. Seit der Renaissance orientierte sich das Wissen

---

[549] Brockelmann 1910, 176-178.
[550] Unschuld 2003a, 48.
[551] Brockelmann 1910, 192-195.
[552] Brockhaus Bd. VII 1964, 782.
[553] Unschuld 2003a, 166.

der Ärzte nicht mehr allein an der Theorie (wie zur Zeit der scholastische Medizin des Mittelalters), sondern schöpfte aus der Beobachtung der Natur und praktischer Erfahrung. Die Anfänge der Physiologie (Entdeckung des Lungenkreislaufs durch *Miguel Serveto* [1511-1553]) und die Herausbildung der Feldchirurgie (mit eigenen Feldschern und Wundärzten) fallen in diese Zeit. Nicht nur in der Kunst wurden Form und Funktion des menschlichen Körpers untersucht.[554] Mit dem Realismus *Descartes* fand das mechanistische Weltbild Eingang in die Wissenschaft. Aber erst der Rationalismus der Aufklärung erzeugte das geistige Klima, das den Fortschritt der Naturwissenschaften beflügelte (experimentelle Physiologie unter *A. von Haller* und *M.F.X. Bichat* [1771-1802]; pathologische Anatomie unter *G.B. Morgagni* [1682-1771]). Es ist vielleicht kein Zufall, dass man gerade im England des 18. Jahrhunderts auf den Gedanken kam, dass die jahrtausendealte Praxis der Frakturbehandlung für eine stabile Fixation des Bruches nicht ausreichte. England hatte nach der »glorious revolution« (1688) den Bürgerkrieg beendet und erlebte durch den inneren Frieden und Wohlstand ein goldenes Zeitalter, in dem Kultur und Wissenschaft einen starken Aufschwung erlebten. London löste Amsterdam als führenden Handelsplatz Europas ab.[555] *John Lockes* Theorie von der Gewaltenteilung hatte den Glauben an den reinen Absolutismus erschüttert. Persönliche Freiheit garantierte nach seiner Sicht nur ein gemäßigter Staat, in dem sich die Gewalten (Exekutive, Legislative, Judikative) gegenseitig hemmen und die Gesetzgebung vom Volk indirekt durch gewählte Vertreter ausgeübt wird (aristokratisches Oberhaus, bürgerliches Unterhaus).[556] Damit war der Blick weg vom Zentrum in die Peripherie gelenkt. So wie *Bichat* politisch dachte, als er Kritik an *Harveys* zentralistischer Theorie der Herzfunktion übte und damit zum Begründer der Gewebelehre wurde,[557] so dachte vielleicht auch *Percival Pott* politisch, als er den Blick vom Zentrum der Fraktur weglenkte und die Wichtigkeit der Peripherie (Nachbargelenke) für die korrekte Retention der Bruchfragmente betonte.

Fast zeitgleich kam der Gedanke der erstarrenden Schienen auf, die sich der physiologischen Form des Gliedes möglichst exakt anpassen und auf diese Weise eine stabile äußere Fixation gewährleisten sollten. Bereits im ausgehenden 18. Jahrhundert experimentierte man mit Stoffen wie Leder und Pappendeckel. Auf dem Gebiet der Kunst kam es zu dieser Zeit zu einem Bruch mit der Vergangenheit. Das graziöse Spiel des Rokoko löste sich auf, zugunsten der ruhigen Formen und glatten Oberflächen des Klassizismus.

---

[554] von Brunn 1928, 196-199.
[555] Kammerlohr Bd. III 1974, 197.
[556] Kinder, Hilgemann Bd. II 1980, 11.
[557] Unschuld 2003a, 215-217.

Da als Vorbild die griechisch-römische Antike diente, die hauptsächlich in Werken der plastischen Kunst überliefert ist, entstanden in ganz Europa Antikensammlungen (Glyptotheken), in denen mangels originaler Werke oft auch Abgüsse ausgestellt wurden.[558] Möglicherweise wirkte sich dieses geistige Umfeld auch auf das therapeutische Vorgehen bei Knochenbrüchen aus, indem es die Vorzüge des Gips wieder ins Gedächtnis rief.

Es fällt auf, dass fast alle Mediziner, die die Frakturbehandlung durch verschiedene erhärtende Verbände zu verbessern suchten, Militärärzte, bzw. Kriegschirurgen, waren (*Larrey, Seutin, Mathysen, Pirogoff*). Sicher spielt dabei die praktische Erfahrung keine geringe Rolle, die sie im Feld- und Sanitätsdienst erworben hatten. Dass es schließlich ein Belgier war, der wieder auf das Material zurückgriff, das die Araber schon im 9. Jh. auf andere Weise bei Knochenbrüchen verwendet hatten, erscheint eher ein Zufall zu sein – ohne die geniale Leistung *Mathysens* schmälern zu wollen –. Sicher war dem Gipsbindenverband – abgesehen von seinem ökonomischen Vorteil – auch deshalb ein so durchschlagender Erfolg beschieden, da durch die Forschungen auf den Gebieten der Pathologie und Histologie (Osteoblastenlehre) die Heildauer endlich zutreffend angegeben und damit der Verband auch für einen ausreichend langen Zeitraum belassen wurde.

Die medizinische Entwicklung ist niemals abgeschlossen. Dies zeigt sich daran, dass gerade als die konservative Frakturbehandlung durch äußere Fixation ihre Perfektion erreicht hatte, mit der Osteosynthese ein völlig neuer Weg eingeschlagen wurde, mit dem operativ durch innere Fixation der Bruchstücke eine sofortige Stabilisierung der Fraktur erreicht werden sollte. Erst im 19. Jh. waren mit der Einführung von Narkose und Anti-/Aseptik die medizinischen Voraussetzungen dafür gegeben. Dies war aber sicher nicht der einzige Grund, weshalb die neue Methode relativ bald akzeptiert wurde. Erinnern wir uns an die Worte *Unschulds*: »beruht der neue Weg auf einer *Weltsicht..., die viele oder gar alle in einer Gesellschaft teilen, dann ist der neuen Idee der Wahrschein sicher.*« Was prägte die Weltsicht in der Mitte des 19. Jh.? Auf die Rolle der industriellen Revolution mit ihren Auswirkungen auf den sozialen Strukturwandel haben wir schon bei der Analyse der Amputationsgeschichte hingewiesen. Von nicht geringerer Bedeutung war auf anderem Gebiet jene Lehre, die nicht nur das medizinische Denken, sondern auch die Anschauungen in den Geisteswissenschaften fundamental veränderte: die Deszendenztheorie von *Charles Darwin* (1809-1882). Es ist hier nicht der Ort die einzelnen Thesen seiner Lehre auseinanderzulegen. Das mechanistische Weltbild hatte schon viele Jahrhunderte zuvor mit *René Descartes* Eingang gefunden, wenn wir nicht schon die Vorstellungen von

---

[558] Kammerlohr Bd. IV. 1977, 52-67.

Anaximenes (um 546 v. Chr.) als ersten Schritt zu einer mechanischen Naturerklärung ansehen wollen.[559] Aber damals war diese Anschauung immer nur eine unter vielen gewesen. Zur epochemachenden Doktrin wurde die Deszendenztheorie deshalb, weil sie im ausgehenden 19. Jh. alleinige Gültigkeit erhob: durch die materialistische Weltanschauung schien alles steuerbar geworden zu sein.[560] Die Technik war zum neuen Vorbild geworden. In dem Maße wie sich die Medizin von allen theologischen Fesseln befreit hatte, begab sie sich in einen neuen »Käfig«, dessen Gitterstäbe der Chemie, Physik und Technologie entlehnt waren.[561] Die Technik förderte die Produktivität der Gesellschaft. Auf dieser Grundlage sollte auch die neue Medizin errichtet werden: die Gesetze, die die Gesellschaft produktiv machten, konnten auch den individuellen Organismus arbeitsfähig und gesund machen. Wie die Technik die Medizin, beeinflusste umgekehrt aber auch die Medizin die Technik. *Malgaigne* hatte um 1850 den Zuggurtungseffekt der streckseitigen Sehnen auf die Kniescheibe beschrieben. Dieses Prinzip machte sich wenig später der Gärtner *Joseph Monier* (1823-1906) bei der Herstellung stabiler Blumenkübel aus Stahlbeton zunutze.[562] Auftrieb erhielten die neuen osteosynthetischen Verfahren auch durch die statistischen Erhebungen der zu Ende des Jahrhunderts eingeführten Unfallversicherung. Gleichzeitig bot die Anwendung der neuentdeckten Röntgenstrahlen ungeahnte diagnostische und therapeutische Möglichkeiten. Mit ihnen war erstmals eine Verlaufskontrolle der operativen Ergebnisse möglich. In der ersten Hälfte des 20. Jh. wurden die osteosynthetischen Verfahren immer weiter ausgebaut, obwohl sie in Vergleichsstudien mit der konservativen Therapie nicht immer gut abschnitten. Zu deutlich waren die Erfolge der Technik dieser Zeit,[563] als dass an der Richtigkeit des eingeschlagenen Weges Zweifel hätten aufkommen können. So erweiterte sich das »Großunternehmen« der operativen Therapie in den vierziger Jahren um eine neue »Fabrik«: die Endoprothetik, die das Vorbild des Roboters nicht verleugnen kann. Die Vorstellung war zu schön, um wahr zu sein: verschlissene Gelenke ließen sich beliebig erneuern und wie die Teile alter Maschinen durch neue ersetzen. Nach anfänglicher Euphorie kam es auch hier zu Rückschlägen: die Implantate hielten nicht lange genug; nicht jedes Gelenk eignete sich auf Grund seiner teils komplizierten Koordination mit Muskeln, Sehnen und Bändern zum prothetischen Ersatz.

---

[559] Beloch 1910, 192-193. Unschuld 2003a, 41. Nach *Anaximenes* gehen alle Stoffe aus dem Grundstoff »Luft« hervor; sind also nur verschiedene Aggregatszustände eines Stoffes.
[560] Pagel 1898, 372-374.
[561] Unschuld 2003a, 247.
[562] Povacz 2000, 133.
[563] Unschuld 2003a, 253.

Zudem hatte sich in der zweiten Hälfte des 20. Jh. auch die zerstörerische Kraft der Technik gezeigt.[564] So kam es, dass man sich auf vielen Gebieten der Medizin wieder mehr der konservativen Therapie zuneigte (Magendarmulcera, Gallensteinleiden u.a.). Allerdings wurde der neue Weg nie mehr ganz verlassen, so dass bei vielen Krankheiten die konservative mit der operativen Therapie konkurrierte. Heute ist die Endoprothetik aktueller denn je. Durch die Überalterung der Gesellschaft leidet eine immer größere Anzahl von Menschen an osteoporotisch bedingten Schenkelhalsfrakturen,[565] sodass der operative Gelenkersatz boomt. Gleichzeitig wird die Jugend heroisiert (forever young), sodass der körperlichen Beweglichkeit und Fitness eine überragende Bedeutung zukommt. Die Anregungen zu neuem Denken kommen heute aus der Welt des Sports und der Gentechnologie. In der Autoindustrie werden an Sportwagen gewonnene Erkenntnisse auf die Serienautos übertragen und treiben so die Entwicklung der Technik voran. Ebenso profitiert die Frakturbehandlung des Normalbürgers von neuerprobten Therapiestrategien bei Hochleistungssportlern (z.B. Kreuzband- und Meniskus-Operation). Ebenso wie sich die Industrie der Gentechnik bedient (z.B. Verwendung genveränderten Sojas in der Futtermittelindustrie), sucht auch die Medizin ihr Heil in der Gentechnik (z.B. genaktivierte Matrix zur Knochenneubildung).[566] Wohin die Entwicklung der Frakturbehandlung führen wird, kann keiner prophezeien; doch wird sie so lange nicht abgeschlossen sein, wie neue Anregungen von außen an sie herantreten, die stark genug sind, ein Umdenken zu bewirken. Synopse II gibt einen abschließenden Überblick der Frakturgeschichte.

---

[564] Unschuld 2003a, 262-264.
[565] Felsenberg 2004, 15-16.
[566] Bischoff 2004, 5 und 7.

Traumatologie

Synopse II zur Frakturgeschichte

Zeit	Europ. Politik- und Geistesgeschichte	Fraktureinteilung	Diagnostik	Therapie	Material der Schienen	Ausdehnung der Schienen	Heildauer	Theorien zur Frakturheilung
Antike 5. Jh. v.- 5. Jh. n. Chr.	Griech. Polisdemokratie Griech. Philosophie Römisches Reich	1. – Querbruch - Längsbruch - Splitterbruch 2. – geschlossener - offener Bruch	Inspektion Palpation Passive Bewegung	I. Immobilisierung - Trockener Schienenverband (trockene Binden + starre Schienen) - Beinladen	Ferulastengel	nur in Länge des gebrochenen Knochens	zu kurz, Verbandwechsel alle 3 d	Knochenmark > succus ossificus
Mittelalter 6. – 15. Jh.	Hl. Römisches Reich Ausbreitung des Islam Karawanenzüge	1. und 2. 3. – komplette Fr. - inkomplette 4. – dislozierte Fr. - nicht dislozierte	» Krepitation	I. – erhärtender Klebeverband mit starren Schienen - Bruchpflaster - Beinladen II. Dauer-Extension (ab 14. Jh.)	Holz Leder Horn Eisen	»	» Verbandwechsel n. 5-20 d	Alrosboth Zwischenwachs
Neuzeit 16. – 17. Jh.	Humanismus Medizin: Anatomie, Physiologie, Feldchir. Realismus Absolutismus	»	»	I. – trockener Schienenverband / erhärtender Klebeverband - Beinladen	»	»	»	» Blut, Lymphe
18. Jh.	Aufklärung England »glorious revol.« Medizin: experimentelle Physiologie, patholog. Anatomie	»	»	I. – geformte Hohlschienen	» Pappe	angrenzende Gelenke einschließend	»	Periost
19. Jh.	Industrielle Revolution Darwinismus Medizin: Narkose, Antiseptik, Röntgenstrahlen Unfallversicherung	» 5. – traumatische - pathologische Fraktur	» Röntgen	I. – erhärtende Schienen Gipsbindenverband III. Osteosynthese (ab ~ 1840)	Eiweiß Stärke Guttapercha Leim Gipspulver	»	richtige Dauer	Periost + Zellen Osteoblastenlehre
20. Jh.	1. und 2. Weltkrieg Technisierung Computerzeitalter Gentechnologie	»	» CT, MRT	IV. Endoprothetik (ab ~ 1940)	Gipspulver	»	»	Metaplasielehre primäre / sek. Frakturheilung

2. Chirurgische Infektionen

2.1. Tetanus

2.1.1. Beitrag Lang: Ein kasuistischer Beitrag zur Tetanusfrage (1939)

Kurz vor Ausbruch des zweiten Weltkriegs veröffentlichte *Lang* in einem Sonderabdruck der »Medizinischen Klinik« einen Fallbericht zur Problematik des Wundstarrkrampfes,[567] der damals wegen kontroverser Ansichten zur aktiven Tetanusprophylaxe von aktuellem Interesse war.[568] Ein fünfzigjähriger Landwirt hatte sich nach anstrengender Feldarbeit scheinbar eine Erkältung zugezogen. Als sich jedoch am Folgetag zu der dafür typischen Symptomatik eine beginnende Starre der Rücken- und Bauchmuskulatur sowie eine mäßige Reflexsteigerung gesellten, deutete *Lang* dies als Prodromalstadium eines Tetanus. Obwohl vom Patienten eine Verletzung zunächst in Abrede gestellt worden war, führte *Lang* eine genaue Körperinspektion durch, wodurch er einen kleinen Eiterherd unter dem Nagel des linken Mittelfingers fand. Nun erinnerte sich der Patient, dass er sich vor zwei Wochen im Pferdestall einen Holzspan eingezogen hatte.

Da der typische Unfallhergang die Diagnose eines Tetanus wahrscheinlich machte, leitete *Lang* unverzüglich eine entsprechende Therapie ein. Diese bestand nach damaliger Lehrmeinung aus einer lokalen Wundversorgung (Excision des Eiterherdes und offene Wundversorgung) mit anschließender Allgemeintherapie bestehend aus Serumtherapie und symptomatischer Behandlung (Sedativa und Muskelrelaxantien).[569] *Lang* führte an den ersten beiden Tagen eine hochdosierte Serumtherapie (passive Immunisierung) mit je 10.000 A.E. (Antitoxin-Einheiten)[570] durch, wobei er diese am ersten Tag sowohl intravenös (i.v.) als auch intramuskulär (i.m.), an den Folgetagen zusätzlich intralumbal (i.l.) injizierte. Zur Krampflösung erhielt der Patient

---

[567] Lang 1939 b, 1014-1015.
[568] Junghans und Lungwitz 1980, 21.
[569] Klapp 1919, 111-115. Buzello 1929, 156-170 und 180-213.
[570] Scholle 1964, 11-12. Die ursprünglich nach *Behring* benannten **B.E.** (Behring-Einheiten) wurden in Europa bis 1950 als **A.E.** (Antitoxin-Einheiten), in Amerika als **U.** (Unit) bezeichnet, wobei zwei A.E. einer U entsprachen. Erst in den fünfziger Jahren einigte man sich auf die Bezeichnung **I.E.** (internationale Einheit), um durch einheitliche Werte internationalen Standards zu genügen. Schlegel 1956, 82. 0,0125 B.E. = 2 A.E. = 1 U = 1 I.E.

Magnesiumsulfat (MgSO$_4$) i. v., das seit Anfang des Jahrhunderts eingesetzt wurde;[571] zur Sedation Morphin und Chloralhydrat in rektaler Form. Die Ernährung wurde durch Glukoseinfusionen und rektale Klysmen sichergestellt.

Trotz der frühzeitigen therapeutischen Bemühungen prägte sich das Vollbild eines schweren Tetanus mit allen typischen Symptomen aus (Trismus, Risus sardonicus, Opisthotonus, klonische Krämpfe, Temperaturanstieg auf über 40°C, Hyperhidrosis). Erst nach zwei Wochen besserte sich der Zustand des Patienten, sodass er nach einem insgesamt dreiwöchigen Krankenhausaufenthalt entlassen werden konnte.

Der Eiterherd unter dem Fingernagel des Patienten spricht für das Vorliegen einer Mischinfektion an der Eintrittspforte, die günstige Wachstumsbedingungen für den anaeroben Tetanuserreger darstellte.[572] Durch die Inkubationszeit von zwei Wochen lässt sich *Langs* Tetanusfall nach der früher üblichen Einteilung dem mittelschweren Grad der Krankheitsausprägung zuordnen[573] mit einer Letalität von bis zu 80 %. Die in der Praxis gemachte Beobachtung, dass der Tetanus um so schwerer verläuft, je kürzer die Inkubationszeit ist,[574] konnte *Lang* durch seine eigenen Erfahrungen bestätigen. Ein elfjähriger Junge war nach foudroyantem Verlauf innerhalb von 24 h nach Einlieferung verstorben.

In der anschließenden Diskussion des Falles wies *Lang* auf die Bedeutung der richtigen Einschätzung der Frühsymptome hin (ein Patient, bei dem die Symptome durch den behandelnden Hausarzt verkannt worden waren, konnte von *Lang* nicht gerettet werden), da nur bei frühzeitigem Einsatz die Serumtherapie imstande ist die Heilungsaussichten zu verbessern. Da die meisten von ihm behandelten Tetanusfälle nach banalen Verletzungen aufgetreten waren, sprach er sich für die Notwendigkeit einer allgemeinen Tetanusprophylaxe aus, insbesondere bei allen verschmutzten Wunden. Allerdings nahm er dabei nicht explizit für die aktive Immunisierung Stellung, die in Frankreich schon seit 1936 bei allen Armeeangehörigen pflichtmäßig eingeführt worden war (s. dazu weiter unten in III. 2.1.2.2., 2.1.2.4. und 2.1.3. zur Entwicklung des Tetanus-Antitoxins), während man in Deutschland an der schon im ersten Weltkrieg eingeführten passiven Immunisierung

---

[571] Weiser und Bünte 1965, 239.
[572] Buzello 1929, 64.
[573] Buzello 1929, 122-123. Schweregrad des Tetanus nach Inkubationszeit:
Grad I, schwerer Verlauf ~ Inkubation < 1 Woche
Grad II, mittelschwerer Verlauf ~ Inkubation 2-3 Wochen
Grad III, leichter Verlauf ~ Inkubation > 3 Wochen
[574] Buzello 1929, 102.

festhielt.⁵⁷⁵ Da *Langs* Beitrag in demselben Jahr erschien, in dem von den Behringwerken der aktive Impfstoff (»Tetanol«) an der medizinischen Klinik in Marburg geprüft wurde,⁵⁷⁶ was die Voraussetzung für eine pharmazeutische Zulassung darstellt, war der praktische Einsatz der aktiven Immunisierung zur Tetanusprophylaxe in Deutschland zu diesem Zeitpunkt jedenfalls noch nicht spruchreif.

2.1.2. Das Krankheitsbild des Tetanus

2.1.2.1. Definition des Tetanus

Neben den häufigen eitrigen Entzündungen (Furunkel, Karbunkel, Abszeß, Phlegmone, Erysipel und Empyem) gibt es eine Reihe seltener spezifischer Infektionen, die chirurgisch relevant sind. Dazu zählt neben dem Gasbrand, Milzbrand, der Wunddiphtherie und Tollwut auch der Tetanus.⁵⁷⁷ Der Tetanus (tetanos = *gr.* Spannung, Krampf)⁵⁷⁸ oder Wundstarrkrampf stellt im engeren Sinn keine Infektionskrankheit, sondern eine Intoxikation dar, da die bakterielle Infektion lokal auf die Eintrittspforte beschränkt bleibt. Die eigentliche Noxe ist das vom Tetanuserreger (Clostridium tetani) gebildete Neurotoxin (Tetanospasmin), das entlang der Nervenaxone ins ZNS (Zentralnervensystem) wandert. Dort bindet es irreversibel an die motorischen Nervenzellen des RM (Rückenmarks) und Hirnstamms. Durch die Blockade der Freisetzung hemmender Neurotransmitter kommt es zu einem gesteigerten Muskeltonus und einer erhöhten Reflexbereitschaft.⁵⁷⁹ Die Wirkung des Toxins hört nach einer gewissen Zeit auf, ohne einen Schaden an den Nervenzellen zu hinterlassen.

Bei dem Erreger, Clostridium tetani (s. Abb. 14), handelt es sich um ein obligat anaerobes, begeißeltes, stäbchenförmiges Bakterium (Größe: 0,5 µm breit, 3-12 µm lang), das ubiquitär im Erdboden (v. a. fäkaliengedüngte Äcker) und im Darm von Tieren (Pferd, Rind u.a.) vorkommt. In der Dauerform eines an den Enden je eine Spore enthaltenden Stäbchens (Trommelschlegelform) ist es imstande viele Jahre auch unter ungünstigen Bedingungen zu überleben (Trockenheit, Temperaturen bis zu 80oC). Über tiefe Wunden, aber auch Bagatelltraumen (Holzsplitterverletzungen u.a. Verschmutzungen) gelangt der Erreger meist in Sporenform ins Unterhautgewebe, wo er bei anaeroben Verhältnissen und Körpertemperatur (37oC) ideale Wachstums-

---

[575] Junghans und Lungwitz 1980, 20-21.
[576] Junghans und Lungwitz 1980, 19-20.
[577] Türler 2004, 46-51.
[578] Pschyrembel 1994, 1521.
[579] Kayser 1989, 158-159.

bedingungen vorfindet. Dort wandelt er sich in seine bewegliche, begeißelte Vegetativform um.[580]

Die Toxine der Clostridien sind die stärksten bisher bekannten Gifte (die letale Dosis, bei der 50 % der Mäuse im Tierversuch sterben, LD_{50}, beträgt 0,1 ng/kg Körpergewicht). Die hohe toxische Potenz wird v. a. mit der absoluten Neurospezifität (d. h. selektiven Rezeptorbindung nur an Nervenzellen), aber auch mit einer intrazellulären Katalysatortätigkeit erklärt.[581]

Die Inkubationszeit beträgt je nach Virulenz des Erregerstammes 3-60 Tage (meist 4-14 Tage); ein Spättetanus wurde aber auch noch nach sechs Monaten beobachtet.[582] Nach einem Prodromalstadium mit unspezifischen Symptomen (Muskelschmerzen, Schwächegefühl, Lichtscheu u. a.) kommt es zu einer meist deszendierenden Muslkelstarre:

- Trismus (Kieferklemme)
- Risus sardonicus (Starre der Gesichtsmuskulatur; s. Abb. 14) mit Dysphagie (Schluckstörungen)
- Opisthotonus (Starre der Nacken- und Rückenmuskulatur; s. Abb. 14)
- Emprosthotonus (Starre der Bauchmuskulatur) mit Störung der Blasen- und Mastdarmentleerung
- Zwerchfell-Lähmung (mit Ateminsuffizienz)
- Tonisch-klonische Krampfanfälle
- Reflexsteigerung
- Hyperthermie (bis 410 C) durch gesteigerte Muskelaktivität
- Hyperhidrosis (erhöhte Schweißneigung)
- Herz-Kreislaufversagen bei unbeeinträchtigtem Bewußtsein.[583]

Es existieren mehrere Tetanus-Klassifikationen (je nach Ausprägung der Symptome: Grad I-III nach *Eyrich*; leicht/mäßig/schwer nach *Garnier*; Grad 1-5 nach *Patel* und *Joag*), für deren Einteilung v. a. die Krampfneigung und Ateminsuffizienz von Bedeutung sind, z. T. aber auch die Inkubationszeit berücksichtigt wird.[584] Für die Praxis sind sie eher von untergeordneter Bedeutung.

Da es bis heute keine kausale Therapie des Tetanus gibt, liegt die Letalität – auch nach der Einführung der Serumtherapie – mit ca. 50 % immer noch in einem sehr hohen Bereich.[585] Eine durchgemachte Tetanusinfektion hinterlässt keine Immunität.[586]

---

[580] Popoff 1995, 2-13.
[581] Schiavo 1995, 257.
[582] Buzello 1929, 99-102.
[583] Buzello 1929, 108-121. Türler 2004, 48.
[584] Pschyrembel 1994, 1521.
[585] Buzello 1929, 139. Müller 1994, 33. Türler 2004, 48.
[586] Höring 1938, 56-57.

Abb. 14: Tetanuserreger und pathognomonische Symptome (nach Buzello 1929)

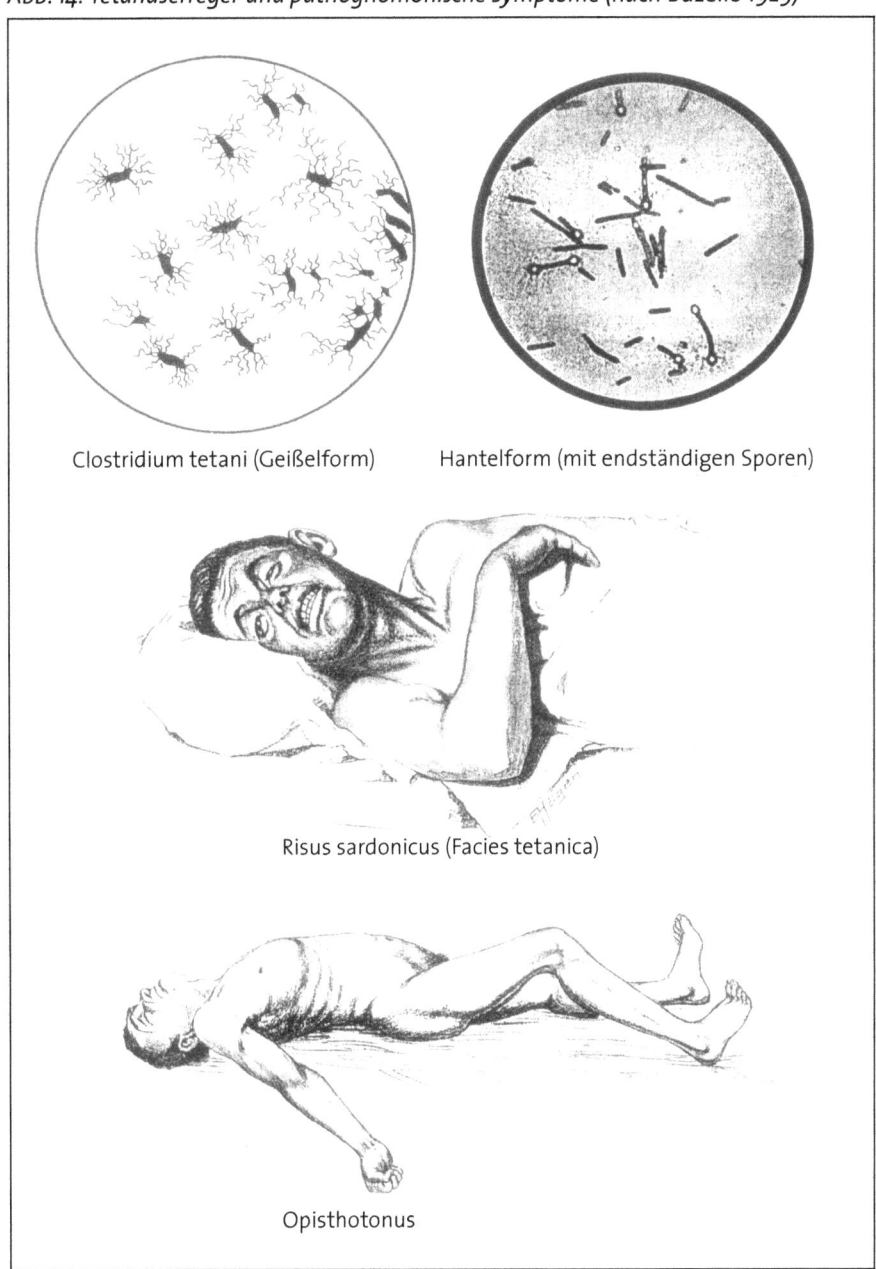

Die wichtigste Waffe im Kampf gegen den Tetanus bleibt daher die Prophylaxe durch eine aktive Immunisierung mit Formoltoxin, einem abgeschwächten Lebendimpfstoff, der bei guter Verträglichkeit einen sicheren Schutz vor der Erkrankung für eine Dauer von mindestens 10 Jahren gewährleistet.[587] Nachdem wir in gebotener Kürze dargestellt haben, um was es sich beim Tetanus handelt, wollen wir uns dem medizingeschichtlichen Teil zuwenden und zeigen, seit wann das Krankheitsbild in der Literatur beschrieben worden ist.

2.1.2.2. Medizinhistorischer Rückblick der Tetanusgeschichte

Trotz der relativen Seltenheit des Starrkrampfs wurde das Krankheitsbild – wohl wegen seiner Eigenartigkeit und seiner schwerwiegenden Folgen – schon zur Zeit der ersten Hochkulturen beschrieben. Bereits das »älteste Chirurgiebuch der Welt«,[588] der altägyptische *Papyrus Edwin Smith*, liefert uns eine klinische Beschreibung aller für den Tetanus typischen Symptome. Die Schrift stammt vermutlich aus der Hand eines Armeechirurgen des 3. Jahrtausends v. Chr. und ist in einer Abschrift des 17. Jh. v. Chr. überliefert. Unter den 48 noch erhaltenen, systematisch gegliederten, chirurgischen Krankengeschichten wird unter der Nr. 7 sachlich und didaktisch schematisiert ein Fall von Tetanus nach Schädelbruch geschildert. Ohne die dafür in späterer Zeit geprägten Fachtermini zu verwenden, lassen sich folgende Symptome aus der Beschreibung klar erkennen:

- »*sein Mund ist gebunden*« (Trismus)
- »*die Augenbrauen sind verzerrt, wie einer der blinzelt, während sein Gesicht ist, wie wenn er weint*« (Risus sardonicus)
- »*die Stränge seines Nackens sind gestreckt*« (Opisthotonus)
- »*seine Stirn ist heiß und feucht von Schweiß*« (Hyperthermie und Hyperhidrosis).[589]

Das hohe Ansehen, welches die ägyptische Medizin im Altertum genoß (*Homer* 8. Jh. v. Chr.; *Herodot* 5. Jh. v. Chr.),[590] macht es wahrscheinlich, dass den Heilkundigen der Antike diese Schilderung des Krankheitsbildes bekannt war. So wird im V. Buch der Epidemien des *Corpus hippocraticum* über zwei Fälle von Wundstarrkrampf berichtet, die in ganz ähnlicher Weise den charakteristischen Symptomenkomplex schildern:

---

[587] Middlebrook und Brown 1995, 90.
[588] Schipperges 1967, 13.
[589] Schipperges 1967, 16-21. Junghans und Lungwitz 1980, 4. Übersetzung nach *H. Grapow*: Grundriß der Medizin der alten Ägypter. Bd. IV,1. Berlin 1958. Hertle 1984,1.
[590] Schipperges 1967, 22. Ackerknecht 1992,18.

- »*Tychon wurde bei der Belagerung der Stadt Datos von dem Geschoß eines Wurfgeschoßes an der Brust getroffen und bald danach von einem krampfhaften Lachen befallen. ... Meine Vorhersage war: er wird von Krämpfen ergriffen und alsbald zugrunde gehen. In der folgenden Nacht war er ungeduldig schlaflos. Am dritten Tag morgens begannen die Ziehkrämpfe und dann ging es mit ihm zu Ende.*« (Epidemien Buch V, 95)
- »*Der Mann hatte von einem scharfen Geschoß unter dem Nacken eine Wunde empfangen, die nicht der Rede wert schien. Aber nicht lange nach dem Herausziehen des Geschoßes wurde der Mann durch eine Muskelspannung nach hinten gezogen, wie es beim Rückenstarrkrampf geschieht. Die Kiefer erstarrten und wenn er Flüssigkeit zu schlucken versuchte, floß sie wieder zurück. Sein Zustand verschlimmerte sich rasch. Am zweiten Tag starb er.*« (Epidemien Buch V, 47)[591]

Ohne tiefere ätiologische Überlegungen anzustellen, wurde hier schon der kausale Zusammenhang mit Verletzungen erkannt und die Tatsache, dass der Krankheitsverlauf nicht von der Schwere der Verwundung abhängt. Zur Zeit der römischen Antike teilte *Aretaios* (1. Jh. n. Chr.) den Starrkrampf nach seiner äußeren Erscheinung in drei Formen ein:

- Tetanos, bei Befall der gesamten Körpermuskulatur
- Opisthotonus bei Befall der Nacken- und Rückenmuskulatur (opisthei = *gr.* von hinten)
- Emprosthotonus bei Befall der Bauchmuskulatur (en = *gr.* darin; prosthen = *gr.* vorn).[592]

Er erwähnte auch, dass der Tetanus nicht nur bei Verwundeten, sondern auch bei Gebärenden (Tetanus puerperalis) und bei Neugeborenen (Tetanus neonatorum) zu beobachten ist. *Aretaios* stammte aus Kappadocien (Kleinasien) und verwendete für seine medizinischen Schriften in anachronistischer Weise den ionischen Dialekt, um sein Vorbild *Hippokrates* nachzuahmen.[593] Die Einteilung des Tetanus aus seinem Buch »Die Ursachen und Anzeichen akuter Krankheiten« (im 16. Jh. ins Lateinische, Venedig 1552; im 18. Jh. ins Deutsche, Wien 1790, übersetzt) wurde bis in die frühe Neuzeit unverändert beibehalten.[594] Wir finden sie bei fast allen namhaften Autoren der römischen Antike (*Celsus, Galen, Pseudosoranos*).[595] *Pseudosoranos* lieferte

---

[591] Winkle 1970, 916 und 918.
[592] Rose 1897, 15-16. Puschmann Bd. III 1902-1905, 33. Buzello 1929, 2. Gurlt Bd. I 1964, 409. Winkle 1970, 927.
[593] Eckart und Gradmann 2001, 10-11.
[594] Rose 1897, 16-17.
[595] Gurlt Bd. I 1964, 341, 406 und 447.

die Definition der drei Arten in der didaktisch bewährten Frageform, wie wir sie schon bei den Frakturen kennengelernt haben:

- *»Quid est tetanus? Rigor et contractio omnium musculorum et nervorum.*
- *Quid est opisthotonus? spasmo contrahitur caput ad scapules et spinam*
- *Quid est emprosthotonus? spasmo contrahitur caput ad pectus. «* [596]

Die typische Facies tetanica wurde erstmals von *Caelius Aurelianus* (5. Jh. n. Chr.) als »Risus sardonicus« (sardonisches Lächeln) bezeichnet.[597] Caelius war nicht Arzt, sondern Compilator und übersetzte das Werk des *Soranos von Ephesos* (2. Jh. n. Chr.) »Über akute und chronische Krankheiten« vom Griechischen ins Lateinische.[598] Den Ausdruck für den lächelnden Zug des verzerrten Mundes übernahm er wahrscheinlich von *Pausanias*, der von einem Kraut der Insel Sardo berichtet hatte, nach dessen Genuß man vor Lachen sterben müsse (Periheges X, 177,7).[599] Nach anderer Meinung soll er von dem griechischen Wort sairo = fletschen abgeleitet sein.[600] *Ulrich Bilguer* führte für die mimischen Veränderungen im 18. Jh. die Bezeichnung »spasmus cynicus« ein.[601]

Als im Mittelalter das Lateinische endgültig das Griechische als Wissenschaftssprache abgelöst hatte,[602] wurde die von den antiken Autoren übernommene Einteilung in tetanus (Tetanos), prostanus (Opisthotonus) und antostanus (Emprosthotonus) übersetzt (*Lanfranco* 12./13. Jh.).[603]

Auch in der medizinischen Literatur der Neuzeit wurde die Symptomatologie vielfach beschrieben, ohne dass nennenswerte Neuerungen hinzukamen. *Laurenz Fries*, ein Colmaer Dr. med. et phil., führte in seinem »Spiegel der Arznei« (1518) ebenfalls die altbewährte Dreiteilung in leicht veränderter Schreibweise an: Tethanus, Prothostonus, Anthostonus.[604] *Leonhard Fuchs* (1501-1566), ein zu Luthers Zeit berühmter Botaniker und Professor der Medizin in Tübingen, trennte in seinem Buch »De convulsione« die Epilepsie ausdrücklich vom Tetanus ab.[605] Von der Bösartigkeit der Erkrankung zeugen zwei Fallberichte aus dem 16. Jh., die beide nach Bagatelltraumen in kurzer Zeit letal endeten. Der erste stammt aus dem »Handbuch der Chirurgie«

---

[596] Gurlt Bd. I 1964, 406.
[597] Puschmann Bd. III 1902-1905, 33.
[598] Rose 1897, 23.
[599] Winkle 1970, 928.
[600] Rose 1897, 28.
[601] Rose 1897, 3. Puschmann Bd III 1902-1905, 33.
[602] Ackerknecht 1992, 56.
[603] Gurlt Bd. I 1964, 771.
[604] Rose 1897, 11-13.
[605] Rose 1897, 16-17. Buzello 1929, 3.

(1570) des italienischen Alchimisten *Leonardo Fioravanti* (ca.1518-588),[606] der zweite wird von dem portugiesischen Arzt *Amatus Lusitanus* (1511 – n.1558) in seinen »Curationes medicinales« beschrieben.[607] *Paré* berichtete ebenfalls über einen Fall von Tetanus (10. Buch der Chirurgie, Kap. 28), der zwei Wochen nach einer Exartikulation des Ellenbogengelenks aufgetreten war, worauf in dem Kapitel zur Therapie des Tetanus (III. 2.2.4.) noch genauer eingegangen wird.[608]

Auch im 17. und 18. Jh. waren sich die Autoren über die Häufigkeit des letalen Ausgangs der Krankheit einig [*Jacob de Bontius* (1592-1631), *J.J. Wepfer* (1620-1695); *G.B. Morgagni* (1682-1771)].[609] Im 18. Jahrhundert fügte *Boeneken* den drei Formen des Starrkrampfs eine weitere hinzu, den Pleurothotonus (pleura = gr. Seite), da er in eigenen klinischen Beobachtungen bei manchen Fällen eine ausschließlich seitliche Verbiegung des Rumpfes festgestellt hatte. Diese Erfahrung wurde von namhaften Chirurgen wie *Antonio Maria Valsalva* (1666-1723) und *Anton de Haen* (1704-1776) bestätigt. Letzterer berichtete in seiner »Ratio meden-di« (1741) von einem Patienten, der wie ein lateinisches C zur Seite gebogen war (»*ut Romanum litteram C referat*«). *Francois Boissier de Sauvage* (1706-1767), der im 18. Jh. analog dem botanischen Werk *Linnés* eine Systematisierung der Krankheiten versuchte, nannte diese Form des Starrkrampfs Tetanus lateralis.[610]

Mit *de Haen*, der nicht zu Unrecht als Vater der klinischen Thermometrie bezeichnet wird, wurde auch erstmals das genaue Ausmaß des Temperaturanstiegs bei Tetanuspatienten beobachtet. Erst mit der Erfindung des Thermometers (1721) durch *Gabriel Daniel Fahrenheit* (1686-1736) hatte die wissenschaftliche Thermometrie begonnen. Seither war es möglich, exakte Angaben zum Fieber zu machen, das beim Tetanus eine Höhe von 40-41°C erreichen kann.[611] In der Folge entstand eine kontroverse Diskussion über die Frage, ob der Temperaturanstieg als gutes oder schlechtes Omen zu gelten habe. *Edmund Rose* sah ihn in seiner großen Monographie über den Starrkrampf (1897) als nur im Endstadium auftretendes Erschöpfungszeichen und widersprach damit dem hippokratischen Aphorismus (»*tetano laboranti febris succedens morbum solvit*«), wonach das Fieber die Lösung

---

[606] Gurlt Bd. II 1964, 331. Ein neapolitanischer Edelmann war nach einem Nadelstich in den Finger innerhalb 40 h an einem Trismus »spasmo« verstorben (1552).

[607] Gurlt Bd. III 1964, 430. Ein 45-jähriger Mann hatte sich einen Nagel in die Fußsohle getreten, der am 7. Tag entfernt wurde. Nach einer weiteren Woche entwickelte sich ein Opisthotonus, wodurch der Patient in wenigen Tagen ad exitum kam.

[608] Gurlt Bd. II 1964, 744.

[609] Hertle 1984, 7-8.

[610] Rose 1897, 13-14. Puschmann Bd. III 1902-1905, 33. Buzello 1929, 3.

[611] Rose 1897, 111.

Chirurgische Infektionen

der Starre ankündige. Im 19. Jh. wurde der Temperaturanstieg einerseits durch die starken Muskelkontraktionen (*Ziemssen, Leyden, Billroth*), andererseits durch eine Störung des Temperatur-Regulations-Zentrums in der Medulla oblongata (*Claude-Bernard, Brown-Séquard*) erklärt.[612]

J.D. Larrey führte in seiner zusammenfassenden Darstellung über den Tetanus (»Mémoire sur le tétanus traumatique«), bei der er sich auch auf die im ägyptischen Feldzug gesammelten Erfahrungen stützte, wieder die seit der Antike übliche Einteilung in Tetanus, Opisthotonus und Emprosthotonus an und trennte den Trismus als vierte Form davon ab, da er ihn in vielen Fällen als einziges Symptom beobachtet hatte.[613]

In der ersten Hälfte des 19. Jh. erkannte man zusehends die Nutzlosigkeit dieser Einteilung für Theorie und Praxis, da eine Art oft in die andere überging und versuchte, den Starrkrampf nicht mehr ausschließlich nach der äußeren Form, sondern auch nach seinem Verlauf (akut/chron.), nach dem Lebensalter (Erwachsene/Neugeborene) und nach der Ursache (Tetanus febrilis, verminosus, syphiliticus, hemiplegicus, hystericus, traumaticus u.a.) einzuteilen (*Cullen, Sagar, Valenzi* u.a.).[614]

Nach den häufigsten ätiologischen Gesichtspunkten wurde der Starrkrampf nun in folgende vier Arten gegliedert:

- Tetanus traumaticus (bei Vorliegen einer Verletzung)
- Tetanus rheumaticus (bei Erkältung)
- Tetanus idiopathicus (wenn weder eine Wunde zu finden war, noch eine Erkältung vorlag)
- Tetanus toxicus (durch Gifte wie Strychnin oder miasmatische Ansteckungsstoffe aus Luft, Wasser und Boden).[615]

Da die wahre Ursache des Tetanus aber nach wie vor unbekannt war, stifteten diese Einteilungen mehr Verwirrung als Klarheit, so dass O. *Thamhayn* in einer Metaanalyse von fast achthundert Tetanusfällen aus der Literatur schon 1861 feststellte: »*Es gibt nur einen Tetanus, nur die ätiologischen Momente können verschieden sein.*«[616] Auch Rose hielt die Einteilung für unwesentlich, da der Verlauf des Tetanus immer der gleiche sei.[617] Trotzdem besaßen alle Arten bis zum Ende des 19. Jh. weiterhin ihre Gültigkeit.[618]

---

[612] Rose 1897, 124-125 und 130.
[613] Rose 1897, 19. Buzello 1929, 3-4.
[614] Weiss 1824, 2-3.
[615] Weiss 1824, 24-32. Thamhayn 1861, 219. Rose 1897, 205-206. Puschmann Bd. III 1902-1905, 34. Hertle 1984, 8-16.
[616] Thamhayn 1861, 219.
[617] Rose 1897, 206.
[618] Puschmann Bd. III 1902-1905, 35.

Die entscheidende Wende in der Geschichte des Tetanus, die alle bisherigen Einteilungen überflüssig machte, trat erst am Ende des 19. Jahrhunderts ein. Nachdem seit Mitte des Jahrhunderts Bakterien zum erstenmal als pathogene Mikroorganismen erkannt worden waren [*Casimir J. Davaine* (1812-1882), *Pierre F.O. Rayer* (1793-1867): Milzbranderreger 1850; *Franz Aloys Pollender* (1800-1879): Milzbranderreger 1849/Publikation 1855], hatte sich die Bakteriologie mit Hilfe verbesserter Mikroskope schnell als wissenschaftliche Disziplin etabliert und konnte mit der Entdeckung wichtiger Krankheitserreger (Gonorrhoe, Tuberkulose, Cholera, Diphtherie u.v.m. s. III. 2.2.3.) spektakuläre Erfolge feiern.[619] Als den italienischen Forschern *Antonio Carle* (1854-1927) und *Giorgio Rattone* (1857-1929) 1884 im Tierversuch die Übertragung des Tetanus durch Überimpfen von menschlichem Wundeiter gelang und im selben Jahr *Arthur Nicolaier* (1862-1942) den mikroskopischen Nachweis des Tetanuserregers erbrachte, war die infektiöse Ätiologie des Starrkrampfs bewiesen,[620] worüber im folgden Kapitel mehr zu berichten sein wird. Damit hatte sich bestätigt, dass der Tetanus eine Wundinfektionskrankheit darstellt, was schon einige Ärzte vorher vermutet hatten [u.a. *N.I. Pirogoff* und der Physiologe *Wilhelm Roser* (1817-1883)].[621] Da im Organismus der verendeten Tiere keine Erreger gefunden werden konnten, lag die Vermutung nahe, dass für das Auftreten der Krankheitssymptome ein vom Erreger produziertes Gift verantwortlich sei. Schon wenige Jahre nach Entdeckung des Tetanusbazillus konnten mehrere Forscher durch Filtration das eigentliche Toxin darstellen (1889 *Knud Faber*, 1890 *Ludwig Brieger* und *Carl Fraenkel*, 1891 *Shibasaburo Kitasato*). Aussagen zur chemischen Natur und zum Wirkmechanismus des Toxins blieben mangels geeigneter Nachweismethoden vorerst spekulativ. Immerhin konnte aber mit Gewissheit gesagt werden, dass es sich beim Tetanus nicht eigentlich um eine Infektion, sondern um eine Intoxikation handelt, allerdings im Vergleich zu Nahrungsmittelvergiftungen mit einer relativ langen Inkubationszeit.[622]

Daraus ergaben sich bedeutende therapeutische Konsequenzen, die *Emil von Behring* (1854-1917) und *Shibasaburo Kitasato* (1856-1931) mit der Entwicklung des Antitoxinheilserums in genialer Weise umsetzten (1890). Damit waren die Grundlagen der Serumtherapie und Serumprophylaxe (passive Immunisierung) gelegt, die in Kapitel III. 2.2.4. über die Therapie des Tetanus ausführlich gewürdigt werden sollen.[623]

---

[619] Ackerknecht 1992, 123 und 128.

[620] Rose 1897, 231-235. Puschmann Bd.III 1902-1905, 35. Buzello 1929, 6-7. Schadewaldt 1975, 2231-2232.

[621] Puschmann Bd.III 1902-1905, 35.

[622] Rose 1897, 240-241. Puschmann Bd.III 1902-1905, 35.

[623] Rose 1897, 236-239. Buzello 1929, 67-69.

Allerdings zeigten sich schon bald die Grenzen der passiven Immunisierung, die v. a. durch die kurze Wirkdauer der Antikörper gegeben war. Um einen langdauernden Impfschutz zu erreichen, wurden schon an der Wende zum 20. Jh. Versuche unternommen, durch Abschwächung des Toxins eine aktive Immunisierung zu ermöglichen (*Emile Roux, Louis Vaillard* 1893; *Paul Ehrlich* 1898; *Ernst Löwenstein* 1904; *Michael von Eisler* 1912 und 1915). Die Herstellung einer für den Menschen geeigneten Vakzine gelang erst in den zwanziger Jahren mit dem sog. Tetanus-Anatoxin durch die französischen Forscher *Gaston Ramon* (1886-1963) und *Christian Zoeller* (1888-1934).[624] Trotz gesicherter wissenschaftlicher Erkenntnisse verbreitete sich die aktive Tetanus-Immunisierung in Europa relativ langsam[625] (Einführung der aktiven Impfprophylaxe in den USA Mitte des 20. Jahrhunderts).[626] Mit dieser Methode war erstmals ein sicherer und unschädlicher Schutz vor einer Tetanuserkrankung möglich geworden.

Erst ein Jahrhundert nach der Entdeckung des Tetanuserregers konnte mit Hilfe der Elektronen- und Rastertunnel-Mikroskopie (mit einem Auflösungsvermögen von 10 nm, bzw. 0,1 nm)[627] die chemische Struktur und der Wirkmechanismus des Tetanus-Toxins auf Zellebene aufgeklärt werden (*Schiavo* et al. 1992).[628] Bei dem Neurotoxin handelt es sich um eine Zink-Endopeptidase (Metallo-Proteinase), also um ein intrazellulär wirkendes Enzym, das die Fusion der synaptischen Vesikel mit der Nervenmembran und damit die Freisetzung inhibitorischer Transmitterstoffe in den synaptischen Spalt verhindert. Durch den Wegfall hemmender Einflüsse kommt es zu einer Dauerkontraktion der Muskulatur.[629]

Nachdem wir in diesem kurzen historischen Abriß das Thema der Ätiologie nur gestreift haben, wollen wir im folgenden Kapitel genauer betrachten, welche Ursachen für die Entstehung des Tetanus in den verschiedenen Epochen verantwortlich gemacht wurden.

2.1.2.3. Zur Ätiologie des Tetanus

Der Begriff »Ätiologie« leitet sich von den griechischen Worten aitia = *gr.* Ursache und logos = *gr.* Wort ab und bezeichnet die Lehre von den Krankheitsursachen.[630] Heute ist bekannt, dass die Ursache des Tetanus in einer

---

[624] Buzello 1929, 252-253. Stirnemann 1966, 130-131. Schadewaldt 1975, 2232. Junghans und Lungwitz 1980, 14-19. Hertle 1984, 197-201.
[625] Junghans und Lungwitz 1980, 20-21.
[626] Galazka und Gasse 1995, 41.
[627] Povacz 2000, 43.
[628] Schiavo et al. 1995, 257-258.
[629] Benfenati und Valtorta 1995, 195-200.
[630] Pschyrembel 1994, 23 und 893.

Vergiftung mit einem von Stäbchenbakterien gebildeten Neurotoxin besteht, das spezifisch nur an Nervenzellen bindet (s. III. 2.1.2.1.).

Im Altertum war man weit davon entfernt, diesen Zusammenhang zu kennen; schon aus dem einfachen Grund, da die Funktion der Nerven weitgehend unbekannt war.[631] Eine Ausnahme bildete lediglich die alexandrinische Medizinschule, die – möglicherweise begünstigt durch ihre Lage am Rande des Reiches – eigenständige Wege einschlug. Dort führten die Ärzte Leichenöffnungen und Vivisektionen an verurteilten Verbrechern durch, was in den Augen des griechischen Mutterlandes aus religiösen Gründen einen Tabubruch darstellte.[632] Diese anatomischen Untersuchungen ermöglichten es *Herophilos* (um 300 v. Chr.), erstmals zwischen sensorischen und motorischen Nerven zu unterscheiden und das Gehirn als Zentralorgan des Nervensystems zu postulieren. Aufgrund seiner »empeira« (Beobachtungen) erkannte er die Beziehung zwischen dem »phainomenon« (Erscheinung) des »spasmo« (Krampf) zum Nervensystem.[633] In der Folge wurden seine Leistungen durch rivalisierende Schulen (Empiriker, Methodiker, Pneumatiker), die sich z.T. in polemischer Weise gegen *Herophilos* stellten, in Abrede gestellt. Die Zeit war für seine anatomisch-physiologischen Entdeckungen noch nicht reif, sodass sie schon in der römischen Antike wieder vergessen und durch die Autorität *Galens* verdunkelt wurden.[634] Dieser stützte sich ganz auf die Lehrmeinung des *Corpus hippocraticum*, in dem nach dem Prinzip der Humoralpathologie eine traumatisch bedingte Dyskrasie (krankhafte Verschiebung der vier Körpersäfte) für die Entstehung der verschiedenen Starrkrampfformen verantwortlich gemacht wurde. Dabei wurde zwar zutreffenderweise ein Kausalzusammenhang mit verschmutzten Wunden hergestellt, jedoch dabei in keiner Weise an eine Infektion, sondern an eine traumatische Nervenschädigung, bzw. an ein Leiden der Muskeln und Sehnen, das den ganzen Organismus ergreift, gedacht (*Aretaios, Galen*).[635] In diesem Zusamenhang darf nicht vergessen werden, dass z.Z. des Altertums und während des Mittelalters für Nerven und Sehnen im Griechischen wie im Lateinischen ein und dieselbe Bezeichnung (Neuron, bzw. nervus) verwendet wurde und auch die Sehnen für »nervöse Gebilde« gehalten wurden.[636] Daneben war seit den Zeiten des *Aristoteles* (4. Jh. v. Chr.) bekannt, dass Verletzungen durch Pfeilgifte oft einen Tetanus verursachten (daher auch

---

[631] Winkle 1970, 920.
[632] Ackerknecht 1992, 45-46.
[633] Winkle 1970, 923-924. Eckart und Gradmann 2001, 156-157.
[634] Ackerknecht 1992, 45-50. Eckart und Gradmann 2001, 157.
[635] Buzello 1929, 2. Winkle 1970. 927. Schadewaldt 1975, 2230. Junghans und Lungwitz 1980, 4-9.
[636] Gurlt Bd. III 1964, 571.

die Bezeichnung Toxin, von toxon = *gr.* Bogen, Pfeil, Pfeilgift; toxikon = *gr.* zum Bogen gehörig). Dies wird verständlich, wenn man bedenkt, dass das Pfeilgift der Skythen nach *Aristoteles* aus faulendem Schlangenfleisch und Wurzeln der Nachtschattengewächse hergestellt wurde. Sowohl der Darm der Schlangen, als auch die Schutt- und Düngerhaufen, auf denen das Unkraut wächst, stellen bevorzugte Habitate einer anaeroben Mikroflora dar. Für den Tetanus wurde aber nicht das Pfeilgift, sondern die durch die Verwundung entstandene Nervenverletzung verantwortlich gemacht. Diese Annahme hielt sich bis ins 19. Jh. und wurde noch von *Larrey* vertreten.[637] *Oribasius von Pergamon* (4. Jh.), der als Leibarzt den römischen Kaiser *Julian Apostata* (331-363) auf allen Feldzügen begleitete, verzeichnete in seiner medizinischen Enzyklopädie (nach *Aretaios*), dass er in heißen Wüstengegenden auch bei schweren Verwundungen niemals einen Fall von Tetanus angetroffen habe; eine Beobachtung, die 1600 Jahre später auch *Larrey* auf den ägyptischen Feldzügen Napoleons (1798) bestätigte. Da Tetanussporen hauptsächlich in fäkaliengedüngtem Erdreich leben, daher auch in Europa auf Ackerböden wesentlich häufiger als im Waldboden anzutreffen sind, ist die Feststellung des *Oribasius* begründet. Kaiser Julian starb an einer Verwundung durch einen Speerstich, die er sich in einer Schlacht gegen die Perser in Mesopotamien zugezogen hatte, vermutlich an einem Wundtetanus, ohne dass ihn sein Leibarzt retten konnte.[638]

Auch während des Mittelalters und der frühen Neuzeit hielt man an der traumatischen Genese des Tetanus fest (*Lanfranco* 12. Jh.; *Fioravanti, Lusitanus* 16. Jh.).[639]

Solange die Ursache nicht wissenschaftlich geklärt war, blieben die Aussagen zur Ätiologie spekulativ. So machte *Boerhaave* an der 18. Jahrhundertwende eine zu große Quantität des »Nervenfluidums« für die Entstehung des Tetanus verantwortlich.[640]

Bis zur ersten Hälfte des 19. Jh. wurden sowohl endogene als auch exogene Ursachen zur Erklärung des Tetanus herangezogen, wobei bestimmte Faktoren als prädisponierend angesehen wurden (u. a. männliches Geschlecht, athletischer Körperbau, erhöhte Sensibilität). Als häufigste Ursache galt die Verwundung (auch in Form von Operationswunden; so erklärte man sich den Tetanus neonatorum durch eine mechanische Reizung des Nabelstrangs). Während der traumatische Tetanus nach vorherrschender Meinung die schlimmste Ausprägung des Krankheitsbildes nach sich zog, sollte ein

---

[637] Winkle 1970, 923.
[638] Winkle 1970, 928. Schadewaldt 1975, 2230. Junghans und Lungwitz 1980, 11.
[639] Gurlt Bd. III 1964, 573.
[640] Weiss 1824, 52.

erkältungsbedingter Tetanus (durch kalte/warm-feuchte Luft) sich nur in leichterer Form ausbilden. Daneben konnte er angeblich durch Gemütsaffekte (verschmähte Liebe, übermäßige Sorgen, aber auch durch das Bellen eines Hundes) ausgelöst werden. So erklärte man sich das gehäufte Auftreten auf dem Schlachtfeld und bei Geburten (da der Affekt mit der Muttermilch auf das Kind übergehe). In diesem Sinne äußerte sich der renommierte Chirurg *Dupuytren*: »*Starrkrampf entsteht ganz plötzlich durch eine Salve, durch Pauken und Trompeten, durch Donnerschlag, Schreck, Aetzen.*«[641] Eine weitere Ursache sah man in schädlichen Stoffen [Strychnin, Strammonium (*Boerhaave*), aber auch fetter Kost wie Aal (*Thomas Bartholin*, 1616-1680) oder fetter Milch bei der Säuglingsernährung (*Paul G. Werlhof*, (1699-1767)].[642] Der Pathomechanismus wurde dabei in einer Gegenreaktion des Körpers (erhöhte Muskelanspannung) auf die schwächenden Umstände (mechanischer, atmosphärischer, psychischer, ernährungsbedingter Art) gesehen.[643] Sogar die Naturphilosophen wagten Erklärungsversuche [Veränderungen elektromagnetischer Art durch *Immanuel Kant* (1724-1804)], ohne das Krankheitsbild näher zu kennen.[644] Erst mit der Begründung der Nervenphysiologie durch *Johannes Peter Müller* (1801-1858) (Nachweis der sensorischen und motorischen Anteile der Spinalnerven 1831, Reflexlehre 1834) und dem Aufschwung der Neuropathologie durch *Moritz Heinrich Romberg* (1795-1873) wurde der Tetanus zusehends als Erkrankung des Nervensystems gesehen.[645]

Unklar blieb nur, wodurch das Nervensystem einen Schaden nahm:

- durch Verletzung peripherer Nerven: Tetanus traumaticus (*Dupuytren, Larrey*)
- durch klimatische Einflüsse: Tetanus rheumaticus (*Dazille*: heiße, feuchte Luft; *Bayon*: salzige Seeluft)
- durch psychische Erregung: Tetanus idiopathicus (*Romberg*: Reflexneurose)
- durch miasmatische Ansteckungsstoffe aus Luft, Wasser und Boden: Tetanus toxicus (*Hellberg; Billroth*).[646]

Mit den Methoden der pathologischen Anatomie wurden Obduktionsbefunde erhoben, die eine Entzündung des Rückenmarks [*Carl von Rokitansky*

---

[641] Rose 1897, 473.
[642] Weiss 1824, 21-32.
[643] Weiss 1824, 43-48.
[644] Rose 1897, 186.
[645] Rose 1897, 186-187.
[646] Rose 1897, 205-206. Puschmann Bd. III 1902-1905, 34-35. Buzello 1929, 4-6. Junghans und Lungwitz 1980, 10-12.

(1804-1878)], bzw. eine Neuritis nodosa (*Froriep*) beweisen sollten. Später wurde jedoch festgestellt, dass es sich bei allen diesen Veränderungen um postmortale Erscheinungen oder Artefakte handelte.[647] Eine neue Epoche in der Ätiologie brach erst am Ende des Jahrhunderts an, als der Tetanus als Wundinfektionskrankheit erkannt und der Beweis der infektiösen Genese erbracht wurde. Da dies ohne die Errungenschaften der zu dieser Zeit noch ganz jungen wissenschaftlichen Disziplin der Bakteriologie nicht möglich gewesen wäre, sollen an dieser Stelle zum besseren Verständnis die wichtigsten Schritte ihrer Geschichte in einem kurzen Abriß dargestellt werden.

Geschichte der Bakteriologie

»*Bakterien waren die ersten Lebewesen auf dieser Erde und werden wohl auch die letzten sein*«, schrieb der große Chemiker und Mitbegründer der Bakteriologie, *Louis Pasteur* (1822-1895) vor über einhundert Jahren. Heute gilt als erwiesen, dass Bakterien seit drei Milliarden Jahren geeignete Lebensbedingungen auf der Erde vorfanden und damit gegenüber dem Menschen (mit ca. drei Millionen Jahren Geschichte) phylogenetisch betrachtet einen tausendfachen zeitlichen Vorsprung besitzen. Die große Anpassungsfähigkeit der Bakterien an eine veränderte Umwelt erklärt sich zum einen durch ihre rasche Vermehrung und Mutationsmöglichkeit, zum anderen durch ihre Autarkie und äußerste Resistenz. Sie kommen ubiquitär vor, da sie ihren Lebensraum sowohl in anorganischer (Erde, Wasser), als auch in organischer Materie (Pflanzen) und im Organismus höherer Lebewesen (Magen-Darmtrakt von Tier und Mensch) finden. Da Bakterien eine Größe von nur 0,3 – 15 µm besitzen (Viren sind ca. tausendmal kleiner), sind sie für das menschliche Auge nicht wahrnehmbar (Auflösungsvermögen bis zu 200 µm = 0,2 mm).[648]

Dessen ungeachtet haben heilkundige Menschen schon vor mehr als vier Jahrtausenden theoretische Überlegungen angestellt, die von der Idee her der modernen Bakterienkunde in nichts nachstehen.[649] Die wahrlich staunenswerten Ergebnisse der Bakteriologie wurden erst durch das Zusammentreffen dreier Wege ermöglicht: des Weges der Theorie, des Weges der Praxis und des Weges der Methodik.[650] Da die methodischen Voraussetzungen für einen wissenschaftlichen Nachweis der Bakterien erst Ende des 19. Jh. gegeben waren, blieben die theoretischen Modelle bis zu diesem Zeitpunkt mehr oder weniger spekulativ, allenfalls gestützt auf Experimente und praktische Erfahrungen.

Die ältesten, überlieferten Texte, die als Ausdruck einer echten Protopa-

---

[647] Puschmann Bd. III 1902-1905, 34.
[648] Povacz 2000, 41-43.
[649] Unschuld 2003a, 190.
[650] Schaaf 1950, 26.

rasitologie gelten können, stammen aus dem 3./2. Jahrtausend vor Christus. In dem Grabhügel von *Mawangdui* (167 v. Chr., Han-Zeit; heutige Provinz Hunan, China) brachten archäologische Ausgrabungen heilkundliche Schriften zum Vorschein, in denen als Krankheitsursache – neben Geistern und Dämonen – auch »Kleinstlebewesen« genannt werden. Die Heilkundigen vertraten die Ansicht, dass Kleinstlebewesen den Körper durch Fäulnis von innen vernichteten (z. B. bei der Lepra), so wie die sichtbaren Würmer ganze Ernten zum Faulen bringen konnten.[651]

Auch in Europa war dieser Gedanke nicht unbekannt, seit sich in der Antike eine Wendung von einer magisch-animistischen zu einer auf Naturgesetzen gründenden, medizinischen Heilkunde vollzogen hatte. Der Reichsoberbibliothekar Cäsars, *Marcus Terentius Varro* (116-27 v. Chr.), dessen Buch »De lingua latina« eine der wichtigsten Quellen der Philologie darstellt, schrieb in seinen Ausführungen zur Landwirtschaft (»Rerum rusticarum libri III«), dass an feuchten Orten winzige Tierchen lebten, die mit dem Auge nicht wahrnehmbar seien. Mit der Atemluft gelangten sie in den menschlichen Körper, wo sie schwere Krankheiten verursachten; die Malaria war ein Beispiel dafür, deren Name sich bezeichnenderweise ableitet von malus = *lat.* schlecht, verderblich und aer = *lat.* Luft.[652] *Varros* Krankheitsvorstellung blieb allerdings eine Einzelmeinung. Da die Ursachen der großen Seuchen unsichtbar waren, diese also anscheinend ohne Grund auftraten und daher die Gefühle von Angst und Machtlosigkeit noch verstärkten, suchte man i. a. die Krankheiten durch astralische/planetarische oder durch tellurische/atmosphärische Einflüssse zu erklären.[653] Obwohl diese ätiologischen Annahmen nach wie vor spekulativer Natur und genauso wenig zu erklären waren wie die Dämonen aus vorwissenschaftlicher Zeit, stellten sie doch erste rationale Erklärungsversuche dar, die sich z. B. in der Miasmenlehre *Max von Pettenkofers* (1818-1901) zum Teil unverändert bis ins 19. Jh. hinein hielten.[654]

Neben dem Versuch auf theoretischem Wege den unsichtbaren Feind in den Griff zu bekommen, war schon sehr früh bekannt, dass sich die Ausbreitung der Seuchen durch hygienische und prophylaktische Maßnahmen verhindern ließ. Hierzu gehörten Quarantäne und Krankenisolierung, wie sie in den Leprosorien (11-13. Jh.) und Pesthäusern (14. Jh.) des Mittelalters verwirklicht worden waren, ebenso wie Räucherungen und Waschungen zur Desinfektion.[655] Dieses deutungsfreie Wissen, das sich allein auf die

---

[651] Unschuld 2003a, 58-61 und 286.
[652] Povacz 2000, 74 und 92.
[653] Schaaf 1950, 7-8. Ackerknecht 1992, 70. Eckart 2000, 162-162.
[654] Unschuld 2003a, 189.
[655] Schneck 1997, 103.

praktische Erfahrung stützte, zeigt sich kulturübergreifend auch in der asiatischen Heilkunde. Im *Bencao gang mu*, einer Zusammenfassung der chinesischen Arzneidrogenkunde, forderte *Li Shizhen* (1518-1593) Bettwäsche und Kleidung der Kranken zu desinfizieren.[656]

Der Gedanke an Mikroben war also nicht völlig neu, als *Girolamo Fracastoro* (1478-1553)[657] in seiner berühmten Schrift »De contagionibus et contagiosis morbis et eorum curatione libri III« (1546) seine wissenschaftliche Theorie der übertragbaren Krankheiten publizierte. Seminaria morbi (Krankheitssamen) oder animalculi (kleinste Tierchen) nannte er die Krankheitsstoffe aus kleinsten Partikeln, die von Person zu Person, über verseuchte Gegenstände oder durch die Luft (ad distans) übertragen würden und spezifische Krankheiten hervorriefen. Pest, Lepra, Pocken, Flecktyphus, Tollwut, Englischer Schweiß und Masern zählten zu diesen kontagiösen Erkrankungen. Auch, dass die krankmachende Wirkung der Kontagien vom Zustand des Organismus abhing, war *Fracastoro* aufgefallen, sodass er gedanklich nicht

---

[656] Unschuld 2003a, 188-189.
[657] Sigerist 10970, 76-84. Eckart und Gradmann 2001, 119-120. *Girolamo Fracastoro* (1478-1553); italienischer Arzt, Gelehrter und Humanist. Als Patriziersohn besaß F. eine universelle Bildung. An der Universität Padua hatte er nicht nur Philisophie und Medizin, sondern auch Mathematik und Astronomie studiert (zu seinen Kommilitonen zählten *Nikolaus Kopernikus* und der spätere Kardinal *Contarini*). Als Arzt ließ er sich in der Nähe von Verona nieder und führte das Leben eines Landedelmannes, umgeben von intellektuellen Freunden inmitten seiner Bibliothek mit ihren Globen und Astrolabien. Auf Hausbesuchen soll er stets seinen *Plutarch* in die Tasche gesteckt haben. 1530 erschienen seine drei Bücher über die Syphilis (»Syphilidis sive de morbo Gallico«), in denen er der seit der Jahrhundertwende grassierenden »Lustseuche« ihren Namen gab. Für die Zeit der Renaissance typisch, hatte er in Form eines Lehrgedichts in antiken Hexametern einen Mythos zur Erklärung der Krankheit geschaffen. Der Sonnengott Apollo, gleichzeitig Gott der Heilkunde, straft den Hirten Syphilus (benannt nach dem Sohn der Niobe, Sipylus) für seine Freveltaten indem er ihn durch giftige Strahlen erkranken lässt. Nach antikem Muster nannte F. die Krankheit »Syphilis«, wie das Gedicht von Aeneas die »Aeneis« genannt wird. Medizingeschichtlich von ebensogroßer Bedeutung sind seine Bücher über die ansteckenden Krankheiten (1546), in denen er philosophische Gedanken (Sympathie-Antipathie-Konzept des *Lukrez*, 1.Jh.v.Chr.) mit empirischen Beobachtungen verknüpfte und seine Lehre von den Kontagien aufstellte. Von seinen Zeitgenossen hochgeehrt, lebte F. zurückgezogen auf seinem »Tusculum« (Ciceros Landsitz). Nur für Papst Paul III. machte er eine Ausnahme, als er sich zum medicus ordinarius des Tridentinischen Konzils bestellen ließ (1545). Auf sein Anraten wurde die Versammlung wegen einer Typhusepidemie nach Bologna verlegt. Er starb 75-jährig während einer Mahlzeit an einem Schlaganfall. Von seinem Ansehen zeugt ein Standbild in der Loggia von Verona.

nur die Grundlagen der Mikrobiologie, sondern auch wichtige Aussagen der Immunologie vorwegnahm.[658] Auch diese Gedanken waren keineswegs neu, allenfalls ihm unbekannt, da im antiken China schon eineinhalb Jahrtausende vorher von sog. wei (Abwehrkräften) gesprochen worden war, die der Körper gegen gewisse Krankheiten mobilisieren müsse wie die Truppen des Staates beim Eindringen eines Feindes. Die Analogie zu Bekanntem aus dem Lebensumfeld (in diesem Fall zum Militärischen) diente dazu, die Beherrschung des unbekannten Krankheitsfeindes wahrscheinlicher erscheinen zu lassen.[659] *Fracastoros* Konzept war allerdings nur von theoretischer Bedeutung, da es zu seiner Zeit keine kausale Therapie der Infektionskrankheiten gab.[660] Er selber hielt sich denn auch an die seit alters überlieferte humoralpathologische Bekämpfung der Keime, wie sie schon von den *Mawangdui*-Autoren empfohlen worden war. Obwohl er in Padua ein Kommilitone von *Nikolaus Kopernikus* war, der auf anderem Gebiet ein neues Weltbild schuf, kann man von *Fracastoro* trotz seiner hellsichtigen Schriften nicht behaupten, dass auch er eine Wende auf dem Gebiet der Infektiologie herbeiführte, eingedenk der Tatsache, dass ihm außer einigen Fachgelehrten wenige zuhörten.[661] Gleiches gilt von all den anderen, die im 17. und 18. Jh. in Ost und West ähnliche Theorien vertreten hatten. Dazu gehörte *Wu Youxing*, der während der großen Epidemien, die Nordostchina 1641-1644 heimsuchten, liqi (besonders grausame Feinstmaterie) für die Krankheiten verantwortlich machte und den erst viel später geprägten Begriff der Inkubationszeit mit den Worten umschrieb: in manchen Menschen schläft der Erreger zunächst eine Weile.[662] Der berühmte Arzt *Xu Dachun* (1683-1771) sah als Ursache bestimmter Krankheiten das Eindringen unsichtbarer Feinde in den Körper an. Dies entsprach seiner kausalen Denkweise (»wo eine Krankheit entsteht, muß es einen Grund geben«).[663]

In Europa war es der Engländer *Thomas Sydenham* (1624-1689),[664] der

---

[658] Ackerknecht 1992, 70-71. Schneck 1997, 101-102. Eckart 2000, 163-164.
[659] Unschuld 2003a, 251-252.
[660] Eckart und Gradmann 2001, 119-120.
[661] Sigerist 1970, 76-84.
[662] Unschuld 2003a, 189-190.
[663] Unschuld 2003a, 192-193.
[664] Eckart und Gradmann 2001, 304-305. *Thomas Sydenham* (1624-1689), wird als »Englischer Hippokrates« bezeichnet. S. studierte als Sohn eines puritanischen Gutsherrn Medizin in Oxford, unterbrochen durch seinen Dienst im Heer Cromwells (seit 1655 Praxis in London, erst 1676 Promotion zum M.D). Seine genauen klinischen Beobachtungen führten zu einer eigenen Klassifikation der Krankheiten. S. unterschied bei den exanthematischen Infektionskrankheiten auf Grund der Verschiedenartigkeit der Ausschläge Pocken, Masern und Scharlach. Seine exzellente Beschreibung der Chorea minor (Veitstanz) führte zu der spä-

hundert Jahre nach Fracastoro den Gedanken an gasförmige Ansteckungsstoffe zur Zeit Cromwells wieder aufnahm, die er Miasmen nannte. Auch er betonte die Spezifität der einzelnen Krankheiten, die er als eigene Wesenheiten beschrieb (ontologische Krankheitsauffassung).[665] An der Wende zum 19. Jahrhundert sprach *Samuel Hahnemann* (1755-1843) schließlich von sog. Choleratierchen.[666] Wieder ein halbes Jahrhundert später verband der große Anatom *Friedrich Gustav Jakob Henle* (1809-1889)[667] in seiner 1840 veröffentlichten Schrift »Von den Miasmen und den Contagien« die beiden Begriffe, indem er von kontagiös-miasmatischen Krankheiten sprach. Er postulierte, dass zwischen Miasmen und Kontagien kein Unterschied bestehen könne, wenn sie die gleichen Krankheiten hervorriefen. Da diese Krankheiten von lebenden Erregern ausgelöst wurden, bezeichnete er diese als Contagia animata/viva.[668] *Henle* war es auch, der die unter seinem berühmten Schüler *Robert Koch* (1843-1910) bekanntgewordenen Postulate zum Nachweis einer Infektionskrankheit erstmals aufstellte:

- den obligaten Erregernachweis
- die Möglichkeit der Isolierung und Züchtung außerhalb des erkrankten Organismus
- die Übertragung auf ein gesundes Tier und erneute Isolation des Erregers.[669]

---

teren Bezeichnung »Morbus Sydenham«. Berühmt ist seine Abhandlung über die Gicht (»Tractatus de podagra et hydrope«, London 1683), unter der er selber jahrzehntelang zu leiden hatte. Seine »Sämtlichen Werke« erschienen in deutscher Übersetzung 1802 in Leipzig unter *J. Pagel*.

[665] Schaaf 1950, 12-13. Povacz 2000, 74.
[666] Unschuld 2003a, 241 und 286.
[667] Eckart und Gradmann 2001, 155-156. *Friedrich G.J. Henle* (1809-1885), gilt als Begründer der modernen Histologie. Als Sohn eines jüdischen Kaufmanns konvertierte er 1821 zum evangelischen Glauben. Nach seinem Medizinstudium in Bonn und Heidelberg wurde er Prosektor des berühmten Anatomen und Physiologen *Johannes Müller* (1801-1858). Mit diesem leitete er den Übergang von der deutschen Naturphilosophie zu einer streng naturwissenschaftlichen Physiologie ein. Als Professor für Anatomie und Physiologie in Zürich, Heidelberg und Göttingen erlebte er die zunehmende Trennung dieser beiden medizinischen Disziplinen; er selber neigte immer mehr zur reinen Anatomie. Durch seine exakte Mikroskopiertechnik gelang ihm die Erstbeschreibung der Darmepithelien, des Endothel und der nach ihm benannten Henle'schen Schleife der Nierenkanälchen. Mit seinem Buch der »Allgemeinen Anatomie« (Leipzig 1841) führte er das Mikroskop als diagnostisches Instrument ein. Seiner ersten Ehe mit der Näherin Elise Egloff setzte G. Keller in der Novelle »Regine« ein literarisches Denkmal.
[668] Schaaf 1950, 13-15. Ackerknecht 1992, 123. Eckart 2000, 279.
[669] Schneck 1997, 157-158. Povacz 2000, 54.

Trotz der inneren Logik und der immer erdrückender werdenden Beweiskraft seiner Theorien wurde ihnen das gleiche Schicksal zuteil wie denjenigen seiner illustren Vorgänger: sie wurden kaum beachtet.[670]

Was war das Beweismaterial, das jeden einigermaßen aufgeschlossenen Kritiker hätte hellhörig werden lassen müssen? 1837 hatte *Alfred Donné* (1801-1878) den ersten mikrobischen Krankheitserreger unter dem Mikroskop nachgewiesen: Trichomonas vaginalis,[671] der bei Frauen eine Scheidenentzündung mit übelriechendem Fluor und quälendem Juckreiz auslösen kann.[672] Freilich handelt es sich dabei nicht um Bakterien, sondern um Protozoen (tierische Einzeller), die mit einer Länge von 8-45 μm zu den größten Mikroorganismen zählen;[673] aber dieser Umstand hatte den Vorteil, dass die Trichomonaden mit den damals noch recht primitiven Mikroskopen nachgewiesen werden konnten.

Damit verlassen wir den Weg der Theorie für eine Weile und schlagen den Weg der Methodik ein, der für die Anerkennung der Bakteriologie als wissenschaftliche Disziplin von entscheidender Bedeutung war. Da der menschlichen Sehkraft ihre physiologischen Grenzen gesetzt sind, war die Sichtbarmachung der Mikrobenwelt nur durch den Einsatz von Hilfsmitteln möglich. Schon den alten Hochkulturen war die vergrößernde Wirkung konvexer Linsen bekannt, wie archäologische Funde aus Ninive belegen. Aus der Zeit der römischen Antike ist überliefert, dass Nero sich eines geschliffenen Smaragds bediente, um die Gladiatorenkämpfe besser beobachten zu können (*Plinius*). Die erste bildliche Darstellung eines Kardinals mit Brille stammt aus der Mitte des 14. Jh. (Fresko von Tomaso di Modena im Dominikanerstift St. Nicolo zu Treviso); die älteste Abbildung einer Brille in der deutschen Kunst befindet sich in der Stadtkirche von Bad Wildungen und zeigt einen lesenden Apostel (Meister *Conrad von Soest*, 1403). Mit der Aufstellung der Brechungsgesetze durch W. *Snellius* (1518-1626) und R. *Descartes* (1596-1650) im ersten Drittel des 17. Jh. bekamen die bisherigen Versuche ihre physikalische Begründung.[674] Holländische Glasschleifer hatten um 1600 die ersten Mikroskope hergestellt, die auf Grund ihrer Neuheit und vielfältigen Verwendungsmöglichkeit nicht nur unter Wissenschaftlern auf großes Interesse stießen. So war es ein einfacher Gemischtwarenhändler aus Delft, *Anton van Leeuwenhoek* (1632-1723), dem bei der Untersuchung eines aufgeweichten Pfefferkorns die Entde-

---

[670] Schaaf 1950,15.
[671] Ackerknecht 1992, 123. Schneck 1997, 158.
[672] Pfleiderer 1994, 459-460.
[673] Kayser 1989, 376-377.
[674] Povacz 2000, 42-43

ckung der ersten Mikroben unter dem Mikroskop eher zufällig gelang. Da er über seine privaten Beobachtungen genauso sorgfältig Buch führte, wie er es im Beruf gewöhnt war, ist uns sogar das genaue Datum überliefert. Es war der 15. September 1677 als sich *Leeuwenhoeks* erstauntem Blick »levende dierkens« in ganzen Schwärmen darboten. Offensichtlich hatte er sich für den privaten Gebrauch wesentlich feinere Mikroskope hergestellt als damals gebräuchlich, denn in seinen Aufzeichnungen findet sich eine Abbildung der drei typischen Bakterienformen (Kokken, Stäbchen und Spirillen), die noch heute für deren morphologische Einteilung grundlegend sind. Obwohl *Leeuwenhoeks* Entdeckungen Aufsehen erregten und ihm neben der korrespondierenden Mitgliedschaft in der Londoner Royal Society, den Besuch der Königin von England, Zar *Peters des Großen* und einen Briefwechsel mit *Leibniz* einbrachten, behielt er das Wissen um die Herstellung seiner Mikroskope eifersüchtig für sich.[675] Hatte *Leeuwenhoek* vermutlich schon Bakterien, mit Sicherheit aber Mikroorganismen gesehen, diese aber nicht mit Krankheiten in Zusammenhang gebracht, so lag der Fall bei dem gelehrten Jesuitenpater *Athanasius Kircher* (1601-1680) genau umgekehrt. Bei der mikroskopischen Untersuchung des Blutes Pestkranker waren ihm pathologica animata aufgefallen, die er für die Krankheitserreger hielt. Die schwachen Linsen, die ihm zur Verfügung standen, machen es wahrscheinlich, dass er dabei Blutkörperchen mit Mikroben verwechselte.[676] Tab. 7 gibt einen Überblick über die verschiedenen Bezeichnungen der Krankheitserreger, die zur Entwicklung der Mikrobiologie entscheidend beitrugen.

Die Entdeckung der mikroskopischen Lebewesen [den Begriff »Mikrobe« prägte 1878 der Straßburger Militärchirurg *Charles Emile Sédillot* (1804-1883)][677] hatte die Frage nach ihrer Herkunft und ihrer Bedeutung aufgeworfen. *Aristoteles* hatte gelehrt, dass trockene Körper, die feucht werden (und umgekehrt), tierische Lebewesen erzeugen. Diese als generatio spontanea bezeichnete Theorie einer Urzeugung [*J. T. Needham* (1713-1781), *Buffon*] fand besonders bei den Vitalisten der Romantik [*Th. de Bordeu* (1722-1776); *J.P.Barthez* (1734-1806)] ihre Anhänger und erhielt sich bis ins 19. Jahrhundert, obwohl der katholische Priester und Naturwissenschaftler *Lazzaro Spallanzani* (1729-1799) diese Hypothese widerlegt hatte, indem er nachwies, dass sich Mikroben durch Teilung (im Abstand von 20 min.) vermehren.[678] Die Ansicht, dass Bakterien nur durch Bakterien entstehen (in Analogie zur zellu-

---

[675] Schaaf 1950, 23-25. Ackerknecht 1992, 83. Povacz 2000, 43-45.
[676] Schaaf 1950, 26. Ackerknecht 1992, 83. Schneck 1997, 103.
[677] Povacz 2000, 51.
[678] Schaaf 1950, 25-26. Porter 1997, 429. Povacz 2000, 45-47.

larpathologischen Aussage *Rudolf Virchows*: omnis cellula a cellula), konnte sich erst unter *Pasteur* Mitte des 19. Jh. endgültig durchsetzen. [679]

Tabelle 7: Zur Entwicklung der Mikrobiologie

Zeit	Autoren	Krankheitserreger
3. / 2. Jahrt. v. Chr.	Mawangdui-Autoren	Kleinstlebewesen
1. Jh. v. Chr.	M.T. Varro	Winzige Tierchen
16. Jh.	G. Fracastoro	Seminaria morbi / animalculi
17. Jh.	Wu Youxing Th. Sydenham A. Kircher A. v. Leeuwenhoek	Liqi (besonders grausame Feinstmaterie) Miasmen Phatologica animata Levende dierkens (als apathogen angesehen)
18. Jh.	Xu Dachun S. Hahnemann	Unsichtbare Feinde Choleratierchen
19. Jh.	F.G.J. Henle Ch. Sédillot L. Pasteur R. Koch	Contagia viva / animata Mikroben Mikroben / Bazillen / Bakterien »
20. Jh.	div.	Bakterien (grampositive / gramnegative Spirochäten, Rickettsien, Chlamydien, Mykoplasmen) Parasiten (Protozoen, Würmer) Pilze, Viren

Auch über die zweite Frage, nach der biologischen Bedeutung der Bakterien, war eine Kontroverse entstanden. Schon 1837 hatte *Charles Cagniard de la Tour* (1777-1859) Hefepilze als Ursache der Gärung nachgewiesen und wurde dabei von *Theodor Schwann* (1810-1882), dem Begründer der tierischen Zellenlehre, unterstützt. Das gegnerische Lager, allen voran *Justus von Liebig* (1803-1873), vertrat die Ansicht, dass auch die Gärung nichts anderes als ein chemischer Prozeß sei, wie es die neue Leitwissenschaft nahelegte. Wenn aber Gärung durch Kleinstlebewesen in Gang gesetzt wurde, lag der Gedanke nahe, dass auch andere Fäulnisprozesse und Krankheiten durch Mikroben verursacht werden konnten. Diese Meinung wurde untermauert, als noch im gleichen Jahr wie Cagniard für die Gärung, *Agostino Bassi* (1773-1856) Pilze als Ursache für die Seidenraupenkrankheit erkannte.[680] Aber erst als kommerzielle Interessen der französischen Industrie auf dem Spiel standen, wurden diese Ansichten durch die Forschungs-

---

[679] Aschoff, Diepgen, Goerke 1960, 37. Povacz 2000, 47-48.
[680] Schaaf 1950, 29-32. Aschoff, Diepgen, Goerke 1960, 37. Porter 1997, 430. Povacz 2000, 49.

arbeiten *Louis Pasteurs*[681] zum gleichen Thema akzeptiert.[682] Doch Pasteur wagte sich noch weiter. Wenn Mikroben etwas mit tierischen Erkrankungen zu tun hatten, gelang ihm möglicherweise auch der Nachweis für menschliche Krankheiten. Durch seine Untersuchungen zu Milzbrand und Tollwut, gegen die er Vakzinen mit abgeschwächten Keimen entwickelte, wurde ein Chemiker und Physiker zum Mitbegründer der medizinischen Bakteriolo-

---

[681] Sigerist 1970, 326-332. Povacz 2000, 50-53. Eckart und Gradmann 2001, 242-244. *Louis Pasteur* (1822-1895), wird zusammen mit *R. Koch* als der Begründer der Bakteriologie bezeichnet, obwohl er nicht Arzt, sondern Chemiker war. Im Gegensatz zu *Koch* ging er dabei weniger von der morphologischen, als von der physiologischen Betrachtungsweise der Mikroorganismen aus. Sein Vater war Gerber in der französischen Weinbauregion Burgund. *Pasteurs* geniale, intuitive Natur zeigte sich schon in seinen ersten wissenschaftlichen Beiträgen, die zur Grundlage der Stereochemie wurden. Als Professor für Chemie in Straßburg (1849) hatte er die Tochter des Rektors, Marie Laurent, geheiratet, die seine unleserlichen Manuskripte in Reinschrift brachte. 1854 als Dekan an die Fakultät nach Lille berufen, begann in diesem Weinbauzentrum seine fruchtbare Kooperation mit der Ökonomie. Die Lösung praktischer Probleme der Wirtschaft führte zu bahnbrechenden Forschungsergebnissen der Wissenschaft:
- Mikroorganismen als Ursache der Gärung von Alkohol (1857)
- Mikroorganismen als Ursache der Gärung von Bier (1872)
- Mikroorganismen als Ursache der Fäulnis von Milch und Butter
  Unterscheidung von aeroben/anaeroben Bakterien
- Widerlegung der Urzeugungstheorie durch den Nachweis der Keime aus der Umgebung
- Erhitzen als Konservierungsverfahren (Pasteurisieren)
- Mikroorganismen als Ursache der Fleckenkrankheit von Seidenraupen (1867)
- Mikroorganismen als Ursache tierischer Infektionskrankheiten: Hühnercholera, Schweinerotlauf und Milzbrand (1877)

Herstellung einer Vakzine durch Abschwächung der Virulenz. Durch Übertragung des gleichen Prinzips auf menschliche Infektionskrankheiten (Tollwut-Impfstoff, 1881) trat P. in den Bereich der Humanmedizin ein. Die erste erfolgreiche Impfung eines Kindes, das von einem tollwütigen Hund gebissen worden war, glich einer Sensation (1885). Bis aus Rußland reisten mit Tollwut infizierte Bauern an, von denen P. einen Großteil retten konnte. Zum Dank spendete der Zar einen hohen Geldbetrag für das neugegründete »Institut Pasteur« (1888), das P. aus Mitteln einer nationalen Sammlung zur Verfügung gestellt worden war. Hatte P. bisher unter primitivsten Verhältnissen gearbeitet, standen ihm damit wohlausgestattete Laboratorien zur Verfügung. P. hatte bereits im Alter von 46 Jahren einen Schlaganfall erlitten, von dem er sich vollständig erholt hatte. Als er 1895 starb, wurde er hochgeehrt in seinem Institut beigesetzt, das zu einem Zentrum der Infektionsforschung wurde.

[682] Ackerknecht 1992, 125. Povacz 2000, 51.

gie.⁶⁸³ Wie so oft in der Medizin soll ihm ein Zufall bei der Herstellung des aktiven Impfstoffes geholfen haben. Unbeabsichtigt verwendete er im Tierversuch eine Erregerkultur, die schon einige Wochen alt war. Als *Pasteur* bemerkte, dass die Tiere nicht an der Krankheit starben, impfte er sie nochmals mit einer frischen Bakterienkultur. Als die Tiere wider Erwarten auch diese Krankheit überstanden, zog *Pasteur* in genialer Weise daraus die Schlußfolgerung, dass abgeschwächte Erreger, prophylaktisch verabreicht, den Ausbruch der eigentlichen Krankheit verhindern können.⁶⁸⁴

Das Prinzip der prophylaktischen Impfung wurde schon viel früher im vorderen Orient, in Indien und China (11. Jh.) angewandt, ohne die entscheidenden mikrobiellen Zusammenhänge zu kennen. Dort brachte man ein wenig Eiter eines Pockenkranken oberflächlich in die Haut eines Gesunden ein, oder blies zerstoßene Pockenkrusten in dessen Nase. Der dadurch ausgelöste leichte Krankheitsanfall schützte den Behandelten ein Leben lang vor einer schweren Pockenerkrankung. Die Kenntnis davon war durch die Ehefrau eines englischen Gesandten in der Türkei Anfang des 18. Jh. nach England gelangt und bald vom englischen und Wiener Hof als geeignete Schutzmaßnahme empfohlen worden. Hinzu kam eine weitere Entdeckung, die ebenfalls nur auf Erfahrung und Volksglauben beruhte. Auf dem Lande hatte es sich gezeigt, dass Mägde und Knechte, die sich mit Kuhpocken infiziert hatten, nach einem leichten exanthematischen Anfall niemals an den gefürchteten menschlichen Pocken erkrankten. Dies hatte dazu geführt, dass manche Bauern ihre Kinder absichtlich mit der tierischen Krankheit infizierten. Diese Praktiken waren wohl auch dem englischen Wundarzt *Edward Jenner* (1749-1823) zu Ohren gekommen. Als er 1796 die Probe aufs Exempel wagte, übernahm er das populärmedizinische Wissen. Nachdem er einen Knaben zunächst mit Kuhpocken infiziert hatte, impfte er ihm echte Pockenerreger, ohne Krankheitssymptome auszulösen. Die Ergebnisse seines Experiments veröffentlichte er 1798.⁶⁸⁵ Damit hatte er der Idee der »Vakzination« zum Durchbruch verholfen, in deren Namen die *Jenner*'sche Kuhpockenimpfung anklingt (Vaccine, von vacca = *lat.* die Kuh).⁶⁸⁶ Der Erfolg dieser Maßnahme ist hinlänglich bekannt: die Pocken sind bislang die einzige Infektionskrankheit, die weltweit eradiziert werden konnte.⁶⁸⁷ Der entscheidende Unterschied zwischen *Jenner* und *Pasteur* bestand darin, dass Jenner ausschließlich empirisch agierte, also nicht wußte, dass der Erfolg

---

⁶⁸³ Schaaf 1950, 39-44. Ackerknecht 1992, 125. Eckart 2000, 279-280.
⁶⁸⁴ Schaaf 1950, 41-42.
⁶⁸⁵ Schaaf 1950, 16-19. Eckart 2000, 245-246.
⁶⁸⁶ Schaaf 1950, 124.
⁶⁸⁷ Eckart und Gradmann 2001, 179.

Chirurgische Infektionen

seiner Maßnahmen auf der Kreuzimmunität gegen verschiedene Erreger beruhte; während *Pasteur* die bakteriellen Zusammenhänge bewußt erfasste, die schon bisher erfolgreiche Praxis um die »passende« wissenschaftliche Theorie ergänzte und damit die Tür für weitere Impfungen öffnete, wie sie in der Folgezeit verwirklicht wurden (u. a. gegen Diphtherie, Tetanus, Keuchhusten, Mumps, Masern, Röteln und Kinderlähmumg). Die sinnvolle Ergänzung zur aktiven Immunisierung stellte die von *Behring* entwickelte passive Immunisierung dar, die er 1890 mit seinen Gedanken zur Serumtherapie grundlegte (s. III. 2.1.2.4.).

Wir haben eingangs gesagt, dass für die Herausbildung der Mikrobiologie als exakte Wissenschaft drei Wege zusammentreffen mussten: Theorie, Praxis und Methodik. Erst durch das Sichtbarwerden der Erreger war es möglich, die bisher rein spekulativen Annahmen in wissenschaftlich bewiesene Erkenntnisse umzuwandeln. Zur Darstellung der Mikroben waren aber Verbesserungen in der Methodik notwendig. Die Vorraussetzungen dazu lieferten zum einen die Immersions-Mikroskope, die durch Verwendung der Ölimmersion (immergere = *lat.* eintauchen) eine Auflösung bis zu 0,18 μm ermöglichten,[688] zum anderen neue Färbe-, Fixier- und Kulturmethoden, die in sorgfältiger Arbeit v. a. von deutschen Forschern entwickelt wurden. Hier war es in erster Linie *Robert Koch* (1843-1910),[689] durch den die Untersu-

---

[688] Eckart 2000, 283. Povacz 2000, 43.

[689] Fischer Bd. I 1932, 784-786. Sigerist 1970, 332-338. Povacz 2000, 59-61. Eckart und Gradmann 2001, 185-187. *Robert Koch* (1843-1910), gilt neben *Pasteur* als Begründer der modernen Bakteriologie und Mikrobiologie. Im Gegensatz zu diesem ging er die Probleme aber nicht von der Chemie, sondern von der Biologie her an. Aus einer kinderreichen Bergmannsfamilie stammend, hatte er zunächst das Studium der Naturwissenschaften begonnen und später zur Medizin gewechselt, wo ihn der Anatom *Henle* maßgeblich beeinflusste. Als Kreisphysikus in der preußischen Provinz (Wollstein 1872-1880) gelangen ihm unter primitivsten Bedingungen die ersten wichtigen Forschungsergebnisse: Aufklärung des Lebenszyklus der Milzbranderreger (1876), Entwicklung neuer Methoden zur Erregerkultur und –darstellung (Fixierung in dünner Schicht, Färbung mit Anilinfarben, Einführung fester Nährböden, Mikrophotographie), Studien zu Wundinfektionskrankheiten (1878). 1880 wurde er als Regierungsrat an das neugegründete kaiserliche Gesundheitsamt in Berlin berufen. Mit der Identifizierung des Tuberkelbazillus (1882, *Koch*'scher Bazillus) erbrachte er den Nachweis, dass die Tuberkulose keine chron. Ernährungsstörung, sondern eine Infektionskrankheit ist. Diese Entdeckung brachte ihm weltweites Ansehen, das noch vermehrt wurde, als er in der Folge auf einer Expedition nach Ägypten und Indien die Choleravibrionen darstellte (1883). Im gleichen Jahr wurde er Professor für Hygiene und erhielt kurz darauf die Leitung des neuerrichteten Hygiene-Instituts der Berliner Universität (1885). Nach Aufgabe seiner akademischen Tätigkeit wurde er Direk-

chungsmethoden ein Höchstmaß an Vollendung erreichten.⁶⁹⁰ Bisher wurden Bakterien in flüssigen Medien (Blutserum, Kammerwasser) gezüchtet, die für eine genaue Untersuchung der Bakterien wenig geeignet waren. Als *Koch* zufällig die Absiedlung von Luftkeimen in einer aufgeschnittenen Kartoffel bemerkt hatte, kam ihm der Gedanke feste Nährböden zur Kultur anzufertigen. Zusammen mit seinem Schüler, *W. Hesse*, stellte er Agar-Platten aus Rotalgen (japanischer Seetang) her, die auf Grund ihrer Eigenschaften (bakteriologisch inert, farb- und geruchlos, Schmelzen erst bei 100°C) die Reinzüchtung von Bakterien ermöglichten.⁶⁹¹ Zur Aufnahme des Agar wurden die von *Richard Julius Petri* (1852-1921) entwickelten und später nach ihm benannten Schalen verwendet.⁶⁹²

Die Unterscheidung der verschiedenen Bakterien gelang erst durch geeignete Färbemethoden [Methylenblau durch *Carl Weigert* (1845-1904), Hämatoxylin durch *Ehrlich* und *Billroth*; Anilin durch *Koch*].⁶⁹³ Von wesentlicher Bedeutung für die Bakterienklassifikation wurde die von dem dänischen Arzt *Hans Christian Joachim Gram* (1853-1938) erfundene Gram-Färbung (mit Karbolgentianaviolett, Lugol'scher Lösung und Karbolfuchsinlösung), mit deren Hilfe sich die Bakterien in Gram-positive (rot) und Gram-negative (dunkelblau) unterscheiden ließen.⁶⁹⁴ Durch die neue Methodik waren die

tor des für ihn gegründeten Instituts für Infektionskrankheiten (1891). Trotz weiterer Erfolge bei der Erforschung vieler Tropenkrankheiten (Malaria, Pest, Typhus, Schlafkrankheit, Texasfieber) blieben ihm Fehlschläge und Enttäuschungen nicht erspart. So konnte das von ihm entwickelte Tuberkulin (1890) nicht die hochgespannten Erwartungen als Heilmittel der Tuberkulose erfüllen und erwies sich lediglich als diagnostisches Hilfsmittel. Seine Ehe mit der aus Kindertagen bekannten Pastorentochter Emmy Fraatz wurde in gegenseitigem Einvernehmen geschieden, nachdem die einzige Tochter Gertrud aus dem Hause gegangen war. Die zweite Ehe (1893) verlief dagegen sehr harmonisch. 1904 trat K. in den Ruhestand und wurde mit Auszeichnungen überhäuft: u. a. Orden pour le mérite und Ernennung zum Geheimen Rat (1904), Nobelpreis u. a. für die Entdeckung des Tuberkelbazillus (1905). Eine Weltumsegelung glich einem Triumphzug (1908). Als K. während eines Kuraufenthalts in Baden-Baden unerwartet verstarb, wurde seine Asche in einem Mausoleum im Institut für Infektionskrankheiten beigesetzt. Seine »Gesammelten Werke« erschienen 1912 in drei Bänden (Leipzig). Die von ihm aufgestellten Erreger-Postulate blieben für die Bakteriologie determinierend. Unter seinen Mitarbeitern befanden sich zahlreiche Größen der neuen Disziplin: u. a. *Behring, Ehrlich, Fraenkel, Gaffky, Kitasato, Löffler* und *Wernicke*.

⁶⁹⁰ Ackerknecht 1992, 126-127. Schneck 1997, 159.
⁶⁹¹ Porter 1997, 436-437. Povacz 2000, 60.
⁶⁹² Porter 1997, 437.
⁶⁹³ Povacz 2000, 56.
⁶⁹⁴ Pschyrembel 1994, 566. Porter 1997, 456.

Chirurgische Infektionen

entscheidenden Grundlagen für eine systematische Forschung geschaffen, die zur Wende in der Geschichte der Bakteriologie führte.[695] Die letzten beiden Jahrzehnte des 19. Jh. werden nicht zu Unrecht als das goldene Zeitalter der Bakteriologie angesehen: die Entdeckung der wichtigsten Infektionserreger fällt in diesen Zeitraum (s.Tab. 8).[696] Es ist vielleicht kein Zufall, dass die Mehrzahl der Erreger von deutschen Wissenschaftlern gefunden wurde,[697] deren methodischer Charakter sich für diese akribische Arbeit besonders gut eignete.

Tabelle 8: Mikrobiologische Entdeckungen[698]

Jahr	Entdecker	Krankheitserreger
1879	Albert Neisser (1855-1916)	Gonokokken (Neisseria gonorrhoeae)
1880	Carl Josef Eberth (1835-1926)	Typhuserreger (Salmonella typhi)
	Charles Louis Laveran (1845-1922)	Malariaerreger (Plasmodien)
	Gerhard H. A. Hansen (1841-1912)	Lepraerreger (Mycobacterium leprae)
1882	Robert Koch (1843-1910)	Tuberkuloseerreger (Mycobacterium tbc.)
1883	Robert Koch	Choleraerreger (Vibrio cholerae)
1883/84	Theodor A.E. Klebs (1834-1913)	Diphtherieerreger (Corynebacterium diphtheriae)
	Friedrich Loeffler (1852-1915)	
1884	Arthur Nicolaier (1862-1942)	Tetanuserreger (Clostridium tetani)
	Albert Fraenkel (1848-1916)	Pneumokokken (Streptokokkus pneumoniae)
1886	Theodor Escherich (1857-1911)	Bacterium coli (Escherichia coli)
1887	Anton Weichselbaum (1845-1920)	Meningokokken
1892	William Henry Welch (1850-1934)	Gasbranderreger (Clostridium perfringens)
	Eugen Fraenkel (1857-1925)	»
1894	Alexandre J.E. Yersin (1863-1943)	Pesterreger (Yersinia pestis)
	Shibasaburo Kitasato (1852-1931)	»
	E.P.M. van Ermengem (1851-1932)	Botulismuserreger (Clostridium botulinim)
1898	Kiyoshi Shiga (1870-1957)	Ruhrerreger (Shigella dysenteriae)
	Walther Kruse (1864-1943)	»
1901	David Bruce (1855-1931)	Schlafkrankheiterreger (Trypanosomen)
	Joseph E. Dutton (1876-1905)	»
1905	Fritz R. Schaudinn (1871-1906)	Syphiliserreger (Treponema pallidum)
	Erich Hoffmann (1868-1959)	»

---

[695] Schaaf 1950, 40.
[696] Aschoff, Diepgen, goerke 1960, 45. Schneck 1997, 161.
[697] Bigger 1939, 165-166.
[698] Aschoff, Diepgen, Goerke 1960, 47-48. Ackerknecht 1992, 128. Schneck 1997, 161.

Zeitgleich mit dem Aufschwung der Bakteriologie ging auch deren Institutionalisierung einher (1865 erster Lehrstuhl für Hygiene in München, 1876 Gründung des Kaiserlichen Gesundheitsamtes in Berlin, 1879 des Hygiene-Instituts in München, 1901 des Instituts für Tropenkrankheiten in Hamburg).[699]

Im 20. Jh. differenzierte sich das Gebiet der Mikrobiologie, sodass eine Aufteilung in verschiedene Teilgeibiete notwendig wurde. Von der Bakteriologie wurde die Parasitologie, Mykologie und Virologie abgegrenzt; hinzu kamen die Immunologie und Serologie als eigenständige Disziplinen.

Den Begriff Virus (Virus = *lat.* das Gift, der Ansteckungsstoff) hatte schon *Pasteur* für pathogene Keime gebraucht, die so klein waren, dass sie durch den Bakterienfilter hindurchgingen – zu einer Zeit, als diese mit den damaligen Mikroskopen noch gar nicht wahrgenommen werden konnten. Kurz vor der Jahrhundertwende gelang dann *Loeffler* und *Frosch* mit der Entdeckung des Erregers der Maul- und Klauenseuche die Darstellung des ersten viralen Überträgerstoffes bei einer tierischen Infektionskrankheit. Den ersten humanpathogenen Virus fand *E. Paschen* (Pockenvirus, 1906). Doch erst die Entwicklung des Elektronenmikroskops in den dreißiger Jahren des 20. Jh. (*M. Knoll, E. Ruska, B. von Borries*) brachte die Virologie entscheidend voran, da nun die genetische Struktur der Viren genauer erforscht werden konnte (DNA-/RNA-Viren durch *A. Lwoff*).[700]

Auch die Ansteckungswege vieler Infektionskrankheiten wurden in der ersten Hälfte des 20. Jh. aufgeklärt (symptomlose Dauerausscheider bei Darminfektionen, tierische Überträger wie Flöhe, Läuse, Fliegen, Mücken, Zecken u.a.).[701] Mit der Aufklärung der Ätiologie wurde gleichzeitig der Ruf nach einer kausalen Therapie immer lauter. Die Einführung der Chemotherapeutika und Antibiotika (s. III. 2.1.2.4.) stellten den Beginn einer modernen spezifischen Therapie dar, deren Ziele lange noch nicht alle erreicht sind. Trotzdem bedeutete die Tatsache, dass nunmehr viele Krankheiten ursächlich geklärt, labormedizinisch objektiv diagnostizierbar und oft auch dank der neuen Pharmazeutika therapierbar geworden waren, bei der Laienwelt einen enormen Ansehenszuwachs für die Medizin im allgemeinen.[702] Wir haben unsere Darstellung der Geschichte der Bakteriologie am Anfang dreier Wege begonnen. Sie nahm ihren Ausgang von spekulativen Theorien, wurde durch praktische Hilfen unterstützt; aber erst mit der nötigen methodischen Untersuchungstechnik erhielten die Theorien und praktischen Erfahrungen ihre wissenschaftlich exakte, sichtbare Begründung (s. Abb. 15).

---

[699] Eckart 2000, 286-287.
[700] Ackerknecht 1992, 128. Eckart 2000, 336-340.
[701] Bigger 1939, 181-183. Ackerknecht 1992, 129-130. Schneck 1997, 160-161.
[702] Ackerknecht 1992, 130.

Abb. 15: Zur Entwicklung der Bakteriologie

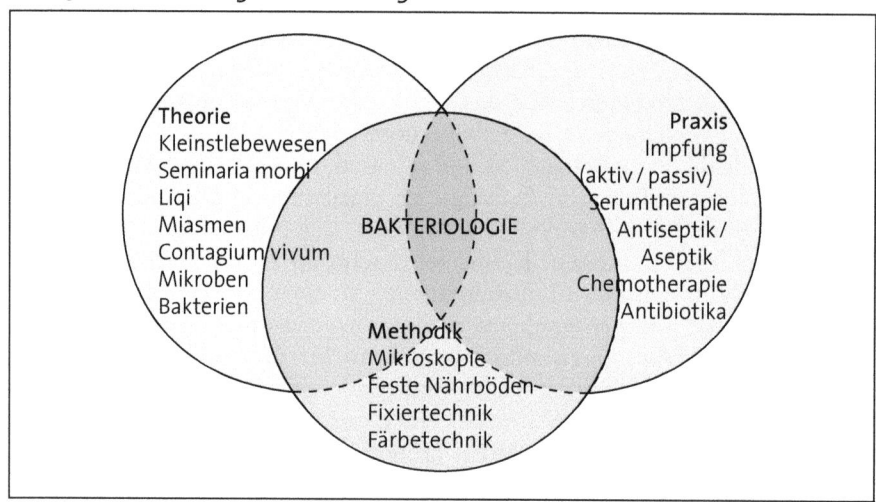

Nach diesem historischen Umweg wollen wir uns der weiteren Entwicklung der Ätiologie des Tetanus zuwenden, deren Wende vor diesem Hintergrund in ihrem ganzen Ausmaß deutlich wird. Von den Flügeln der bakteriologischen Erfolge getragen, vertraten seit den siebziger Jahren des 19. Jh. mehrere Ärzte die Ansicht, auch der Starrkrampf sei infektiöser Natur (*Strümpell*) und versuchten – zunächst noch ohne Erfolg – den Nachweis im Tierversuch zu erbringen (*Arloing, Tripier*, Paris 1870).[703] Den beiden Turiner Forschern *Antonio Carle* (1857-1927) und *Giorgio Rattone* (1857-1929) gelang 1884 als ersten durch Überimpfung von Wundeiter eines an Tetanus verstorbenen Patienten auf Kaninchen, bei diesen die spezifischen Tetanussymptome zu erzeugen und die Krankheit im Tierversuch weiter zu übertragen – ohne weitere bakteriologische Untersuchungen anzustellen. Damit war die infektiöse Ätiologie erwiesen.[704]

Im gleichen Jahr untersuchte der damals 22-jährige Medizinstudent *Arthur Nicolaier* (1862-1942)[705] im Rahmen seiner Dissertationsarbeit den

---

[703] Darmstaedter 1934, 1585-1586.
[704] Rose 1897, 231-232. Puschmann Bd. III 1902-1905, 35. Schadewaldt 1975, 2232. Hertle 1984, 32-34.
[705] Schadewaldt 1975, 2231-2232. Eckart und Gradmann 2001, 231-232. *Arthur Nicolaier* (1862-1942) wurde am 4.2.1862 in Cosel/Oberschlesien als Kind jüdischer Eltern geboren. Sein Medizinstudium absolvierte er in Heidelberg, Berlin und Göttingen. Noch als Medizinstudent gelang ihm seine medizinisch bedeutendste Ent-

Einfluß von Erdproben auf die Auslösung von Tetanussymptomen. Er ging also zunächst durchaus nicht von rein bakteriologischen, sondern von miasmatischen Vorstellungen bei der Krankheitsübertragung aus. Im Tierversuch impfte er Erdproben unter die Haut von Hausmäusen, Meerschweinchen und Kaninchen. Nach einer Inkubationszeit von 1,5 – 5 Tagen zeigten die Tiere die typischen Tetanussymptome. Diese traten im Gegensatz zum menschlichen Starrkrampf jedoch nicht deszendierend (d.h. von oben nach unten), sondern aszendierend – von der Impfstelle ausgehend – auf. Die makroskopische Sektion zeigte kaum pathologische Veränderungen. Bei der mikroskopischen Untersuchung fielen *Nicolaier* jedoch im Eiter der Impfstelle neben den üblichen EiterStreptokokken stäbchenförmige Bakterien auf. Diese Mikroorganismen waren auf den Wundbereich begrenzt, während die tiefer gelegenen Gewebsschichten frei davon waren. Damit sah *Nicolaier* die Annahme gestützt, dass der Tetanus infektiös bedingt sei. Um den Nachweis zu erbringen, dass tatsächlich diese Bakterien die Auslöser der Krankheit waren, erhitzte er die Erdproben eine Stunde lang auf 190° C, um damit alle etwaigen Keime abzutöten. Die anschließend mit diesen Erdproben geimpften Tiere blieben gesund. Auch damit noch nicht zufrieden, war *Nicolaier* um die Erfüllung der *Koch*'schen Postulate für Infektionskrankheiten bemüht. Die Übertragung der Krankheit von Tier zu Tier gelang, nicht aber die Herstellung einer Reinkultur außerhalb des Organismus. Trotzdem konnte *Nicolaier* auch mit der von ihm auf erstarrtem Blut gezüchteten Mischflora bei Versuchstieren erneut Tetanus erzeugen. Erst jetzt sah *Nicolaier* es als erwiesen an, dass diese Bakterien die Krankheitsursache darstellten. Da er den Nachweis nur im Tierversuch erbracht hatte, wagte er als penibler Forscher nur die Aussage, dass der Tetanus beim Menschen möglicherweise

deckung: der mikroskopische Nachweis des Tetanuserregers (1884). Im folgenden Jahr promovierte er mit seiner Dissertation »*Beiträge zur Ätiologie des Wundstarrkrampfes*«, die er am Hygienischen Institut in Göttingen bei Professor *Karl Flügge* (1847-1923) durchgeführt hatte. Anschließend war er Assistent, später Oberarzt (1897-1900) an der Med. Klinik in Göttingen. 1890 habilitierte er sich dort für Innere Medizin und war ab 1894 Titularprofessor. Mit dem Problem des Tetanus setzte er sich nur noch ein einzigesmal in einer Arbeit über den Kopftetanus auseinander [»*Zur Ätiologie des Kopftetanus*«. Virch.Arch.12 (1892) Bd. 128.H.1.1-19]. Von medizinischer Bedeutung sind ferner die Einführung des Antiseptikums Hexamethylentetramin (»Urotropin«) und des Cinchophens (»Atophan«, 1908), dessen günstige Wirkung bei Gicht und Rheumatismus er zeigen konnte. Seit 1901 war N. nach Berlin umgezogen, wo er zunächst als unhabilitierter Professor, später als nichtbeamteter Extraordinarius (1921-1933) tätig war. 1933 wurde ihm durch die Nationalsozialisten die Lehrbefugnis entzogen. Am 28.8.1942 setzte er aus Verzweiflung über die bevorstehende Deportation seinem Leben selbst ein Ende.

durch den identischen Erreger hervorgerufen werde und bezog sich dabei auf den von *Carle* und *Rattone* erbrachten Beweis der infektiösen Genese des menschlichen Tetanus. Wegen der geringen Verteilung der Erreger im Organismus sprach er auch schon die Vermutung aus, dass die Wirkung durch ein Bakteriengift hervorgerufen werde und regte diesbzgl. weitere Untersuchungen an.[706] Dass *Nicolaier* sich der Bedeutung seiner Entdeckung bewußt war, macht der Umstand deutlich, dass er die Ergebnisse seiner Untersuchung noch vor Abschluß seiner Doktorarbeit in einem Beitrag der Dt. Medizinischen Wochenschrift unter dem Titel »*Ueber infectiösen Tetanus*« veröffentlichte, was auch zu jener Zeit für einen Medizinstudenten etwas Ungewöhnliches war.[707] Innerhalb weniger Jahre konnten beide Annahmen *Nicolaiers* bestätigt werden. Bereits im folgenden Jahr wiederholte *Julius Friedrich Rosenbach* (1842-1929)[708] den Versuch von *Carle* und *Rattone* und wies im Sektionsbefund *Nicolaiers* Bazillus auch als Erreger des menschlichen Tetanus nach (1885, Publikation 1886). Damit war der Tetanus zweifelsfrei als Wundinfektionskrankheit anerkannt.[709]

Um zu zeigen, dass das eigentlich schädigende Agens ein vom Erreger produziertes Gift darstellt – wie dies kurz davor bei der Diphtherie gelungen war[710] –, mußte zunächst eine Reinkultur der Bakterien hergestellt werden. Dies gelang als erstem *Shibasaburo Kitasato* (1852-1931),[711] der zu dieser

---

[706] Nicolaier 1884, 842-844.
[707] Schadewaldt 1975, 2231.
[708] Fischer Bd. II 1932, 1321. Eckart und Gradmann 2001, 270. *Julius Friedrich Rosenbach* (1842-1923), Leiter der Chirurg. Poliklinik und a.o. Professor der Chirurgie in Göttingen (seit 1877); sein wissenschaftlicher Schwerpunkt lag bei den bakteriellen Wundinfektionen; Erstbeschreiber des Erysipeloids (Rosenbach'sche Krankheit, 1887).
[709] Puschmann Bd. III 1902-1905, 35. Schadewaldt 1975, 2232.
[710] Ackerknecht 1992, 128-129. Entdeckung des Diphtherieerregers durch *Edwin Klebs* (1834-1913) und *Friedrich Loeffler* (1852-1915) 1883/1884, Nachweis des Diphtherietoxins durch *Alexandre Yersin* (1863-1943) und *Pierre P.E. Roux* (1853-1933) 1889.
[711] Fischer Bd. I 1932, 765. Eckart und Gradmann 2001, 183-184. *Shibasaburo Kitasato* (1852-1931), gehört zu den profiliertesten Bakteriologen, der maßgeblich zum Durchbruch dieser Disziplin beitrug. Nach seinem Medizinstudium in Japan war er von 1885-1892 als Assistent von *R. Koch* am Hygiene-Institut der Berliner Universität tätig. Dort lieferte er mit der Herstellung der ersten Reinkultur des Tetanuserregers (1889) und des Tetanus-Heilserums (1890, zusammen mit *E. von Behring*) bedeutende Beiträge zur Bakteriologie. Nach Japan zurückgekehrt, gelang ihm während einer Pestepidemie in Hongkong die Entdeckung des Pesterregers (1894) kurz vor *E. Yersin*, der den Erreger erstmals in Reinkultur züchtete. *Kitasatos* Leistungen wurden mit der Erhebung in den Grad eines

Zeit am Berliner Hygienischen Institut unter der Leitung von *R. Koch* arbeitete. Er isolierte den Tetanuserreger aus einer Mischkultur, indem er diese eine Stunde lang auf 80°C erhitzte (einer Temperatur, bei der nur noch Sporen überlebensfähig sind) und anschließend unter anaeroben Bedingungen (d. h. in Wasserstoffatmosphäre: Verdrängung des O_2 durch H_2) bei 36-38°C bebrütete, sodass sich eine Kolonie von Bakterien ausbildete, bei der es sich seiner Meinung nach unzweifelhaft um eine Reinkultur handelte.[712] Im Tierversuch riefen diese Bakterien wiederum die eindeutigen Symptome des Tetanus hervor. Auch *Kitasato* fand keine Erreger im Gewebe der verendeten Tiere und sprach sich für die Toxintheorie aus.[713] Dabei verwies er auf diesbzgl. Arbeiten von *Ludwig Brieger* (1849-1919).[714] *Brieger* hatte schon 1887 vier Basen des Bakteriengiftes analysiert (Tetanin, Tetanotoxin, Spasmotoxin und eine vierte unbenannte Base) und als erster die Bezeichnung Toxin vorgeschlagen.[715] 1890 überprüfte er zusammen mit *Carl Fraenkel* (1861-1915)[716]

»Igaku Hakushi« (1891), der Verleihung des preuß. Professorentitels (1892) und Adelstitels (Baronisierung 1924) gewürdigt. In Tokyo hatte er mit privater Unterstützung ein Institut für Infektionskrankheiten errichtet. Als dieses 1914 der kaiserl. Universität angegliedert wurde, nahm er aus Protest seinen Abschied und gründete das private Kitasato-Institut. K. prägte zusammen mit seinen Schülern *K.Shiga* (1870-1957; Entdecker der Dysenterieerreger = Shigel-len 1898) und *S. Hata* (1873-1938; Entwicklung des Salvarsan zur Syphilistherapie, mit *P. Ehrlich* 1910) die japan. Bakteriologie. Neben zahlreichen Zeitschriftenbeiträgen veröffentlichte er u. a. ein »Lehrbuch der Bakteriologie«. Ein Schrein zum Gedenken seines Lehrers *R.Koch* bezeugt die fruchtbare dt.-japan Zus.arbeit.

[712] Nicolaier 1892, 13. *Nicolaier* kritisierte später zu Recht, dass das von *Kitasato* gewählte Isolierungsverfahren nur unter der Bedingung erfolgreich sein kann, dass sich keine Sporen anderer anaerober Bakterien in der Mischkultur befinden.
[713] Kitasato 1889a, 635-636. Kitasato 1889b, 225-236.
[714] Fischer Bd.I 1932, 171. *Ludwig Brieger* (1849-1919), geb. in Glatz (Schlesien), Med.studium in Breslau, Straßburg, Wien und Berlin; leistete besondere Beiträge auf dem Gebiet der Infektions- undStoffwechselkrankheiten; Leiter einer privaten Poliklinik in Berlin (ab 1881), Vorstand des Königl. Instituts für Infektionskrankheiten in Berlin (ab 1891), Direktor der Universitätsanstalt für Wasserheilverfahren in Berlin (ab 1901); bahnbrechende Arbeiten über Bakterientoxine; schuf die wissenschaftliche Grundlage für die Physiotherapie (Publikationen u. a.: »*Grundriß der Hydrotherapie*«. Berlin 1909).
[715] Puschmann Bd.III 1902-1905, 35. Scholle 1964, 1. L. Brieger: Zur Kenntnis der Ätiologie des Wundstarrkrampfes. Dtsch.Med.Wschr. 13 (8187) 303.
[716] Fischer Bd.I 1932, 434. *Carl Fraenkel* (1861-1915), jüdischer Bakteriologe. Assistent bei *R. Koch* (1885), Habilitation für Hygiene (1888), Direktor des Hygienischen Instituts in Königsberg (ab 1890), Professor für Hygiene in Halle (18951915); Publikationen u. a. »*Grundriß der Bacterienkunde*« (Berlin 1887).

die Arbeiten von *Loeffler* und *Yersin* zum Diphtherietoxin und konnte deren Befund bestätigen, dass ein keimfreies, toxinhaltiges Filtrat im Tierversuch die gleiche Wirkung zeigt wie die Erreger selbst. Anders als *Loeffler*, der schon 1887 schrieb, dass das Gift »eine Art Enzym« darstelle, sprachen *Brieger* und *Fraenkel* auf Grund der chemischen Eigenschaften von einem »Eiweißkörper«. Beide Bezeichnungen können rückblickend als zutreffend bezeichnet werden, da Fermente ja nichts anderes als Proteine sind, die als Katalysatoren chemische Reaktionen im Körper beschleunigen.[717] Auf die gleiche Weise untersuchten sie eine Reihe weiterer Erregerfiltrate und teilten die wirksamen Stoffwechselprodukte der Mikroorganismen in zwei Gruppen ein: Toxalbumine (bei Tetanus- und Diphtherieerregern) und Globuline (bei Typhuserregern, Choleravibrionen und Staphylokokken). Abschließend stellten sie fest, dass »*unsere mitgetheilten Befunde... den Stempel des Unvollständigen in unliebsamen Maasse tragen*«, da zu dem Wirkmechanismus des Toxins noch keinerlei Aussagen möglich seien. Vorausschauend erkannten sie jedoch bereits den Zusammenhang des Toxins mit der künstlich erworbenen Immunität.[718] Denn in der Tat war mit dem Tetanustoxin schon der Ausgangsstoff für passive und aktive Schutzimpfung gefunden.

Noch im Erscheinungsjahr des Artikels von *Brieger* und *Fraenkel* wies der dänische Bakteriologe *Knud Faber* (1862-1929)[719] darauf hin, dass er identische Untersuchungen zum TetanusToxalbumin schon ein Jahr zuvor am Laboratorium für med. Bakteriologie in Kopenhagen mit dem gleichen Ergenbnis durchgeführt und in dänischer Sprache veröffentlicht habe. Auch er hatte mit einem toxinhaltigen Erregerfiltrat im Tierversuch Tetanus erzeugt. Dabei war der Wirkeintritt bei i. v. Applikation schneller als bei s. c. oder i. m. Gabe. Per os fand keine Resorption des Giftes statt, sodass es sich ähnlich wie Schlangengift verhielt, von dem schon *Celsus* sagte: non gustu sed vulnere nocent (nicht der Verzehr, sondern die Verwundung schadet). Im übrigen ließ die Unreinheit des Materials keine genaueren Aussagen zur chemi-schen Beschaffenheit zu. Auch *Faber* betonte die Ähnlichkeit hinsichtlich der Pathogenese von Diphtherie und Starrkrampf. Beide Krank-

---

[717] Pschyrembel 1994, 412.
[718] Brieger und Fraenkel 1890, 241-146 und 268-270.
[719] Fischer Bd. I 1932, 383-384. *Knud Faber* (1862-1929), Bakteriologe und Ordinarius für klinische Medizin in Kopenhagen; Innovative Arbeiten auf den Gebieten der Bakteriologie (Tetanustoxin) und Gastroenterologie (Achylie, Gastritis, Ulkus, Darmatrophie), aber auch bedeutende Beiträge über Phagozyten, Hyperglykämie und Glucosurie. Werke u. a. »*Tetanus som Infektionsygdom*« (Köbenhavn 1890), »*Beiträge zur Pathologie der Verdauungsorgane*« (Berlin 1905), »*Die Krankheiten des Magens und Darms*« (Berlin 1924).

heiten hinterließen keine Immunität.[720] *Knud Faber* wird seither in den meisten Werken über den Wundstarrkrampf als Entdecker des Tetanus-Toxins genannt.[721]

Kitasato führte kurz darauf experimentelle Untersuchungen durch, in denen er die Wirkung physikalischer und chemischer Einflüsse (Wärme, Trockenheit, Licht, verschiedene Säuren) auf das Toxin darstellte. In seiner Publikation sprach er zum erstenmal explizit aus, dass es sich beim Tetanus »*nicht um eine Infection, sondern um eine Intoxikation*« handelt.[722] Trotzdem schrieb Rose am Ende des 19. Jh.: »*Das hypothetische Tetanusgift steht immer noch auf unsicherem Boden. Das Rätsel des Tetanus ist noch nicht gelöst. Der Starrkrampf ist keine einfache Vergiftung, sondern eine Hirnkrankheit, die wohl durch ein Gift entstehen kann, oftmals aber auch aus anderen Ursachen hervorgerufen wird.*«[723] Dagegen vertrat *Aristide A.S. Verneuil* (1823-1895) folgende Meinung: »*Es gibt nur eine wirkliche Ursache für den Tetanus, das Tetanusgift, das nur von außen hereinkommt, also auch nur einen Tetanus toxicus.*« Allerdings ging er unzutreffenderweise davon aus, dass das Gift nicht nur durch Wunden, sondern auch durch Absorption über die Atemwege in den Organismus eindringen könne.[724] Auf die therapeutischen Konsequenzen, die sich aus der Entdeckung des Tetanustoxins ergaben (Antitoxin, passive und aktive Immunisierung) wird im folgenden Kapitel ausführlich eingegangen.

Während die bakteriologischen Untersuchungen bald abgeschlossen waren, blieben wichtige Faktoren der Pathogenese weiterhin im Dunkeln. Über den Ausbreitungsweg und Wirkmechanismus des Toxins wurde lange spekuliert. Schon 1892 nahm *Bruschettini* einen retroaxonalen Transport des Giftes auf dem Nervenweg und eine Wirkung auf Rückenmarksebene an, ohne die technischen Möglichkeiten für eine Beweisführung zu besitzen.[725] Auch *Faber* hatte sich für eine Wirkung des Toxins auf die motorischen Nervenenden ausgesprochen;[726] derselben Meinung waren *Tizzoni* und *Cattani*. Dagegen vertrat *Rose* die Ansicht, das Gift wirke primär auf das Gehirn mit späterer Beteiligung des Rückenmarks (RM).[727] 1898 hatten

August von Wassermann (1866-1925) und *Kanehiro Takakis* (1849-1915)

---

[720] Faber 1890, 717-720.
[721] Rose 1897, 240. Puschmann Bd. III 1902-1905, 35. Stirnemann 1966, 11. Montecucco 1995, V-VII.
[722] Kitasato 1891, 271.
[723] Rose 1897, 254 und 616.
[724] Rose 1897, 469-470.
[725] Montecucco 1995, V-VII.
[726] Faber 1890, 717-720.
[727] Puschmann Bd. III 1902-1905, 35-36.

Chirurgische Infektionen

die irreversible Bindung des Toxins im ZNS (Zentralnervensystem) erkannt. Trotzdem blieb weiterhin unklar, wodurch die Symptome entstanden.[728] Später wurde neben dem zentralen auch ein peripherer Angriffspunkt des Toxins diskutiert: über die Hemmung der Cholinesterase sollte es zu einer erhöhten Acetylcholinfreisetzung und damit einer Dauererregung der motorischen Endplatte mit Dauerkontraktion der Muskulatur kommen (*Werle* 1942).[729] Dieser Mechanismus wurde in den späten siebziger Jahren gleichberechtigt neben den Zentralen gestellt, nach dem für die Muskelstarre eine Toxinbindung an hemmende Synapsen der grauen Substanz des ZNS (mit der Folge erhöhter Entladungsfrequenz nervaler Impulse) verantwortlich gemacht wurde.[730]

Über den Ausbreitungsweg des Toxins gab es zwei Theorien:

- direkt über periphere motorische Nervenzellen zu RM und ZNS
- indirekt über Lymphe und Blutweg zu den motorischen Nervenzellen.[731]

Während man Anfang des 20. Jh. mehr für den Nervenweg plädierte (*H. Meyer, Ransom* 1903, *Friedemann, Zuger, Hollander, Müller* 1914), tendierte die allgemeine Meinung der Ärzte ab den vierziger Jahren zu einem Transport des Giftes über den Blutweg (*Abel, Hampil* 1935, *Doerr* 1936).[732] Erst in der zweiten Hälfte des 20. Jahrhunderts konnte durch die verbesserten Möglichkeiten der Elektronenmikroskopie der genaue Transportweg des Toxins aufgeklärt werden. Zunächst wurde die spezifische Bindung des Toxins an Ganglioside (Komponenten der Nervenmembran) nachgewiesen (*W.E. Heyningen* 1961).[733] In hoher Dosis führte das Gift zu einer Hemmung der Neurotransmitterfreisetzung sowohl an der neuromuskulären Endplatte, als auch im ZNS (*Diamond, Mellanby* 1971; *Bigalke* et al. 1978).[734] 1980 konnten *E. Habermann, F. Dreyer* und *H. Bigalke* schließlich den genauen Mechanismus des retrograden axonalen Transports aufklären, den Bruschettini schon Ende des 19. Jh. vermutet hatte. Nach Aufnahme in die peripheren Nervenendigungen wird das Toxin in Vesikeln innerhalb des Axons über weite Distanzen retrograd (d.h. entgegen der Richtung der Nervenimpulse) zu den Motoneuronen des RM und höhergelegenen Nervenzentren transportiert (s. Abb.16). Danach wird es im Zytosol der Nervenzelle freigesetzt und entfaltet durch Abspaltung des aktiven Zentrums seine Wirkung. Es besteht also eine

---

[728] Stirnemann 1966, 35.
[729] Flor 1983, 4.
[730] Pichlmayr 1969, 1327-1328.
[731] Rose 1897, 43. Höring 1938, 56-57.
[732] Schlegel 1956, 80. Scholle 1964, 3. Stirnemann 1966, 25.
[733] Stirnemann 1966, 35. Halpern und Neale 1995, 224.
[734] Halpern und Neale 1995, 225.

räumliche Trennung von Aufnahmeort (peripher) und Wirkort (zentral), die für die relativ lange Inkubationszeit mitverantwortlich ist.[735]

Mit immunhistochemischen Methoden (Markierung des Toxins mit radioaktivem Gold) gelang schließlich der Nachweis der Endocytose (Aufnahme des Toxins in die Nervenzelle) unter dem Elektronenmikroskop (*Critchley* et al. 1985).[736]

Die genaue chemische Struktur und der Wirkmechanismus des Toxins wurden 1992 durch G. *Schiavo* et al. entschlüsselt. Das Toxin wird vom Tetanuserreger durch Bakteriolyse als inaktiver Vorläufer freigesetzt (Polypeptidkette aus hunderten Aminosäuren). Dieser wird zunächst in eine Doppelkette umgewandelt, bestehend aus einer schweren (H-chain, heavy) und einer leichten Kette (L-chain, light), die über eine Disulfidbrücke (S-S) miteinander verbunden sind. Sie besitzt drei funktionelle Zentren, die für verschiedene Schritte der Intoxikation zuständig sind (s. Abb 17).

Abb. 16: Retrograd-axonaler Transport des Tetanus-Toxins[737]

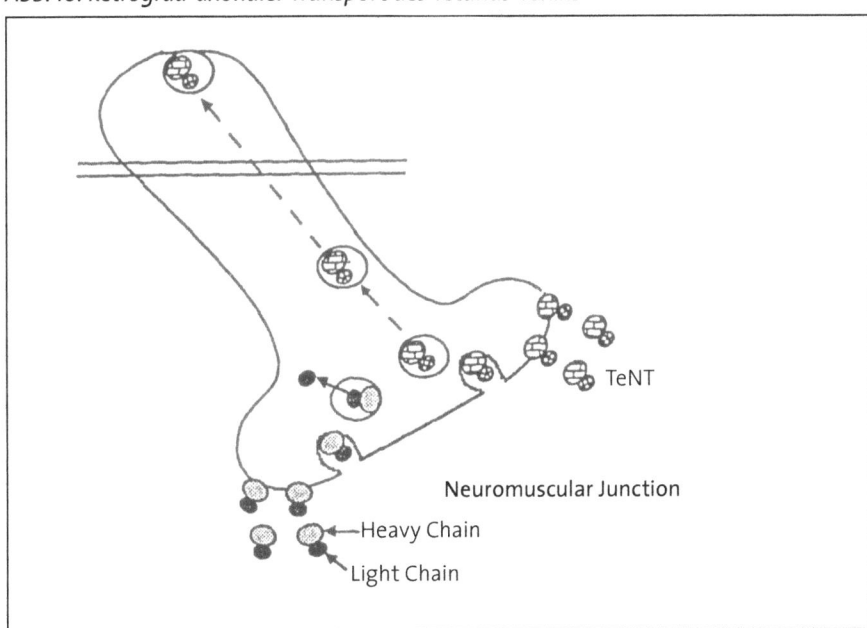

[735] Halpern und Neale 1995, 221-222. Habermann E. et al.: Tetanus toxin blocks the neuromuscular transmission in vitro like botulinum A toxin. Naunyn Schmiedebergs Arch. Pharmacol. (1980) 311. 33-40.
[736] Halpern und Neale 1995, 227.
[737] Montecucco 1995, 223

Abb. 17: Schematische Darstellung der chemischen Struktur des Tetanus-Toxins[738]

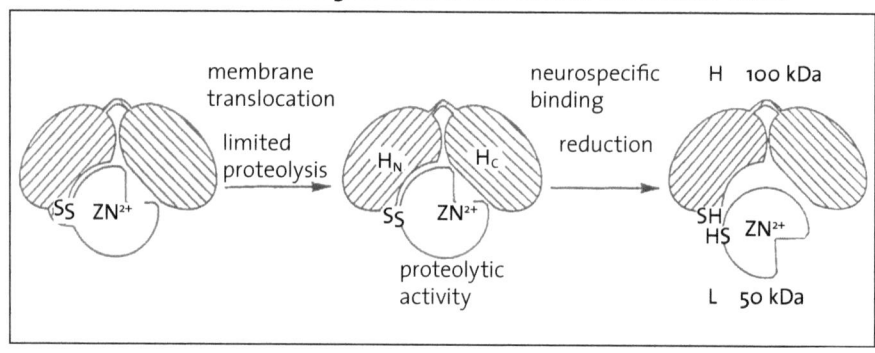

Ein Teil der H-Kette (sog. HC) ist für die Bindung des Toxins an den Rezeptoren der Nervenmembran verantwortlich, die andere Domäne (sog. HN) für die Zellpenetration. Der aktive Teil (sog. ZN der L-Kette) wird erst innerhalb des Zytosols der Nervenzelle durch Lösung der Disulfidbrücke (Reduktion durch Anlagerung von Wasserstoffionen) freigesetzt. Das Neurotoxin enfaltet seine enzymatische Aktivität über eine Zink-Endopeptidase (Metalloproteinase), die die Neuroexocytose (Freisetzung von Neurotransmittern in den synaptischen Spalt) verhindert.[739] In den Nervenenden werden die Neurotransmitter in Vesikeln gespeichert. Im Normalfall bewirkt das Eintreffen eines Aktionspotentials als Stimulus die Fusion der Vesikel mit der Nervenmembran und damit die Freisetzung der Neurotransmitter in den synaptischen Spalt (in einer immer gleichen Sequenz von Schritten).[740] Dieser Vorgang wird durch das Tetanustoxin verhindert. Da es spezifisch die Freisetzung inhibitorischer Neurotransmitter unterbindet, führt es zu einer verstärkten Kontraktion der Muskulatur.

Nach einem Jahrhundert haben sich also sowohl die Annahmen von *Loeffler, Yersin* und *Roux*, als auch von *Brieger, Fraenkel* und *Faber* als richtig erwiesen, dass es sich bei dem Toxin um einen Eiweißkörper handelt, der enzymatische Aktivität besitzt. Noch sind nicht alle Einzelheiten der Wirkungsweise geklärt (z. B. an welche Rezeptoren das Toxin in der Nervenzelle bindet). Trotzdem sind mit den neuen Erkenntnissen von *Schiavo* große Hoffnungen verbunden. Da bis heute nur eine symptomatische Behandlung des ausgebrochenen Tetanus bekannt ist, eröffnen sie erstmals Ansätze zu

---

[738] Montecucco 1995, 259
[739] Schiavo et al. 1995, 257-274. *Schiavo G., Poulain B., Rossetto O., Benfenati F. Tauc L., Montecucco C.*: Tetanus toxin is a zinc protein and its inhibition of neurotransmitter release and ptotease activity depend on zinc. EMBO J. (1992)11.3577-3583.
[740] Benfenati und Valtorta 1995, 195-196.

einer wirklich kausalen Therapie. Damit greifen wir aber schon auf das Thema des nächsten Kapitels vor, in dem der Wandel in der Therapie des Wundstarrkrampfs dargestellt werden soll.

2.1.2.4. Therapie des Tetanus

»*Für eine zweckmäßige und folgerichtige Behandlung wäre das Wissen um die Pathogenese die erste Voraussetzung. Da diese aber unklar ist, baut sich bis heute jede spezifische Tetanusbehandlung auf mehr oder weniger gut fundierten Ansichten und Erfahrungen auf,*« schrieb der Schweizer Arzt *J.J. Schlegel* 1956 zum damals aktuellen Stand der Tetanustherapie.[741] Tatsächlich waren die Methoden zur Heilung des Starrkrampfs über Jahrtausende rein empirisch bestimmt und wandelten sich erst, als Ende des 19. Jh. die infektiöse Ätiologie der Krankheit aufgeklärt werden konnte.

In der frühesten Beschreibung des Starrkrampfs (altägyptischer *Papyrus Smith*) wurde von ihm gesagt, dass er »*eine Krankheit ist, die man nicht behandeln kann*«.[742] Ein gewisser therapeutischer Nihilismus ist auch zwei Jahrtausende später bei *Aretaios* anzutreffen, der die schlechte Prognose mit folgenden Worten bestätigt: »*...denn die Krankheit ist unheilbar! Kann doch auch der Arzt, selbst wenn er dabei ist und zusieht, nicht helfen. ... Denn wollte er die Glieder gerade machen, so müßte er den lebendigen Menschen zerschneiden oder zerbrechen. Er kann mit denen, die von dieser Krankheit betroffen werden, nur Mitleid haben. Das ist das größte Unglück für einen Arzt*«.[743] Zur Linderung der Schmerzen schrieb er lediglich: »*das Lager soll weich sein, bequem und warm. Immer soll man die Venen öffnen*«. Auch auf die Bedeutung der Wundbehandlung wurde hingewiesen.[744] Diese therapeutischen Maßnahmen entsprachen der humoralpathologischen Vorstellung von der Entstehung der Krankheit. In der Antike suchte man das gestörte Gleichgewicht der Säfte durch Ausscheidung des übermäßigen oder verdorbenen Saftes auf zwei Wegen wiederherzustellen: von selbst, durch vermehrtes Schwitzen (warme Bäder, Umschläge, Einreibungen u.a.); künstlich, durch Aderlaß oder Purgiermittel (Brech-, Abführmittel); *Corpus hippocraticum, Celsus*.[745] *Celsus* schrieb dazu: »*in eo conclavi ignis continuus esse debebit*« (in dem Gemach soll fortwährend ein Feuer unterhalten werden).[746] Prognostisch galt die Regel: »*qui tetano coripiuntur, intra quatuor*

---

[741] Schlegel 1956, 80.
[742] Junghans und Lungwitz 1980, 4.
[743] Gurlt Bd. I 1964, 409. Schadewaldt 1975, 2230.
[744] Junghans und Lungwitz 1980, 10.
[745] Gurlt Bd. I 1964, 278 und Bd. III, 573. Winkle 1970, 919. Junghans und Lungwitz 1980, 4-6.
[746] Gurlt Bd. I 1964, 341. *Celsus*: De medicina. Lib. IV. Cap. 6.

dies pereunt, quos sic effugerint sanescunt« (wer den vierten Tag übersteht, ist außer Gefahr).[747] Aber auch hier waren Ausnahmen möglich. Das *Corpus hippocraticum* berichtet über einen Patienten namens Skamandros, der zwölf Tage nach einer Operation wegen Hüftgelenksluxation einen Tetanus bekam, an dem er eine Woche später verstarb.[748] Neben der antigastrischen Methode legte man großen Wert auf eine saubere Wundversorgung (Reinigung der Wunde, Entfernung von Fremdkörpern, Dilatation u. a.) (*Celsus*).[749]

Diese Behandlungsmethoden wurden während des ganzen Mittelalters und in der Neuzeit bis weit ins 19. Jh. beibehalten. Zur Ausscheidung der Körpersäfte wurden neben Dampfbädern und Aderlässen, Schröpfköpfe, Klystiere, Suppositorien und Salben zum Purgieren eingesetzt. Der berühmte Chirurg *J. Lisfranc* (1790-1847) soll bei einem Patienten zu diesem Zweck sage und schreibe 792 Blutegel angelegt haben. Erst Ende des 19. Jh. wurde diese Methode als nutzlos verworfen, da sie nach Ansicht vieler Ärzte den Kranken nur weiter schwäche (*Rose*).[750] Da das Toxin – wie wir heute wissen – auf dem Nervenweg transportiert wird, konnte auf diese Weise auch keine Elimination des damals noch unbekannten Tetanusgiftes bewirkt werden.

Die Lokaltherapie nahm seit dem Mittelalter an Radikalität zu. *Lanfranco* (12. Jh.) empfahl als erster die Neuro-/Chordotomie (Nerven-/Sehnendurchschneidung; anscheinend hielt auch er noch Nerven und Sehnen für gleichwertig), da nach seiner Ansicht der Verlust der Sensibilität und Motorik besser als der Verlust des ganzen Lebens sei.[751] Neurotomien und Neurektomien wurden bis ins frühe 19. Jh. ausgeführt (1792 *Wiedemann, Froriep*).[752] Später schreckte man auch vor Amputationen nicht zurück, um den Ausbruch der gefürchteten Erkrankung zu verhindern (*Monro, Larrey, Howship, Siebold, Plenk, Rose*), obwohl diese Radikalmaßnahme auch als unnütz abgelehnt wurde (*S. Cooper, Rust*).[753]

Paré erkannte schon im 16. Jh. – lange bevor man von den Mechanismen der Immunabwehr eine Ahnung hatte –, dass körpereigene Heilungskräfte am Werke waren, wenn er seine Kollegen ermahnte: »*laisser les patients sans faire toujours son devoir. Car nature fait souvent ce qu' il semble au Chirur-*

---

[747] Weiss 1824, 2-3. Gurlt Bd. I 1964, 341.
[748] Rose 1897, 485.
[749] Puschmann Bd. III 1902-1905, 36.
[750] Weiss 1824, 62. Rose 1897, 554-556. Hertle 1984, 25-30.
[751] Gurlt Bd. I 1964, 771 und Bd. III, 573.
[752] Puschmann Bd. III 1902-1905, 36. Rose 1897, 551-554.
[753] Puschmann Bd. III 1902-1905, 36. Rose 1897, 544. *Rose nennt die Amputation von allen Heilmethoden »zwar die verstümmelndste, aber auch bewährteste, um den Bazillenherd auszurotten. Ein ordentlicher Chirurg wird es stets vorziehen, diesen Feind womöglich direct zu bekämpfen.«*

gien être impossible« (der Arzt soll den Patienten nicht unnötig traktieren. Denn die Natur vermag oft was dem Chirurgen unmöglich erscheint).[754] Trotzdem hielt auch er sich an die seit alters überlieferte Praxis der Wärmetherapie. Einen Patienten, der nach einer Ellenbogengelenksartikulation an »spasme« (Trismus) erkrankt war, ließ er drei Tage lang in einem geheizten Stall schweißtreibend in Düngerpackungen legen (ohne zu ahnen, dass gerade der Dünger ein ideales Reservoir der Tetanussporen darstellt). Da Tetanuserreger in ihrer Vitalform bei Temperaturen über 42°C eingehen, stellte die Wärmebehandlung, die man seit der Antike empirisch einsetzte, eine bakteriostatische Therapie dar, lange bevor man pathogene Mikroben als Krankheitsursache erkannte. Zur Überwindung der Kieferklemme steckte *Paré* dem Patienten ein Weidenholz in den Mund und ließ ihm Milch und weiche Eier einflößen; eine frühe Form der Ernährungstherapie, auf die seit dem 18. Jh. besonderer Wert gelegt wurde.[755] Um etwaige Schadstoffe in der Amputationswunde zu vernichten, setzte *Paré* wiederholt das Glüheisen darauf (»*pour consumer aucune matière virulente imbue en la partie*«). Auf diese Weise konnte der Patient schließlich geheilt werden.[756]

Auch in der Volksmedizin wurde Wärme zur Behandlung des Tetanus eingesetzt. Auf den Philippinen trieb man die Kranken mit Dämpfen aromatischer Aufgüsse zu vermehrtem Schwitzen an. Eine ungewöhnliche Operation soll noch am Rande erwähnt werden, die in der Volksmedizin Polynesiens Anwendung fand. Da der Tetanus (»gita«) auf den Fiji-Inseln bei den Eingeborenen relativ häufig vorkam, hatte man dagegen das sog. »Rocolosi« entwickelt: dabei wurde ein Schilfrohr über die Harnröhre eingeführt und durch einen Schnitt in der Dammgegend wieder ausgeführt. Indem es wie ein Seil hin- und hergezogen wurde, reizte man die Urethra so lange, bis beträchtliche Blutungen und Schmerzen auftraten.[757] Die Indianer Perus und Mexikos hielten sich dagegen an die antigastrische Methode und verwendeten Theriak, in Wein gelöst, als Brechmittel.[758]

»*Es gibt nur wenige Erkrankungen neben dem Tetanus, bei welchen so viele Medikamente vergeblich versucht wurden*«, schrieben P. *Weiser* und H. *Bünte* über den Wandel in der Behandlung des Starrkrampfs.[759] Seit dem 18. Jahrhundert und dann v. a. im 19./20. Jh. wurden ständig neue Pharmaka in die Therapie eingeführt. Solange die wahre Natur des Tetanus aber unbekannt war, konnte kein kausal wirkendes Therapeuti-

---

[754] Gurlt Bd. I 1964, 744.
[755] Rose 1897, 583-584.
[756] Gurlt Bd. I 1964, 743-744 und Bd. III, 573.
[757] Gurlt Bd. I 1964, 225 und 230.
[758] Weiss 1824, 63.
[759] Weiser und Bünte 1965, 239.

kum entwickelt werden. So blieb die Allgemeinbehandlung rein auf die Symptome bezogen.[760] Dass der Nutzen der symptomatischen Therapie aber auch nicht unterschätzt werden darf, machte *Theodor Kocher* deutlich (1914, also schon nach Einführung der Serumtherapie). Er sah die Verhinderung der Krämpfe als die vordringlichste Aufgabe an, da diese durch Hervorrufen von Atem- und Herzinsuffizienz die eigentliche Todesursache darstellten; krampflösende Maßnahmen bezeichnete er als die eigentlich kurative Therapie.[761]

Die wichtigsten pharmakologischen Substanzklassen, um die die Tetanustherapie bereichert wurde, waren:

- Sedativa/Sopientia (sedare, sopiare = *lat*. beruhigen)
- Narkotika (narke = *Gr*. Erstarrung, Lähmung)
- Muskelrelaxantien (relaxare = *lat*. lockern, erweitern).

Ein Stoff, der alle drei Eigenschaften in sich vereinigte, war das Opium, bzw. Morphin. Es wirkt über zentrale Rezeptoren sedativ und narkotisch, über periphere Rezeptoren muskelrelaxierend auf die quergestreifte (willkürliche) Muskulatur. Dagegen steigert es den Tonus der glatten (unwillkürlichen) Muskulatur, wodurch es zu unerwünschten Nebenwirkungen führt (Störungen der Blasen- und Mastdarmentleerung).[762] Opium wurde schon im 18. Jh. zur Beruhigung und Krampfstillung eingesetzt [*J.L.Petit* (1674-1750), *Sylvester* 1749, *J.U. Bilguer, Ch.W. Hufeland* (1762-1836)]. Die große Bedeutung, die man ihm beimaß, zeigt sich in dem Ausspruch des französischen Militärarztes *Dazille*, der es als »*le seul remède*« (das einzige Heilmittel) bezeichnete (1788).[763] Auch der preußische Generalchirurg *Friedrichs des Großen, Johann Ulrich Bilguer*, führte den großen Heilerfolg nach der Schlacht bei Prag (siebenjähriger Krieg) neben der korrekten Wundbehandlung auf die Tatsache zurück, dass er »*den Mohnsaft in großen Dosen gegeben habe*«.[764] Trotzdem wurde schon bald erkannt, dass Opium die Krankheit nicht heilen konnte, da die Symptome des Starrkrampfs nach Abklingen der Wirkung wiederkehrten.[765]

Seit den 70-Jahren des 19. Jh. kam als Beruhigungsmittel Chloralhydrat zur Anwendung [1830 von *Justus von Liebig* (1803-1873) entdeckt], da es durch schnellere Resorption zu einem früheren Wirkeintritt führte (1869

---

[760] Thamhayn 1861, 223.
[761] Kocher 1914, 1954.
[762] Forth et al. 1990, 526-531.
[763] Weiss 1824, 65-67. Puschmann Bd. III 1902-1905, 36. Rose 1897, 556-561. *Dazille*: Observations sur le tétanos. Paris 1788. S. 327.
[764] Rose 1897, 548-550.
[765] Weiss 1824, 68.

von *Liebreich* als Schlafmittel eingeführt, im selben Jahr von *B. von Langenbeck* gegen Tetanus eingesetzt). Auch in der Kombination mit Morphium (meist rektal) wurde es verwendet, um eine gleichmäßigere Wirkung zu erzielen.[766] Noch um die 20. Jahrhundertwende waren dies die Medikamente mit dem größten Behandlungserfolg.[767]

Daneben wurden als Sopientia eine ganze Reihe von Substanzen ausprobiert, die sich allerdings nicht allgemein durchsetzen konnten: Paraldehyd, Bromkalium (ein Antiepileptikum), Nikotin, indischer Hanf (Cannabis) und Haschisch (im Orient seit Jahrtausenden als Rausch-mittel gebräuchlich).[768] Die seit der Antike bewährten warmen Bäder wurden nun weniger wegen ihrer schweißtreibenden Wirkung als wegen ihres sedierenden Effekts empfohlen.[769] Aber auch Kälte sollte bei allmählichem Anstieg beruhigend wirken (*J. Hunter, Larrey, Mac Grigor*). Besonders in den Tropen war dies eine beliebte Therapieform. *John Hunter* (1728-1793) sagte, er würde sich bei Tetanus in eine Eisgrube stecken lassen.[770] Da der Tetanuserreger bei einer Temperatur unter 14°C/bzw. über 42°C abstirbt, besaßen sowohl Kälte- als auch Wärmetherapie bei lokaler Anwendung theoretisch eine hemmende Wirkung auf das Erregerwachstum.

Schon bald nach Erfindung der Narkose wurde diese als Äther- oder Chlorophormnarkose zur vollkommenen Reizberuhigung auch gegen Tetanus erprobt (ab 1849).[771] In der ersten Hälfte des 20. Jh. empfahl man neben Chlorophorm (*Andrieu* 1934) auch Phenobarbital (*Miller* 1922), Avertin (*Laewen* 1927, *Saegesser* 1935, *Rössing* 1947) und Evipan (*Walzel* 1935) zur Dauernarkose.[772] Seit den 60-Jahren kamen die Benzodiazepine (Diazepam, *Guadelupe* 1963) als Tranquillantien zum Einsatz,[773] die neben ihrer sedierenden auch eine antikonvulsive und zentral muskelrelaxierende Wirkung besitzen.[774] Diese wurden zusammen mit Neuroleptika (Chlorpromazin) auch als sog. »lytischer Cocktail« zur Sedierung verabreicht (*Häseler* 1957).[775]

Zur Muskelrelaxierung empfahl *Benjamin Collins Brodie* (1783-1862)

---

[766] Rose 1897, 561-562. Buzello 1929, 208-209. Scholle 1964, 16-17.
[767] Hertle 1984, 165-166.
[768] Rose 1897, 565-568.
[769] Hertle 1984, 178-180.
[770] Rose 1897, 570. Puschmann Bd. III 1902-1905, 36.
[771] Rose 1897, 576. Puschmann Bd. III 1902-1905, 36.
[772] Weiser und Bünte 1965, 239.
[773] Flor 1983, 2.
[774] Strubelt 1989, 75.
[775] Scholle 1964, 20-21. Weiser und Bünte 1965, 239.

schon 1811 das Curare.⁷⁷⁶ Die Indianer Südamerikas verwenden dieses aus Lianen gewonnene Pfeilgift bei der Jagd. Da es über den Magen-Darm-Trakt nicht resorbiert wird, besteht beim Verzehr der erlegten Beutetiere für den Menschen keine Gefahr der Vergiftung.⁷⁷⁷ Es bewirkt eine kompetitive Blockade der Acetylcholin-Rezeptoren an der motorischen Endplatte und führt damit zur Lähmung der quergestreiften Muskulatur.⁷⁷⁸ 1861 wurde Curare erstmals bei der Tetanustherapie verwendet (*Wells*). Wegen der drohenden Atemlähmung konnte es erst in Kombination mit der künstlichen Beatmung nebenwirkungsfrei zum Einsatz kommen (*S.E. Isacson, S.A. Swenson* 1941; *Turner* 1949) und gehört seitdem zu den möglichen Optionen einer symptomatischen Allgemeintherapie.⁷⁷⁹

Eine ähnliche Wirkung besitzt das Magnesium sulfuricum ($MgSO_4$, Glauber-/Bittersalz), das p.o. abführend, i.v. und i.m. appliziert jedoch muskelrelaxierend wirkt. 1906 wurde es von *Samuel James Meltzer* und *J. Auer* in Amerika zur Behandlung des Tetanus vorgeschlagen und 1912 von *Th. Kocher* in Europa eingeführt. Wegen der drohenden Atemmuskellähmung war seine Anwendung nur unter ständiger ärztlicher Kontrolle möglich. Es wurde daher in der zweiten Hälfte des 20. Jh. nicht mehr verwendet.⁷⁸⁰

Die seit der Antike geübte Praxis des Purgierens und der Wärmeapplikation (austreibende Methode) wurde im 19. Jh. also um ein wichtiges Standbein erweitert: Sedation, Narkose und Muskelrelaxation (krampfstillende Methode). Das dritte Standbein waren die Roborantien (roborare = *lat.* stärken, kräftigen). Die durch die Kieferklemme behinderte Nahrungsaufnahme versuchte man durch Einlegen eines Keils zwischen die Zähne (*Plenk, Fournie, Brambilla*) oder durch das Legen einer Ösophagussonde durch die Nase (*Larrey*) zu umgehen. Dem durch vermehrte Muskelarbeit und Schlaflosigkeit bedingten erhöhten Umsatz sollte mit einer hochkalorischen Ernährung entgegengewirkt werden. *J. Hunter* bemerkte dazu im 18. Jh.: »*the first indication should be to strengthen the system. I know no internal medicine*«. Die flüssige Nahrung (Fleischbrühe mit Ei, Kakao, Limonade, Bier, Grog u.a.) wurde wenn möglich p.o., sonst aber rektal per Klystier oder i.v. als Dextroselösung (*Dreyfus* 1914) verabreicht; später auch

---

[776] Thamhayn 1861, 227-228. Rose 1897, 571-572. Weiser und Bünte 1965, 239.
[777] Pschyrembel 1994, 293.
[778] Strubelt 1989, 25.
[779] Seitz 1961, 338. Scholle 1964, 17-20. Weiser und Bünte 1965, 239. Stirnemann 1966, 13 und 73. Kayser 1989, 159.
[780] Buzello 1929, 193-196. Scholle 1964, 16-17. Weiser und Bünte 1965, 239. Hertle 1984, 169-172.

über Magensonde oder Vena-cava-Katheter.[781] Ein Fleischpankreasklystier hatte dabei 650 kcal, der angestrebte tägliche Nahrungsbedarf wurde auf 7000-8000 kcal berechnet (*E. Rügheimer* 1969).[782]

Dies war der Stand der Therapie, als Ende des 19. Jh. die infektiöse Ätiologie des Wundstarrkrampfs aufgeklärt werden konnte (s. III. 2.1.2.3.). Die Erkenntnis, dass der Tetanus eine Infektion mit einem toxinbildenden Erreger darstellt, brachte entscheidende Neuerungen in den Therapieplan. Hatte man bisher nur symptomatisch behandeln können, so bestand jetzt erstmals Aussicht auf eine kausale Therapie und alle diesbzgl. Bemühungen richteten sich auf die Neutralisation des Toxins. Der Mann, mit dessen Namen diese Hoffnungen verknüpft waren und der für seine Leistungen auf diesem Gebiet mit dem 1901 erstmals verliehenen Nobelpreis für Medizin ausgezeichnet wurde, war *Emil von Behring* (1854-1917).[783] Um wenigstens in Ansätzen zu zeigen, auf welchen Wegen er der jungen Bakteriologie zu ihren ersten therapeutischen Erfolgen verhalf, soll in einem kurzen biografischen Einschub sein Lebensbild gezeichnet werden, obgleich von berufenerer Seite Publikationen über diesen neben *Robert Koch* wohl populärsten deutschen Bakteriologen vorliegen.[784]

Biographisches zu Emil von Behring[785]

Behring war weder die Gunst eines in sich ruhenden Charakters, noch eines geradlinig vorgezeichneten Lebenswegs gegeben. Als fünftes von zwölf Kindern eines Dorfschullehrers am 15.3.1854 im westpreußischen Hansdorf bei Deutsch-Eylau geboren, war seine Jugend von engen Verhältnissen geprägt. Schon früh durch seine intellektuelle Begabung aufgefallen, schickte ihn der Vater unter finanziellen Opfern auf das Gymnasium im ostpreußischen Hohenstein. Ursprünglich für eine Laufbahn als Lehrer oder Pfarrer bestimmt, bot ihm der Eintritt in die militärärztliche Akademie in Berlin (Pépinière) die Möglichkeit, auf Staatskosten ein Medizinstudium zu absolvieren (1874-1878), gegen eine spätere militärärztliche Dienstverpflichtung. Der Kontrast provinzieller Enge zu weitgespanntem Großstadtflair im Anbruch der Gründerjahre mag dazu beigetragen haben, sein inneres Gleichgewicht zu destabilisieren. Als mittelloser Militärarzt neigte er jedenfalls zu einer unangebracht großspurigen Lebenshaltung mit einer Vorliebe für das Glücksspiel. Diesen »herrenhaften Ge-

---

[781] Weiss 1824, 82-83. Puschmann Bd. III 1902-1905, 36. Rose 1897, 583-584. Buzello 1929, 188-190.
[782] Flor 1983, 43-44. Hertle 1984, 180-182.
[783] Locher 2001, 3-4.
[784] Bieling, R.: Der Tod hatte das Nachsehen, Emil von Behring, Gestalt und Werk. Bielefeld 1954. vom Brocke, Bernhard: Emil von Behring.
[785] Fischer Bd. I 1932, 90-91. Schaaf 1950, 93-123. Sigerist 1970, 341-342. Eckart und Gradmann 2001, 36-38. Locher 2001, 3-4.

wohnheiten« stand ein Hang zu grüblerischer Verschlossenheit gegenüber, der ihn auf andere unzugänglich und abweisend, ja unberechenbar, wirken ließ.

Dennoch verlief seine berufliche Laufbahn ungestört geradlinig: Militärarzt in Posen (1880-1886); Stabsarzt am pharmakologischen Institut der Universität Bonn bei *Karl Binz* (1887); Dozent in Berlin (1888); nach Aussscheiden aus dem Militärdienst zunächst Assistent am Berliner Hygiene-Institut unter R. *Koch* (1889), später am neugegründeten Institut für Infektionskrankheiten (1890-1893), unbesoldeter a. o. Professor der Hygiene und Bakteriologie in Halle (1894, durch ministerliche Protektion, ohne Habilitation und gegen den Willen der Fakultät); a. o. Professor und geheimer Medizinalrat in Marburg (ab 1895, wieder gegen den Willen der dortigen Fakultät).

Seine manisch-depressiven, aber auch zwanghaften Eigenschaften manifestierten sich einerseits in einem faustisch-strebenden Bemühen, andererseits in einem übertriebenen Ordnungswillen, der sich nicht nur in seinen beruflichen, sondern auch in seinen privaten Tätigkeiten äußerte. So füllte er ganze Seiten seiner Tagebücher mit genauen Schemata zu einer von ihm entworfenen Philosophie. Das Ungelöste der Probleme ließ seinen anankastischen Charakter jedoch nicht zur Ruhe zu kommen.

Ausgehend vom Gedanken der äußeren Desinfektion, beschäftigte *Behring* sich schon zu Anfang seiner ärztlichen Laufbahn mit selbständiger, wissenschaftlicher Forschung zur »inneren Desinfektion« (1882) mit chemischen Gegenmitteln (Jodoform, Sublimat u. a. Quecksilbersalze, Acetylen, Silberlösungen, Kreolin). Da sich diese Methode, den Körper gegen Krankheitskeime von innen zu »konservieren«, durch ihre toxischen Nebenwirkungen als unanwendbar herausstellte, wandte *Behring* seinen Blick auf das Blut und seine krankheitsbekämpfenden Eigenschaften. In der zweiten Hälfte des 19. Jh. standen sich zwei Theorien zur Immunabwehr gegenüber. Der ursprünglich aus der römischen Antike stammende Begriff der Immunität, der damals die Befreiung von öffentlichen Aufgaben (Steuerdienst, Militärdienst u. ä.) bezeichnete, war im 19. Jh. einem Begriffswandel unterlegen und stand seither für die Seuchenfestigkeit, die manche Tiere gegen bestimmte Infektionskrankheiten besaßen.[786] Das Zustandekommen der Immunität erklärte sich die eine Partei durch eine zelluläre Abwehr [Phagozytenlehre 1883 von *Elias Metschnikow* (1845-1916),[787] einem Anhänger der *Virchow*'schen Zel-

---

[786] Schadewaldt 1996, 376.
[787] Povacz 2000, 75-78. Eckart und Gradmann 2001, 217-219. *Ilya Illich (Elias) Metschnikow* (1845-1916) entstammte einer jüdisch-russischen Familie aus einem Dorf in der moldauischen Steppe (Metschnikow ist die russische Version des Dorfnamen Milescus). Ein Vorfahre hatte in Staatsdiensten als Berater Peters d.Gr. in Fragen des fernen Ostens gestanden; der Großvater mütterlicherseits war als Literat mit Puschkin bekannt. Die Kindheit verlief nicht einfach, da sein Vater als Spie-

lularpathologie]. Dem standen die Anhänger der humoralen Abwehr gegenüber, die das Serum als entscheidend für die Immunabwehr ansahen (*Charles Richet, Jules Héricourt,* 1888).[788] Soeben erst hatten *Yersin* und *Roux* das

ler das Vermögen durchbrachte. Während der Studienzeit (Zoologie u. Physiologie) stand er unter dem Einfluß der Lehren *Darwins*. Zunächst wandte er sich der Embryologie zu (Entdeckung der drei Keimblätter wirbelloser Tiere, 1866). Daraufhin wurde er ohne Prüfung zum Dozenten der von *Pirogoff* neugegründeten Universität von Odessa berufen. Die größten Leistungen erbrachte er auf dem Gebiet der Immunologie (Entdeckung der Phagozyten, 1883). Bei Versuchen an durchsichtigen Seesternlarven hatte er bei Fütterung mit rotem Farbstoff, dessen intrazelluläre Aufnahme beobachtet. Dies führte ihn zu der Hypothese, dass der Immunabwehr höherer Organismen ein vergleichbarer Vorgang zugrundeliegen könnte. Versuche bei Säugetieren mit Milzbranderregern zeigten eine abnehmende Phagozytosebereitschaft mit steigender Virulenz der Bakterien. Die Untersuchungen wurden von der Fachwelt damals ignoriert. 1888 ging M. nach Paris, wo ihm *Pasteur* die Leitung eines eigenen Instituts angeboten hatte. Gemeinsam mit *Roux* entwickelte er die Kalomeltherapie gegen Syphilis. Er wurde zum Protagonisten einer bestimmten Ernährungsform (Milchsäurebakterien des Joghurt zur Aufrechterhaltung der Darmflora), da er erkannt hatte, dass sich verschiedene Bakterien gegenseitig negativ beeinflussen konnten. 1908 erhielt er zusammen mit *P. Ehrlich* den Nobelpreis für seine Arbeiten zum Immunsystem. Trotz seiner erfolgreichen Forschertätigkeit war M. privat ein Pessimist. Als Atheist konnte er auch im Glauben keinen Trost finden. Der frühe Tod seiner ersten Frau an Tuberkulose und drückende Geldnot hatten ihn schon in jungen Jahren unter dem Einfluß von Morphium zu einem ersten Selbstmordversuch getrieben. Der Verlust der Arbeitsstätte nach der Schließung der Universitäten durch die politischen Unruhen in Rußland, führte ihn zu einem zweiten Selbstmordversuch (durch Einimpfen von Erregern des Rückfallfiebers), da ihm auch die zweite Ehe nicht genügend Halt gab. Erst in späteren Jahren, nachdem er in Frankreich eine zweite Heimat gefunden hatte, beruhigte sich sein zerrütteter Nervenzustand.

[788] Povacz 2000, 81-84. Nach heutigem Wissensstand unterscheidet man das angeborene vom erworbenen Immunsystem. Während das **angeborene Immunsystem** sowohl durch zelluläre (Granulozyten, Makrophagen), als auch durch humorale Faktoren (Komplementfaktoren, Akute-Phase-Proteine, Lysozyme, Interferone) vermittelt wird und lebenslang besteht, sind die Träger des **erworbenen Immunsystems** humoraler Natur (Antikörper). Hierbei wird die aktive und passive Immunität unterschieden. Bei der **aktiven** Immunität bildet der Körper durch direkten Kontakt mit den Antigenen (Krankheitserreger, Pollen u. a.) selber Antikörper. Der Aufbau dieser Immunität nimmt einige Zeit in Anspruch, kann aber über viele Jahre andauern. Bei der **passiven** Immunität werden homologe/heterologe Antikörper (von einem anderen Körper gebildete AK) übertragen. Diese Immunität setzt zwar sofort in ihrer Wirkung ein, ist aber nur von kurzer Dauer. Da die AK von Plasmazellen (aktivierte B-Lymphozyten) gebildet werden, ist auch die humorale Abwehr von Zellen abhängig.

Diphtherietoxin als pathogene Ursache dieser seit dem Altertum gefürchteten Krankheit entdeckt, an der zur damaligen Zeit allein in Deutschland jährlich mehr als 50.000 Kinder starben, d.h. jedes zweite Kind.[789] Der Name der Krankheit leitete sich vom griechischen Wort diphthera (= Haut) ab und bezeichnete die graue Membran, die sich flächenhaft vom Rachen in den Kehlkopf ausbreitete und innerhalb kurzer Zeit zum Erstickungstod der Erkrankten führte.[790] Den bisherigen Versuchen einer Immunisierung gegen diese Krankheit (durch Vorbehandlung mit abgeschwächten Erregerkulturen) setzte *Behring* nun eine absolut neuartige Methode entgegen, von der er später selber nicht ohne Stolz sagte, dass sie kein Analogon in der Geschichte der Medizin habe.[791] Im Tierversuch spritzte er das Blutserum immun gewordener Tiere anderen, diphtheriekranken Tieren ein, die dadurch geheilt werden konnten. Die Heilung erklärte er durch »*eine Fähigkeit der zellfreien Blutflüssigkeit toxische Substanzen unschädlich zu machen*«. Diese als Antitoxine bezeichneten Abwehrstoffe des Blutes wurden bei der Serumtherapie also dem kranken Organismus von außen zugeführt und verstärkten seine Abwehr in einem Maß, dass der Körper die Krankheit durch Neutralisation der Toxine besiegen konnte. Da diese Eigenschaft des Blutes für eine gewisse Zeit andauerte, hielt *Behring* einen therapeutischen Einsatz durch Serumtransfusion auch beim Menschen für möglich: die Serumtherapie und Serumprophylaxe (passive Immunisierung) war damit geboren. Da sich die neue Therapiemethode auch für andere durch Toxine bedingte Infektionskrankheiten anbot, führte *Behring* zusammen mit *Kitasato* diesbzgl. Tierversuche gegen den Wundstarrkrampf durch. Dabei zeigte sich, dass die giftzerstörende Wirkung des Blutes tetanusimmuner Tiere auf zwei Arten therapeutisch genutzt werden konnte: als prophylaktische Immunisierung oder als therapeutisches Heilmittel unmittelbar nach erfolgter Infektion. Damit lag zum erstenmal in der Geschichte des Tetanus eine spezifische Therapie im Bereich des Möglichen. Die Ergebnisse dieser Studien wurden in zwei Artikeln 1890 veröffentlicht, die den Ausgangspunkt für weitere Entwicklungen darstellten.[792] Denn noch stand die neue Behandlunsform nur in der Theorie und viele praktische Fragen blieben offen: auf welche Weise sollte das Serum gewonnen, wie der Gehalt an Antitoxin wertmäßig festgelegt, in welcher Dosis und Applikationsform sollte es angewandt und wie haltbar gemacht werden? Die rastlose Arbeit und das Unvollständige der gefundenen Lösungsansätze versetzten *Behring* in einen Zustand nervöser Reizbarkeit,

---

[789] Eckart und Gradmann 2001, 37.
[790] Pschyrembel 1994, 330.
[791] Schaaf 1950, 107.
[792] Behring und Kitasato 1890a, 1113-1114. Behring 1890b, 1145-1148.

die zu einem ersten psychischen Zusammenbruch führten (1892). Aber nicht nur mit ungelösten Forschungsfragen, sondern auch mit äußeren Schwierigkeiten hatte *Behring* zu kämpfen. Die staatliche Subvention zur Herstellung des Diphtherieheilserums wurde ihm verwehrt, da diese Krankheit in einer geburtenstarken Zeit möglicherweise nicht von ausreichendem volkswirtschaftlichen Interesse war. Da kam ihm die Anfrage der Farbwerke in Höchst zu Hilfe, mit der er noch Ende des Jahres einen Vertrag zur industriellen Herstellung der Heilsera abschloß. Nach Ablauf des Vertrags gingen daraus die Behring-Werke (1904) hervor, die *Behring* u. a. mit den 100.000 Schwedenkronen des Nobelpreises finanzierte. Die Erfolge der Serumtherapie waren außerordentlich groß (Absinken der Letalität bei Diphtherie von 50 % auf 15 %; bei Tetanus von 85 % auf 50 %) und *Behring* wurde als »Retter der Kinder« und »Retter der Soldaten« gefeiert, mit Ehrungen überhäuft und in den Adelsstand erhoben. 1896 hatte er die Tochter des Direktors der Charité, *Else Spinola* (1876-1936), zur Frau genommen. Die Taufpaten seiner sechs Söhne waren fast ausschließlich illustre Kollegen (*Roux, Loeffler, Wernicke, Röntgen, Metschnikow*). Als selbst *Virchow*, der ihm als Begründer der Zellularpathologie zunächst skeptisch gegenübergestanden hatte, vor den Erfolgen der Serologie kapitulierte, verleitete ihn sein streitbarer Geist zu einer Überbewertung des humoralen Prinzips: die Versuche auch ein Heilserum gegen die Tuberkulose zu finden, erwiesen sich als Fehlschlag (1900-1907). Dies führte zu einer zweiten psychischen Krise, die ihn zu einem langjährigen Sanatoriumsaufenthalt zwang (1907-1910). Noch einmal konnte er die medizinische Forschung bereichern: mit der Simultan-Impfung von Diphtherietoxin und –antitoxin (1913) folgte er zum Teil dem Prinzip der aktiven Immunisierung, mit der ein langdauernder Impfschutz möglich war. Den Siegeszug der aktiven Immunisierung erlebte er nicht mehr. Als *Behring* am 31.3.1917 verstorben war, wurde er in einem eigens von ihm errichteten Mausoleum in der Nähe der Behring-Werke beigesetzt, ein letzter Nachhall seines megalomanen Charakterzugs. Hitler ließ seine Söhne aus der Ehe mit der Jüdin *Else Spinola* später zu »Edelariern« erklären und nutzte den 50. Jahrestag der Entdeckung der Serumtherapie mit einer spektakulären Feier zur Demonstration großdeutscher Machtansprüche.

Wenn wir uns nach dieser biografischen Skizze wieder dem Thema der Tetanustherapie zuwenden, so können wir festhalten, dass 1890 alle wichtigen Tatsachen der erworbenen Immunität zwar schon in ihren Grundfragen beantwortet, aber noch nicht praktisch gelöst waren. Meerschweinchen und Kaninchen waren aufgrund ihrer geringen Größe für die Serumgewinnung zu therapeutischen Zwecken nicht geeignet. Also versuchte es *Behring* mit Schafen und Pferden. 1891 gelang ihm erstmals die Immunisierung von Pferden, indem er ihnen ein durch Jodtrichlorid abgeschwächtes Tetanusgift in langsam steigender Giftdosis s.c. infiltrierte. Das Gift wurde immer weniger abgeschwächt, bis nach acht Wochen unabgeschwächtes, also vollvirulentes, Tetanustoxin verabreicht wurde. Die Herstellung eines geeigneten Immunserums war äußerst kompliziert und erforderte die laufende Überprüfung der bereits entstandenen Immunität durch Therapieversuche an tetanusinfizierten Mäusen.[793] Bis in die 60-Jahre des 20. Jh. wurde artfremdes Serum (meistens vom Pferd; seltener von Schaf, Ziege und Rind) verwendet, das die Gefahr allergischer Reaktionen in sich barg.[794]

»*Das Dunkel, welches schon um das Tetanusgift schwebt, ist noch größer bei seinem Gegengift*«, schrieb *Rose* in seiner großen Monographie zum Starrkrampf (1897).[795] Über die Bildung und Wirkungsweise des Antitoxins gab es verschiedene Auffassungen; während die einen an eine direkte Umwandlung des Toxins in Antitoxin dachten (*Alois Knorr*, 1897), waren die anderen der Meinung, der Körper stelle sich das Antitoxin selber her (*Behring, Ehrlich*). Dabei dachte *Behring* an eine Inaktivierung des Toxins durch fermentative Umwandlung, während *Ehrlich* eine chemische Bindung zwischen Toxin- und Antitoxinmolekül annahm.[796] Für den therapeutischen Einsatz des Heilserums war es von entscheidender Bedeutung, Normwerte zu entwickeln. Nachdem die Herstellung konstanter Tetanustoxinlösungen gelungen war (*Alois Knorr*, 1894), konnten die Wechselbeziehungen zwischen Toxin und Antitoxin gemessen werden (zur Neutralisation von 0,03 g Testgift wurde 0,1 cm³ Normalserum benötigt). Das Heilserum wurde nach Antitoxin-Einheiten (A.E., später I.E.) bewertet (s. Fußnote 570).[797] Über die richtige Dosierung und Applikationsform konnte man sich lange nicht einigen. Im Tierversuch hatte sich gezeigt, dass zur Neutralisation der gleichen Toxinmenge geringere Dosen Antitoxin ausreichten, wenn die Impfung vor Infektion der Tiere stattfand, während man bei einer Anwendung nach erfolgter Infektion große Dosen benötigte. Nach Ablauf eines bestimmten Zeitintervalls blieben dann auch höchste Dosen unwirksam (*Wilhelm Dönitz*, 1899). Damit waren schon die Grenzen der Serumtherapie deutlich geworden.[798]

Auch über die beste Art der Applikation wurde viel diskutiert. *Behring* hatte das Heilserum zunächst s.c. gespritzt. Später wurde die i.v., i.m. und i.l. (intralumbale) Anwendung bevorzugt, da die s.c. Wirkung als zu schwach angesehen wurde. Aber auch intraarterielle, intraperitoneale, endoneurale,

---

[793] Buzello 1929, 67-71. Hertle 1984, 46-48.
[794] Schlegel 1956, 89.
[795] Rose 1897, 593.
[796] Hertle 1984, 102-103.
[797] Hertle 1984, 100.
[798] Hertle 1984, 106-107.

intraventriculäre und sogar intrazerebrale (nach Trepanation) Applikationen wurden ausprobiert.[799] Da das Antitoxin als großes Eiweißmolekül nicht in die Nervenzelle penetrieren kann, um dort gebundenes Toxin zu lösen, konnte keine der angewandten Darreichungsformen zu einer Heilung führen.[800]

Obwohl es auch kritische Gegenstimmen gab[801] und der Mechanismus der immunologischen Vorgänge weit davon entfernt war, geklärt zu sein, wurde das Heilserum sehr schnell therapeutisch eingesetzt. Davon zeugt eine Rezension von über sechzig Fällen aus den Jahren 1891-1896 aus ganz Europa, einschließlich Rußland und den USA.[802] Und die Erfolge gaben den Befürwortern der neuen Therapie recht. Die eigentliche Bewährungsprobe für das neue Immunserum war aber sein Einsatz im Krieg. »*Der Krieg ist eine traumatische Epidemie*«, hatte schon *Pirogoff* zutreffend geäußert.[803] Durch die zahlreichen Verwundungen kam es in der Folge zu einer Häufung der Wundinfektionen (u. a. Tetanus und Gasbrand).[804] Diese bedingten zusammen mit anderen Infektionskrankheiten (Cholera, Typhus, Diphtherie u. a.) den größten Teil der Menschenverluste. Erst nach Einführung hygienischer (Antiseptik) und prophylaktischer Maßnahmen (Pockenschutzimpfung in der deutschen Armee seit 1834) überwog die Anzahl an Todesfällen durch Waffen erstmals diejenige der Todesfälle durch Krankheit [dt.-franz. Krieg (1870/71) 1:0,5; 1.Weltkrieg (1914-1918) 1:0,1].[805] Dabei sank die Morbidität des Tetanus nach Einführung des Heilserums von 4 % auf 0,4 % und die Letalität von ~85 %[806] auf 50 %.[807] Ein vergleichbar starker Rückgang der Letalität wird von mehreren Autoren übereinstimmend berichtet.[808] In den Kriegen des 19. Jh., für die statistisches Material errechnet worden war,

---

[799] Hertle 1984, 13-145.
[800] Stirnemann 1966, 12.
[801] Rose 1897, 606-608. *Poreaux* (1894) und *Rose* sahen die Wirksamkeit des Heilserums als unbewiesen an. *Rose* schrieb dazu: »*dass wir im Heilserum ein sicheres Mittel gegen jeden Starrkrampf hätten, ist schon jetzt mit Bestimmtheit ausgeschlossen.*«
[802] Rose 1897, 595-605.
[803] Winkle 1970, 916.
[804] Weiser und Bünte 1965, 236.
[805] Kolle und Hetsch 1934, 1196.
[806] Thamhayn 1861, 218-219.   Gesamtletalität bei *Dupuytren* 93 %. Bruns 1886, 498.   Gesamtletalität bei *Billroth* 80 % (1860-1876). Rose 1897, 480.   Gesamtletalität bei *Rose* 85 % (1897). Stirnemann 1966, 119-120. Gesamtletalität bei *Larrey* 80 % (1798-1799).
[807] Kolle und Hetsch 1934, 1200-1201.
[808] Kreuter 1914, 2257. Stricker 1919, 1069. Buzello 1929, 140. Weiser und Bünte 1965, 240. Hertle 1984, 98. Povacz 2000, 80.

Chirurgische Infektionen

lag die Letalität des Tetanus vor Einführung der Serumtherapie zwischen 80-90% [Krimkrieg (1854-8156), amerikan. Sezessionskrieg (1861-1864), dt.-franz. Krieg (1870-1871)].[809] 1898 wurde die passive Tetanus-Immunisierung erstmals im spanisch-nordamerikanischen Krieg um Kuba, Guam und Puerto Rico eingesetzt. Im Krieg mit China (Boxeraufstand 1900) hatten die Nationen, die eine Tetanusprophylaxe anwandten, keine Toten zu verzeichnen, während die anderen beträchtliche Verluste hinnehmen mußten. Die französische Regierung war die erste, die während der Kolonialkriege in allen Sanitätskorps pflichtmäßig eine Tetanusprophylaxe einführte.[810] Im 1. Weltkrieg wurde die Schutzimpfung auch in der deutschen Armee obligatorisch (Verfügung der Feldsanitätschefs vom 16.4.1915).[811] Sie wurde bei jedem Verwundeten vorgenommen, gleichgültig ob schwere oder leichte Verletzungen vorlagen.[812] Mit der Durchführung der prophylaktischen Maßnahmen war zeitgleich ein starker Abfall der Inzidenz (Neuerkrankungsfälle einer bestimmten Krankheit innerhalb eines bestimmten Zeitraums) des Tetanus zu beobachten.[813]

Während die Erfolge bei der Serumprophylaxe unbestritten waren,[814] erfüllten sich die hochgespannten Erwartungen, die man in die Serumtherapie gesetzt hatte, nicht. Sehr schnell mußte *Behring* sein euphorisches Urteil von 1892 (»*das Tetanusheilserum ist die Substanz, mit der wir den Tetanus verhüten und heilen können*«) revidieren. Schon drei Jahre später schlug er leisere Töne an mit der Aussage: »*die Serumtherapie hat mehr Hoffnungen, als Leistungen für die Praxis aufzuweisen*«,(1895).[815] Zusehends erkannte man die begrenzte therapeutische Wirkung des Heilserums (*Müller 1914, Stricker 1991*)[816] und manche brachten ihre Ernüchterung darin zum Ausdruck, dass sie gar vom »*Unwert dieses Medikamentes*« sprachen (*Rothfuchs 1914*).[817] Trotz der spezifischen Behandlungsmöglichkeit durch das Heilserum war man im Grunde von einer kausalen Therapie so weit entfernt wie eh und je. Auch

---

[809] Junghans und Lungwitz 1980, 17.
[810] Kolle und Hetsch 1934, 1200. Hertle 1984, 186-190.
[811] Kolle und Hetsch 1934, 1200-1201.
[812] Stricker 1919, 1071.
[813] Kolle und Hetsch 1934, 1200-1201.
[814] Kolle und Hetsch 1934, 1201. Stellvertretend für viele andere steht die Bewertung von *Kümmell* (1916): »*Die Impfung gewährt bei frühzeitigerAnwendung einen fast sicheren Schutz. Das Krankheitsbild des Wundstarrkrampfes ist verschwunden*« in »Die Erfolge der Schutzimpfungen gegen Wundstarrkrampf«. Berl. Klin. Wschr. 53 (1916) S. 414.
[815] Rose 1897, 595 und 609.
[816] Müller 1914, 2258. Stricker 1919, 1071.
[817] Rothfuchs 1914, 2259.

in der Prophylaxe waren Verbesserungen notwendig, da die Wirkung der passiven Immunisierung zwar sofort einsetzte, aber nur für wenige Wochen (2-3) anhielt.[818] Diese zeitlich begrenzte Wirkdauer war durch die Fremdzufuhr des Antitoxins (passive Immunisierung) bedingt und ließ sich wegen der Toleranzentwicklung auch nicht durch eine höhere Dosierung umgehen. Die Lösung des Problems konnte nur die Entwicklung eines Impfstoffs bringen, der die eigene Antitoxinbildung anregt (aktive Immunisierung), indem der Körper mit dem Krankheitserreger in abgeschwächter Form in Kontakt gebracht wurde.[819] Die Schwierigkeit bei der Herstellung eines aktiven Immunserums lag im allgemeinen darin, die Virulenz der Erreger (bzw. des von ihnen gebildeten Toxins) nur so weit abzuschwächen, dass dabei die Antigenität, also die Fähigkeit die Antikörperbildung anzuregen, erhalten blieb. Zur Entgiftung wurden verschiedene Methoden entwickelt: physikalische (Erhitzen, Bestrahlen) oder chemische (Desinfektionsmittel, Säuren, Basen, Farbstoffe, Edelmetalle, Kohle u.a.).[820] *Pasteur* hatte seine Vakzine gegen Milzbrand durch Erhitzen hergestellt (1881).[821] Viele chemische Stoffe erwiesen sich als ungeeignet, da sie nicht nur die toxischen, sondern auch die antigenen Eigenschaften so weit herabsetzten, dass der Impfwert verloren ging.[822] Neben diesen Methoden wurde auch versucht, durch Verdünnung vollvirulenter Bakterien geeignete Impfstoffe herzustellen (*Behring*).[823] Kurz nachdem das Tetanustoxin als pathogene Ursache des Starrkrampfs erkannt worden war, setzte auch die Suche nach geeigneten Möglichkeiten der Entgiftung ein. *Emile Roux* (1853-1933) und *Louis Vaillard* verwendeten dazu die *Lugol*'sche Lösung (1893), ohne befriedigende Ergebnisse zu erlangen.[824] Diese nach dem Pariser Arzt *Jean G. Lugol* (1786-1851) benannte Lösung besteht aus festgelegten Anteilen Jod, Kaliumjodid und Wasser und wurde damals in erster Linie zum Färben mikrobiologischer Präparate und als Desinfizienz eingesetzt.[825] *Paul Ehrlich* (1854-1915) experimentierte mit Schwefelkohlenstoff (CS_2, 1898). Er war es auch, der den Begriff »Toxoid« einführte zur Bezeichnung des entgifteten, aber antigen wirkenden Toxins.[826] Erste Versuche mit Formalin hatte *G. Burckhard* 1895 unternommen und da-

---

[818] Buzello 1929, 248.
[819] Hertle 1984, 197.
[820] Hertle 1924, 198-202.
[821] Povacz 2000, 51-52.
[822] Stirnemann 1966, 130.
[823] Hertle 1984, 41-43.
[824] Junghans und Lungwitz 1980, 14.
[825] Pschyrembel 1994, 897.
[826] Junghans und Lungwitz 1980, 14. *Paul Ehrlich*: Ueber Toxoide. Klin. Jahrbuch 6 (1898). S. 313.

bei dessen entgiftende Wirkung auf das Toxin festgestellt.[827] Formalin ist eine 30% wässrige Lösung von Formaldehyd, einem farblosen Gas, das bei Verbrennungsvorgängen entsteht. Im medizinischen Bereich wird es v.a. als Desinfektions- und Konservierungsmittel verwendet.[828] Ein knappes Jahrzehnt später (1904) bediente sich *Ernst Löwenstein* (1878- n.1928)[829] ebenfalls des Formalins zusammen mit der Belichtungsmethode zum Entgiften des Tetanustoxins. Anscheinend kannte er aber die Arbeit von *Burckhard* nicht, denn er verwendete das Formalin nur in der Absicht, um das Toxin für den langen Zeitraum der Belichtung (9 Monate) damit zu konservieren. Für den wesentlichen Faktor bei der Entgiftung hielt er das Licht. Zwei Jahre später führte er mit dem so gewonnenen Toxoid erste Immunisierungsversuche bei Mäusen und Meerschweinchen durch und konnte eine langanhaltende Immunität feststellen.[830] Offensichtlich erschien ihm diese Methode zu langwierig, denn schon 1909 versuchte er es mit dem von *Ehrlich* erprobten Agens CS_2 verbunden mit einer viertägigen, intensiven Bestrahlung mit künstlichem Tageslicht (*Nernst*-Lampe). Damit erzielte er einen mehr als sechs Monate andauernden Impfschutz bei seinen Versuchstieren.[831] In der Folge führte *Löwenstein* dann zusammen mit seinem Vorgesetzten am k.k. Serotherapeutischen Institut in Wien, *Michael von Eisler* (geb.1877),[832] mehrere Versuche durch, das Tetanustoxin auch ohne Lichteinwirkung -nur mit Formalin- zu entgiften. Es gelang ihnen, damit im Tierversuch eine langanhaltende Immunität zu erzeugen (1912).[833] In der Sitzung der k.u.k. Gesellschaft der Ärzte in Wien (1914) wies der Vorstand des serotherapeutischen Instituts, Hofrat *R. Paltauf*, auf die Möglichkeiten einer aktiven Tetanus-Immunisierung beim Menschen mit

---

[827] Stirnemann 1966, 130. Schlegel 1956, 91.
[828] Pschyrembel 1994, 488.
[829] Fischer Bd.II 1932, 934-935. *Ernst Löwenstein* (1878-n.1928), geb. in Karlsbad; Studium an der Prager dt. Universität; Habilitation in Wien für experimentelle Pathologie (1914); seine Forschungsschwerpunkte waren die Infektionskrankheiten und die Immunologie; L. lieferte bedeutende Beiträge zu Tuberkulose, Diphtherie und Tetanus; die chem. Abschwächung der Toxine durch Formalin (Formalin-Toxoid) lieferte die Grundlage der aktiven Tetanusprophylaxe; zahlreiche Publikationen: u.a. »Toxine und Toxoide« (Berlin und Wien 1928).
[830] Junghans und Lungwitz 1980, 14-15.
[831] Hertle 1984, 197-199. *Ernst Löwenstein*: Über aktive Schutzimpfung bei Tetanus durch Toxoide. Separat-Abdruck Zschr. f. Hyg. u. Inf.krh. 26 (1909) S.491-508.
[832] Fischer Bd.II 1932, 359. *Michael Eisler-Terramare* (geb.1877), habilitierte sich 1910 für allg. und experimentelle Pathologie; Direktor des Wiener Serotherapeutischen Instituts; Forschungsschwerpunkte waren die Serologie und Mikrobiologie.
[833] Junghans und Lungwitz 1980, 15. *Löwenstein* und *Eisler*: Über Formalinwirkung auf Tetanustoxin und andere Bakterientoxine. Zbl. Bakt. Abt. Orig. I 61 (1912) S.271.

dieser Vakzine hin.[834] Ein Jahr darauf führte *Eisler* infolge Abwesenheit von *Löwenstein* allein die ersten Impfversuche beim Menschen mit Formoltoxoid durch (1915). Das Toxin wurde mit einer 2 °/$_{oo}$ Formollösung versetzt und bei 52°C innerhalb von 28 Stunden entgiftet. Im Gegensatz zu den Tierversuchen konnte aber beim Menschen selbst nach Verabreichung von 1 ml Vakzine keine ausreichende Immunität erzeugt werden. Da ein ausreichender Impfschutz theoretisch nur mit der hundertfachen Menge zu erreichen war, sah *Eisler*, dass dieses Ziel nur durch eine Steigerung der antigenen Wirkung zu erreichen war.[835] Dies gelang zehn Jahre später den französischen Ärzten *Gaston Ramon* (1886-1963) und *P. Descombey* durch Zusatz geeigneter Adsorbentien (Bindung des Impfstoffs an schwerlösliche Metalle, 1925). *Ramon* bezeichnete den auf diese Weise gewonnenen ToxoidImpfstoff als »Anatoxin« (während sich im anglo-amerikanischen Sprachraum die Bezeichnung »Formoltoxoid« durchsetzte).[836] In Analogie zu dem von ihm hergestellten DiphtherieAnatoxin (1925) produzierte er zusammen mit seinem Kollegen *Christian Zoeller* (1888-1934) den Tetanus-Impfstoff (1927) indem er das frische Erregerfiltrat mit Formalin versetzte und dann bei 38°C für einen Monat stehen ließ. Die auf diese Weise gewonnene Vakzine war hitzestabil bis zu einer Temperatur von 55°C. Das Verfahren bildet noch heute die Grundlage für die Herstellung des Impfstoffs.[837] In langen Versuchsreihen hatten *Ramon* und *Zoeller* unterschiedliche Darreichungsformen getestet. Dabei zeigte sich, dass das Anatoxin erst nach einer Mehrfachimpfung unter Einhaltung bestimmter Zeitintervalle eine sichere Grundimmunität vermittelte (Dreifachimpfung). Die ideale Dosis lag bei 1 ml (niedrigere Dosierungen führten zu keiner ausreichenden Immunisierung, höhere Dosierungen bewirkten keine Steigerung der Antigenität). Die Erkenntnis, dass die richtige Verteilung der Dosen für die Effizienz entscheidender war als eine Steigerung der Einzeldosis oder die Verabreichung von mehr als drei Dosen, war von großer praktischer Bedeutung für die zukünftige Anwendungsweise. Als sicherste und ökonomischste Applikationsform stellte sich die subcutane (s.c.) heraus. Per os konnte keine Immunität erzielt werden, bei nasaler Verabreichung nur eine schwache. Während bei passiver Immunisierung die Wirkung nur für kurze Zeit anhielt, konnte mit dem Anatoxin eine langanhaltende Immunität erreicht werden (der Beobachtungszeitraum belief sich zum Zeitpunkt der Veröffentlichung auf 18 Monate). *Ramon* und *Zoeller* erkannten auch schon die verschiedenen Möglichkeiten der praktischen Anwendung des Anatoxins:

---

[834] Junghans und Lungwitz 1980, 16.
[835] Eisler 1915, 1224. Hertle 1984, 200-201.
[836] Stirnemann 1966, 131. Junghans und Lungwitz 1980, 19.
[837] Junghans und Lungwitz 1980, 18-19. Middlebrook und Brown 1995, 90.

Chirurgische Infektionen

- als prophylaktische Impfung zur Grundimmunisierung (Dreifachdosis); bzw. in einfacher Dosis zur schnellen Stimulation der Immunität bei einer späteren Auffrischimpfung (empfohlen für alle Risikogruppen wie Armeeangehörige oder Landwirte)
- als Simultanimpfung bei Verwundeten (passive Immunisierung für einen sofortigen Schutz innerhalb der ersten drei Wochen, gleichzeitig aktive Immunisierung für eine dauerhafte Schutzwirkung ab der dritten Woche)
- als kombinierte Impfung mit anderen Impfstoffen (z. B. Tetanus und Typhus).[838]

Das große Verdienst *Ramons* lag in der Einführung der aktiven Tetanus-Immunisierung beim Menschen, die als Methode von *Eisler* und *Löwenstein* zuvor schon beim Tier angewandt worden war.[839] Da bis heute keine kausale Therapie eines ausgebrochenen Tetanus bekannt ist, stellt sie in ihrer einfachen, vollkommen unschädlichen und absolut sicheren Art[840] nach wie vor die einzige Möglichkeit dar die Morbidität dieser Krankheit zu senken, die immer noch für hunderttausende von Todesfällen (v.a. in den Entwicklungsländern) verantwortlich ist.[841] Trotz der wissenschaftlich gesicherten Erkenntnisse verbreitete sich die aktive Tetanus-Immunisierung in Europa nur langsam. Bis zum 2.Weltkrieg wurde sie nur in Frankreich in größerem Rahmen durchgeführt (Pflichtimpfung aller franz. Wehrmachtsangehörigen mit der »vaccination triple associée« per Gesetz vom 15.8.1936). In der englischen Armee beruhte die Teilnahme auf freiwilliger Basis (1938), während sie in der russischen (1939) und amerikanischen Armee (1941) pflichtmäßig eingeführt wurde. Nur in Deutschland wurde, trotz zahlreicher Befürworter der aktiven Immunisierung (*B. Hübner, B. Loewe, P. Rostock*), die Serumprophylaxe mit passiven Impfstoffen beibehalten.[842] Ein deutliches Bild der unterschiedlichen Positionen geben die folgenden Kommentare: *»Versuche einer aktiven Immunisierung des Menschen gegen Tetanus sind heute noch nicht spruchreif, sie*

---

[838] Ramon und Zoeller 1927, 803-833.
[839] Schlegel 1956, 91.
[840] Pichlmayr 1969, 1333. Flor 1983, 56. Middlebrook und Brown 1995, 90.
[841] Galazka und Gasse 1995, 36-38. Über die weltweite Prävalenz des Tetanus existieren keine zuverlässigen Daten. Die WHO berichtete 1980 über 90.000 gemeldete Fälle in den Entwicklungsländern, gegenüber 9000 Fällen in den Industrieländern. Durch gezielte Impfprogramme konnten diese Zahlen innerhalb zehn Jahren deutlich gesenkt werden (1990: 35.000 gemeldete Fälle in den Entwicklungsländern, 5000 in den Industrieländern). Die geschätzte Prävalenz lag 1980 bei ca. 700.000 Erkrankungsfällen (weltweit, außer China) mit einer Letalität von 42 % (ca. 300.000 Todesfälle/Jahr); davon entfiel die Hälfte auf Tetanus bei Neugeborenen.
[842] Schlegel 1956, 91. Junghans und Lungwitz 1980, 20-22.

bedürfen weiterer Prüfung und Kontrolle« (Buzello, 1929);[843] »*Dieses aktive Schutzimpfungsverfahren, das in Frankreich bereits mit gutem Erfolg angewendet wird, sollte auch in Deutschland erprobt werden, wozu allerdings die Einführung einer staatlichen Prüfung für die Formoltoxoide notwendig wäre*« (*Kolle* und *Hetsch*, 1934).[844] Nur ein kleiner Teil der deutschen Wehrmacht, nämlich die Luftwaffe, wurde aktiv immunisiert. Der Rückgang der Morbidität nach Einführung der aktiven Impfprophylaxe war ein schlagender Beweis für die Wirksamkeit dieser Methode. Die französische Armee hatte in den ersten beiden Kriegsjahren nicht einen einzigen Fall von Tetanus zu verzeichnen.[845] Von den amerikanischen Soldaten erkrankten während des gesamten Kriegszeitraums (1939-1945) bei 2 Millionen Verwundeten nur zwölf an Tetanus (davon waren elf unzureichend geimpft, zwei verstarben). Im Vergleich dazu waren bei der amerikanischen Zivilbevölkerung im gleichen Zeitraum fast tausendmal so viel Todesfälle (1500) zu beklagen, da die Impfbeteiligung unzureichend war.[846] Erst nach Einführung der staatlichen Impfprogramme sank die Inzidenz auch in der amerikanischen Zivilbevölkerung deutlich ab.[847] Bei der deutschen Armee ging die Zahl der Tetanuserkrankungen dagegen in die hunderte; eine Ausnahme bildeten lediglich die Angehörigen der Luftwaffe, bei denen kein Tetanusfall zu verzeichnen war.[848] Die Erfahrungen des 2.Weltkriegs belegten eindrücklich den großen Nutzen der aktiven Impfprophylaxe[849] (s.Tab. 9).

Tab. 9: Rückgang der Morbidität des Tetanus[850]

Kriegsschauplatz	Zeit	Morbidität	Therapie
Amerikan. Sezessionskrieg	1861-1865	2,5 %	Symptomatisch
Deutsch-franz. Krieg	1870-1871	3,5 – 4 %	»
1. Weltkrieg	1914-1918	0,4 – 1,5 %	Passive Impfprophylaxe
2. Weltkrieg (USA)	1939-1945	0,1 % (0,004 %)	Aktive Impfprophylaxe

[843] Buzello 1929, 252.
[844] Kolle und Hetsch 1934, 1201.
[845] Schlegel 1956, 91.
[846] Flor 1983, 13.
[847] Galazka und Gasse 1995, 41. Absinken der Inzidenz in den USA von 400 Fällen/1 Mio. Einwohner (1947) auf 20 Fälle/1 Mio. (1990).
[848] Junghans und Lungwitz 1980, 24. Schlegel 1956, 91. Während der Kämpfe in der Normandie trat bei den Amerikanern kein einziger Tetanusfall auf, während allein zwanzig deutsche Kriegsgefangene an Tetanus erkrankten, wovon zwölf verstarben.
[849] Schlegel 1956, 91. Stirnemann 1966, 140. Middlebrook und Brown 1995, 91.
[850] Junghans und Lungwitz 1980, 25. nach *I.S.K. Boyd*: Tetanus auf afrikan. und europäischen Kriegsschauplätzen 1939-1945. Lancet (1946) 113.

Seit den 30-Jahren des 20. Jh. arbeiteten die Behring-Werke an der Entwicklung eines Tetanus-Adsorbatimpfstoffs. *S. Schmidt* hatte durch Zusatz von Aluminiumhydroxid eine Steigerung der antigenen Wirkung des Toxoids erreicht (1931).[851] Der unter dem Handelsnamen »Tetanol« herausgegebene Impfstoff war frei von tierischem Eiweiß, sodass er keine allergischen Nebenwirkungen hervorrief. Im Jahr 1939 wurde der Impfstoff an der Med. Uniklinik in Marburg pharmakologisch geprüft.[852] Gleichzeitig mehrten sich die Versuche, durch kombinierte Impfstoffe den praktischen Einsatz zu erleichtern und damit die Compliance zu steigern. In Frankreich (*Ramon, Sacquépée, Pilod, Jude* 1936) und Amerika (*Jones, Moss* 1937) stellte man eine Mischvakzine gegen Diphtherie, Tetanus und Typhus, in Italien gegen Tetanus, Typhus und Paratyphus her.[853] Heute gehört die DTP-Impfung (gegen Diphtherie, Tetanus und Pertussis = Keuchhusten) zu den Standardempfehlungen der STIKO (ständigen Impfkommission) für die Impfungen im Säuglingsalter.[854]

Neben der mechanischen Entfernung eingedrungener Bakterien (Wundexcision) und der Stärkung der Immunabwehr (passive/aktive Immunisierung), wurde seit Anfang des 20. Jh. ein völlig neuartiger Weg zur Bekämpfung der Mikroorganismen eingeschlagen, der für die Therapie der Infektionskrankheiten den Beginn eines neuen Zeitalters ankündigte: die Chemotherapie und Antibiose.[855] Die bisher eingesetzten Pharmaka waren nur symptomatisch wirksam; eine spezifische Behandlung, die sich direkt gegen eine spezielle Krankheitsursache richtete, war – außer der Serumtherapie – unbekannt.[856] Da kam *Paul Ehrlich*[857] auf den genialen Gedanken der sog. »Seitenkettenthe-

---

[851] Stirnemann 1966, 131.
[852] Junghans und Lungwitz 1980, 19-20.
[853] Zum Busch 1939, 305.
[854] Sitzmann 1995, 71.
[855] Povacz 2000, 43.
[856] Ackerknecht 1992, 163. Eine Ausnahme stellte das Chinin dar, dessen Wirkmechanismus zu dieser Zeit aber unbekannt war.
[857] Sigerist 1970, 352-357. Povacz 2000, 85-86. Eckart und Gradmann 2001, 100-101. *Paul Ehrlich* (1854-1915) wurde in Strehlen (Schlesien) als Sohn einer alteingesessenen jüdischen Familie geboren (der Vater war Lotterieeinnehmer, die Mutter mit dem Breslauer Pathologen *C. Weigert* verwandt). E. war ein mittelmäßger Schüler, aber sehr guter Lateiner. Sein ganzes Interesse galt der Histologie und Chemie. So gelang ihm noch als Student die Differenzierung der Mastzellen. Aufgrund dieser Leistung berief ihn *F. von Frerichs* (1819-1885) als Assistent an die Berliner Charité (1882 Titularprof., 1887 Habilitation). Eine Lungentuberkulose konnte er durch einen Kuraufenthalt in Ägypten erfolgreich auskurieren. 1890 beauftragte ihn *R. Koch* an seinem Institut mit einer Studie zur Tuberkulintherapie. Die Erfolge auf dem Gebiet der Immunologie und Serumtherapie (aktive/passive Immunität, Wertbestimmung und Standardisierung des Behring'schen Diphtherieserums) führten

orie« (1909).[858] Da er bei der Herstellung histo-logischer Präparate festgestellt hatte, dass sich bestimmte Zellen aufgrund ihrer Affinität zu bestimmten Färbemitteln selektiv anfärben ließen und auch bei der Serumtherapie Toxin und Antitoxin wie Schlüssel und Schloß zusammenpaßten, versuchte er nach dem gleichen Prinzip eine selektiv wirksame chemische Substanz zu finden, die spezifisch gegen eine bestimmte Mikrobe gerichtet war, ohne den Organismus zu schädigen. Dies war der Leitgedanke, den *Ehrlich* mit der Entwicklung des Salvarsan (Arsenobenzol, 1910) gegen den Erreger der Syphilis (Treponema pallidum) praktisch umsetzte und damit zum Begründer der Chemotherapie wurde.[859] In Abwandlung des chemischen Gesetzes »corpora non agunt nisi soluta« (nur gelöste Substanzen reagieren miteinander) formulierte er für die chemische Bekämpfung der Mikroben den Grundsatz »corpora non agunt nisi fixata« (nur gebundene Substanzen wirken). Sehr bald schon erkannte er, dass dabei die keimabtötende Wirkung der Chemotherapeutika nur mit unerwünschten Nebenwirkungen auf den Organismus zu erkaufen war.[860]

Nach vorherrschender Lehrmeinung konnte die neue Chemotherapie nur bei höher ausdifferenzierten Mikroben (Protozoen, Spirochäten) eingesetzt

zur Gründung eines staatl. Instituts für Serumtherapie (1896), dessen Leitung E. übertragen wurde. Hier bekamen E. Forschungen eine neue Richtung. Ausgehend von dem Grundgedanken, dass chem. Körper im Organismus spezifische Angriffspunkte haben, entwickelte er seine berühmte Seitenkettentheorie. Diese führte zur Herstellung des ersten synthetischen Chemotherapeutikums, Salvarsan gegen die Syphilis (1910), das seinen Nachruhm v. a. begründete. Damit hatte er das alte Ideal des *Paracelsus* von einem spezifischen Heilmitel verwirklicht. Trotz hoher Ehrungen (1908 Verleihung des Nobelpreises mit *E. Metschnikow*, 1911 Ernennung zum geheimen Staatsrat mit dem Titel »Exzellenz«) blieben ihm am Ende seines Lebens antisemitische Anfeindungen nicht erspart. Zwischenfälle durch unsachgemäße Verabreichung des Salvarsan hatten zu einer Hetzkampagne geführt, in der E. als »jüdisch-kapitalistischer Verbündeter der Farbenindustrie« denunziert wurde. 61-jährig verstarb E. an den Folgen eines Schlaganfalls. Seine Ehefrau und Töchter flohen vor den Nationalsozialisten in die Emigration. Heute erinnert das Paul-Ehrlich-Institut und die Paul-Ehrlich-Stiftung an den Namen dieses großen Forschers.

[858] Povacz 2000, 85. Diese Theorie besagte, dass Mikroben Atomgruppierungen besitzen, die als Anhängsel (Seitenketten) aus ihrem Protoplasma herausragen. Werden diese für den Stoffwechsel der Mikroben wichtigen Seitenketten durch chemische Substanzen blockiert, unterliegen sie der Abwehr des Wirtsorganismus.
[859] Ackerknecht 1992, 163. Eckart 2000, 327-329.
[860] Povacz 2000, 86. Auf einer Fortbildungsveranstaltung in Frankfurt a.M. sagte *Ehrlich* 1910: »*Die Hoffnung, dass mit dem Ideal der modernen Therapie, d. h. mit vollkommen unschädlichen Substanzen im Körper eine Heilwirkung ausgelöst werde, scheint mir fast gänzlich ausgeschlossen zu sein. Mit einer gewissen Toxizität wird man stets zu rechnen haben.*«

werden., während niedere Bakterien ausschließlich über eine Stärkung der körpereigenen Immunabwehr zu bekämpfen seien. Diese Ansicht wurde zwei Jahrzehnte nach Einführung des Salvarsan durch *Gerhard Domagk* (1895-1964)[861] widerlegt.[862] Anfang der dreißiger Jahre hatte er beobachtet, dass schadhafte Bakterien schneller durch die körpereigene zelluläre Abwehr (Phagozytose) eliminiert werden. Um Bakterien gezielt zu schädigen, nutzte er die schon von *Ehrlich* gezeigte Affinität verschiedener Farbstoffe zu bestimmten Zellbestandteilen. Durch Anhängen einer Sulfonamidgruppe an Azofarbstoffe, die bisher in der Textilindustrie Verwendung fanden, gelang es ihm, eine Substanz herzustellen, die selektiv gegen Streptokokken gerichtet war. Das 1935 unter dem Handelsnamen »Prontosil« auf den Markt gebrachte Präparat war das erste Sulfonamid, das im Vergleich zu den bisher verwendeten, arsenhaltigen Chemotherapeutika nicht bakterizid (keimabtötend), sondern bakteriostatisch (wachstumshemmend) wirkte.[863] Der Sturz des Dogmas von der Unmöglichkeit der Chemotherpie bakterieller Infektionen gab auch den Untersuchungen zu dem bereits 1929 entdeckten Antibiotikum Penicillin neuen Auftrieb.[864] Im Gegensatz zur Chemotherapie, die mit direkt bakterizid, bzw. bakteriostatisch wirkenden Stoffen arbeitete, setzte das Prinzip der Antibiose auf die gegenseitig hemmende Wirkung der Bakterien untereinander. Schon *Pasteur* und *Lister* hatten diese Beobachtung in Laborprotokollen fest-

---

[861] Povacz 2000, 86-87. Eckart und Gradmann 2001, 94-95. *Gerhard Domagk* (1895-1964) wurde in Lagow/Mark Brandenburg als Sohn eines Lehrers geboren. Als Sanitätssoldat im 1.Weltkrieg erschütterte ihn die Hilflosigkeit der Ärzte angesichts der Wundinfektionen dermaßen, dass er sich entschloss Medizin zu studieren. 1921 promoviert, habilitierte er sich mit einer Arbeit über die Vernichtung von Infektionserregern durch das RES (Retikulo-endotheliale System), was zur Berufung an das chemotherapeutische Institut der IG-Farben (Höchst) führte. Dort gelang ihm 1932 der Nachweis der antibakteriellen Wirkung der Sulfonamide (Prontosil, 1935 publiziert in Dtsch.Med.Wschr. 61 (1935) S 250-253). Für diese Leistung mit dem Nobelpreis (1939) ausgezeichnet, konnte er die Ehrung erst nach dem Sturz des Naziregimes entgegennehmen, da deutschen Gelehrten zu dieser Zeit die Annahme internationaler Preise verboten war. Weitere bedeutende Beiträge zur Chemotherapie waren die Einführung des Uliron (gegen Anaerobierinfektionen, 1938) sowie der Thiosemicarbazone (Conteben, 1947) und Isonicotinsäurehydrazide (Neoteben, 1952) in die Tuberkulosetherapie. Zahlreiche Ehrendoktortitel und Preise zeugen von D. internationalem Ansehen (u. a. Verdienstorden pour le mérite 1951, Paul-Ehrlich-Preis 1956, Japan. Verdienstorden 1960). Sein Lebensmotto spiegelt seine altruistische Haltung: »Alles was geschaffen wird, kommt allen Menschen zugute, alles was zerstört wird, geht allen verloren.«
[862] Locher 2004, 50.
[863] Eckart 2000, 330-331. Povacz 2000, 86-87.
[864] Locher 2004, 50.

gehalten (in Pasteurs lapidaren Worten »*Leben verhindert Leben*«). Der Begriff »Antibiose« wurde erstmals 1899 durch den französischen Arzt *Antoine Villemin* (1827-1892) eingeführt. Die antibakterielle Wirkung der Schimmelpilze war Ende des 19. Jahrhunderts anscheinend schon allgemein bekannt, denn über dem Unterrichtsraum des bakteriologischen Instituts in Erlangen warnte eine Aufschrift mit den Worten »Vorsicht vor Penicillium notatum – Kulturen gehen ein«. Es bedurfte aber der analysierenden Kombinationsgabe eines *Alexander Fleming* (1881-1955)[865] um aus dieser eher zufällig gemachten Beobachtung einen Forschungsansatz für ein neues antibakterielles Therapeutikum zu entwickeln. Es ist hier nicht der Raum, um auf die einzelnen Schritte der praktischen Entwicklung des Penicillin [v. a. durch *Howard Walter Florey* (1898-1968)[866] und *Ernst Boris Chain* (1906-1979)[867]] genauer einzugehen.

[865] Sigerist 1970 457-475. Povacz 2000, 88-89. Eckart und Gradmann 2001, 114-115. *Alexander Fleming* (1881-1955) stammte aus einer kinderreichen Familie eines schottischen Landwirts, dessen Name die flämische Herkunft verrät. Das rauhe Bergland der Hochmoore prägte seinen Charakter und seine Vorlieben: wortkarg, naturnah, sportbegeistert. Ursprünglich als kaufmännischer Angestellter ausgebildet, ermöglichte eine Erbschaft dem hochbegabten F. das Medizinstudium in London. 1906 trat er in das Laboratorium von *A.E. Wright* (1861-1947; Vorbild für G.B. Shaws »Der Arzt am Scheideweg«) ein, dessen Forschungsschwerpunkt die Infektionskrankheiten waren. Bei seiner Abschlußprüfung erhielt F. die Goldmedaille der Universität London. 1915 heiratete er *Sarah McElroy*, eine vermögende irische Krankenschwester, die ihm bis zu ihrem Tod im Jahr 1949 auch beruflich eine wertvolle Hilfe war. Mit dem Lysozym in Nasenschleim, Speichel und Tränenflüssigkeit wies F. einen körpereigenen Schutzstoff gegen Mikroben nach (1922). Mit der Entdeckung des Penicillin (1929) gelang ihm eine Pioniertat, die ein Jahrzehnt später mit der Reindarstellung des Präparats durch *H.W. Florey* und *E.B. Chain* die Ära der Antibiotika begründete (British J. of Experimental Pathology 10 [1929] 226-236). 1944 in den Adelsstand erhoben, stellte die Verleihung des Nobelpreises (1945 mit *Florey* und *Chain*) die Krönung der zahlreichen Ehrungen für diese Leistung dar. Nach dem Tod seiner ersten Gattin fand F. in der griechischen Ärztin *Amalia Coutsouris-Voureka* eine gleichgesinnte Lebenspartnerin (2. Ehe 1953). Seit 1951 Rektor der Universität Edinburgh starb F. unerwartet an den Folgen einer schweren Erkältung (1955).

[866] Sigerist 1970, 469-475. Eckart und Gradmann 2001, 116. *Howard Walter Florey* (1898-1968) wurde in Adelaide/Australien geboren. Ein Stipendium ermöglichte ihm das Medizinstudium in Oxford und Cambridge. 1931 habilitierte er sich als Prof. für Pathologie. 1940 gelang ihm zusammen mit *E.B. Chain* die Herstellung gereinigten Penicillins, wofür er 1945 mit dem Nobelpreis ausgezeichnet und 1965 in den Adelsstand erhoben wurde. 1949 gab er das erste Standardwerk über Antibiotika heraus.

[867] Sigerist 1970, 469-470. Eckart und Gradmann 2001, 76. *Ernst Boris Chain* (1906-1979). Als Deutschrusse jüdischer Herkunft in Berlin geboren, hatte Ch. nach seinem Chemiestudium (1924-1928) an der Berliner Charité seine Arbeit

Chirurgische Infektionen

In den Handel kam das Präparat ab 1944, als es zunächst bei den alliierten Invasionstruppen eingesetzt wurde; seine weltweite Verbreitung setzte in den späten 50-Jahren des 20. Jahrhunderts ein, als es gelang Penicillin in großem Ausmaß auch synthetisch herzustellen (Phenethicillin u.a.).[868]

Die großen Erfolge der Chemotherapeutika und Antibiotika bei der Bekämpfung vieler Infektionskrankheiten, verleiteten allerdings auch zu ihrem unkritischen Einsatz. Sowohl Penicillin (*Herrell* 1944, *Taylor* 1951) als auch Sulfonamide wurden bald auch bei der Behandlung des Tetanus versucht, ohne dass ihre Wirksamkeit pharmakologisch erwiesen worden war. Wohl hatte *Fleming* 1928 eine bakterizide Wirkung von Penicillin nicht nur auf Staphylo-, Strepto- und Pneumokokken, sondern auch auf Tetanus-, Milzbrand- und Gasbranderreger in Laborkulturen konstatiert; ob diese Wirkung aber auch in vivo eintrat war zumindest zweifelhaft. So gab es sowohl Befürworter (*Colon* 1948, *Novale* 1951), als auch Gegner (*Nilsson* 1949, *Schlegel* 1956) der neuen Therapie. Übereinstimmend wurde allerdings anerkannt, dass v.a. Antibiotika einen günstigen Einfluß auf die infektiösen Komplikationen des Wundstarrkrampfs hatten (z.B. Bronchopneumonie, Harnwegsinfekte).[869] Neben der Verhinderung von Sekundärinfektionen lag ein weiterer Vorteil ihres Einsatzes darin, dass sie durch die schädigende Wirkung auf andere Keime das für das Wachstum des Tetanuserregers günstige Milieu einer Mischinfektion verhinderten.[870] Aus diesen Gründen wird die hochdosierte Antibiotikagabe auch heute noch zur Begleittherapie eines Tetanus empfohlen.[871]

Eine Verbesserung hat die passive Immuntherapie in den 60-Jahren des 20. Jh. durch die Verwendung homologen Serums (d.h. von Individuen der selben Spezies) erfahren.[872] Während das Antitoxin noch Ende der 50-Jahre

---

aufgenommen. 1933 durch die Nazionalsozialisten in die Emigration gezwungen, ließ sich Ch. in London nieder (britische Staatsbürgerschaft 1939). Dort führte die Zusammenarbeit mit *H.W. Florey* zur Reindarstellung des Penicillins (1940, Nobelpreis für diese Leistung 1945). Weitere wissenschaftliche Verdienste sind die Beschreibung des enzymatischen Charakters der Lysozyme und die Entdeckung der Penicillinase (ein von bestimmten Bakterienstämmen gebildetes Enzym, das zur Resistenz gegenüber Penicillin führt), Vorausetzung für die Herstellung penicillinasefester Antibiotika (Oxacillin gegen Staphylokokkus aureus). Nach seiner Heirat ging Ch. als Direktor an das Instituto Superiore di Sanita in Rom (1948-1961). Im Anschluß war er Prof. für Biochemie in London (1961-1973), wo ihm die britische Königin 1969 den Adelstitel verlieh.

[868] Ackerknecht 1992, 153. Eckart 2000, 331-333. Povacz 2000, 85 und 87-89.
[869] Weiser und Bünte 1965, 239. Pichlmayr 1969, 1331-1332.
[870] Schlegel 1956, 84.
[871] Türler 2004, 48.
[872] Middlebrook und Brown 1995, 98-101.

überwiegend von Tieren stammte (heterologes Serum, d.h. von Individuen verschiedener Spezies) und damit zu allergischen Reaktionen führen konnte,[873] war mit dem Einsatz von menschlichem Antitoxin diese Gefahr nicht mehr gege-ben. Außerdem zeigte homologes Antitoxin eine dreimal so lange Schutzwirkung (30 d) im Vergleich zu heterologem Serum (10 d). Damit konnte beim kombinierten Einsatz von aktiver und passiver Schnellimmunisierung das bisher unvermeidliche schutzlose Intervall vermieden werden, das durch den verzögerten Beginn des aktiven Impfschutzes erst am 20. Tag nach Verabreichung gegeben war (s. Abb. 18).[874] Über die Höhe der optimalen Dosierung ist bis heute keine Konsens zustandegekommen.[875]

Abb.18 Wirkprofil von heterologem und homologem Serum bei der Simultanimpfung[876]

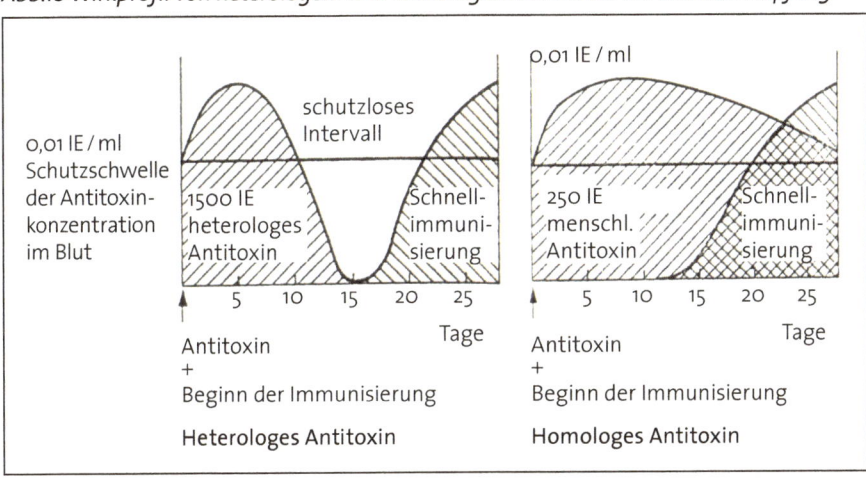

Der aktuelle Stand der Therapie eines ausgebrochenen Tetanus umfasst neben der lokalen Wundrevision und Simultanimpfung die symptomatische Behandlung mit Sedativa und Muskelrelaxantien. Reizabschirmung, Hyperalimentation und Antibiotikagabe stellen wichtige Faktoren der Begleittherapie dar. Die Letalität hat sich seit Anfang des 20. Jh. kaum verändert und liegt mit 40-50 % nach wie vor in einem sehr hohen Bereich.[877] Da das Tetanustoxin keinen dauerhaften Schaden an der Nervenzelle hinterlässt, kann die symp-

---

[873] Schlegel 1958, 89.
[874] Pichlmayr 1969, 1326.
[875] Middlebrook und Brown 1995, 99.
[876] Pichlmayr 1969, 1326. nach Angaben der Behring-Werke, Marburg.
[877] Türler 2004, 48.

tomatische Therapie dann erfolgreich sein, wenn sie die Symptome so lange lindert, bis die Toxinwirkung des irreversibel gebundenen Toxins von selbst durch Zerfall des Giftstoffs wieder aufhört und gleichzeitig noch freies Toxin durch Verabreichung passiver Antikörper unmittelbar gebunden wird.[878] Die Forschungsergebnisse von *Schiavo* et al. (s. III. 2.1.2.3.) lassen für die Zukunft auf eine kausale Therapie hoffen, die mit der Entwicklung von Metalloproteinase- Inhibitoren möglich wäre. Da eine durchgemachte Erkrankung keine natürliche Immunität hinterlässt,[879] ist die aktive Impfprophylaxe wegen des ubiquitären Vorkommens des Tetanuserregers bei allen Menschen von größter Notwendigkeit. Statistische Untersuchungen haben gezeigt, dass 30-60% der älteren Menschen über keinen ausreichenden Impfschutz verfügen.[880] Da die derzeit verfügbaren Tests zur Überprüfung des Immunstatus kosten- und zeitaufwendig sind (Hämagglutinintest, RIA = Radioimmunoassay), besteht großer Bedarf an der Entwicklung eines einfachen Testverfahrens.[881] Denn solange keine kausale Therapie gegen den Tetanus gefunden wird, besteht die einzige Möglichkeit einer Senkung der Mortalität in einer generellen aktiven Impfprophylaxe. In Tab. 10 werden die wichtigsten Schritte zum Tetanus als Wundinfektionskrankheit abschließend noch einmal zusammengefasst.

Tab. 10: Zum Tetanus als Wundinfektionskrankheit

Zeit	Entdecker	Ätiologische / therapeutische Neuerung
1884	A. Carle G. Rattone	Infektiöse Genese im Tierversuch
1884	A. Nicolaier	**Tetanuserreger** beim Tier
1885	J.F. Rosenbach	**Tetanuserreger** beim Menschen
1889	Sh. Kitasato	Reinkultur des Erregers
1889 / 1890	K. Faber L. Brieger C. Fraenkel	Tetanus-**Toxin**
1890	E. von Behring Sh. Kitasato	Tetanus-**Antitoxin** (passive Immunisierung, Serumtherapie)
1912	E. Löwenstein M. von Eisler	Formoltoxin / Tetanus-Toxoid (aktive Immunisierung beim Tier)
1927	G. Ramon Ch. Zoeller	Formoltoxin / Tetanus-Anatoxin (aktive Immunisierung beim Mensch)
1992	G. Schiavo et al	Zink-Endopeptidase (Metalloproteinase) (Enzymcharakter des Tetanus-Toxins)

---

[878] Pichlmayr 1969, 1333.
[879] Höring 1938, 57. Schlegel 1956, 85.
[880] Middlebrook und Brown 1995, 91.
[881] Galazka und Gasse 1995, 49.

2.1.3. Bewertung des Beitrag Lang zur Tetanusfrage

»*Der Wundstarrkrampf ist auch heute noch die bösartigste und furchtbarste Wundinfektion, die dem Menschen droht. ... Bei der relativen Seltenheit des Starrkrampfs wird jedoch der einzelne Arzt kaum Gelegenheit haben, eine größere Reihe von Fällen zu sehen. ... Das Helfen beim ausgebrochenen Wundstarrkrampf... ist aber eine der schwierigsten Aufgaben, die neben ganauer Kenntnis der Krankheit auch große ärztliche Erfahrung erfordert.*«, schrieb *Arthur Buzello* 1929 im Vorwort seiner umfassenden Monographie zu diesem Thema.[882] Mit diesen Worten hatte er die wichtigsten Besonderheiten zusammengefasst (lebensgefährliche Erkrankung, seltenes Vorkommen, schwierige Therapie), die den Tetanus aus dem üblichen Krankengut herausheben.

Wie in Kap. III. 2.1.2.4. dargestellt, hatte sich die Therapie seit Ende des 18. Jh. von der rein austreibenden Methode (Aderlaß, antigastrische Maßnahmen, Schwitzbäder) zunehmend abgewandt. Die neuen Wirkstoffe auf dem Gebiet der Arzneimitteltherapie eröffneten v. a. im 19. Jh. die Möglichkeit einem ausgebrochenen Wundstarrkrampf mit einer symptomatischen Behandlung beizukommen (krampfstillende Methode durch Sedativa, Narkotika und Muskelrelaxantien). Seit Ende des 19. Jahrhunderts war als erste spezifische Maßnahme die Serumtherapie und Serumprophylaxe (passive Immunisierung) hinzugetreten. Damit stand die Therapie in den ersten Jahrzehnten des 20. Jh., als *Lang* seine medizinische Ausbildung absolvierte, im Wesentlichen auf drei Beinen:

- lokale Wundversorgung (Wundreinigung, chirurg. Wundexcision, offene Wundbehandlung)
- frühzeitige Serumtherapie (prophylaktisch in niedriger Dosis, nach Krankheitsausbruch in hoher Dosis)
- symptomatische Allgemeinbehandlung mit Muskelrelaxantien (Magnesiumsulfat) und Sedativa (Kombination von Morphium und Chloralhydrat).

Daneben war auf eine ausreichende Reizabschirmung und Ernährung (auch parenteral) zu achten.[883]

Lang hielt sich bei der Behandlung seines Patienten eng an die damals vorherrschende Lehrmeinung. Der üblichen Praxis entsprechend, verabreichte er Magnesiumsulfat i. v., Morphin und Chloralhydrat rektal.[884] Über die

---

[882] Buzello 1929, S. IX.
[883] Klapp 1919, 111-115. Buzello 1929, 153-213.
[884] Buzello 1929, 193-194 und 208-210.

Chirurgische Infektionen

Höhe der Dosis und die optimale Applikationsform des Antitoxin bestand kein Konsens. Die Angaben zur Dosierung der Serumtherapie schwankten erheblich und lagen zwischen 100[885] – 12.500 A.E.[886] Der mehr als hundertfache Unterschied in der Dosis zeigt deutlich die bestehende Unsicherheit, die nicht allein die zu verabreichende Menge, sondern den Wert der Serumtherapie überhaupt betraf. Dass sich bei *Langs* Patient trotz frühzeitigem Einsatz des Antitoxin das Vollbild des Tetanus ausprägte, spricht eher gegen dessen therapeutische Wirksamkeit. Schon um die Jahrhundertwende hatte man erkannt, dass durch das Heilserum nur zirkulierendes Toxin neutralisiert werden konnte, nicht aber bereits gebundenes (*Ernst Stadelmann* 1900). Damit war das Antitoxin kein »Heilserum« im eigentlichen Sinn des Wortes, da es nur weitere Giftbindungen verhüten, nicht aber die Krankheitssymptome lindern, geschweige denn heilen, konnte (*Hermann Sahli*, 1895).[887]

Die kritischen Stimmen zum therapeutischen Nutzen des Antitoxin verstummten auch in späteren Jahren nicht (*Kocher*,[888] *Müller*,[889] *Rothfuchs*[890] 1914; *Mörl, Richter* 1951; *Dick, Hübner* 1960).[891] Ein begrenzter Erfolg war nur bei Einsatz am Beginn der Erkrankung zu erreichen, während es bei fortgeschrittenen Fällen den letalen Ausgang nicht verhindern konnte.[892] Ebenso wie die Höhe der Dosierung war die richtige Darreichungsform ein viel diskutierter Streitpunkt. Zahlreich Applikationsformen wurden versucht:

- in die Wunde (subcutan, s.c.; intramuskulär, i.m.)
- in Blut/Lymphe (intravenös, i.v.)
- in den Liquor (intralumbal i.l., subdural, s.d.)
- in periphere motorische Nerven (endoneural, e.n.)
- ins ZNS (intrazerebral, i.z.).[893]

Die intrazerebrale Applikation wurde bereits 1898 von *Roux* und *Borrel* im Tierversuch erprobt.[894] Die Forscher gingen dabei davon aus, dass der Tetanus eine Vergiftung des Nervensystems sei und daher eine Therapie um so wirksamer wäre, je näher sie am Ort des Geschehens ansetzte. Im Versuch

---

[885] Behring 1914, 1956. Klapp 1919, 115.
[886] Buzello 1929, 170.
[887] Hertle 1984, 96-99.
[888] Kocher 1914, 1954.
[889] Müller 1914, 2258.
[890] Rothfuchs 1914, 2259.
[891] Scholle 1964, 8-11.
[892] Küster 1915, 77-78.
[893] Buzello 1929, 157.
[894] Roux und Borrel 1898, 225-239.

mit Kaninchen und Meerschweinchen sahen sie bessere Heilungsergebnisse bei Anwendung auch geringer Mengen i. z. im Vergleich zu großen Mengen i. v./s. c.. Vor der Anwendung beim Menschen erachteten sie allerding Versuche an weiteren Tierarten für notwendig.[895] Unabhängig von *Roux* und *Borrel* hatten zur gleichen Zeit auch andere Wissenschaftler mit der intrazerebralen Anwendung nach Trepanation experimentiert (*Blumenthal, Jacob, Sicard* 1898).[896] *Behring* hatte zunächst die s. c. Anwendung propagiert, während *Nocard* als erster i. v. Einspritzungen in größerem Umfang einsetzte.[897] Später empfahl auch *Behring* die i. v. Anwendung, während er die i. l. Applikation als nicht hinreichend begründet ansah.[898] *Theodor Kocher* hielt dagegen die i. l. Darreichung der s. c. und i. v. Anwendung für überlegen und belegte seine Meinung mit statistischen Angaben zur Letalität (i. l. 57 % vs i. v./s. c. 85 %). Daraus zog er fälschlicherweise den Schluß, Antitoxin könne i. l. sogar auf die Zellen des Nervensystems einwirken.[899] Andere Autoren plädierten für eine Anpassung der Darreichungsform an den Schweregrad der Erkrankung; i. v. bei leichteren Fällen; i. l. bei schweren Fällen (*Kreuter* 1914).[900] Das Behandlungsschema von *Buzello* (1929), an dem sich auch *Lang* orientierte, sah eine Gabe von Antitoxin während der ersten drei Tage in kombinierter Darreichungsform vor: gleiche Mengen i. m., i. v. und i. l.; dabei wurde die intravenöse Applikation als die wichtigste angesehen. Andere Verabreichungsformen (e. n., i. z., s. d.) lehnte *Buzello* wegen der zu geringen Wirksamkeit, bzw. wegen der zu hohen Komplikationsrate (i. z.) ab.[901] Obwohl in Frankreich durch die Arbeiten *Ramons* und *Zoellers* seit den dreißiger Jahren die aktive Immunisierung als Simultanimpfung bei Verwundeten, bzw. zur prophylaktischen Grundimmunisierung erfolgreich durchgeführt wurde (s. III. 2.1.2.4.), hatte sich diese Maßnahme -wie gezeigt- erst nach dem 2. Weltkrieg durchsetzen können. Wie in III. 2.1.3. dargestellt, ist dies vor dem Hintergrund der Kriege zu sehen, in deren Folge sowohl das Feindbild (Frankreich) als auch das eigene Nationalgefühl betont wurden. Diese Haltung drückt sich in der Wortwahl der Zeit aus, wenn *Behrings* Serumprophylaxe als »*Großtat der deutschen Wissenschaft*«[902] gefeiert wurde, durch die »*das deutsche Heer und das deutsche Vaterland von dem apokalyptischen Reiter, der bei seinem Ritt*

---

[895] Roux und Borrel 1898, 234-235.
[896] Hertle 1984, 144-145.
[897] Kreuter 1914, 2256.
[898] Behring 1914, 1956.
[899] Kocher 1914, 1954.
[900] Kreuter 1914, 2256.
[901] Buzello 1929, 159-170.
[902] Buzello 1929, 247.

die Seuchen durch Heer und Volk verbreitet, fast verschont wurde«.⁹⁰³ Ein ähnliches Schicksal traf die Tuberkuloseimpfung (BCG-Impfung, Bacillus Calmette-Guérin), die schon 1906 entwickelt und seit den zwanziger Jahren in Frankreich erprobt worden war.⁹⁰⁴ So führte auch *Lang* seine Behandlung mit passivem Immunserum durch, betonte aber gleichzeitig auf Grund der Schwere des Krankheitsbildes den unersetzlichen Wert der Tetanusprophylaxe. Auf diese Weise konnte sein Fallbericht als bescheidener Beitrag dazu dienen, die Fachkreise von der Notwendigkeit einer Prophylaxe zu überzeugen, für deren Auswahl allein die sicherste Schutzwirkung ausschlaggebend sein durfte. Dass *Lang* seinen Patienten, bei dem sich das Vollbild des Starrkrampfs ausgeprägt hatte, nach dreiwöchiger Intensivbehandlung vor einem letalen Ausgang bewahren konnte, spricht für sein solides therapeutisches Können, bei dem er größte Sorgfalt walten ließ. *Lang* konnte seinen Patienten geheilt entlassen, obwohl es sich um einen mittelschweren Tetanusfall (s. a. III. 2.1.1.) handelte, der mit einer sehr hohen Letalität behaftet ist.⁹⁰⁵

Die Therapie des Tetanus hat sich seit *Langs* Zeiten nur unwesentlich verändert. Zur Sedierung werden neben Opiaten auch Barbiturate und Benzodiazepine eingesetzt; $MgSO_4$ wurde wegen seiner Nebenwirkungen zugunsten einer Muskelrelaxation mit Curare oder Succinylcholin verlassen. Die heute übliche Simultanimpfung (aktiv und passiv) unter Verwendung homologer Antikörper vermittelt einen langdauernden Schutz. Dabei hat sich die Hochdosis, die schon *Lang* einsetzte, in der Praxis durchgesetzt (3000-10.000 I. E.). Als einfachste und effizienteste Applikationsform hat sich die i.v./s.c. Darreichung erwiesen.⁹⁰⁶ Die i.l. Verabreichung wurde wieder verlassen, da die Antikörper nur kurze Zeit im Liquor verweilen (maximal 24 h).⁹⁰⁷ Wenn *Langs* Beitrag auch keine neuen medizinischen Erkenntnisse brachte, so diente er zu seiner Zeit doch der Sensibilisierung der öffentlichen Meinung für die Notwendigkeit einer breitangelegten Tetanusprophylaxe, die auch heute noch den einzigen wirksamen Schutz vor dem Ausbruch eines Tetanus darstellt.

---

⁹⁰³ Kolle und Hetsch 1934, 1202.
⁹⁰⁴ Porter 1997, 442.
⁹⁰⁵ Rose 1897, 479. Buzello 1929, 122-123. **Schwerer**/früher Tetanus Inkubationszeit < 1 Woche Letalität 90 % **Mittelschwerer**/später Tetanus 2-3 Wochen 80 % **Leichterer**/verspäteter Tetanus > 3 Wochen 50 %
⁹⁰⁶ Scholle 1964, 10-17. Flor 1983, 34-44. Türler 2004, 48.
⁹⁰⁷ Hertle 1984, 140-141.

2.1.4. Zusammenfassung und Interpretation der Geschichte des Tetanus

In den vorausgehenden Kapiteln haben wir zu zeigen versucht, wie sich das seit alters bekannte Krankheitsbild des Tetanus hinsichtlich der Einteilung, ätiologischen Vorstellungen und therapeutischen Prinzipien im Laufe der Jahrhunderte gewandelt hat. Was dabei besonders ins Auge fällt, ist die Tatsache, dass eine über Jahrtausende bestehende Kontinuität erst im 19. Jh. gebrochen wurde und zu einer Wende in der Anschauung des Tetanus geführt hat. Obwohl schon in den frühesten Schriften (*Papyrus Smith, Corpus hippocraticum*) der Zusammenhang mit einer Verwundung erkannt worden war, kam doch keiner auf den Gedanken, dass durch die Verletzung irgendwie geartete Erreger in den Körper eindringen und damit die typischen Symptome hervorrufen könnten. Die ätiologischen Überlegungen orientierten sich dagegen an dem seit der Antike vorherrschenden, humoralpathologischen Prinzip und erklärten das Auftreten der Symptome mit einer traumatisch bedingten Dyskrasie (dys = gr. übel…, miß…; krasis = gr. Mischung) der vier Körpersäfte. Dies erforderte nach der damals vorherrschenden Lehrmeinung eine Therapie mit austreibenden Heilmitteln (Aderlaß, Purgiermittel, Schwitzen).

Die Vier-Säfte-Lehre der Antike fand ihre Entsprechung in der Lehre der vier Elemente und macht die enge Verknüpfung von Astrologie und Heilkunde deutlich. Der Glaube an eine Wirkung der Sterne auf den Menschen reicht bis in die Zeit der babylonischen Astralgottheiten (4.-1. Jahrtausend v. Chr.) zurück. Von dort fand er Eingang in die hellenistische, römische und später in die mittelalterliche Medizin. Das ptolemäische Weltbild (*Ptolemäus*, Kompendium der Astrologie, 2. Jh. n. Chr.) sah die Erde als Mittelpunkt des Kosmos, umgeben von den Sphären des Feuers, der Luft und des Wassers. Nach seiner Meinung gerieten die vier Elemente durch die Bewegung der Sterne in Mischung. In Analogie dazu vertrat die alexandrinische/hellenistische Heilkunde die Ansicht, der Mensch sei aus vier Körpersäften zusammengesetzt: Schleim, Blut, gelber und schwarzer Galle. Der Einfluß der Sterne bewirke ähnlich wie bei den Elementen im Makrokosmos (Weltall) eine Mischung der Körpersäfte im Mikrokosmos (Mensch).[908] Es ist anzunehmen, dass astralische Einflüsse auch bei der für den Tetanus verantwortlich gemachten, traumatischen Dyskrasie in der Überlegung mitschwangen. Auffällig ist, dass in der Antike für den Tetanus keine tellurischen/atmosphärischen/miasmatischen Einflüsse herangezogen wurden, wie sie für andere Infektionskrankheiten (Malaria, Lepra) durchaus schon in Erwägung

---

[908] Diepgen Bd. II 1914, 83-87.

Chirurgische Infektionen

gezogen worden waren (*M.T. Varro*, 1. Jh v. Chr.). Offensichtlich wurde der Tetanus durch sein seltenes Auftreten lange nicht in Zusammenhang mit den großen Epidemien (Lepra, Cholera, Pest u. a.) gebracht, für die seit der Antike neben planetarischen auch Einflüsse des Bodens, der Luft und des Wassers verantwortlich gemacht wurden.[909]

Der Tetanus ist -wie wir gesehen haben- eine Wundinfektion, genauer noch Intoxikation mit einem Bakterium/Gift, das für das menschliche Auge unsichtbar ist. Der Umstand, dass optische und histologische Methoden zur Darstellung des Erregers erst in der zweiten Hälfte des 19. Jh. existierten, ist für die Wende in der Geschichte des Tetanus von großer Bedeutung. »*Medizin ist die Verknüpfung des Wissens um das Sichtbare mit dem Wissen um das Unsichtbare*«, schreibt *P.U. Unschuld*.[910] Dies ist ein zentraler Gedanke zum Verständnis der Medizingeschichte. Zu dem Sichtbaren gehören die anatomischen Strukturen des Körpers und viele Symptome einer Krankheit, wenn sie z. B. wie beim Tetanus mit pathognomonischen Muskelkontraktionen einhergehen. Zu dem Unsichtbaren zählen, neben den physiologischen Gesetzmäßigkeiten, auch viele ätiologische Faktoren. So haben etliche heute weit verbreitete Krankheiten (Hypertonus, Diabetes, Rheuma, Tumoren u.a.) keine sichtbare Krankheitsursache und die zugrundeliegenden pathogenetischen Mechanismen sind nach wie vor in weiten Teilen unbekannt. Ebenso entzog sich die eigentliche Krankheitsursache des Tetanus für Jahrtausende den noch so scharfen Blicken der untersuchenden Ärzte. »*Die Aussagekraft des Körpers…ist äußerst begrenzt*« (*P.U. Unschuld*).[911] Wenn die vom Körper gelieferten Daten nicht ausreichen, um eine plausible Erklärung darauf aufzubauen, sucht der Mensch nach Vorbildern außerhalb des Körpers – wie wir es schon bei der Geschichte der Frakturen gesehen haben. So sind die zwei Grundvorstellungen vom Entstehen der Krankheiten, die sich durch alle Jahrhunderte hindurch ausfindig machen lassen, durch Projektionen aus der gesellschaftlichen Umwelt entstanden:

- Krankheit als Übertretung der Gesetze, die dem menschlichen Körper zugrunde liegen
- Krankheit als Eindringen sichtbarer/unsichtbarer Feinde in den Körper.[912]

Die Frage, warum zur Erklärung des Tetanus zwei Jahrtausende lang das erste Erklärungsmodell herangezogen wurde, obwohl die Idee eines konta-

---

[909] Schaaf 1950, 8.
[910] Unschuld 2003a, 74.
[911] Unschuld 2003a, 122.
[912] Unschuld 2003a, 249-250.

giösen Stoffes sowohl in der östlichen (*Mawangdui*-Autoren, *Wu Youxing, Xu Dachun*) wie der westlichen Heilkunde (*Varro, Fracastoro, Sydenham, Hahnemann, Henle*) schon früh bekannt war und uns im Rückblick als die Naheliegendere erscheint, lässt sich wohl nicht mehr beantworten. Vielleicht sind dafür ähnliche Gründe verantwortlich zu machen wie in der chinesischen Medizingeschichte, wo die »Kleinstlebewesen« als Krankheitsursache bald zugunsten klimatisch/atmosphärischer Erklärungsmuster aufgegeben wurden – trotz besseren Wissens und Vorliegen von eindeutigem Anschauungsmaterial in Form der »Verwurmung« ganzer Teile der chinesischen Bevölkerung. Die spekulative Annahme von Wind, Hitze und Kälte als Krankheitsursache hatte zwei entscheidende Vorteile: einerseits passte sie besser zur Theorie der schlauchartigen Gefäße, die den Körper durchzogen und in denen sich Blut und Qi (Lebenskraft), bzw. die vier Säfte der antiken westlichen Autoren, fortbewegten; andererseits war eine ins Ungleichgewicht geratene Mischung von Körpersäften einer Therapie mit austreibenden Mitteln eher zugänglich, während Kleinstlebewesen wie Dämonen ein unkontrollierbares Risiko darstellten.[913]

Für die Übernahme des zweiten Erklärungsmodells hinsichtlich der Ätiologie des Tetanus am Ende des 19. Jh. waren mit Sicherheit nicht allein die sichtbaren wissenschaftlichen Beweise ausschlaggebend. Schon im Mittelalter hatte sich durch die Land- und Seereisen (*Marco Polo*), die Kreuzzüge und Pestepidemien und die damit verbundene erhöhte Infektionsgefahr das Interesse der Allgemeinheit für hygienische Maßnahmen verstärkt. Die Anfänge der Stadthygiene (Trinkwasserhygiene, Absonderung der Kranken in eigenen Unterkünften etc.) fallen in diese Zeit.[914] Gleichzeitig war das europäische Mittelalter aber von einem Klerikalismus geprägt, der auch die Wissenschaften miteinbezog, sodass durch vorherrschenden Autoritätenglauben und weitgehende Unterdrückung der Kritik die Entfaltung neuen, individuellen Gedankenguts behindert wurde.[915] So hielt man -trotz einer erhöhten Sensibilisierung für kontagiöse Erkrankungen- beim Tetanus an den überlieferten Lehrmeinungen fest, sodass außer der Neurotomie (*Lanfranco*, 12. Jh.) keine neuen therapeutischen Ansätze entwickelt wurden. Mit den großen Entdeckungsreisen des 15. Jh. (*Columbus, Magellan, Vasco da Gama*) hielten auch neue Krankheiten Einzug auf dem europäischen Kontinent. Da die althergebrachten Theorien sich für diese oftmals als ungeeignet erwiesen, mussten neue Deutungsmuster erarbeitet werden. Nach der Belagerung Neapels durch die Franzosen (1495) grassierte erstmals in großem

---

[913] Unschuld 2003b, 180-183.
[914] Diepgen Bd. II 1914, 70-73.
[915] Diepgen Bd. II 1914, 8-9.

Ausmaß eine neue Krankheit, für die *Fracastoro* den Namen »Syphilis« geprägt hatte (s. III. 2.1.2.3.). Es ist bezeichnend für die Zwiespältigkeit der Zeit, die einerseits noch dem Alten verhaftet war, andererseits -vom Strom des Humanismus mitgerissen zu neuen Ufern drängte, dass jener Mann der die Kontagienlehre erstmals -wenn auch wenig beachtet- den europäischen Gelehrten zum Bewußtsein brachte, die Ursache der Syphilis nach wie vor in astral bedingten Luftveränderungen sah. Damit hatte er sowohl den alten Lehrmeistern Genüge getan, da er die planetarischen Einflüsse immer noch gelten ließ, als auch eigenes Gedankengut hinzugefügt, indem er atmosphärische Einflüsse (Luftveränderungen, Luftkeime) mit der Krankheit in Kausalzusammenhang brachte.

Ein weiterer Faktor, der die Medizin in neue Richtungen trieb, war der Umstand, dass sich der Gegensatz zwischen Kirche und Wissenschaft zusehends vertiefte. Die Kränkungen der Kirche nahmen ihren Ausgang mit den Schriften des *Nikolaus Kopernikus* (1473-1543) und *Johannes Kepler* (1571-1630), die das Ptolemäische Weltbild ins Wanken brachten. Von nun an galt es, die Naturgesetze zahlenmäßig zu berechnen und sich nicht länger auf Spekulationen einzulassen. Mit *Galileo Galilei* (1564-1642) wurde die Erde endgültig unter die Gestirne versetzt, die alle auf die gleiche Weise die feststehende Sonne umkreisen (1610). *Isaac Newton* (1642-1727) vollendete das neue Weltbild, in dem sich die Planeten in einem ausgewogenen System wechselseitiger Anziehung in der Schwebe halten. Die definitive Lösung von Kirche und Wissenschaft wurde erst im 19. Jh. vollzogen, als *Darwins* Lehren die Entstehung von Mensch und Welt allein durch evolutive Prozesse anstatt durch Gottes Hand erklärten. So mußten überlieferte Glaubensinhalte nach und nach scheinbar mit ihnen unvereinbaren naturwissenschaftlichen Erkenntnissen weichen.[916] Hinzu kamen äußere Ereignisse (Erdbeben in Lissabon 1755), die Gottes Allmacht in Frage stellten und die zunehmende Säkularisierung der Gesellschaft beschleunigten. Dies führte zu einer neuen Einstellung auch in der Wissenschaft, die immer mehr nur das Sichtbare gelten ließ. Erst was vor aller Augen unzweifelhaft demonstriert wurde, konnte für gesicherte Erkenntnis erachtet werden.[917] Dies war es v.a., was den Theorien, die noch bei *Hahnemann* (1800) und *Henle* (1840) abgelehnt wurden, bei *Pasteur* und *Koch* in der zweiten Hälfte des 19. Jh. Glaubwürdigkeit verlieh. Es ist wohl auch kein Zufall, dass *Galileis* Thesen zur selben Zeit die Welt des Makrokosmos erschütterten, als die ersten Mikroskope einen Einblick in die Welt des Mikrokosmos ermöglichten. So wie die Errungenschaften der Technologie, unterstützt durch Physik und Chemie, den Blick in

---

[916] von Zwiedineck-Südenhorst 1907, 457.
[917] Schaaf 1950, 15.

ungeahnte Fernbereiche erlaubt hatten, so gestattete die Mikroskopie, unterstützt durch Physik und Chemie, den Einblick in ungeahnte Nahbereiche.[918]

Zu den methodischen Voraussetzungen (verbesserte Mikroskope, Mikrophotographie, neue Schnitt-, Fixier- und Färbetechniken) traten aber noch andere Faktoren hinzu, die eine Wende in der Ansicht des Tetanus begünstigten: geopolitische, gesellschaftliche Veränderungen und ökonomische Interessen. Was hatte sich in der zweiten Hälfte des 19. Jh. geändert, das zur Akzeptanz der selben Theorien beitrug (*Pasteur*: Gärung durch Keime 1857, Seidenraupenkrankheit durch Mikroben 1867), die noch in der ersten Hälfte des 19. Jh. abgelehnt worden waren (*Cagniard*: Gärung durch lebende Keime 1837; *Bassi*: Seidenraupenkrankheit durch Keime 1837)? Auf der Suche nach geeigneten Antworten fällt zunächst einmal die gewaltige Ausdehnung des geographischen Horizonts auf, die den Schauplatz der Heilkunde auf den ganzen Erdball erweiterte. Das britische Kolonialreich hatte sich ab 1814 u. a. um Besitzungen in Süd- und Ostafrika, Südostasien, Australien, Neuseeland und Kanada bereichert; die französischen Kolonien waren ab 1830 um bevölkerungsreiche Gebiete in Nordwestafrika, in der Karibik und Indochina gewachsen; *Bismarck* führte diese Kolonialpolitik ab 1871 im gleichen Sinn für Deutschland v. a. in Afrika fort.[919] Der koloniale Besitz zog in der Folge zur Wahrung der Volksgesundheit ein vermehrtes Studium der Tropenkrankheiten nach sich, die zu einem großen Teil durch mikrobielle Erreger verursacht werden.[920] Gleichzeitig machen die technischen Meisterleistungen wie die Durchstechung des Suezkanals (1859-1869), des Gotthardtunnels (1877), des Panamakanals (1903-1914) und der Bau der transsibirischen Eisenbahn (1891-1904) das zunehmende Zusammenwachsen der Länder und Kontinente deutlich. Das Streben nach Weltgeltung und wirtschaftlichem Erfolg spiegelt sich in den großen Weltausstellungen, die seit der Mitte des 19. Jahrhunderts das Interesse auf sich zogen (erste Weltausstellung in London 1851, Pariser Weltausstellungen 1855 und 1867).[921] Damit kam es zu einem wirtschaftlichen Aufstieg der Industriestaaten (England, Deutschland, Frankreich, USA, Japan), der im Interesse der Volkswirtschaft auch zu einer Kooperation zwischen Industrie und Forschung führte, wie wir sie bei *Pasteurs* Untersuchungen auf dem Gebiet des Wein- und Bieranbaus sowie in der Seidenindustrie gesehen haben. Auf diese Weise trugen auch ökonomische Interessen zum wissenschaftlichen Fortschritt bei.[922] Die

---

[918] Unschuld 2003a, 241.
[919] Kinder und Hilgemann 1980, 103-109.
[920] Diepgen Bd. IV 1924, 6-10.
[921] Kinder und Hilgemann 1980, 71 und 104.
[922] Povacz 2000, 50-53.

meisten Entdeckungen auf dem Gebiet der Mikrobiologie wurden bezeichnenderweise von Forschern der großen Industriestaaten gemacht: allen voran Deutschland (*Koch, Nicolaier, Escherich, Neisser* u. v. m.), aber auch England (*Ogston*: Staphylokokken 1881, *Bruce*: Erreger des Maltafiebers 1887), Frankreich (*Yersin*), USA (*Welch, Nuttall*) und Japan (*Kitasato, Shiga*),[923] das sich seit der Öffnung der Häfen (1854) in der Meiji-Ära (1868-1912) zunehmend europäisiert hatte.[924]

Neben dem Einfluß von Wirtschaft und äußerem politischen Leben auf die Wissenschaft dürfen auch die Veränderungen im inneren politischen Leben nicht unterschätzt werden. Hier war es in erster Linie die durch die kapitalistische Produktionsweise bedingte soziale Frage, die zu einem immer drängenderen Problem wurde. Der Kampf der »Klassen« um politische Gleichberechtigung machte sich in den Revolutionen von 1848 Luft, von denen mit Ausnahme Englands und Rußlands alle großen europäischen Staaten erfasst wurden und in deren Folge der demokratische Gedanke immer mehr an Bedeutung gewann.[925] Hier hatte sich überdeutlich gezeigt, dass viele, im Einzelnen betrachtet unscheinbare Individuen, in der Gemeinschaft dazu fähig sind einen ganzen Staat ins Wanken zu bringen. Vielleicht erschien vor diesem Hintergrund auch der Gedanke nicht mehr so abwegig, dass kleinste Mikroorganismen, die nicht einmal mit bloßem Auge wahrnehmbar sind, in größerer Menge im Stande waren einen ganzen, menschlichen Körper zu töten. Seit dem 17. Jh. hatte man die »levenden dierkens« (*Leeuwenhoek*) unter dem Mikroskop beobachtet und zweihundert Jahre lang für unschädlich gehalten. Zu sehr widersprach die Vorstellung, dass winzige Erreger dem vergleichsweise riesigen Organismus Schaden zufügen könnten, den Anschauungen der damaligen sozialen und politischen Wirklichkeit. Erst in der zweiten Hälfte des 19. Jh. konnte die Lehre von der Pathogenität der Mikroben vor der Kritik bestehen, als die Revolutionen gezeigt hatten, welcher Sprengstoff in den vereinten Kräften der Masse lag. Wenn ein einzelner Mensch (wie *Pasteur* oder *Koch*) auch bestimmte Impulse geben konnte, so darf die Rolle des einzelnen doch nicht überschätzt werden. Er konnte die Impulse nur darum geben, weil andere dasselbe wollten. Vielleicht war ein Mensch besser in der Lage, gewisse Gedanken zu formulieren als ein anderer, aber damit sein Gedanke auch angenommen wurde, mußte die Bereitschaft dazu vorhanden sein. Nur weil eine Weggenossenschaft in der gleichen Gedankenrichtung vorhanden war, konnte ein einzelner wie *Pasteur* auch etwas bewirken. Die Gedanken der Bakteriologie konnten in der zweiten Hälfte

---

[923] Bigger 1939, 165.
[924] Kinder und Hilgemann 1980, 115.
[925] Kinder und Hilgemann 1980, 55-59.

des 19. Jh. deshalb überzeugen, weil sie in eine Zeit fielen, die endlich dafür aufnahmebereit war. So fand die westliche Medizin am Ende des 19. Jh. zu der Einsicht, die in China seit zwei Jahrtausenden vorhanden war.[926]

Wie entscheidend es für die Annahme eines neuen Denkgebäudes ist, dass es den jeweiligen Zeitgeist trifft, zeigt sich auch auf einem Gebiet, das mit der Bakteriologie eng verwandt ist: der Immunologie. Die Grundgedanken waren schon seit zwei Jahrtausenden im antiken China bekannt (*wei* = Abwehrkräfte). Überzeugen konnten sie in Europa erst an der Wende vom 19. zum 20. Jh., als der demokratische Gedanke unverkennbar an Bedeutung gewonnen hatte. Wenn die Gesellschaft in einer Demokratie imstande war, sich aus eigener Kraft zu organisieren, schien es im Analogieschluß auch glaubhaft, dass die Selbstheilungskräfte des Körpers (Antikörper) aus eigener Kraft schädigende Einflüsse (Antigene) vernichten konnten. Dabei werden grundsätzlich wertfreie biologische Reaktionen (Antigen/Antikörper-Reaktion) in bewertete Beziehungen umgedeutet (Kampf eigener Soldaten gegen eindringende Feinde), um abstrakten Begriffen den Anschein von beeinflussbaren Größen zu geben.[927] Auch hier kommen die Vorbilder aus der realen Umwelt, indem Anleihen aus dem Bereich des Militärischen genommen werden.

Der Einfluß der realen, politischen Umstände auf die Wissenschaft zeigt sich auch in der Kontroverse um die zelluläre contra humorale Abwehr. Die russisch/japanischen und französisch/deutschen Rivalitäten, bzw. die russisch/französischen und japanisch/deutschen Affinitäten,[928] fanden ihre Entsprechung in den Anhängern der zellulären (*Metschnikow, Pasteur*), bzw. humoralen Immunitätslehre (*Kitasato, Behring*). Zur Zeit des 2. Weltkriegs spielten mit großer Wahrscheinlichkeit ähnliche nationale Animositäten eine Rolle, die dazu führten, dass Deutschland an der passiven Immunisierung gegen Tetanus festhielt, obwohl sich die Überlegenheit der aktiven Immunisierung bei der Prophylaxe des Wundstarrkrampfs bereits deutlich abzeichnete. Zu erdrückend war das Vorbild des von Hitler zum Nationalhelden proklamierten *Behring*, der die passive Immunisierung eingeführt hatte, zu stark war das Feindbild der Franzosen, als dass man die Vorteile der aktiven Immunisierung, die von *Ramon* entwickelt worden war, eingestanden hätte. Auch hier führte politischer Druck zu einer Parteienbildung in der Wissenschaft.

---

[926] Unschuld 2003a, 241 und 250.
[927] Unschuld 2003a, 250-252.
[928] Kinder und Hilgemann 1980, 71-74 und 111-113. Deutsch-franz. Krieg (1870/1871) mit Abtretung Elsaß-Lothringens an Deutschland; Russische Expansion in Asien mit Gründung des Hafens Wladiwostok (1860) und Erwerb Sachalins gegen Abtretung der Kurilen an Japan (1875); Russisch-japanischer Krieg (1904/1905).

Am Ende unserer Interpretation lässt sich im Rückblick feststellen, dass die ätiologischen Vorstellungen in der Heilkunde deutlich vom Zeitgeist mitbestimmt waren. Da Künstler zu allen Zeiten besonders sensibel auf ihre Umwelt reagierten, drückt sich der jeweilige Zeitgeist entsprechend deutlich in den Werken der Literatur, Kunst und Musik aus. Aus diesem Grund erscheint es äußerst reizvoll, einen Vergleich zwischen den Werken der Künstler und den wissenschaftlichen Überlegungen anzustellen. Es sei daher an dieser Stelle gestattet dieses gewagte Unterfangen zunächst in Bezug auf einige Hauptwerke der Weltliteratur ansatzweise zu versuchen. Wie *Homers* »Ilias« und »Odyssee« das schicksalsbestimmte Denken der Antike zum Ausdruck bringen,[929] so die Vorstellung von astralischen Einflüssen auf die Krankheitsentstehung; wie *Dantes* »Göttliche Komödie« die demütige Haltung des Mittelalters vor Gottes Allmacht,[930] die noch *Cervantes* im »Don Quixote« drei Jahrhunderte später zum Ideal erhob (»*Wer Gott kennt, kennt genug; wer sterben kann, kann genug*«),[931] so das Festhalten an den tradierten humoralpathologischen Vorstellungen bis in die frühe Neuzeit; wie *Goethes* »Faust« das aufbegehrend, forschende Streben der Neuzeit,[932] so die veränderten Vorstellungen von persönlichen Feinden, die das Individuum aufgerufen ist, aus eigener Kraft zu bekämpfen.

Der entscheidende Umschwung in den ätiologischen Anschauungen zum Tetanus trat -wie wir gezeigt haben- erst im 19. Jh. ein, als alle spekulativen Vorstellungen verworfen wurden und nur noch das tatsächlich Sichtbare als erwiesen galt. Parrallel dazu vollzog sich in der Kunst ein Wandel von der symbolhaften Metaphorik der Romantik zur Wirklichkeitstreue des Realismus, die eine genaue Erfassung des Sichtbaren unter Verzicht auf jegliche Bildphantasie forderte.[933] Dem 20. Jahrhundert blieb es vorbehalten den begrenzten Wert auch des Sichtbaren zu erkennen. Die expressionistischen Maler zeigten, dass die Wahrheit auch jenseits der sichtbaren Fassade zu suchen ist. So konnte ein Bild von *Emil Nolde* mehr über das Wesen des Meeres aussagen, als eine genaue Photographie. Der analytische und synthetische Kubismus zerlegte die Gegenstände in ihre einzelnen Formen, wie die Psychoanalyse die menschliche Seele.

Die veränderte Sicht der Wirklichkeit drückte sich auch im Wandel der Musik aus. Solange die Welt meßbar, sichtbar, logisch erklärbar schien, bewegte sich die Musik im festgefügten Rahmen der Tonalität von Dur und

---

[929] Beloch 1910, 160-162 und 190.
[930] Friedensburg 1909, 536-537.
[931] Philippson 1907, 544.
[932] Gabert, Mulot und Nürnberger 1979, 129-131.
[933] Kammerlohr Bd. IV 1977, 75-76 und 90-96.

Moll. Als dieses Weltbild nicht mehr ausreichte und hinterfragt wurde, entstand die atonale Musik als gleichberechtigte Ausdrucksweise einer neu erkannten Wirklichkeit: nicht mehr Ordnung/Kosmos, sondern Unordnung/Chaos entsprach dem modernen Lebensgefühl. Genausowenig wie das Entstehen der Welt mit rein logischen Mitteln faßbar scheint, genauso wenig sind Ursache und Verlauf der Krankheiten allein mit sichtbaren, laborchemisch meßbaren Daten zu dechiffrieren. Ein Umdenken in dieser Hinsicht hat eingesetzt – auch im Hinblick auf die Therapie vieler Infektionskrankheiten mittels Stimulation der körpereigenen Abwehrkräfte. Ganzheitliche Medizin heißt das neue Schlagwort, das Körper und Geist in Einklang bringen soll. Die Ärzte des 21. Jh. werden sich dieser Herausforderung stellen müssen.

Auch Medizin ist keine neutrale Wissenschaft. Die Geschichte hat gezeigt, dass die Vorstellungen vom menschlichen Organismus eng mit den Strukturen des jeweiligen realen oder angestrebten, idealen politischen Systems verbunden waren, sodass Krankheiten in Analogie zu sozialen Krisen gesehen wurden. Ebenso gehört das Erleben von Angriff und Verteidigung zu den Urerfahrungen der Menschheit. Diese Erfahrungen bilden die Grundlage jeder Medizin. Auch die Geschichte des Tetanus ist ein erneuter Beweis für *Unschulds* Hypothese: »*the philosophical and socioeconomic heterogeneity of Chinese and European civilization is reflected in the heterogeneity of the conceptual layers surrounding the core ideas of medical and health care systems.*«[934]

Die anschließende Synopse III zeigt im Überblick die wichtigsten Veränderungen in der Geschichte des Tetanus im Laufe der Jahrhunderte.

---

[934] Unschuld 2003b, 348-349.

Chirurgische Infektionen

Synopse III zur Tetanusgeschichte

Zeit	Europ. Politik- u. Geistesgeschichte	Einteilung / Symptome	Ätiologie	Prognose / Letalität	Therapie
Altägypten 3500-1200 v.Chr.	Hochkultur mit Großstädten ■Infektionskrankheiten ■Seuchen Astralgottheiten	Trismus Risus sardonicus Opisthotonus		unheilbar	Aderlaß, Wärme
Griech. / Röm. Antike 5. Jh. v.Chr.- 5 Jh. n.Chr.	Griech. Philosophie Ptolemäisches Weltbild (vier Elemente)	Tetanos Opisthotonus Emprosthotonus	traumatisch bedingte Dyskrasie	fast immer letal	Austreibende Methode: Aderlaß, Purgiermittel, warme Bäder Lokale Wundversorgung
Mittelalter 6. – 15. Jh.	Kreuzzüge Pestepidemien See- / Landreisen (Marco Polo) Scholastik	Tetanus / tethanus Prostanus / prothostonus Antostanus / anthostonus	"	"	" Neurotomie / Chordotomie (12. Jh.)
Neuzeit 16. – 18. Jh.	Humanismus Entdeckungsreisen Kopernikanisches Weltbild (Kopernikus, Galilei, Kepler)	Tetanus Opisthotonus Emprosthotonus Pleurothotonus	"	"	" Amputation Roborierende Maßnahmen
19. Jh.	Säkularisierung 1848-Revolutionen, Nationalstaaten Imperialismus / Kolonialismus Hochkapitalismus Arbeiterbewegung, Sozialpolitik Darwinismus Dt.-franz. Krieg (1870 / 1871)	Tetanus traumaticus Tetanus rheumaticus Tetanus idiopathicus Tetanus toxicus Tetanus infectiosus (ab 1848)	Traumatische Schädigung Klimatische Einflüsse Psychogene Ursachen Toxische / miasmatische Einflüsse Wundinfektion (Cl. tetani) Intoxikation (Tetanospasmin)	erste Statistik ~85% Let.	" Krampfstillende Methode: - Sedativa (Morphin, Chloral) - Narkotika (Äther, Chlorophorm) - Muskelrelaxantien (Curare, MgSO4) Lokale Wundversorgung Roborierende Maßnahmen Serumtherapie (Heilserum, ab 1890) Serumprophxlaxe (passive Immunisierung)
20. Jh.	Russ.-japan. Krieg (1904 / 1905) 1. Weltkrieg (1914-1918) 2. Weltkrieg (1939-1945) Sozialdemokratie	Tetanus infectiosus	Intoxikation Tetanotoxin Zink-Endopeptidase (Metalloproteinase)	n. Serumther. ~ 50 % Let.	" Serumprophylaxe (aktive / passive Immunisierung) Mischvakzinen (DT, DTP) Antibiotika

3. Visceralchirurgie

Als leitender Arzt des Kreiskrankenhauses Elbogen bot sich *Lang* ausreichend Gelegenheit, seine Kenntnisse auf dem Gebiet der Visceralchirurgie (viscus = *lat.* Eingeweide; Hauptgebiete: Abdominalchirurgie, Hernienchirurgie, Chirurgie endokriner Organe) anzuwenden und zu vertiefen. Aus dem diebzgl. Krankengut wählte er einige Fälle auf Grund ihrer Seltenheit und Charakteristik für eine Veröffentlichung aus. Die Publikationen erschienen wegen der kriegsbedingten Aussiedlung z.T. mit erheblicher zeitlicher Verzögerung. Da diese Krankengeschichten sich ausnahmslos unter der Symptomatik eines »akuten Abdomens« äußerten, sollen die drei Abhandlungen *Langs* zum Thema Bauchchirurgie nacheinander besprochen und am Ende gemeinsam zusammengefasst und interpretiert werden. Zunächst gilt es, den Begriff des akuten Abdomens kurz zu definieren.

Akutes Abdomen
Der Begriff des akuten Abdomens bezeichnet dem Wort nach eine akute Erkrankung des Bauchraums (acutus = *lat.* scharf, bedrohlich; acuere = *lat.* schärfen, spitzen; abdomen = *lat.* Bauch, Unterleib), für die das plötzliche Auftreten und der heftige Verlauf charakteristisch sind. Hinter den typischen Leitsymptomen (Bauchschmerz, Bauchdeckenspannung, mehr oder weniger ausgeprägter Kreislaufschock) verbirgt sich eine Vielzahl von Differentialdiagnosen (über einhundert Primärursachen). Neben extraperitonealen Ursachen (Herzinfarkt, Nierenkolik u.a. Erkrankungen mit Schmerzausstrahlung in den Bauchraum) kommen v.a. intraperitoneale Erkrankungen in Betracht, die sich in vier Hauptgruppen unterteilen lassen (die häufigsten Erkrankungen sind in Klammern gesetzt):

- Organentzündung (Appendicitis, Diverticulitis, Hohlorganperforation mit anschließender Peritonitis, Cholecystitis, Pankreatitis)
- Darmverschluß (Ileus durch Invagination, Volvulus, inkarzerierte Hernien)
- Intraabdominelle Blutung (Milzruptur, Leberruptur)
- Vaskuläre Erkrankung (Mesenterialinfarkt, Aortenaneurysma).

Epidemiologische Daten zeigen eine Prävalenz des akuten Abdomens von ca. 0,1 % in der Gesamtbevölkerung, wovon ein Viertel notfallmäßig operiert werden muß. Kreislaufstabile Patienten können einer umfassenden Diagnostik zugeführt werden, die folgende Schritte umfasst:

- Anamnese (Schmerzanamnese, Trauma)
- Körperliche Untersuchung (Inspektion: äußere Verletzungen
  Palpation: Druckschmerz, Tumor
  Auskultation: peristaltische Geräusche
  Perkussion: Dämpfung bei freier Flüssigkeit
  Rektal-digitale Untersuchung)
- Labor (Blutbild, Elektrolyte, Blutzucker u.a.)
- Bildgebende Diagnostik (Sonographie: freie Flüssigkeit; Röntgen: freie Luft, Spiegelbildung; CT)
- Diagnostische Laparoskopie bei unklaren Bauchschmerzen.[935]

Intraabdominelle Blutungen mit Kreislaufinstabilität erfordern dagegen i.d.R. die sofortige Notfall-Laparotomie (laparos = *gr.* Weiche, Flanke, Bauch; tomos = *gr.* Schnitt), wie sie *Lang* in seinem Bericht über eine Milzruptur schilderte, dem wir uns als erstes zuwenden wollen.

---

[935] Müller M. 1994,181-184. Kalff und Hirner 2004, 642-647.

3.1. Milzruptur

3.1.1. Beitrag Lang: Milzexstirpation wegen subcutaner Milzverletzung (1951)[936]

Nach einem durch Ohnmacht bedingten Sturz vom Fahrrad wurde im Sommer 1946 ein 47-jähriger Landwirt mit heftigen Schmerzen im linken Oberbauch in das von *Lang* geführte Krankenhaus eingewiesen. Der Patient zeigte die typischen Symptome eines akuten Abdomens mit Anzeichen eines beginnenden hämorrhagischen Schocks, ohne dass äußere Verletzungen zu erkennen waren. Deshalb entschloss sich *Lang* nach Ausschluß einer Darmperforation (röntgenologisch kein Nachweis freier Luft unter dem Zwerchfell) zu einer sofortigen Laparotomie. In Äthernarkose wurde der Bauchraum durch einen Medianschnitt eröffnet. Die Bauchhöhle war mit ca. 2 Liter Blut gefüllt. Als Blutungsquelle konnte die Milz ausgemacht werden, die durch einen Querriß im Hilusbereich vollständig durchtrennt war. Nach Entfernung der Milz lege artis, entschloß sich *Lang* zu einer Reinfusion des noch nicht geronnenen Eigenbluts, um den Kreislauf zu stabilisieren. Dazu wurde unter einfach-sten, aber aseptischen Bedingungen das Blut aus der Bauchhöhle geschöpft und mit Hilfe eines Transfusionsapparates (mit vorgeschaltetem Sieb) in die Armvene reinfundiert. Dabei verzichtete er auf den Zusatz von gerinnungshemmendem Zitrat (wie von *Henschen* empfohlen[937]). Auf diese Weise konnte dem Patienten ca. 1 Liter Eigenblut zugeführt werden. Der Volumenverlust wurde durch weitere Infusion von 0,6 l isotoner Kochsalzlösung ergänzt. Nach komplikationslosem Verlauf konnte der Patient nach zwei Monaten geheilt entlassen werden.

In der anschließenden Diskussion des Falles wies *Lang* zunächst auf die Notwendigkeit der schnellen Diagnosestellung hin, wobei er besonders hervorhob, dass auch Bagatelltraumen an schwere innere Verletzungen denken lassen müssten. Gleichzeitig könne in vielen Fällen keine Korrelation zwischen äußerer und innerer Verletzung hergestellt werden: so war es beispielsweise in einem anderen Fall durch Hufschlag zu einer Nierenzertrümmerung gekommem, ohne dass eine äußere Prellmarke sichtbar gewesen wäre. Anhand eines gründlichen Literaturstudiums fasste er dann die

---

[936] Lang 1951a, 945-948.
[937] Henschen 1916, 201-208.

charakteristischen Symptome einer Milzruptur zusammen, wozu er -neben der Bauchdeckenspannung- auch den in die linke Schulter ausstrahlenden Schmerz (*Kehr*'sches Zeichen) und die Blutbildveränderungen zählte. Auf den infolge der Splenektomie auftretenden Anstieg der Leukozytenzahl, sowie auf eine reaktive Aktivierung der Lymphknoten und des Knochenmarks hatten bereits verschiedene Autoren hingewiesen (*Vulpius* 1894, *Moynihan of Leeds* 1932). Schließlich nahm er zu verschiedenen operationstechnischen Ansichten Stellung. Dem Vorschlag, Reste der zertrümmerten Milz in der Bauchhöhle zu belassen (*Kroh, Kallius*), um die Bildung von Ersatzmilzen (Polysplenie) anzuregen, stand *Lang* ablehnend gegenüber, da er mit *Rupanner* der Ansicht war, dass es sich hierbei nicht um eigentliche Ersatzbildungen handeln könne, weil eine Normalisierung des Blutbildes bereits zwei Monate postoperativ zu beobachten sei. Im Gegensatz zu anderen Autoren hielt er eine gründliche Reinigung der Bauchhöhle von allen Blutresten für notwendig, um spätere Verwachsungen zu vermeiden. Den Rückgang der Operationsletalität nach Splenektomie (von 35 % um 1900 auf 20 % um 1935) führte *Lang* in erster Linie auf das frühzeitigere operative Eingreifen bei Milzruptur zurück. Die günstige Prognose sah er durch die unfallrechtliche Begutachtung *Baumeckers*[938] bestätigt, der eine Minderung der Erwerbstätigkeit nur in den ersten beiden Jahren nach Milzexstirpation zuerkannte und eine Dauerrente ablehnte. Mit seiner Publikation wollte *Lang* der seiner Ansicht nach lebensrettenden Wirkung der Eigenblut-Transfusion zu weiterer Verbreitung verhelfen.

3.1.2. Das Krankheitsbild der Milzruptur

3.1.2.1. Definition der Milzruptur und der Splenektomie
Anatomische Grundlagen
Die Milz (lien = *lat*. Milz; splenos = *gr*. Milz) ist ein unpaares Organ der Bauchhöhle, das intraperitoneal unter der linken Zwerchfellkuppel liegt (auf Höhe der 9.-11. Rippe). Von der Größe einer hohlen Hand (Länge 10-12 cm; Breite 8 cm), weist sie die Form einer Kaffebohne auf. Ihr Gewicht unterliegt je nach Blutfülle beträchtlichen Schwankungen (120-160 g). Mit ihrer konkaven Innenseite grenzt sie an Magen, Darm, Pankreas und Niere. Im Zentrum der Innenseite treten am sog. Milzhilus die großen Milzgefäße ein bzw. aus (A. und V. lienalis). Durch zwei Bänder (Ligamentum gastrolienale und Lig. phrenico-lienale), die sich zwischen Milz und Magen bzw. Zwerchfell ausspannen, wird sie in ihrer Lage fixiert. Obwohl die Milz aus lymphatischem Gewebe besteht, ist sie nicht in die Lymphbahn, sondern

---

[938] Baumecker 1934, 113-120.

in das Blutgefäßsystem eingeschaltet.[939] Histologisch lassen sich rote und weiße Pulpa (pulpa = *lat.* Fleisch) voneinander unterscheiden, die von einem Maschenwerk aus Bindegewebe (Retikulum) getragen werden und von einer äußeren Kapsel umgeben sind. Die rote Pulpa ist der Ort der Blutzellmauserung (Abbau alter/abnormer Erythrozyten), in der weißen Pulpa mit den Milzknötchen (*Malpighi'sche* Körperchen, analog den Sekundärknötchen der Lymph-knoten) laufen immunbiologische Vorgänge ab (Phagozytose und Ausdifferenzierung von B- und T-Lymphozyten).[940]

Einteilung der Milzruptur

Die Milzruptur (rumpere = *lat.* zerbrechen, zerreißen) bezeichnet die Zerreißung des Organs, die i.d.R. durch äußere Gewalteinwirkung (stumpfe Gewalt: Stoß, Sturz; spitze Gewalt: Schuß, Stich) verursacht wird (traumatische Ruptur). Bei einer pathologisch veränderten Milz (Splenomegalie = Milzvergrößerung, meist infolge von Infektionskrankheiten -wie Malaria, Typhus, Miliartuberkulose- oder durch Blutkrankheiten -wie Leukämie, essentielle Thrombozytopenie u.a.) kann es dagegen auch durch Bagatelltraumen zu einer spontanen Milzruptur kommen.[941] Je nach Verlauf werden ein- und zweizeitige Ruptur unterschieden. Bei der einzeitigen Ruptur kommt es zum sofortigen Einriß der Milzkapsel, sodass sich eine Blutung unmittelbar bemerkbar macht. Die zweizeitige Ruptur ist dagegen durch ein symptomfreies Intervall (von Tagen bis Wochen) gekennzeichnet. Eine Parenchymverletzung wird in diesem Fall so lange maskiert, bis es durch Zunahme des subkapsulären Hämatoms zu einer sekundären Kapselruptur kommt. Aber auch beim Vorliegen einer primären Kapselverletzung kann ein zweizeitiger Verlauf beobachtet werden, wenn die Rupturstelle zunächst durch Blutkoagel oder Teile des großen Netzes (Omentum majus) tamponiert wird.

---

[939] Voss und Herrlinger 1957, 225-231. Sobotta und Becher Bd.II 1958, 76-77.

[940] Leonhardt 1985, 170-173.

[941] Nussbaum 1880, 95. Chinesische Ringer sollen die Milz ihrer Gegner allein durch die Kraft des Daumendrucks zur Ruptur gebracht haben. Da die Milz eines Gesunden i.d.R. nicht palpabel ist, muß es sich hierbei um pathologisch vergrößerte Organe gehandelt haben. Hirschfeld 1930, 80. *Hirschfeld* beschreibt in seiner großen Monografie zur Chirurgie der Milz einen Fall spontaner Milzruptur eines Inders. Dieser war, mit einem Holzbündel beladen, durch einen leichten Schlag auf den Rücken aus dem Gleichgewicht geraten. Durch die ruckartige Bwegung kam es zu einer letal endenden Milzruptur. Müller J.X. 1940, 266. In einer Analyse von ca. 300 Fällen spontaner Milruptur berichtet *Müller* von einer in Indien gängigen Praxis. Eifersüchtige Männer sollen sich dort durch Daumendruck auf die Milz an ihren Nebenbuhlern rächen. Da in Indien die Malaria in vielen Gebieten endemisch ist, kommt es zu einer entsprechend höheren Prävalenz der Splenomegalie.

Visceralchirurgie

Die Differenzierung in offene/geschlossene Ruptur berücksichtigt dagegen, ob es durch direkt penetrierende Gewalt zu einer Eröffnung der Bauchdecke und damit zu einem Freiliegen der Milz kommt, oder durch indirekte Gewalt die Milzruptur subcutan liegt. Die geschlossene (subcutane) Ruptur tritt wesentlich häufiger auf. Pathogenetisch wird ihr Zustandekommen dadurch erklärt, dass durch die plötzliche Bewegungshemmung bei einem Sturz ein Zug auf den Bandapparat ausgeübt wird. Da das Milzgewebe von wesentlich weicherer Konsistenz als die Bänder ist, kommt es dabei zum Einriß des Parenchyms.[942] Heute ist zudem je nach Ausdehnung der Verletzung eine Einteilung der Milzruptur in fünf Subtypen gebräuchlich, die für die Wahl der Therapie von Bedeutung sind:

- I isolierter Kapseleinriß
- II oberflächlicher Parenchymeinriß
- III tiefer Parenchymeinriß
- IV Fragmentierung des Organs
- V vollständige Berstung oder Hilusabriß.

Typ I-III werden nach Möglichkeit organerhaltend operiert, während bei den letzten beiden Typen die Splenektomie indiziert ist.[943] Abb. 19 gibt einen Überblick über die unterschiedlichen Einteilungsprinzipien.

Abb. 19: Einteilung der Milzruptur

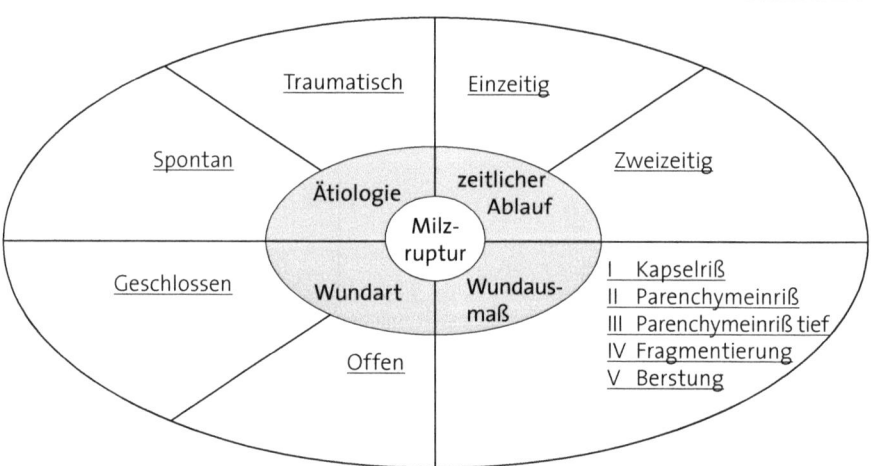

[942] Ledderhose 1890, 147. Hirschfeld und Mühsam 1930, 70-74.
[943] Müller M. 1994, 230. Jakschik und Hirner 2004, 577.

Symptome

Die Symptome der Milzruptur sind unspezifisch und entsprechen im wesentlichen denen eines akuten Abdomens:
- Schmerzen im linken Oberbauch evtl. mit Ausstrahlung in die li. Schulter (*Kehr*-Zeichen)[944]
- Bauchdeckenspannung
- Zeichen des hämorraghischen Schocks (Blässe, Blutdruckabfall, Herzfrequenzsteigerung u. a.).

Diagnostik

Neben der Anamnese (Unfallhergang, Schmerzcharakter) gibt die körperliche Untersuchung erste Hinweise auf die Verdachtsdiagnose (Druckschmerz am sog. Milzpunkt der li. Halsregion, sog. *Saegesser*-Zeichen[945]). Ein palpabler Tumor im li. Oberbauch, sowie eine perkutorische Dämpfung in der li. Flanke (*Ballance*-Zeichen[946], s. a. III. 3.1.2.3.) sprechen für eine Milzruptur. Labormedizinisch ist ein Hämoglobinabfall, bei gleichzeitigem Vorliegen einer Leukozytose und Thrombozytose pathognomonisch. Sonographisch können ein subkapsuläres Hämatom und die freie Flüssigkeit im Abdomen erkannt werden. Röntgenologisch imponieren ein unscharfer Milzschatten und Zwerchfellhochstand. Die bildgebende Diagnostik kann je nach Bedarf um CT-Bilder erweitert werden. Bei unklarem Befund ist die diagnostische Laparoskopie oder Laparotomie angezeigt.

Therapie

Die Therapie der Milzruptur wird weiter unten ausführlich besprochen (III. 3.1.2.3.). An dieser Stelle sollen nur noch einige Erklärungen zum Verständnis der operativen Fachausdrücke folgen. Die Begriffe der Splenektomie und Milzexstirpation wurden in der älteren Literatur[947] weitgehend synonym ge-

---

[944] Pschyrembel 1994, 720. Kehr-Zeichen = Omalgie (omos =gr. Schulter; algos = gr. Schmerz); benannt nach dem Berliner Chirurgen *Hans Kehr* (1862-1916).

[945] Pschyrembel 1994, 1353. Saegesser-Zeichen = Druckschmerz zwischen M. sternocleidomastoideus und M. scalenus; benannt nach dem Berner Chirurgen *Max Saegesser* (geb. 1902).

[946] Pschyrembel 1994, 216. Ballance-Zeichen = bei Lagewechsel persistierende perkutorische Dämpfung in der li. Flanke; wechselnde Dämpfung in der re. Flanke durch die freie Flüssigkeit im Bauchraum; benannt nach dem Londoner Chirurgen *Sir Charles A. Ballance* (1856-1936).

[947] Nussbaum »Die Verletzungen des Unterleibs« 1880, 98-99. Ledderhose »Die chirurgischen Erkrankungen der Milz« 1890, 173. Hirschfeld und Mühsam »Chirurgie der Milz« 1930, 78. Ritter »Notfallchirurgie« 1940, 219. Bier, Braun und Kümmel »Chirurg. Operationslehre« 1955, 624-625.

braucht. Heute wird die genauere Bezeichnung der Splenektomie bevorzugt. Tab. 11 gibt einen Überblick zur Nomenklatur verschiedener visceralchirurgischer Operationen.

Tabelle 11: Visceralchirurgische Operationen[948]

Begriff	Etymologie	Bedeutung	Beispiel
Excision	excidere = *lat.* ausschneiden	Ausschneiden von Gewebe ohne Rücksicht auf Organgrenzen	Wundexcision
Resektion	resecare = *lat.* zurückschneiden	Entfernung eines Organteils / Körperteils (partielle Exstirpation)	Darmresektion Gelenkresektion
Exstirpation	exstirpare = *lat.* ausrotten	Vollständige Entfernung eines umschriebenen Gewebeteils / Organs	Lyphknotenexst. Milzexstirpation
Ektomie	ek = *gr.* (her)aus tomos = *gr.* Schnitt	Entfernung des gesamten Organs (totale Exstirpation)	Gastrektomie Appendektomie Splenektomie

3.1.2.2. Medizinhistorischer Rückblick zur Bedeutung der Milz

Schon im Altertum war bekannt, dass die Milz kein lebenswichtiges Organ darstellt (*Aristoteles, Erasistratos, Galen*). Wie die anatomischen Kenntnisse, die weitgehend durch Tiersektionen gewonnen wurden, beruhte auch diese Erfahrung auf Experimenten am Tier. *Caius Plinius d.Ä.* (23-79 n.Chr.)[949] berichtete über den im Tierversuch erbrachten Nachweis, dass der Verlust der Milz ohne ersichtlichen Schaden überstanden wird. Die Funktion der Milz war dagegen bis in das 17. Jh. weitgehend unbekannt. *Demokrit* (um 450 v.Chr.) erklärte sie zu einer Verirrung der Natur, die *Prometheus* in seiner Trunkenheit geschaffen hätte. Von *Erasistratos* (um 250 v.Chr.) ist der Ausspruch überliefert: »*die Natur hat nichts Überflüssiges geschaf-*

---

[948] Pschyrembel 1994, 380, 448, 450, 1318-1319. Hirner und Decker 2004, 169.
[949] Gurlt Bd.I 1964, 395-396. Eckart und Gradmann 2001, 251-252. *Caius Plinius d.Ä.* (23-79 n.Chr.) war weder Arzt noch Naturforscher, sondern ein dem Ritterstand angehöriger Staatsmann, der unter *Vespasian* und *Titus* bedeutende Zivil- und Militärstellungen einnahm.Beim Ausbruch des Vesuvs im Jahre 79 mit den Evakuierungsmaßnahmen betraut, erstickte er selbst unter dem Ascheregen. Von seinen umfangreichen Schriften (u.a. historischen, rhetorischen, grammatischen Inhalts) ist nur die berühmte »Historia naturalis« erhalten, die neben einer Beschreibung der belebten und unbelebten Welt, eine Kompilation des medizinischen Wissens der Zeit darstellt. Neben volksmedizinischen Praktiken schildert er darin v.a. die Anwendung der Heilmittel aus Pflanzen- und Tierwelt. Bis ins 18.Jh. hochgeschätzt dient sie heute i.e.L. als Quelle der damaligen Natur- und Geistesgeschichte.

*fen – außer der Milz.«*⁹⁵⁰ *Galen* (2. Jh. n. Chr.) bezeichnete sie als »mysterii plenum organon« (ein Organ voller Geheimnisse).⁹⁵¹ Mangels besseren Wissens nahm man Zuflucht zu mystischen Vorstellungen. Die verschiedenen Organe wurden zum Sitz der Leidenschaften erklärt (*Plinius, Galen*): »*Cor ardet, pulmo loquitur, fel commovet iras, splen ridere facit, cogit amare iccur*« (das Herz brennt, die Lunge spricht, die Galle erregt den Zorn, die Milz bringt zum Lachen, die Leber sinnt danach zu lieben).

Anscheinend waren die anatomischen Gefäßverbindungen zwischen Leber und Milz durch Tiersektionen bekannt, da die Erregung des Lachens durch die Milz damit erklärt wurde, dass diese die schwarze Galle, die mürrisch und trübe macht, von der Leber abziehe und so ihrer Wirkung beraube. Die logische Konsequenz dieser Hypothese war, dass die Entfernung der Milz zum Verlust des Lachens führe (*Plinius*).⁹⁵² Obwohl diese Ansicht jeder wissenschaftlichen Grundlage entbehrte, war sie im Volksglauben bis in die Neuzeit populär, wie aus mehreren Versen *William Shakespeares* (1564-1616) hervorgeht, die ein allgemeines Verständnis im Publikum voraussetzten.⁹⁵³

Da nach der Trennung von Chirurgie und (Innerer) Medizin, die Chirurgie im Mittelalter nur eine untergeordnete Rolle spielte und die Anatomie vernachlässigt wurde, verwundert es nicht, dass zu dieser Zeit keine neuen Erkenntnisse zur Funktion der Milz gewonnen wurden.⁹⁵⁴ Dem etablierten humoralpathologischen Ansatz entsprechend, sah *Avicenna* (11. Jh.) die Milz als Ausscheidungsorgan der schlechten Körpersäfte an. *Paracelsus* (1493-1541) schrieb ihr dagegen fieber- und fäulniserregende Eigenschaften zu, ohne diese Annahme näher zu begründen.⁹⁵⁵

Erst nachdem in der Renaissance ein allgemeiner Aufschwung der Naturwissenschaften eingesetzt hatte und sich Physiologie (Namensgebung durch *Jean Fernel*, um 1497-1558) und mikroskopische Anatomie im 17. Jh. zu neuen Leitwissenschaften herausbildeten, wurden die alten Theorien in Frage gestellt.⁹⁵⁶ *Marcello Malphigi* (1628-1694)⁹⁵⁷ untersuchte die anato-

---

[950] Hirschfeld und Mühsam 1930, 6.
[951] Troell 1932, 734.
[952] Hirschfeld und Mühsam 1930, 5-6. Meade 1968, 256.
[953] Moynihan 1932, 701. »Twelfth Night« (Ein Sommernachtstraum): »*If you desire the spleen, and will laugh yourself into stitches, follow me*« (um 1595). »Measure for Measure« (Maß für Maß):« *such fantastic tricks, as make the angels weep; who with our spleens, would all themselves laugh mortal*« (1604).
[954] Haeser 1879, 17-27.
[955] Hirschfeld und Mühsam 1930, 6.
[956] Haeser 1879, 28 und 35.
[957] Eckart und Gradmann, 2001, 212-213. *Marcello Malpighi* (1628-1694), Medi-

mischen Strukturen der Milz als einer der ersten unter dem Mikroskop und beschrieb die später nach ihm benannten Lymphfollikel der weißen Pulpa (Malpighi'sche Körperchen, 1669). Durch Experimente am Tier versuchte er die Funktion der Milz auf wisenschaftlicher Grundlage aufzuklären. Neben Blutbildung und Blutreinigung, schrieb er ihr auch eine Rolle bei der Gallesekretion zu.[958] Im 18. Jh. stellte der amerikanische Arzt *Benjamin Rush* (1745-1813) die Theorie auf, dass die Milz als Blutreservoir diene, was später durch *Barcroft* (1927) bestätigt wurde.[959]

Durch den Ausbau der Pathologie (*G.B. Morgagni, F.X. Bichat, G. Dupuytren* u. a.), Anatomie (*F.G. Henle, W. Waldeyer* u. a.) und Physiologie (*F. Magendie, J. Müller* u. a.) wurden mit Beginn des 19. Jh. die bisherigen Anschauungen unter Anwendung exakter wissenschaftlicher Methoden einer tiefergehenden Prüfung unterzogen.[960] Die Unsicherheit hinsichtlich der Milzfunktion bringen folgende Worte zum Ausdruck, mit denen *Johannes Müller* (1801-1858) seine physiologischen Vorlesungen eingeleitet haben soll: »*Meine Herren, wir kommen jetzt zur Milz. Über die Milz wissen wir nichts; soviel über die Milz*« (überliefert nach *Du Bois-Reymond*).[961] 1847 wies *Kölliker* (zeitgleich mit *Ecker*) durch histologische Untersuchungen Erythrozytenfragmente und Zelldetritus im Milzparenchym nach. Er folgerte daraus, dass der Milz beim Abbau alter/abnormer Erythrozyten eine Funktion zukommen müsse und bestätigte damit *Malphigis* Theorie der »Blutreinigung«. Nicht nur durch histologische Untersuchungen, sondern auch im Tierexperiment suchte man, die unterschiedlichen Aufgaben der Milz aufzuklären. Nach Entfernung des Organs konnte bei Tieren neben typischen Blutbildveränderungen (Abnahme der Erythrozyten, Zunahme der

---

zinprofessor u. a. in Pisa, Messina und Bologna, ab 1691 Leibarzt der Päpste in Rom. Auf der Grundlage der mikroskopischen Anatomie gelang ihm die Erstbeschreibung wichtiger anatomischer Strukturen: Lungenalveolen, Zungenpapillen, Nervenstruktur der weißen Hirnsubstanz, Nierenkanälchen, Lymphfollikel der weißen Pulpa, Erythrozyten. Er stand mit zahlreichen Wissenschaftlern Europas im Briefwechsel. Seine gesammelten Werke erschienen 1686 (Opera omnia, London).

[958] Hirschfeld und Mühsam 1930,7. Meade 1968, 256.
[959] Pugh 1946, 212.
[960] Haeser 1879, 45.
[961] Noch zu *Langs* Studienzeit war keine der zugeschriebenen Milzfunktionen bewiesen. Von der damals mündlich abgehaltenen Prüfung in Physiologie ist folgende Anekdote überliefert. Auf die Frage nach der Funktion der Milz, antwortete ein Prüfungskandidat kleinlaut: »die habe ich vergessen«; woraufder Prüfer entgegnete: »Sie Unglücksrabe haben die Funktion als einziger gekannt – und mussten sie vergessen!«.

Leukozyten) eine kompensatorisch erhöhte Aktivität sowohl des Knochenmarks, als auch der Leukozyten nachgewiesen werden (A. *Bardeleben* 1841, *E.F. Vulpian* 1884, *P. Ehrlich* u.a.). Von der Annahme ausgehend, dass diese Gewebe ersatzweise für die Milz einspränken, zog man den Schluß, dass die Milz sowohl eine Bedeutung für die Blutbildung, als auch für die Immunabwehr haben müsse (*Gerlach, Funke, Aschoff*).[962] *Aschoff* wies 1824 nach, dass in der Milz schädliche Substanzen durch Oxygenierung zerstört werden können. Später konnte im Tierversuch mit Ratten gezeigt werden, dass splenektomierte Tiere nach Infektion mit Pesterregern in 90% der Fälle starben, während die Letalität bei Erhalt der Milz nur 20% betrug (*Beer* 1926). Dieses Ergebnis untermauerte die Theorie von der Milz als Immunorgan.[963] Der italienische Pathologe *Guido Banti* (1852-1925) prägte für den Erythrozytenabfall nach Splenektomie den Begriff der Milzanämie.[964] Nach ihm wurde später das mit Splenomegalie einhergehende Banti-Syndrom benannt.[965]

Weitere Erkenntnisse wurden durch die Veränderungen gewonnen, die man nach Splenektomie beobachten konnte. Die Thrombozytose versuchte *P. Kaznelson* (1916) Anfang des 20. Jh. damit zu erklären, dass die Milz zum Abbau der Thrombozyten beitrage. Der Ausfall dieser Funktion resultiere demgemäß in einem Überangebot der Blutplättchen. Diese Hypothese konnte in der Folge nicht bestätigt werden.[966] Später wurde der Zusammenhang der reaktiven Thrombozytose mit den gehäuft beobachteten Embolien und Thrombosen erkannt (*W.H. Evans*, 1929).[967] Der Pariser Histologe *Justin M. Jolly* (1870-1950) beschrieb als erster das Auftreten von Kernresten in den roten Blutzellen (Jolly-Körperchen).[968] Heute wird dieses Phänomen damit erklärt, dass durch die gesteigerte Erythropoese im Knochenmark vermehrt unreife Erythrozyten in der Blutbahn zirkulieren, die durch den Ausfall der Milz nicht entkernt werden.[969] In der 1. Hälfte des 20 Jh. wurden der Milz (neben den übereinstimmend anerkannten Aufgaben bei Erythrozytenabbau und Immunabwehr) weitere Einflüsse zugeschrieben, die sich später als unzutreffend erwiesen: Bildung eines knochenmarkstimulierenden

---

[962] Puschmann Bd. III 1902-1905, 226. Hirschfeld und Mühsam 1930, 4-8. Moynihan 1932, 701.
[963] Pugh 1946, 211-214.
[964] Meade 1968, 257.
[965] Pschyrembel 1994, 159. Banti-Syndrom: splenogen bedingter Symptomenkomplex, der u.a. mit Panzytopenie, Ikterus und Leberzirrhose einhergeht.
[966] Meade 1968, 257.
[967] Dawson 1932, 699-700.
[968] Bumm 1931, 1316.
[969] Pschyrembel 1994, 747.

Hormons; Eisenspeicherung; Einflüsse auf Schilddrüse, Thymus und Sympathikus; Rolle bei der Verdauung.⁹⁷⁰

Heute werden die Aufgaben der Milz auf folgenden Gebieten allgemein akzeptiert:

- fetale Erythropoese
- Abbau alter/abnormer Erythrozyten
- Reservoir von Blutzellen
- Immunabwehr (Phagozytose von Schadstoffen durch Granulozyten, Ausdifferenzierung von B- und T-Lymphozyten)

Trotz der anerkannt vielfältigen Funktionen ist die Milz kein lebenswichtiges Organ, da bei Verlust das übrige lymphatische und retikulo-endotheliale System (Monozyten-Makrophagen-System; Gesamtheit der phagozytoseaktiven Körperzellen) ihre Aufgaben übernimmt.⁹⁷¹ Ohne die näheren Zusammenhänge zu begreifen, war diese Tatsache -wie wir gesehen haben- schon im Altertum bekannt, womit sich der Kreis unserer Betrachtungen schließt und wir zum nächsten Kapitel übergehen wollen, in dem wir uns mit den historischen Aspekten der Therapie der Milzruptur im allgemeinen und der Splenektomie im besonderen auseinandersetzen wollen.

3.1.2.3. Therapie der Milzruptur

Für die Zeit des Altertums und Mittelalters besitzen wir keine Belege einer durchgeführten Entfernung der Milz beim Menschen.⁹⁷² Obzwar die Milzexstirpation bei Tieren zum Zweck physiologischer Beobachtungen bei *Plinius* (1. Jh. n. Chr.) dokumentiert ist, wurde in der Humanmedizin bei Erkrankungen der Milz i. d. R. nur eine Kauterisation (kauter = *gr.* das Brenneisen), allenfalls die Ignipunktur der Milz (ignis = *lat.* Feuer; pungere = *lat.* stechen) durch die Bauchdecken hindurch angewandt [*Themison* (1. Jh. v. Chr.), *Plinius*, *Caelius Aurelianus* (4. Jh.), *Paulus von Aegina* (7. Jh.)].⁹⁷³ Der Methodiker *Themison von Laodikea* erwähnte neben der Behandlung mit dem Glüheisen auch das Ausschneiden der Milz (Milzexzision).⁹⁷⁴ Sowohl *Caelius Aurelianus*, der die praktischen Lehren der methodischen Schule (Soranos, um 100 n. Chr.) aufzeichnete, als auch *Paulus*, der als Kompilator i. e. L. aus dem Werk des *Oribasius* (4. Jh. n. Chr.) schöpfte, hinterließen ausführliche Schilderungen der Kauterisation. Dabei wurde die Haut in

---

⁹⁷⁰ Moynihan 1932, 702. Pugh 1946, 211-214.
⁹⁷¹ Voss und Herrlinger Bd. II 1957, 230-231. Leonhardt 1985, 173.
⁹⁷² Adelmann 1887, 466.
⁹⁷³ Gurlt Bd. III 1964, 722-723.
⁹⁷⁴ Puschmann Bd. III 1902-1905, 225.

der Milzregion mit Haken angehoben und mit einem langen Glüheisen (ferrum candens) entweder Brandschöpfe auf die Haut gebrannt oder die Milz direkt durchbohrt. Mit Hilfe eines Dreizacks konnten sogar sechs Brandschöpfe gleichzeitig gesetzt werden. Alternativ bediente man sich verschiedener Kaustika (Ätzmittel, causticare = *lat.* beizen), die auf die Bauchdecke aufgebracht wurden.[975]

Neben dem Einsatz bei Milzleiden, wurde die Kauterisation auch bei Schnelläufern angewandt, um deren Ausdauer zu steigern. *Plinius* schrieb dazu, dass die Milz zuweilen ein außerordentliches Hindernis der Schnelligkeit darstelle, weshalb sie bei Wettläufern mit entsprechenden Beschwerden versengt werde (»*Peculiare cursus impedimentum aliquando in liene, quamobrem inuritur cursorum laborantibus*«).[976] Ob zu diesem Zweck auch Splenektomien ausgeführt wurden, wie der *Talmud* (Traktat Sanhedrin; 3.-5. Jh.) berichtet[977], wird allgemein angezweifelt.[978] Wahrscheinlich handelte es sich dabei nur um Empfehlungen, die einer gewissen Berechtigung nicht entbehrten, da starke Erschütterungen des Körpers durch Zug an den Gefäßen und Nerven des Milzhilus Schmerzempfindungen auslösen können (Seitenstechen).[979] Die Ansicht, dass die Milz für Läufer ein Hindernis darstelle, war auch noch im Mittelalter verbreitet wie ein Zitat aus *Murers* Historienspiel »Belagerung von Babylon« zeigt: »*Ich han mir lon dass milx schnyden, dass ich mag laufen wegt und veer*«.[980] Im Tierversuch konnte später eine Steigerung der Laufgeschwindigkeit nach Splenektomie bei Ratten tatsächlich bestätigt werden (*D.J. Macht*, 1922).[981]

Von wenigen Ausnahmen abgesehen, blieben operative Eingriffe an der Milz bis zu Beginn des 19. Jh. auf Notfälle beschränkt. Der erste Bericht einer erfolgreich ausgeführten Splenektomie beim Menschen wurde erst im 16. Jh. veröffentlicht. Er stammt aus der Feder des italienischen Alchimisten, vierfachen Dr. med., Grafen und Ritter, *Leonardo Fioravanti* (um 1518-1588). In seinem Auftrag hatte der neapolitanische Steinschneider *Adriano Zaccarello* 1549 bei einer 24-jährigen Frau mit Splenomegalie die Entfernung der Milz ausgeführt. Die einzelnen Operationsschritte wurden nur unvollkommen beschrieben, die Wunde anschließend mit Hyperikonöl und einem Pulver aus Weihrauch, Myrrhe und Mastix behandelt. Dem Interesse der Zeit an

---

[975] Gurlt Bd. I 1964, 493, 497, 558-568. aus *Caelius Aurelianus* »De morbis acutis et chronicus«; *Paulus von Aegina* »Compendii medici libri septem«
[976] Gurlt Bd. I 1964, 396. aus *Plinius* »Historia naturalis« (Lib. XI, Cap. 37, Sect. 80)
[977] Gurlt Bd. I 1964, 35.
[978] Adelmamm 1887, 466. Hirschfeld und Mühsam 1930, 67.
[979] Voss und Herrlinger Bd. II 1957, 226.
[980] Moynihan 1932, 701.
[981] Pugh 1946, 209.

Visceralchirurgie

Kuriositäten entsprechend, wurde die sechsfach vergrößerte Milz (Gewicht 900g) mehrere Monate im Laden eines Kaufmanns ausgestellt (»Tesoro della vita humana«, Lib.II, Cap.8; Venedig 1582).[982] Spätere Autoren haben aufgrund der ungenauen Angaben berechtigte Zweifel an der Zuverlässigkeit *Fioravantis* erhoben, manche sogar vermutet, dass es sich bei dem Eingriff eher um die Entfernung einer (extraperitoneal gelegenen) Ovarcyste gehandelt haben könnte (*Gustav Simon*, 1857).[983] Im gleichen Jahrhundert publizierte *Rousset* einen Bericht über die erfolgreiche Resektion eines Organteils nach traumatischem Milzvorfall durch den Pariser Chirurgen *Viard* (1581): er hatte den ausgetretenen Teil nach Ligatur durchtrennt.[984]

Während des 17. und 18. Jh. wurden vereinzelt weitere Fälle von Abtragung oder Resektion der Milz überliefert, von denen der Großteil nach Verwundung notfallmäßig zur Behandlung kam.[985] Eine Ausnahme bildete lediglich ein Fall, bei dem sich ein vermeintlicher Bauchdeckenabszeß intraoperativ als Milzabszeß herausgestellt hatte. Die durchgeführte Splenektomie verlief erfolgreich. Die Sektion der nach fünf Jahren verstorbenen Patientin zeigte reizloses Narbengewebe in der ehemaligen Milzloge (*Ferrerius*, 1711).[986]

Erst im 19. Jh., als die Chirurgie im Zuge der Wiedervereinigung mit der Inneren Medizin einen Aufschwung ohnegleichen erlebte, erweiterten sich die bisherigen Grenzen der operativen Chirurgie. Wie schon im Kapitel über die Amputationen besprochen, waren es i.e.L. die neuen Techniken der Narkose und Asepsis, die dem Chirurgen auch die serösen Körperhöhlen zugänglich machten. Wurden zuvor die meisten Operationen nur im Notfall vorgenommen, lagen jetzt elektive Eingriffe im Bereich des Möglichen.[987] Die erste gezielt vorgenommene Splenektomie wegen Splenomegalie infolge einer Leberzirrhose führte der Rostocker Wundarzt *Karl S. Quittenbaum* durch (1826), nachdem er die Operationstechnik im Tierversuch mehrmals geübt hatte. Die Patientin verstarb jedoch 6 h nach der Operation.[988] Dieser Eingriff bildete in der ersten Hälfte des 19. Jh. noch eine Ausnahme, da

---

[982] Puschmann Bd.III 1902-1905, 225. Gurlt Bd.II 1964, 329-330. und Bd.III, 723.
[983] Hirschfeld und Mühsam 1930, 67-68. Meade 1968, 257.
[984] Adelmann 1887, 447-448. Ledderhose 1890, 174. Hirschfeld und Mühsam 1930, 67-68.
[985] Adelmann 1887, 448-449. Ledderhose 1890, 174. Publikationen von *Dovbeny-Turbevile* 1673, *Matthiae* 1678, *Purmann* 1680, *Hanneus* 1698, *Gergezius* 1700, *Fergusson* 1734, *Wilson* 1743, *Dorsch* 1797.
[986] Adelmann 1887, 453. Hirschfeld und Mühsam 1930, 67-68.
[987] Haeser 1879, 45-51. Küster 1915, 81 und 89. Schneck 1997, 178-179.
[988] Adelmann 1887, 453. Ledderhose 1890, 174. Küster 1915, 90. Hirschfeld und Mühsam 1930, 67-68.

wegen der bestehenden Infektionsgefahr die Entfernung der Milz i.d.R. auf schwerste Traumata begrenzt blieb.[989]

Erst in der zweiten Hälfte des 19.Jh. erweiterte sich mit den neuen Operationsmöglichkeiten auch die Indikationsstellung zur Splenektomie (Wandermilz, Milzcyste, einfache Hypertrophie),[990] während sie bei anderen Krankheiten (Malaria, Leukämie) kontrovers diskutiert wurde. Erst an der Wende zum 20.Jh. wurde die Entfernung der Milz auch bei Blutkrankheiten (Leukämie, Morbus Gaucher, Morbus Banti, hämolytischer Ikterus u.a.) allgemein anerkannt,[991] zumal Beobachtungen von kongenitaler Milzaplasie zweifelsfrei erwiesen hatten, dass die Milz als Organ nicht lebensnotwendig war (*Rokitansky*, *Sternberg* u.a.).[992] Die zunehmende Ausführung der Splenektomie bei Milzerkrankungen nach Einführung der Anaesthesie belegen Zusammenstellungen von 26 Fällen (1855-1881, Letalität fast 80%; *Herbert Collier* 1882),[993] bzw. 52 Fällen (1855-1887, Letalität ca 70%; *Adelmann* 1887). Dagegen verliefen die im gleichen Zeitraum von *Adelmann* gesammelten Abtragungen der Milz wegen Milzvorfall an gesunden Organen alle erfolgreich.[994] Bisher hatten sich auf unfallchirurgischem Gebiet die operativen Eingriffe (meist partielle Exstirpation) auf offene Verletzungen mit Milzvorfall beschränkt, während bei subcutaner Ruptur i.d.R. konservativ vorgegangen wurde. Noch *Johann Nepomuk von Nussbaum* (1829-1890) empfahl dafür neben der Anwendung lokaler Kälte, das Anlegen eines Kompressionsverbandes. Die Milzexstirpation gestand er nur als ultima ratio zu, »*da die größte Wahrscheinlichkeit vorhanden ist, dass ein solcher Kranker während der Laparotomie auslischt*« (1880).[995] Erst Ende des 19.Jh. wurde die totale Milzexstirpation auch bei subcutaner Milzruptur gewagt. Nach zwei erfolglosen Versuchen (1892) durch den Londoner Chirurgen *Sir William A. Lane* (1856-1943) und drei Splenektomien mit letalem Ausgang (1893) durch *Friedrich Trendelenburg* (1844-1924), vermutlich infolge des starken Blutverlusts, gelang dem Breslauer Sanitätsrat *Oskar Riegner* (1844-1910) die erste erfolgreiche Splenektomie bei subcutaner Milzruptur (1893).[996] Wegen der Parallelen zu *Langs* Beitrag soll dieser Fall im Folgenden näher erläutert werden.

---

[989] Adelmann 1887, 449. Publikationen durch *O'Brien* 1814, *Lenhossek* 1815, *Powel* 1826, *McDonnel* 1836, *Bresciani* 1844, *C.Bell* 1844, *Berthet* 1844, *Novelli* 1850.

[990] Puschmann Bd.III 1902-1905, 225-226.

[991] Hirschfeld und Mühsam 1930, 67-68.

[992] Moynihan 1932, 701.

[993] Collier 1882, 219-222.

[994] Adelmann 1887, 450-461. Publikationen von *Schultz* 1855, *Alston* 1862, *Bouteillier* 1868, *Bazille* 1869, *Elias* 1874, *Pietrzycki* 1874, *Markham* 1875, *Goldhaber* 1877.

[995] Nussbaum 1880, 98-99.

[996] Ellis 2001 117.

Visceralchirurgie

Ein 14-jähriger Arbeiter war nach einem Sturz vom Baugerüst mit heftigen Schmerzen im Unterleib eingeliefert worden. Nach 12 h kam es zu einer zweizeitigen Milzruptur, die mit einer ausgeprägten Schocksymptomatik einherging. Die sofortige Notfall-Laparotomie zeigte einen vollständigen Querriß der Milz, der zu einem Blutverlust von 1,5 l geführt hatte. Zunächst wurde die freie untere Milzhälfte aus dem Bauchraum entnommen; nach Gefäßligatur dann die obere Milzhälfte unter streng aseptischen Bedingungen exstirpiert. Der Wundverschluß erfolgte durch einfache Naht. Zur Volumensubstitution wurden 1,2 l einer 0,6 % NaCl-Lösung s.c. in alle vier Extremitäten infundiert. Im Anschluß wurden die Beine des Patienten mit einem Kompressionsverband versehen und hochgelagert, um eine Zentralisierung des Blutflusses zu erreichen. Der weitere Verlauf wurde durch das Auftreten einer Fuß- und Unterschenkelgangrän kompliziert, in deren Folge vier Wochen nach der ersten Operation eine Oberschenkel-Amputation nach *Gritti* (s. III.1.1.2.5.2.) ausgeführt wurde. Nach prothetischer Versorgung erfolgte die Entlassung des Patienten nach insgesamt sechs Monaten. Als Ursache der Gangrän konnte durch Autopsie des amputierten Gliedes ein vollständiger thrombotischer Verschluß der Unterschenkelvene ausgemacht werden. *Riegner* machte für deren Entstehung die durch den starken Blutverlust und den Kompressionsverband bedingte Ischämie verantwortlich. Die ätiologische Bedeutung der reaktiven Thrombozytose nach Splenektomie war zu seiner Zeit noch unbekannt (s. III.3.1.2.2.). Von Interesse ist ebenfalls, dass durch die pathologische Nachuntersuchung des amputierten Knochens eindeutig reparative Vorgänge im Knochenmark nachgewiesen werden konnten, die heute als reaktive Knochenmarks-Hyperplasie interpretiert werden. Gleichzeitig war es *Riegner* durch den langen Krankenhausaufenthalt des Patienten möglich, umfassende Beobachtungen zu den physiologischen Veränderungen nach Milzexstirpation anzustellen. Als wichtigste Ergebnisse dieser Untersuchungen fasste er zusammen:

- Blutbildveränderungen (Erythrozytenabfall, Leukozytenanstieg); dies verleitete ihn zu der irrigen Annahme einer splenogenen Umwandlung der weißen in rote Blutkörperchen
- allgemeine Lymphknotenschwellung; diese wurde von ihm nicht als Zeichen einer erhöhten Infektanfälligkeit, sondern im Sinne einer Kompensation interpretiert
- Reparationsvorgänge im Knochenmark
- diffuse Schilddrüsenvergrößerung.[997]

---

[997] Riegner 1893, 177-181.

In einem sieben Jahre später gehaltenen Vortrag vor der »Medizinischen Sektion der Schlesischen Gesellschaft für vaterländische Cultur« bezeichnete *Riegner* seinen Bericht als »*den ersten Fall von* (subcutaner) *traumatischer Milzzerreißung überhaupt, welcher durch operatives Eingreifen gerettet wurde*«. Den Volumenersatz führte er in einem erneuten Fall von Milzruptur i. v. aus.[998]

Im gleichen Jahr wie *Riegner* wurde auch durch *Charles A. Ballance* (1865-1936) eine erfolgreiche Splenektomie bei geschlossenem Milztrauma am Londoner St.Thomas Hospital ausgeführt (1893). Auch in diesem Fall handelte es sich um eine zweizeitige Ruptur, die sich ein zehnjähriger Junge durch den Schlag eines Kricketballs zugezogen hatte.[999] *Ballance* war es auch, der als erster auf die konstante perkutorische Dämpfung der linken Flanke bei Milzruptur hinwies, während die Dämpfung in der rechten Weiche durch die freie Flüssigkeit im Abdomen nur in Rechtsseitenlage festzustellen ist (*Ballance*-Zeichen). Durch Beschreibung weiterer Symptome (Schmerz in der linken Schulter = *Kehr*-Zeichen; s.a. III.3.1.2.1.) versuchte man die schwierige Differentialdiagnose bei Milzverletzungen weiter einzuzuengen.[1000] Durch die ersten Erfolge ermutigt, wurden immer mehr radikaloperative Eingriffe gewagt, sodass um die Jahrhundertwende bereits über dreißig Milzexstirpationen mit einer Gesamtletalität von ca. 50 % berichtet werden konnte; die Sterblichkeit bei hundert konservativ therapierten Fällen lag dagegen mit 85 % wesentlich höher (*Leverenz* 1900).[1001]

Mit zunehmender Erfahrung entwickelte sich die Splenektomie im 20. Jh. zu einem Routineeingriff, was die Fallstatistiken amerikanischer Kliniken eindrucksvoll belegen.[1002] Dabei sank die Letalität der Splenektomie bei Milzruptur kontinuierlich von 40-50 % (*Nussbaum* 1880, *Bessel Hagen* 1900, *G.B. Johnston* 1908) auf 10-20 % (*Dretzka* 1930, *Henschen* 1933, *Baumecker* 1934, *Roeltig* 1943),[1003] was einerseits auf den Ausbau der Aseptik, andererseits auf das schnellere Eingreifen infolge einer verbesserten Diagnostik zurückzuführen war. Diese verhältnismäßig günstige Prognose führte zu einer überwiegend positiven Beurteilung der Splenek-

---

[998] Riegner 1901, 25-26.
[999] Ellis 2001, 117.
[1000] Pugh 1946, 215-216.
[1001] Riegner 1901, 26.
[1002] Pugh 1946, 219-221. Johns Hopkins Hospital Baltimore: 700 Fälle (*G.B. Johnston*, 1908) Columbia Medical Center: 1450 Fälle (*A..O. Whipple*, 1929-1939) Mayo Clinic: 1000 Fälle (*H.Z. Giffin*, 1947).
[1003] Nussbaum 1880, 100. Hirschfeld und Mühsam 1930, 78. Dretzka 1930, 258. Baumecker 1934, 113. Pugh 1946, 221-223. Meade 1968, 258.

tomie.[1004] Obwohl vereinzelte Stimmen darauf hinwiesen, dass die radikale Milzentfernung wegen der vielfältigen Milzfunktionen keineswegs als therapeutisches Ideal anzusehen sei (*Danielsen, Weinert*),[1005] blieb die Splenektomie bei traumatischer Milzruptur bis in die 50-Jahre des 20. Jh. die Methode der Wahl. Teilresektionen wurden wegen der Gefahr der Nachblutung nach der vorherrschenden Lehrmeinung als unsicher und unbefriedigend abgelehnt.[1006]

Erst durch die Entwicklung neuer Diagnoseverfahren (diagnostische Laparoskopie, abdominelle Katheter-Parazentese, Sonographie) und zusätzlicher Erkenntnisse zur Organfunktion änderte sich das therapeutische Verhalten in der zweiten Hälfte des 20. Jh. zunehmend.[1007] Bereits Ende des 19. Jh. hatte die bei vielen Infektionskrankheiten beobachtete Anschwellung der Milz (Typhus, Milzbrand, Recurrensfieber, Pneumokokkeninfektion) auf einen Zusammenhang der Milz mit der Infektabwehr hingewiesen,[1008] doch erst im Laufe des 20. Jh. wurde ihre Rolle als Immunorgan allgemein akzeptiert, wenn auch die einzelnen Funktionen noch nicht näher geklärt waren.[1009] Die neugewonnenen Einsichten hatten zur Folge, dass unter unfallrechtlichen Aspekten nach Splenektomie eine sukzessiv abfallende Minderung der Erwerbstätigkeit (MdE) von 100% (in den ersten beiden postoperativen Monaten) bis 25% (vom 9.-24. Monat) zuerkannt wurde, bei ausdrücklicher Berufung auf die verminderte Abwehrkraft. Da das übrige Retikulo-endotheliale System den Funktionsausfall der Milz mit der Zeit deckt, wurden Dauerrenten jedoch abgelehnt.[1010]

Doch erst als Mitte des 20. Jh. das sog. »Postsplenektomie-Syndrom« (= OPSI, s. n. S.) beschrieben worden war (*M. Dubois* und *F. Zollinger*, 1945) und umfangreiche Studien das erhöhte Infektionsrisiko v. a. bei Kindern belegt hatten (*King* et al., 1952), änderte sich die Einstellung zur Radikaloperation. Durch Entwicklung neuer Operationstechniken (Fibrinkleber, resorbierbare Kunststoffnetze) wurden in zunehmendem Maße organerhaltende Therapiemaßnahmen eingesetzt. Um eine Restfunktion der Milz zu erhalten, ging man 1978 sogar so weit in einer Autotransplantation Teile des Milzparenchyms in das Omentum majus zu implantieren. Wegen der Abszeß- und Nekrosebildung blieb diese Methode jedoch umstritten.[1011]

[1004] Hirschfeld und Mühsam 1930, 77-78.
[1005] Körte 1920, 602 und 606. Hirschfeld und Mühsam 1930, 66.
[1006] Körte 1920, 602-604. Ritter 1940, 218-220. Heyn 1955, 624-625.
[1007] Povacz 2000, 324.
[1008] Stiller 1893, 181.
[1009] Hirschfeld und Mühsam 1930, 9-10. Moynihan 1932, 702. Pugh 1946, 214.
[1010] Baumecker 1934, 113-120.
[1011] Povacz 2000, 324-325.

Tabelle 12: Zur Geschichte der Splenektomie

Zeit	Autor	Therapeutischer Eingriff	Indikation
Antike			
1. Jh. v. Chr.	Themison	Milzexzision erwähnt	
1. Jh. n. Chr.	Plinius d. Ä.	Kauterisation	Milzerkrankung
4. / 5. Jh.	Caelius Aurelianus		Schnelläufer
7. Jh.	Paulus von Aegina		
Neuzeit			
16. Jh. 1549	Zaccarello	fragliche Splenektomie	Splenomegalie
1581	Viard	Milzresektion	Offene Milzruptur
17. / 18. Jh.	Purmann u. a.	Milzresektion	Offene Milzruptur
	Ferrerius	Splenektomie	Milzabszeß
19. Jh. 1826	Quittenbaum	Elektive Splenektomie	Splenomegalie
1. Hälfte	C. Bell u. a.	Partielle Milzexstirpation	Offene Milzruptur
2. Hälfte		Erweiterung der Indikation	Wandermilz, Milzcyste
			Hypertrophie, Blutkrh.
1893	Riegner	Notfall-Splenektomie	Subcutane Milzruptur
1893	Ballance	„	„
20. Jh.			
1. Hälfte		Splenektomie	Milzruptur
2. Hälfte		Organerhaltende Therapie /	leichte bis mittelschwere
		Splenektomie	schwere Verletzung

Heute richtet sich die Therapie nach der Schwere der Verletzung. Soweit diese es erlaubt (Typ I-III) wird eine organerhaltende Operation versucht Die Therapieoptionen umfassen dabei:

- einfache Naht
- Verschluß mit Fibrinkleber, Klammern oder Kollagenvlies
- Infrarot-Koagulation, Argon-Beam-Koagulation zur Blutstillung
- Milz-Wrapping mit resorbierbarem Vicryl-Netz
- Teilresektion (partielle Milzexstirpation).

Wenn eine sichere Blutstillung nicht gewährleistet ist (Typ IV-V), wird die Entfernung der Milz unumgänglich. Nach einer elektiven Splenektomie wird bei Kindern < 15. Lebensjahr zudem eine Pneumokokkenimpfung, evtl. in Kombination mit einer Antibiotikaprophylaxe (Penicillin) durchgeführt, um einer OPSI (overwhelming postsplenectomy infection) vorzu-beugen. Dieses mit einer fulminanten, bakteriellen Sepsis einhergehende Syndrom (Prävalenz 1%) ist trotz moderner Therapiemaßnahmen mit einer hohen Letalität (50-70%) behaftet. Eine reaktive Thrombozytose (Thrombozytenzahl $> 10^6/mm^3$; Normwert 140.000- 340.000/mm^3) wird zur Prophylaxe von thrombotischen Komplikationen mit Thrombozytenaggregationshemmern (Acetylsalicylsäure) behandelt. Die Letalität einer elektiven Splenektomie liegt heute bei 1-3 %, während Notfalleingriffe v. a. durch Mitverletzung anderer Organe einen wesentlich höheren Prozentsatz aufweisen (15 %).[1012] Die geschichtliche Entwicklung der Splenektomie stellt die vorausgehende Tab. 12 zusammenfassend dar.

Am Ende unserer Betrachtungen über die Therapie der Milzruptur soll in einem gesonderten Kapitel noch kurz auf ein Problem eingegangen werden, das aus Gründen der Übersichtlichkeit bisher ausgeklammert wurde: die Bekämpfung des Blutverlusts.

3.1.2.4. Geschichte der Bluttransfusion

Eine religiös begründete Vorstellung von der lebensrettenden Kraft des Blutes ist schon im *Alten Testament* überliefert. Am Vorabend des Auszugs der Israeliten aus Ägypten (geschichtliche Datierung um 1400-1200 v. Chr.) wurde die todbringende Macht durch Bestreichen der Türbalken mit frischem Blut gebannt, zum Zeichen des Bundes mit Jahwe (Buch Exodus, Kap. 12, Vers 13).[1013] Auch im Altertum wurden dem Blut besondere Eigenschaften zugeschrieben. Die unterschiedliche Mischung von Blut, Schleim, gelber Galle und schwarzer Galle (Idiosynkrasie) war nach dem antiken Ideengebäude der Vier-Säfte-Lehre (*Polybos*, 5. Jh. v. Chr.) für den je eigenen Charakter des Menschen verantwortlich (*Galen*).[1014] In der Einteilung der vier Temperamente (sanguinisch, phlegmatisch, cholerisch, melancholisch) hat sich dieser Gedanke bis in unsere Zeit erhalten.

Dass ein jüdischer Arzt schon Ende des 15. Jh. den Versuch einer Bluttransfusion unternommen hatte, um damit das Leben Papst Innozenz VIII. zu retten (*Villari*: Leben des Savonarola, 1490), ist angesichts fehlender medizinischer Vorbilder und methodischer Voraussetzungen eher unwahrscheinlich; vermutlich wurde das Blut oral verabreicht. Erste Anregungen Blut durch Infundieren therapeutisch zu nutzen, sind erst an der Wende vom 16. zum 17. Jh. dokumentiert.[1015] Einen wichtigen Anstoß stellte die Entdeckung des Blutkreislaufs (1652) durch *William Harvey* (1578-1657) und die Beschreibung des Kapillarsystems durch *Marcello Malpighi* (1628-1694) dar. Damit war die anatomische Grundlage für zwei neue therapeutische Verfahren gegeben: die intravenöse Injektion von Medikamenten (»chirurgia infusoria« nach *L. Heister*, 1718) und die Transfusion von Blut (»chirurgia transfusoria«). Die neuen Behandlungsmöglichkeiten wurden zunächst

---

[1012] Durst 1994, 370-371. Müller M. 1994, 230-232. Jakschik und Hirner 2004, 576-579 und 651.
[1013] Meade 1968, 94.
[1014] Unschuld 2003a, 105 und 143-144.
[1015] Meade 1968, 94-95. *Hieronimus Cardanus* (1505-1576), *Magnus Pegelius* (+ 1593), *Libavius* (1546-1616), *F. Folli* (1680).

im Tierversuch – nicht nur von Ärzten – erprobt und ihre praktische Durchführbarkeit bewiesen[(*Robert Boyle* (1627-1691), *Christopher Wren* (1632-1723), *Richard Lower* (1636-1691), *Jean Baptiste Denis* (1625-1704)]. Die erste er-folgreiche Bluttransfusion am Menschen unternahm *Denis*, der als Leibarzt *Ludwigs XIV.* hohes Ansehen genoß. 1667 übertrug er einem 16-jährigen Jungen das Blut eines Schafes (xenogene Transfusion)[1016], um dessen Anämie zu kurieren. Im folgenden Jahr soll *Matthäus Gottfried Purmann* (1649-1711) die erste allogene Transfusion am Menschen ausgeführt haben. Nachdem er einen Spender zur Ader gelassen hatte, wurde das Blut angeblich mit Hilfe eines Katheters in die Vene des Patienten gebracht (nach *Mumford* 1910). In seinem »Buch der Wund-Artzney« (1692) ist allerdings nur die Darstellung einer Blutübertragung vom Schaf auf den Menschen zu finden. Auch in anderen Lehrbüchern der Zeit finden sich ausschließlich Abbildungen xenogener Transfusionen (*Scultetus* 1693). Wegen der hohen Komplikationsrate wurde die neue Methode bald schon wieder verlassen. Erst zu Beginn des 19. Jh. wurde sie –unter anderen Vorzeichen- wieder aufgenommen.[1017]

Allen bisherigen Versuchen war gemeinsam, dass das Blut auf der Grundlage der Humoralpathologie zum Zweck des Säfteausgleichs eingesetzt wurde. Eindeutige Bemühungen mit der Zielsetzung eines Volumenersatzes stellen erst die Tierexperimente von *J.L. Prevost* (1790-1850) und *J.B. Dumas* (1800-1884) Anfang des 19. Jh. dar.[1018] Die erste belegte allogene Bluttransfusion führte der englische Arzt *James Blundell* (1790-1877) durch. Als Professor für Physiologie hatte er sich eingehend mit der Problematik auseinandergesetzt und in mehreren Tierversuchen nachgewiesen, dass xenogene Transfusionen wesentlich häufiger zum Tod führten, während Transfusionen unter der gleichen Spezies i. a. gut toleriert wurden. Daraus folgerte er, dass tierisches Blut für den Menschen kontraindiziert sei. Schon wenig später wurden seine Erkenntnisse praktisch umgesetzt, als einem an einer Magenausgangsstenose leidenden Patienten 0,5 l Blut verschiedener Spender verabreicht wurde (1818). Die Therapie führte jedoch nur zu einer kurzzeitigen Besserung, bevor der Mann an Entkräftung verstarb. Die erste erfolgreiche allogene Transfusion von 0,4 l Blut gelang *Blundell* 1829 bei einer Patientin mit schwerer Postpartalblutung. Insgesamt führte er zehn Transfusionen durch, von denen vier komplikationslos verliefen (zwei der Patienten waren

---

[1016] Pschyrembel 1994, 1557. Definitionen zur Nomenklatur der genetischen Übereinstimmung: autogen (= autolog) Empfänger = Spender syngen (= isolog) genetisch identisch allogen (= homolog) genetisch different, selbe Spezies xenogen (= heterolog) verschiedene Spezies
[1017] Meade 1968, 95-97. Ackerknecht 1992, 79-81. Povacz 2000, 392-393.
[1018] Povacz 2000, 393.

schon vor der Transfusion durch den Blutverlust klinisch tot). Trotz des respektablen Ergebnisses fand das Verfahren nur wenige Nachahmer.[1019]

Als Alternative zur Bluttransfusion wurde Ende des 19. Jh. tierexperimentell ein Flüssigkeitsersatz durch Kochsalzlösungen (*Kronecker* 1879) erprobt, der wenige Jahre später auch beim Menschen erfolgreich eingesetzt wurde (*A. Landerer* 1881). Zur Zeit der Jahrhundertwende führten amerikanische Ärzte den Volumenersatz mit physiologischer NaCl-Lösung bereits routinemäßg durch.[1020] Da die Salzlösungen allerdings schnell in das Gewebe austraten, wurde durch Verwendung wasserbindender kolloidaler Lösungen (sog. Plasmaexpander) versucht, eine längere Verweildauer in der Blutbahn zu erreichen (*Morawitz, Bayliss, Delaunay*). Als geeignete Stoffe hierfür erwiesen sich später Polyvinyl-Pyrrolidone (*Hecht* und *Weese* 1943) und Gelatine mit Polysacchariden. Der Vorteil dieser künstlichen Volumenersatzmittel bestand neben den geringen Kosten v. a. in ihrer beliebigen Verfügbarkeit und Haltbarkeit. Zudem waren sie frei von den bei Bluttransfusionen immer wieder auftretenden Unverträglichkeitserscheinungen.[1021]

Hier brachte erst die Entdeckung der Blutgruppen (1900) durch *Karl Landsteiner* (1868-1943)[1022] den entscheidenden Durchbruch (zeitgleicher Nachweis durch den amerikanischen Arzt *S.G. Shattock*). Er wies erstmals darauf hin, dass die Interagglutination menschlicher Blutproben nicht eine pathologische Reaktion darstellt, sondern auf physiologischen Eigenschaften des Bluts beruht. Die Bestimmung verschiedener, makromolekularer Substanzen (Phospho- und Glykolipide, Phospho- und Gykoproteine) auf der Zellmembran der Erythrozyten (Blutgruppenantigene) führte zur Einteilung in vier Blutgruppen (AO, BO, AB, OO). Gleichzeitig stellte *Landsteiner* die Regel auf, dass im

---

[1019] Meade 1968, 97-98. Ackerknecht 1992, 167. *James Blundell*: »Observations on Transfusion of Blood«. Lancet 1829. 321-324.

[1020] Eckart 2000, 375.

[1021] Povacz 2000, 394.

[1022] Eckart 2001, 195-196. *Karl Landsteiner* (1868-1943) studierte in Wien (Promotion 1881). Sein besonderes Interesse galt der Chemie, deren Kenntnisse er auf mehreren Fortbildungsreisen (Würzburg, München, Zürich) vertiefte. Zunächst wandte er sich am Hygienischen Institut unter *Max von Gruber* (1853-1927) serologischen Studien zu. 1903 habilitierte er sich für pathologische Anatomie. Nach dem 1. Weltkrieg verließ er Wien, um seine Forschungstätigkeit zunächst in den Niederlanden, später am Rockefeller Institut in New York (seit 1929) fortzusetzen. Für die Entdeckung der Blutgruppen wurde er 1930 mit dem Nobelpreis ausgezeichnet. Publikationen u.a.: »Zur Kenntnis der antifermentativen, lytischen und agglutinierenden Wirkung des Blutserums und der Lymphe« (Zbl. Bakt. 1900. H.28. 357-362); »Agglutinable Factor in Human Blood recognized by Immune Sera for Rhesus Blood« (Proc. Soc. Exp. Biol. 1940. H.43. 233).

Serum eines Individuums nur das gegen die eigene Blutgruppe gerichtete Agglutinin (Antikörper) fehlt. Damit war als Ursache der bisherigen Komplikationen die Blutgruppeninkompatibilität erkannt und die theoretische Basis für eine gefahrlose Bluttransfusion geschaffen. Da es in einigen Fällen trotz Beachtung der neuen Erkenntnisse erneut zu Transfusionszwischenfällen kam, wurde nach weiteren spezifischen Faktoren im Blut gesucht. Nach Tierversuchen mit Rhesusaffen beschrieb *Landsteiner* schon als emeritierter Professor (zusammen mit *Wiener*, 1940) den sog. Rhesusfaktor; ein Blutgruppenantigen (Rh-Antigen-D), das bei 85 % der europäischen Bevölkerung ausgeprägt ist (Rh-positiv), während es bei den restlichen 15 % fehlt (Rh-negativ). Bei Rh-negativen Individuen kommt es nach Kontakt mit inkompatiblem Blut zur Ausbildung von Antikörpern gegen Rh-Antigene-D, was zu einer Agglutination des Bluts führt. Die neuen Erkenntnisse bedeuteten nicht nur für die Transfusionsmedizin, sondern auch für die serologische Schwangerschaftsvorsorge einen entscheidenden Fortschritt, da sie die Ursache des Morbus haemolyticus neonatorum (fetale Hämolyse durch Rh-Inkompatibilität) aufklärte.[1023] Die Entdeckung der Blutgruppen bedeutete für die Transfusionstherapie den entscheidenden Durchbruch. Anfangs wurde sie direkt von Vene zu Vene ausgeführt; aber auch die Verwendung von Leichenblut Frischverstorbener (*Yudin* 1932),[1024] bzw. die Reinfusion von Eigenblut bei intraabdominellen Massenblutungen wurden empfohlen (*J. Thies* 1914, *Lichtenstein* 1915, *Henschen* 1916, *Peise, Kreuter, Ranft* 1917, *Fieber* 1918).[1025]

Da menschliches Blut innerhalb weniger Minuten gerinnt (ca. 10 min.), stellten die Gerinnungshemmung und Blutkonservierung ernsthafte Probleme dar. Schon Ende des 19. Jh. hatte *Wilhelm Alexander Freund* gezeigt, dass die Blutgerinnung durch den Zusatz chemischer Antikoagulantien (Citrat) in vitro verhindert werden kann. Diese Methode wurde Anfang des 20. Jh. wiederaufgenommen und verfeinert. Der Brüsseler Arzt *A. Hustin* (1914) und die Amerikaner *R. Lewisohn* und *R. Weil* (1915) überprüften das ideale Mischungsverhältnis (0,2 g Citrat auf 0,1 l Blut). Die Blutkonservierung wurde durch Zuckerzusatz (*P. Rous, J.R. Turner* 1916) oder durch Eiskühlung erreicht. Damit konnten bereits Ende der 30-Jahre die ersten Blutbanken angelegt werden (1937 Chicago), sodass während des 2. Welt-kriegs die Transfusion von Konservenblut erstmals routinemäßig durchgeführt werden konnte.[1026]

[1023] Meade 1968, 99. Ackerknecht 1992, 167. Pschyrembel 1994, 200-201, 991, 1330-1331.
[1024] Eckart 2000, 375.
[1025] Henschen 1916, 201-208. Fieber 1918, 413-416.
[1026] Henschen 1916, 206-208. Meade 1968, 100-101. Eckart 2000, 375.

Visceralchirurgie

Tabelle 13: Zur Geschichte der Bluttransfusion

Zeit	Autor	Therapeutische Neuerung
17. Jh.	R. Boyle R. Lower	Bluttransfusion im Tierversuch (zum Säfteausgleich)
1667	J.B. Denis	Xenogene Bluttransfusion
19. Jh. 1821	J. Prevost J. Dumas	Bluttransfusion im Tierversuch (zum Volumenersatz)
1829	J. Blundell	Allogene Bluttransfusion
1879	Kronecker	Kristalloide Lösungen im Tierversuch
1881	A. Landerer	" beim Mensch
1890	W.A. Freund	Gerinnungshemmung mit Citrat in vitro
20. Jh. 1900	K. Landsteiner	Entdeckung der ABO-Blutgruppen
1914	A. Hustin R. Lewisohn	Gerinnungshemmung mit Citrat in vivo
1916	P. Rous u. a.	Blutkonservierung
1940	K. Landsteiner	Entdeckung des Rhesusfaktor
1943	Hecht, Weese	Kolloidale Lösungen
~1940		Blutbanken
~1940		Konservenblut

Heute werden zur Volumensubstitution eingesetzt:

- kristalloide Lösungen (z. B. isotone Elektrolytlösung)
- kolloidale Lösungen (z. B. Dextran, Hydroxyäthylstärke, Gelatine)
- Blut- und Blutderivate (Erythrozytenkonzentrate, Frischplasma, Humanalbumin, Plasmaproteinlösungen).

Flüssigkeitsverluste bis zu 30 % können dabei mit kristalloiden/kolloidalen Lösungen ausgeglichen werden; bei größeren Verlusten muß zusätzlich Blut transfundiert werden.[1027] Tab. 13 gibt einen Überblick über die wichtigsten Schritte auf dem Weg zum therapeutischen Einsatz der Bluttransfusion.

3.1.3. Bewertung des Beitrag Lang zur Milzexstirpation

»*Das schwere und eindrucksvolle Krankheitsbild einer Milzruptur zwingt zu sofortigem chirurgischen Eingreifen. Es kommt darauf an, die profuse Blutung in den freien Bauchraum auf dem schnellsten und schonendsten Wege zuverlässig und endgültig zu stillen, um das äußerst bedrohte Leben*

[1027] von Spiegel und Rose 2004, 188-189.

des Patienten zu retten.«[1028] Dieses Zitat aus einem der Standardlehrbücher der Zeit lenkt den Blick auf den entscheidenden Punkt bei der Therapie der Milzruptur, bei der es sich immer um einen Notfalleingriff handelt.

Lang führte im Fall eines kompletten Milzdurchrisses im Hilusbereich eine Milzexstirpation mit Reinfusion eines Großteils des in die Bauchhöhle ausgetretenen Blutes durch. Wenn wir die Behandlungsweise *Langs* beurteilen wollen, stellen sich im wesentlichen zwei Fragen:

- hätte das Organ auch erhalten werden können?
- war die Autotransfusion des Blutes tatsächlich notwendig?

Wenden wir uns zunächst der ersten Frage zu. Wie in Kap. III. 3.1.2.3. ausführlich dargestellt hatte sich die Splenektomie, nachdem sie O. *Riegner* erstmals bei einer subcutanen Milzverletzung zur Anwendung gebracht hatte, in der ersten Hälfte des 20. Jh. bei diesem Krankheitsbild als die bevorzugte Methode durchgesetzt. Die organerhaltende Therapie wurde dagegen – i.e.L. aus Gründen der unsicheren Blutstillung – weitgehend abgelehnt. Dies belegen sowohl die Behandlungsempfehlungen der Lehrbücher, als auch die zeitgenössischen Publikationen in der Fachpresse. So ist in der 3. Auflage der Chirurgischen Operationslehre von *Bier, Braun und Kümmel* (1920) bei der Besprechung der subcutanen Milzruptur zu lesen: »*Für viele Risse mit schwerer Blutung bleibt die Splenektomie die Methode der Wahl.*« Nur bei einem oberflächlichen Einriß oder dem Abriß kleiner Teilstücke wurde die einfache Naht, bzw. Resektion empfohlen.[1029] In der 7. Auflage desselben Lehrbuchs aus dem Jahr 1955 hatte sich diezgl. noch nichts geändert, wenn es heißt: »*...fast immer wird man sich zur Splenektomie entschließen. ... Alle konservativen Eingriffe bannen niemals mit Sicherheit das drohende Gespenst schwerer Nachblutungen und sollten auf seltene Fälle beschränkt bleiben.*«[1030] Noch deutlicher sprach sich *Ritter* (1940) in seinem Buch der Notfallchirurgie aus: »*alle konservativen Maßnahmen sind unsicher und unbefriedigend.*«[1031]

Auch im anglo-amerikanischen Sprachraum war diese Meinung zu dieser Zeit vorherrschend. In einer zusammenfassenden Darstellung der Splenektomie äußerte Captain *H.L. Pugh* in Bezug auf die Organentfernung explizit: »*in case of rupture there is virtually no alternative.*«[1032] Die großzügige Einstellung gegenüber der Radikaloperation wurde mit der allgemein vorherr-

---

[1028] Heyn 1955, 623. In: Chirurgische Operationslehre. Bd. IV. Die Operationen am Bauch. Hrsg. von Fischer, Gohrbandt und Sauerbruch. Leipzig 1955.
[1029] Körte 1920, 603.
[1030] Heyn 1955, 624-625.
[1031] Ritter 1940, 219.
[1032] Pugh 1946, 220.

schenden Meinung begründet, dass die Milz pathologisch mehr Bedeutung habe als physiolo-gisch (*W. J. Mayo* 1929).[1033] Auch bei einem wesentlich geringeren Ausmaß an Verletzungen (verglichen mit *Langs* Fall) sah man zu dieser Zeit die Splenektomie als gerechtfertigt an. So führte *Gustav Ranft* sie bei einem Durchriß des oberen Milzpols aus,[1034] *Rudolf Bumm* bei einem konvexseitigen Längsriß.[1035] *Langs* Vorgehensweise war also durchaus zeitgemäß und sicherheitsbetont, wie ein letztes Zitat belegen soll: »*Die sicherste Behandlung der Milzruptur besteht in der Entfernung des Organs, da den konservativen Verfahren zu große Gefahren anhaften*« (aus einem Referat über die chirurgischen Milzerkrankungen von *Th. Naegeli* 1934).[1036]

Obwohl die operative Vorgehensweise in der zweiten Hälfte des 20. Jh. wesentlich restriktiver wurde, wird auch heute ab einem bestimmten Verletzungsausmaß (Hilusabriß, Fragmentierung) wegen der Gefahr einer Nachblutung i. d. R. die Milz im Ganzen entfernt.[1037] In dieser Hinsicht kann *Langs* Fall (Querriß im Hilusbereich) auch heute noch als eine Indikation zur Splenektomie angesehen werden.

Den ausschlaggebenden Grund zur Veröffentlichung seines Beitrags sah *Lang* darin, die lebensrettende Wirkung der Reinfusion von über 1 l Eigenblut hervorzuheben. *Langs* Patient hatte durch die intraabdominelle Blutung ca. 2 l Blut und damit 40 % der gesamten Blutmenge verloren. Nach heute gültiger Meinung ist ein Blutverlust von über 40 % mit dem Leben nicht vereinbar.[1038] Aber auch schon bei geringeren Flüssigkeitsverlusten von 1 l Blut (ab 20 %) kann es zu einem Volumenmangelschock mit einer Letalität von 5-10 % kommen.[1039] Die Volumensubstitution stellte somit sicherlich einen entscheidenden Faktor für das Überleben des Patienten dar. Heute wird bei einem Blutverlust von über 30 % – neben dem Einsatz von kristallinen/kolloidalen Lösungen – ein zusätzlicher Ausgleich mit Vollblut für notwendig erachtet.[1040] Daher ist mit hoher Wahrscheinlichkeit anzunehmen, dass bei *Langs* Patient eine alleinige Substitution mit physiologischer Kochsalzlösung nicht ausreichend gewesen wäre, sodass es gerechtfertigt erscheint, die Autotransfusion in diesem Fall als lebensrettend zu bezeichnen.

Erhärtet wird diese Annahme durch einen Bericht von *K. Henschen* aus

---

[1033] Pugh 1946, 221. »*It is in no wise apparent that splenectomy makes any difference to the welfare of the individual.*«
[1034] Ranft 1917, 1019-1020.
[1035] Bumm 1931, 1314-1316.
[1036] Naegeli 1934, 617.
[1037] Jakschik und Hirner 2004, 577-579.
[1038] von Spiegel und Rose 2004, 188.
[1039] Müller M. 1994, 54-55.
[1040] von Spiegel und Rose 2004, 188.

dem Jahr 1916. Dieser hatte einen Patienten mit Milzruptur trotz Infusion von physiologischer Kochsalzlösung durch den schweren primären Blutverlust verloren. Dies brachte ihn auf den Gedanken die Reinfusion des körpereigenen Blutes aus der Bauchhöhle therapeutisch einzusetzen. Bei der Suche nach entprechenden Vorbildern fand *Henschen* eine praktische Anwendung der Autotransfusion nur im gynäkologischen Bereich dokumentiert (*J. Thies* 1914, *Lichtenstein* 1915: rupturierte Tubargravidität und Uterusruptur) und empfahl deren künftigen Einsatz bei allen Massenblutungen in Brust- und Bauchhöhle (Lungen-, Leber-, Milzruptur) bei einem Verlust ab 2 l Blut. Gleichzeitig wies er auf den Vorteil hin, dass mit diesem Verfahren im Gegensatz zur NaCl-Lösung nicht nur Volumen, sondern auch rote Blutkörperchen und Schutzstoffe aus dem Serum ersetzt würden. Im Unterschied zu *Lang*, der zum Zurückhalten des geronnenen Blutes ein Sieb verwendete, empfahl *Henschen* die Filtration durch ein Gazenetz. Den Zusatz von Citrat hielt er nicht unbedingt für erforderlich.[1041] Schon ein Jahr darauf wurde die Idee der Autotransfusion zuerst bei einer Ruptur der Leber (*Peiser* 1917, *Kreuter* 1917), dann von *Gustav Ranft* bei Milzruptur infolge eines Bauchschusses (1917) praktisch umgesetzt. Im letzten Fall konnte der Blutverlust durch Rückinfusion von 0,3 l Eigenblut und einem zusätzlichen rektalen Kochsalz-Einlauf von 2 l ausgeglichen werden. Unter den primitiven Bedingungen eines Feldlazaretts hatte *Ranft* das Blut nur mit sterilen Tüchern aus der Bauchhöhle getupft und über einer mit Mull bedeckten Schale ausgedrückt.[1042] Ein weiterer Bericht einer erfolgreichen Eigenbluttransfusion aus der Zeit des 1. Weltkriegs stammt von *Egon Fieber* (1918). Er konnte einem 19-jährigen Artilleristen, dem durch einen Granatschuß die Milz zerrissen worden war, durch Injektion von über 1 l Blut aus der Bauchhöhle das Leben erhalten. Ausdrücklich wies *Fieber* darauf hin, dass die Keimfreiheit des verwendeten Blutes Voraussetzung für die Reinfusion sei. Aus diesem Grund müsse eine Mitverletzung des Verdauungstraktes und damit eine Kontamination des Blutes vorher mit Sicherheit ausgeschlossen werden.[1043] Die Vorteile dieser Methode wurden bald anerkannt, sodass sie bereits in den Lehrbüchern von 1920 und 1930 als Möglichkeit des Blutersatzes neben der NaCl-Infusion zur Disposition gestellt wurden.[1044] Auch im amerikanischen und englischen Sprachraum war die Methode der Reinfusion bekannt und wurde für ausgewählte Fälle von Milzruptur empfohlen (*Dretzka* 1930, *Maingot* 1934).[1045]

[1041] Henschen 1916, 201-208.
[1042] Ranft 1917, 1019-1020.
[1043] Fieber 1918, 413-416.
[1044] Körte 1920, 603. Hirschfeld und Mühsam 1930, 78.
[1045] Dretzka 1930, 258-261. Maingot 1934, 62-66.

Mit dem Ausbau der Blutransfusion zu einer sicheren Methode und der Anlage von Blutbanken mit histokompatiblem Konservenblut für die einzelnen Blutgruppen (s. III. 3.1.2.4.), verlor die Autotransfusion an Bedeutung und war schon Mitte der 50-Jahre des 20. Jh. obsolet.[1046] Unter Berücksichtigung dieser Tatsache kann festgestellt werden, dass die Arbeit *Langs* in dieser Hinsicht zum Zeitpunkt der Drucklegung bereits überholt war, sicher mitbedingt durch die Verzögerung der Publikation wegen der politischen Umstände. Vermutlich verfügte das in der Provinz gelegene Krankenhaus Elbogen in der Nachkriegszeit (1946) noch über kein Konservenblut, sodass *Lang* auf die Autotransfusion als einzige Möglichkeit zürückgreifen mußte, um den schweren Volumenmangel auszugleichen. Heute wäre ein Einsatz der Autotransfusion nur noch in Notfällen abseits der Zivilisation denkbar. Obwohl die Therapie *Langs* in Teilen also als überholt angesehen werden muß, ist sein Beitrag wegen der Schwere und Seltenheit des Krankheitsbildes[1047] auch heute noch von medizinhistorischem Interesse.

[1046] Heyn 1955, 624-625.
[1047] Hirschfeld und Mühsam 1930, 70. Maingot 1934, 265.

3.2. Invaginationsileus

3.2.1. Beitrag Lang: Invagination mit besonderer Berücksichtigung der Ileozökalinvagination (1951)

Wenige Wochen nach *Langs* Artikel über die Milzexstirpation erschien im gleichen Fachorgan (Zentralblatt für Chirurgie) eine Publikation zum Thema der Invagination, die von ihrem Umfang her die ausführlichste medizinische Schrift *Langs* darstellt.[1048] Wie schon bei der vorhergehenden Arbeit nahm er die praktischen Beispiele aus dem Patientengut, das er als Chefarzt des Elbogener Kreiskrankenhauses betreut hatte. Sie bezogen sich damit auf einen Zeitraum, der der Veröffentlichung um etliche Jahre voranging (1942-1946). Anhand von fünf Fallberichten des im Erwachsenenalter relativ seltenen Krankheitsbildes entwickelte *Lang* unter Einbeziehung der gängigen Einteilungsprinzipien der Invagination im allgemeinen ein eigenes Schema für die Ileozökalinvagination im besonderen. Bei den Patienten handelte es sich in der Mehrzahl um körperlich tätige Arbeiter (Landwirt, Eisendreher, Porzellanschmelzer), neben einer Hausfrau und einem Schüler. In vier der Fälle deuteten die Symptome auf eine akute Appendicitis, weshalb die sofortige explorative Laparotomie unter Anwendung des rechten Pararektalschnitts (am Außenrand der Rectusscheide) erfolgte. Im Operationssitus konnte als Ursache der Beschwerden jeweils eine Invagination im Bereich der Ileozökalklappe nachgewiesen werden (einmal isolierte Haustreninvagination), deren Reposition mit Hilfe des *Hutchinson'schen* Handgriffs problemlos gelang. In keinem der Fälle konnte ein anatomisches Substrat als auslösendes Moment gefunden werden (spontane Invagination), abgesehen von einem abnorm langen Mesenterium, bzw. einem Caecum mobile. Die Appendektomie wurde nicht nur bei Vorliegen entzündlicher Veränderungen, sondern auch bei reizlosem Zustand zum Zwecke der Rezidivprophylaxe ausgeführt. Im Falle der Haustrozökalinvagination wurde als weitere vorbeugende Maßnahme eine Fixation der Haustren an den benachbarten Tänien angeschlossen. Abweichend von den vier akuten Krankheitsbildern zeigte eine Zökozökalinvagination bei einer 66-jährigen Hausfrau einen chronischen Verlauf über mehrere Monate. Zur Abklärung eines Abdominaltumors war sie in das Krankenhaus eingewiesen worden. Aus Gründen der besseren Übersicht

---

[1048] Lang 1951c, 1450-1460.

wurde der Bauchraum mittels eines Medianschnitts eröffnet. Die kindskopfgroße Ileozökalinvaginationsgeschwulst war mit der Umgebung verwachsen. Da eine Desinvagination unter diesen Umständen ausgeschlossen war, führte *Lang* eine ausgedehnte Resektion des betroffenen Darmabschnitts durch. Der histopathologische Befund lieferte den Nachweis eines walnußgroßen Zylinderzellkarzinoms der Zökalschleimhaut als Auslöser der Invagination (mechanisch bedingte Invagination). Die Patientin verstarb wenige Monate später an ihrem Grundleiden. Nach der Schilderung der eigenen Fälle fasste *Lang* in einem kurzen Abriß die wegweisenden Symptome zusammen. Dabei wies er insbesondere darauf hin, dass spontane Invaginationen zumeist akut aufträten, während anatomisch bedingte Invaginationen chronisch verliefen und differentialdiagnostisch oft schwierig abzugrenzen seien.

Im Anschluß folgt eine kritische Beurteilung der möglichen therapeutischen Optionen:

- manuelle Desinvagination mittels *Huchinson'schem* Handgriff (reponible Fälle)
- Resektion (bei irreponiblen Fällen und Vorliegen anatomischer Ursachen)
- Fixation an Tänien (bei Haustreninvagination)
- Kolopexie (bei abnorm beweglichem Mesenterium)
- Resektion des Invaginats (als zu radikale Vorgehensweise von *Lang* abgelehnt)
- Zweizeitige Resektion mit Anlage einer Umgehungsanostomose, bzw. eines Anus praeternaturalis (in Ausnahmefällen bei stark herabgesetztem Allgmeinzustand).

Im Gegensatz zu den operativen Methoden sah *Lang* den Einsatzbereich konservativer Verfahren (Kontrastmittel-Einlauf) nur auf ausgewählte Fälle begrenzt, bei denen Adhäsionen und gangränöse Darmwandschäden ausgeschlossen werden könnten.

Bevor *Lang* sein Einteilungsschema ausführte, ging er auf die unterschiedlichen Theorien zur Entstehungsweise der Invagination ein. Bei der Invaginatio spasmodica führt ein Reiz (funktioneller oder mechanischer Art) zu einem umschriebenen Spasmus der Ringmuskulatur, wodurch sich der distale Darmabschnitt über den proximalen stülpt. Dagegen erklärte *Lang* die isolierte Einstülpung eines Haustrums mit einer vom Darmlumen ausgehenden Saug-wirkung. Bei der Invaginatio paralytica, wie sie bei agonalen Zuständen beobachtet wird, kommt es dagegen zu einer Lähmung eines oder mehrerer Darmabschnitte, wodurch diese Form der Invagination oft an multiplen Stellen auftritt.

Aus den bisher erläuterten praktischen und theoretischen Überlegungen wurde deutlich, dass ein Einteilungsschema der Invagination, wenn es die Vielschichtigkeit der Problematik wahrnehmen wollte, mehrere Gesichtspunkte berücksichtigen musste. Den gängigen Einteilungsprinzipien folgend[1049] konnte eine Invagination unterschieden werden nach:

- der Lokalisation:
  - Invaginatio enterica (Einscheidung von Dünn- in Dünndarm)
  - Invaginatio ileocoecalis (« Dünn- in Dickdarm)
  - Invaginatio colica (« Dick- in Dickdarm)
- dem Verlauf: akut/chronisch
- der Richtung:
  - isoperistaltisch (deszendierend, anterograd)
  - antiperistaltisch (aszendierend, retrograd)
- der Ätiologie:
  - spontan (funktionell)
  - mechanisch (anatomische Ursache)

Dem fügte *Lang* als weitere Differenzierungsmöglichkeit eine Einteilung hinzu, nach der die häufigste Form (Ileozökalinvagination) unterschieden werden konnte – nach dem Darmabschnitt, welcher die Spitze (Apex) des Invaginats bildet:

- Apex bestehend aus Ileum
- Apex bestehend aus Zökum

- Invaginatio ileocaecalis sensu strictori
- Zökozökalinvagination
- Invagination einzelner Haustren
- Haustrozökalinvagination.

Zum Abschluß ging *Lang* noch auf epidemiologische Daten zur Häufigkeit der Invagination in den verschiedenen Altersgruppen (Kinder 90-95%, Erw. 5-10%) und hinsichtlich ätiologischer Faktoren ein. Danach waren als anatomisches Korrelat im Erwachsenenalter in 60% der Fälle Tumoren (in der Mehrzahl benigner Art) auszumachen, während Ulcera, Mukozelen etc. seltene Ursachen darstellten. Im Vergleich zu den in einem großen amerikanischen Krankenhaus beobachteten Fällen von Invagination Erwachsener, ergab sich ein zehnmal häufigeres Auftreten während des 2. Weltkriegs bei den von *Lang* behandelten Patienten (New York Hospital: 4 Invaginationen auf 180.000 Aufnahmen in der Zeit von 1935-1945; Krankenh. Elbogen: 4 Invaginationen auf 18.000 Aufnahmen in der Zeit von 1940-1946).

Lang machte dafür die schlackenreiche Kost der Kriegsjahre verantwortlich, die seiner Meinung nach eine Saugwirkung im Darmlumen verstärkte.

[1049] Wilms 1906, 651-662.

Obwohl die Invagination bei Erwachsenen ein relativ seltenes Ereignis darstellt, müsse sie beim Auftreten eines akuten Abdomens immer in die differentialdignostische Überlegung miteinbezogen werden, da sie einem nicht unerheblichen Teil des gefürchteten Krankheitsbildes des Ileus zugrundeläge.

3.2.2. Das Krankheitsbild der Invagination
3.2.2.1. Definition von Ileus und Invagination
Anatomische Grundlagen
Zum Verständnis der verschiedenen Einteilungsschemata ist eine etwas ausführlichere Erklärung der anatomischen Strukturen notwendig. Eine Invagination kann an jeder Stelle des Darms auftreten. Dieser unterteilt sich in Dünndarm = Intestinum tenue (tenuis = *lat.* dünn, zart) und Dickdarm = Intestinum crassum (crassus = *lat.* dick, grob), die sich in folgende Abschnitte aufgliedern (s. Abb. 20a):

- Dünndarm
    - Duodenum = Zwölffingerdarm (duodeni = *lat.* je zwölf; dodeka daktylon = *gr.* zwölf Finger)
    - Jejunum = Leerdarm (iejunus = *lat.* nüchtern, mager)
    - Ileum = Krummdarm (ileum = *gr.* Krummdarm)
- Dickdarm
    - Caecum = Blinddarm (caecus = *lat.* blind) mit Appendix vermiformis
    - Colon = Grimmdarm bestehend aus Colon ascendens (aufsteigender Teil)
    Colon transversum (Quercolon)
    Colon descendens (absteigender Teil)
    Colon sigmoideum (sigma = *gr.* S)
    - Rectum = Mastdarm (rectus = *lat.* gerade).

Dünn- und Dickdarm unterscheiden sich wesentlich in ihrem Aufbau. Der Dünndarm erscheint makroskopisch von außen glatt. Sein Innenrelief zeichnet sich durch zirkuläre Schleimhautfalten (*Kerckring'sche* Falten)[1050] und Darmzotten (villi intestinales) aus, die ihm ein samtartiges Aussehen verleihen. Die Lymphphollikel stehen im Jejunum vereinzelt (Folliculi lymphatici solitarii), während sie sich im Ileum zu Haufen sammeln (Folliculi lymphatici aggregati = *Peyer'sche* Plaques).[1051] Während das Duodenum fest an die hintere Bauchwand geheftet ist, sind Jejunum und Ileum frei in der Bauchhöhle beweglich.

[1050] Pschyrembel 1994, 774. *Theodor Kerckring* (1640-1693), Anatom (Amsterdam, Hamburg).
[1051] Pschyrembel 1994, 1179. *Johann. K. Peyer* (1653-1712), Anatom (Schaffhausen).

Bei 1-3 % der Menschen findet sich ca. 80 cm oberhalb der Einmündung in das Caecum eine 2-10 cm lange Ausstülpung des Ileum (sog. *Meckel'sches* Divertikel),[1052] bei dem es sich um einen Rest des embryonalen Dottergangs (Ductus omphalo-entericus) handelt. Als Auslöser einer Invagination werden wir ihm später noch begegnen. Der Dünndarm mündet seitlich in den Dickdarm an der valva ileocaecalis = valvula coli (*Bauhin'sche* Klappe),[1053] sodass jenseits der Einmündungsstelle ein blindes Ende entsteht, der Blinddarm (s. Abb. 20b).

Abb. 20: Zur Anatomie des Darms[1054]

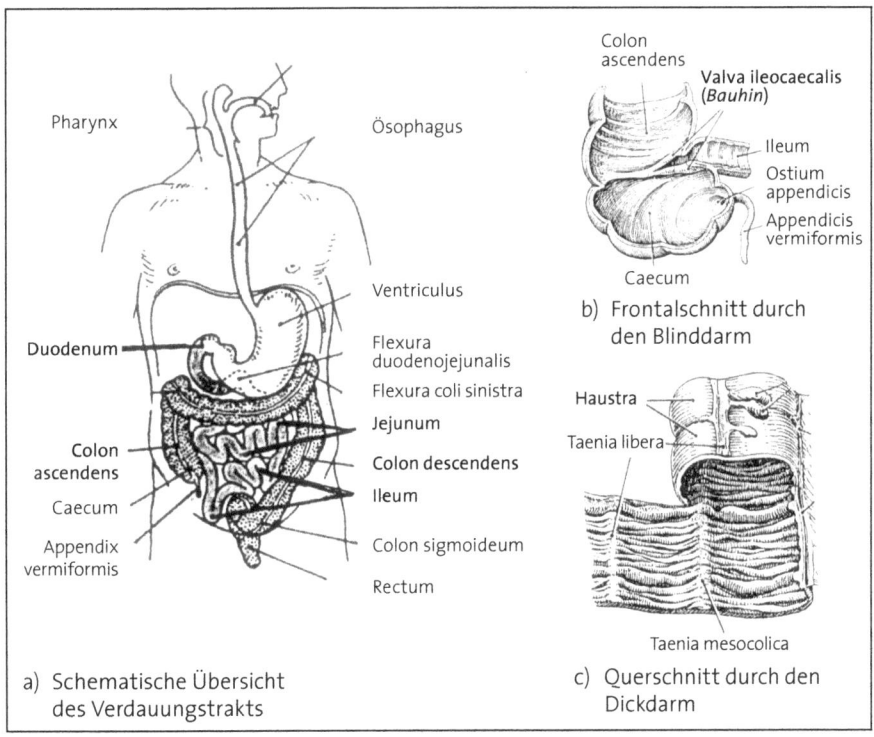

a) Schematische Übersicht des Verdauungstrakts

b) Frontalschnitt durch den Blinddarm

c) Querschnitt durch den Dickdarm

Der Dickdarm unterscheidet sich vom Dünndarm durch sein weiteres Kaliber und seine gewölbte Oberfläche. Diese kommt dadurch zustande, dass die Längsmuskelschicht in drei Längsbändern gebündelt über die ganze

---

[1052] Pschyrembel 1994, 948. *Johann F. Meckel* (1781-1833), Anatom und Chirurg (Halle).
[1053] Pschyrembel 1994, 164. *Caspar Bauhin* (1560-1624), Anatom (Basel).
[1054] Voss und Herrlinger Bd. II 1957, 40, 90-91.

Länge des Darms verläuft (Taenia coli, taenia = *lat.* Band) und sich die zwischen den Taenien liegende dünnere Darmschicht durch Einschnürungen der Ringmuskulatur vorwölbt. Diese Ausbuchtungen werden als Haustren bezeichnet (haustrum = *lat.* Schöpfeimer). Die Einschnürungen der Ringmuskulatur sind im Inneren des Darmlumens als halbmondförmige Falten (plicae semilunares) zu erkennen. Darüberhinaus ist der gesamte Dickdarm von serösen Fettläppchen (Appendices epiploicae, epiploon = *gr.* das große Netz) überzogen, die am reichlichsten dem Sigmoid angeheftet sind. Nur die intraperitoneal gelegenen Darmabschnitte sind voll beweglich (Pars superior des Duodenums, Jejunum, Ileum, Caecum liberum, Colon transversum, und Colon sigmoideum), während die übrigen Teile durch ihre retroperitoneale Lage der hinteren Bauchwand anheften (s. Abb 20c).

Die Gefäße zur Blutversorgung des Darms verlaufen im Mesenterium, das von den beiden Blättern des Bauchfells gebildet wird. Durch das Mesenterium werden die Gedärme gleichzeitig an der Rückwand des Bauchhöhle befestigt.[1055]

Ileus

Zur Zeit der Antike und des Mittelalters war der Begriff der Invagination unbekannt. Erst im 16. Jh. wurde der anatomische Nachweis einer Invagination erbracht. Bis dahin bezeichnete der Begriff des »Ileus« ein Krankheitsbild, hinter dem sich – neben vielen anderen Ursachen – auch die Invagination verbarg.[1056] Der Name »Ileus« (eileos = *gr.* Darmverschluß; eilein = *gr.* zusammendrängen, einschließen) ist ein Sammelbegriff für alle Krankheiten des Darmes, die mit Störungen der Darmfunktion oder Darmpassage einhergehen und zu einem inkompletten oder kompletten Verschluß des Darmlumens führen. Nach der Pathogenese lassen sich verschiedene Arten unterscheiden, deren scharfe Trennung zwar das theoretische Verständnis erleichtert, aber nur mit Einschränkung auf die Praxis übertragbar ist, da auch Mischformen vorkommen.[1057] Unter dieser Prämisse lässt sich der Ileus wie in Tab. 14 dargestellt einteilen. Ohne Behandlung geht ein mechanischer Ileus früher oder später in einen paralytischen Ileus über. Die Symptome können je nach Ursache akut beginnen oder langsam zunehmen (Subileus) und äußern sich je nach Höhe der Lokalisation in kolikartigen Leibschmerzen, Übelkeit, Erbrechen, Meteorismus mit Stuhl- und Windverhalt, evtl. galligfäkulentem Erbrechen.

[1055] Voss und Herrlinger Bd. II 1957, 39-58. Sobotta und Becher Bd. II, 59-69.
[1056] Wilms 1906, 2-6.
[1057] Kümmerle 1963, 277.

Tabelle 14: Einteilung des Ileus [1058]

Form	Etymologie *lat./gr.*	Bedeutung	Ursachen
I. Mechanischer Ileus			
1. Okklusion / Obstruktion	occludere = verschließen obstruere = vorbauen		
a) Obturation	obturare = verstopfen	Verstopfung des Darmrohrs von innen	Invagination Fremdkörper Gallenstein
b) Kompression	compressare = zus.drücken	Verstopfung des Darmrohrs von außen	Tumor Adhäsion Hernie Volvulus
c) Striktur	stringere = zs.schnüren	Verengung des Darmrohrs durch pathologische Darmprozesse	Atresie Stenose Entzündung Tumor
2. Strangulation	strangulare = erdrosseln	Zirkulationsstörung (Mesenterialbeteiligung)	Inkarz.Hern. Volvulus Invagination
II. Funktioneller Ileus			
1. Paralytischer	paralyein = lähmen	Lähmung der Darmmotilität	entzündlich vaskulär metabolisch toxisch
2. Spastischer	spasmos = Krampf	Dauerkontraktion der Darmmuskulatur	metabolisch infektiös toxisch

Die Diagnostik umfasst neben der Inspektion (Operationsnarben) und Palpation (Darmsteifung, Tumor, Abwehrspannung), die Auskultation (Darmgeräusche) und rektal-digitale Untersuchung (Blutabgang). In der bildgebenden Diagnostik werden – neben der Sonographie – zur Höhenlokalisation röntgenologische Verfahren eingesetzt: Abdomenübersichtsaufnahme (geblähte Darmschlingen, Flüssigkeitsspiegel) und Kontrastmitteleinlauf (Füllungsdefekte).

Bei mechanischem Ileus ist die Therapie i. d. R. operativ: Laparotomie und Wiederherstellung der Passage, wenn nötig Resektion mit Anlage einer End-zu-End-Anastomose des Darmes. In seltenen Fällen gelingt die Heilung durch einen rektalen Darmeinlauf. Bei paralytischem Ileus kommen vorzugsweise konservative Verfahren zum Einsatz. Neben Ruhigstellung des Darmtrakts durch Ableitung des Darminhalts (Magensonde) und Nahrungskarenz, wer-

---

[1058] Kümmerle 1963, 276. Müller M. 1994, 190-191.

Visceralchirugie

den peristaltikanregende Medikamente (Cholinesterasehemmer, Sympatholytika) und Darmeinläufe angewandt. Durch die bestehende Schockgefahr hat der Ileus mit einer Gesamtletalität von 10-25 % trotz intensivmedizinischer Maßnahmen immer noch eine ungünstige Prognose. Unbehandelt liegt die Letalität bei nahezu 100 %.[1059] Im Folgenden soll uns der Ileus nur insofern interessieren, als er im Zusammenhang mit der Invagination steht, auf die wir unser Augenmerk ausschließlich konzentrieren wollen.

Invagination

Unter einer Invagination[1060] = Einscheidung (in = *lat.* in…hinein; vagina = *lat.* Scheide, Hülse) versteht man die Einstülpung eines Darmabschnitts in das Lumen des anschließenden (meist distalen) Darmabschnitts. Der eingestülpte Darmteil wird als Invaginat/Intussuszeptum, der aufnehmende Darmteil als Invaginans/Intussuszipiens bezeichnet. Durch die peristaltischen Wellen schiebt sich die Scheide immer weiter über das Invaginat, sodass auf diese Weise Passagehindernisse von großen Ausmaßen entstehen können.

Abb. 21: Einteilung der Invagination[1061]

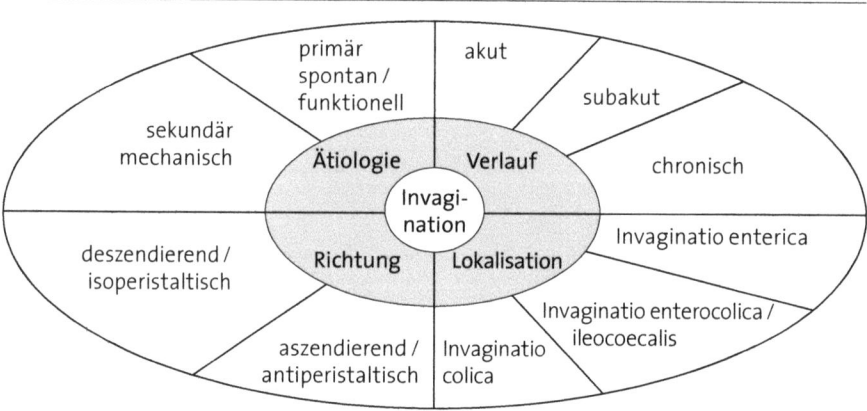

[1059] Müller M. 1994, 190-193. Pschyrembel 1994, 702. Kalff und Hirner 2004, 643-647.

[1060] Schloffer 1911, 21-25. In der medizinischen Terminologie wurde der Ausdruck »Invagination« vom Beginn des 18. Jh. bis in die erste Hälfte des 19. Jh. auch für eine spezielle Technik der Darmvereinigung verwendet, bei der die angrenzenden Darmabschnitte ineinandergeschoben wurden, um bei Querdurchtrennung die Anostomose zu stabilisieren (*Ramdohr* 1727, *Chopart* 1779, *Desault* 1779, *Bell* 1787).

[1061] Wilms 1906, 651-662. Kümmerle 1963, 357-359. Pschyrembel 1994, 378.

Das Darmstück, von dem die Invagination ihren Ausgang nimmt, imponiert als Spitze/Apex des eingestülpten Teils; der Übergang vom Invaginat auf den nicht eingescheideten Darmabschnitt bildet den Hals (s. Abb. 22a). Im Normalfall stellt sich der Querschnitt einer Einscheidung in Form von drei konzentrischen Kreisen dar; in seltenen Fällen (Agonie) kann es auch zur Ausbildung von übereinandergelagerten Mehrfachinvaginationen kommen.[1062] Die Invagination tritt vorzugsweise im Kindesalter auf (90 % der Fälle), während sie bei Erwachsenen ein eher seltenes Ereignis darstellt (10 % der Fälle).[1063] Wie schon in *Langs* Beitrag erläutert (III. 3.2.1.), lässt sich eine Einteilung unter den verschiedensten Gesichtspunkten vornehmen, die aus Abb. 21 ersichtlich werden. Die Unterscheidung nach Lokalisation und Ätiologie sind dabei die gebräuchlichsten.

Grundsätzlich kann sich eine Invagination an jeder Stelle des Darmrohres bilden. Der Übergang vom Dünndarm in den Dickdarm stellt jedoch wegen der Kaliberschwankung eine Prädilektionsstelle dar, sodass die Invaginatio ileo-coecalis mit einem Anteil von ca. 70 % (bei Kindern sogar 85 %) die weitaus häufigste Form darstellt. In der lateinischen Namensgebung kommt dabei präzise zum Ausdruck, welcher Darmteil das Invaginat, bzw. welcher die Scheide bildet, da ersteres im Adjektiv immer vorangestellt ist, wie die folgenden Beispiele zeigen (in Klammern ungefähre Häufigkeit):

a) Invaginatio enterica (25 %)
- Invaginatio duodeno-jejunalis (Duodenum in Jejunum)
- Invaginatio jejuno-ilealis (Jejunum in Ileum)
- Invaginatio ileo-ilealis (Ileum in Ileum)

b) Invaginatio entero-colica (70 %)
- Invaginatio ileo-coecalis (Ileum in Zökum mit Beteiligung der Klappe)
- Invaginatio ileo-colica (Ileum in Colon ohne Beteiligung der Klappe)
- Invaginatio ileo-ileocoecalis (primär Ileum in Ileum, sekundär Einstülpung ins Zökum)

c) Invaginatio colica (5 %)
- Invaginatio colo-colica (Colon in Colon) s. Abb. 22b.

Die Invagination verläuft fast immer in Richtung der Peristaltik (deszendierend). Während im Kindesalter selten eine auslösende Ursache gefunden wird, liegen bei Erwachsenen ca. 80 % der Fälle pathologische Darmveränderungen zugrunde.[1064]

[1062] Wilms 1906, 650. Kümmerle 1963, 356. Pschyrembel 1994, 734.
[1063] Kümmerle 1963, 359. Müller M. 1994, 378.
[1064] Kümmerle 1963, 361-365. Müller M. 1994, 378. Hirner und Späth 2004, 598.

Visceralchirugie

Die Symptomatik setzt dabei im Säuglings- und Kindesalter meist akut ein (65-95 % der Fälle) und entspricht im Wesentlichen der des Ileus (Leibschmerzen, Erbrechen, rektaler Blutabgang), während bei Erwachsenen häufiger ein chronischer Verlauf (35 % der Fälle) mit eher unspezifischen Beschwerden (Obstipation, Diarrhoe, Meteorismus, Leibschmerzen) als Ausdruck eines inkompletten Ileus zu beobachten ist. Die Symptome werden meist erst akut, wenn die zugrundeliegende pathologische Veränderung zu einer kompletten Obstruktion des Darmlumens geführt hat.[1065]

Abb. 22: Schematische Darstellung der Invagination[1066]

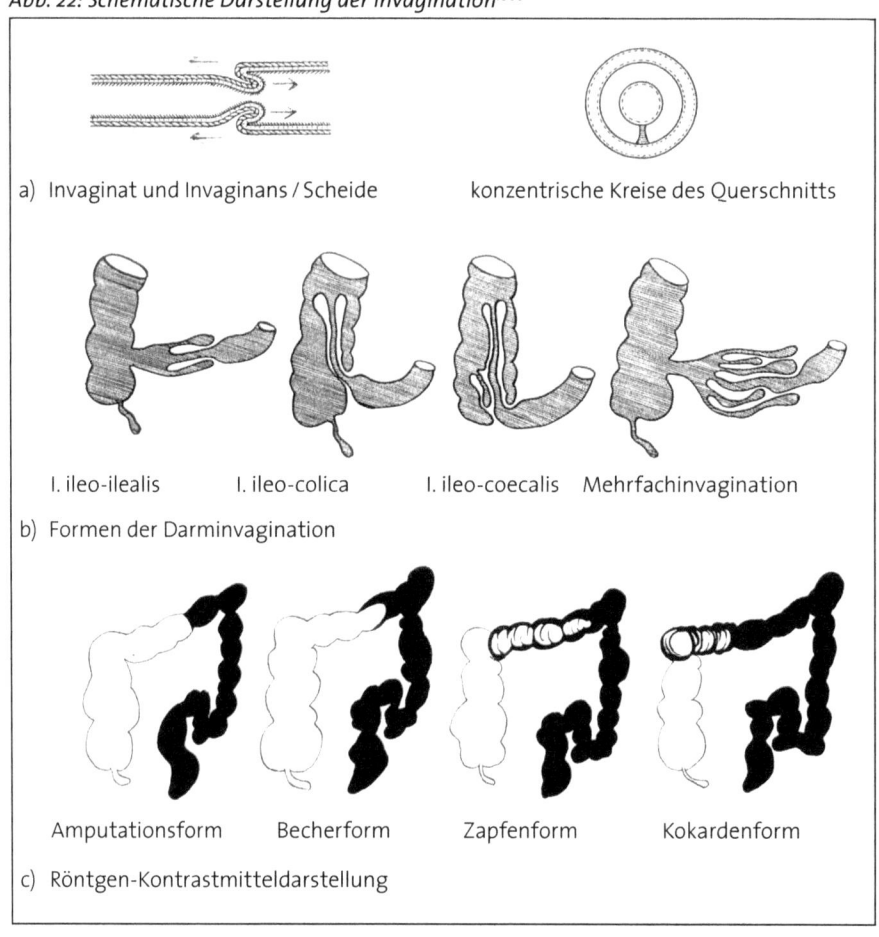

[1065] Wilms 1906, 688-706. Kümmerle 1963, 365-370. Müller M. 1994, 378-379.
[1066] Wilms 1906, 650 und 665. Kümmerle 1963, 358 und 369.

Bei der Diagnostik ist im Kindesalter oft schon die körperliche Untersuchung wegweisend (palpatorisch walzenförmiger Tumor, digital-rektal blutiger Schleim), während bei Erwachsenen eindeutige Hinweise meist fehlen. Sonographisch zeigen invaginierte Darmabschnitte im Querschnitt durch die konzentrische Lagerung das sog. Schießscheiben-/Kokardenphänomen. Durch rektalen Kontrasteinlauf lässt sich röntgenologisch die Aussparung des Invaginats darstellen. Dabei kommt es zu einem plötzlichen Abbruch der Kontrastmittelsäule in gerader oder an den Enden ausgezogener Linie (Amputations-, Becherform). Die Scheide erscheint in Form ringartiger Streifen oder Konkarden mit zentralem Füllungsdefekt (Abb. 22c).

Bei Lokalisation im Dünndarm kann daneben eine perorale Breipassage zur Höhenlokalisation der Invagination sinnvoll sein, die dann als schnabelförmige Striktur erscheint.[1067] In einigen Fällen (v.a. Kinder mit frischer Invagination) führt der Kontrasteinlauf bereits zu einer Lösung der Einstülpung, sodass auf eine operative Desinvagination verzichtet werden kann. Darauf wird an späterer Stelle (III. 3.2.2.4.) ausführlich eingegangen. Nach der notwendigen Begriffserklärung wollen wir im folgenden untersuchen, seit wann die Invagination in den Quellen der Medizingeschichte nachweisbar ist.

3.2.2.2. Medizinhistorischer Rückblick zur Invagination

Wie schon im vorigen Kapitel angesprochen, ist die Invagination als eigenständiges Krankheitsbild in die Nosologie erst vor etwas über vier Jahrhunderten eingegangen, sodass der Begriff in Anbetracht der jahrtausendealten Geschichte der Heilkunde ein neuzeitliches Konstrukt darstellt. Zwar waren die Symptome schon in der Antike bekannt (*Corpus hippocraticum*: heftige Leibschmerzen, Erbrechen, Auftreibung des Unterleibs, spärlicher Stuhlgang), das Krankheitsbild wurde jedoch mangels anatomischer Kenntnisse unter dem Sammelbegriff des eileos (Darmverschluß) zusammengefasst, ohne dass zwischen dessen zahlreichen Primärursachen unterschieden wurde.[1068] Da das anatomische Wissen bis ins 13. Jh. fast ausschließlich auf Tiersektionen beruhte, waren die Kenntnisse zu Lage und Bau der Eingeweide beim Menschen unvollständig.[1069] Weil Eingriffe im Abdominalraum zudem nur im Notfall (Darmwunden u. ä.) ausgeführt wurden und postmortale Sektionen sich aus religiösen Gründen verboten, blieben auch die zugrundeliegenden pathologisch-anatomischen Veränderungen des Ileus bis in die Neuzeit un-

---

[1067] Kümmerle 1963, 367-369. Müller M. 1994, 378-379.
[1068] Puschmann Bd. III 1902-1905, 211. Gurlt Bd. III 1964, 728.
[1069] Haeser 1879, 6-9 und 17-18.

Visceralchirugie

bekannt.[1070] Obwohl die antiken Schriften mehrere Arten des Ileus unterschieden, wurden die verschiedenen Ausdrücke nicht einheitlich gebraucht und blieben in ihrer Bedeutung oftmals unverständlich. So gab *Celsus* (1. Jh.) ohne nähere Definition drei Formen an (eileos, chordapsus, cheilichos), während der Eklektiker *Archigenes von Apameia* (1./2. Jh) den eileos als volvulus bezeichnete und diesen vom chordapsus trennte.[1071] Die Bezeichnung chordapsus erklärte *Galen* (2. Jh.) damit, dass bei der inneren Einklemmung der Darm strangartig wie eine Saite (chorda) gespannt sei (»De locis affectis« Lib.VI. Cap.2).[1072] Manche Autoren verstanden unter dem eileos/volvulus eine Drehung und Verengung des Dünndarms, unter dem chordapsus dagegen ein Zusammendrücken des Dickdarms (*Diocles Carystius, Aretaeus*, 1./2. Jh.); andere gebrauchten die Bezeichnungen synonym (*Galen*).[1073] Im ausgehenden römischen Reich traten weitere Umschreibungen hinzu – tormentum (Presse, Folter), phragmos (Verstopfung) –, ohne dass diese genauer charakterisiert wurden (*Caelius Aurelianus*, 4./5. Jh.).[1074]

Auch während des Mittelalters blieb der Ileus ein Sammelbegriff für viele Erkrankungen der Gedärme, der im weiteren Sinn auch Affektionen des Unterleibs (Ascites, Peritonitis) miteinbezog.[1075] Mangels eindeutiger pathologischer Begriffe wurde das Krankheitsbild weiterhin mit vagen Ausdrücken umschrieben: Passio iliaca/colica, Dolor iliacus, Miserere (*Paulus von Aegina*, 7. Jh.). Noch im 15. Jh. finden wir im Hauptwerk des *Giovanni Arcolano* (um 1390-1460), Professor in Bologna und Padua, der in seinen Schriften die griechisch-arabische Medizin mit zeitgenössischem Wissen (*Guy de Chauliac*) vereinigte, als Bezeichnung für einen »intestinum tortum« (gewundenen Darm) neben Ileos, nur Domine miserere mei und Vomitus stercorum (Koterbrechen).[1076]

Erst mit Beginn der Neuzeit, nachdem die Anatomie auf der Grundlage menschlicher Sektionen zur Basis der Heilkunde zu werden begann, zeichnete sich mit Schriften wie von *Petrus Salius*, die eine zaghafte Kritik an der antiken Lehrmeinung enthielten, eine Wende ab.[1077] Ab dem 16. Jh. begann man den Ileus nach den anatomischen Ursachen in verschiedene Formen einzuteilen, sodass bis Ende des 18. Jh. die meisten Ileusarten be-

---

[1070] Meade 1968, 261.
[1071] Gurlt Bd.III 1964, 728.
[1072] Gurlt Bd.I 1964, 469.
[1073] Puschmann Bd.III 1902-1905, 211.
[1074] Gurlt Bd.I 1964, 495.
[1075] Albert 1885, 94. Wilms 1906, 4. Puschmann Bd.III 1902-1905, 211-212.
[1076] Gurlt Bd.I 1964, 884 und 889.
[1077] Albert 1885, 95.

kannt waren.[1078] Maßgeblich hatte dazu die genaue topographisch-anatomische Beschreibung des Darms durch Anatomen wie *Bauhin*, *Kerckring* und *Peyer* im 16./17. Jh. beigetragen. *Jean Riolan d. Ä.* (1538-1605)[1079] soll der erste gewesen sein, der im Sektionsbefund eines an Ileus verstorbenen Jungen eine handschuhfingerförmige Einstülpung des Ileum fand (»*ileum ita replicatum inueni, ut chirotecae digitus contraheretur*«) und damit die Erstbeschreibung einer Invagination lieferte (*ilei contorsio et reduplicatio* = Drehung und Verdopplung der Gedärme).[1080] Wenig später unterschied *Francois Ranchin* (um 1560-1641)[1081] nach den unterschiedlichen mechanischen Ursachen neben der obstructio und adstrictio eine convulsio intestinorum (Zusammenballung der Gedärme). Von letzterer schrieb er, dass es dabei durch eine handschuhfingerförmige Einschiebung zu einer Ringsumverdopplung der Därme komme (»*circumduplicatio intestinorum, ut videre licet in digitis chirotecarum, dum convoluntur*«).[1082] Nach anderen Quellen sollen schon *Vesals* Prosektor, *Realdo Colombo* (1510-1559), später auch

---

[1078] Puschmann Bd. III 1902-1905, 212.

[1079] Gurlt Bd. II 1964, 828-830. Eckart und Gradmann 2001, 265-266. *Jean Riolan d. Ä.* (1538-1605) wurde in Amiens geboren und studierte in Paris, wo er 1586 als Dekan der Universität eine bedeutende Stellung erlangte. Der Schwerpunkt seiner Arbeit lag auf der Inneren Medizin. Seine Werke enthalten aber auch Abhandlungen zu Philosophie, Anatomie und Chirurgie. Der Zunft der Chirurgen stand er ablehnend gegenüber. Die posthum von seinem gleichnamigen Sohn herausgegebenen »Opera omnia« (Paris 1609) enthalten die erste anatomische Beschreibung einer Invagination. *Jean Riolan d. J.* (1580-1657) war seit 1613 Prof. für Anatomie, Botanik und Medizin in Paris. Als Leibarzt der Königinmutter Maria von Medici genoß er hohes Ansehen. Trotz einer persönlichen Begegnung mit *Harvey* blieb er Anhänger der traditionellen Humoralpathologie, deren Prinzipien er vergeblich mit den neuen Erkenntnissen in Einklang zu bringen suchte. Seine Schriften (Anthropographia et osteologia, Paris 1626; Opera omnia, Paris 1649) machten ihn zu einem der führenden Anatomen seiner Zeit (Riolan' sche Anastomose: Kollaterale zwischen Arteria mesenterica superior und inferior, Gefäßvariante).

[1080] Puschmann Bd. III 1902-1905, 212. Gurlt Bd. II 1964, 829.

[1081] Gurlt Bd. II 900-901. *Francois Ranchin* (um 1560-1641) studierte Medizin in Montpellier, wo er seinen Lehrer *André du Laurens* (Leibarzt Heinrichs IV.) öfters während der Chirurgie-Vorlesungen vertrat. 1605 zum Professor, 1612 zum Kanzler der Universität ernannt, stiftete er aus eigenen Mitteln einen anatomischen Hörsaal (1620). Als erster Konsul von Montpellier leitete er die Sicherheitsmaßnahmen während der Pestepidemie von 1629/1630. Hauptwerke: »Questions francaises sur la chirurgie de Guy de Chauliac« (Paris 1604), »Opuscula medica« (Paris 1627).

[1082] Puschmann Bd. III 1902-1905, 212. Gurlt Bd. II 1964, 900-901.

Visceralchirugie

Fabricius Hildanus (1560-1634) und *Johann Konrad Peyer* (1653-1712), Darminvaginationen beschrieben haben.[1083] Auch das »Sepulcretum anatomicum« (Anatomischer Friedhof, 1679) von *Théophile Bonet* (1620-1689), die erste systematische Zusammenstellung der pathologischen Anatomie, enthält eine Darstellung der Invagination.[1084] Zur gleichen Zeit wie *Riolan* wies der mit *Bauhin* bekannte Basler Medicus *Felix Platter* (1536-1614)[1085] die Achsendrehung des Darmes als Auslöser eines Ileus nach. Bei der Sektion fand er den Dünndarm zu einem Knoten zusammengewunden (»*intestina tenuia in nodum circumvoluta*«). In der Folge blieb der zuvor gleichbedeutend mit Ileus gebrauchte Ausdruck des Volvulus allein diesem Krankheitsbild vorbehalten.[1086] Bezeichnend ist, dass weder *Riolan* noch *Ranchin* oder *Platter* Chirurgen waren, sondern Universitätsprofessoren. Die seit dem frühen Mittelalter bestehende Trennung von (Innerer) Medizin und Chirurgie hatte zu einem krassen Standesunterschied zwischen den angesehenen Doktoren der Fakultät und den Schneidärzten (operatores) geführt. Letztere übten ihr Gewerbe wie Handwerker als fahrende Ärzte aus (Staarstecher, Stein- und Bruchschneider), teils zunftmäßig zu Genossenschaften zusammengeschlossen (Barbiere, Bader) und nahmen i. a. nur eine niedere soziale Stellung ein; wenn auch die Einführung der Anatomie für die Chirurgie einen Aufschwung darstellte, sodass an einigen Universitäten seit dem 17. Jh. erste Professuren für Chirurgie und Anatomie eingerichtet wurden (Italien, Holland).[1087] Die entscheidenden, innovativen Impulse gingen aber zumeist von den scholastisch gebildeten Medici aus, da nur deren Meinung durch

[1083] Wilms 1906, 5-6.
[1084] Meade 1968, 268.
[1085] Gurlt Bd. III 1964, 264-265. Eckart und Gradmann 2001, 250-251. *Felix Platter* (1536-1614), in Basel als Sohn eines Lehrers geboren, studierte schon als 15-Jähriger Medizin in Montpellier (Promotion in Basel 1557). Als Professor der praktischen Medizin und Stadtarzt zählte er zu den angesehendsten Ärzten seiner Heimatstadt, wozu auch ein wohlhabendes Patientengut beitrug, durch das er selbst ein Vermögen erwarb. Auf seine Anregung wurde ein anatomisches Theater und ein botanischer Garten angelegt, sowie ein entsprechender Lehrstuhl an der Universität eingerichtet, den sein Landsmann *Caspar Bauhin* einnahm. Auf der Grundlage hunderter Sektionen erforschte er die Ursachen der Krankheiten und führte ein nosologisches Klassifikationsmodell ein, das sich nicht mehr an die alte Einteilung von Kopf bis zu den Füßen hielt. Seiner Zeit weit voraus, übte er scharfe Kritik an der Zwangseinsperrung Geisteskranker, für die er eine psychische Behandlung empfahl. Mehrere Pestepidemien nutzte er zu statistischen Erhebungen. Obwohl selbst kein Chirurg, zeugen seine Empfehlungen auf diesem Gebiet von großem Sachverstand und Weitblick.
[1086] Puschmann Bd. III 1902-1905, 212. Gurlt Bd. III 1964, 264-265 und 729.
[1087] Haeser 1879, 27-35.

ihr höheres Ansehen das notwendige Durchsetzungsvermögen besaß. Nach und nach wurden alle bis heute bekannten Ursachen des Ileus beschrieben: Divertikel, Zwerchfellhernien, Karzinome (*F. Hildanus*), Obturation durch Würmer (*Gordon*), Fremdkörper (*Fernelius*) oder Gallensteine (*Malphigi, Ruysch*), Inkarzeration des Darms (*Bonnet*) u.a., sodass sich eine verwirrende Vielfalt von lateinischen Bezeichnungen einbürgerte (Ileus verminosus, nervosus, antiperistalticus, paralyticus, spasticus u.a.).[1088]

Doch erst im 19. Jh. kam eine gewisse Ordnung in das System. In der zweiten Hälfte des Jh. hatte sich die noch heute gültige Einteilung des Ileus in einen mechanischen und einen funktionellen allgemein durchgesetzt.[1089] Parallel dazu wurde auch für die Invagination eine Unterscheidung in verschiedene Formen erstellt, die den anatomischen Sachverhalt möglichst genau wiederzugeben versuchte:

- nach den beteiligten Darmpartien: Invaginatio enterica, ileo-colica, colica (*Leichtenstern* 1884)
- nach der Richtung der Einscheidung: deszendierend, aszendierend.

Daneben wurde auch eine Einteilung nach dem klinischen Verlauf (akut/chron.) verwendet.[1090] Demgegenüber sah *Max Wilms* es in seiner kritischen Darstellung des Ileus (1906) von Vorteil an, die Invagination nach dem Apex des Invaginats zu benennen, um den Ort der ersten Einstülpung schon mit der Namensgebung kenntlich zu machen.[1091] Diesen Gedanken griff *Lang* in seiner Arbeit wieder auf (1951), wobei er eine weitere Unterteilung der häufigsten Invaginationsform (Invaginatio ileocaecalis) einführte und auch die Einscheidung einzelner Haustren berücksichtigte.[1092] Wegen der fehlenden Praxisnähe konnten sich diese Einteilungsprinzipien jedoch nicht allgemein durchsetzten.[1093] Heute wird -neben der Differenzierung nach der Ursache (spontan/mechanisch)- vorzugsweise die Einteilung nach der Lokalisation verwendet.[1094]

Aus den bisherigen Ausführungen wird ersichtlich, dass in die Einteilungsschemata teilweise auch ätiologische Überlegungen Eingang gefunden hatten. Im folgenden Kapitel soll auf den Wandel in der Vorstellung von der Krankheitsursache gesondert eingegangen werden.

[1088] Wilms 1906, 5-6.
[1089] Albert 1885, 95-97. Wilms 1906, 7-9.
[1090] Albert 1885, 101-103. Wilms 1906, 651-662.
[1091] Wilms 1906, 656.
[1092] Lang 1951c 1457.
[1093] Kümmerle 1963, 359.
[1094] Müller M. 1994, 378.

3.2.2.3. Zur Ätiologie von Ileus und Invagination

In den antiken Schriften finden sich nur spärliche Angaben zur Ätiologie des Ileus. Dem humoralpathologischen Ansatz entprechend, wurde eine Entzündung (inflammatio) der oberen Teile des Unterleibs bei gleichzeitiger Erkältung der unteren Teile als Ursache des Ileus angesehen. Dieses Ungleichgewicht verursache eine Verschiebung im natürlichen Säftegleichgewicht (*Corpus hippocraticum*).[1095] Nach *Galen* (2. Jh.) sollte die Entzündung eine Störung der Verdauung (Indigestion) hervorrufen, die ihrerseits einen Darmverschluß bewirkte. Die mechanische Obstruktion wurde also nicht als Ursache, sondern als Folge angesehen.[1096] *Archigenes* (1./2. Jh.) und später *Paulus von Aegina* (7. Jh.) erweiterten die pathogenetischen Vorstellungen noch um den Begriff der Brucheinklemmung. In ihren Schriften wiesen sie speziell darauf hin, dass der Ileus auch durch das Hinuntertreten der Gedärme in das Skrotum entstehen könne.[1097]

Während der Zeit des Mittelalters wurde an den überkommenen Vorstellungen festgehalten. Erst als sich der menschliche Körper dem kritischen Blick der Anatomen geöffnet hatte, wurden ab dem 16. Jh. auf der Grundlage der anatomischen Veränderungen neue Theorien zur Ätiologie entwickelt. In den »Controversiae medicae« (1601) des *Giambattista Silvatico* (gest. 1621) finden wir als Ursache des Ileus noch ausschließlich die Darmentzündung mit folgender Obstruktion genannt (intestinum inflammatum vel obstructum).[1098] Eine Generation später hatten die neuen Erkenntnisse zur Ätiologie schon Eingang in die Lehrbücher gefunden. So enthält das Standardwerk des angesehenen Kanzlers der Universität von Montpellier, *Ranchin*, neben den herkömmlichen Vorstellungen auch Angaben zu einer adstrictio und convulsio intestinorum als Ursache des Ileus. Im einzelnen führte er als Gründe für die obstructio eine Verhärtung der Kotballen (induratio excrementorum) oder Zusammenballung von Würmern (vermium conglobatio) an; als Grund der adstrictio sah er eine Kompression durch Nachbarorgane; über die convulsio äußerte er sich in folgenden Worten: »*tertia causa est, convolutio intestinorum in capacitate abdominis. Ita enim inter se reduplicantur aliquando, ut via penitus occludatur*« (der dritte Grund ist ein Zusammenballen der Gedärme im Bauchraum. Sie schieben sich nämlich zuweilen so zusammen, dass der Weg von innen verschlossen wird; Opuscula medica Cap. 26, 1627). Wodurch diese Invagination zustande kommt, darüber wurden allerdings keine weiteren Angaben

---

[1095] Puschmann Bd. III 1902-1905, 211.
[1096] Wilms 1906, 4.
[1097] Puschmann Bd. III 1902-1905, 211. Gurlt Bd. III 1964, 728.
[1098] Gurlt Bd. II 1964, 542.

gemacht. Die fehlende Erklärung überging *Ranchin* mit dem Worte »aliquando«, das uns mit einem Achselzucken zurücklässt. *Ranchins* Verdienst liegt darin, dass er den Sammelbegriff des Ileus erstmals nach der jeweiligen mechanischen Ursache in verschiedene Krankheitsbilder aufteilte und damit Fragen nach deren Entstehung aufwarf, auf die eine spätere Zeit Antworten zu finden hatte.[1099]

Trotz der immer genaueren anatomischen Angaben wurde der Ileus bis weit ins 18. Jh. vielfach nicht als mechanisch verursacht angesehen, da ein Großteil der Ärzteschaft in der alten Lehre befangen blieb.[1100] Erst als sich Physiologie (*A.v. Haller, F. Magendie, J. Müller* u.a.) und pathologische Anatomie (*G.B. Morgagni, F.X. Bichat, G. Dupuytren*) als neue Leitwissenschaften etabliert hatten,[1101] wurde die mechanische Verursachung von Ileus und Invagination allgemein akzeptiert. Gleichzeitig erkannte man aber auch, dass in einem nicht unerheblichen Teil der Fälle kein anatomisches Substrat ausfindig gemacht werden konnte, sodass neue Theorien zur Pathogenese entwickelt werden mußten. *J.K. Peyer* hatte schon 1677 den Ausdruck der Invaginatio paralytica geprägt. Er nahm an, dass sich durch die Parese eines Darmabschnitts das angrenzende Darmstück durch die Peristaltik in das gelähmte Teilstück einschieben würde. Später griff *Leichtenstern* (1884) diesen Gedanken erneut auf. Im Gegensatz dazu stand die Auffassung von der Invaginatio spasmodica. Ihre Anhänger (*Dance, Cruveilhier* 1826, *Nothnagel* 1884) vertraten die Meinung, dass durch einen Spasmus der Ringmuskulatur das proximale Darmstück in das distale eingeschoben würde. *Carl Wilhelm Nothnagel* (1841-1905) konnte im Tierversuch durch elektrische Reizung einen Darmspasmus mit nachfolgender Invagination auslösen. Die entscheidende Frage war, welcher Reiz intra vitam einen umschriebenen Spasmus auslösen könnte.[1102] Einerseits war die mechanische Reizung durch Tumoren, Fremdkörper, Parasiten u.ä. nicht von der Hand zu weisen; andererseits mußte auch für die spontane Invagination ein überzeugendes Erklärungsmodell gefunden werden. Als prädisponierende Faktoren wurden angesehen:

- anatomische Gegebenheiten
    - langes Mesenterium und damit abnorme Beweglichkeit
    - unterschiedliche Darmweite (Dünn-/Dickdarm)
    - steiler Eintrittswinkel (Ileum/Caecum)

[1099] Puschmann Bd. III 1902-1905, 212. Gurlt Bd. II 1964, 900-901 und Bd. III 729.
[1100] Wilms 1906, 5.
[1101] Haeser 1879, 35 und 45.
[1102] Wilms 1906, 663-665.

Visceralchirugie

- beschleunigte Peristaltik
  - Diarrhoe
  - Abführmittel
  - schlackenreiche Kost
  - physiologisch bei Säuglingen und Kleinkindern.

Als auslösende Ursache für die mechanisch bedingte Invagination wurden angegeben:
- maligne Tumoren (Karzinom u.a.)
- benigne Tumoren (Adenome, Polypen u.a.)
- Adhäsionen (entzündlich, postoperativ)
- Meckel'sches Divertikel
- Entzündungen (Appendicitis, Diverticulitis, Enteritis, Colitis)
- Infektionen (Typhus) mit Schwellung der Lymphfollikel
- Ulzera
- Fremdkörper und Darmparasiten
- Mukozele (Schleimansammlung in der Appendix).[1103]

Die Pathogenese bei entzündlichen Erkrankungen wurde einerseits damit erklärt, dass die entzündlichen Exsudationen (Flüssigkeits- und Zellaustritt aus Blut- und Lymphgefäßen ins Gewebe) zu Verklebungen führten. Andere Autoren vertraten die Ansicht, dass regionäre Entzündungen eine funktionelle Motilitätsstörung des Darms mit gesteigerter Peristaltik bedingen würden.[1104] Damit konnte durch neue pathophysiologische Erklärungsmodelle die alte Ansicht der antiken Autoren von der entzündlichen Genese des Ileus nach mehr als zwei Jahrtausenden zumindest für einen Teil der Fälle bestätigt werden. Die Theorie von der Invaginatio paralytica wurde zunehmend zugunsten der spastischen verworfen (außer im Falle agonaler Invaginationen).[1105]

Was die Häufigkeitsverteilung primär idiopathischer im Vergleich zu sekundären Invaginationen (mit bekannter Ursache) betrifft, so kamen die meisten Autoren darin überein, dass bei Kindern die primäre (90%), bei Erwachsenen die sekundäre Form (80%) überwiegt, wobei hier die Tumoren mit 60-70% den größten Anteil ausmachten. Da das Krankheitsbild allerdings in ca. 90% der Fälle im Kindesalter beobachtet wurde, stellte die primär idiopathische Invagination auf die Gesamtheit der Fälle bezogen die weitaus häufigste Form dar (85%).[1106] Trotz der Aufklärung wichtiger

---

[1103] Wilms 1906, 669-674. Roper 1956, 271-275. Kümmerle 1963, 361-365.
[1104] Rieben 1942, 914-916.
[1105] Kümmerle 1963, 362.
[1106] Parks und Lashmet 1949, 537. Roper 1956, 271. Kümmerle 1963, 361. Meade 1968, 269. Müller M. 1994, 278.

pathophysiologischer Zusammenhänge ist eine vollständige Erklärung der Ätiologie bei spontanen Invaginationen nach den bisher vorliegenden Erkenntnissen bis heute nicht möglich. Mangels einer genaueren Bezeichnung wird dieser Form der Invagination daher das umschreibende Adjektiv »idiopathisch« (idios = *gr.* eigentümlich; pathos = *gr.* Leiden) beigefügt.[1107]

Die ätiologischen Vorstellungen bestimmen seit jeher maßgeblich die jeweilige Therapie einer Krankheit, sodass nach den obigen Ausführungen die anschließende Darstellung der Behandlung von Ileus/Invagination im Wandel der Zeit besser verständlich wird.

3.2.2.4. Therapie von Ileus und Invagination

Ileus bedeutet – wie in Kap. III. 3.2.2.1. erwähnt – dem griechischen Wortsinn nach »Darmverschluß«. Vorrangiges Ziel jeder Behandlung muß die unverzügliche Wiederherstellung der gestörten Darmpassage sein, da andernfalls in kurzer Zeit ein letaler Ausgang droht. Das Gleiche gilt für die akute Invagination, die für einen nicht unerheblichen Anteil der Ileusfälle verantwortlich ist.[1108]

Dass es sich um ein lebensbedrohliches Krankheitsbild handelt, war schon in der Antike bekannt. Erbrechen, Singultus (Aufstoßen) und Delirium galten beim Ileus als signum mali ominis (*Corpus hippocraticum*, Aphorismen VII, 10).[1109] Bei der Therapie bestimmte der humoralpathologische Ansatz die Wahl der Mittel. Ähnlich wie schon beim Tetanus (III. 2.1.2.4.) kamen dabei neben Aderlaß, Schröpfköpfen und Purgiermitteln (Brechmittel, mit Ochsengalle bestrichene Stuhlzäpfchen), auch Sitzbäder von warmem Öl (enathismata ex calida et oleo), warme Leibwickel (panni calidi), Einreibungen und Pflaster zum Einsatz. Zur Darmreinigung war der Gebrauch von Klystieren mit Öl oder Wasser weit verbreitet (klysein = *gr.* reinigen, wegspülen). Wenn der Einlauf mißlang, versuchte man durch Eintreibung von Luft (mit Hilfe eines Schlauchs und einer Röhre) den Darm zunächst auszudehnen, um dadurch die rektale Installation der Klystiere zu erleichtern (*Corpus hippocraticum* 4./5. Jh. v. Chr., *Celsus* 1. Jh., *Archigenes* 1./2. Jh.).[1110] *Caelius Aurelianus* (4./5. Jh.) lehnte dagegen die Verwendung von Brechmitteln und Stuhlzäpfchen ab. Auch den Aderlaß hielt er für schädlich. Daneben findet sich in seinen Schriften die erste Erwähnung der Laparotomie. Nach seinen Angaben soll *Praxagoras von Kos* (4. Jh. v. Chr.) beim Ileus bereits

---

[1107] Siewert 2001, 956-957.
[1108] Wilms 1906, 10. nach Statistiken von *Duchaussoy*, 1860: bei 500 Fällen von Ileus > 40 % Invaginationen von *Frederick Treves* (1853-1923), 1884: bei 2500 Fällen von Ileus > 20 % Invaginationen.
[1109] Gurlt Bd. I 1964, 279.
[1110] Puschmann Bd. III 1902-1905, 211. Gurlt Bd. I 1964, 290 und 413, Bd. III 728.

Visceralchirugie

die Laparotomie (Eröffnung der Bauchhöhle) und Enterotomie (Eingeweideschnitt) empfohlen haben. Da diese Behandlungsweise aber im Kontext mit inkarzerierten Skrotalbrüchen genannt wird, beziehen sich die Worte vom »*dividendus venter*« (zerteilter Unterleib) mit hoher Wahrscheinlichkeit auf den Hoden, zumal in anderen antiken Quellen keine entsprechende Mitteilung zu finden ist.[1111] In der Zeit des Mittelalters wurde an den tradierten Therapieempfehlungen festgehalten. *Paulus von Aegina* (7. Jh.) fügte lediglich die manuelle Taxis (in Rückenlage und mit erhöhten Füßen) zur Behandlung eines Ileus durch Brucheinklemmung hinzu. Noch im ausgehenden Mittelalter nannte *Giovanni Arcolano* (um 1390-1460) an erster Stelle die Klystiere, wobei er einschränkend hinzufügte: »*clysteria ... non ascendunt nisi difficulter ad intestina gracilia*« (Klystiere gelangen nicht oder nur mit Schwierigkeit in den Dünndarm). Er machte genaue Angaben in welcher Weise die Einläufe zu erfolgen hatten: auf eine langsam und schonend ausgeführte Spülung (lenitiuum; lenis = *lat.* sanft, mild) sollte eine unter hohem Druck (acutum) folgen, beide in großen Mengen (»Practica Medica« Cap. 102, Padua 1480).[1112] Daneben empfahl er kräftiges Reiben mit eingeölten Händen (Frictionen), um den »intestinum tortum« nach Möglichkeit zu lösen. Die Prognose galt ihm unverändert als lebensbedrohlich: nach einer Woche war in den meisten Fällen mit dem Tod zu rechnen.[1113] Auch aus heutiger Sicht vollkommen unsinnige Therapieempfehlungen wurden zur Zeit des Mittelalters als legitim angesehen. So versuchte man durch das Verschlucken von Schrotkugeln oder Quecksilber die Darmpassage durch Druck von oben wiederherzustellen (*Zacutus Lusitanus* 15. Jh.).[1114]

Erst als durch die Sektionen am Menschen die verschiedenen anatomischen Ursachen des Ileus nach und nach aufgedeckt wurden (III. 3.2.2.2.), begann auch die Therapie differenzierter zu werden. Dabei stellte die Invagination eine der ersten Ursachen dar, die an der Wende vom 16. zum 17. Jh. als mechanischer Auslöser des Ileus erkannt wurde (*Riolan, Ranchin*).[1115] Zwar blieben die Therapiemaßnahmen zunächst die selben (*Platter, Ranchin, Sennert*), *Ranchin* unternahm jedoch den Versuch, die Behandlung auf die jeweilige Ursache abzustimmen. So empfahl er bei Entzündung der Gedärme Diät und Aderlaß; für den Skrotalbruch gab er die manuelle Reposition an (wie *Paulus* und *Arcolano*). Bei Obstruktionen galten ihm Klystiere und Pur-

---

[1111] Gurlt Bd. I 1964, 495-496. Gyergyai 1880, 321. *Gyergyai* schrieb diesbzgl.: »*Der dividendus venter ist jedenfalls nur das Skrotum...*« (Kritische Bemerkungen zur Geschichte der Lehre von den Brüchen).
[1112] Gurlt Bd. I 1964, 889.
[1113] Gurlt Bd. III 1964, 728.
[1114] Gurlt Bd. III 1964, 729.
[1115] Ellis 2001, 115.

gantien als Mittel der Wahl. Heftige Kritik übte er dagegen an der Praxis durch das Gewicht von Kugeln aus Blei, Silber und Gold die Obstruktion zu lösen, da er erkannte, dass diese nur ein zusätzliches Passagehindernis darstellten (»Opuscula medica«, Paris 1627).[1116] Zur selben Zeit beschrieb *Daniel Sennert* (1572-1637)[1117] einen Fall von chronischem Ileus, bei dem es durch Verwachsung der Gedärme mit der Bauchwand zur Bildung eines widernatürlichen After gekommen war; der Kot entleerte sich dabei durch eine Nabelfistel (»Practica medica« Lib.III. Wittenberg 1628-1635).[1118] Damit hatte sich gezeigt, dass die Natur bei lange bestehender Obstruktion nach einem physiologische Ausweg sucht, bei dem im Extremfall sogar die Bauchwand aufgebrochen werden konnte. Wenn die Ursache der Krankheit in einer morphologischen Veränderung der Gedärme zu suchen war, lag es nahe bei Versagen der bisherigen Maßnahmen das Übel an der Wurzel zu packen und einen Weg zu gehen, den die Natur schon vorgezeichnet hatte, indem der Bauchraum eröffnet wurde. *Felix Platter* gehört zu den ersten, die diesen damals kühnen Vorschlag machten. Im Falle des von ihm beschriebenen Volvulus sah er bei Erfolglosigkeit emollierender Klystiere den Bauchschnitt als einziges Rettungsmittel an. Wie aus seinen Worten zu entnehmen, war hier -anders als zuvor bei *Praxagoras*- mit der Laparotomie zweifelsfrei die Eröffnung der Bauchhöhle gemeint: »*Quod si intestina circumvoluta et interstricta…ad sectionem in abdomine secundum longitudinem…et tumor interstricta intestina esse judicantur…et intestina reponenda…sine cunctatione et mora…unicum remedium deveniendum erit*« (Wenn also der Darm zusammengewunden und zusammengeschnürt…den Bauch der Länge nach zu zerschneiden…den zusammengeschnürten Darm zu untersuchen…und zu reponieren…ohne Zögern und Aufschub…scheint das einzige Heilmittel

---

[1116] Gurlt Bd.II 1964, 900-901.
[1117] Gurlt Bd.III 1964, 158. Eckart und Gradmann 2001, 287-288. *Daniel Sennert* (1572-1637). Als Sohn eines Schusters in Breslau geboren, studierte *Sennert* in Wittenberg Medizin und war dort ab 1602 bis zu seinem Tode als Professor der Medizin tätig. Als Rektor der Universität und Leibarzt des sächsischen Kurfürsten Johann Georg genoß er hohes Ansehen. Von umfassender Bildung versuchte er den antiken Aristotelismus und Galenismus mit den neuen Lehren der »Chymiatrie« zu verbinden. Als Arzt blieb er allerdings der Humoralpathologie verhaftet und konnte sich auch von mittelalterlichen Krankheitsvorstellungen (Behexung und astrologische Einflüsse) nicht vollkommen frei machen. Nachdem er mehrere Pestepidemien schadlos überstanden hatte, infizierte er sich 1637 und verstarb im selben Jahr. Werke u.a.: Practica medicinae Lib.I-VI, Wittenberg 1628-1635; Opera omnia, Venedig 1645).
[1118] Gurlt Bd.III 1964, 167-168.

zu sein; »Praxis medica« Bd. III Cap. 13, Basel 1608).[1119] Die entscheidenden Anstöße für einen Wandel in der Therapie gingen dabei von den akademisch gebildeten Ärzten aus (s. III. 3.2.2.2.). Die Idee wurde noch im gleichen Jahrhundert von den chirurgisch tätigen Ärzten aufgenommen (*Paul Barbatte*, Amsterdam 1676) und im Falle eines eingeklemmten Darmbruchs praktisch umgesetzt (*Nuck* 1692).

Immer häufiger wurde im 18. Jh. bei Verdacht auf Ileus zum Messer gegriffen, wenn auch die operativen Eingriffe allzuoft letal endeten, da ohne aseptische Maßnahmen die Gefahr der Peritonitis groß war (*Littré* 1710, *Hoegg* 1762, *Rénauld* 1772, *Callisen* 1777 u.a.).[1120] *Albrecht von Haller* berichtete Mitte des Jahrhunderts über eine angeblich von *Velse* erfolgreich durchgeführte Operation wegen einer Invagination. Der eingestülpte Darm der erkrankten Patientin soll dabei nach der Laparotomie in heiße Milch getaucht und anschließend ohne Komplikationen reponiert worden sein. *Haller* selbst empfahl allerdings weiterhin die herkömmliche Therapie mit Klystier und Lufteintreibung.[1121]

Durch die neuen Erkenntnisse zur Pathogenese von Ileus und Invagination auf der Grundlage der pathologischen Anatomie (s. III. 3.2.2.3.) wurde der Drang zum operativen Eingreifen im 19. Jh. immer größer. Nach den ersten erfolgreichen Organentfernungen (Ovarektomie 1809 durch *McDowell*, Splenektomie 1826 durch *Quittenbaum*, Uterusexstirpation 1853 durch *Kimball*)[1122] und einer geglückten Darmresektion wegen Tumors (*Reybard* 1833), empfahl *Carl von Rokitansky* (1804-1878)[1123] mit Nachdruck sich auf *Platters* Vorschlag zu besinnen und auch bei der Invagination zu versuchen, die mechanische Störung auf operativem Wege zu beseitigen.[1124] Wegen der

---

[1119] Gurlt Bd. III 1964, 167-168.
[1120] Puschmann Bd. III 1902-1905, 212-213.
[1121] Meade 1968, 268.
[1122] Küster 1915, 86, 90 und 93.
[1123] Eckart und Gradmann 2001, 267-268. *Carl von Rokitansky* (1804-1878). Nach seinem Medizinstudium in Prag und Wien war *Rokitansky* seit 1834 Professor der pathologischen Anatomie. Zahlreich Ehrenämter zeugen von seinem weitreichenden Einfluß (u.a. Hofrat, Präsident der Wiener und Pariser Akademie der Wissenschaften). Auf der Grundlage tausender Sektionsbefunde erarbeitete er die naturwissenschaftliche Pathologie und wurde zum Begründer der zweiten Wiener Schule, die eine Zusammenarbeit von Pathologen (Sektionsbefund) und Klinikern (Therapie) in die Medizin einführte. Widersprechende Befunde führten ihn eine zeitlang auf den Abweg einer Krasenlehre. Nach Kritik von *Virchow* distanzierte sich *Rokitansky* später davon. Als sein bedeutendstes Werk gilt das »Handbuch der pathologischen Anatomie« 3 Bd. Wien 1842-1846).
[1124] Puschmann Bd. III 1902-1905, 213-214.

hohen Komplikationsrate blieben visceralchirurgische Eingriffe allerdings bis in die 70-Jahre des 19. Jh. auf Einzelfälle beschränkt. Auch im Falle der Invagination scheute die Mehrzahl das Wagnis, sodass man sich zunächst auf die etablierten konservativen Verfahren verließ: Flüssigkeitseinlauf mit/ohne Lufteintreibung (*John Hull* 1807, *Wood* 1835, *Mittchel* 1839, *Baldwin* 1852, *Hirschsprung* 1876 u.a.) oder manuelle Taxis gegen die Richtung der Geschwulst (*Nyssen* 1842).[1125]

Jonathan Hutchinson (1828-1913) war der erste der nachweislich die operative Desinvagination mit erfolgreichem Ausgang durchführte. Wegen seiner herausragenden Bedeutung für die Therapie der Invagination soll er in einem biographischen Einschub besonders gewürdigt werden.

Biographisches zu Jonathan Hutchinson[1126]

Hutchinson wurde am 23.7.1828 als Sohn eines wohlhabenden Flachshändlers in der englischen Grafschaft Yorkshire geboren. Als praktizierender Quäker ließ ihn der Vater bis zu seinem 17. Lebensjahr zu Hause unterrichten. Nach seinem Medizinstudium in York und London (unter *James Paget*) arbeitete er auf der Abteilung für Augenkrankheiten mehrerer Londoner Krankenhäuser, um seine Kenntnisse in der Ophthalmologie zu vertiefen. Dabei legte er Wert darauf durch diese unbezahlte Weiterbildung seinen Vater nicht finanziell über Gebühr zu belasten, sodass er sich während dieser Zeit von Brot und Feigen ernährte und gegen ein schmales Entgelt eine wöchentliche Kolumne in der »Medical Times« schrieb. Nach seiner Heirat ließ er sich als Chirurg in eigener Praxis in London nieder. Sein besonderes Interesse galt, neben der Augenheilkunde, der Dermatologie. Bereits als 30-Jähriger veröffentlichte er seine epochemachende Schrift über die interstitielle Keratitis bei kongenitaler Syphilis. Später erweiterte er die Symptomatik dieses Krankheitsbildes um die sog. »Hutchinson'sche Trias«: Keratitis, Innenohrschwerhörigkeit und *Hutchinson*'sche Zähne. Er hatte beobachtet, dass es infolge einer angeborenen Lues zu Zahnbildungsstörungen kommt, die sich als zentrale Kerbe an den Kauflächen der Schneidezähne manifestieren. Auch der für das Spätstadium der Lues typische, maskenhafte Gesichtsausdruck (*Hutchinson*'sche Facies) wurde zuerst von ihm beschrieben.

Auch auf anderen Gebieten leistete er bedeutende Beiträge, wobei ihn stets das Interesse an opthalmologischen bzw. dermatologischen Symptomen vorantrieb. So gewann er 1865 einen hochdotierten Preis für seinen Aufsatz über die Symptomatik bei Schädelhirntraumen. Darin bezeichnete er die unilate-

---

[1125] Wilms 1906, 708-711. Meade 1968, 267-268.
[1126] Pagel 1901, 794. Bailey und Bishop 1959, 107-109. Pschyrembel 1994, 536, 666, 1178 und 1505. Ellis 2001, 115-117.

rale Mydriasis und reflektorische Pupillenstarre als typische Zeichen eines Epiduralhämatoms (Hutchinson'sche Pupille, heute nicht mehr gebräuchlich). Auch ein anderes Krankheitsbild ist mit seinem Namen verknüpft: die Progeria infantilis (Hutchinson-Gilford-Syndrom), eine autosomal-rezessive Entwicklungsstörung, in deren Verlauf es zu frühzeitiger Vergreisung kommt. 1891 beschrieb *Hutchinson* die dermatologischen Veränderungen einer weiteren Erbkrankheit: die periorale Pigmentierung bei dem später nach *Peutz* und *Jeghers* benannten Syndrom. Den Zusammenhang dieser Hauterscheinungen mit dem Vorkommen multipler Darmpolypen, wodurch es gehäuft zu Invaginationen kommt, erkannten *Johannes Peutz* (1886-1957) und *Harold Jeghers* (1904-1990) erst 1921 bzw. 1949.

Hutchinson soll nach der Beschreibung durch Zeitgenossen von markanter Erscheinuung gewesen sein, mit durchdringendem Blick und schwarzem Bart. Er galt als Autorität auf seinem Gebiet und wurde 1882 Mitglied der Royal Society, 1889 Präsident des Royal College of Surgeons. Fünf Jahre vor seinem Tod wurde er durch den König in den Adelsstand erhoben und durfte sich fortan Sir nennen. Zu seinen bedeutendsten Werken zählen zehn Bände des »Archives of Surgery« (1889-1900). Sein Bericht über die erste operative Desinvagination (1871) soll im folgenden genauer besprochen werden.

Nachdem *Hutchinson* mehrere Patienten (alle im Kindesalter) trotz Ausschöpfung aller konservativen Maßnahmen verloren hatte, entschloß er sich bei einem zweijährigen Mädchen, das die Symptome einer akuten Invagination zeigte, den Bauchraum zu eröffnen, nachdem wiederhohlte Einläufe keine Besserung gebracht hatten. Dass die Entscheidung zur Laparotomie nicht leichtfertig gefällt wurde, geht aus *Hutchinsons* eigenen Worten hervor: »*It was very evident from the child's condition, that unless relief were afforded she would not live long. ...Although an operation would be in itself very dangerous, yet I thought that it afforded the only chance.*« Zur Narkotisierung wurde Chlorophorm eingesetzt. Nach Eröffnung des Bauchraums durch einen Medianschnitt, wurde der invaginierte Darmabschnitt nach außen verlagert (Invaginatio ileo-colica, Gesamtlänge 15 cm). Anschließend wurde das Invaginat mit melkenden Bewegungen der linken Hand durch sanften Druck aus der Scheide gedrängt, während die rechte Hand den zuführenden Darmteil fixierte. Dabei betonte *Hutchinson* die Notwendigkeit, jeden Zug auf das Invaginat zu vermeiden, um im Falle von Verwachsungen die Darmwand nicht zu schädigen.[1127] Die Technik der operativen Desinvagination ging später unter der Bezeichnung »*Hutchinson'scher* Handgriff« in die Chirurgiegeschichte ein und wird noch heute unverändert angewandt (Abb 23a).[1128]

[1127] Wilms 1906, 720. Elliot-Smith 1935, 993. Ellis 2001, 115-116.
[1128] Kremer 1992, 298.

Abb. 23: Die Therapie der Invagination im Bild [1129]

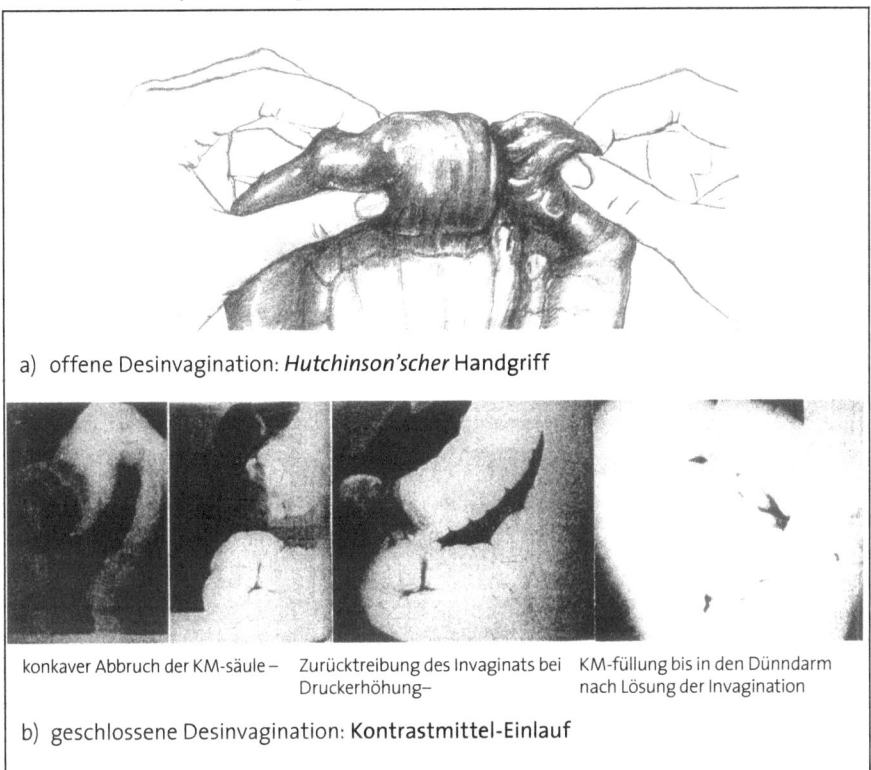

a) offene Desinvagination: *Hutchinson'scher* Handgriff

konkaver Abbruch der KM-säule – Zurücktreibung des Invaginats bei Druckerhöhung – KM-füllung bis in den Dünndarm nach Lösung der Invagination

b) geschlossene Desinvagination: **Kontrastmittel-Einlauf**

Nach gelungener Lösung der Einscheidung reponierte *Hutchinson* den Darm und verschloß die Wunde. Da keine Adhäsionen vorlagen, hatte die Desinvagination nicht länger als drei Minuten in Anspruch genommen. *Hutchinsons* Verfahren wurde schon im folgenden Jahr beim ersten Berliner Chirurgen-Kongreß vorgestellt[1130] und mit 130 weiteren Fallberichten kindlicher Invagination 1874 publiziert.[1131]

Nicht alle Fälle verliefen so komplikationslos wie dieser. Bei längerem Bestehen der Invagination und im Falle von Tumoren oder Entzündungen bil-

[1129] Schmieden 1920, 375. Ravitch 1954, 432.
[1130] Wilms 1906, 720. *Hutchinson*: Fall in welchem der Bauchschnitt mit Erfolg zur Hebung einer Intussusception des Ileums und Colons ausgeführt wurde. Verhandlung der Dt. Ges. f. Chir. 1.Kongreß Berlin 1872.S. 57.
[1131] Hutchinson 1874, 31-75. »A successful Case of Abdominal Section for Intussusception. Med. Chir. Trans. (1874) H.58. 31-75.

deten sich häufig Adhäsionen, die eine operative Desinvagination unmöglich machten. Deshalb führte *Vincenz von Czerny* (1842-1916)[1132] zehn Jahre darauf eine Totalresektion des betroffenen Darmabschnitts durch (1885; publiziert 1892). *Ludwig Rydygier* (1850-1920)[1133] entfernte in einem vergleichbaren Fall nur das Invaginat, indem er die umfassende Darmscheide mit einem Längsschnitt eröffnete (Teilresektion, 1895). Dieses Verfahren barg jedoch die Gefahr der späteren Entwicklung einer Darmstenose an der Stelle des Invaginationshalses.[1134] Bei Irreponibilität bot sich daher die Totalresektion als Methode der Wahl an. Aus heutiger Sicht, für die Operationen im Bauchraum zur Routine geworden sind, mögen diese Vorschläge nicht befremden. Im ausgehenden 19. Jh. stellte ein zielbewußter Eingriff am Darm dagegen noch keineswegs etwas Selbstverständliches dar. Obwohl die Geschichte der Darmnaht bis ins Altertum zurückreicht, blieben operative Eingriffe bis in die Neuzeit auf Notfälle beschränkt. Dünndarmwunden galten dabei lange Zeit als unheilbar (*Corpus hippocraticum, Rhazes* u.a.). Dieses Dogma wurde erst zur Zeit der Renaissance angezweifelt (*Fallopio*). Über Jahrhunderte existierten keine festen Richtlinien zur Nahttechnik (Ma-

---

[1132] Pagel 1901, 367-368. Eckart und Gradmann 2001, 87-88. Sachs Bd.III 2001, 87-88. *Vincenz von Czerny* (1842-1916) wurde als Sohn eines Apothekers im böhmischen Trautenau geboren. Nach seinem Studium in Prag und Wien promovierte er 1866 summa cum laude. Als Operationszögling *Billroths* führte er 1870 eine Laryngektomie im Tierexperiment aus. Nach seiner Habilitation wurde er mit 29 Jahren als Prof. für Chirurgie nach Freiburg i.Br. berufen (1871). Er heiratete die Tochter des bekannten Internisten *Adolf Kußmaul*. 1877 wechselte er als Ordinarius und Direktor der chirurg. Universitätsklinik nach Heidelberg. Dort leistete er grundlegende Beiträge zur Visceralchirurgie: erste Ösophagusresektion (1877), erste vaginale Uterusexstirpation (1878), *Lembert-Czerny'sche* Darmnaht (1880), Verstärkung bei Hernien (1877) u.a. 1906 wurde er auf eigenen Wunsch emeritiert, um sich ganz der Krebsforschung zu widmen (Spezialklinik in Heidelberg mit chirurg.-radiologischer Kombinationstherapie, erste Versuche einer Chemotherapie, erste internationale Konferenz). Vermutlich durch den ungeschützten Umgang mit ionisierenden Strahlen erkrankte *Czerny* an einer Leukämie, an der er 1916 verstarb. Der Wissenschaftspreis der Dt. Gesellschaft für Hämatologie und Onkologie trägt seinen Namen.

[1133] Pagel 1901, 1453-1455. *Ludwig Rydygier* (1850-1920), in Lemberg geboren, war nach seinem Studium als Privatdozent der Chirurgie in Jena tätig. 1880 eröffnete er in Kulm eine chirurg. Privatklinik. Als Nachfolger von *Mikulicz-Radecki* wechselte er 1887 als Prof. für Chirurgie nach Krakau, seit 1897 nach Lemberg. *Rydygier* publizierte weit über 100 chirurg. Beiträge in polnischen und deutschen Fachzeitschriften v.a. zum Thema der Magen-DarmChir. (u.a. »Zur Behandlung der Darminvagination« 1885), daneben Hrsg. des »Handbuch der spez.Chir.«.

[1134] Wilms 1906, 724-727.

terial, Länge/Richtung der Stiche etc.). Erst im 19. Jh. wurden grundlegende Lehren zur Darmnaht entwickelt und allgemein anerkannt (*Jobert* 1824: invertierende Naht, *Lembert* 1826: Naht ohne Darmperforation, *Gussenbauer* 1876: Achternaht, *Czerny* 1880: zweireihige Naht).[1135]

Vor diesem Hintergrund wird verständlich, dass sich in den letzten Jahrzehnten des 19. Jh. eine Kontroverse um die Therapie der Invagination entwickelte. Die eine Seite wandte sich gegen »*planlose Vivisektionen am Menschen*« und sah eine exakte Diagnosestellung als Vorbedingung jeder erfolgversprechenden Operation an (*E. von Wahl*). Dagegen gaben andere zu bedenken, dass eine genaue Diagnosestellung bei der unspezifischen Symptomatik oftmals unmöglich sei, durch rechtzeitiges operatives Eingreifen aber in den meisten Fällen eine Heilung gelinge. Daher sei die Laparotomie »*als ideales und positiv zum Ziele führendes Verfahren*« anzusehen, da »*chirurgische Fälle niemals spontan heilen und konservative Methoden nur in ganz einzelnen Fällen, nie als allgemeines Hilfsmittel anzusehen seien*« (*Hermann Kümmell*).[1136] Wegen der anfangs gravierend hohen Operationsletalität (80 % nach *Braun* 1885, 75 % nach *Rydygier* 1895)[1137] bevorzugten die meisten Ärzte nach wie vor die konservative Behandlung (geschlossene Desinvagination).[1138] Die Verfechter der offenen Desinvagination hoben demgegenüber hervor, dass nur die Eröffnung des Bauchraums eine sichere Beurteilung evtl. Darmschäden zulasse. Ein weiterer Vorteil bestand auch darin, dass auslösende mechanische Hindernisse (Tumor, Divertikel etc.) im gleichen Operationsschritt entfernt werden konnten.[1139] Dass die Meinung in Fachkreisen ab der Jahrhundertwende eindeutig zugunsten der radikalen Vorgehensweise umschlug,[1140] lag zum großen Teil wohl an den unbestreitbaren Erfolgen die die Visceralchirurgie auf vielen Gebieten feiern konnte, weshalb diese Entwicklung in groben Zügen dargestellt werden soll.

Geschichte der Visceralchirurgie

»*Die Entwicklung der Bauchchirurgie drängt sich in wenige Jahrzehnte zusammen*«, schrieb der Medizinhistoriker *Ernst Küster*.[1141] In der Tat zeigt uns ein Blick auf die chirurgischen Leistungen der vorantiseptischen Ära, dass auf diesem Gebiet nur wenige Operationen zum chirurgischen Alltag gehörten (wie Herniotomie und Steinschnitt). Daneben gab es vereinzelte Pionierleistun-

[1135] Schloffer 1911, 1-10, 28-30 und 46-47.
[1136] Kümmell 1890, 581-583 und 613-615.
[1137] Wilms 1906, 719 und 726.
[1138] Wilms 1906, 708.
[1139] Nichols 1941, 833.
[1140] Wilms 1906, 708.
[1141] Küster 1915, 90.

gen (Aneurysmenligatur durch *J. Hunter* 1785, Darmresektion durch *Reybard* 1838, Organexstirpationen: Ovarektomie durch *McDowell* 1809, Splenektomie durch *Quittenbaum* 1826, Uterusexstirpation durch *Kimball* 1853), die als riskante Manöver zunächst aber auf wenige Fälle beschränkt blieben.[1142] Es ist hier nicht der Ort, die weitreichenden Folgerungen auch nur zu streifen, die sich aus der Einführung von Narkose und Anti-/Aseptik für die operative Chirurgie ergaben. Tatsache ist, dass die Chirurgie in wenigen Jahrzehnten (~1870-1910) einen Siegeszug erlebte, der in der bisherigen Geschichte der Heilkunde ohnegleichen ist. Zurecht konnte *Küster* von einer »*vollkommenen Um- und Neuformung sowohl der Chirurgie wie der Gesamtmedizin*«[1143] sprechen, da einerseits die Innere Medizin viele ihrer ursprünglichen Domänen an die Chirurgie abtreten mußte (z. B. Gallensteinleiden, Magenulcera), andererseits mit der Zugänglichkeit der Bauchhöhle auch eine Verschiebung der Örtlichkeit chirurgischer Krankheiten stattgefunden hatte. In der Folge erhielten viele Gebiete der Medizin einen chirurgischen Anstrich (Ophthalmologie, HNO, Urologie, Gynäkologie, Gefäßchirurgie, Orthopädie). Die zunehmende Anzahl operativer Techniken förderte ihrerseits die Aufsplitterung in einzelne Teilgebiete.[1144] Zu dem Aufschwung in der Chirurgie haben viele Länder ihren Beitrag geleistet. Was für England *Robert Lawson Tait* (1845-1899), für Polen *Ludwig Rydygier*, ist hierzulande *Theodor Billroth* (1829-1894), der vielen als »Vater der Bauchchirurgie« gilt, weshalb sein Leben, stellvertretend für viele, kurz nachgezeichnet werden soll.

Biographisches zu Theodor Billroth[1145]

Billroth wurde als ältester von fünf Söhnen einer Pastorenfamilie am 26.4.1829 in Bergen auf der Ostseeinsel Rügen geboren. Die Vorfahren stammten aus Pommern, Frankreich und Schweden. Der Großvater väterlicherseits war Bürgermeister in Greifswald; die Großmutter mütterlicherseits Sängerin am Berliner Hoftheater. So stritten auch zwei Seelen in seiner Brust, als der musikalisch Hochbegabte nach einer mittelmäßigen Gymnasialzeit vor der Berufswahl stand. Der Mutter zuliebe schlug er den bürgerlichen Weg des sicheren Medizinstudiums ein, wohl auch weil der Vater gestorben war, als *Billroth* erst fünf Jahre zählte – an Tuberkulose, der später alle seine Geschwister erlagen. Wenn es ihm auch verwehrt war, die Musik zu seinem Metier zu machen, so blieb er ihr doch zeitlebens eng verbunden, was nicht nur seine Freundschaft

---

[1142] Haeser 1879, 12-15 und 47-51.
[1143] Küster 1915, Vorwort XVI
[1144] Küster 1915, 81.
[1145] Sigerist 1970, 347-351. Eckart und Gradmann 2001, 46-48. (dort Druckfehler bei der Angabe des Geburtsdatums) Sachs Bd. III 2001, 46-62. Locher 2005, 31.

mit *Brahms* und dem Musikkritiker *Hanslick* belegt. Während seiner Studienzeit begleitete er sogar die damals gefeierte schwedische Sängerin *Jenny Lind* in einem Konzert am Flügel. Die eigenen Kompositionen verbrannte er am Ende seines Lebens, wozu er selbstironisch bemerkte: »*es war schreckliches Zeug und stank grässlich beim Verbrennen*«. Wenn nach *Sigerists* Wort die Ausübung der Chirurgie aller Wissenschaft zum Trotz nach wie vor eine handwerklich-künstlerische Betätigung ist,[1146] so kann mit Recht gesagt werden, dass *Billroth* zumindest auf diesem Gebiet zum Virtuosen geworden ist.

Sein Studium in Greifswald, Göttingen (u.a. bei *Conrad M. Langenbeck*) und Berlin (bei *Bernhard von Langenbeck, Johannes Müller, Lukas Schönlein, Moritz Romberg*) schloß er 1852 mit der Promotion ab. Nach Studienaufenthalten in Paris und Wien ließ er sich zunächst als praktischer Arzt in Berlin nieder. Doch wechselte er noch im gleichen Jahr als Assistent (1853-1860) an die chirurgische Universitätsklinik *Langenbecks*, da der erhoffte Patientenansturm ausgeblieben war. Schon bald habilitierte er sich für Chirurgie und pathologische Anatomie (1856). Es folgten wissenschaftliche Reisen zu den damaligen Zentren der Chirurgie in Holland, England, Schottland und die Eheschließung (1858) mit der Tochter eines ehemaligen Hofmedicus. 1860 erhielt er einen Ruf an die Lehrkanzel in Zürich (1860-1867). Dort lag sein Forschungsschwerpunkt zunächst auf den Wundinfektionen, bei denen er die systematische Temperaturmessung als messbares Zeichen der Krankheitsaktivität einführte. Mit der Forderung nach »*Reinlichkeit bis zur Ausschweifung*« zollte er den neuen Erkenntnissen der Bakteriologie Tribut. Auch die Bezeichnung der kettenförmig angeordneten Bakterien als »Streptokokken« (streptos = *gr.* Halskette, kokkos = *gr.* Kern) geht auf *Billroth* zurück. Von großer Bedeutung waren ebenfalls seine statistischen Jahresberichte, in denen er die Zahlen zur Operationssterblichkeit mit einer auch gegen sich selbst schonungslosen Ehrlichkeit offenlegte. Dabei erkannte er zugleich die begrenzte Aussagefähigkeit nackter Zahlen und die nicht zu unterschätzende Gefahr ihres Mißbrauchs, wie aus einem Zitat hervorgeht, in dem er Statistiken vergleicht mit »*Frauen, die Spiegel reinster Tugend und Wahrheit, aber als Prostituierte auch nach Gefallen zu gebrauchen seien*«.[1147]

Als er 1867 als Professor an die II. Universitätsklinik in Wien wechselte (1867-1894), begann seine große Zeit auf dem Gebiet der Magendarmchirurgie, die seinen legendären Ruf begründete. Zahlreiche neue Operationsmethoden gehen auf ihn zurück. Die meisten überließ er seinen später selbst renommierten Schülern zur Publikation. Als herausragendste Leistungen seien genannt: Oesophagusresektion (1872), Kehlkopfexstirpation (*Gussenbauer* 1874), dis-

---

[1146] Sigerist 1970, 348.
[1147] Ellis 2001, 105.

tale Magenresektion mit Gastroduodenostomie (*Wölfler* 1881), Magenresektion mit Gastrojejunostomie (1885). Die letzten beiden Operationstechniken gehören seither unter der Bezeichnung »Billroth I/II« zum Standardrepertoire der Bauchchirurgie. Mit der Ausarbeitung solider Operationstechniken hatte er die Chirurgie zu einem lehr- und lernbaren Fach gemacht. Trotz Einführung bahnbrechender Neuerungen verlor *Billroth* dabei das rechte Maß nicht aus den Augen, wenn er schreibt: »*Man darf nur operieren, wenn man einige Chancen des Gelingens hat; ganz ohne diese Chance zu operieren, heißt die herrliche Kunst der Chirurgie zu prostituieren*«. Die Entscheidung zur Operation mußte sich seiner Ansicht nach am einzelnen Fall orientieren, gestützt auf Wissen und Erfahrung. Darin kommt ein ärztliches Ethos zum Ausdruck, das ihn zum Vorbild werden ließ. Seine Schüler (darunter *Czerny, Gussenbauer, Winiwarter, Mikulicz, Wölfler, Eiselsberg*) verehrten ihn abgöttisch. *Mikulicz* galt er als »*Ideal eines Professors*«, von dem er sagte, »*für ihn wären wir durchs Feuer gegangen*«.

Daneben machte sich *Billroth* um die Verbesserung des Gesundheitswesens und die Krankenpflege verdient. Als Mitbegründer des Rudolfinerhauses als Lehranstalt für weltliche Krankenpflegerinnen publizierte er ein bis ins 20. Jh. populäres Handbuch auch für den medizinischen Laien (»Die Krankenpflege im Hause und im Hospital« Wien 1863). Seine Äußerungen zur Reform des Medizinstudiums vor dem Hintergrund des zeittypischen Wiener Antisemitismus wurden dagegen wegen ihrer deutsch-nationalen Färbung zu Recht kritisiert. Als sein Hauptwerk gilt die »Allgemeine chirurgische Pathologie und Therapie in fünfzig Vorlesungen« (Wien 1863), die in zahlreichen Auflagen und Übersetzungen erschien.

Die letzten fünfzehn Jahre seines Lebens waren von Krankheiten überschattet (Pneumonie, Herzinsuffizienz, Depressionen). Sein Grab befindet sich auf dem Wiener Zentralfriedhof in unmittelbarer Nähe derer von *Beethoven, Schubert, Brahms* und von *Mozarts* Epitaph.

Nach *Billroths* Tod übernahm *Gussenbauer* die Leitung der II. Chirurg. Universitätsklinik; *von Eiselsberg* wurde 1901 Vorstand der I. Chirurg. Klinik, sodass beide Wiener Schulen von seinem Geist geprägt blieben. *Anton Wölfler* (1850-1917) wurde Professor für Chirurgie an der Prager Universität (1895-1911), an der *Hermann Schloffer* (1868-1937),[1148] *Langs* späterer Chirurgieprofessor, zu seinen Schülern zählte.

[1148] Killian und Krämer 1951, 40-41 Männl 2002, 287-318. *Hermann Schloffer* (1868-1937) entstammte einer Advokatenfamilie aus Graz/Steiermark. Das Medizinstudium schloss er mit höchster Auszeichnung ab (1886-1892). Zu seinem Mentor wurde der *Billroth*-Schüler *Anton Wölfler* (1850-1917), dem *Schloffer* nach Prag folgte. Dort avancierte er 1896 zum ersten Assistenten (Oberarzt) der Dt. Chirurg. Universitätsklinik. Nach seiner Habilitation (1900) wurde

Billroth steht als Repräsentant einer Reihe von Chirurgenpersönlichkeiten, die erst in ihrer Gesamtheit dazu beitrugen, dass aus den einstmals sozial niedrigstehenden Schneid- und Wundärzten die »Halbgötter in Weiß« des 20. Jh. wurden. Aus der Fülle der neuen operativen Verfahren greift Tab. 15 die wichtigsten Leistungen der zweiten Hälfte des 19. Jh. bis zur Zeit des 2. Weltkriegs heraus. Dabei gilt es zu beachten, dass die Aufzählung eine subjektive Auswahl darstellt, wodurch manche nicht weniger verdienstvolle Methode ungenannt bleibt.

Wie schon beim Ileus gezeigt, kamen die Anregungen zur operativen Therapie nicht nur aus den Reihen der Chirurgen. Vielfach waren es internistisch tätige Ärzte, die aufgrund ihrer Erfahrung ein operatives Eingreifen einmahnten (*John Thudichum* 1859 als Vorkämpfer der Cholecystektomie, *Reginald Fitz* 1886 für die Appendektomie).[1149] Wie aus der Tabelle ersichtlich waren es im 19. Jh. zunächst abdominelle (Magen, Darm, Galle), urologische (Niere) und endokrinologische Eingriffe (Schilddrüse), an die sich die Chirurgen wagten. Dem 20. Jh. blieb es vorbehalten, die teils mit noch größeren Schwierigkeiten verbundenen Eingriffe im Thoraxraum (Herz-Lungen-Chirurgie in der Unterdruckkammer) und die neurochirurgischen Verfahren zu entwickeln. Die Leistungen auf dem Gebiet der plastischen Chirurgie, sowie Organtransplantationen und Gelenkersatz, die erst in der zweiten Hälfte des 20. Jh. ausgebaut wurden, bleiben in der Tabelle unberücksichtigt.

Einen nicht unerheblichen Anteil am Fortschritt der Chirurgie hatten auch die neuentwickelten diagnostischen Verfahren, mit deren Hilfe es möglich wurde, bisher unzugängliche Organe ohne Eröffnung des Bauchraums darzustellen. Dazu gehörten einerseits die Röntgen-Kontrastmitteldarstellungen, andererseits die zunächst starren optischen Systeme, die einen unmittelbaren Einblick in die Körperhohlorgane gewährten. Ein durchschlagender Erfolg war den operativen Verfahren aber v. a. deshalb beschieden, weil sie sich mit zunehmender Erfahrung in der Praxis bewährten.

er mit 35 Jahren zum o. Prof. für Chirurgie an der Innsbrucker Universität ernannt (1903-1911). Anschließend wurde er Nachfolger *Wölflers* auf dem Prager Lehrstuhl, den er bis zu seinem Tod innehatte (1911-1937). Über einhundert wissenschaftliche Publikationen zeugen von seinem weitgespannten Interessengebiet. In die Medizingeschichte ist *Schloffer* v. a. durch die »tiefe, vordere Rektumresektion nach *Schloffer-Dixon*« zur Behandlung kolorektaler Karzinome, durch die »*Schloffer*-Tumoren« (Fremdkörpergranulome) und die transsphenoidale Exstirpation von Hypophysentumoren eingegangen. Trotz zahlreicher Ehrungen pflegte *Schloffer* zeitlebens einen bescheidenen Lebensstil. Seine sterblichen Überreste ruhen auf dem Wolschaner Friedhof von Prag.

[1149] Ellis 2001, 101 und 113.

Visceralchirugie

Tabelle 15: Fortschritte der Chirurgie ab 1850[1150]

Zeit	Autor	therapeut. / diagnostischesVerfahren
1848	Henry Hancock (1809-1880)	Appendektomie
1853	Gilman Kimball (1804-1892)	Uterusresektion
1858	Thomas Wells (1881-1897)	Ovarektomie
1850-66	John Warren (1778-1856) u. a.	Anaesthesie
1867-74	Joseph Lister (1827-1912) u. a.	Antisepsis / Asepsis
1866	Alexander Watson (gest.1902)	Laryngektomie
1869	Gustav Simon (1824-1876)	Nephrektomie
1869	Adolf Kussmaul (1822-1902)	Oesophagoskopie, Gastroskopie
1872	Theodor Billroth (1829-1894)	Oesophagusresektion
1877	Carl Gussenbauer (1842-1903)	Dickdarmresektion
1878	Bernhard von Langenbeck (1810-1887)	Dünndarmresektion
1878	Alexander Freund (1833-1918)	Hysterektomie
1879	Max Nitze (1848-1906)	Zystoskopie
1880	Tillaux	Thyreoidektomie
1881	Theodor Billroth	Magenresektion
1882	Karl Langenbuch (1846-1901)	Cholecystektomie
1885	Rudolf Krönlein (1847-1910)	Appendektomie
1886	Anton Wölfler (1850-1917)	Gastroenterostomie
1897	Carl Schlatter (1864-1934)	Gastrektomie
1902	Georg Kelling (1866-1945)	Laparoskop
1903	Ferdinand Sauerbruch (1875-1951)	Thoraxeröffnung in Unterdruck
1904	Hermann Rieder (1858-1932)	Gastroenterographie mit KM
1905	Harvey Cushing (1869-1939)	Neurochirurgische Operationen
1907	Werner Körte	Lobektomie
1909	Max Eichhorn (1862-1953)	Duodenalsonde
1910	Erich Lexer (1867-1937)	Wiederherstellungschirurgie
1923	Elliot Cutler (geb. 1888)	Mitralstenosen-Operation
1924	Evarts Graham (geb. 1883)	Cholecystographie mit KM
1932	R. Schindler und N. Henning	Flexibles Gastroskop
1933	E.A. Graham	Pneumektomie
1938-44	Alfred Blalock (1899-1964) Helen Taussig (1898-1986)	Herzchirurgische Operationen

Die anfangs hohe Sterblichkeit sank nach Einführung der Antisepsis von 55 % (1865-1875) auf 30 % (1886-1892)[1151] und erreichte durch verbes-

[1150] Küster 1915, 89-100. Aschoff, Diepgen und Goerke 1960, 39, 43, 44, 51,57. 59,64 und 66. Meade 1968, 197-222. Eckart 2000, 369. Ellis 2001, 101-124.
[1151] Sachs Bd. III 2001, 50.

sertes Operationsmaterial und verfeinerte Techniken um 1920 Werte von 10 % bei der Appendektomie,[1152] bzw. 5 % bei der Prostatektomie.[1153] Durch den Einsatz von Antibiotika konnte die Operationsletalität in der zweiten Hälfte des 20. Jh. weiter reduziert werden (0,5 % bei Appendektomie 1960).[1154] Dass der Bauchraum schon Ende des 19. Jh. kein Tabu mehr darstellte, belegen die Fallstatistiken verschiedener Operationen.[1155] In der ersten Hälfte des 20. Jh. gehörten die Eingriffe an Magen und Darm bereits zu den Routineverfahren, die an jedem kleineren Krankenhaus durchgeführt werden konnten. Geographisch betrachtet verschob sich in dieser Zeit das medizinische Zentrum von Frankreich und England in den deutschsprachigen Raum (Schulen von Wien, Zürich und Berlin). Nach dem Ende des 1. Weltkriegs verlagerte sich der Schwerpunkt der Entwicklung dann zunehmend in die Vereinigten Staaten.[1156] In dem hier gesetzten Rahmen mögen die obigen Ausführungen genügen, da zu einer sachgerechten Darstellung aller historischer Aspekte hier nicht der Platz ist. Das bisher Bedachte genügt aber, um die weitere Entwicklung der Invaginationstherapie besser zu verstehen. Der Pariser Chirurgieprofessor *Jean Senèque* bezeichnete diese Zeit nicht ohne Grund als »*Epoche des Draufgängertums und der vergleichsweise groben Chirurgie*«.[1157] Von der euphorischen Stimmung getragen, schien das Feld für operative Eingriffe nahezu unbegrenzt, sodass sich an der Wende zum 20. Jh. bei der Invagination ein radikaleres Vorgehen durchsetzte. Die bisher für irreponible Fälle vorbehaltene Darmresektion wurde nun auch zur Rezidivprophylaxe empfohlen (*Anton von Eiselsberg* 1902). Bei schlechtem Allgemeinzustand wurde ein zweizeitiges Operationsverfahren angewandt. Dabei legte man den betroffenen Darmabschnitt zunächst durch einen Anus praeternaturalis temporär still. Erst wenn der Patient wieder kreislaufstabil war, erfolgte die Resektion des ausgeschalteten Darmabschnitts mit Wiedervereinigung der Darmenden durch End-zu-End-Anostomose (*Kümmell* 1890, *von Eiselsberg* 1902, *von Mikulicz* 1903) oder Seit-zu-Seit-Anostomose (*R.H. Parry* 1909, *H. Rutherford* 1909).[1158] *Von Eiselsberg* stellte die optimale Therapie der Darminvagination in fünf Thesen zusammen (1902):

[1152] Meade 1968, 297.
[1153] Ellis 2001, 122.
[1154] Meade 1968, 297.
[1155] Ellis 2001, 101-122. 230 Nephrektomien (*Simon* 1885), 137 Ovarektomien (*Tait* 1886), 40 Magenresektionen (*Wölfler* 1890), 57 Darmresektionen (*Czerny* 1899), 1000 Appendektomien (*Treves* 1901), 1600 Prostatektomien (*Freyer* 1920)
[1156] Schadewaldt 1966, 350 und 352.
[1157] Senèque 1966, 319.
[1158] Mikulicz 1903, 608-611. Wilms 1906, 724-726. Meade 1968, 269.

Visceralchirugie

- frühzeitiges operatives Eingreifen
- operative Desinvagination nur als Momentanhilfe, da keine sichere Rezidivprophylaxe
- Totalresektion nicht nur bei Irreponibilität und Tumoren, sondern auch zur Prophylaxe
- Teilresektion (Invaginat) nur bei Unzugänglichkeit der Invagination
- Anus praeter nur als Notbehelf.[1159]

Bei der Ileozökalinvagination empfahl man außerdem die Appendektomie, um Rezidiven an dieser Stelle vorzubeugen und zwar nicht nur in Fällen einer Entzündung des Wurmfortsatzes, sondern auch bei reizloser Appendix.[1160] Der Disput über die geeignete Therapieform wurde nicht nur in Kontinentaleuropa zugunsten der operativen Verfahren entschieden, auch im anglo-amerikanischen Sprachraum setzte sich diese Meinung schon Anfang des Jh. durch und zwar sowohl bzgl. der Behandlung von Kindern,[1161] als auch von Erwachsenen,[1162] wie aus zahlreichen Fallbeiträgen hervorgeht, die seit der Jahrhundertwende in erheblich größerer Anzahl erschienen.[1163] Stellvertretend für viele andere steht die Ansicht des New Yorker Chirurgen *J. William Hinton* in Bezug auf konservative Maßnahmen: *»To experiment with intestinal irrigations and manipulation by rectum is to fritter away valuable time«* (1926).[1164] Die allgemeine Akzeptanz der operativen Therapie spiegelt sich besonders deutlich in den Lehrbüchern der Chirurgie. Hatte *Eduard Albert*, Vorgänger *Eiselsbergs* an der I. Chirurg. Universitätsklinik in Wien, 1885 noch die Behandlung mit Einläufen vertreten,[1165] wurde eine Generation später die operative Desinvagination zum Mittel der Wahl erhoben (»Chirurg. Operationslehre« von *Bier, Braun* und *Kümmell* 1920, »Notfallchirurgie« in der Reihe »Neue Dt. Chirurgie« Hrsg. von *Sauerbruch* 1940).[1166] *Alexander Tietze* schrieb dazu 1924: *»Die Versuche, eine Invagination unblutig zu reponieren…haben mich bisher immer im Stich gelassen, ich habe daher immer operieren müssen.«*[1167] Zu dieser Einstel-

---

[1159] von Eiselsberg 1902, 1243-1244.
[1160] Hinton 1926, 101. Ritter 1940, 308. Rieben 1942, 915. Bitterlich 1947, 571.
[1161] Whipple 1901, 25-26. Elliot Smith 1935, 992-994.
[1162] Hinton 1926, 100-103. Nichols 1941, 832-837. Bosworth und Stein 1947, 801-804.
[1163] Parks und Lashmet 1949, 537. in der 1. Hälfte des 20. Jh. ca. 600 Fallberichte in der Weltliteratur.
[1164] Hinton 1926, 101.
[1165] Albert 1885, 111.
[1166] Schmieden 1920, 375-380. Ritter 1940, 308.
[1167] Tietze 1924, 522.

lung hatte auch die ständig sinkende Operationsletalität beigetragen (von 75-80% in den Jahren 1875-1895 auf 5-10% in der Zeit von 1930-1950). Die genauen Zahlen sind Tab. 16 zu entnehmen.

Tabelle 16: Vergleich der Letalität von operativer und konservativer Therapie [1168]

Zeit	Operative Therapie	Konservative Therapie
1873	75% *(Lichtenstern)*	
1905	50% *(Hess)*	40% *(Hirschsprung, 1905)*
1904-1927	30% *(Close)*	15% *(Monrod, 1925)*
1929-1947	10% *(Vickers)*	10% *(Hipsley, 1926)*
1938-1948	5% *(Snyder)*	
1956	2% *(Fox)*	1,5% *(Ravitch, 1956)*

Die Abnahme der Sterblichkeit war dabei –wie schon bei der Splenektomie (III. 3.1.2.3.)- nicht allein auf die strenge Beachtung der Aseptik zurückzuführen, sondern lag zu einem nicht unbedeutenden Teil wohl auch an der differenzierteren Diagnostik und verbesserten Operationstechnik (Nahtmaterial, Instrumente).[1169]

Der Vorteil der operativen Behandlung bei Erwachsenen, bei denen ein Großteil der Erkrankungen durch mechanische Reizung (Tumor, Divertikel etc.) hervorgerufen wird, lag auf der Hand, da nur auf diesem Weg die gleichzeitige Entfernung des morphologischen Korrelats möglich war. Anders stellte sich die Sachlage jedoch bei den weit häufigeren Fällen im Kindesalter dar, die zumeist ohne ersichtlichen Grund auftraten. Hier boten sich konservative Therapiemaßnahmen als ernstzunehmende Alternative an, zumal Säuglinge und Kleinkinder chirurgische Eingriffe im Bauchraum erheblich schlechter tolerierten, was sich in einer höheren Operationsletalität ausdrückte.[1170] Vor allem in Skandinavien waren bei Invaginationen im Kindesalter Einläufe mit physiologischer Kochsalzlösung beliebt, seitdem der renommierte dänische Pädiater *Harald Hirschsprung* (1830-1916)[1171] dieses Verfahren propagiert hatte (erstmals durchgeführt 1871, Publikati-

---

[1168] Meade 1968, 269.
[1169] Senèque 1966, 320.
[1170] Wilms 1906, 712. Kümmerle 1963, 373.
[1171] Bailey und Bishop 1959, 115-116. *Harald Hirschsprung* (1830-1916), dänischer Pädiater, Chefarzt des Königin-Louisen-Hospitals in Kopenhagen (1879-1904). Erstbeschreiber des kongenitalen Megacolons (Morbus Hirschsprung), einer umschriebenen Dickdarmerweiterung (1887). Zahlreiche Publkationen zu pädriatischen Krankheitsbildern: u.a. zur Oesophagusatresie, Duodenalstenose, Invagination, juvenilen Form des Rheumatismus.

onen 1876, 1903 und 1905 von über 100 Fallberichten). Diese Methode fand ihre Anhänger nicht nur in Skandinavien (*A. Koch, H.P.Oerum* 1912, *S. Monrad* 1926), sondern wurde auch in Australien mit Erfolg angewandt (*P.L.Hipsley* 1926, *T.Y. Nelson* 1949).[1172] Seit der Antike wurden Klystiere mit Wasser und Olivenöl zur Lösung der Darmpassage eingesetzt. Diese Methode hatte sich unverändert bis ins beginnende 20. Jh. erhalten.[1173] In den späten 20-Jahren wurde dazu ein bisher nur in der Röntgendiagnostik eingesetzter Stoff verwendet: das Kontrastmittel Barium (barys = *gr.* schwer). Dieses Erdalkalimetall ist in seiner löslichen Form giftig, weshalb es in der Medizin nur in der Verbindung mit Sulfat ($BaSO_4$) Anwendung findet.[1174] Die Röntgenstrahlen waren seit ihrer Entdeckung (1895) in medizinischen Fachkreisen mit Begeisterung aufgenommen worden (s. a. III.1.2.2.3.) und hatten sich i.e.L. bei der Diagnostik von Frakturen bewährt, da sich alle calciumhaltigen Gewebe deutlich darstellen ließen. Die Eingeweide waren dagegen strahlendurchlässig, sodass sie erst nach Kontrastmittelfüllung zur Abildung gelangen konnten (1904 perorale Gastroenterographie durch *Hermann Rieder*).[1175] Zunächst wurde dazu Wismutsulfat ($BiSO_4$) verwendet [*Walter B. Cannon* (1871-1945), 1897].[1176]

Die erste Kontrastmitteldarstellung einer Invagination gelang 1911 (Publikation 1913); *C.Lehmann* beschrieb dabei die typische bikorne Abschlußfigur (Abb. 22c). Bei peroraler Applikation des Kontrastmittels stellte sich das Invaginat als schnabelförmige Striktur dar, die Scheide erschien in Form feiner Streifen oder Ringe (*E. Regnier* 1924). Allmählich etablierte sich der Kontrastmittel-Einlauf zur Diagnostik chron. Invaginationen, bei der die milde Symptomatik keine unverzügliche Therapie erforderte.[1177] In den späten 20-Jahren wurde er jedoch mit einer neuen Zielsetzung angewandt, nachdem sich gezeigt hatte, dass bei Kindern allein durch Einlauf mit erhöhtem Füllungsdruck in einem erheblichen Teil der Fälle eine Lösung der Invagination gelang. Die geschlossene Desinvagination durch Kontrastmittel-Einlauf wurde bei Kindern zur Therapie akuter Fälle zeitgleich in Schweden (*Y. Olsson, G. Pallin* 1927), Frankreich (*E. Pouliquen* 1927) und den USA (*G.M. Retan* 1927) publiziert. Zahlreiche Veröffentlichungen in der Fachpresse zeugen von dem Erfolg dieser Behandlungsform bei Kindern.[1178] Die

---

[1172] Ravitch 1954, 431.
[1173] Wilms 1906, 708-709.
[1174] Pschyrembel 1994, 159.
[1175] Aschoff, Diepgen und Goerke 1960, 57.
[1176] Ellis 2001, 119.
[1177] Hansen 1947, 115-116.
[1178] Hansen 1947, 116. Ravitch 1954, 431. Publikationen u.a. durch *Helsted* und *Arntzen* 1928, *Sjöström* 1934, *Nordentoft* 1943, *Hellmer* 1948.

richtige Technik des Einlaufs erforderte vom behandelnden Arzt äußerstes Feingefühl. Das Kontrastmittel wurde rektal mithilfe eines Ballonkatheters appliziert und der Darm unter Röntgenkontrolle gefüllt, bis ein konkaver Abbruch der Kontrastmittel-Säule die Stelle der Invaginationsspitze anzeigte. Nun wurde der Füllungsdruck langsam erhöht, bis sich das Invaginat zu lösen begann, und bei gleichbleibendem Druck zurückgetrieben. Der Übertritt des Kontrastmittels in den Dünndarm zeigte die vollständige Lösung der Invagination an. Während des Vorgangs waren abdominelle Manipulationen von Hand streng zu vermeiden. Die Durchgängigkeit des Darmrohrs konnte im Anschluß durch orale Verabreichung von Kohlepulver überprüft werden. Das Ausspülen der Kohlepartikel bei einem erneuten Einlauf nach 6 h, bzw. kohlehaltiger Stuhlabgang zeigten den Erfolg der Behandlung an (Abb. 23b). Wenn die geschlossene Desinvagination nicht gelang, wurde die Laparotomie angeschlossen. Der amerikanische Chirurg *Mark Ravitch* setzte dieses Verfahren in 65 Fällen juveniler Invagination mit einer Erfolgsquote von 77-90% ein (1939-1954). Angesichts der höheren Komplikationsrate bei operativen Eingriffen (Perforation, Peritonitis, Abszeß, Fistel, Adhäsionen) kam *Ravitch* zu dem Schluß: »*Clinical experience acquired over the past 70 years in the treatment of intussusception...has demonstrated...the superiority of primary reduction by hydrostatic pressure....The treatment of choice in infants and children is radiologically controlled hydrostatic pressure reduction followed by operation if necessary...in all children regardless of the duration of the intussusception.*«[1179] An den meisten großen amerikanischen Kliniken (Los Angeles, Detroit, Boston) wurde zu dieser Zeit – dem allgemeinen Trend entsprechend – primär operativ vorgegangen. Dementsprechend scharf war auch die Kritik an der konservativen Therapie. Dass durch zu hohen Füllungsdruck iatrogen Darmrupturen verursacht würden, konnte *Ravitch* im Tierversuch widerlegen (1948). Den Einwand, dass der Druck zum Lösen von Dünndarminvaginationen nicht immer ausreiche, musste er dagegen gelten lassen. In diesen Fällen konnte die Operation unmittelbar angeschlossen werden (die gefüllten Darmschlingen stellten bei der Operation allerdings gewisse Schwierigkeiten dar).[1180] Ein offensichtlicher Nachteil der konservativen Behandlung war auch, dass auslösende Faktoren wie Tumoren nicht mitentfernt werden konnten. Da diese im Kindesalter allerdings selten und in der Regel gutartig sind, stellte die unterlassene operative Entfernung nach *Ravitch* ein tolerierbares Risiko dar.

Was für Kinder richtig erschien, ließ sich nicht ohne weiteres auf Erwachsene übertragen. Im überwiegenden Teil der Fälle wurde in der ersten

---

[1179] Ravitch 1954, 431-435.
[1180] Roper 1956, 276.

Hälfte des 20. Jh. operativ behandelt. Eine Ausnahme bildete der dänische Arzt *P. Bjerre Hansen*, der den Kontrastmitteleinlauf in zwei Fällen auch bei Erwachsenen therapeutisch einsetzte (1947). Die chron. Invagination eines 29-jährigen Patienten konnte durch den hydrostatischen Füllungsdruck erfolgreich gelöst werden. Bei einem 35-jährigen Patienten, der kurz nach einer Appendektomie die akuten Symptome einer Invagination gezeigt hatte, gelang die Entfaltung durch rektalen Einlauf dagegen nur teilweise, sodass die vorliegenden Adhäsionen auf operativem Weg gelöst werden mußten.[1181] *Hansen* hielt den Bariumeinlauf trotzdem für eine empfehlenswerte Maßnahme, da seiner Meinung nach eine spontane Entstehensweise der Invagination bei Erwachsenen häufiger anzunehmen war, als bisher vermutet. Dabei bezog er sich auf Daten einer finnischen Studie, nach der 50 % dieser Fälle ohne erkennbare Ursache aufgetreten waren.[1182] Letztendlich konnte sich der Kontrastmittel-Einlauf als therapeutische Maßnahme nur in der Pädiatrie durchsetzten.

Nach dem 2. Weltkrieg zeichnete sich eine allmähliche Distanzierung von der radikaloperativen Vorgehensweise ab. Sowohl in den Beiträgen der Fachzeitschriften,[1183] als auch in den auflagenstarken Lehrbüchern[1184] wurde über den erfolgreichen Einsatz des KontrastmittelEinlaufs berichtet, sodass er als gültige Option in die Therapieplanung einbezogen werden konnte. Bei den offenen Eingriffen beschränkte man sich auf die Desinvagination nach *Hutchinson*. Um diese auch in schwierigen Fällen zu ermöglichen, wurde der Einsatz von Opiumtinkturen empfohlen, die zu einer Erschlaffung der Darmmuskulatur führen (*von Redwitz*); oder die Auflage heißer Kompressen unmittelbar auf das Invaginat angeraten (*Hempel*). Eine Resektion sollte nach Möglichkeit vermieden werden und nur im Fall der Irreponibilität, bzw. zur Tumorentfernung zum Einsatz kommen. Zur Rezidivprophylaxe wurde allenfalls eine Kolopexie bei einer Dickdarminvagination genannt, die Appendektomie nur bei Vorliegen von Wandschäden angeraten.[1185] Die konservativere Haltung geht aus den Worten *Nicolai Gulekes* deutlich hervor: »*Die* (operative) *Desinvagination läßt sich relativ leicht und folgenlos*

[1181] Hansen 1947, 115-128.
[1182] Hansen 1947, 120-121. nach R. Gullichsen 1935: Gesamtfallzahl 234 (davon 85 % spontan, 15 % mechanisch verursacht bezogen auf Erwachsene 50 % spontan, 50 % mechanisch verursacht).
[1183] Klinger 1947, 744-746. Parks und Lashmet 1949, 537-539. Roper 1956, 267-278.
[1184] Guleke 1955, 309-311. In: Chirurg. Operationslehre. Hrsg. von Fischer, Gohrbandt, Sauerbruch. Leipzig 1955. Kümmerle 1963, 370-371. In: Neue Deutsche Chirurgie. Hrsg. von H. Krauss. Stuttgart 1963.
[1185] Guleke 1955, 309-311. Kümmerle, 1963, 370-375.

ausführen, während alle eingreifenden Maßnahmen, besonders die Resektion, viel größere Gefahren und eine hohe Sterblichkeit mit sich bringen.«[1186] Heute wird die Indikation zum Kontrastmittel-Einlauf nur noch für Kinder < 3 Jahren (Krankheitsdauer < 14-24 h) gesehen; bei Erwachsenen gilt die operative Desinvagination, bei irreponiblen Fällen die Teilresektion oder Totalresektion als die konventionelle Therapie.[1187] Tab. 17 gibt einen Überblick über den Wandel der Therapie im Laufe der Medizingeschichte.

Tabelle 17: Zur Therapie von Ileus / Invagination

Zeit	Autor	Behandlung
Antike 5.Jh. v.-5.Jh.n. Chr.	*Corpus hippocraticum Celsus, Archigenes Caelius Aurelianus*	Klystiere mit Wasser / Olivenöl mit / ohne Lufteintreibung Aderlaß, Purgiermittel, warme Bäder
Mittelalter 6.-15.Jh.	*Paulus von Aegina Giovanni Arcolano Zacutus Lusitanus*	Klystiere Taxis, Friktionen Bleikugeln, Quecksilber p.o.
Neuzeit 16.Jh.	*Platter, Ranchin, Sennert*	Klystiere, Aderlaß, Purgiermittel, Taxis
17.Jh.	*Felix Platter, P. Barbette*	Laparotomie empfohlen (Volvulus)
19.Jh. 1837 1871 1885 1895	*Carl von Rokitansky Harald Hirschsprung Jonathan Hutchinson Vinzenz von Czerny Ludwig Rydygier*	Klystiere Laparotomie empfohlen (Invagination) NaCl-Einlauf Operative Desinvagination Total-Resektion der Invagination Teil-Resektion des Invaginats
20.Jh. 1. Hälfte 1902 1903 1927 1947	*Anton von Eiselsberg u.a. von Mikulicz-Radecki u.a. Olsson, Hansen, Pouliquen P.Bjerre Hansen*	Operative Desinvagination Resektion zur Rezidivprophylaxe Zweizeitige Op. mit Anus praeter Barium-Einlauf bei Kindern Barium-Einlauf bei Erwachsenen
2. Hälfte	*Müller, Siewert u.a.*	Barium-Einlauf bei Kindern Operative Desinvagination (reponibel) Resektion (irreponible Fälle)

3.2.3. Bewertung des Beitrag Lang zur Invagination

Die therapeutischen Ziele bei der Behandlung der Darminvagination umfassen in absteigender Dringlichkeit: Lösung der Obstruktion, Beurteilung von Darmwandschäden, Beseitigung auslösender Faktoren.[1188]

[1186] Guleke 1955, 309.
[1187] Kremer 1992, 298-300. Müller M. 1994, 378-379. Siewert 2001, 956-957.
[1188] Nichols 1941, 833.

Da eine spontane Selbstlösung selten ist, stehen für das Erreichen des vordringlichen Behandlungsziels grundsätzlich zwei Möglichkeiten offen:

- konservative Therapie durch geschlossene Desinvagination (Einlauf)
- operative Desinvagination durch offene Desinvagination (n. *Hutchinson*).

Wie wir im letzten Kapitel zeigen konnten, hatten die operativen Methoden, die erst in den letzten drei Jahrzehnten des 19. Jh. entwickelt worden waren, seit der Jahrhundertwende einen starken Zuspruch erfahren, sodass diese zu *Langs* Studienzeit als Ideal einer effizienten Therapie angesehen wurden. Infolge der radikalchirurgischen Haltung wurde nicht nur die Appendektomie sondern auch die Resektion des betroffenen Darmabschnitts zur Rezidivprophylaxe empfohlen.[1189] Über den Vorteil der operativen Therapie sowohl bei Kindern, als auch bei Erwachsenen, bestand in der ersten Hälfte des 20. Jh. weltweit Konsens, wofür einige Zitate aus der reichhaltigen Literatur beispielhaft Zeugnis ablegen:

- »*The value of early operation in intussusception is now generally acknowledged. ...The mortality after operation need not deter us from operating, though it should impress on us the need of early operation, for the death-rate increases with the duration of the invagination*« (1901)[1190]
- »*Successful treatment of intussusception demands early operation*« (1935)[1191]
- »*In the acutely obstructed adult the only effective treatment is surgical*« (1947)[1192]
- »*Natürlich kommt bei den Erwachsenen noch mehr als bei den Kindern nur die operative Behandlung in Frage*« (1947).[1193]

Wenn wir *Langs* Therapie damit vergleichen, fällt zunächst auf, dass auch er bei allen seinen Patienten eine operative Therapie wählte. Obwohl nur in einem der Fälle eine auslösende Ursache (Dickdarmkarzinom) festgestellt werden konnte, in der Mehrzahl also spontane Invaginationen vorlagen, wurde eine Lösung auf konservativem Weg – wohl wegen der unklaren Diagnose – bei keinem der Patienten versucht. Ebenso wurde in allen Fällen auf röntgendiagnostische Maßnahmen verzichtet; zumindest finden sich darüber keine Angaben in dem Bericht. Möglicherweise ließ die Akuität der

---

[1189] Schmieden 1920, 375-380. Tietze 1924, 522.
[1190] Whipple 1901, 25.
[1191] Elliot-Smith 1935, 992.
[1192] Bosworth und Stein 1947, 801.
[1193] Bitterlich 1947, 571.

Symptome keinen Therapieaufschub zu. Einen Maßstab zur Beurteilung der Notwendigkeit von Röntgenbildern bei Invaginationsverdacht lieferte *Fritz Kümmerle* (1963): »*Bei ...eindeutigen Befunden werden wir weitgehend auf die Röntgenverfahren verzichten können ...bei unklaren Fällen werden sie uns wertvolle Aufschlüsse geben.*«[1194] Wenn *Langs* Behandlungsschemata sich also – der Zeit entsprechend – an den operativen Weg hielten, lässt sich bei genauerer Betrachtung gleichwohl feststellen, dass er im Vergleich zu der damals vorherrschenden Praxis weniger radikal vorging und damit die Entwicklung der kommenden Jahrzehnte vorwegnahm. *Lang* führte die Resektion nur im Falle eines Tumors, niemals jedoch zur Rezidivprophylaxe durch. Dagegen nahm er die Appendix immer heraus, auch wenn der reizlose Zustand derselben dies nicht unbedingt erforderlich erscheinen ließ. Eine Maßnahme die -in Anbetracht der relativ hohen Wahrscheinlichkeit an einer Appendicitis zu erkranken- auch heute gängiger Praxis entspricht. Im Falle einer Haustreninvagination führte *Lang* die Kolopexie nicht wie damals üblich durch Vernähen mit der hinteren Bauchwand durch,[1195] sondern fixierte die einzelnen Haustren an den benachbarten Tänien, um einer erneuten Einstülpung der Haustren vorzubeugen, gleichzeitig aber die Beweglichkeit des Darmrohrs zu erhalten. Obwohl ihm der Bariumeinlauf als Therapiemöglichkeit bekannt war, zog er ihn zur Behandlung erwachsener Patienten nur bei vorherigem Ausschluß von Darmwandschäden in Erwägung. Seine auf Erwachsene bezogene Feststellung, »*die Behandlung der Darminvagination ist eine operative*«,[1196] hat sich rückblickend als zutreffend erwiesen. Denn wie wir im letzten Kapitel gesehen haben, konnte sich der Bariumeinlauf nur im Falle von Kindern bis zum dritten Lebensjahr durchsetzen, während die derzeitige Therapie erwachsener Patienten in ihren Grundzügen derjenigen von *Lang* entspicht: operative Desinvagination bei reponibler Invagination, Resektion bei irreponibler Invagination, evtl. Kolopexie zur Rezidivprophylaxe.[1197]

Langs Beitrag über die Invagination war vom Umfang her seine ausführlichste Arbeit, die über eine einfache Fallberichterstattung weit hinausging, indem sie unter Berücksichtigung zahlreicher Publikationen aus der Weltliteratur auch medizintheoretische Überlegungen miteinbezog. Bezüglich der Ileozökalinvagination entwickelte *Lang* ein eigenes Einteilungsschema, das sich an der anatomischen Struktur des Apex orientierte. Dieser Gedanke war allerdings – wie wir gezeigt haben – nicht neu, denn *Max Wilms* hatte schon

---

[1194] Kümmerle 1963, 370.
[1195] Keller 1943, 158-162.
[1196] Lang 1951c, 1453.
[1197] Müller M. 1994, 378-379. Siewert 2001, 956-957.

um die Jahrhundertwende in seiner Monographie zum Ileus dieses Prinzip in Erwägung gezogen.[1198] Gegenüber den üblichen Einteilungen besaß dieses Schema den Vorteil, mit der Spitze den Ausgangsort der Invagination zu bezeichnen und damit evtl. Rückschlüsse auf die Ätiologie zu ermöglichen. Insofern hat *Langs* Einteilung der Ileozökalinvagination in ihrer zugespitzten Form zwar eine größere Präzision gebracht, aber doch nicht etwas Neues geschaffen, sondern nur konkretisiert, was sich in der Medizingeschichte schon vorher geformt hatte. In der Praxis konnte sich weder die Namensgebung von *Wilms* noch die von *Lang* durchsetzen, da beide Einteilungen nur von topographisch-anatomischem Interesse waren, aber keine therapeutischen Konsequenzen nach sich zogen (wie beispielsweise die höchst praxisrelevante Einteilung der Schenkelhalsfrakturen nach *Pauwels*, bzw. der Calcaneusfrakturen nach *Vidal*; s. a. III.2.2.5.). *Fritz Kümmerle* schrieb zu dieser Problematik: »*Die Differenzierung der verschiedenen ileozökal gelegenen Invaginationsformen ist oft schwierig und manchmal unmöglich; zahlreiche Autoren verzichten deshalb auf eine nähere Unterteilung und fassen alle, Ileum und Zökum betreffenden, Einscheidungen unter der Bezeichnung* ileozökale Invaginationen *zusammen*«.[1199]

Die Invagination Erwachsener stellt im Vergleich zu Kindern ein verhältnismäßig seltenes Ereignis dar. *Lang* konnte zur Zeit des 2. Weltkriegs ein gehäuftes Auftreten in seinem Krankengut beobachten. In seiner vorherigen chirurgischen Tätigkeit war ihm nur ein einziger Fall von Invagination (wegen eines Tumors) begegnet. Da es sich während der Kriegsjahre beim überwiegenden Teil der Krankheitsfälle um spontane Invaginationen ohne ersichtliche anatomische Ursache handelte, glaubte *Lang* einen Zusammenhang mit der vermehrt schlackenreichen Kost und der damit verbundenen gesteigerten Peristaltik herstellen zu können. Diese Vermutung konnte in der Folgezeit nicht bestätigt werden. In der heutigen Zeit werden trotz vermehrt vegetabiler Ernährung (Vollkornprodukte) Invaginationen im Erwachsenenalter nahezu ausschließlich bei Vorliegen von Dünndarmtumoren beobachtet.[1200] Auch der Umstand, dass in Kontinenten mit ballaststoffreicher Ernährung (Afrika) das Krankheitsbild nicht gehäuft auftritt, spricht gegen diese These. Mit Sicherheit lässt sich sagen, dass *Langs* Fallzahl zu gering war, um daraus epidemiologische Gegebenheiten ableiten zu können. Auch wenn *Langs* Beitrag insgesamt also keine zukunftsweisenden Neuerungen enthält, stellt er in seiner Geschlossenheit doch eine in weiten Teilen auch heute noch relevante Zusammenfassung zum Thema der Invagination im Erwachsenenalter dar.

[1198] Wilms 1906, 654-656.
[1199] Kümmerle 1963, 359.
[1200] Hirner und Späth 2004, 598.

3.3. Hernien

3.3.1. Beitrag Lang: Gleitbruch der Harnblase (1940)

Ende des Jahres 1940 widmete *Lang* einen kurzen Beitrag im Zentralblatt für Chirurgie[1201] einem der häufigsten chirurgischen Krankheitsbilder,[1202] den Hernien. Da es sich bei dem von ihm beschriebenen Fall um einen Gleitbruch der Harnblase handelte, der in Form einer Schenkelhernie nur sehr selten zu beobachten ist, hielt *Lang* eine Publikation – trotz der Fülle an Literatur zum Thema der Eingeweidebrüche – für gerechtfertigt.

Ein 49-jähriger Landwirt war unter dem Bild eines »akuten Abdomens« mit heftigen Schmerzen im rechten Unterbauch eingeliefert worden. Bei der körperlichen Untersuchung fiel eine zweihöckrige, gänseeigroße Geschwulst unter dem rechten Leistenband ins Auge, die sich nicht reponieren ließ. Die Familienanamnese ergab eine genetische Bruchdisposition. Der Patient hatte schon vor zwanzig Jahren einen haselnußgroßen Tumor in der rechten Leiste bemerkt, der langsam an Größe zunahm. Dysurische Beschwerden waren seit einem Jahr hinzugetreten. Schwere körperliche Arbeit hatte dann die Akutsituation ausgelöst. Da der Lokalbefund auf eine inkarzerierte Schenkelhernie schließen ließ, leitete *Lang* umgehend die Operation ein. In Lumbalanaesthesie wurde der Bruchsack über einen suprainguinalen Zugangsweg (Hautschnitt knapp oberhalb und parallel des Leistenbandes) freigelegt. Erst jetzt konnte als Bruchinhalt neben einem 5 cm langen peritonealen Bruchsack ein mit diesem medial verwachsener Gleitbruch der Harnblase ausgemacht werden. Die Blasenwand war infolge der Einklemmung blaurötlich verfärbt; zudem von einem kirschgroßen Lipom und reichlich Fettgewebe überlagert. Da Gleitbrüche i.d.R. nur im Zusammenhang mit direkten Leistenbrüchen beobachtet werden, stellte die Harnblase im Schenkelkanal einen unerwarteten Operationssitus dar, der bei Verkennung der Lage die nicht zu unterschätzende Gefahr einer Blasenverletzung in sich barg. Noch zu Anfang des Jahrhunderts war es bei über 50 % der Blasenbrüche zu iatrogenen Verletzungen gekommen, die in bis zu 5 % der Fälle letal endeten.[1203] *Lang* wies in diesem Zusammenhang darauf hin, dass die Blasenmuskulatur mit ihrem charakteristischen Venen-

---

[1201] Lang 1940b, 2393-2395.
[1202] Scheingraber und Decker 2004, 446.
[1203] Sudeck 1920, 14. Zusammenstellung von 48 Blasenbrüchen durch *Finsterer* (1913).

netz die entscheidenden Hinweise zur Erkennung der Blasenstruktur liefere. Im nächsten Schritt wurde der peritoneale Bruchsack vom Schenkel- in den Leistenkanal verlagert. Nach Eröffnung des Bruchsacks lief als einziger Bruchinhalt seröse Flüssigkeit ab. Nach hoher Ligatur des Bruchsackhalses wurde der Stumpf unter die Bauchmuskulatur verlagert, um einem Rezidiv an dieser Stelle vorzubeugen. Nach Revision der Blasenoberfläche (Abtragung des Fettgewebes, Exstirpation des Lipoms) glitt diese von selber durch den Schenkelkanal in ihre natürliche Position zurück. Der Verschluß der Bruchpforte erfolgte mit Verstärkung der Hinterwand durch eine Naht, bei der Muskelrand, Ligamentum inguinale und Ligamentum pubicum superius zusammengefasst wurden. Der Wundverlauf gestaltete sich ohne Komplikationen. Durch eine spätere Kontrastmitteldarstellung der Blase konnte eine Divertikelbildung ausgeschlossen werden. Der Patient wurde am Ende der zweiten Woche mobilisiert und nach einer weiteren Woche geheilt entlassen.

3.3.2. Das Krankheitsbild der Hernien
3.3.2.1. Definition der Hernien

Unter dem Begriff der Hernie (hernios = *gr.* Knospe) versteht man den Vorfall von Eingeweiden (Bruchinhalt) durch eine Bruchwandlücke (Bruchpforte). Im Gegensatz zu einem Prolaps (pro = *lat.* vor; lapsus = *lat.* Ausgleiten, Fallen)[1204] sind die Eingeweide bei den Brüchen i.d.R. von der serösen Haut des Peritoneum parietale umgeben (Bruchsack).[1205]

Anatomische Grundlagen
Die Eingeweide werden durch den Tonus der geraden (M. rectus abdominis) und schrägen Bauchmuskeln (M. obliquus abdominis externus, M. obliquus abd. internus, M. transversus abd.) in der Bauchhöhle gehalten. Zwischen den breiten Sehnenansätzen der Muskeln (Aponeurosen) befinden sich muskelfreie Bezirke, die Prädilektionsstellen für Eingeweidebrüche darstellen. Zu diesen Loci minoris resistentiae zählen i.e.L. der Leisten- und Schenkelkanal; daneben gibt es eine Anzahl weiterer Lücken, die in einem sehr geringen Prozentsatz als Bruchpforte dienen (u.a. *Larrey'sche* Spalte,[1206] *Bochdalek'sches* Dreieck[1207]

[1204] Pschyrembel 1994, 1244.
[1205] Müller M. 1994, 245.
[1206] Pschyrembel 1994, 847. Trigonum sternocostale sinistrum, benannt nach *Dominique Jean Larrey* (1766-1842).
[1207] Pschyrembel 1994, 206. Trigonum lumbocostale, benannt nach dem Prager Anatomen *Vincent A. Bochdalek* (1801-1883).

im Zwerchfell).[1208] Mehr als 90 % der Hernien finden sich in der Leistenregion, weshalb deren anatomische Strukturen genauer besprochen werden sollen, da dies zum späteren Verständnis der verschiedenen Operationstechniken notwendig erscheint.

Abb. 24: Zur Anatomie des Leistenkanals[1209]

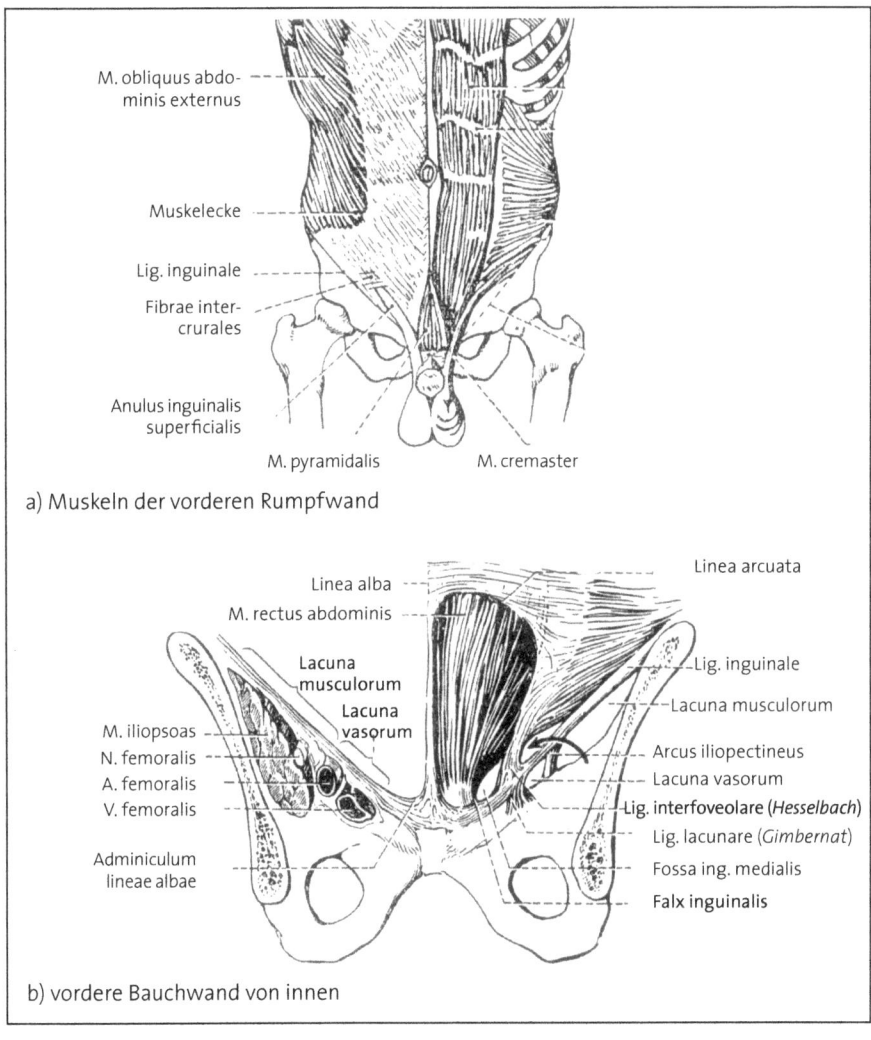

a) Muskeln der vorderen Rumpfwand

b) vordere Bauchwand von innen

[1208] Voss und Herrlinger Bd. I 1957, 129, 136 und 181.
[1209] Voss und Herrlinger Bd.I 1957, 87 und 157.

Visceralchirugie

Der Leistenkanal (Canalis inguinalis) durchsetzt die Bauchwand in schräger Richtung. Da beim männlichen Geschlecht der Hoden vor der Geburt von der Bauchhöhle durch den Leistenkanal in das Skrotum hinabsteigt, enthält dieser beim Mann den Samenstrang (Funiculus spermaticus); bei der Frau das runde Mutterband (Ligamentum teres uteri). Die äußere Bruchpforte (Anulus inguinalis superficicialis) wird durch eine Lücke in der Obliquusaponeurose gebildet, die an ihrem kaudalen Rand in das Leistenband (Ligamentum inguinale, *Poupart'sches* Band)[1210] übergeht. Dieses spannt sich von der Spina iliaca anterior superior zum Tuberculum pubicum aus. Die innere Pforte (Anulus inguinalis profundus) liegt lateral der epigastrischen Gefäße, die eine wichtige Leitstruktur bei der Unterscheidung von indirekten/direkten Leistenbrüchen darstellen (Abb. 24).

Der Leistenkanal wird cranial vom Unterrand des M. obliquus abd. internus und M. transversus abd. begrenzt, caudal vom Lig. inguinale. Während die vordere Wand (ventral) von der Aponeurose des M. obliquus abd. externus gebildet wird, besteht seine hintere Wand (dorsal) aus der vergleichsweise dünnen Faszie des M. transversus abdominis.[1211]

Abb. 25: zur Anatomie des Schenkelkanals[1212]

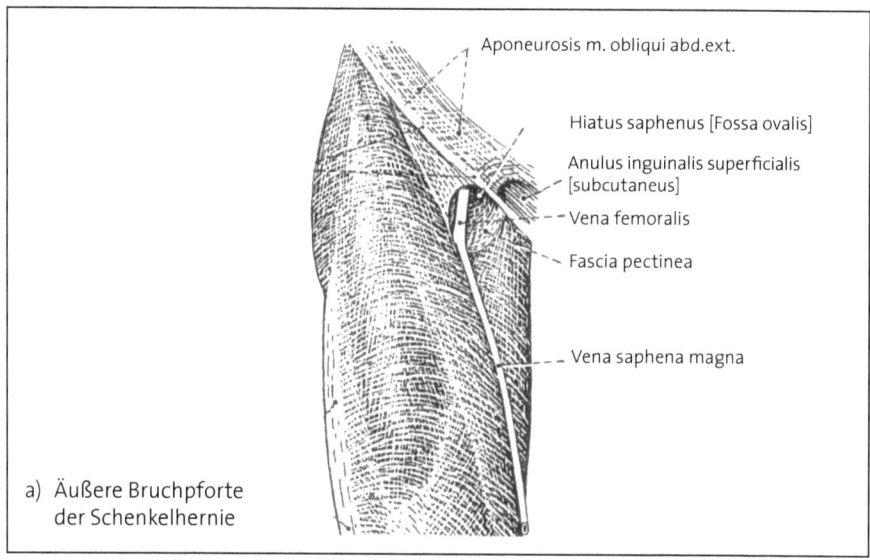

a) Äußere Bruchpforte der Schenkelhernie

[1210] Pschyrembel 1994, 1234. Lig. inguinale, benannt nach dem Pariser Anatomen und Chirurgen *Francois Poupart* (1616-1708).
[1211] Voss und Herrlinger 1957, 130-131 und 135-137.
[1212] Voss und Herrlinger Bd.I 1957, 228-229.

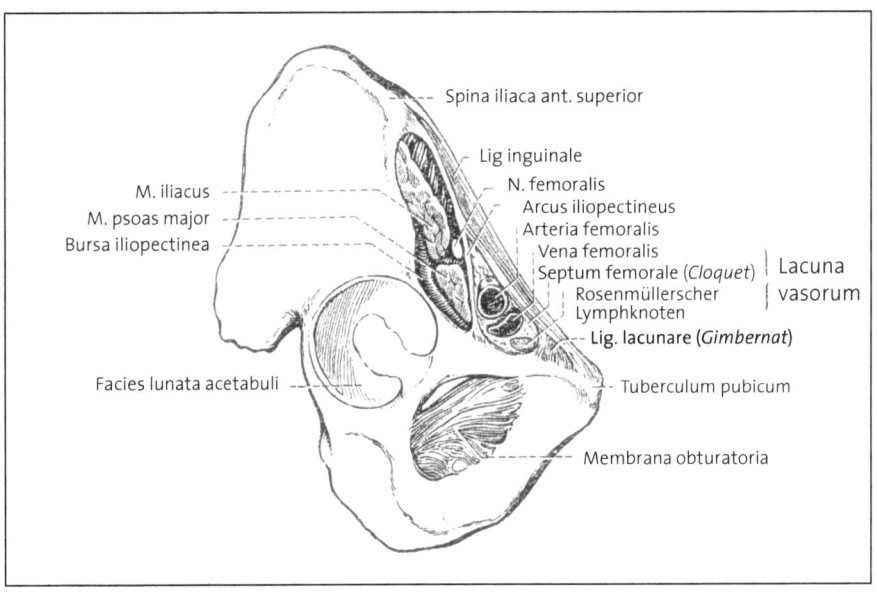

Die zweithäufigste Durchtrittsstelle der Hernien in der Leistenregion bildet der Schenkelkanal, durch den unterhalb des Lig. inguinale Muskeln, Nerven und Gefäße von der Bauchhöhle zum Oberschenkel übertreten. Die Schenkelpforte wird durch einen Faszienzug (Arcus ileopectineus), der vom Lig. inguinale abzweigt und am Schambein ansetzt, in eine mediale und laterale Öffnung geteilt. Durch die lateral gelegene Lacuna musculorum ziehen der M. ileopsoas und N. femoralis hindurch; durch die Lacuna vasorum treten die Schenkelgefäße (A. und V. femoralis) hindurch. Weil letztere zum Bauchraum hin nur durch eine bindegewebige Scheidewand (Septum femorale) abgeschlossen ist, können sich an dieser Stelle bevorzugt Schenkelhernien ausbilden. Da die Lacuna vasorum medial von den unnachgiebigen Faserzügen des Ligamentum lacunare (Ligamentum *Gimbernati*, kaudale Abzweigung des Lig. inguinale)[1213] begrenzt wird, inkarzerieren Schenkelbrüche im Vergleich zu Leistenbrüchen wesentlich häufiger. Durch die Nähe zu den Schenkelgefäßen besteht gleichzeitig die Gefahr einer akuten Ischämie der unteren Extremität. An der Rückwand des Schenkelkanals befindet sich ein weiteres Band, das Ligamentum pubicum superius (*Cooper'sches*

[1213] Pschyrembel 1994, 880. Lig. lacunare, benannt nach dem spanischen Anatomen und Chirurgen *Antonio de Gimbernat* (1734-1816).

Band),[1214] das über den oberen Rand der Schambeinfuge (Symphyse) bis zum Ansatz des Lig.inguinale (Tuberculum pubicum) zieht. Die Schenkelpforte weitet sich nach unten trichterförmig zum Hiatus saphenus, an dem die V. saphena magna in die V. femoralis einmündet. Dieser stellt die äußere Bruchpforte der Schenkelhernien dar (Abb 24b und 25a u.b).[1215]

Einteilung der Hernien

Neben den Einteilungsprinzipien unter ätiologischen Gesichtspunkten (kongenital: bei unvollständigem Bauchwandverschluß, bzw. bei Zwerchfelldefekten; erworben. bei Bindegewebsschwäche und intraabdomineller Drucksteigerung) und nach dem Verlauf (akut/chron.) stellt die Einteilung nach der Lokalisation das gebräuchlichste Unterscheidungskriterium dar. Von den äußeren Hernien sind die inneren Hernien zu trennen, die wir in der nachfolgenden Darstellung außer Acht lassen wollen, da eine erschöpfende Besprechung eine weit umfang-reichere Untersuchung erfordern würde, als sie der hier gesetzte Rahmen vorgibt. Der Vollständigkeit halber mag lediglich die Aufzählung der verschiedenen Formen genügen. Innere Hernien (Tab. 18), die weniger als 5 % von der Gesamtheit der Eingeweidebrüche ausmachen, finden sich v. a. an den präformierten Lücken des Zwerchfells (Hiatushernien) und an dessen physiologischen Schwachstellen (extrahiatale Hernien). Daneben werden sie in seltenen Fällen dort angetroffen, wo der Gastrointestinaltrakt seine Lage von intra- nach retroperitoneal ändert (*Treitz*-Hernie, Mesokolische Hernie).

Den weitaus größten Teil der Brüche (>95 %) machen die äußeren Hernien aus. Die Hernia inguinalis (Leistenhernie) stellt darunter die häufigste Art (80%) v.a. beim männlichen Geschlecht dar (Verhältnis Männer zu Frauen 3:1).[1216] Im Gegensatz zu Schenkelbrüchen treten sie oberhalb des Leistenkanals aus. Zwei Formen werden unterschieden (Abb. 26):

- indirekte Leistenhernie: Austritt an der Fossa inguinalis lateralis durch den Anulus inguinalis profundus, lateral der epigastrischen Gefäße; Verlauf mit dem Samenstrang, bzw. Lig. rotundum, durch den Leistenkanal; Austritt am Anulus inguinalis superficialis; evtl. Hinabtreten in den Hodensack (Hernia scrotalis), bzw. in die große Schamlippe (Hernia labialis)
- direkte Leistenhernie: Austritt an der Fossa inguinalis medialis; Verlauf medial der epigastrischen Gefäße sagittal durch die Bauchwand; Austritt am Anulus inguinalis superficialis; evtl. Hinabtreten in den Hodensack/große Schamlippe.

[1214] Pschyrembel 1994, 282. Lig. pubicum sup., benannt nach dem Londoner Anatomen und Chirurgen *Sir Astley Cooper* (1768-1841).
[1215] Voss und Herrlinger Bd.I 1957, 163-164 und 181-182.
[1216] Scheingraber und Decker 2004, 448.

Tabelle 18: Innere Hernien [1217]

	Hernie	Bruchpforte	Bruchinhalt
Zerchfellhernien - Hiatushernien	Axiale Gleithernie	Hiatus oesophageus	Kardia des Magens
	Paraösophageale Hern.	Hiatus oesophageus	Corpus des Magens
- extrahiatale Hernie	Parasternale Hernie re. *Morgagni*-Hernie li. *Larrey*-Hernie	Trig. sternocostale	Darm
	Lumbocostale Hernie *Bochdalek*-Hernie	Trig. lumbocostale	Darm
Seltene Hernien	Retroperitoneale Hernie (*Treitz*-Hernie)	Übergang Duodenum / Jejunum	Darm
	Mesokolische Hernie	Übergang Ileum / Zökum	Darm

Abb. 26: Indirekter und direkter Leistenbruch [1218]

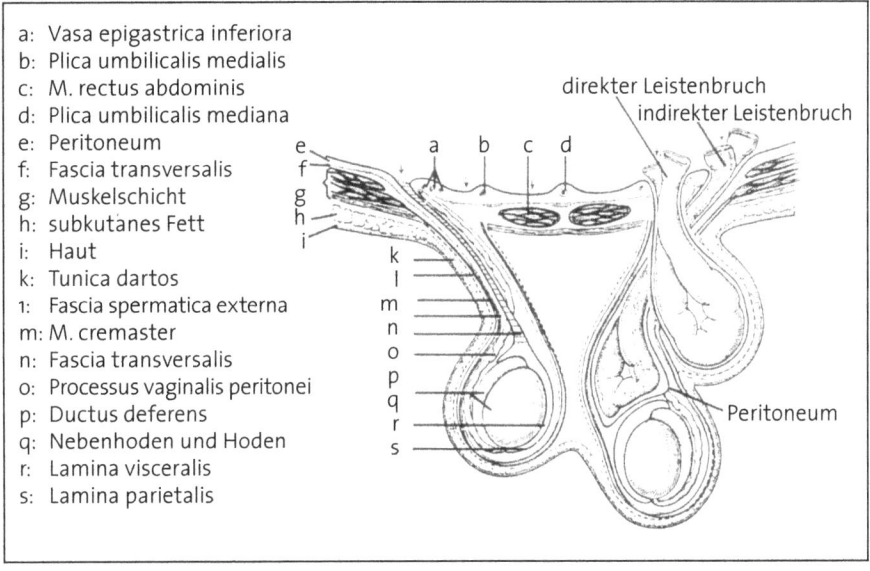

a: Vasa epigastrica inferiora
b: Plica umbilicalis medialis
c: M. rectus abdominis
d: Plica umbilicalis mediana
e: Peritoneum
f: Fascia transversalis
g: Muskelschicht
h: subkutanes Fett
i: Haut
k: Tunica dartos
l: Fascia spermatica externa
m: M. cremaster
n: Fascia transversalis
o: Processus vaginalis peritonei
p: Ductus deferens
q: Nebenhoden und Hoden
r: Lamina visceralis
s: Lamina parietalis

Schenkelhernien (Hernia cruralis/femoralis) wölben sich im Gegensatz zu Leistenhernien unterhalb des Leistenbandes hervor. Sie sind insgesamt wesentlich seltener als jene zu beobachten (8 %), wobei hier der Anteil der

---

[1217] Müller M. 1994, 234-235. Scheingraber und Decker 2004, 456-457. Decker und glatzel 2004, 460-461. Hirner und Remig 2004, 478-479.
[1218] Pschyrembel 1994, 616

Frauen überwiegt (3: 1). Gewöhnlich drücken die Schenkelhernien gegen das Septum femorale und verlaufen durch die Lacuna vasorum medial der Schenkelgefäße, um am Hiatus saphenus auszutreten. In seltenen Fällen kann auch die Lacuna musculorum (*Hesselbach'sche* Hernie)[1219] oder eine Lücke im Ligamentum lacunare (*Laugier'sche* Hernie)[1220] als Durchtrittsstelle dienen.

Die häufigste Bruchform im Neugeborenenalter stellt der angeborene Nabelbruch dar (Hernia umbilicalis), der bis zum zweiten Lebensjahr als physiologisch gilt. Im Erwachsenenalter ist er dagegen immer erworben und macht hier 5 % aller Hernien aus. Daneben gibt es seltene Hernien der Bauchwand (Hernia epigastrica = *Spieghel'sche* Hernie),[1221] in der Lumbalregion (Hernia lumbalis) und am Beckenboden (Hernia obturatoria, Hernia ischiadica, Hernia perinealis/ischiorectalis), die zusammen weniger als 7 % der Eingeweidebrüche ausmachen.[1222]

Tabelle 19: Äußere Hernien

	Hernie	Bruchpforte	Anteil in %
Leistenhernie	Hernia inguinalis indirecta	Anulus ing. profundus	60
	Hernia inguinalis directa	Anulus ing. superficialis	20
Schenkelhernie	Hernia cruralis / femoralis	Lacuna vasorum	3-8
Nabelhernie	Hernia umbilicalis	Umbilicus	5-10
Bauchwandhernie	Hernia epigastrica	Linea alba	1-3
„	Hernia ventralis lateralis	Fascia Spieghelli	„
Lumbalhernie	Hernia lumbalis	Trigonum lumbale	5
Beckenbodenhernie	Hernia obturatoria	Foramen obturatorium	„
„	Hernia ischiadica	For. ischiadicum major	„
„	Hernia perinealis / ischiorectalis	Excavatio rectouterina / rectovesicalis	„

Eine Sonderform der Hernien stellen die Gleitbrüche dar, bei denen nur teilweise mit Peritoneum bedeckte Organe (Zökum, Colon ascendens/descendens, Harnblase) durch die Bruchpforte treten, sodass ein Bruchsack ganz oder teilweise fehlt. Sie treten meist im Zusammenhang mit großen, direkten

---

[1219] Pschyrembel 1994, 630. Hesselbach'sche Hernie, benannt anch dem Würzburger Chirurgen *Franz K. Hesselbach* (1759-1816).

[1220] Pschyrembel 1994, 851. Laugier'sche Hernie, benannt nach dem Pariser Chirurgen *Stanislas Laugier* (1799-1872).

[1221] Pschyrembel 1994, 1442. Spieghel'sche Hernie, benannt nach dem italienischen Anatomen *Adriaan van den Spieghel* (1578-1625).

[1222] Müller M. 1994, 245. Pschyrembel 1994, 615-616. Scheingraber und Decker 2004, 446, 455-456.

Leistenbrüchen auf.[1223] Beim Gleitbruch der Harnblase wird eine paraperitoneale Form, bei der der herabgetretene Blasenteil von außen einem peritonealen Bruchsack aufgelagert ist, von der selteneren extraperitonealen Form unterschieden, bei der der Bruchinhalt aus einer bruchsacklosen Hernie besteht.[1224]

Symptomatik
Das augenfälligste Symptom bei äußeren Hernien ist das hervortreten der Bruchgeschwulst. Die Schmerzsymptomatik bei nicht inkarzerierten Hernien ist zumeist gering. Bei Gleitbrüchen der Harnblase können dysurische Beschwerden auftreten. Ein großer Teil der Hernien bleibt bis zur Einklemmung klinisch latent.

Diagnostik
Wichtige Hinweise liefert zunächst eine genaue Anamnese. Die Inspektion und Palpation der Hernie und der Bruchpforte sollte stets bds. durchgeführt werden, da in 20 % der Fälle doppelseitige Befunde zu erheben sind. Die Palpation der Leistenhernie wird am stehenden Patienten ausgeführt, wobei der Finger des Untersuchers die Skrotalhaut bis zum äußeren Leistenring einstülpt. Beim Hustenstoß des Patienten ist durch den Anprall der Bruchgeschwulst eine indirekte (Anstoß an der Fingerspitze) von einer direkten Leistenhernie (Anstoß an der Fingerbeere) zu unterscheiden (Anstoßtest nach *Percival Bailey*, geb. 1892). Zur differentialdiagnostischen Abklärung können die Diaphanoskopie (Durchleuchtung mit einer Lichtquelle zur Unterscheidung von Hydrocelen), die Sonographie (Abgrenzung zu Tumor oder Abszeß) sowie in Einzelfällen auch das CT herangezogen werden. Innere Hernien stellen meist röntgenologische Zufallsbefunde dar.[1225] Nach der notwendigen Begriffsklärung und einer ersten orientierenden Darstellung des Krankheitsbildes wollen wir das Thema im Folgenden von der medizinhistorischen Seite angehen.

3.3.2.2. Medizinhistorischer Rückblick zur Geschichte der Hernien

Die Unterleibsbrüche nehmen in der Geschichte der Viscéralchirurgie aufgrund ihrer von außen sichtbaren Lage eine Sonderstellung ein. Im Gegensatz zu Milzruptur und Invagination gehören sie zu den schon im Altertum bekannten Krankheitsbildern. Bei einer konstanten Prävalenz von 2-4 %

[1223] Scheingraber und Decker 2004, 448.
[1224] Sudeck 1920, 13-14.
[1225] Durst 1994, 424-425. Müller M. 1994, 247. Scheingraber und Decker 2004, 447-449.

Visceralchirugie

Ende des 19. und 20. Jh.[1226] ist auch für frühere Zeiten von einer vergleichbar hohen Anzahl von Erkrankungen auszugehen.

Die ersten Beschreibungen von Eingeweidebrüchen sind uns aus dem zweiten Jahrtausend v. Chr. überliefert. Im altägyptischen *Papyrus Ebers* wurden Vorwölbungen der Bauchwand erwähnt, die sich beim Husten bilden, ohne diese näher zu beschreiben.[1227] In der griechischen Antike wurde der Ausdruck »kele« (= *gr.* Bruch, Geschwulst) für alle Anschwellungen im Bereich des Hodens verwendet, sodass damit nicht nur die Unterleibsbrüche, sondern auch andere Krankheitsbilder bezeichnet wurden (wie Hydrocelen, Varikocelen und Sarcocelen). Dagegen erhielt der Nabelbruch nicht den Namen kele, sondern »exomphalos« (*Corpus hippocraticum, Galen*).[1228] Da die Kenntnisse zur menschlichen Anatomie mangelhaft waren, kannte das Altertum keine Unterscheidung zwischen den unterschiedlichen Hernien der Leistenregion; dagegen wurden nach dem Bruchinhalt enterokelen (Eingeweidebrüche, enteron = *gr.* Darm, Eigeweide) von epiplokelen (Netzbrüche, epiploon = *gr.* Darmnetz) getrennt.[1229] Die Autoren der römischen Antike übernahmen das wissenschaftliche Vokabular der Griechen, wobei die Schreibweise zwischen kele/cele variierte (*Celsus, Galen, Oribasius, Leonides*). Der Ausdruck »herniae« (hernios = *gr.* Knospe) findet sich ein einzigesmal bei *Celsus* (1. Jh.), wobei er dieszgl. erklärte: »*enterokelen et epiplokelen Graeci vocant: apud nos indecorum, sed commune his, herniae nomen est*« (De medicina, Lib. VII. Cap. 18)[1230], dass also die bei den Griechen gebräuchliche Bezeichnung unschicklich sei und daher der Name »herniae« gebraucht werde. Da das Bruchleiden im Altertum und Mittelalter als anstößiges Gebrechen galt, verletzte es die Gesetze des Anstands, sich darüber näher auszulassen. Auch für die Verwendung des Wortes »hernia« fügte *Celsus* am Ende seiner Darstellung eine Entschuldigung an. Das Wort war wohl aus der Umgangssprache entnommen, wo es in abschätziger Weise gebraucht wurde.[1231] Die ausführlichste Beschreibung der Hernien in der antiken Literatur verdanken wir *Oribasius* (4. Jh.). Unter Bezugnahme auf *Heliodorus* (2. Jh.) erörterte er die Unterschiede von freien, reponiblen und angewachsenen, irreponiblen Hernien.[1232]

Im Mittelalter wurde die Bezeichnung enterozele – abweichend vom bis-

---

[1226] Mosengeil 1870, 159. Müller M. 1994, 245.
[1227] Neubert et al. 1973, 139.
[1228] Gurlt Bd. III 1964, 729 und 732.
[1229] Puschmann Bd. III 1902-1905, 243-244. Gurlt Bd. III 1964, 729-730.
[1230] Gurlt bd. I 1964, 365.
[1231] Andrews 1935, 452.
[1232] Puschmann Bd. III 1902-1905, 244-245. Gurlt Bd. I 1964, 543. Neubert et al. 1973, 140.

herigen Gebrauch – auf die Bruchlokalisation bezogen. Der byzantinische Enzyklopädist *Paulus von Aegina* (7. Jh.) verwendete den Begriff für Brüche, die bis in den Hodensack herabgestiegen waren; im Gegensatz zur bubonozele (boybon = *gr.* Leistengegend) für den Inguinalbruch. Das Vorkommen der letztgenannten Form bei der Frau ist erstmals bei *Aetius von Amida* (6. Jh.) erwähnt, der wie *Paulus* zu den letzten großen griechischen Kompilatoren gehört. Die Unterteilung in Inguinal- und Skrotalhernien (Hernia inguinalis/scrotalis) wurde unter Verwendung unterschiedlicher Namen bis in die frühe Neuzeit beibehalten, wobei die Begriffe cele, hernia, ruptura und relaxatio synonym, aber auch mit abweichender Bedeutung gebraucht wurden. Die letzten beiden Bezeichnungen zeugen von der bis ins 18. Jh. gängigen Vorstellung, dass einem Bruch pathogenetisch entweder eine Ruptur oder eine Relaxation des Peritoneums zugrunde liege, worauf im folgenden Kapitel ausführlich eingegangen werden soll. In der salernitanischen Schule wurde der Bruch als ruptura siphac (Ruptur des Peritoneums) bezeichnet (*Roger, Roland* 13. Jh.). *Gilbertus Anglicus* (13. Jh.), der wohl aus England stammende Kanzler der Universität von Montpellier, verwendete das Wort crepatura (crepitus = *lat.* Blähung, Schall), das *Guy de Chauliac* im folgenden Jahrhundert den großen Skrotalbrüchen vorbehielt, während er eine Hernie, die die Inguinalgegend noch nicht überschritten hatte, als relaxatio bezeichnete. Auch die seit der Antike gebräuchliche Unterscheidung nach dem Bruchinhalt war in latinisierter Form weiterhin in Gebrauch: hernia intestinalis, bzw. hernia epiploalis/cirbalis (*Guy de Chauliac* 13. Jh., *Pietro d'Argellata* gest. 1423, *G.M. Savonarola* gest. n. 1440).

Trotz dieser ersten Versuche einer anatomischen Nomenklatur, blieb die Bezeichnung hernia/cele ein relativ vager Begriff, da man darunter wie schon im Altertum weiterhin auch alle diejenigen tumorartigen Affektionen des Hodens verstand, denen andere Krankheitsursachen zugrunde lagen (hernia aquosa für Hydrocele, hernia varicosa für Varikocelen, hernia carnosa für Tumoren, hernia ventosa für ein Hodenemphysem, hernia humoralis für einen Hodenabszeß; *Argellata, Savonarola* 15. Jh.).[1233] Bei dem angesehenen Medizinprofessor aus Padua, *Bartolommeo Montagnana* (gest. um 1460) war der Begriff der Hernie dagegen nicht auf den Hodenraum beschränkt. Er teilte die Brüche je nach Lage in mirachealis (Bauchwandbrüche) und ossealis (Skrotalbrüche) ein. Zu ersteren zählte er neben der hernia inguinalis, auch die hernia umbilicalis.[1234] Wie schon in der lateinischen Bezeichnung von der Ruptur, kam auch im altdeutschen Wort vom Machtbruch (hernia inguinalis), bzw. Gemächtbruch (hernia scrotalis), die ätiologische Vorstel-

---

[1233] Puschmann Bd. III 1902-1905, 245. Gurlt Bd. III 1964, 730-731.
[1234] Gurlt Bd. I 1964, 880-881.

lung vom Zerreißen des Peritoneums zum Ausdruck (*Walther Ryff*, Wundarzt in Mainz und Nürnberg, gest vor 1562; Grosse Chirurgia 1545).[1235] Bei dem wenige Jahre später erschienenen Fallbericht *Pierre Francos* (1500-1561) über die Heilung eines jungen Mannes mit rezidivierender »bubonocele«, handelt es sich möglicherweise um die erste Beschreibung einer Schenkelhernie (Traité des hernies, Cap. 16, 1556), da er ausdrücklich darauf hinwies, dass diese Hernien »wie diejenigen bei Frauen« zu behandeln seien (»*telles hernies se traitent comme les hernies des femmes*«), bei denen die Hernia cruralis wesentlich häufiger anzutreffen ist.[1236]

Mit der Renaissance begann die genaue anatomische Beschreibung der Leistenregion. Einer der bedeutendsten italienischen Anatomen, *Gabriele Fallopio* (1523-1562), Schüler *Vesals* und Professor der Anatomie und Chirurgie in Padua, bezeichnete als erster den kanalförmigen Weg, den die Leistenbrüche bei ihrem Hervortreten aus der Bauchhöhle nehmen.[1237] Bei seinem Schüler, dem später selber berühmten *Girolamo Fabrizio d'Aquapendente* (1537-1619), finden wir eine Einteilung der Hernien in komplette und inkomplette. Die Hernia inguinalis (bubonocele) wurde zu einer hernia incompleta (*cum intestinum velomentum ultra inguina* non *descendit*), während die Hernia scrotalis (enterocele) als hernia completa (*cum intestinum* in scrotum penetrant) bezeichnet wurde (Pentateuchus Lib.I, Cap.23, 1592).[1238] Damit kam schon in der Namensgebung zum Ausdruck, dass die Skrotalhernie die Maximalvariante der Leistenhernie darstellt. Die gleiche Unterscheidung traf *Ambroise Paré*, wenn er die hargne incomplette (*à cause qu'elle ne tombe dedans le scrotum*) von der hargne complette (*lors qu'elle y descend*) trennte (Dix livres de la chirurgie, Liv.VI, Chap.14).[1239]

Die immer genauere Kenntnis der anatomischen Strukturen führte ab dem 17. Jh. zu einer Erweiterung der Einteilung, die i.e.L. die unterschiedlichen Bruchpforten berücksichtigte. Aber auch der Bruchinhalt wurde genau untersucht. So überlieferte *Sennert* einen von *Platter* (16.Jh.) behandelten Fall, in dem die Blase bis in das Scrotum hinabgestiegen war (Practica medicinae, Lib.III, Pars 9, 1628-1635).[1240] *Riolan d.J.* und *Albin* beschrieben Mitte des 17. bzw. 18.Jh. die Wände des Leistenkanals und ihre Beziehung zum Samenstrang. Die einzelnen Bänder und Faszien der Leistenregion wurden durch namhafte Anatomen ganz Europas in einem Zeitraum von wenig mehr als hundert Jahren angegeben:

[1235] Gurlt Bd.III 1964, 75-76.
[1236] Gurlt Bd.II 1964, 652.
[1237] Gurlt Bd.II 1964, 361 und 394-395.
[1238] Gurlt Bd.II 1964, 446 und 452.
[1239] Gurlt Bd.II 1964, 711.
[1240] Gurlt Bd.III 1964, 268.

- Ligamentum inguinale 1705 durch *Francois Poupart* (1616-1708), Paris
- Fascia abdominis superficialis (oberflächliches Blatt) 1760 durch *Petrus Camper* (1722-1789), Leiden
- Ligamentum lacunare 1793 durch *Antonio de Gimbernat* (1734-1816), Madrid
- Ligamentum pubicum superius 1809 durch *Astley Cooper* (1768-1841), London
- Fascia abdominis sup. (tiefes Blatt) 1809 durch *Antonio Scarpa* (1752-1832), Pavia
- Ligamentum interfoveolare 1814 durch *Franz Caspar Hesselbach* (1759-1816), Würzburg.[1241]

Parallel zu dieser Entwicklung ging die Unterscheidung der Hernien nach der Bruchlokalisation einher, gestützt auf die Befunde postmortaler Autopsien:

- Hernia cruralis (*Nicolas Lequin*, 1685)
- Hernia obturatoria (*Arnaud, Ronsil* 1724)
- Hernia ischiadica (*Papen, Gimbernat*)
- Hernia lumbalis (*de Garengeot* 1731)
- Hernia diaphragmatica (*Morgagni* 1761)
- Hernia inguinalis indirecta/directa (*Cooper* 1804, *Hesselbach* 1806)
- Gleitbruch (*Antonio Scarpa* 1809)
- Littré-Hernie (*William J. Littré* [1810-1894])
  = inkarzerierte Hernie bei ungestörter Darmpassage.[1242]

Nachdem die Schenkelhernie jahrtausendelang mit der Leistenhernie zusammengeworfen worden war, kam es Ende des 17. Jh. erstmals zu einer Unterscheidung. Kurz darauf lieferte *D. Koch* (1726) eine genaue anatomische Beschreibung, in der er darauf hinwies, dass die Hernia cruralis unter dem Leistenband durch die Lacuna vasorum tritt. *René-Jacques de Garengeot* (1688-1759) erkannte das häufigere Vorkommen der Schenkelhernie beim weiblichen Geschlecht. Ende des 18. Jh. hatte dann *Gimbernat* – wie zuvor gesagt – die Ausläufer des Ligamentum inguinale, das Ligamentum lacunare, als eigenständiges Band beschrieben. Als mediale Begrenzung der Schenkelpforte prädisponierte es diese Stelle wegen seiner Unnachgiebigkeit für Einklemmungen. 1821 lieferte *Scarpa* schließlich die exakte Darstellung des arteriellen Gefäßverlaufs.[1243]

[1241] Sachs Bd. I 2001, 78.
[1242] Puschmann Bd. III 1902-1905, 246 und 250. Andrews 1935, 463. Meade 1968, 353-355. Neubert et al. 1973, 143 und 146.
[1243] Puschmann Bd. III 1902-1905, 246 und 251-255. Neubert et al. 1973, 146-147.

Ebenso konnte die Differenzierung in indirekte und direkte Leistenhernien, die schon *Cline* (1777) und *Autenrieth* (1799) angedeutet hatten, erst nach der genauen Analyse des Leistenkanals durch *Cooper* (1804) und *Hesselbach* (1806) bewiesen werden. Durch anatomische Untersuchungen legten sie klar, dass der indirekte Leistenbruch entlang des Leistenkanals hinabsteigt, während der Verlauf der direkten Leistenhernie keinen Bezug zum Leistenkanal aufweist. Dabei können die epigastrischen Gefäße als Leitstruktur dienen, indem sie lateral, bzw. medial der Bruchpforte zu liegen kommen.[1244]

Mitte des 19. Jh. war die Klassifikation der einzelnen Hernientypen, wie sie noch heute Gültigkeit besitzt, im wesentlichen abgeschlossen. Nachdem ätiologische Überlegungen in diesem Kapitel schon punktuell angesprochen wurden, sollen im folgenden Abschnitt die unterschiedlichen Theorien zur Pathogenese in den Mittelpunkt gestellt werden.

3.3.2.3. Zur Ätiologie der Hernien

Über zwei Jahrtausende lang wurde für die Entstehung der Hernien eine Ruptur des Peritoneums verantwortlich gemacht. Diese Vorstellung wurde erst zu Ende des 14. Jh. angezweifelt (*Valesco de Taranta* 14. Jh., *Ferrari dei Gradi* 15. Jh.), konnte sich aber wider besseren Wissens bis ins 18. Jh. als Lehrmeinung halten und lebt noch heute in der Bezeichnung vom »Bruch« (*engl.* rupture) fort. Im *Corpus hippocraticum* (4./5. Jh. v. Chr.) wurde eine traumatische Genese durch Stoß, Fußtritt gegen den Leib und dergleichen mehr angenommen.[1245] Bei *Celsus* (1. Jh.) finden wir erstmals explizit die »ruptae tunicae« erwähnt. Seiner Meinung nach führte ein Trauma oder eine Entzündung zu einem Riß im Bauchfell. Durch die so entstandene Lücke traten dann Eingeweide oder Netzstücke durch ihre Schwere hervor.[1246] *Celsus* Titelüberschrift »De inferiore membrana abdominis rupta« wurde gewöhnlich auf das Peritoneum bezogen, auch wenn *Paulus von Aegina* (7. Jh.) die innere Membran mit »tenon ymenodos« (Faszienplatte) übersetzte.[1247] Auch im *Corpus galenicum* (2. Jh.) wurde ausdrücklich hervorgehoben, dass an der Pathogenese der Brüche nicht das Bauchfell alleine beteiligt ist: »*Wenn das Peritoneum verletzt oder zerrissen wird …bildet sich an der Stelle eine weiche Geschwulst….Diese Affectionen betreffen jedoch nicht das Peritoneum allein, sondern es muss auch durchaus die Aponeurose des Muskels mit leiden….Die Brüche in der Leistengegend sind Affectionen der schie-*

[1244] Puschmann Bd. III 1902-1905, 250-251.
[1245] Gurlt Bd. I 1964, 289-290. Neubert et al. 1973, 139.
[1246] Puschmann Bd. III 1902-1905, 243. Gurlt Bd. I 1964, 365 und Bd. III 730.
[1247] Andrews 1935, 454.

fen Bauchmuskeln, sobald an dieser Stelle die Aponeurose zugleich mit der Peritonelhaut zerrissen wird.«[1248] Gleichzeitig stellte *Galen* weiterreichende ätiologische Überlegungen an, indem er für das akute Auftreten eine Ruptur (*rumpere* = lat. zerbrechen, zerreißen) des Peritoneums verantwortlich machte, während eine Relaxation (*relaxare* = lat. erweitern, lockern) des Peritoneums zu einer allmählichen Ausbildung der Hernien führe.[1249] Diese Annahme von der doppelten Entstehungsweise wurde dann von den nachfolgenden antiken Kompilatoren übernommen (*Oribasius* 4. Jh., *Paulus von Aegina* 7. Jh.).[1250] Aus den obigen Ausführungen wird ersichtlich, dass angesichts der unterschiedlichen Übersetzungsmöglichkeiten der Worte »inferiore membrana« an der antiken Theorie von der Peritonealruptur zumindest Zweifel erlaubt sind. *Edmund Andrews* (1935) hielt es für unwahrscheinlich, dass den antiken Ärzten nicht aufgefallen wäre, dass Eingeweidebrüche stets von einem peritonealen Bruchsack umgeben sind. Seiner Annahme nach war mit der Ruptur beim Leistenbruch ein Riß in der Sehnenplatte gemeint, der mangels anatomischer Kenntnisse noch nicht als physiologische Durchtrittsstelle des Samenstrangs erkannt worden war.[1251]

Während eine eindeutige Klärung dieses Umstandes nach den bisher vorliegenden Erkenntnissen nicht möglich scheint, ist es eine feststehende Tatsache, dass die meisten Autoren des Mittelalters die Entstehungsweise von der Ruptur aus dem Altertum kritiklos übernahmen und die Ruptur auf das Peritoneum bezogen (*Roger, Roland, Vier Meister, Lanfranco, Guy de Chauliac, Argellata*). Die Schule von Salerno verwendete dabei unzweifelhaft den arabischen Ausdruck für das Peritoneum, sifac (*»siphac relaxatur, vel etiam rumpitur«*).[1252] Im ausgehenden Mittelalter begannen die Ansichten zur Entstehung allmählich differenzierter zu werden. *Lanfranco* (14. Jh.) glaubte an eine Beteiligung des erweiterten Samenstrangs (didymus ampliatus) beim Durchtritt der Gedärme in den Skrotalsack.[1253] Auch *Guy de Chauliac* und *Nicolaus Fiorentinus* (14. Jh.) wiesen auf den erweiterten Leistenkanal hin, durch den sich das gedehnte Bauchfell bei Inguinalhernien vorwölbe. Trotzdem hielten sie an der tradierten Vorstellung von der

---

[1248] Gurlt Bd. I 1964, 435.
[1249] Puschmann Bd. III 1902-1905, 244. Neubert et al. 1973, 140.
[1250] Gurlt Bd. I 1964, 543 und 560.
[1251] Andrews 1935, 453-456. »*If this is true the oft-repeated statement that the ancients regarded hernia as a tear in the peritoneum falls to the ground....It seems then that the ancients had a conception of the process quite similar to our own.*«
[1252] Puschmann Bd. I 1902-1905, 245. Gurlt Bd. I 1964, 717 und Bd. III 730.
[1253] Neubert et al. 1973, 141.

Entstehungsweise durch scissura (akut) und dilatatio (chron.) fest.[1254] Den pathogenetischen Zusammenhang mit einem erhöhten intraabdominellen Druck erkannte schon *Giovanni Savonarola* (gest. n.1440), Großvater des berühmten Theologen und als Ketzer verbrannten *Girolamo*. Ihm war ein gehäuftes Auftreten bei Lastenträgern, Ringern und Spielern von Blasinstrumenten aufgefallen.[1255]

Erst mit Beginn der Neuzeit wurde die antike Lehrmeinung einer vorsichtigen Kritik unterzogen. Erste Anstöße gab *Giammatteo Ferrari dei Gradi* (gest. 1472), der als Leibarzt der Sforza so hohes Ansehen genoß, dass ihn sogar der damals wohl mächtigste König, *Ludwig XI.*, wegen seiner Hämorrhoiden um Rat ersuchte. *Dei Gradi* erklärte die Durchtrittsstelle der Leistenbrüche für eine natürliche Öffnung im Peritoneum (»*foraminum naturalitur factorum in sifach, per quos transeunt vasa seminalia*«).[1256] An der Wende zum 15. Jh. bestritt *Valesco de Taranta* erstmals die Theorie von der Bauchfellruptur. Seiner Zeit weit voraus, hielt er eine »Anomalie der Wege, *welche sehr häufig ihren ersten Ausgangspunkt in einer* erblichen Anlage *habe*« für ausschlaggebend.[1257] Diese Ansichten blieben allerdings zunächst Einzelmeinungen, sodass sich die Vorstellung von der Ruptur/Erschlaffung des Peritoneums bis in das 18. Jh. als allgemeine Lehrmeinung behaupten konnte.[1258] Wir finden sie bei fast allen nahmhaften Autoren des 16. und 17. Jh. vertreten (*Fallopio, Aquapendente, Franco, Paré*). *Fallopio* blieb trotz seiner genauen Beschreibung des Leistenkanals in Bezug auf die Ätiologie in den Anschauungen des Altertums befangen. Für die Zerreissung des Peritoneums führte er als Gründe an: Sturz, heftige Bewegung, starke Anstrengung beim Heben schwerer Lasten, lautes Schreien u.a. *Paré* fügte noch die Folter (*la gesne*) als mögliche Ursache der »*relaxation ou rupture du peritoine*« hinzu.[1259] Auch im deutschen Sprachraum hielt man an der hergebrachten Meinung fest, wie *Walther Ryffs* Erklärung zur Pathogenese beweist: »*als dann das fellin, so alle gedärm umgibt, zerreissen und brechen, und mag dann billich ein Bruch genant werden*« (Große Chirurgia, 1545).[1260] Wie stark der Druck der übermächtigen Lehrmeinung war, zeigt das Beispiel *Felix Platters*. Bei einer Sektion konnte er eindeutig die Unversehrtheit der Bruchränder am Leistenring nachweisen. In seiner »Practica medica« heißt es dazu ausdrücklich, dass das Loch, durch welches der Bruch getreten war, einen unversehrten, runden, in

---

[1254] Gurlt Bd. II 1964, 104. Neubert et al. 1973, 141.
[1255] Gurlt Bd. I 1964, 730-731.
[1256] Gurlt Bd. I 1964, 901-902.
[1257] Puschmann Bd. III 1902-1905, 245. Neubert et al. 1973, 142.
[1258] Neubert et al. 1973, 141.
[1259] Gurlt Bd. II 1964, 394, 452, 650 und 711,
[1260] Gurlt Bd. III 1964, 76.

keiner Weise eingerissenen Rand besaß (»*foramen, per quod intestinum in scrotum descendens, rotundo margine integrum, necdum scissum vel ruptum*«, Practica medica, Pars III, Cap. 2, 1602-1608). Trotzdem dieser Befund mit der alten Theorie nicht zu vereinbaren war, vertrat auch *Platter* weiterhin die Ansicht von der »ruptura peritonei«.[1261] Erst im 18. Jh. kam das Dogma von der Ruptur endgültig zu Fall, als weitere anatomische Untersuchungen zweifelsfrei belegten, dass beim Eingeweidebruch regelmäßig eine Ausstülpung des Peritoneums vorhanden war (*Mery, Widemann, Reneaulme*).[1262] Nachdem die bisherige Theorie als falsch erkannt worden war, musste nach neuen Erklärungsmodellen gesucht werden; ein Prozeß der bis heute noch nicht abgeschlossen ist. Einerseits wurde der Mechanismus der Bruchbildung mit dem Vorhandensein physiologischer Schwachstellen der Bauchwand und dem schon früher erwähnten erhöhten intraabdominellen Druck in Verbindung gebracht (*Reneaulme* 1721, *Garengeot* 1732, *Günz* 1744). Andere Autoren versuchten einen Zusammenhang mit einem abnorm langen Mesenterium herzustellen (*Rost* 1730, *Benevoli* 1744, *Morgagni, Richter* u.a.). Sogar der Zug präperitoneal gelegener Lipome wurde in seltenen Fällen als ausreichend angesehen, um die Eingeweide hervortreten zu lassen (*W. Roser*).[1263] Neue Erkenntnisse brachten die seit dem 19. Jh. durchgeführten epidemiologischen Untersuchungen (*Malgaigne* 1839, *Engel* 1856, *Kingdon* 1864, *Wernher* 1869). Die Häufigkeit der einzelnen Hernientypen in den verschiedenen Altersklassen und die unterschiedliche Verteilung bei den beiden Geschlechtern erlaubten Rückschlüsse auf ihren Entstehungsmodus. So sprach ein vermehrtes Auftreten indirekter Leistenbrüche im Säuglingsalter für eine kongenitale Fehlbildung. Die bevorzugte Lokalisation auf der rechten Seite versuchte man mit der embryologischen Entwicklung zu erklären, da es durch den späteren rechtsseitigen Descensus testis auf dieser Seite zu einem verzögerten Verschluß des Peritonealfortsatzes kommt (*Wrisberg, Camper*). Das Überwiegen der Schenkelhernie bei Frauen wurde u.a. mit deren größerer Beckenweite in Zusammenhang gebracht. Das gehäufte Auftreten bei schwerer körperlicher Arbeit und in der Schwangerschaft bekräftigte die ätiologische Bedeutung des erhöhten intraabdominellen Drucks.[1264] Bis heute ist die Pathogenese der Hernien noch nicht vollständig aufgeklärt. In neuerer Zeit wurde auf phylogenetische Zusammenhänge hingewiesen. Während der innere Leistenring beim Tier keine Prädispositionsstelle für Hernien darstellt,

---

[1261] Puschmann Bd. III 1902.1905, 245. Gurlt Bd. III 1964, 268. Neubert et al. 1973, 143.
[1262] Puschmann Bd. III 1902-1905, 245. Neubert et al. 1973, 143.
[1263] Puschmann Bd. III 1902-1905, 246. Neubert et al. 1973, 143.
[1264] Puschmann Bd. III 1902-1905, 253-256.

macht der aufrechte Gang durch den damit verbundenen Druck der Eingeweide das muskelfreie Dreieck beim Menschen zu einer »Achillesferse« in Bezug auf die Hernienbildung. Andererseits konnten durch autoptische Befunde bei über 20 % der Bevölkerung weite Bruchpforten nachgewiesen werden, ohne dass es dadurch zu einer Hernienbildung kommt, sodass man heute einen erhöhten intraabdominellen Druck bei gleichzeitig bestehender Bindegewebsschwäche für die Hernienbildung als ausschlaggebend hält. Auch Anfang des 21. Jh. ist der Erklärungsbedarf zur Ätiologie der Hernien noch nicht gestillt. Mit Sicherheit kann dagegen eine pathogenetische Bedeutung des Peritoneums, wie sie jahrtausendelang angenommen wurde, ausgeschlossen werden, da physiologische Studien gezeigt haben, dass dieses nur passiv nachgezogen wird.[1265] Nachdem wir den Wandel in der Vorstellung von der Krankheitsursache in diesem kurzen Überblick dargestellt haben, wollen wir uns im Anschluß der Behandlung der Hernien zuwenden, wobei der Schwerpunkt auf der Besprechung der Herniotomie liegt.

3.3.2.4. Therapie der Hernien

Da zur Zeit des Altertums operative Eingriffe i. d. R. nur im Notfall ausgeführt wurden, bestand die bevorzugte Behandlungsweise der Hernien damals in konservativen Maßnahmen, die bereits einen hohen Qualitätsstandard erreicht hatten. Zum Zurückhalten der Brüche empfahlen die antiken Ärzte Verbände, Bruchpflaster (Emplastra ad rupturus) und Bruchbänder [brachale (bracherium = *lat*. Arm, Ast, Querstange), ligamentum, subligaculum], die wie ein Gürtel umgebunden und an der Stelle des Bruches mit einer Platte verstärkt wurden (*Celsus, Leonides*).[1266] Bei älteren Patienten versuchte man gleichzeitig durch Aderlaß (sanguis mitte ex bracchio), Kataplasmen und Diät (abstinentia) Erleichterung zu verschaffen (*Celsus, Leonides*). Nur wenn die konservative Therapie versagte, wurde im Falle von freien Brüchen (d. h. ohne Einklemmung) die Herniotomie empfohlen. Wegen der Entzündungsgefahr galt ein operatives Eingreifen bei großen, irreponiblen und inkarzerierten Hernien dagegen als streng kontraindiziert (*Celsus, Galen, Oribasius*).[1267] Diese später oft kritisierte Äußerung der antiken Ärzte ist wohl nicht als »*Verblendung und theoretisches Vorurteil*« (*Albert*) anzusehen, sondern basierte vermutlich eher auf einer wohlbegründeten Vorsicht nach vielen fehlgeschlagenen Versuchen.[1268]

[1265] Lichtenstein 1987, 556.
[1266] Puschmann Bd. III 1902-1905, 243-244. Gurlt Bd. III 1964, 730 und 733.
[1267] Puschmann Bd. III 1902-1905, 243-244 und 261-262. Gurlt Bd. III 1964, 731-732. Neubert et al. 1973, 139-140. Sachs Bd. I 2001, 57 und 66.
[1268] Gyergyai 1880, 324.

Während im *Corpus hippocraticum* genaue Angaben zur Therapie fehlen,[1269] finden wir bei *Celsus* (1. Jh.) eine eingehende Beschreibung der Operationstechnik, deren Ziel es war, den Patienten möglichst dauerhaft von seinem Leiden zu befreien (De medicina VII, Cap. 20). Nach Freilegung des Bruches durch Inguinalschnitt, wurde der Bruchinhalt manuell und mit Hilfe von Sonden in die Bauchhöhle reponiert. Ausdrücklich wurde dabei auf den Erhalt des Hodens wert gelegt. Unklar bleibt dagegen, wie der Bruchsack versorgt wurde. Obwohl *Celsus* als zugrundeliegende Ursache des Leidens eine Peritonealruptur annnahm (s. III. 3.3.2.3.), zog er daraus keine therapeutischen Konsequenzen im Sinne einer Vernähung/Verstärkung der Durchtrittsstelle. Er empfahl lediglich ein Ausschneiden der Wunde, um die Granulationsbildung anzuregen und der äußeren Bruchpforte damit vermehrte Stabilität zu verleihen. Als spezielles Instrumentarium für die Operation diente ihm ein »scalpellum«, sowie ein »rabenschnabelförmiges Werkzeug« (ferramento, quod a similitudine corvum vocant).[1270] Dieses hodenschonende Verfahren wurde noch bei *Oribasius* im 4. Jh. unter Bezugnahme auf *Heliodoros* genannt.[1271]

Mit Beginn des frühen Mittelalters kam es zu einer einschneidenden Veränderung bei der Ausführung der Bruchoperation, die zunehmend in die Hände umherziehender Bruchschneider von minderem Ansehen gelangte.[1272] Allen angegebenen Methoden war gemeinsam, dass sie durch gleichzeitige Umschnürung von Bruchsack und Samenstrang zum Verlust des Hodens führten (*Paulus von Aegina* 7. Jh., *Abulkasim* 11. Jh., *Roger* und *Roland* 13. Jh., *Wilhelm von Saliceto, Lanfranco, Guy de Chauliac, Bernardus von Metz, Nicolaus Fiorentinus* 14. Jh.).[1273] Während die meisten Historiker die Radikaloperation mit Semikastration als Rückschritt betrachten (*Helfreich, Gurlt, Puschmann* u.a.), gab *Gyergyai* zu denken, dass bei den antiken Operationsverfahren häufig Rezidive auftraten. Die unbefriedigenden Ergebnisse ließen eine Änderung der Methode erstrebenswert erscheinen. Dass vor Einführung der modernen Verstärkungsmethoden eine dauerhafte Bruchheilung sicherer zu erreichen war, wenn der Bruchweg durch gleichzeitiges Unterbinden des Samenstrangs verschlossen wurde, mag plausibel erscheinen. Auf jeden Fall ist der Umstand nicht von der Hand zu weisen, dass die Radikaloperation wegen einer geringeren Rezidivrate ein Jahrtausend lang als sicherste Behandlungsmethode galt

[1269] Gurlt Bd. III 1964, 730. Neubert et al. 1973, 139.
[1270] Puschmann Bd. III 1902-1905, 261. Sachs Bd. I 2001, 66-67.
[1271] Puschmann Bd. III 1902-1905, 261.
[1272] Gurlt Bd. III 1964, 734.
[1273] Puschmann Bd. III 1902.1905, 261-262. Gurlt Bd. III 1964, 734-735. Neubert et al. 1973, 140-141.

(von *Paulus* im 7. Jh. bis zu *Franco* im 16. Jh.und mit den fahrenden Bruchschneidern bis ins 18. Jh.). Dabei wurde der Verlust des Hodens bei *Paulus* nicht etwa leichtfertig in Kauf genommen. Er empfahl bei der Operation zunächst den Hoden mit Haken herunterzuziehen, um diesen zu schonen. Nur wenn dies nicht möglich war, riet er zu einer Entfernung des Hodens.[1274] Schon *Guy de Chauliac* hatte erkannt, dass es für eine dauerhafte Heilung des Bruchleidens i. e. L. darauf ankam, den Bruchweg aufzuheben. Da der Samenstrang bei der häufigsten Hernienart, dem indirekten Leistenbruch, parallel zum Bruchweg verläuft, stand dieser einem kompletten Verschluß der Bruchpforte gewissermaßen im Wege, sodass der Hodenverlust als kleineres Übel in Kauf genommen wurde.[1275] Um die äußere Bruchlücke sicher abzuschließen kam im Mittelalter gleichzeitig die Kauterisation mit dem Glüheisen (*Abulkasim* 10. Jh.) oder die Applikation von Ätzmitteln (*Chauliac* 14. Jh.) in Gebrauch. Durch die Brennung der Leistengegend bis auf den Knochen, bzw. das Aufbringen von Arsenik oder Kalk, sollte die Narbenbildung angeregt und auf diese Weise die äußere Bruchpforte verstärkt werden. *Bernardus von Metz* (auch *Berrandus* genannt) führte im 14. Jh. den sog. point doré ein. Obwohl der verwendete Golddraht (filum aureum) dabei nur um den Bruchsack gewickelt wurde, kam es auch bei dieser Methode durch Druckschädigung regelmäßig zu einer Zerstörung des Samenstrangs.[1276] Eine gute Vorstellung von der Vorgehensweise bei der semikastrierenden Radikaloperation vermitteln die Abbildungen eines Chirurgen aus der Mitte des 16. Jh., die erst zu Anfang des 20. Jh. publiziert wurden; in der »Practica Copiosa von dem rechten Grundt deß Bruch Schnidts« (1559) des in Lindau am Bodensee tätigen »Schnidt und Augen Arztes« *Caspar Stromayr*. Darin wird die Beschreibung der Leistenbruchoperation von einer seriellen Darstellung der einzelnen Operationsschritte in Aquarellen begleitet, auf der die Umstechung und Abtragung des Bruchsacks samt Hoden mit Hilfe einer krummen Nadel deutlich zu erkennen sind. Der Eingriff wurde in Kopftieflage ausgeführt, nicht ohne vorher die »beseldung« (Bezahlung) im Beisein der Angehörigen geregelt zu haben. Am Ende wurde die Wunde mit einem sog. »Ayer pflaster« aus Hanf (Hodenpflaster) und Hühnereiweiß zur Blutstillung bedeckt und mit Leinentüchern verbunden (Abb. 27a).[1277]

[1274] Gyergyai 1880, 324-325.
[1275] Gyergyai 1880, 326-327. nach *August Socin* (1879).
[1276] Puschmann Bd. III 1902-1905, 262. Gurlt Bd. III 1964, 730 und 734-735. Neubert et al. 1973, 141.
[1277] Sachs Bd. I 2001, 67-71.

Abb. 27: Therapie der Hernien im Bild[1278]

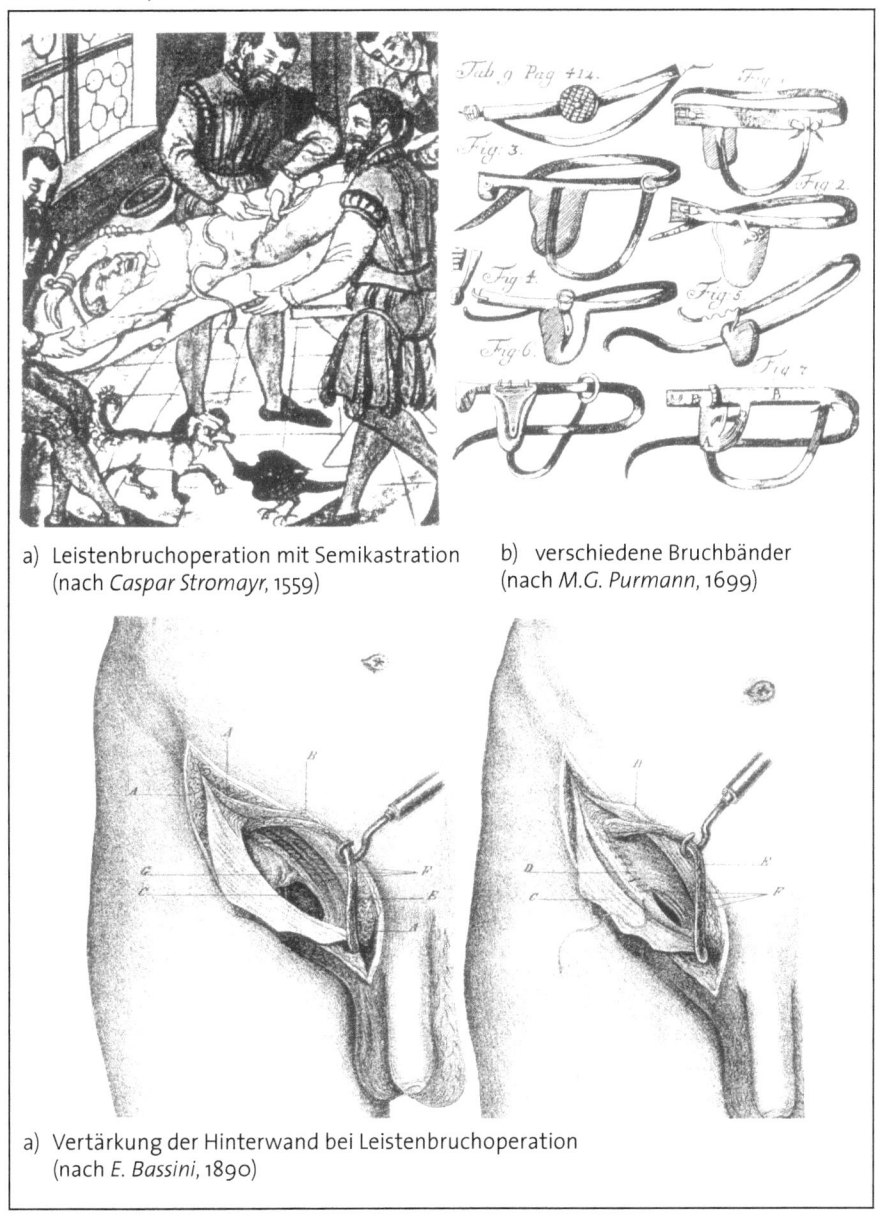

a) Leistenbruchoperation mit Semikastration (nach *Caspar Stromayr*, 1559)

b) verschiedene Bruchbänder (nach *M.G. Purmann*, 1699)

a) Vertärkung der Hinterwand bei Leistenbruchoperation (nach *E. Bassini*, 1890)

[1278] Bassini 1890, Tafel X. Sachs Bd.I 2001, 68 und 74

Während wir aus dem Altertum keine Angaben zu der Häufigkeit der durchgeführten Herniotomien besitzen, liegen für die beginnende Neuzeit einige Anhaltspunkte vor: *Paracelsus* 300 Operationen im Jahr, *Aquapendente* 200 Operationen pro Jahr.[1279] Durch die Einführung zweckmäßigerer Bruchbänder (*Gordon*: federndes Bruchband, *Motagnana*: weiches Bruchband, *dei Gradi*: viereckige Peloten aus mehrfachen Leinenlagen, *Fallopio*: halbkugelige Peloten u. a. m.; s. Abb. 27b)[1280] nahm die Operationshäufigkeit in der Folgezeit stark ab.[1281] Gleichzeitig war ein Bemühen um hodenerhaltende Operationsverfahren zu beobachten, je mehr die Operationstätigkeit wieder in die Hände wissenschaftlich gebildeter Chirurgen überging. Schon Ende des 15. Jh. hatte *Benedetti* eine Methode angegeben, bei der durch Spannung eines Fadens mit Hilfe eines Elfenbeinwürfels durch tägliches Umdrehen desselben der Bruchsack sukzessive abgeschnürt wurde. Dieses hodenschonende Verfahren hatte jedoch keine Verbreitung gefunden.[1282] Noch *Pierre Franco* (1500-1561) hing der traditionellen Überzeugung an, dass durch Semikastration die Chancen auf einen dauerhaften Heilerfolg größer wären. Er vertrat diese Meinung um so überzeugter, da er den Vorbehalt des Fertilitätsverlustes als unzutreffend mit den Worten zurückwies: »*aussi bien a t'on des enfants avec un comme avec deux didymes*« (Kinder zeugt man genausogut mit einem wie mit zwei Hoden).[1283] *Fabricio d'Aquapendente* (1530-1619) führte dann Ende des 16. Jh. die Sutura regia (Königliche Naht) ein, bei der vor der Bruchsackunterbindung auf eine strenge Trennung des Samenstrangs geachtet wurde. Die Namensgebung spielte darauf an, dass dem König durch den Erhalt des Hodens künftige Untertanen gesichert wurden.[1284]

Trotzdem viele angesehene Ärzte die hodenerhaltende Methode propagierten [*A. Paré, M.G. Purmann* (1649-1711), *J.L. Schmucker* (1712-1786)] blieb bei den wandernden Bruchschneidern (v. a. aus den Wundarztschulen von Norcia und Precia in Kalabrien) die semikastrierende Radikaloperation bis weit ins 18. Jh. die gängige Praxis, sodass sich manche Monarchen (u. a. *Lugwig XIV.*) sogar gezwungen sahen, durch gesetzliche Maßnahmen dagegen zu intervenieren. Durch *Lorenz Heisters* (1683-1758) Augenzeugenbericht einer Leistenbruchoperation des berühmt-berüchtigten »Dr. Ei-

---

[1279] Anrews 1935, 458.
[1280] Gurlt Bd. III 1964, 733.
[1281] Gurlt Bd. III 1964, 736-737. Angaben eines Bruchschneiders aus dem 16. Jh.: früher 200 Operationen/Jahr, jetzt 20 Operationen/Jahr.
[1282] Puschmann Bd. III 1902-1905, 735-736. Neubert et al. 1973, 142.
[1283] Gyergyai 1880, 326.
[1284] Puschmann Bd. III 1902-1905, 262. Gurlt Bd. III 1964, 736-737. Neubert et al. 1973, 143.

senbarth« (*Johann Andreas Eisenbarth*)[1285] ist uns die damals typische Vorgehensweise überliefert. Während der Frankfurter Messe hatte sich *Eisenbarth* in dem Gasthaus einquartiert, das *Heisters* Vater betrieb, sodass er als Gymnasiast Gelegenheit hatte, einer Operation beizuwohnen. In allen Einzelheiten beschrieb er den Eingriff des berühmten »Operators und Medicus« wegen eines Skrotalbruchs bei einem 9-jährigen Jungen. Nach der Reposition der Därme »*band er eine Schnur doppelt um den Samenstrang, lösete den Hoden mit den Fingern aus dem Hodenbeutel ab ... und schnitte ihn weg.*« Am Ende seines Berichts fügte er die kritische Anmerkung hinzu: »*In solchem schlechten Zustand war damals noch die Arzneykunst, daß man ... einen Darmbruch nicht besser zu curiren wußte, als mit Verlust des Hodens der leidenden Seite; welches man aber nunmehr viel besser kann*« (1753). Daraus ist zu schließen, dass sich das hodenschonende Verfahren Mitte des 18. Jh. allgemein durchgesetzt hatte.[1286]

Eine weitere Errungenschaft der Neuzeit stellt die Erweiterung der Operationsindikation auf inkarzerierte Hernien dar. Die ältesten Beobachtungen eingeklemmter Brüche stammen aus dem 4. Jh. v. Chr. (*Praxagoras*, nach *Caelius Auralianus* 4. Jh.). Obzwar *Praxagoras* wie an anderer Stelle erwähnt vom »dividendus venter« und einer »magna quassatione« (großen Erschütterung) zur Behandlung spricht, sind die therapeutischen Empfehlungen aus dieser Zeit so unpräzise, dass es nicht gerechtfertigt erscheint, hier schon von einer geplanten Herniotomie zu sprechen.[1287] Die ersten glaubhaften Operationsberichte eingeklemmter Brüche wurden erst im 16. Jh. aufgezeichnet (*Florentinus Valensis*, *Maupas* 1559, *Pierre Franco* 1561).[1288] *Franco* empfahl dabei zunächst einen Repositionsversuch ohne Bruchsackeröffnung. Nur wenn dieser mißlang, sollte der einschnürende Ring mit Hilfe eines Hornstäbchens gespalten, der Bruchsack eröffnet und die hervorgetretenen Eingeweide unter Verwendung eines weichen Leinwandstückes reponiert werden. Auch bei *Paré* finden wir ein Verfahren zur Operation inkarzerierter Hernien, das bis

---

[1285] Pies 1995, 17 und 275. *Johann Andreas Eisenbarth* (1669-1727), stammte aus einer alten Wundarztfamilie, deren Genealogie sich bis auf die Grafen Isenbard aus dem 8. Jh. zurückverfolgen lässt. Als berühmter Wanderarzt genoß er hohes Ansehen, wovon zahlreiche Privilegien und Titel zeugen. Erst 70 Jahre nach seinem Tod entstand das bekannte Volkslied, dessen Reime sein volkstümliches Auftreten auf den Jahrmärkten zwar verunglimpften, sein Gedächtnis aber gleichzeitig über die Jahrhunderte bewahrt haben: »Ich bin der Doktor Eisenbart, kurier die Leut'nach meiner Art, kann machen, daß die Blinden gehn und daß die Lahmen wieder sehn ...«

[1286] Sachs Bd. I 2001, 72-73.

[1287] Gyergyai 1880, 321-322. Puschmann Bd. II 1902-1905, 243.

[1288] Neubert et al. 1973, 142.

Visceralchirugie

auf die Verwendung einer Sonde (cannule d'argent) im wesentlichen demjenigen von *Franco* entspricht (1585).[1289] Auf der anderen Seite wurde die Einklemmung von vielen Ärzten wie schon in der Antike als Kontraindikation für die Operation erachtet (*Tagault, Scultetus*). Der Ulmer Wundarzt Johann Scultetus (1595-1645) verbot unter diesen Umständen jegliche Repositionsversuche und plädierte für eine konservative Behandlung mit Adstringentien und Bruchbändern. Andere Autoren verwiesen bei der chirurgischen Therapie auf die Autorität *Parés* (*Fabricius von Hilden* 1668, *Daniel Sennert* 1648). Da die Operationsletalität inkarzerierter Hernien in der vorantiseptischen Ära hoch war, konnte sich die Herniotomie unter dieser Indikationsstellung erst spät etablieren.[1290] Im 19. Jh. wurde der eingeklemmte Bruch dann zum häufigsten Operationsanlass.[1291] Dass die Dringlichkeit dieses lebensbedrohlichen Krankheitsbildes erkannt worden war, bezeugt *Johann Friedrich Dieffenbachs* (1792-1847) Parole: »*Über einer eingeklemmten Hernie darf die Sonne weder auf- noch untergehen.*«[1292]

Bei freien Hernien verhielten sich die Ärzte dagegen zunächst wesentlich zurückhaltender. Auch hier war die Operationsletalität relativ hoch (1854 *Danzel* 15% ohne Bruchsackeröffnung, 65% mit Bruchsackeröffnung; 1889 *Billroth* 6-7%). Wegen der gleichzeitig hohen Rezidivrate gab es im 19. Jh. noch viele Gegner einer operativen Therapie. Sie empfahlen weiterhin das Tragen von Bruchbändern. Eine alternative Methode stellte die Injektion von Entzündungsinduktoren dar, durch die eine Obliteration der Bruchpforte erreicht werden sollte. Zu diesem Zweck wurden so verschiedene Substanzen wie Gelatine (*Balmas* 1829), Jodtinktur (*Velpeau*), 80% Alkohol (*Schwalbe* 1876), Chlorzinklösung (*Lannelongue* 1896) und Paraffin (*Eckstein* 1911, heute noch in der Homöopathie gebräuchlich) eingesetzt.[1293] Beispielhaft für das restriktive Verhalten sei *Mosengeil* (1872) zitiert, der in 40 Fällen nur ein einzigesmal operierte (wegen Inkarzeration). Alle anderen behandelte er auf konservativem Weg mit Klystieren, warmen Bädern und anschließender geschlossener Reposition.[1294] Noch 1880 konnte *Gyergyai* schreiben: »*Wir wissen ja wie unsicher auch jetzt noch die Erfolge unserer Operationen sind, dass trotz der antiseptischen Behandlung …nur durch das Tragen eines Bruchbandes dem Wiederentstehen der Hernie vorgebeugt werden könne.*«[1295]

Erst mit der Einführung der Verstärkungsmethoden im letzten Viertel

[1289] Gurlt Bd. III 1964, 738. Sachs Bd. I 2001, 57-58.
[1290] Gyergyai 1880, 382. Sachs Bd. I 2001, 61.
[1291] Andrews 1935, 463.
[1292] Voss und Herrlinger Bd. I 1957, 182.
[1293] Andrews 1935, 464-465. Neubert et al. 1973, 143-144.
[1294] Mosengeil 1872, 157-159.
[1295] Gyergyai 1880, 393.

des 19. Jh., die zu einer drastischen Absenkung der Rezidivrate führten, änderte sich die Einstellung der Ärzteschaft zur operativen Therapie. Mit der exakten Beschreibung der beteiligten anatomischen Strukturen war das Dogma von der zugrundeliegenden Peritonealruptur unhaltbar geworden (s. III. 3.3.2.3.). Nachdem der ursächliche Zusammenhang mit den physiologischen Schwachstellen erkannt worden war, wurde es als vorrangiges Ziel angesehen, die Bruchpforte so stabil zu verschließen, dass ein erneutes Austreten der Gedärme an dieser Stelle verhindert wurde. Schon in der ersten Hälfte des 19. Jh. wurde versucht dieses Ziel mit Hilfe eines transplantierten Hautlappens (*Jamerson*) oder durch Einstülpung des Bruchsacks in den Leistenkanal (*Gerdy*) zu erreichen. Mehr Erfolg hatte *Vinzenz von Czernys* Methode der Fasziendopplung der Externusaponeurose (1877), die eine Verengung des äußeren Leistenrings bewirkte. Da hierbei aber nur die Vorderwand verstärkt wurde -ohne die innere Durchtrittsstelle zu berücksichtigen-, kam es weiterhin in bis zu 30 % der Fälle zu Rezidiven. Wenig später wies der Pariser Chirurg *Just Lucas-Championnière* (1843-1913) auf die Notwendigkeit einer hohen Ligatur des Bruchsacks hin (1881), die lange Zeit als Voraussetzung der Hinterwandverstärkung angesehen wurde.[1296] Den entscheidenden Durchbruch brachte aber erst die Publikation eines bis dahin wenig beachteten Italieners, der durch seine Modifikation der Operationstechnik zum Begründer der modernen Herniotomie wurde.

Biographisches zu Edoardo Bassini (1844-1924)[1297]

Bassini hatte als Sohn eines Bauern in seiner Heimatstadt Pavia Medizin studiert. Als begeisterter Nationalist schloß er sich den Freiwilligenverbänden *Giuseppe Garibaldis* (1807-1882) an und beteiligte sich am dritten Marsch auf Rom im Jahre 1867, dessen Ziel es war, die weltliche Herrschaft der Päpste zu brechen und Rom zur Hauptstadt des geeinten Italien zu machen.[1298] Dabei wurde er durch den Bajonettstich eines päpstlichen Gardisten im rechten Unterbauch verletzt. Erst nach monatelangem Krankenlager konnte die Verwundung auskuriert werden. Möglicherweise war dieser Umstand ausschlaggebend dafür, dass *Bassini* sich in späteren Jahren fast ausschließlich mit Affektionen dieser Körperregion beschäftigte. Nach Abschluß seines Studiums machte sich *Bassini* während mehrerer Auslandsaufenthalte mit der damals neuen antiseptischen Methode bekannt (bei *Billroth* in Wien, *B. von Langenbeck* in Berlin, *Nussbaum* in München und *Lister* in London). 1878 trat er die Professur für Chirurgie an der Univer-

---

[1296] Andrews 1935, 464. Neubert et al. 1973, 145. Sachs Bd. I 2001, 76.
[1297] Sachs Bd. III 2001, 10-12.
[1298] Kinder und Hilgemann 1980, 55 und 73.

sität von Parma an. Nachdem er zwei Jahre lang das Krankenhaus von La Spezia geleitet hatte (1880-1882), wurde er zum Professor für pathologische Chirurgie in Padua ernannt. Von 1888 bis zum Entzug seiner Lehrbefugnis (1919) hatte er zusätzlich die Professur für klinische Chirurgie inne. Internationales Ansehen erwarb er sich durch die Entwicklung einer neuen Methode zur Behandlung des Leistenbruchs, die unter dem Titel »Sulla cura radicale dell'ernia inguinale« 1887 erstmals veröffentlicht wurde und drei Jahre später in deutscher Übersetzung erschien.

An den bisher geübten Verfahren kritisierte *Bassini* v. a., dass der Verschluß der Bruchpforte im wesentlichen nur durch Anregung der Narbenbildung erreicht werde: »*Eine Narbe aber, welche durch die Bauchwand zieht..., bietet wohl nicht die geeigneten Bedingungen, um... dem fortdauernden Drucke der Baucheingeweide widerstehen zu können.*«[1299] Rezidivraten von 25-30 % machten hierbei postoperativ das ständige Tragen von Bruchbändern notwendig. Um einen dauerhaften Heilerfolg zu erreichen, experimentierte *Bassini* seit den 80-Jahren mit verschiedenen Möglichkeiten die Bruchpforte stabil zu verschließen. Zunächst versuchte er den Leistenkanal durch den Einsatz des Bruchsacks als organischen Pfropf abzudichten. Durch nachfolgende Resorption desselben konnte dadurch jedoch auf lange Sicht die notwendige Stabilität nicht erreicht werden. Durch Versuche an der Leiche entwickelte er daraufhin ein Verfahren, dessen Ziel es war, den physiologischen Zustand des Leistenkanals wiederherzustellen. Nach der Reposition der Eingeweide erfolgte die übliche hohe Bruchsackligatur. Die wesentliche Neuerung der Operationstechnik bestand in der Verstärkung der Hinterwand durch die sog. »dreifache Schicht«, die aus der Internusaponeurose, der Transversusaponeurose und der Fascia transversalis gebildet wurde. *Bassini* verband diese Strukturen durch eine 5 cm lange Knopfnaht mit dem hinteren Rand des Ligamentum inguinale und schuf auf diese Weise eine enge abdominelle Öffnung für den Samenstrang, wie aus der beigefügten Abbildung deutlich zu ersehen ist (Abb. 27c). Nach Rückverlagerung des Samenstrangs vereinigte er die beiden Lappen der Externusaponeurose, sodass für den Samenstrang nur eine enge äußere Durchtrittsstelle offen blieb. *Bassini* bezeichnete sein Prinzip als ein »*vollkommen rationelles, das den Anforderungen der Anatomie der Leistengegend entspreche.*«[1300] In nahezu 300 Fällen konnte er den durchschlagenden Erfolg der neuen Methode belegen: bei indirekten Leistenhernien war es in weniger als 2 %, bei direkten Hernien in 5 % zu Rezidiven gekommen. Kein einziger Patient war an der unter streng antiseptischen Bedingungen durchgeführten Operation verstorben.[1301]

[1299] Bassini 1890, 433.
[1300] Bassini 1890, 429-476.
[1301] Andrews 1935, 466,

Unabhängig von *Bassini* publizierten *Anton Wölfler* (1892) und *William Halsted* (1889) vergleichbare Verfahren, wobei *Halsted* zusätzlich eine Subcutanverlagerung des Samenstrangs durchführte.[1302] Wenige Jahre später versuchte *Bassini* unter ähnlichen Vorgaben auch bei der Schenkelhernie durch Wiederherstellung der physiologischen Verhältnisse einen dauerhaften Heilerfolg zu erzielen. Seiner Zeit voraus erkannte er die Vorteile der operativen Therapie gegenüber der konservativen: »*Da die moderne Chirurgie ohne Gefahr die Radikalheilung anstreben kann, so begnügen sich nur wenige Personen mit den Resultaten einer bloss palliativen Behandlung.*«[1303] Nach Freilegung der Schenkelernie über einen inguinalen Zugangsweg und deren Abtragung, versuchte er den Schenkeltrichter den anatomischen Gegebenheiten entsprechend wiederherzustellen. Dazu vereinigte er die Pectineusaponeurose mit dem inneren Rand des Ligamentum inguinale sowie die Plica falciformis mit der Fascia lata pectinea in einer C-förmigen Nahtlinie (Abb. 28). Damit wurde die Bruchpforte durch fibröses Gewebe abgeschlossen. Die Operation beanpruchte eine knappe halbe Stunde (im 18. Jh. lag die Operationsdauer noch bei 1,5 h)[1304] und führte in über 50 Fällen zu einem dauerhaften Heilerfolg.[1305] Damit war die noch ein knappes Jahrzehnt zuvor von *B. von Langenbeck* geäußerte Meinung widerlegt, dass eine endgültige Heilung des Bruchleidens unmöglich sei.[1306]

Abb. 28: Schenkelbruchoperation mit Verstärkung n. Bassini (1894)[1307]

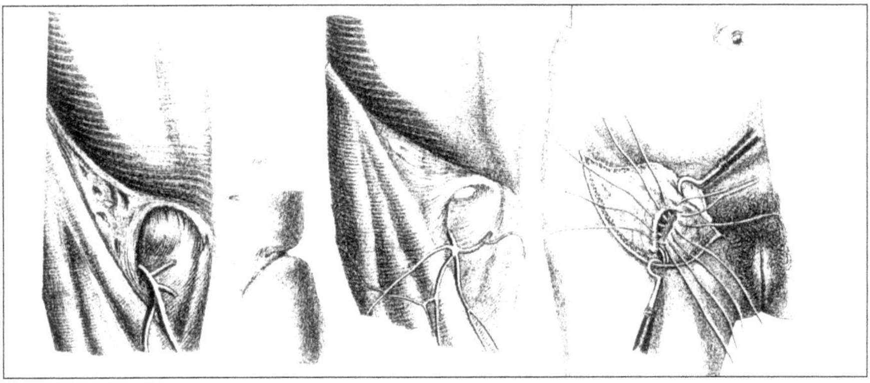

[1302] Sachs Bd. I 2001, 77.
[1303] Bassini 1894, 10.
[1304] Sachs Bd. I 2001, 75.
[1305] Bassini 1894, 1-25.
[1306] Küster 1915, 96.
[1307] Bassini 1894, Tafel IA.

Visceralchirugie

Aufgrund der überzeugenden Ergebnisse fand v. a. die Leistenbruchoperation *Bassinis* rasch ihre Anhänger[1308] und blieb ein Jahrhundert lang das Standardverfahren in der Hernienchirurgie.[1309] Durch die verbesserte operative Versorgung war die Verordnung von Bruchbändern allgemein rückläufig.[1310] Entscheidend für diese Entwicklung war die Einsicht, dass das ständige Tragen von Bruchbändern eine Muskelatrophie und die Bildung von Adhäsionen begünstigt und damit eine Bruchdisposition eher verstärkt.[1311] Heute werden Bruchbänder nur noch eingesetzt, wenn Kontraindikationen für die Operation vorliegen.[1312] Die niedrige Rezidivquote von *Bassini* konnte im Langzeitverlauf allerdings nicht bestätigt werden, sodass das Verfahren heute nicht mehr routinemäßg zur Anwendung gelangt, da später entwickelte Modifikationen sich als eindeutig überlegen erwiesen.[1313] *Bassinis* Methode wurde in den folgenden Jahrzehnten immer wieder abgewandelt. Die wichtigsten Verfahren werden in Tab. 20 zusammenfassend dargestellt, da an dieser Stelle nicht auf alle operationstechnischen Details eingegangen werden kann.

Tabelle 20: Verstärkung der Hinterwand in der Leistenhernienchirurgie[1314]

Jahr	Autor	Methode
1887	E. Bassini	**Dreifache Schicht**: Internusaponeurose Transversusaponeurose} an Lig. inguinale Fascia transversalis
1889	W.S. Halsted	" " mit Subcutanverlagerung des Samenstrangs
1892	A. Wölfler	" " Naht des M. rectus an das Lig. inguinale
1898	A. Brenner	Naht des M. cremaster an Internus- und Transversusaponeurose
1913	R. Bastianelli	Versenkung des Bruchsackstumpfs unter die inneren Bauchmuskeln
1937	L. Adam	**Vierreihige Naht**: Dreifache Schicht und Doppelung der Fascia transversalis
1939	M. Kirschner	Naht der Externusaponeurose unter dem Samenstrang
1945	E. Shouldice	Doppelung der Fascia cremasterica und Fascia spermatica interna

Die heute unter dem Namen von *Shouldice* bekannte Version geht ursprünglich auf *Adam* zurück. In der Originalarbeit erwähnt *Shouldice* die Doppelung der Fascia transversalis nicht, sondern weist im Gegenteil ausdrücklich

---

[1308] Neubert et al. 1973, 145.
[1309] Andrews 1935, 466. Benz 2005, 526.
[1310] Küster 1915, 96.
[1311] Rehn 1955, 1.
[1312] Müller M. 1994, 249.
[1313] Benz 2005, 526.
[1314] modifiziert nach Sachs Bd. I 2001, 82.

darauf hin, die Faszie zu schonen. Möglicherweise hat *Edward Shouldice* (1890-1965), der sich ausschließlich auf die Herniotomie spezialisiert und zu diesem Zweck eine Privatklinik in Toronto eröffnet hatte, im Laufe der Zeit seine ursprünglich angegebene Methode (s. Tab. 20) modifiziert (vierreihige Naht = dreifache Schicht nach *Bassini* mit gleichzeitiger Fasziendopplung), sodass sie heute als *Shouldice*-Operation bezeichnet wird.[1315]

Da *Langs* Fallbericht von der wesentlich seltener zu beobachtenden Schenkelhernie handelt, soll auf die Behandlung dieser Hernienart im folgenden noch speziell eingegangen werden. Es würde dabei zu viel Platz beanspruchen, alle Fragen dieses Themas sachgerecht zu beantworten, sodass es genügen muß, sie hier zumindest ansatzweise zu erarbeiten. Zunächst hatte man sich bei der Operation der Hernia cruralis auf eine einfache Abtragung und Bruchsackligatur beschränkt (*Socin* 1879). Zusätzlich konnte die Durchtrittsstelle durch Annäherung der anatomischen Strukturen und einfachen Nahtverschluß verengt werden (*Billroth, Czerny, Schede, Lauenstein, Berger*). Schon zwei Jahre vor *Bassini* hatte *Fritz Salzer* (Utrecht 1892) dann ein entsprechendes Verstärkungsverfahren angegeben, bei dem die innere Bruchpforte durch Bildung eines Lappens aus der Fascia pectinea mit anschließender Naht an das mediale Drittel des Lig. inguinale plastisch verschlossen wurde. Diese Methode stellt gewissermaßen eine vereinfachte Form der *Bassini'schen* dar und gehört auch heute noch zu den empfohlenen Therapieoptionen. Im Gegensatz zu *Bassini* wählte *Salzer* dabei nicht den inguinalen, sondern den damals bevorzugten kruralen Zugangsweg. Im Unterschied zu der bisher verwendeten einfachen Pfortennaht trat bei *Salzers* Methode durch die Lappenbildung keine erhöhte Spannung auf. Dies hatte den Vorteil, dass es zu keiner Nahtdehiszenz und damit seltener zu den sonst häufigen Rezidiven (ca. 20%) kam.[1316]

Auch der französische Chirurg *Theodore Tuffier* (1857-1929) äußerte seine Unzufriedenheit mit den klassischen Operationsverfahren und plädierte für eine Hinterwand-Verstärkung bei Schenkelhernien auf der Grundlage der schon etablierten Leistenbruchoperation. Er publizierte 1896 eine Operationsmethode, die im wesentlichen derjenigen von *Bassini* und *Salzer* entsprach. Allerdings betonte er die Vorteile des inguinalen Zugangswegs. Nur dieser erlaube eine hohe Resektion des Bruchsacks und gewähre eine bessere Übersicht über das Operationsfeld. Unter streng aseptischen Bedingungen bedeutete die Eröffnung der Inguinalregion auch kein erhöhtes Infektionsrisiko. Bei gleichzeitigem Vorliegen eines Leistenbruchs war der Inguinalschnitt den anderen Zugangswegen klar überlegen, was *Tuffier* mit folgenden Worten zum

---

[1315] Sachs Bd. I 2001, 79-81.
[1316] Salzer 1892, 665-669.

Ausdruck brachte: »*L'incision crurale me paraît formellement indiquée dans les cas òu une hernie crurale coinciderait avec une hernie inguinale*« (Der Inguinalschnitt scheint mir bei gleichzeitigem Auftreten von Schenkel- und Inguinalhernie formell indiziert). [1317] Da dies bei männlichen Patienten in über 50 % der Fälle zutrifft, wird heute der inguinale Zugang favorisiert, während der krurale hauptsächlich bei Frauen zur Anwendung gelangt.[1318]

Georg Lotheissen (1868-1935)[1319] verwendete als Ansatzpunkt der Naht erstmals nicht wie bisher üblich das Leistenband, sondern das Lig. pubicum superius (*Cooper'sches* Band). Der Gedanke dazu war aus der Not geboren, als *Lotheissen* während der Operation einer Rezidivhernie kein Leistenband mehr auffinden konnte, sodass er kurzerhand das Lig. pubicum zum Verschluß der Bruchpforte wählte. Durch Mitfassen der Internusfasern wurde dabei die Hinterwand zugleich muskulär verstärkt, während die bisherigen Verfahren zu einem rein fibrösen Abschluß geführt hatten.[1320] Eine Verknüpfung der Methoden von *Bassini, Salzer* und *Lotheissen* stellte die von *A. V. Moschcowitz* 1907 angegebene Verstärkung dar, bei der das Leistenband mit dem Lig. pubicum superius verbunden wurde. Durch eine äußerst geringe Rezidivrate hat sich dieses Verfahren in der Praxis bewährt.[1321] Neben den Befürwortern der verschiedenen Verstärkungsmethoden gab es um die Jahrhundertwende aber auch weiterhin Anhänger der einfachen Bruchsackligatur. Sie hielten einen spontanen Verschluß der Bruchpforte durch die serösen Häute für ausreichend (*Ochsner*).[1322]

1942 beschrieb der amerikanische Chirurg *Chester McVay* (geb. 1911) erneut die von *Lotheissen* angewandte Methode, ohne darauf Bezug zu nehmen. Er entschied sich aus anatomischen Erwägungen bewußt für das Lig. pubicum superius, da es sich seiner Meinung nach als physiologischer Insertionspunkt verschiedener Muskelaponeurosen weit eher für eine anatomische Rekonstruktion anbot. Das Inguinalband, das keinem Muskel als Ansatzpunkt dient, sah er dafür als ungeeignet an, da ihm die nötige straffe Spannung fehle. Ausdrücklich betonte er: »*The inguinal ligament is not the*

[1317] Tuffier 1896, 240-248.
[1318] Scheingraber und Decker 2004, 452.
[1319] Fischer Bd. II 1933, 944. *Georg Lotheissen* (1868-1935), in Genf geb., studierte in Wien und war dort Assistent bei *E. Zuckerkandl, Billroth* und *Gussenbauer*. Während seiner Tätigkeit an der Innsbrucker Hacker-Klinik (1895-1902) habilitierte er sich für Chirurgie (1899) und wirkte ab 1902 als Primararzt und a. o. Professor (ab 1915) in Wien. Neben seiner Arbeit zur Schenkelhernie sind seine Beiträge zur Narkosetechnik und Ösophaguschirurgie von Bedeutung.
[1320] Lotheissen 1898, 548-550.
[1321] Moschcowitz 1907, 899.
[1322] Ochsner 1906, 751-754.

insertion. From an anatomical standpoint this is reason enough for endeavoring to find some other structure for anchorage. ...The operation is in essence a restoration of the normal inguinal anatomy.«[1323]

Ein neuer Ansatz bot sich durch die Verwendung alloplastischer Materialien, die mit Beginn des 20. Jh. zur Verstärkung der inneren Bruchpforte erstmals erprobt wurden (*Witzel*: Silberdrahtnetz 1900).[1324] Erst in der zweiten Hälfte des Jahrhunderts fand diese Methode jedoch weitere Verbreitung, nachdem der amerikanische Chirurg *Irving Lichtenstein* 1974 den Vorteil der Kunststoffe hervorgehoben hatte. Um die Bruchpforte dauerhaft zu verschließen, führte er – zusätzlich zur Rekonstruktion der Leistenwand – ein aufgerolltes Kunststoffnetz aus Polypropylen in den Femoralkanal ein, das er mit zwei Nähten sicherte (Abb. 29). Die Vorteile des Verfahrens lagen – neben der einfachen Technik – v. a. in der Stabilität und Haltbarkeit des Materials (Rezidivrate 0,7 %), die eine sofortige postoperative Mobilisierung ermöglichten. Durch die ambulante Behandlung konnten gegenüber den anderen Verfahren, die im Durchschnitt einen sechstägigen Krankenhausaufenthalt erforderten, nicht unerhebliche Kosten eingespart werden.[1325] Der französische Chirurg *René Stoppa* empfahl die Einlage eines Polyesternetzes und gab dabei neben dem konventionellen inguinalen, auch einen präperitonealen Zugangsweg an (1989).[1326]

Abb. 29: Hernienoperation mit Kunststoffnetz nach Lichtenstein (1974)[1327]

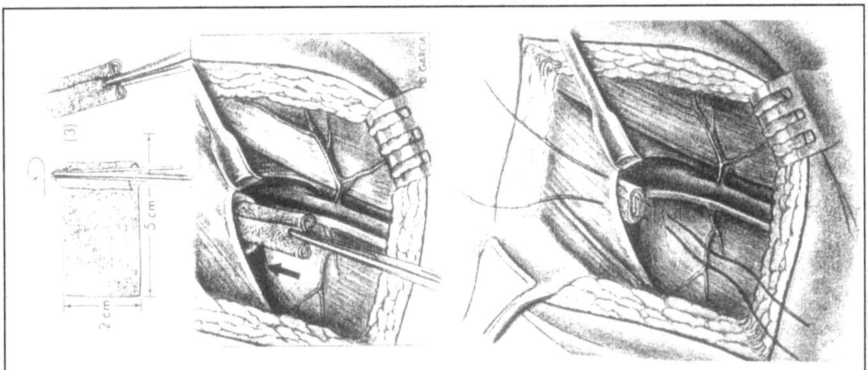

a) Einführen des aufgerollten Kunststoffnetzes   b) Sicherung mit Doppelnaht

[1323] McVay und Anson 1942, 746-750.
[1324] Neubert et al. 1973, 146.
[1325] Lichtenstein 1974, 439-444.
[1326] Sachs Bd. I 2001, 81.
[1327] Lichtenstein 1974, 443

Mit der zunehmenden ätiologischen Bedeutung, die man einer Bindegewebsschwäche beimaß, distanzierte man sich von der seit Ende des 19. Jh. angestrebten, möglichst genauen, anatomischen Rekonstruktion. Während *McVay* noch die Wiederherstellung des physiologischen Zustands angestrebt hatte, gab *Lichtenstein* in neuerer Zeit zu bedenken: »*Why should one attempt to reconstruct the normal anatomic structure when the mere presence of a hernia already attests to the deficiency of the canal floor?.*«[1328] Physiologische Experimente hatten gezeigt, dass bei Anstieg des intraabdominellen Drucks (z. B. durch Husten) durch Annäherung der Transversusaponeurose an das Leistenband die anatomische Schwachstelle auf natürliche Weise verstärkt wird. Auf der Grundlage dieser Erkenntnisse strebte *Lichtenstein* eine Rekonstruktion des physiologischen Verschlußmechanismus an. Dies führte ihn dazu, an der bisher sakrosankten *Bassini*-Technik Kritik zu üben. Diese gefährde durch Einbeziehen der Internusaponeurose, die im Gegensatz zur Transversusaponeurose bis zu ihrem Ansatz Muskelfasern und damit kontraktile Elemente enthält, die natürliche Sphinkterfunktion. Gleichzeitig sah er die Mitnahme der Faszie bei der »dreifachen Schicht« als ungeeignet an, da Faszien im Gegensatz zum kollagenreichen Gewebe der Aponeurosen über eine wesentlich geringere Zugfestigkeit verfügen. Ebenso kontrovers sah *Lichtenstein* die Wahl des Lig. pubicum superius als Ansatzpunkt für die Verstärkungsnaht. Während *McVay* dessen straffe Spannung im Vergleich zum Leistenband als Vorteil angesehen hatte, sah *Lichtenstein* gerade in diesem Umstand einen entscheidenden Nachteil. Einerseits sei durch die fehlende Elastizität die Gefahr erhöhter Spannung gegeben, andererseits sei es durch seine tiefe Lage operationstechnisch schwieriger zu erreichen. Schließlich erachtete *Lichtenstein* auch die bis in die 70-er Jahre ausgeführte hohe Bruchsackligatur für überflüssig. Für einen dauerhaften Heilerfolg hielt er die Rekonstruktion der Leistenwand durch Naht der Transversusaponeurose an das Leistenband für ausreichend: »*anything more that is done is superfluous and anything less is inadequate.*«[1329] Zur Prävention von Spätrezidiven empfahl er die zusätzliche Verstärkung mit prothetischem Material.[1330] Ein weiteres Beispiel für den erfolgreichen Einsatz von Kunststoff stellt die Operation nach *Rutkow* dar. Dieser verzichtete auf eine Resektion des Bruchsacks. Nach der Reposition verschloß er die Bruchlücke mit einem kegelförmigen Pflock aus Kunststoffmaschen (Mesh-Plug), den er mit wenigen Nähten fixierte. Gleichzeitig verstärkte

---

[1328] Lichtenstein, 1987, 553.
[1329] Lichtenstein 1987, 556.
[1330] Lichtenstein 1987, 553-559.

er die Hinterwand mit einem Kunststoffnetz (Patch).[1331] Heute werden zunehmend Bedenken gegen den Einsatz von Kunststoff erhoben. Noch unklar ist, ob alloplastische Materialien auch beim Menschen – wie im Tierversuch – Sarkome induzieren können. Da durch die Narbenbildung Fertilitätsstörungen nicht auszuschließen sind, werden diese Verfahren heute erst nach dem 45. Lebensjahr empfohlen. Bei älteren Patienten mit großen Rezidivhernien und erhöhtem Operationsrisiko gelten sie dagegen als Mittel der Wahl.[1332]

Ende des 20. Jh. wurden unter Berücksichtigung kosmetischer Aspekte zunehmend minimalinvasive, endoskopische Verfahren auch in der Hernienchirurgie eingesetzt (*Velez* und *Klein* 1990, *Ger* 1991),[1333] nachdem sich diese Methode v. a. in der Gallenblasenchirurgie, aber auch bei vielen Dickdarmerkrankungen bewährt hatte.[1334] Der Zugang erfolgt hierbei von intraperitoneal. Bei der TAPP (= transabdominale präperitoneale Plastik) geht der Operation eine laparoskopische Diagnosesicherung voran. Sie erfordert 3-4 kurze Schnitte für die Optik- und Arbeitstrokare. Bei der TEPP (= total-endoskopische präperitoneale Plastik) wird der präperitoneale Raum über eine kleine Nabelinzision mittels eines Ballons dilatiert. Die Hernienversorgung ist bei beiden Verfahren die gleiche: Freipräparierung des Bruchsacks und Verschluß der Bruchlücke mit einem ca 10 x 15 cm großen Kunststoffnetz. Die entscheidenden Vorteile ergeben sich -neben dem schon angesprochenen guten kosmetischen Ergebnis- aus der geringen Traumatisierung, die zu einer wesentlich schnelleren Rekonvaleszenz führt. Gleichzeitig ist eine sofortige Belastung möglich, während bei den herkömmlichen offenen Verfahren schwere körperliche Arbeit erst nach 3-6 Monaten zulässig ist.[1335] Daher wird diese Methode heute bei Patienten mit starker körperlicher Belastung (Sportler) bevorzugt.[1336] Auf der anderen Seite kommt es in je 1 % der Fälle zu schwerwiegenden perioperativen Komplikationen (v. a. durch Verletzung der Harnblase) und zur Ausbildung von Trokarhernien, die als methodenimmanentes Risiko angesehen werden müssen. Da die Handhabung der Instrumente zudem ein hohes Maß an technischer Expertise erfordert, unterliegt die Rezidivrate (1-10 %) starken Schwankungen. Während die laparoskopische Cholecystektomie heute zum Regeleingriff geworden ist, konnte die endoskopische Herniotomie mit einem Anteil von ca. 30 %

[1331] Benz 2005, 526.
[1332] Welter 2006, 40-43.
[1333] Sachs Bd. I 2001, 81-82.
[1334] Imdahl und Waninger 2005, 516-523.
[1335] Müller M. 1994, 246.
[1336] Welter 2006, 43.

an der Bruchversorgung die offenen Verfahren nicht verdrängen; auch aufgrund der geringen Komplikationsrate (0,1 %) bei letzteren und einer zufriedenstellenden Rezidivrate von unter 5 % behaupten sich daher weiterhin die gängigen Verfahren (nach *Shouldice, Lotheissen/McVay, Lichtenstein* und *Rutkow*).[1337] Dabei ist das Ergebnis mehr von der persönlichen Erfahrung des Operateurs als von der Wahl einer bestimmten Methode abhängig, sodass von den zahlreichen bis heute beschriebenen Verfahren bisher keines zum Goldstandard erhoben werden konnte.[1338] Die abschließende Tabelle versucht den Wandel der Hernientherapie im Laufe der Zeit zu veranschaulichen (Tab. 21).

Tabelle 21: Zur Therapie der Hernien

Zeit	Autor	Behandlung	Indikation
Antike 1.-5. Jh.	Celsus Galen } Oribasius	Bruchbänder Pflaster, Verbände Herniotomie mit Hodenerhalt	freie Hernie
Mittelalter 6.-15. Jh.	Paulus von Aegina Benedetti	Herniotomie mit Semikastration Herniotomie mit Hodenerhalt	"
Neuzeit 16.-18. Jh.	Aquapendente Paré, Purmann Franco Eisenbarth, Stromayr	Verbesserte Bruchbänder Sutura regia Herniotomie mit Hodenerhalt Herniotomie bei Einklemmung Herniotomie mit Semikastration	freie Hernie " inkarz. Hernie freie Hernie
19. Jh. 1877 1881 1887 1892, 1898	von Czerny Championnière Bassini Salzer, Lotheissen u.a.	Bruchbänder, Entzündungsinduktoren Herniotomie mit Hodenerhalt Verstärkung der Vorderwand Hohe Bruchsackligatur Verstärkung der Hinterwand (»dreifache Schicht«) "	freie / inkarz. H. Leistenhernie " " Schenkelhernie
20. Jh. 1. Hälfte	Adam, Shouldice McVay	Modifikationen der Verstärkung »vierreihige Naht« Verstärkung der Hinterwand	Leistenhernie " Schenkelhernie
2. Hälfte	Lichtenstein Stoppa, Rutkow	Alloplastische Materialien (Kunststoff-Netz) Minimalinvasive Verfahren (TAPP, TEPP)	

[1337] Benz 2005, 525-528.
[1338] Sachs Bd. I 2001, 82-83.

3.3.3. Bewertung des Beitrag Lang zum Gleitbruch der Harnblase

»*It is essential to accept the dictum that all hernias can be cured.*«[1339] Mit diesen Worten formulierte *Lichtenstein* im ausgehenden 20. Jh. das Ziel der Hernienchirurgie vor dem Hintergrund einer Metaanalyse von über 6000 Fällen. Allerdings besteht auch zu Beginn des 21. Jh. kein Konsens darüber, auf welchem Weg die angestrebte Radikalheilung am besten zu erreichen ist. Wie wir im letzten Kapitel gesehen haben, bestand die operative Behandlung in der vorantiseptischen Ära in einer Reposition des Bruchinhalts, ohne dass dabei der Bruch-sack eröffnet wurde. Anschließend wurde der Bruchsack unterbunden; während des ganzen Mittelalters unter Mitfassung des Samenstrangs. Eine Eröffnung des Bruchsacks war erst durch die Errungenschaften der Anti-/Aseptik gefahrlos möglich. Mit der Verstärkung der Hinterwand nach *Bassini* war dann Ende des 19. Jh. ein einheitliches Verfahren entwickelt worden, das für die nächsten hundert Jahre die Maßstäbe in der Hernienchirurgie setzte.[1340] Bei dem von *Lang* beschriebenen Gleitbruch der Harnblase handelte es sich um eine Hernienform, die bis Ende des 19. Jh. in sehr wenigen Publikationen der medizinischen Literatur beschrieben worden war.[1341] Zwar wurde sie in den gebräuchlichen Lehrbüchern des 19./20. Jh. erwähnt (Dt. Chirurgie von *Billroth* und *Luecke* 1890; Chirurg. Operationslehre von *Bier, Braun* und *Kümmel* 3. Auflage 1920, 7. Auflage 1955), oft fehlten aber spezielle Therapieempfehlungen. Während zu *Langs* Zeit die Harnblase als Bruchinhalt einen unerwarteten Operationsbefund darstellte, ist mit den heutigen diagnostischen Möglichkeiten (Sonographie, CT, MRT) eine präoperative Erfassung des Gleitbruchs möglich.[1342] In *Langs* Fall war die Harnblase durch die Schenkelpforte getreten. Über den idealen operativen Zugang zur Femoralhernie bestanden damals Meinungsverschiedenheiten. Während die eine Partei – der Lage des Bruchs entsprechend – für einen kruralen Schnitt plädierte (*Berger* 1891, *Salzer* 1892, *Trendelenburg* 1893, *Kocher* 1895 u.a.), hielten die anderen den Suprainguinalschnitt parallel zum Leistenband für die bessere Option (*Tuffier* 1896, *Lotheissen* 1898, *Moschcowitz* 1908, *Zimmermann* 1938 u.a.).[1343] *Lang* entschied sich für den inguinalen Zugang, der heute -insbesondere

---

[1339] Lichtenstein 1987, 559.
[1340] Sudeck 1920, 1-3.
[1341] Ultzmann 1890, Vorwort XV. Publikationen von *J. Saltzmann* 1755, *Roux* 1853, *Morton* 1880, *De Larabrie* 1881.
[1342] Müller M. 1994, 249. Scheingraber und Decker 2004, 448.
[1343] Neubert et al. 1973, 146-147.

bei männlichen Patienten- favorisiert wird.[1344] Auch die von ihm gewählte Regionalanaesthesie (zur Vermeidung einer Vollnarkose) hat sich nach heutigem Kenntnisstand als ausreichend erwiesen. Den Therapieempfehlungen der Zeit entsprechend,[1345] führte *Lang* nach Freilegung des mit der Blase verwachsenen Bruchsacks eine hohe Ligatur des Bruchsacks durch, die seit den 70- Jahren des 20. Jh. für unerheblich erachtet wird.[1346] Zur Rezidivprophylaxe wählte *Lang* eine Verstärkungsmethode, die operationstechnische Angaben der Methoden von *Lotheissen* (1898) und *Moschcowitz* (1907) miteinander vereinte: Zusammenfassung von Muskelrand, Ligamentum inguinale und Ligamentum pubicum superius. Beide Verfahren werden auch heute unverändert zur Behandlung der Schenkelhernie empfohlen.[1347] Bei komplikationslosem Verlauf wurde *Langs* Patient nach drei Wochen entlassen, während der durchschnittliche Krankenhausaufenthalt heute bei einer Woche liegt.[1348] Daraus verbesserte Behandlungsmethoden für die heutige Zeit abzuleiten, wäre jedoch verfehlt, da auch heute noch bei Durchführung der offenen Operation eine dreiwöchige Arbeitsunfähigkeit die Regel ist.[1349] (Ein Vergleich mit den ambulanten, endoskopischen Verfahren schließt sich auf Grund der unterschiedlichen Bedingungen aus.) Es scheint naheliegender, dass zu *Langs* Zeiten noch nicht in gleichem Maß wie heute auf eine möglichste Kosteneinsparung geachtet wurde, wie sie heute von den Versicherungsträgern gefordert wird. Da über *Langs* Patienten keine Nachbeobachtungen vorliegen, sind über das Langzeitergebnis keine Aussagen möglich. Bei familiärer Bruchdisposition wäre von einer 5-10%-igen Rezidivrate auszugehen, die unabhängig von der angewandten Methode bei offenen Eingriffen immer noch zu beobachten ist.[1350] Abschließend kann festgestellt werden, dass *Langs* Beitrag aufgrund der veränderten diagnostischen Situation heute nur noch von medizinhistorischem Interesse ist, das v. a. auf der Seltenheit des dargestellten Krankheitsbildes beruht.

[1344] Scheingraber und Decker 2004, 452.
[1345] Sudeck 1920, 3-6.
[1346] Lichtenstein 1987, 556.
[1347] Müller M. 1994, 249. Scheingraber und Decker 2004, 452-453.
[1348] Lichtenstein 1987, 559. Benz 2005, 526.
[1349] Müller M. 1994, 246.
[1350] Lichtenstein 1987, 559. Benz 2005, 528.

3.4. Zusammenfassung und Interpretation des visceralchirurgischen Themenbereichs

In den vorausgehenden Kapiteln haben wir anhand der von *Lang* vorgegebenen Fallbeispiele die Geschichte der Visceralchirurgie in einzelnen Bildern schlaglichtartig beleuchtet. Es soll hier nicht der Versuch gemacht werden, die bisherige Entwicklung in jedem einzelnen Schritt zu analysieren. Wenn wir das vorliegende Material zu den drei ausgewählten Themen aufmerksam betrachten, wird man jedoch gewisse Gemeinsamkeiten feststellen können.

Abgesehen von den Hernien, auf deren Sonderstellung wir schon hingewiesen haben, waren visceralchirurgische Eingriffe zur Zeit der Antike praktisch unbekannt. Sowohl bei Erkrankungen der Milz, als auch beim Ileus beschränkten sich die therapeutischen Maßnahmen auf humoralpathologisch begründete Mittel: Aderlaß, Klystiere und ähnliches mehr, um das innere Säftegleichgewicht wiederherzustellen (*Corpus hippocraticum, Celsus, Caelius Aurelianus* u.a.). Auch bei der Behandlung der Eingeweidebrüche verließ man sich weitgehend auf konservative Therapiemöglichkeiten (Bruchbänder etc.). Die hodenschonende Herniotomie wurde ausschließlich im Falle freier Hernien ausgeführt; in der eigentlichen Notfallsituation, die eine Einklemmung darstellt, galt der operative Eingriffe aus heute nicht mehr nachvollziebaren Gründen dagegen als verboten (*Celsus, Oribasius*). Während des Mittelalters waren auf keinem der drei dargestellten Gebiete ernstzunehmende Fortschritte zu verzeichnen. In der Hernienchirurgie stellte das allgemein geübte semikastrierende Verfahren sogar eine scheinbare Verschlechterung dar, an der die Zunft der Bruchschneider nichtsdestotrotz bis weit ins 18. Jh. festhielt.

Die eigentliche Geburtsstunde der Bauchchirurgie schlug im Zeitalter der Renaissance. Die Atemzüge der Geschichte gehen langsam. Wie ein neugeborenes Kind in der ersten Lebensphase nicht einmal im Stande ist, den Kopf aus eigener Kraft emporzuhalten und erst nach einer Lernphase seine volle Bewegungsfreiheit erlangt, so bedurfte auch die Visceralchirurgie einer Lernphase von mehreren Jahrhunderten bis sie das Laufen lernte. Schon Mitte des 16. Jh. wurden die ersten Versuche einer operativen Milzresektion unternommen (*Zaccarello, Viard*). Nach der anatomischen Beschreibung der verschiedenen, dem Ileus zugrundeliegenden Ursachen (*Riolan, Ranchin*), wurden an der Wende vom 16. zum 17. Jh. Forderungen nach einer operativen Vorgehensweise auch auf diesem Gebiet erhoben (*Platter, Barbette*). In der Hernienchirurgie war indessen eine Rückbesinnung auf hodenerhaltende Verfahren zu beobachten (*Aquapendente, Paré* u.a.). Gleichzeitig wurde der operative Eingriff zum erstenmal auch auch beim inkarzerierten Leistenbruch gewagt (*Franco*). Wegen der hohen Komplikationsrate blieb die operative Therapie während der folgenden zwei Jahrhunderte i.a. aber auf Notfälle beschränkt.

Erst im 19.Jh. ist ein tiefgreifender Wandel zu beobachten, in dessen Verlauf auch elektive Eingriffe ausgeführt wurden (Ovarektomie 1809, Splenektomie 1826, Uterusexstirpation 1853 u.a.). Bis zur Einführung der Anti-/Aseptik (1875) blieb ein Großteil der Ärzteschaft allerdings weiterhin konservativen Heilmethoden verbunden [Kompressionsverband bei Milzruptur (*Nussbaum*), Einlauf bei Invagination (*Hirschsprung*), Bruchbänder und Entzündungsinduktion bei Hernien]. Im letzten Drittel des 19.Jh. führte die Beherrschung der Wundinfektion dann zu einer Erweiterung der Operationsindikation, sodass die Splenektomie erstmals auch bei subcutaner Milzruptur ausgeführt wurde (*Riegner* 1893). Parallel dazu wurden für Invagination (*Hutchinson* 1871) und Hernien (*Bassini* 1887) operative Verfahren erstbeschrieben, die bis heute Standard geblieben sind.

Durch die stark gesunkene Operationsletalität kam es in der ersten Hälfte des 20.Jh. zu einer Bevorzugung der radikalchirurgischen Vorgehensweise (totale Milzexstirpation bei Milzruptur, Darmresektion zur Rezidivprophylaxe der Invagination). Die Verstärkungsmethoden in der Hernienchirurgie wurden um zahlreiche Methoden bereichert. Mit Beendigung des zweiten Weltkriegs war dagegen ein deutlicher Trend zur organerhaltenden Therapie zu beobachten, in dessen Verlauf zunehmend auch alloplastische Materialien Verwendung fanden (Netzplastik bei Milzruptur und Herniotomie). Gleichzeitig wurde die Heilung auch wieder auf konservativem Weg angestrebt (Barium-Einlauf bei Invagination). Die gleiche Tendenz war in der Hernienchirurgie zu beobachten, in der sich die operative Therapie der konservativen als überlegen erwiesen hatte. Hier wurde durch die zuletzt eingeführten endoskopischen Verfahren (TAPP, TEPP) eine minimale Traumatisierung angestrebt.

Wenn wir diese in groben Zügen nachgezeichnete Entwicklung überblicken, drängen sich vom historischen Standpunkt mehrere Fragen auf:

- warum waren in der Antike chirurgische Eingriffe im Bauchraum weitgehend unbekannt?
- warum brachte das folgende Jahrtausend keine neuen Impulse?
- warum zeichnete sich ausgerechnet zu Beginn der Neuzeit eine Wende im bisherigen Verlauf ab?
- warum setzte im 19.Jh. ein ungeahnter Aufschwung der Bauchchirurgie ein, in dessen Verlauf innerhalb weniger Jahrzehnte nahezu alle operativen Techniken auf diesem Gebiet grundgelegt wurden?

- schließlich als letzte Frage: worin könnten die Gründe liegen, dass seit der zweiten Hälfte des 20. Jh. eine schonendere Vorgehensweise bevorzugt wird?

Bei der Beantwortung dieser Fragen kann keine erschöpfende Analyse vorgenommen werden, zu der hier nicht der Ort ist, sondern lediglich versucht werden, in Teilaspekten anzudeuten, was wesentlich erscheint. Erinnern wir uns an *Unschulds* Aussage, dass *»Medizin die Verknüpfung des Wissens um das Sichtbare mit dem Wissen um das Unsichtbare ist.«*[1351] Den meisten visceralchirurgischen Erkrankungen ist gemeinsam, dass ihre Ursache tief verborgen im Inneren der Bauchhöhle liegt. Sie waren also – in einer Zeit, die keine Sektionen und keine bildgebende Diagnostik kannte – ausschließlich an ihren äußerlich wahrnehmbaren Symptomen zu erkennen. Da die Aussagekraft des Körpers begrenzt ist, wurden zur Erklärung dieser Symptome Muster herangezogen, die in der zeitbezogenen Krankheitsvorstellung begründet lagen. Diese war in der Antike vorwiegend eine humoralpathologische, in deren Logik austreibende Therapiemaßnahmen lagen (s. a. III. 2.1.3. Zur Interpretation der Tetanusgeschichte). Den alten Kulturvölkern (Babylonier, Assyrer, Ägypter, Chinesen und Griechen) ist gemeinsam, dass ihre Medizin weitgehend anatomielos war. Da der tote Körper als etwas Heiliges oder Unreines angesehen wurde, galt dessen Berührung als verboten (s. a. III. 1.1.4. zur Interpretation der Amputationsgeschichte). So kommt es, dass die anatomischen Kenntnisse der antiken Ärzte fast ausschließlich auf Tiersektionen beruhten, die allerdings auf einem hohen Qualitätsniveau durchgeführt wurden.[1352] Da die im Analogieschluß gewonnenen Kenntnisse der menschlichen Anatomie somit unzureichend waren, beschränkte sich die Zahl der operativen Eingriffe auf wenige Ausnahmen.[1353] Dazu gehörte v.a. die chirurgische Behandlung der Hernien, deren sichtbares Symptom der Bruchgeschwulst angesichts des Körperkults der alten Griechen als anstößig galt. Da ein Nachweis der Krankheitsursache mit Hilfe autoptischer Befunde aus religiösen Gründen ausgeschlossen war, blieben die ätiologischen Vorstellungen der Antike auch bzgl. der Brüche spekulativ. Dabei bot sich als naheliegende Vorstellung wohl die Theorie von der Ruptur des Bauchfells an, da die praktische Erfahrung des Alltags lehrte, dass Materie nur dort austrat, wo ein Defekt in der umgebenden Struktur eingetreten war (z. B. Amphoren, Weinschläuche, Befestigungsanlagen). Dass das

---

[1351] Unschuld 2003a, 74.
[1352] Voss und Herrlinger Bd. I 1957, 56. Die antike Bezeichnung für den Mastdarm = Rectum rührt daher, dass dieser beim Tier gerade ist. Obwohl spätere Untersuchungen zeigten, dass er beim Menschen zwei Krümmungen aufweist, wurde der alte Name bis heute beibehalten.
[1353] Sigerist 1924, 194-195.

Bruchleiden auf einer angeborenen Schwäche körpereigenen Gewebes beruhen könnte, widersprach zudem den Anschauungen der griechischen Philosophie (*Aristoteles*: »*Gott und die Natur tun nichts zwecklos*«).[1354] Diese Vorstellung zur Ätiologie konnte erst zu einer Zeit überzeugen, deren geistiges Klima die notwendigen Aufnahmebedingungen dafür geschaffen hatte.

Wenn wir uns der zweiten Fragestellung zuwenden, weshalb über einen so langen Zeitraum, wie es das Mittelalter darstellt, praktisch keine Fortschritte in der Bauchchirurgie erzielt wurden, während auf anderen Gebieten – wie der Baukunst – Werke von höchstem Rang entstanden, fällt zunächst einmal ins Auge, dass die mittelalterliche Medizin keinen Bedarf an einer Vertiefung des anatomischen Wissens zeigte. Dies lag zum einen daran, dass die antiken Autoren als unanfechtbare Autoritäten galten; zum anderen darin, dass die Medizin – wie alle Bildung – fast vollständig in den Händen der Kleriker lag. Mit der Schließung der platonischen Akademie (529 n. Chr.) als Symbol der antiken Bildung war auch der Geist des Altertums untergegangen. Als neue Zentren des Wissens entstanden zunächst die Klöster (später die Universitäten), die als eine »Akademie der Christenheit« die Grundsteine der europäischen Zivilisation legten. Dass damit mönchischer Gehorsam, Zucht und Ordnung auch in die Wissenschaften Einzug hielten, liegt auf der Hand. Das Dogma von der Unübertrefflichkeit des Altertums[1355] blieb daher in einem Zeitalter, das von der kirchlichen Dominanz geprägt war, unangefochten. Hinzu kam, dass die Kirche eine leibfeindliche Einstellung predigte, wie sie in den Worten der Mystiker (*Meister Eckhardt, Heinrich Tauler, Friedrich Seuse*) zum Ausdruck kommt (»*je mehr der Leib grünet und blühet, desto mehr muß die Seele verdorren*«).[1356] Solange die Theologie die Deutungshoheit über die europäische Kultur inne hatte, blieb der Bedarf an der Vertiefung anatomischen Wissens gering.[1357] Ähnliches trifft auch für die vom Islam geprägte, arabische Medizin zu, die als Übermittlerin des antiken Wissens fungierte. Da die deskriptive Anatomie aber die Voraussetzung der operativen Chirurgie ist,[1358] verwundert es nicht, dass die Visceralchirurgie in dieser Zeit keine Fortschritte erzielen konnte.

Wenn wir die Geschichte der Anatomie etwas genauer ins Auge fassen, lassen sich die ersten Vorstöße zu Anfang des 14. Jh. ausmachen (erste gerichtsmedizinische Sektion in Bologna 1302, erste öffentliche anatomische Demonstrationen und Herausgabe der »Anatomia« des *Mondino* 1315).[1359] Obwohl in diesen Lehren, die über *Guy de Chauliac* schon bald nach Frank-

---

[1354] Rüster 1984, 27.
[1355] Sigerist 1924, 187-188.
[1356] Hässlin 1964, 176. Huch Bd. I 1987, 452-464.
[1357] Sigerist 1924, 196.
[1358] Schipperges 1967, 82.
[1359] Schipperges 1967, 36. Meade 1968, 5.

reich gelangten, die theoretischen Irrtümer der antiken Autoren zunächst übernommen wurden, zeugen sie doch von dem Aufkeimen einer neuen geistigen Unabhängigkeit, die sich nicht mehr an das »*prohibitum est ab ecclesia facere anatomia*« (*Guido da Vigarano* 1345) gebunden fühlte.[1360] Diese Veränderungen des geistigen Klimas sind vor dem Hintergrund des großen Kirchenschismas (14. Jh.) zu sehen, das zu einer Schwächung des Papsttums führte und damit ein Machtvakuum schuf.[1361] In den Glaubenskämpfen des 15./16. Jh. [*Johannes Hus* (1365-1415), *Johann Calvin* (1509-1564), *Martin Luther* (1489-1546)] wurden die historischen Gewichte weiter umgeschmolzen, was auf lange Sicht zum Zusammenbruch der kirchlichen Hierarchie (im ursprünglichen Wortsinn: hieron arche = gr. heilige Herrschaft/Ursprung) führte.[1362] Der Glaubensverlust war in gewisser Weise auch in der Kirchenarchitektur sichtbar. Zwar strebten die gotischen Kirchen höher denn je gegen den Himmel. Gleichzeitig konnten die instabilen Konstruktionen aber nicht verleugnen, dass sie nicht mehr die uneinnehmbaren Gottesburgen der Romanik waren, die mit ihren gewaltigen Steinmassen und wuchtigen Türmen den Machtanspruch der Kirche zum Ausdruck brachten.[1363] Im filigranen Maßwerk ihrer Bauteile wurde die Auflösung der Wände in einer Weise auf die Spitze getrieben, dass die Bauten äußerer Strebepfeiler bedurften, um nicht in sich zusammenzufallen.[1364] Trotz dieser Veränderungen blieb die Methodik der Scholastik wie schon in der Antike von der Philosophie (in christlicher Deutung) bestimmt. So wird verständlich, dass in den Sektionen des menschlichen Körpers die Fehler der antiken Lehrmeinungen bestätigt wurden, obwohl der einfache Augenschein genügt hätte, sie zu korrigieren.

Zu einer Wende kam es erst mit dem Heraufziehen der Neuzeit, die endgültig mit dem Altertum brach. Als symbolische Handlung dafür mag die Verbrennung der antiken Schriften durch *Paracelsus* angesehen werden. Der Begriff der antiken Wiedergeburt trifft also nur zum Teil auf die Wissenschaften zu, in der eine kritische Auseinandersetzung mit dem Altertum zu beobachten war. Eine gegenläufige Entwicklung können wir demgegenüber in der Kunst (Renaissance) und Literatur (*Petrarca*) feststellen. Die antike Kunst war mit dem römischen Reich untergegangen, sodass das Mittelalter eigene Ausdrucksformen entwickeln mußte. Am Beginn der Neuzeit führte die Wiederentdeckung der antiken Kunst durch Ausgrabungen aus dem Schutt der Jahrhunderte (v. a. durch die Werke der Bildhauer; Laokoongruppe u. v. m.) zu einer Verherrlichung der

---

[1360] Major 1954, 395-415.
[1361] Friedensburg 1909, 342-349.
[1362] Friedensburg 1909, 422-423. Brieger 1907, 224-225 und 360-368.
[1363] Kammerlohr Bd. II 1979, 68-69.
[1364] Kammerlohr Bd. II 1979, 118-119 und 122-123.

Antike, von der sich die Kunst erst im ausgehenden 19. Jh. freimachen konnte. Der neuerwachte Forschergeist machte sich also jeweils von den tradierten Werten frei, um nach eigenen schöpferischen Leistungen zu streben.[1365]

Die neue Bewegung war von Italien ausgegangen, wo die Herausbildung einzelner Stadtstaaten den Individualismus allgemein gefördert hatte. Gleichzeitig entstanden in Mitteleuropa Hanse- und Reichsstädte, in denen ein selbstbewußtes Bürgertum den Bischöfen entgegentrat. »*Wo aber Individualitäten am Werke sind, sind die herkömmlichen Autoritäten in hohem Maße gefährdet*« (*Sigerist*).[1366] In diesem veränderten geistigen Klima wurden die tradierten Lehrmeinungen durch eigene Beobachtung überprüft. War der Arzt der Antike ein Philosoph, der Arzt des Mittelalters ein Theologe, so kann der Arzt der Neuzeit für sich beanspruchen Naturwissenschaftler zu sein, auch wenn die Früchte dieses Daseins nur langsam und im Laufe vieler Jahrhunderte geerntet werden konnten. Genauso wie die Künstler der Renaissance (*Leonardo, Donatello, Michelangelo, Dürer* u.v.a.) Malerei und Plastik auf der Basis von Naturstudien ausführten, erschlossen die großen Anatomen der Zeit die menschliche Anatomie auf der Grundlage eigener Sektionsbefunde. Als herausragendste Vertreter seien genannt: *Johannes de Ketham* 1491; *Berengario de Carpi* (1470-1530), dessen »Commentarii super anatomia Mundini« die ersten korrekten anatomischen Abbildungen enthält; *Andreas Vesalius* (1514/15-1563), der als Illustrator den Tizianschüler *Stephan van Kalkar* verpflichten konnte; *Bartolomeo Eustachio* (1520-1574); *Gabriele Fallopio* (1523-1562); aus späterer Zeit *William Harvey* (1578-1657); *Thomas Willis* (1621-1675); *Marcello Malpighi* (1628-1694).[1367] Das gesteigerte Individualitätsgefühl hatte sowohl auf dem Gebiet der Medizin wie der Kunst zur Herausbildung von Arzt- und Künstlerpersönlichkeiten geführt, die stolz waren ihre Signatur unter die selbstgeschaffenen Werke zu setzen. Im krassen Gegensatz dazu steht das Mahnwort des *Bernhard von Clairvaux* (11./12. Jh.), das die Selbstverleugnung pries: »*ama nesciri!*« (liebe es, unerkannt zu sein).[1368] In der bildenen Kunst traten an die Stelle idealer Heiligengestalten zunehmend reale Portraits der Stifter und Künstler, an die Stelle des ewigen Schöpfergottes trat nach und nach der kreative Mensch. Mit dem erwachten Forschergeist wurden nicht nur neue Kontinente, sondern auch die umgebende Natur entdeckt. Hatte man diese bisher nur im Zusammenhang der religiösen Erbauung als Gottes Schöpfung bewundert, wurde sie nun um ihrer selbst Willen betrachtet. Eine Parallele kann hier wieder aus dem Bereich der Malerei gezogen werden, in der die

---

[1365] Sigerist 1924, 191-193.
[1366] Sigerist 1924, 191.
[1367] Major 1954, 395-415. Meade 1968, 8-10.
[1368] Kaufmann 1909, 206-207.

Landschaftsdarstellung den mittelalterlichen Goldhintergrund abgelöst hatte (erste Wiedergabe einer realen Landschaft durch *Konrad Witz* 1444).[1369] Ein entscheidender Anstoß für die Visceralchirurgie kann demnach in der Tatsache gesehen werden, dass in der Renaissance die Anatomie erstmals zur absoluten Basis der Heilkunde erhoben worden war. In der Folgezeit wurde der anatomische Gedanke dann auf alle Gebiete der Medizin übertragen (Physiologie, Chemie, Pathologie, Diagnostik, Therapie).[1370] Wenn wir uns auf *Unschulds* Worte besinnen, dass einem neuen Weg der Wahrschein erst dann sicher ist, wenn er auf einer Weltsicht beruht, die allgemeine Akzeptanz gefunden hat, so können wir aus dem bisher Bedachten folgendes ableiten. Die neuen Krankheitsvorstellungen konnten erst in einer Zeit überzeugen, in der – vor dem Hintergrund der geschwächten kirchlichen Position – der metaphysische Ansatz zur Erklärung der Krankheiten Risse bekommen hatte. Krankheit wurde nicht mehr als gottgegebenes Schicksal angesehen. Der neue naturwissenschaftliche Ansatz velangte nach einer an Materie gebundenen Krankheitserklärung. Wenn jedem Leiden ein morphologisches Korrelat zuzuordnen war, konnten die einzelnen Krankheiten nach und nach auch einer chirurgischen Therapie erschlossen werden, deren Ziel in der direkten anatomischen Korrektur lag. Die Ausführung chirurgischer Eingriffe in die großen Körperhöhlen begann also schon lange vor Einführung von Narkose und Aseptik, die vielfach als ausschlaggebend für die Entwicklung der Visceralchirurgie angesehen wurden.[1371] Nach den Ausführungen der letzten Kapitel ist mit *Sigerist* dagegen eher davon auszugehen, dass Anaesthesie und Aseptik im 19. Jh. erst darum entwickelt wurden, weil das therapeutische Denken des Abendlandes chirurgisch ausgerichtet war. Narkotische und antiseptische Mittel waren schon in der Antike bekannt. Da die Medizin des Altertums anatomische Kenntnisse aber weitgehend als nutzlos erachtete (Empiriker, Methodiker), bestand damals auch kein Bedarf an der Weiterentwicklung dieser Verfahren.[1372] Sicher war die Bauchchirurgie in ihrem späteren Ausmaß erst durch die moderne Narkose und Aseptik möglich geworden. Es erscheint allerdings verfehlt, diese Neuerrungenschaften als allein ausschlaggebend anzusehen. Im Licht des bisher Bedachten ist die anatomische Krankheitserklärung als tieferliegende Ursache für den Aufschwung der Visceralchirurgie anzusehen, während Narkose und Aseptik nur Katalysatorfunktion zukommt; ähnlich wie der Sturm auf die Bastille nur Anlaß, aber nicht Ursache der Französischen Revolution war. Da-

---

[1369] Kammerlohr Bd. II 1979, 180-187.
[1370] Sigerist 1924, 195.
[1371] Haeser 1879, Küster 1915, von Brunn 1928, Schipperges 1967, Wangensteen 1978, Ackerknecht 1992, Schneck 1997, Eckart 2000, Ellis 2001.
[1372] Sigerist 1924, 201 und 204.

mit haben wir Entwicklungen aufgezeigt, die zur Erklärung unserer eingangs gestellten Fragen beitragen können. Zum Abschluß wollen wir in gebotener Kürze noch auf die letzten beiden Fragestellungen eingehen.

Die Erstbeschreibung der meisten operativen Verfahren drängt sich in einem Zeitraum von wenigen Jahrzehnten zusammen (ca. 1870-1900). In diese Zeit fällt auch die Gründung der meisten deutschsprachigen, chirurgischen Fachzeitschriften.[1373] Da für die neuen operativen Eingriffe keine Vorbilder aus der Medizingeschichte existierten, mußten eigenständige Methoden entwickelt werden.[1374] Dabei wies die gemachte Erfahrung, Erfolg oder Mißerfolg, den einzuschlagenden Weg. Wenn beispielsweise bei den Eingeweidebrüchen trotz Operation immer wieder Rezidive auftraten, mußte nach einem besseren Verschluß der Bruchpforte gesucht werden (Verstärkung der Vorder-/Hinterwand). »*Die Chirurgie bedarf zu ihrem Gedeihen nicht der Systeme, sondern der Erfahrung,*« schrieb Haeser 1879.[1375] In welchem geistigen Klima spielte sich der Aufschwung der Bauchchirurgie ab? Die christliche Kirche hatte spätestens mit der Französischen Revolution ihre prägende sozialisierende und kulturell einigende Kraft verloren. Mit der Säkularisierung kam es zu einer Auflösung der traditionellen gesellschaftlichen Wertvorstellungen, während die Napoleonischen Kriege mit der Aufteilung der Länder Europas im Wiener Kongreß (1815) endeten. Gleichzeitig hatte die industrielle Revolution zu einer Umwandlung der sozialen und wirtschaftlichen Strukturen geführt (s. a. III.1.2.4.). Das 19. Jh. war von einem Siegeszug der Technik ohnegleichen gekennzeichnet (Eisenbahn, Elektrizität u. v. m.).[1376] Daneben hatte die Bildung der Nationalstaaten durch ein gesteigertes Selbstbewußtsein zur Förderung der öffentlichen Bildung (Universitäten und Bibliotheken) geführt. Es ist kein Zufall, dass in dieser Zeit auch die ersten öffentlichen Kunstsammlungen entstanden, die das fürstliche Raritätenkabinett zur privaten Erbauung ablösten. Wenn wir diese grob skizzierten Reflexionen zusammenfassen, können zwei wesentliche Strömungen ausgemacht werden: einerseits der Verlust des Gottesbildes, andererseits eine Neuordnung Europas mit einem unaufhaltsamen Aufstieg der Technik, der dem Menschen gottgleiche Macht suggerierte und ihn trieb, an die Schaltstellen der Welt zu kommen. Sicher läßt sich die im ausgehenden 19. Jh. und in der ersten Hälfte des 20. Jh. beobachtete Überbewertung der operativen Behandlungsweise nicht an einem einzigen Punkt festmachen. Der technische Fortschritt mag an dieser Entwicklung aber nicht

---

[1373] Küster 1915, 103-105. Archiv für klin. Chirurgie (1861), Dt. Zeitschrift für Chirurgie (1872), Zentralblatt für Chirurgie (1874)
[1374] Wangensteen 1978, 8.
[1375] Haeser 1879, 21.
[1376] Kinder und Hilgemann 1980, 39-41.

unschuldig gewesen sein. Mit der gleichen Radikalität, mit der die Generation der Gründerzeit in die altgewachsenen Stadtlandschaften eingriff, wenn sie Boulevards und Prachtstraßen auf den ehemaligen mittelalterlichen Befestigungsanlagen in allen großen Hauptstädten anlegte (Paris, Brüssel, Wien, Madrid, Lissabon u. a.), griffen die Chirurgen in die Landkarte des menschlichen Körpers ein.

Erst nach den Zerrüttungen der Weltkriege setzte ein Umdenken in dieser Beziehung ein, das den Erhalt der Organe wieder erstrebenswert erscheinen ließ. Möglicherweise spielen für die größere therapeutische Zurückhaltung auch gesellschaftliche Faktoren eine Rolle. Motorisierung und zunehmende Mechanisierung des Haushalts (elektrische Küchengeräte, Fernseher und Computer) könnten im Sinne einer Gegenreaktion die Begeisterung an der Technik und einem damit verbundenen radikalen Vorgehen gedämpft haben. Gleichzeitig haben Chemie- und Reaktorunfälle die Grenzen der modernen Technik aufgezeigt. Die veränderte Einstellung, lässt sich auch an der Verteilung öffentlicher Gelder ablesen. Waren es ab den 60-er Jahren des 20. Jh. v. a. Raumfahrt und Kernenergie, für die Forschungsgelder zur Verfügung gestellt wurden, so sind es an der Wende vom 20. zum 21. Jh. i. e. L. Gentechnik und Stammzellforschung. Trotz einer allgemein zurückhaltenderen Einstellung ist der Einzug der Technik in die Medizin nicht mehr aufzuhalten, wie auch an der zunehmenden Nutzung von Kunststoffen und dem Gebrauch immer differenzierterer Endoskope für minimalinvasive Eingriffe abzulesen ist. Damit wächst einerseits der ökonomische Zwang, in dessen Folge der Arzt zum Dienstleister der Industrie degradiert wird.[1377] Andererseits läuft das moralische Vermögen dabei Gefahr dem technisch Machbaren nicht standzuhalten. Auf diese Entwicklung hat *Unschuld* hingewiesen, wenn er lakonisch feststellt: »*Die Verfangenheit…im Interessengegensatz des industriellen und des ärztlichen Ethos ist schon längst eine unspektakuläre Gegebenheit.*«[1378] Vor diesem Hintergrund erscheint seine Warnung um so eindringlicher: »*Nicht erst das 20. Jh., aber dieses ganz besonders, hat uns vor Augen geführt, dass die Medizin immer gefährdet ist, als Instrument kurzfristiger Interessen aber auch menschlicher Hybris missbraucht zu werden.*«[1379] Dieser Gefahr kann die Medizin nur entgehen, wenn sie es versteht, frei von wirtschaftlichen, ideologischen und persönlichen Interessen den Dienst am Kranken in den Vordergrund ihres Handelns zu stellen, wie es der große chinesische Arzt *Sun Simiao* schon im 7. Jh. forderte.[1380]

[1377] Unschuld 2005, 26-28.
[1378] Unschuld 2005, 30.
[1379] Unschuld 2005, 9.
[1380] Unschuld 2005, 2.

Visceralchirugie

Zum Abschluß werden die in den vorgehenden Kapiteln dargestellten Themen, wichtigen Ereignissen der europäischen Politik- und Geistesgeschichte gegenübergestellt und synoptisch erfasst (Synopse IV).

Synopse IV zur Geschichte der Visceralchirurgie

Zeit	Europ. Politik- u. Geistesgeschichte	Milzerkrankungen Therapie	Ileus / Invagination Ätiologie	Ileus / Invagination Therapie	Hernien Ätiologie	Hernien Therapie
Antike 5. Jh. v.- 5. Jh. n.Chr.	Griech. Polisdemokratie Griech. Philosophie Römisches Reich	Kauterisation	Entzündung > Verdauungsstör. > Obstruktion	Austreibende Methode Klystiere, Purgiermittel, Aderlaß, warme Bäder	Peritonealruptur Peritonealrelaxation	Bruchbänder, hart Herniotomie mit Hodenerhalt bei freien Hernien
Mittelalter 6.-15. Jh.	Hl. Röm. Reich dt. Nation Ital. Stadtstaaten Reichs- und Hansestädte Christliche Mystik Romanik > Gotik Kirchenschisma Glaubenskämpfe (Hus)	"	"	Taxis, Friktionen Bleikugeln p.o.	"	Bruchbänder Herniotomie mit Semikastration bei freien Hernien
Neuzeit 16. Jh.	Renaissance Reformation (Calvin, Luther) Humanismus	fragliche erste Splenektomie	anatom. Nachweis der Invagination	"	Zweifel an Ruptur	Bruchbänder, weich Sutura regia Herniotomie bei Inkarzeration
17. Jh.	Realismus Absolutismus Feudalstaaten	Milzresektion nur im Notfall	Obstruktion Adstriktion Convulsion	"	"	Herniotomie meist mit Semikastration
18. Jh.	Aufklärung Französische Revolution	"	"	"	Sturz des Rupturdogmas physiolog. Schwachstellen	"
19. Jh.	Industrielle Revolution Napoleonische Kriege Neuordnung Europas Nationalstaaten Säkularisierung Zweites Dt. Kaiserreich	Splenektomie auch elektiv bei subcutaner Ruptur	Invag. spasmodica Invag. paralytica spontan mechanisch	oper. Desinvagination (n. Hutchinson) Resektion d. Invaginats	Bindegewebsschwäche, erhöhter intraabdomineller Druck	Bruchbänder Entzündungsinduktoren Herniotomie mit Hodenerhalt Verstärkungsmethoden
20. Jh. 1. Hälfte	1. u. 2. Weltkrieg Hochindustrialisierung	radikal-op. Ther.	"	radikal-op. Ther. Totalresektion mit Appendektomie Barium-Einlauf b.Kind	"	Modifikation der Verstärkungs-Methoden
2. Hälfte	Raumfahrt Kernenergie	organerhaltende Operative Ther. (Fibrinkleber, Kunststoffnetz)		organerhaltende Op. oper. Desinvagination evtl. Kolopexie Barium-Einlauf (a. Erw.)	"	Alloplastische Materialien (Patch, Mesh-Plug) minimalinvasive Verfahren (TAPP, TEPP)

4. Tumorchirurgie

Karl Lang befasste sich in drei seiner Arbeiten mit onkologischen Themen, die zeitlich am Anfang, in der Mitte und am Ende seiner publizistischen Tätigkeit stehen. Bevor wir uns den einzelnen Beiträgen zuwenden, erscheint es zweckmäßig, den Begriff des Tumors näher zu definieren und ihn von anderen Formen der Gewebszunahme abzugrenzen.

Die Onkologie (Lehre von den Geschwülsten; nach *Virchow*) leitet ihren Namen von dem im antiken Griechenland gebräuchlichen Ausdruck für die Geschwulst ab: onkos (= *gr.* Masse, Schwellung, Höcker, Bug, Krümmung). *Virchow* führte die schon im Altertum geübte Praxis in konsequenter Weise durch, einen Tumor durch Anhängen der Endung –om/-oma zu bezeichnen (z.B. Neurom, Cholesteatom, Lymphangiom). Das Hauptwort bildete dabei i.d.R. die Gewebeart, aus der sich der Tumor im wesentlichen zusammensetzte (Myom, Lipom, Chondrom, Osteom etc.). In der antiken Medizin war das Suffix nur in den Ausdrücken für »Fleischgeschwülste« (Sarkoma) und »Krebsgeschwülste« (Karzinoma) gebräuchlich. Ausschließlich in dieser Form wurde der Wortteil –om verwendet und dadurch das jeweilige Hauptwort (sarx, sarkos = *gr.* Fleisch; karzinos = *gr.* Krebs) in ein Zeitwort verwandelt (sarkom = zu Fleisch machen; karzinom = dem Krebs ähnlich machen). Die im *Corpus hippocraticum* synonym verwendete Bezeichnung phyton (= *gr.* Gewächs, Pflanze) konnte sich dagegen im allgemeinen Sprachgebrauch nicht durchsetzen, wenngleich *Theodor Klebs* (1834-1913) für die analoge Verwendung des Ausdrucks Blastom (blaste = *gr.* Sproß) plädiert hatte.[1381]

Nicht jede Zunahme des Gewebeumfangs entspricht einer neoplastischen Veränderung. Trotzdem wird der Ausdruck Tumor (tumescere = *lat.* anschwellen; tumor, -oris = *lat.* Geschwulst, Schwellung) nicht nur in diesem Sinn, sondern auch in seiner zweiten Bedeutung gebraucht, wie dies bei der Nennung der klassischen Entzündungszeichen (nach *Celsus*) noch heute üblich ist: Rubor (Rötung), Calor (Erwärmung), Tumor (Schwellung), Dolor (Schmerz), Functio laesa (gestörte Funktion).[1382] Schon *Virchow* hatte eine Trennung reiner Formen von Exsudation, bzw. Extravasation, von den »echten« Geschwülsten gefordert, die er als Pseudoplasmen bezeichnete (pseudo = *gr.* täuschend, unwahr, irrig; plasma = *gr.* das Geformte; plassein = *gr.* bilden, formen).[1383]

[1381] Winiwarter 1893, 812-813.
[1382] Pschyrembel 1994, 409.
[1383] Coenen 1928, 2-7.

Diese Wortwahl umschreibt ein wesentliches Merkmal der Tumoren, nämlich ihr qualitativ andersartiges Wachstum. Dadurch unterscheiden sich Tumoren grundsätzlich von hypertrophischen und hyperplastischen Veränderungen, für die ein quantitativer Wachstumsexzess bezeichnend ist. Auf diesen Umstand hatte bereits *Max Borst* hingewiesen, dabei aber gleichzeitig die Schwierigkeiten einer eindeutigen Differenzierung in der Praxis betont.[1384]

Dieser qualitative Unterschied im Zellwachstum grenzt Tumoren i.e.S. von regenerativen Vorgängen ab. Darunter versteht man den physiologischen (z.B. bei der ständigen Erneuerung der Haut) oder reparativen/pathologischen (nach vorausgegangenem Defekt) Ersatz des Gewebes. Die Regeneration kann entweder vollständig (normale Histoarchitektur) oder unvollständig (Ersatzgewebe, Defektheilung: Narbe) erfolgen.[1385] Während hierbei das Gewebe mehr oder weniger vollständig ausgeglichen wird, kommt es bei der Hypertrophie (Volumenzunahme durch Zellvergrößerung, von hyper = *gr.* über; trophe = *gr.* Ernährung) und Hyperplasie (Volumenzunahme durch Zellvermehrung) zu überschießender Bildung funktionsfähigen Gewebes (quantitative Veränderung). Das Wachstum wird in diesen Fällen als Antwort auf gesteigerte funktionelle Ansprüche gedeutet, wie dies u.a. bei infektiösen Lymphdrüsenvergrößerungen oder endemischer Struma (Jodmangel > vermehrte Ausschüttung glandotroper Hormone aus Hypothalamus und Hypophyse > Wachstumsreiz für die Schilddrüse), aber auch in Fällen erhöhter mechanischer Beanspruchung (Clavi = Hühneraugen beim Tragen zu enger Fußbekleidung; Stimmbandpolypen bei Sängern) zu beobachten ist. Bei Wegfall des Wachstumstimulus sind diese Veränderungen zumeist reversibel (Rückbildung der Struma durch Jodgabe etc.).[1386]

Im Gegensatz dazu kann bei einem Großteil der echten Tumoren kein auslösender Reiz ge-funden werden. Das Wachstum erfolgt ziellos, vielfach auch ungeordnet (qualitativer Wachs-tumsexzess). Ein einmal entstandener Tumor ist i.a. irreversibel und muß bei Beschwerden operativ entfernt werden. Eine neoplastische Geschwulst zeichnet sich demnach im wesentlichen durch folgende Merkmale aus:

- Autonomie (autos = *gr.* selbst, nomos = *gr.* Gesetz, Ordnung), Eigengesetzlichkeit
- Atypie (a privativum als Verneinung; typos = *gr.* Schlag, Gepräge), durch Degeneration Bildung eines im Vergleich zum Ausgangsgewebe minderwertigen Produktes.

[1384] Borst Bd.I 1902, 3-5.
[1385] Riede 1993, 330-335.
[1386] Borst Bd.I 1902, 3-5. Hamperl 1960, 163.

Als Dysplasie wird die Fehlbildung eines Gewebes mit veränderter Struktur bezeichnet, als Metaplasie die Umwandlung eines ausdifferenzierten Zellverbandes in ein anders differenziertes Gewebe (z. B. Plattenepithel in Zylinderepithel). Für maligne Tumoren ist eine Entdifferenzierung charakteristisch (Anaplasie), bei der sich typische Zellveränderungen erkennen lassen (Zellpolymorphie, Polychromasie der Zellkerne u. a.), s. Tab. 22.

Die Dignität (dignitas = *lat*. Würde, Ansehen, Bedeutung, Stellung, Rang) gibt das biologische Verhalten des Tumors an:

- benigne: homologer Gewebetyp, lokal begrenztes, expansiv verdrängendes Wachstum
- maligne: heterologer Gewebetyp, metastasierendes (metastasis = *gr*. Auswanderung), invasiv destruktives Wachstum
- semimaligne: nicht metastasierendes, invasiv destruktives Wachstum.[1387]

Neoplastische Proliferationen unterscheiden sich also durch ihr ungezügeltes Wachstum von der gezügelten Gewebeneubildung bei Regeneration (Ausgleichsvorgang) und Hypertrophie/Hyperplasie (Überschußwachstum als Reizantwort). Unter Berücksichtigung der obengenannten Kriterien kann ein Tumor definiert werden als ein quantitativer und qualitativer Wachstumsexzess in Form von spontaner und autonomer Gewebeneubildung. Dabei entsteht ein morphologisch atypisches Produkt, dem die spezifische Zell- und Gewebefunktion verloren gegangen ist.[1388] Tab. 22 faßt die einzelnen Begriffe noch einmal zusammen.

Tabelle 22: Formen des Zellwachstums

Bezeichnung	Etymologie	Bedeutung	Wachstum
Regeneration	regenerare = wiedererzeugen	Ersatz zugrundegegangenen Gewebes	Ausgleich
Hypertrophie	hyper = über trophe = Ernährung	Vergrößerung der Zellen	Quantitative Veränderung
Hyperplasie	plassein = bilden	Vermehrung der Zellen	»
Dysplasie	dys = miß-	Fehlbildung eines Gewebes	Qualitative Veränderung
Metaplasie	meta = mitten, nach	Umdifferenzierung eines Gewebes	»
Anaplasie	ana = hinauf	Entdifferenzierung eines Gewebes	»
Neoplasie	neo = neu	Autonome, abnorme Gewebszunahme	Quantitative u. qualitative Veränderung

[1387] Hamperl 1960, 248-249. Riede 1993, 341-346.
[1388] Borst Bd. I 1902, 9-11. Riede 1993, 344-345. Pschyrembel 1994, 1579.

4.1. Neurinom

4.1.1. Beitrag Lang: Neurinom i. S. von Verocay des Plexus brachialis (1940) [1389]

Kurz nach Übernahme der Primararztstelle im öffentlichen Kreiskrankenhaus in Elbogen veröffentlichte *Lang* einen kurzen Fallbericht über einen benignen Tumor der Nervenscheide, der in dieser Größe im peripheren Nervensystem nur relativ selten zu beobachten ist.[1390] Eine 58-jährige Maurersgattin hatte seit fünfzehn Jahren eine Geschwulst über dem linken Schlüsselbein bemerkt, die im Laufe der Zeit zu Mandarinengröße angewachsen war. Beschwerden waren erst seit zwei Jahren hinzugetreten, die sich in nächtlichen Paraesthesien im Bereich des linken Daumens und Zeigefingers, sowie in urtikariellen Ausschlägen der proximalen Hautpartien des linken Arms äußerten. Gleichzeitig konnten häusliche Verrichtungen wie das Wäscheauswringen nur mit Einschränkung ausgeführt werden. Eine Aggravierung der Symp-tomatik mit lanzierenden Schmerzen hatte die Patientin schließlich veranlasst, sich in ärztliche Behandlung zu begeben. Bei der körperlichen Untersuchung konnte ein kugeliger Tumor von derber Konsistenz palpiert werden, der von der Umgebung scharf abzugrenzen war. Die Verschiebung der Geschwulst löste Schmerzen im linken Arm aus, was für eine Verwachsung mit dem Nervengeflecht des Plexus brachialis sprach.

Daher entschloß sich *Lang* bei der Tumorentfernung auf eine komplette Plexusanaesthesie zu verzichten und stattdessen in lokaler Narkose zu operieren, um die Sensibilität nicht vollständig auszuschalten. Auf diese Weise war das Risiko einer iatrogenen Nervenverletzung minimiert, da die erhaltene Restfunktion den Operateur durch Schmerzprovokation warnte, wenn er auf Nervengewebe stieß. Nach Freilegung des Operationsgebietes über einen *Kocher*'schen Kragenschnitt[1391] zeigte sich erwartungsgemäß, dass der Tumor in den oberen Nervenstrang des Plexus brachialis (cervikale Wurzeln V-VII) eingelagert und von Nervenfasern überzogen war. Mit äußerster Vor-

[1389] Lang 1940a, 857-858.
[1390] Gleixner et al. 1998, 153.
[1391] Pschyrembel 1994, 794. Kocher-Kragenschnitt: benannt nach dem Schweizer Chirurgen *Theodor Kocher* (1841-1917), querer HautSchnitt – einfingerbreit über dem Jugulum –, der i. e. L. bei Strumektomie und kollarer Mediastinotomie zur Anwendung kommt (s. a. Fußnote 428).

sicht wurden diese in Längsrichtung getrennt und stumpf abgeschoben und der Tumor anschließend in toto exstirpiert. Zur Diagnosesicherung wurde ein histologischer Befund angefordert, in dem ein solitäres Neurinom nach Verocay nachgewiesen werden konnte.

Durch die mechanische Reizung des N.radialis blieben die sensiblen und motorischen Ausfälle im Versorgungsgebiet dieses Nerven postoperativ eine zeitlang bestehen. Rückblickend konnten durch die Lage des Tumors auch die Beschwerden der Patientin beim Wäschewinden erklärt werden, da hierbei i.e.L. die Supinatoren des Arms beansprucht werden (M.biceps, innerviert durch N.musculocutaneus; M.supinator und M.brachioradialis, innerviert durch N.radialis), die durch Nervenfasern der Spinalwurzeln C V-VII versorgt werden. Nachdem sich diese Störungen durch Behandlung mit dem Tonisator (einem heute nicht mehr gebräuchlichen Apparat zur Muskelspannung) vollständig zurückgebildet hatten, konnte die Patientin nach fünf Wochen geheilt entlassen werden.

Ausdrücklich wies *Lang* darauf hin, dass der Tumor trotz seines langen Bestehens nicht maligne entartet war; die Beschwerden waren allein mit dem expansiv-verdrängenden Wachstum und der damit verbundenen Schädigung von Nachbarstrukturen zu erklären.

4.1.2. Das Krankheitsbild des Neurinoms

4.1.2.1. Definition des Neurinoms

Bevor wir den Begriff des Neurinoms definieren, soll zum besseren Verständnis das notwendige Grundlagenwissen aus Anatomie, Embryologie und Neurologie in gebotener Kürze rekapituliert werden.

Anatomische und histologische Grundlagen

Das Nervensystem des Menschen stellt eine funktionelle und morphologische Einheit dar, die aus Gründen der Übersichtlichkeit in zwei Abteilungen gegliedert wird:

- das cerebro-spinale Nervensystem (cerebrum = *lat.* Gehirn; medulla spinalis = *lat.* Rückenmark) zur Verarbeitung der Reize aus der Umwelt
- das autonome/vegetative Nervensystem, das eigengesetzlich (autonom) die vegetativen Funktionen der inneren Organe regelt (Atmung, Herzschlag, Verdauung u.a.).

Das cerebrospinale Nervensystem wird in ein zentrales und peripheres unterteilt. Während in dem übergeordneten Schaltwek des ZNS (Gehirn und Rückenmark = RM) die Nervenzellen den wesentlichen Bestandteil des Nervengewebes ausmachen, bilden im Leitwerk des PNS (RM-nerven und Hirnnerven) die Nervenfasern (Neurit/Axon) den Hauptbestandteil (s. Abb. 30).[1392]

Abb. 30: Gliederung des Nervensystems

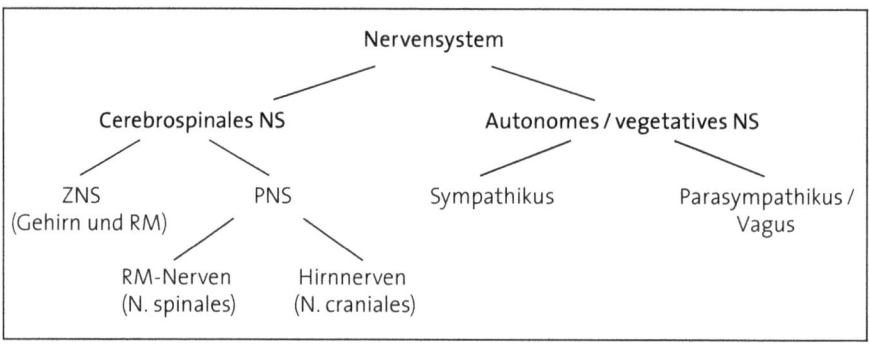

Das kleinste Bauelement des Nervensystem stellt das Neuron dar (Nervenzelle/Neurozyt + Nervenfaser/Neurit/Axon). Während die Nervenzellen der Reizverarbeitung und die Nervenfasern der Erregungsleitung dienen, kommt den Zellen der Neuroglia (glia = *gr.* Leim) i. e. L. Stützfunktion zu. Daneben erfüllen sie Aufgaben bei der Abgrenzung, Isolation (Markscheidenbildung) und Ernährung des Nervengewebes. Im Gegensatz zu den Nervenzellen verlieren die Gliazellen nach der endgültigen Ausdifferenzierung nicht ihre Teilungsfähigkeit, sodass ihnen in der Tumorgenese eine entscheidende Rolle zukommt, weshalb sie im folgenden genauer betrachtet werden müssen.

Im ZNS setzt sich die Neuroglia zusammen aus:

- Astrozyten (astrum = *lat.* Gestirn), sternförmige Zellen der Makroglia, die das Hirngewebe gegen die Hirnhäute und Blutgefäße abgrenzen
- Oligodendrozyten (oligos = *gr.* wenig; dendros = *gr.* Baum) Zellen mit wenigen Fortsätzen, die der Markscheidenbildung aus Myelin (Lipoproteide) dienen
- Ependymozyten (ependyma = *gr.* Oberkleid), die Hirnventrikel und RM-Kanal auskleiden.

Im PNS übernehmen die *Schwann*'schen Zellen[1393] die Aufgaben der Neuroglia. Sie bilden die sog. *Schwann*'sche Scheide (Neurolemm; lemma = *gr.*

[1392] Voss und Herrlinger Bd. III 1957, 1-5
[1393] Pschyrembel 1994, 1396. *Friedrich Th. Schwann* (1810-1882), Anatom und Physiologe (Berlin, Lüttich).

Rinde, Hülle), die als Hülle den Neurit umgibt. In Abhängigkeit vom Myelingehalt der Scheide werden markreiche und markarme Nervenfasern unterschieden. Marklose Nervenfasern werden dagegen ausschließlich vom Zytoplasma der *Schwann*'schen Zellen umfangen. Der *Schwann*'schen Scheide liegt eine zarte Haut aus Gitterfasern auf (Endoneuralscheide/*Henle*'sche Scheide),[1394] die mit dem umgebenden Bindegewebe in Verbindung steht. In regelmäßigen Abständen weist die Myelinscheide ringförmige Einschnürungen auf (*Ranvier*'sche Schnürringe),[1395] die eine sprunghafte (saltatorische) und damit schnellere Erregungsleitung ermöglichen (s. Abb. 31a).

Abb. 31: Aufbau der Nervenzelle

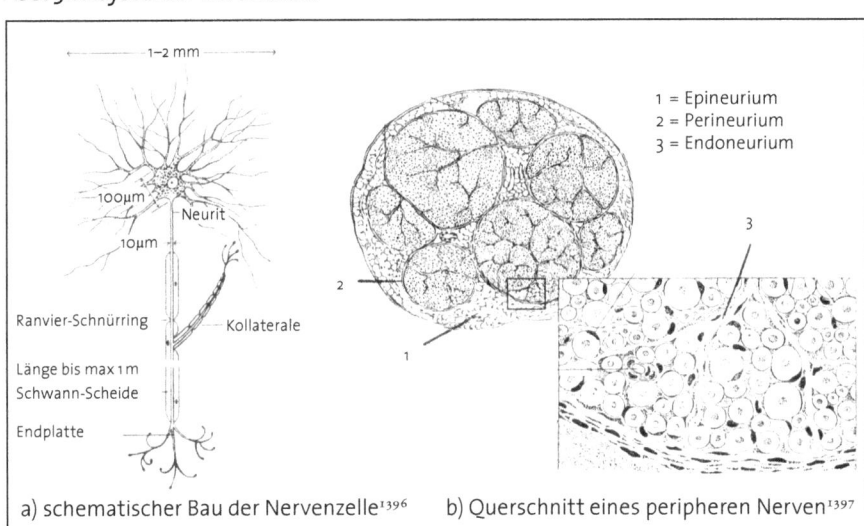

a) schematischer Bau der Nervenzelle[1396]   b) Querschnitt eines peripheren Nerven[1397]

In markscheidenfreien Nervenfasern pflanzen sich die Aktionspotentiale der Erregung dagegen kontinuierlich und damit ca. zehnmal langsamer fort. Die Leitungsgeschwindigkeit wird außerdem maßgeblich von der Dicke der Markscheide bestimmt. Je nach Durchmesser werden die Nervenfasern in dicke/schnelle und dünne/langsame unterteilt (s. Tab. 23).

[1394] Pschyrembel 1994, 610. *Friedrich G. Henle* (1809-1885), Anatom (Zürich, Göttingen); s. a. Fußnote 666.
[1395] Pschyrembel 1994, 1291. *Louis A. Ranvier* (1835-1922), Anatom und Pathologe (Paris).
[1396] Pschyrembel 1994, 1052
[1397] Leonhardt 1985, 250

Tabelle 23: Nerfenfasergruppen

Gruppe	Durch-messer	Leitungs-geschw.	Funktion
A markreich	3-20 μm	120 m / s	Somatomotorische / efferente Nerven (Willkürmotorik) Somatosensible / afferente Nerven (Berührung, heller Schmerz)
B markarm	< 3 μm	15 m / s	Visceromotorische Nerven (vegetativ präganglionär)
C marklos	0,3-1 μm	2 m / s	Viscerosensible Nerven (vegetativ postganglionär) Protopathische Sensibilität (Temperatur, dumpfer Schmerz)

Die Nervenfasern sind in bindegewebige Schichten eingelagert, die mehrere Fasern zu einem Nerven zusammenfassen (s. Abb. 31b):

- das Endoneurium (3) liegt der *Henle*'schen Scheide jeder einzelnen Nervenfaser unmittelbar an
- das Perineurium (2) bildet ein Kabel um mehrere Nervenfasern
- das Epineurium (1) fasst mehrere Kabel zu einer Einheit zusammen und geht ohne scharfe Grenze in das Bindegewebe der Umgebung über.[1398]

Embryologische Grundlagen [1399]

Zum Verständnis der formalen Tumorgenese soll im folgenden die embryologische Entwicklung des Nervensystems in groben Zügen skizziert werden. Das Heranwachsen der Leibesfrucht im Mutterleib wird zeitlich in drei Abschnitte gegliedert:

- Blastogenese (blaston = *gr.* Keim) 1.-2./3. Woche mit Anlage der drei Keimblätter
- Embryogenese (embryon = *gr.* Leibesfrucht) 3./4.-8. Woche mit Gewebsdifferen-zierung aus den Keimblättern (Histogenese) und Anlegung der Organsysteme (Organogenese)
- Fetalperiode (fetus = *lat.* Leibesfrucht) 9.-38. Woche mit Ausreifung der Organsysteme und allgemeinem Größenwachstum (s. a. III. 5.1.2.1.).

In unserem Zusammenhang interessiert v. a. der erste Zeitabschnitt, auf den wir uns in den nachfolgenden Erläuterungen beschränken wollen.

Durch rasche Teilung der Zellen entsteht aus der befruchteten Eizelle (Zygote = Ovum + Spermie) in kurzer Zeit über das Stadium der Morula (morum = *lat.* Maulbeere), die Blastozyste oder Blastula (blaste = *gr.* Sproß).

[1398] Leonhardt 1985, 214-223, 233-241 und 249-251.
[1399] Langman 1985, 52-78 und 304-315.

Durch Einstülpungen und Zellteilung (Gastrulation; gaster = *gr.* Bauch) bildet sich in der zweiten Embryonalwoche der Embryoblast. Aus der zunächst zweiblättrigen Keimscheibe (Ektoderm = äußeres Keimblatt; ektos =*gr.* draußen, derma = *gr.* Haut, und Entoderm = inneres Keimblatt; entos =*gr.* innen) entsteht in der dritten Embryonalwoche durch Bildung des Mesoderms (= mittleres Keimblatt; mesos = *gr.* mitten) die dreiblättrige Keimscheibe. Bis zum Ende der achten Embryonalwoche entwickeln sich aus den drei Keimblättern die verschiedenen Gewebe und Organanlagen (s. Tab. 24).

Tabelle 24: Organ- und Gewebeentwicklung aus den Keimblättern

Keimblatt	Abkömmling
Ektoderm	Epidermis (Haut und Hautanhangsgebilde) Nervensystem (ZNS, PNS, sensorische Epithelien von Auge / Ohr / Nase)
Entoderm	Epithel von Gastrointestinaltrakt, Respirationstrakt und Harnblase Parenchymatöse Organe (Tonsillen, Thymus, Schilddrüse, Leber, Pankreas)
Mesoderm	Bindegewebe Stützgewebe (Knorpel, Knochen) Muskulatur (quergestreifte, glatte und Herzmuskulatur) Epithel des Urogenitaltraktes Seröse Häute Blutgefäße, Blutzellen, Lymphgefäße

Wie aus der Tabelle ersichtlich stammen Haut und Nervensystem vom gleichen Keimblatt ab. Nach derzeitiger Vorstellung faltet sich die Neuralplatte vom Ektoderm ab und teilt sich in eine Neuralleiste (> Spinalganglien, Sympathikus) und ein Neuralrohr (> Gehirn, RM). Vor-läufer aller Nervenzellen ist der noch undifferenzierte primäre Neuroblast. Aus diesem bilden sich im Neuralrohr zum einen sekundäre Neuroblasten, die sich zu Neurozyten ausdifferenzieren und damit ihre Teilungsfähigkeit verlieren; zum anderen Glioblasten, die die Neuroglia des ZNS bilden und ihre Teilungsfähigkeit beibehalten.

In der Neuralleiste wandelt sich der primäre Neuroblast zu folgenden Zellen:

- Ganglienzellen (sensible Wurzel der Spinal- und Hirnnerven)
- Sympathikoblasten (vegetatives Nervensystem)
- Lemnozyten (Neuroglia des PNS)

Aus letzteren entstehen neben den Mantelzellen (um sensible und vegetative Ganglien) die Schwann'schen Zellen, von denen das Neurinom seinen Ausgang nimmt. Abb. 32 zeigt schematisch die embryologische Entwicklung des Nervensystems.

Abb. 32: Zur Embryologie des Nervensystems

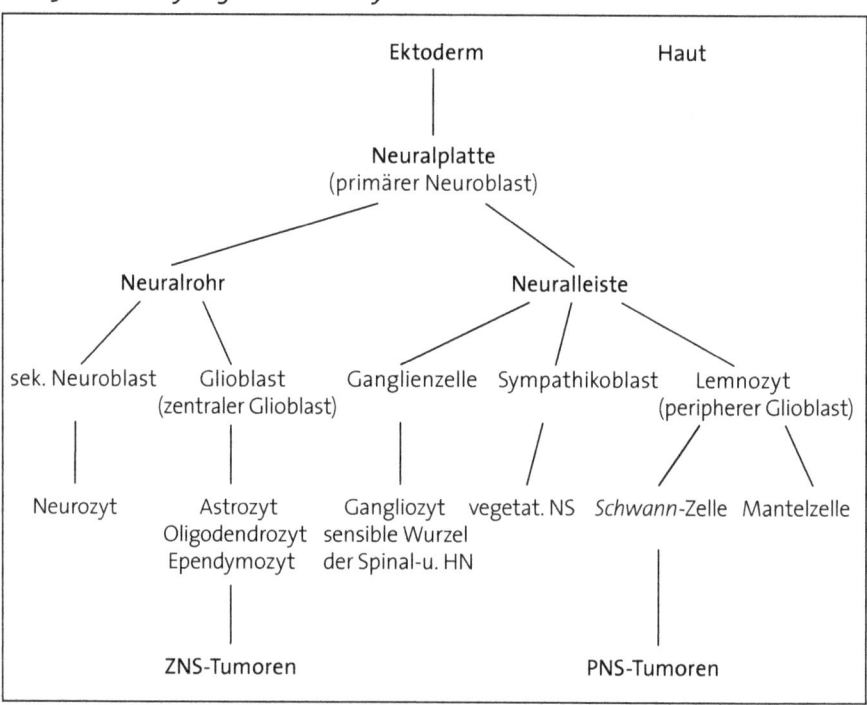

Nach den obigen Ausführungen können wir die derzeit gültige Einteilung der Tumoren des Nervensystem besser verstehen.

Einteilung der Hirntumoren

Wie in der Nomenklatur der Tumoren üblich folgt auch die Einteilung der Neoplasmen des Nervensystems einer histogenetischen Systematik. Da die gewebliche Abkunft einiger Tumorarten allerdings nicht eindeutig geklärt ist, bleibt auch die von der WHO zuletzt 1993 revidierte Klassifikation eine vorläufige.[1400] Danach werden derzeit die in Tab. 25 aufge-führten Gruppen unterschieden.

Aus der Tabelle geht hervor, dass mehr als die Hälfte der Tumoren des ZNS aus reinem Hirnparenchym besteht. Obwohl theoretisch jede Zellart neoplastisch entarten kann, nimmt der weitaus größte Teil dieser Primärtumoren seinen Ausgang von den Zellen der Neuroglia.

[1400] Revesz und Thomas 2000, 574.

Tabelle 25: Histologische Einteilung der häufigsten Hirntumoren (n. WHO 1993)[1401]

Tumorgruppe	Ursprungszelle	Tumorbezeichnung	Häufigkeit	Dignität
Neuroepitheliale Tumoren	Astrozyten	Astrozytom Grad I-II anaplastisches III Glioblastom IV	50%	benigne semimaligne maligne
	Oligodendrozyten	Oligodendrogliom		benigne
	Ependymozyten	Ependymom		„
	Epiphysenzellen	Pinealom		„
	Hypophysenzelle	Hypophysenadenom Kraniopharyngeom	10%	„ „
	Neuroblasten	Neuroblastom Medulloblastom		„ maligne
	Neurozyten	Neurozytom		benigne
	Gangliozyten	Gangliozytom		„
Kraniospinale Tumoren	*Schwann*'sche Zellen *Schwann* u. Fibrozyten	Neurinom Neurofibrom	5-7%	benigne „
Tumoren der Hirnhäute und hirnfremden Gewebes	Mesenchymzellen	Meningeom Lipom Hämangioblastom Chondrom Lymphom	20%	benigne „ „ „ maligne
	Keimzellen aller drei Keimblätter	Germinom, Teratom Epidermoid, Dermoid		benigne „
	Metastasen maligner Primärtumoren	Bronchial-, Mamma-, Nierenzell-, Prostata-, Magen/Darm-Karzinom Melanom	6-20%	maligne „ „ „
Unklassifizierte Tumoren				

Definition des Neurinoms

Das Neurinom (neuros = *gr*. Nerv; is, inos = *gr*. Faser; -om = *gr*. Geschwulst), ist ein benigner Tumor der Nervenscheide des PNS. Die synonymen Bezeichnungen Neurilemmom/Schwannom bringen zum Ausdruck, dass er durch Proliferation der Schwann'schen Zellen entsteht (*Schwann*'sche Scheide = neurilemm). Vorzugsweise im mittleren Lebensalter (> 40. Lebensjahr) kann der Tumor -zumeist solitär- überall dort auftreten, wo *Schwann*'sche Zellen den peripheren Nervenfasern anliegen. Als Prädilektionsstellen gelten der VIII. Hirnnerv (N.vestibulo-cochlearis, früher N.stato-acusticus) = Akustikusneurinom, die Wurzeln der RM-Nerven = Sanduhrneurinom (taillenartige Einschnürung des Tumors durch das Foramen intervertebrale der

---

[1401] Masuhr 1992, 292. Pschyrembel 1994, 640-643. Westphal und Herrmann 1999, 571-575. Revesz und Thomas 2000, 578-579.

Tumorchirurgie

Wirbelkörper) sowie die peripheren Nerven der Extremitäten (N.radialis, ulnaris, medianus, ischiadicus, tibialis u.a.). Daneben findet er sich auch an den vegetativen Nerven. Die Lokalisation des Tumors spricht dafür, dass er formalgenetisch seinen Ausgang von embryonalen Zellen der Neuralleiste nimmt, da er ausschließlich im Verlauf ihrer Abkömmlinge anzutreffen ist. Ein multiples Vorkommen wird v.a. im Zusammenhang mit der Neurofibromatosis generalisata (M. *von Recklinghausen*) beobachtet. Die Größe des Neurinoms übersteigt selten 5 cm; größere Tumoren gelten als Raritäten. Der graugelbliche Tumor ist von derber Konsistenz und stets von einer bindegewebigen Kapsel umgeben. Der charakteristische mikroskopische Befund zeigt eine fischzugartige Anordnung (Palisadenstellung) der Zellkerne in parallelen Zügen (*Verocay*-Körper), s. Abb. 33.

Abb. 33: mikroskopischer und makroskopischer Befund des Neurinoms[1402]

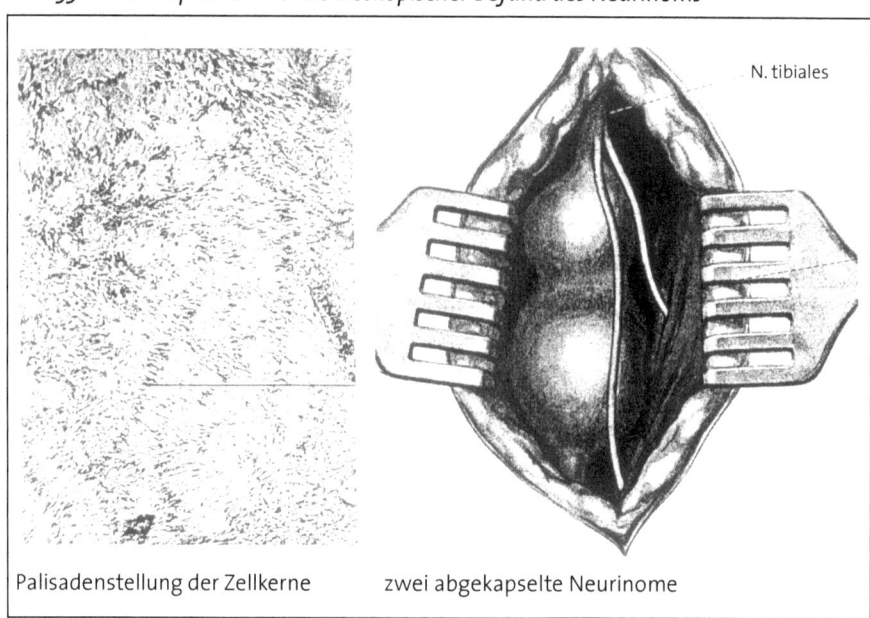

Palisadenstellung der Zellkerne   zwei abgekapselte Neurinome

Histologisch werden nach *Antoni* zwei Wachstumsmuster unterschieden:

- Typ A: dichtgelagerte Zellen, faszikuläres Muster, typische Palisadenstellung
- Typ B: locker gelagerte Zellen, retikuläres Muster, regressive Veränderungen.

[1402] Lehmann 1930, 860. Frank 1987, 328.

Durch Druck auf die Nervenfasern können die langsam wachsenden Tumoren Schmerzen und neurologische Defizite verursachen (Paraesthesien, Sensibilitätsstörungen, Paresen), aber auch asymptomatisch bleiben. Die Diagnostik erfolgt je nach Lage des Tumors durch klinische Untersuchung (Prüfung von Sensibilität, Motorik, Gehör etc.) und bildgebende Verfahren (Röntgen, CT, MRT), die eine präzise Lokalisation erlauben (v. a. bei intrakranieller Lage zur Operationsplanung). Eine eindeutige Diagnose ist erst durch den histopathologischen Befund möglich.

Differentialdiagnostisch sind v. a. Neurofibrome zu unterscheiden, die einen mehr oder weniger großen Anteil an kollagenem Bindegewebe besitzen. Im Gegensatz zu der rein ektodermalen Abkunft der Neurinome, nehmen diese Tumoren ihren Ausgang neben den *Schwann'*-schen Zellen auch von mesodermalen Fibroblasten. In einem geringen Prozentsatz kommt es bei diesen Neoplasmen zur malignen Entartung, die auf eine Entdifferenzierung des mesodermalen Anteils zurückgeführt wird. Für die autosomal-dominant vererbte Neurofibromatose ist das multiple Auftreten von Neurofibromen und Neurinomen pathognomonisch. Das Fehlen eines Tumorsuppressorgens (Defekt auf Chromosom 17 oder 22) führt im Verlauf der Krankheit zur Ausbildung zahlreicher, neuraler Tumoren (Haut- und Hirnnerven). Daneben werden Pigmentanomalien (Café-au-lait Flecken), Knochenanomalien (Skoliose) und Veränderungen des Augenhintergrunds (Iris-Hamartome) beobachtet. Wegen der linsenförmigen Nerventumoren wird die Neurofibromatose zu den sog. Phakomatosen (phakos = *gr.* Linse) gerechnet, die mit neuro-kutanen Symptomen einhergehen (s. Tab. 26).[1403]

Tabelle 26: Phakomatosen

Syndrom	Beschreiber	Tumor Nerv	Tumor Haut	Sonstige Symptome
Neurofibromatose (aut.-dominant)	*F.v. Recklinghausen* (1882)	Neurofibrome Neurinome	Fibrome Naevi	Iris-Hamartome geistige Retard.
Tuberöse Sklerose (aut.-dominant)	*D.Bourneville* (1880) *J. Pringle* (1890)	Astrozytome Tubera (gliomatöse Hamartome)	Angiofibrome Adenoma sebaceum	Iris-Hamartome geistige Retard. Epilepsie
Enzephalo-faziale Angiomatose (sporadisch)	*W.A. Sturge* (1879) *F.P. Weber* (1922)	Angiome (Meningen)	Naevus flammeus (Gesicht)	Angiome (Auge) geistige Retard. Epilepsie
Hämangioblastose (aut.-dominant)	*E. von Hippel* (1911) *A. Lindau* (1926)	Hämangioblastome (Kleinhirn)		Hämangioblastome (Retina) viszerale Zysten

[1403] Masuhr 1992, 300-301. Riede 1993, 1083-1086 und 1093-1094. Kunze 1999, 305-307.

Nach der notwendigen Begriffsklärung wollen wir im folgenden Kapitel die entscheidenden Schritte aufzeigen, die im Laufe der Medizingeschichte diese Erkenntnisse ermöglicht haben. Dabei müssen wir uns auf die Tumoren des PNS beschränken, sodass die Entwicklung der Neurologie auf dem Gebiet der Hirntumoren unberücksichtigt bleibt.

4.1.2.2. Medizinhistorischer Rückblick zur Geschichte des Neurinoms

Tumoren des Nervensystems waren den Heilkundigen in Antike und Mittelalter nicht bekannt.[1404] Wie schon in III. 2.1.2.3. erläutert kannte das Altertum keine Unterscheidung von Nerven, Sehnen und Bändern, die unter dem Sammelbegriff der neura zusammengefasst wurden. Wohl wurde im *Corpus hippocraticum* erwähnt, dass es nach Schulterluxationen zu Sensibilitätsstörungen kommen kann; die Funktion der Nerven war aber im einzelnen unerforscht. Eine Ausnahme in dieser Hinsicht bildete lediglich die alexandrinische Schule, in der erstmals Bewegungs- von Empfindungsnerven getrennt und das Gehirn als übergeordnetes Organ erkannt worden waren (*Herophilos, Erasistratos* 3. Jh. v. Chr.).[1405] Obgleich das Hauptwerk der römischen Antike (*Corpus galenicum*, 2. Jh.) drei »Nervenarten« unterschied –nervus (von Gehirn und RM ausgehende Nerven), chorda (Sehnen der Muskeln) und ligamentum (Bänder der Knochen)- bestanden bis weit in die Neuzeit irrige Ansichten über diese anatomischen Strukturen. So äußerte *Dalla Croce* (um 1520-1575), noch Mitte des 16. Jh.: »*...die Nerven treten in einen Muskel ein, verzweigen sich daselbst...treten am Ende derselben wieder zusammen und bilden die Sehne (chorda), die jedoch auch Bewegung und Empfindung besitzt. Das dritte nervöse Element ist das Ligament.*« (»Chirurgia universalis«). Erst im 18. Jh. wurde dieser Irrtum durch den Universalgelehrten *Albrecht von Haller* (1708-1777) aufgedeckt, der die Physiologie auf der Grundlage der empirischen Methodik zur Erfahrungswissenschaft erhoben hatte.[1406] Während *Haller* mit der Beschreibung der Irritabilität der Muskelfaser und der Sensibilität der Nervenfaser epochemachende Entdeckungen gelangen, stellte der schottische Arzt *Robert Whytt* (1714-1766) -vor dem Hintergrund der Arbeiten *Alessandro Voltas* (1745-1827) und *Luigi Galvanis* (1737-1798) zur Elektrizitätslehre- die Theorie der efferenten (sensiblen) und afferenten (motorischen) Nervenimpulse auf, die schließlich zu Anfang des 19. Jh. durch die Tierversuche *Charles Bells* (1774-1842) und *Francois Magendies* (1783-1855) bestätigt wurden. In dem ersten Lehrbuch der Neurologie unterschied *Bell* die Funktion der Hinter- und Vorderwurzel des RM

[1404] Gurlt Bd. III 1964, 573.
[1405] Gurlt Bd. III 1964, 571. Eckart und Gradmann 2001, 156-157.
[1406] Eckart und Gradmann 2001, 144-146.

und griff damit die antike Lehre von den sensiblen und motorischen Nerven wieder auf (*Bell-Magendie*-Regel).[1407]

Die ersten Fälle von Nervengeschwülsten wurden zu einer Zeit in der Literatur niedergelegt, als man von diesen Erkenntnissen noch weit entfernt war. Im 16. Jh. beschrieb *Pierre Franco* (1500-1561) die erfolgreiche Exstirpation einer *» petite glande ou nodus de la grosseur d'une noisille près du nerf«* (dem Nerven anliegenden kleinen Drüse oder Knotens von der Größe einer Haselnuß; »Petit Traité de la Chirurgie«, Lausanne 1556). Der Tumor hatte sich über einen Zeitraum von zehn Jahren am Unterschenkel einer Patientin gebildet. Dagegen therapierte *Paré* zwei erbsengroße Nervengeschwülste auf konservative Weise mit ätzenden Mitteln, in Anlehnung an die antike Praxis, die aus Furcht vor »convulsiones« jegliche chirurgische Behandlung der »neura« ablehnte (»Livres de la Chirurgie« Lib. XII Cap.3, Paris 1564). Nach der Beschreibung zu schließen handelte es sich in diesen Fällen wohl um die später unter dem Namen der Tubercula dolorosa (tuber = *lat.* Buckel, Auswuchs; tuberculum = kleiner Höcker; dolor = *lat.* Schmerz) bekannt gewordenen, kleinen Nerventumoren, die durch ihre äußerste Schmerzhaftigkeit und oberflächliche Lage charakterisiert wurden.[1408] *Camper* wies später auf ihren Sitz innerhalb der Nervenscheide hin (1760). Durch *William Wood* wurde für diese Subcutanknoten die Bezeichnung »painful tubercle« eingeführt (1812).[1409] Seit dem 17. Jh. sind uns Berichte von Nervengeschwülsten überliefert, die nach Verletzungen oder Amputationen auftraten (*Lower* 1669, *Boerhaave* 1762, *Larrey* 1831 u. a.).[1410] Diese als Amputationsneurome (Stumpf-, Trennungsneurome, cicatricielle Neurome) bezeichneten hyperplastischen Veränderungen wurden im 20. Jh. nicht mehr zu den Tumoren gerechnet, sondern als regenerative Neubildungen angesehen.[1411]

Der Begriff des Neuroms wurde Anfang des 19. Jh. von *Louis Odier* (1748-1817)[1412] geprägt. In dem 1803 publizierten »Manuel de médicine

---

[1407] Nigst 1955, 1-14. Eckart und Gradmann 2001, 38-39 und 209-210.

[1408] Puschmann Bd. III 1902-1905, 105. Gurlt 1964 Bd. II, 667 und 779; Bd. III 537.

[1409] Kasper 1883, 6-7.

[1410] Puschmann Bd. III 1902-1905, 104-105.

[1411] Borst 1936, 654 -656.

[1412] Hirsch Bd. IV 1886, 404. *Louis Odier* (1748-1817), geb. in Genf, studierte in Edinburgh. Nach seiner Promotion (1770) setzte er seine Ausbildung an den damaligen Zentren der Medizin fort (London, Leyden, Paris). Als niedergelassener Arzt in Genf hielt er private Vorlesungen in Chemie und wurde 1799 zum Mitglied der Genfer Akademie und Honorar-Professor ernannt. Neben einer Anzahl von Artikeln für die »Bibliotheca Britannica« veröffentlichte er Werke zu so verschiedenen Themen wie Pharmakologie, Impfung und Luftdesinfektion. 1817 starb er an einem Angina-pectoris-Anfall.

pratique« beschrieb er einen solitären Tumor des N.radialis als eine »*espèce d'anevrisme du nerf*« (Art von Erweiterung des Nerven), die durch ein »*gonflement accidentel*« (eine zufällige Anschwellung) gekennzeichnet sei.[1413] Da sich in der Folge die Nomenklatur der Tumoren an der Gewebsart der Geschwulst orientierte, leitete *Odier* mit seiner Wortwahl unbeabsichtigt eine lange Kontroverse um die Frage ein, von welchen Zellen die Nerventumoren abstammen. Mitte des 19.Jh. mehrten sich die Berichte über Geschwülste im Verlauf der Nerven (*R.W. Smith* 1849), deren Vorkommen nicht nur solitär (*Syme* 1855), sondern auch multipel beobachtet wurde (*Kupferberg* 1854, *Ch.-Ph. Robin* 1854, *Verneuil* 1857 u.a.). Dabei wurden immer neue Bezeichnungen eingeführt, die das äußere Erscheinungsbild näher zu beschreiben versuchten: Rankenneurom, névrome plexiforme (Neuroma cylindricum plexiforme).[1414] Da in der ersten Jahrhunderthälfte jedoch nur wenige mikroskopische Untersuchungen vorlagen,[1415] blieb der Umgang mit den verschiedenen Begriffen undifferenziert. Eine gewisse Ordnung brachte erst *Virchow* in das System (1803). Er trug der Entwicklung der Histologie Rechnung, die mit *Rudolf Albert von Köllikers* (1817-1905) »Handbuch der Gewebelehre des Menschen« (1852) erstmals zusammenfassend dargestellt worden war.[1416] Gestützt auf den mikroskopischen Befund unterschied er wahre (aus Nervengewebe) von falschen Neuromen (aus Bindegewebe).[1417] Als wahre Neurome ließ er nur solche gelten, die seiner Ansicht nach durch eine Proliferation der Nervenfasern entstanden waren. Diese eigentlich nervösen Geschwülste unterschied er je nach ihrer scheinbaren Abkunft in Neuroma myelinicum (aus markhaltigen Fasern) und Neuroma amyelinicum (aus marklosen Fasern). Da die Nervenfaser den Fortsatz der Nervenzelle darstellt, gingen diese Tumoren nach *Virchows* Meinung von reinem Nervengewebe aus. Demgegenüber wären die falschen Neurome aus Bindegewebe aufgebaut. Auch Mischformen konnten vorkommen. Da die histologische Technik zu dieser Zeit noch nicht ausgereift war, blieb die Bestimmung der Tumoren weiterhin ungenau. Der angesehene Heidelberger Neurologe *Wilhelm Heinrich Erb* (1840-1921)[1418] hielt sich in seinem »Hand-

---

[1413] Kölliker 1890, 102. Puschmann Bd.III 1902-1905, 104. Verocay 1910, 1.
[1414] Kölliker 1890, 118-120.
[1415] Kupferberg 1854, 1.
[1416] Ackerknecht 1992, 112-113.
[1417] Virchow 1858, 256-265.
[1418] Eckart und Gradmann 2001, 103-104. *Wilhelm Heinrich Erb* (1840-1921) trug als Nachfolger von *Nikolaus Friedreich* (1825-1882) maßgeblich zur Etablierung der Neurologie als eigenständige Disziplin bei. Als einer der Hauptvertreter der Heidelberger Neurologischen Schule befasste er sich v.a. mit neuromuskulären Erkrankungen (Progressive Muskeldystrophie Typ Erb, Erb'sche

buch der Krankheiten des Nervensystems« (1874) weitgehend an *Virchows* Einteilung. Wie *Czerny* und *Winiwarter* nahm er bei wahren Neuromen eine Beteiligung der Nervenfasern an. Mischgeschwülste empfahl er je nach Gewebebeimengung als Fibroneurome, Glioneurome, Myxoneurome etc. zu bezeichnen. Zu den falschen Neuromen (Neuromata spuria; von spurium = *lat.* Bastard) zählte er neben dem Tuberculum dolorosum, das er als reines Fibrom betrachtete, auch cystische Neurome, Sarkome und infektiöse Geschwülste (syphilitische Gummata, Lepra nervorum).[1419] Obwohl *Virchows* Unterscheidung aufgrund seiner Autorität noch ein Jahrhundert später in den Lehrbüchern zitiert wurde,[1420] erwies sie sich in der Praxis als ungenügend. So empfahl *L.H. Courvoisier*, die Tumoren nicht unter rein pathologisch-anatomischen Gesichtspunkten einzuteilen, sondern nach ihrem klinischen Bild. In seiner 1886 veröffentlichten Monographie »Die Neurome« schlug er folgende Gliederung vor:

- Stumpfneurom (kolbige Auftreibung nach Amputation oder Nervenverletzung)
- Tuberculum dolorosum (schmerzhafte Subcutanknötchen)
- Stammneurom (einzeln oder multipel auftretende Nerventumoren)
- Rankenneurom (rosenkranzförmiges Geflecht mehrerer Fibroneurome; dem plexiformen Neurom entsprechend).

Obwohl dieses Schema schon bald in die Lehrbücher aufgenommen wurde,[1421] trug es nur wenig zur Begriffsklärung bei. Solange die histologischen Untersuchungen keine einheitlichen Ergebnisse erbrachten, mußte eine Unterscheidung nach makroskopischen Verhältnissen genügen. Mangels geeigneter Färbemethoden waren die Aussagen der Autoren widersprüchlich. Während der eine Teil die nervöse Natur der Tumoren betonte (*Heller, Wegener, Klebs* u.a.), sah der andere Teil im Bindegewebe den bestimmenden Faktor (*Passavant, Takacs, Finotti* u.a.).[1422] Zu letzteren gehörte auch *Florian Kupferberg*, der in einem Fall multipler Neurome den mikroskopischen Befund als Bindegewebshypertrophie gedeutet hatte, obgleich seine Beschreibung dem Bild der später als »Neurinom« bezeichneten Neoplasie sehr nahe kam (»*eine dichte Aneinanderlagerung ...gestreckter*

Plexuslähmung). Von weitreichender Bedeutung waren seine Beschreibung der Sehnenreflexe und des Erb'schen Punktes zur Auskultation des Herzens.

[1419] Erb W. 1874, 544-548.
[1420] Borst 1936, 652-656 in »Pathologische Anatomie« von Ludwig Aschoff. Hamperl 1960, 446-448 in »Lehrbuch der Allgemeinen Pathologie und der Pathologischen Anatomie«.
[1421] Kölliker 1890, 101-120.
[1422] Verocay 1910, 2-3 und 46.

Zellen, sodass das Präparat eine streifige Masse zu sein schien«).[1423] Der spätere Marburger Pathologieprofessor *Richard Marchand* promovierte 1876 mit einer Arbeit über das plexiforme Neurom. Darin interpretierte er diesen Tumor ebenfalls als eine vom perineuralen Bindegewebe ausgehende Wucherung, obwohl er mit *Winiwarter* auch eine mögliche Proliferation der Schwann'schen Scheide diskutierte.[1424]

Um die Jahrhundertwende hatte *Theodor Schwann* die Zellen beschrieben, die als Hülle den Achsenzylinder der peripheren Nerven umschlossen. Diese »Nervenfaserzellen« wurden später nach ihrem Entdecker benannt. Die ersten Beobachtungen über Wucherungen dieser Zellen gehen auf *A. Heller* (1868) zurück. Trotzdem er unter dem Mikroskop eine Zellvermehrung in der Nervenscheide konstatiert hatte, sah er – in *Virchows* Meinung befangen – als Ausgangspunkt der peripheren Neurome die Nervenfasern an. *A. Genersich* (1870) trat dieser Auffassung entschieden entgegen und betonte, dass die Neurome nicht aus der Nervenfaser, sondern aus der *Schwann*'schen Scheide hervorgingen. Dabei nahm er fälschlicherweise an, dass diese wie das Perineurium bindegewebiger Natur sei – in Übereinstimmung mit der damals vorherrschenden Meinung von der mesodermalen Abkunft der *Schwann*'schen Scheide (*Kölliker*). Neben *Marchand* haben weitere Autoren auf eine Mitbeteiligung der *Schwann*'schen Scheide hingewiesen (*J. Soyka* 1877, *A. Takacs* 1879).[1425]

Bald darauf erkannte *Friedrich Daniel von Recklinghausen* (1833-1910)[1426] den Zusammenhang der Neurome mit dem Auftreten multipler Hautfibrome bei der später nach ihm benannten Neurofibromatosis generalisata (1882). Obwohl er die Nerventumoren als reine Fibrome beschrieb, die seiner Ansicht nach dem mesodermalen Perineurium entstammten, wählte er aus Konzession an die übliche Namensgebung die Bezeichnung Neurofibrome, anstatt unmißverständlich von »Fibromata nervorum« zu sprechen.[1427] Dies brachte *Virchows* wahres Neurom zusehends in Mißkredit, sodass die Nerventumoren in der Folge allgemein als Fibrome angesehen wurden (*E. Finotti* 1896,[1428]

[1423] Kupferberg, 1854, 18-29 und 31-34.
[1424] Marchand 1876, 34-38.
[1425] Verocay 1910, 44 -45.
[1426] Eckart und Gradmann 2001, 260. *Friedrich D. von Recklinghausen* (1833-1910), bedeutender deutscher Pathologe, Assistent unter *Virchow*, Professor der pathologischen Anatomie in Königsberg, Würzburg und Straßburg; schuf grundlegende Arbeiten über deformierende Knochenerkrankungen und zur Entzündungslehre; Erstbeschreiber der Neurofibromatose.
[1427] Verocay 1910, 3. Sommer 1922, 694-695. Erb K. 1923a, 351. Borchard 1926, 1.
[1428] Finotti 1896, 133-169.

O. von Büngner 1897[1429]). In dieser Situation gab die Arbeit eines bis dahin weitgehend unbekannten, ausländischen Assistenten am Prager Pathologischen Institut den entscheidenden Anstoß zur Lösung des Problems.

Biographisches zu José Verocay[1430]

José Verocay (1876-1927) gehört trotz seiner unbestrittenen Verdienste zu den international weitgehend unbekannten Persönlichkeiten der Medizingeschichte. Weder in den englisch- noch in den deutschsprachigen Lexika finden sich Hinweise zu seiner Tätigkeit, allein in der spanischen Literatur liegen neben einer Biographie[1431] einige Artikel zu seiner Person vor.

José Juan Verocay wurde am 16. Juni 1876 in Paysandú/Uruguay geboren. Der Vater war Österreicher, die Mutter stammte aus Italien. Seine Erziehung war vom Katholizismus geprägt. Nach dem Besuch der Volksschule, wurde der 11-jährige zu Verwandten der Mutter nach Italien geschickt, wo er 1897 in Trient sein Abitur ablegte. Um Medizin zu studieren ging er an die damals renommierte deutsche Karlsuniversität nach Prag (1897-1904), wo *Hans Chiari* (1835-1915) sein Interesse für die Pathologie des Nervensystems weckte. Das Register seiner Abschlußprüfung (Rigorosum) mit den Unterschriften der drei Dozenten hat sich im Archiv erhalten: darin bescheinigten ihm der Physiologe *Johannes Gad* (1842-1926) exzellenten Erfolg, der Hygieneprofessor *Ferdinand Hueppe* (1852-1938) sowie der Pharmakologe *Julius Pohl* (1861-1942) genügenden Erfolg. Mit dem Titel eines MuDr. (Doctor medicinae universale) begann *Verocay* seine wissenschaftliche Laufbahn als Assistent am Pathologischen Institut, zunächst unter der Leitung von *Chiari*, später unter *Richard Kretz* (bis 1910) und *Anton Ghon* (ab 1911). Seinen Wohnsitz nahm der arbeitsbesessene Jungarzt im Rückgebäude des Instituts. Zielstrebig stieg er auf der Karriereleiter in kurzer Zeit vom dritten Assistenten (1904) zum ersten Assistenten (1908) auf, um sich 1910 als Privatdozent zu habilitieren.

Sein verhältnismäßig schmales Werk umfasst fünfzehn wissenschaftliche Publikationen in verschiedenen medizinischen Fachorganen, die bis auf eine Ausnahme (Italienisch) alle in deutscher Sprache verfasst sind. In der Hälfte der Veröffentlichungen, die innerhalb eines Zeitraums von gut zehn Jahren erschienen (1905-1916), befasste er sich mit angeborenen Fehlbildungen; vier Arbeiten behandelten unterschiedliche Tumorarten, wobei er besonderen Wert auf den mikroskopischen Befund legte, sodass er zwei seiner Arbeiten den technischen Problemen bei der Herstellung histologischer Präparate

---

[1429] Von Büngner 1897, 559-593.
[1430] Estable-Puig 1970, 135-138. Ortiz-Hidalgo 2004, 487-491.
[1431] Speroni, Vener J. 1978.

widmete. Sein Erstlingswerk war ein kasuistischer Beitrag aus dem Gebiet der damals noch jungen Bakteriologie (1905 zur Aktinomykose), mit der er sich zu Ende seiner publizistischen Tätigkeit noch einmal befasste (1915 über angeborene Lues). Seine Kenntnisse in diesem Fach hatte er während eines Aufenthalts am Hamburger Institut für Schiffs- und Tropenkrankheiten erweitert, das *Bernhard Nocht* (1857-1945) im Jahr 1900 gegründet hatte. Neben *Nocht* hatte er dort auch die Bekanntschaft von *Fritz Schaudinn* (1871-1906) und *Gustav Giemsa* (1867-1948) gemacht, durch die er sich mit den Schwierigkeiten der bakteriologischen Techniken vertraut machte. Im dreißigsten Lebensjahr unterbrach der patriotisch gesinnte *Verocay* seine Tätigkeit am Pathologischen Institut für ein halbes Jahr, um nach Uruguay zu gehen. Der südamerikanische Staat hatte sich erst 1828 vom spanischen Kolonialreich unabhängig gemacht. Trotz Einführung einer modernen Verfassung blieb die politische, soziale und wirtschaftliche Situation des Landes v. a. wegen der Klassengegensätze angespannt. Allerdings konnte sich in Uruguay wie in Argentinien ein weißes Großbürgertum behaupten, das zunächst eine scheinbare Stabilität garantierte.[1432] In Montevideo wurde *Verocay* durch den Dekan der neugegründeten Universität die Direktion des Pathologischen Instituts in Aussicht gestellt. *Verocay* kehrte nach Prag zurück, um seine endgültige Übersiedlung in sein Heimatland vorzubereiten. Da ihm jedoch in den folgenden Monaten keine weiteren Nachrichten zugingen, bat er schriftlich um sichere Zusagen. Zwischenzeitlich wurde sein Vorgesetzter *Chiari* als Nachfolger von *Recklinghausen* an das Pathologische Institut nach Straßburg berufen, sodass *Verocay* 1907 kurzerhand die vakante Direktionsstellung des Prager Instituts übernahm und eine offizielle Lehrbefugnis erhielt, was für einen Ausländer die höchstmögliche Position darstellte. Das Angebot, *Chiari* als Assistent nach Straßburg zu folgen, lehnte er ebenso ab, wie den Ruf an die dortige gerichtsmedizinische Kanzel. 1908 verfasste er als Festschrift für *Chiari* seine Arbeit über »Multiple Geschwülste als Systemerkrankung am nervösen Apparate«, die als Grundlage seiner Habilitationsschrift »Zur Kenntnis der Neurofibrome« (1910) diente. Damit hatte er internationales Ansehen erlangt und so bedeutende Persönlichkeiten wie der Pathologe *Ludwig Aschoff* (1866-1942) und die Neurologen *Harvey Cushing* (1869-1939) sowie *Pio del Rio Hortega* (1882-1945) zollten ihm Anerkennung. Auf eigene Kosten sandte er 200 pathologische Präparate aus seiner Sammlung an das pathologische Institut von Montevideo, um den Aufbau eines anatomischen Museums nach *Virchows* berühmtem Berliner Vorbild anzuregen. 1913 ging er schließlich als Prosektor an das Kaiserin-Elisabeth-Hospital nach Wien (1913-1919). Durch den ersten Weltkrieg verzögerte sich

---

[1432] Kinder und Hilgemann Bd. II 1980, 53, 93 und 177.

seine geplante Umsiedlung nach Südamerika. Während des Kriegs leistete er seinen Militärdienst als Sanitätsarzt und Leiter eines bakteriologischen Laboratoriums in Böhmen, wofür er in den Stand eines Leutnant erhoben und mit den Insignien des Roten Kreuzes dekoriert wurde.

Nach dem Krieg entschloß sich *Verocay* mit 43 Jahren endgültig zur Rückkehr in seine Heimat, wo er sich zunächst als Landarzt in Paro del Mellizos (Departement Rio Negro) niederließ und sich um den Besitz der Familie kümmerte. Im folgenden Jahr heiratete er seine langjährige Mitarbeiterin am Prager Pathologischen Institut, Charlotte Rühr, die ihm vier Söhne schenkte. 1921 zog er in die Hauptstadt des Landes in der Hoffnung, in Anerkennung seiner Verdienste eine Professur an der Universität von Montevideo zu erlangen oder die Direktion des pathologischen Instituts übertragen zu bekommen. Als ihm bei der Besetzung dieser Stelle jedoch ein anderer Kandidat vorgezogen wurde, fühlte sich *Verocay* übergangen und machte seinem Unmut in einem Artikel der unabhängigen Studentenzeitschrift »Estudiante Libre« Luft. Damit spitzten sich die Verhältnisse zwischen ihm und der Fakultät weiter zu, sodass ihm die ersehnte Professur versagt blieb.

Seine letzten Lebensjahre waren durch diesen Streit überschattet, in dem sich seine Kräfte in kleinlichen Querelen aufzehrten. Eine späte Wiedergutmachung bedeutete es, dass er in seinem Todesjahr die Leitung des Pathologischen Laboratoriums des Neurologischen Instituts übernehmen konnte und ihn die Medizinische Fakultät auf ihrer jährlichen Tagung öffentlich ehrte. Wegen seines zunehmend schlechteren Gesundheitszustands suchte er Rat bei seinen ehemaligen Kollegen und reiste 1927 in Vorahnung seines nahen Todes nach Europa. Im Alter von 51 Jahren starb er im böhmischen Kurort Teplitz am 25. Dezember desselben Jahres. Sein Tod wurde in der nationalen Presse als »großer Verlust für die Wissenschaft in Uruguay« beklagt und *Verocay* als »Beispiel von Wissensdurst, Patriotismus und Opferbereitschaft« hingestellt. Seine Witwe vermachte den gesamten wissenschaftlichen Nachlaß der Landesuniversität. Nach der Überführung seiner sterblichen Reste (1928) wurde *Verocay* im »Pantheon der Diener des Vaterlandes« in Montevideo feierlich bestattet (1930). Ihm zu Ehren erhielt die Straße in Paysandú, in der sein Geburtshaus steht, seinen Namen. Zu seinem 70. Todestag (1997) wurde mit der Herausgabe einer Gedenkbriefmarke an den berühmten Sohn des Landes erinnert.

Nach diesem biographischen Einschub wollen wir den Faden der historischen Rückschau wieder aufnehmen, indem wir uns *Verocays* Arbeit aus dem Jahr 1910 zuwenden, um deren wichtigste Aussagen herauszuarbeiten. Die Beantwortung der Frage, aus welchem Gewebe die Neurome des PNS aufgebaut sind, war bisher an den unzulänglichen Mitteln der Histologie gescheitert. In dieser Situation kamen *Verocay* zwei entscheidende Weiterentwicklungen zustatten, die den Gedankenzug seiner Problemführung auf das richtige Gleis lenkten. Zum einen war es durch neue Färbemethoden erstmals möglich, Bindegewebe eindeutig darzustellen [*Carl Weigert* (1845-1904), *Ira T. van Gieson* (1866-1913)]; zum anderen hatten die Embryologen *A. Kohn* und *Held* mit der irrigen Ansicht der mesodermalen Herkunft der *Schwann*'schen Zellen aufgeräumt, indem sie deren Bildung aus dem Ektoderm nachwiesen (1905). Damit war der Beweis erbracht, dass die *Schwann*'schen Zellen nicht demselben Keimblatt entstammten wie das umgebende Bindegewebe, sondern entwicklungsgeschichtlich dem Nervengewebe zuzurechnen waren. Dies hatten auch die französischen Ärzte *J. Grall* (1897) und *E. Gautier* (1899) vermutet, als sie die *Schwann*'schen Zellen als Stützelemente der peripheren Nerven mit der Neuroglia des ZNS verglichen hatten.[1433] Vor dem Hintergrund dieser neuen Erkenntnisse beschrieb *Verocay* zwei Fälle von Neurofibromatose. 1908 hatte er die Tumoren an Spinalnerven, Hirnnerven und am Sympathikus einer 18-jährigen Patientin aufgrund seiner histologischen Untersuchungsergebnisse als »Tumoren nervöser Natur« gedeutet und ihre pathogenetische Abkunft von den *Schwann*'schen Zellen als wahrscheinlich betrachtet. Als sich ihm zwei Jahre später als Assistent des Prager pathologischen Instituts die Gelegenheit bot, den Sektionsbefund eines 31-jährigen Mannes zu erstellen, der nach der Operation eines Kleinhirnbrückenwinkeltumors an einer Meningitis verstorben war, fiel ihm unter dem Mikroskop die Ähnlichkeit mit dem Befund der erstgenannten Patientin auf, sodass er auch in diesem Fall eine Systemerkrankung annahm. Die Autopsie bestätigte seine Vermutung; multiple Geschwülste fanden sich nicht nur im Verlauf des PNS (an Hirnnerven, Spinalwurzeln und peripheren Nerven), sondern ebenso am sympathischen Grenzstrang. Das histologische Bild der Nerventumoren beschrieb *Verocay* mit folgenden Worten: »*Die Kerne ... liegen schichtweise besonders dicht gehäuft, so daß alternierend kernreiche Partien in Form von Querbändern mit kernlosen Strecken abwechseln....Dadurch entstehen...wellen- oder zickzackförmige Kernbänder.*«[1434] Die Färbung nach *van Gieson* erbrachte nicht den für Bindegewebe typischen Umschlag ins Rote, sondern zeigte die für das Zytoplasma charakteristische Gelbtönung. Gleichzeitig konnten die von *Key* und *Retzius* (1876) beschriebenen Granula um die Kerne der *Schwann*'schen Zellen mit Thionin (nach *Reich* 1903) karmesinrot angefärbt werden. Damit war *Verocay* klar, dass die seit *Recklinghausens* Bericht allgemein gewordene Ansicht von der fibrösen Natur der peripheren Nerventumoren revidiert werden mußte. Mit

---

[1433] Verocay 1910, 45-46.
[1434] Verocay 1910, 23.

der Überzeugung, den zweifelsfreien -weil sichtbaren- Beweis in Händen zu halten schrieb er: »*Nachdem die Struktur...der Neubildung der des Bindegewebes gar nicht entspricht, dagegen dieselben Eigenschaften aufweist... (wie) nervöses Gewebe,...scheint es mir rationell, dieses Gewebe auch als dem Nervengewebe zugehörig anzusehen. Ich stehe nicht an, dasselbe für ein Produkt der Proliferation der Nervenfaserzellen (Schwann'sche Zellen) zu halten.*«[1435] Da an den peripheren Nerven die *Schwann*'schen Zellen die einzigen zelligen Elemente ektodermal nervöser Herkunft darstellten, war dies der logische Schluß aus *Verocays* Untersuchungsergebnissen. Wenn die auch schon von anderen Autoren beschriebenen »*phalanxartig postierten Kerne*« (Henneberg, Koch 1903) nicht den Bindegewebszellen angehörten, konnten sie nur den *Schwann*'schen Zellen zugeordnet werden. Da sich das Erscheinungsbild mit den »*palisadenartigen Bildungen*« zentraler Gliome (*Francini, Durante* 1903) deckte, sah *Verocay* die *Schwann*'schen Zellen wie *Grall* und *Gautier* als peripheres Nervenstützgewebe an. Ob die peripheren Neurome mit den zentralen Gliomen dem gleichen Geschwulsttyp zuzuordnen waren, ließ sich nach seiner Meinung erst entscheiden, wenn die Rolle der *Schwann*'schen Zellen eindeutig geklärt war. Bei der Namensgebung des Tumors wollte er dieser Entscheidung nicht vorausgreifen. Da er den seit *Recklinghausen* gebräuchlichen Begriff des »Neurofibroms« nach seinen Untersuchungen allerdings für ungeeignet hielt und die Bezeichnung »Neurocytom« (nach den von *Kohn* als Neurocyten bezeichneten *Schwann*' schen Zellen) schon in anderem Sinn gebraucht worden war (unreifzelliger Nerventumor von *Marchand*), prägte er nach den griechischen Wörtern für Nerv (neuros) und Faser (is) den Begriff des Neurinoms, das er als Geschwulst der Nervenfaserzelle (*Schwann*'sche Zelle) definierte. Nach *L. Bard* konnte aus einer Zelle nur gleichartiges Gewebe hervorgehen (»*omnis cellula e cellula ejusdem generis*«). Solange die *Schwann*'schen Zellen als Abkömmlinge des Mesoderms angesehen wurden, konnten aus ihr nur bindegewebige Tumoren hervorgehen. Nachdem ihre ektodermale Herkunft erwiesen war, mussten die Proliferationen aber dem Nervengewebe zugerechnet werden. Indem *Verocay* diese Erkenntnisse mit der *Bard*'schen Lehre von der Spezifität der Zellen verknüpfte, widerlegte er die Meinung von der rein bindegewebigen Natur dieser Tumoren. Wenn die Geschwulst aus verschiedenen Geweben zusammengesetzt war oder in ihrer Art vom herkömmlichen Bild abwich, empfahl *Verocay* dies durch entsprechende Attribute kenntlich zu machen (Neurinoma fibrosum, gliosum, gangliosum, sarcomatodes etc.). Bei Mischgeschwülsten sollte die überwiegende Gewebeart am Ende des Wortes stehen: Fibroneurinom (größerer Anteil nervösen Gewebes), bzw. Neurinofib-

---

[1435] Verocay 1910, 43.

rom (größerer Anteil an Bindegewebe). Kausalgenetisch nahm *Verocay* bei multiplem Vorkommen eine embryologische Entwicklungsstörung des Ektoderms an. Dafür sprach das gleichzeitige Auftreten von Tumoren an Haut und Nervengewebe, die beide vom gleichen Keimblatt abstammen.[1436]

Damit wäre der Streit um die Formalgenese der peripheren Nerventumoren im Grunde entschieden gewesen. Doch *Verocay* besaß nicht die Autorität eines *Virchow*, sodass seine Meinung nur zögerlich umgesetzt wurde, trotzdem sie auf handfesten histologischen Befunden gegründet war. Noch mehr als ein Jahrzehnt nach Erscheinen seines Beitrags wurde die Neudefinition in den meisten Lehrbüchern ignoriert. Die Kontroverse um die Herkunft der peripheren Nerventumoren dauerte zunächst unvermindert an, wenn auch nach und nach immer mehr Ärzte *Verocays* Ansicht zuneigten.[1437] Allerdings hatte er die Diskussion neu entfacht, sodass die Literatur über das Neurinom in der Folgezeit sprunghaft anstieg; bis 1920 war sie auf 40 Fallberichte,[1438] bis 1930 auf 75,[1439] bis 1965 auf nahezu 180 kasuistische Beiträge angewachsen.[1440] Als Gegner seiner Theorie traten u.a. *Wegelin* (1909), *Habitz* (1916) und *Krumbein* (1925) auf, die an der bindegewebigen Genese der Nerventumoren festhielten; andere Autoren nahmen wie *Askanazy* eine ambivalente Haltung ein. Obwohl dieser den Fall eines retropharyngealen Tumors als Neurinom im Sinne *Verocays* deklarierte, maß er dem Bindegewebe den ausschlaggebenden Anteil an der Proliferation bei. Gleichzeitig wies er darauf hin, dass Neurinome nicht nur im Zusammenhang mit der Neurofibromatose, sondern auch solitär in Erscheinung treten können (1914).[1441] Ab den 20-er Jahren sah der weitaus größte Teil der Ärzteschaft die Herkunft aus den *Schwann*'schen Zellen als erwiesen an. Dabei beschäftigte das Problem nicht nur Neuropathologen (*Pick, Bielschowsky, Herxheimer, Roth, Freyfeld, Antoni, Wallner*), sondern wurde auch von chirurgischer Seite betrachtet (*Sommer, Erb, Guleke, Borchardt*).[1442] Wenn auch die neurogene Abstammung des Neurinoms von den meisten nicht länger angezweifelt wurde, bildete sich doch ein neuer Streitpunkt um die Frage aus, ob Neurinom und Neurofibrom als jeweils eigenständige Geschwulstformen anzusehen wären, oder nur unterschiedliche Ausprägungen des gleichen Krankheitsbildes darstellten.

[1436] Verocay 1910, 1-69.
[1437] Erb K. 1923a, 369.
[1438] Ernst 1927, 13-14.
[1439] Hensle 1931, 23.
[1440] Lehmann 1982, 3.
[1441] Hensle 1931, 4 -5 und 21-22.
[1442] Borchardt 1926,1.

Der Greifswalder Chirurg *René Sommer* (1922) fasste die kasuistischen Beiträge des letzten Jahrzehnts zusammen, denen er zwei eigene Fallbeispiele hinzufügte (Neurinom des N.ulnaris, Akustikusneurinom). Dabei vertrat er die Meinung, dass das Neurinom durch seine bindegewebige Kapsel dem Neurofibrom zwar makroskopisch sehr ähnlich sei, sich aber mikroskopisch durch seine charakteristischen, girlandenartigen Zellbänder von diesem unterschied, sodass er eine getrennte Behandlung der beiden Tumoren für notwendig erachtete. Bisher war eine spezielle Färbung der Neuroglia noch nicht gelungen;[1443] durch die histologische Färbung nach *Alois Alzheimer* (1864-1915) konnte *Sommer* jedoch ausschließen, dass es sich bei dem Gewebe des Neurinoms um Nervenfasern bzw. um Ganglienzellen handelte. Außerdem betonte er, dass Neurinome zumeist solitär (>70 % der Fälle) aufträten, während für das Neurofibrom ein multiples Vorkommen typisch sei. Da beide Geschwulstformen nach *Sommers* Ansicht als verschiedene Äußerungen derselben Entwicklungsstörung anzusehen waren, schlug er die Bezeichnung Anomalia neurinosa (für Neurome), bzw. Anomalia neurofibrosa (für Neurofibrome) vor, die entprechend auch auf andere Nerventumoren ausgedehnt werden konnte (Anomalia gliosa für Gliome, Anomalia endotheliosa für Endotheliome etc.). Obwohl die Tumoren auch gleichzeitig beobachtet wurden, legte er auf eine getrennte Behandlung derselben wert. Das zuweilen in Neurinomen nachweisbare Bindegewebe hielt er für einen narbigen Ersatz nekrotischen Materials.[1444]

Im Gegensatz hierzu sahen *Karl Erb* (1923),[1445] der Sohn des berühmten Neurologen, und der Berliner Chirurg *Moritz Borchardt* (1926)[1446] das Neurinom nicht als eigenständigen Tumortyp an. Nach ihren Beobachtungen war es in seiner reinen Form (ausschließliche Proliferation der *Schwann*'schen Zellen) häufiger solitär anzutreffen, während die Mischform (mit bindegewebigem Anteil) meist multipel im Rahmen der Neurofibromatose zu beobachten war und in einem gewissen Prozentsatz maligne entarten konnte.[1447] Reine Neurinome waren beim Morbus *von Recklinghausen* aber auch multipel zu finden. In diesem Fall war es ihrer Ansicht nach präziser, von einer generalisierten Neurinomatose zu sprechen (nach dem Vorschlag *Adolf Wallners*).[1448] Dagegen fand *Hensle* die Bezeichnung Glio-Fibromatosis nervorum

---

[1443] Scharenberg und Liss 1969, 69-77. Anfärbung der Oligodendrozyten durch *Pio delRio Hortega* mit Silbercarbonat (1942).

[1444] Sommer 1922, 694 -720.

[1445] Erb K. 1923a, 350-374.

[1446] Borchardt 1926, 1-38.

[1447] Borchardt 1926, 27-30. Maligne Entartung in 1,3 % (*Antoni* 1920), bzw. 12 % (*Garré* 1892, *Guleke* 1924)

[1448] Wallner 1922, 30-31.

für die Systemerkrankung geeigneter, um den gleichzeitig gliomatösen und bindegewebigen Charakter der Neoplasmen hervorzuheben.[1449]

Zur begrifflichen Abgrenzung des reinen Neurinom vom gemischten Neurofibrom hatten *Antoni* (1920) und *Froboese* (1922) die Bezeichnungen Lemmom/Schwannom (Lemmozyten = *Schwann*'sche Zellen), bzw. Neurilemmom (Neurilemm = *Schwann*'sche Scheide) geprägt, da ihrer Ansicht nach die griechische Bedeutung des Namens Neurinom auch als Wucherung der Nervenfaser mißdeutet werden könnte. Ausgehend vom griechischen Wort lemma (= Rinde, Hülle) bezeichnete *Antoni* die spezifische Stützsubstanz des peripheren Nervensystems als lemma (der Glia des ZNS vergleichbar) und dementsprechend die *Schwann'* schen Zellen als Lemmozyten. Der davon abgeleitete Begriff des (Neuri)lemmoms konnte sich allerdings nur im angloamerikanischen Sprachraum durchsetzen.[1450] Die Einteilung der Neurinome in einen zellreichen (Typ A) und zellarmen Typ (Typ B) nach *Antoni* wurde dagegen allgemein akzeptiert und bis heute beibehalten. Auch die Auffassung *Antonis*, dass die zentralen Gliome wie die peripheren Neurinome als artverwandte, jeweils vom Nervenstützgewebe ausgehende Tumoren die bevorzugten Geschwulstformen des Nervensystems darstellten, hat sich rückblickend bestätigt.[1451]

Dass die Diagnosestellung anhand des histologischen Befundes trotz immer besserer Methoden nicht immer einfach war, belegen zwei Kasuistiken von *K. Erb* (1923)[1452] und *Ernst* (1927).[1453] Im ersten Fall konnte ein Neurinom des N. obturatorius nur im Vergleich mit einem zweiten Tumor an anderer Stelle diagnostiziert werden; im anderen Fall gelang die Diagnose nur im Ausschlußverfahren, da das mikroskopische Bild die pathognomonische Bänderzeichnung jeweils vermissen ließ.

Trotz der vielfachen Bemühungen blieb die Klassifikation der Nerventumoren umstritten, sodass *Walter Lehmann* in seinem Standardwerk zur Chirurgie der Nerven (1930) konstatierte: »*Eine Einteilung der Nerventumoren, die jeder Kritik standhält, fällt heute besonders schwer, da zahlreiche Fragen der Histopathologie in den letzten Jahren in Fluß gekommen, von einer definitiven Lösung aber noch weit entfernt sind.*«[1454] In seiner Gliederung orientierte er sich daher immer noch an *Virchow*, wenn er die Neurinome als Abkömmlinge nervösen Gewebes den »echten Neuromen«, die Neurofibrome wegen ihrer perineuralen Anteile den »falschen Neuro-

---

[1449] Hensle 1931, 21-26.
[1450] Erb K., 1923a 354 -355 und 367.
[1451] Borchardt 1926, 6-9.
[1452] Erb K. 1923b, 414 -418.
[1453] Ernst 1927, 7-12.
[1454] Lehmann 1930, 859.

men« zuteilte. Obwohl er damit die Trennung *Sommers* übernahm, wies er gleichzeitig auf das Vorkommen von Mischgeschwülsten bei der Neurofibromatose hin, die er mit *Verocay* als Neurinofibrome/Fibroneurinome bezeichnete.[1455] Dass die Genese der Neurinome in der ersten Hälfte des 20. Jh. nach wie vor kontrovers diskutiert wurde, belegt die Aussage des renommierten Pathologen *Max Borst* (1869-1946), der in den 30-er Jahren als Tumorexperte unbestrittene Kompetenz besaß: »*Der Name Schwannome für solche Gliome peripherer Nerven ist ebenso unglücklich wie unrichtig.*«[1456] Er nahm das Hervorgehen dieser Geschwülste aus embryonalen Zellen an. In seinem berühmten zweibändigen Werk »Die Lehre von den Geschwülsten« (1902) hatte er *Virchows* Einteilung übernommen, zu den echten Neuromen also nur Neubildungen der Nervenfasern gerechnet, während Neurofibrome – zusammen mit Amputations-, Rankenneuromen und Tubercula dolorosa – den falschen Neuromen zugerechnet wurden.[1457] Mehr als dreißig Jahre später hielt er in *Aschoffs* Pathologie-Lehrbuch an dieser Einteilung fest und integrierte *Verocays* neuen Geschwulsttyp bei den wahren Neuromen.[1458] Der Chirurg *Hermann Coenen* hatte zu diesem Zeitpunkt das überkommene Prinzip schon verlassen. Er gliederte die Tumoren des Nervensystems nach ihrer genetischen Abkunft von Ganglienzellen (Ganglioneurom, Neuroblastom), bzw. von nervösem Stützgewebe (zentrale Gliome, periphere Neurinome).[1459]

Ihrer Zeit voraus war die Einteilung von *Cushing* (1926) und *del Rio Hortega* (1933), in der die spätere Klassifikation der WHO in ihren Grundzügen schon vorweggenommen wurde:
- Tumoren des nervösen Parenchyms:
  - gliös (Astrozytom, Oligodendrozytom, Glioblastom)
  - nervös (Neuroblastom, Neurocytom)
  - sympathisch (Sympathikoblastom)
  - PNS (Neurinom, Neurofibrom, Neuroma plexiforme)
- Tumoren der ZNS-Hüllen (Meningeom, Angioblastom, Sarkom)
- Tumoren der Adnexorgane (Epitheliom des Plexus chorioideus, Pineozytom)
- Hypophysentumoren.[1460]

[1455] Lehmann 1930, 859-865.
[1456] Borst 1936, 653.
[1457] Borst 1902, 232-243.
[1458] Borst 1936, 652-656.
[1459] Coenen 1928, 143-165.
[1460] Borst 1936, 724. Scharenberg und Liss 1969, 2.

Da diese Einteilung jedoch nicht die ihr gebührende Resonanz fand, wurden noch um die Mitte des 20. Jh in einigen chirurgischen Lehrbüchern die Neurinome ausschließlich im Zusammenhang mit der Neurofibromatose gesehen und die Begriffe Neurinom/Neurofibrom weiterhin synonym gebraucht.[1461]

Ende der 50-er Jahre lieferte O. *Haferkamp* eine weitere Definition von Neurinom und Neurofibrom: nach seiner Ansicht gingen beide von den *Schwann*'schen Zellen aus und unterschieden sich nur im Anteil der kollagenen Fasern, die bei letzteren gleichberechtigt am Tumoraufbau beteiligt waren.[1462] Dies hatte zur Folge, dass das Neurinom nun zusammen mit dem Neurofibrom den »falschen Neuromen« zugerechnet wurde.[1463] Heute ist die Bezeichnung Neurom nur noch im Zusammenhang mit narbiger Regeneratbildung gebräuchlich (Narbenneurom).

Tabelle 27: Zur Nomenklatur der peripheren Nerventumoren

Zeit	Autor	Bezeichnung
16. Jh.	*Franco, Paré*	erste Beschreibung von Nervengeschwülsten
17.-18. Jh.	*Wood, Boerhaave* u. a.	Tuberculum dolorosum Amputationsneurom
19. Jh. 1803	*Odier*	**Neurom**
1854	*Robin*	Rankenneurom
1858	*Virchow*	**Wahre** Neurome (Nervenfasergewebe) **Falsche** Neurome (Bindegewebe)
1882	*v. Recklinghausen*	**Neurofibromatose** (multiple Neurofibrome)
1886	*Courvoisier*	klin. Klassifikation: – Stumpfneurom - Tuberculum dolorosum - Stammneurom - Rankenneurom
20. Jh. 1910	*Verocay*	**Neurinom** (Geschwulst der *Schwann*'schen Zellen)
1920	*Antoni*	Neurinom **Typ A** (dichtgelagerte Zellen) **Typ B** (lockergelagerte Zellen)
1926	*Cushing, Bailey*	Klassifikation der Nerventumoren
1960	*Kernohan* et al.	Grading
1979	Fachgremium	WHO-Klassifikation
1993	Fachgremium	Revidierte WHO-Klassifikation

Nachdem die Tumorklassifikation durch Einführung des »Gradings« (Differenzierung auf histopathologischer Grundlage) erweitert worden war (J.W.

[1461] Nigst 1955, 91-93.
[1462] Lehmann K. 1982, 6-7.
[1463] Hamperl 1960, 446-448.

Kernohan et al. 1949), erstellte ein Gremium internationaler Neuropathologen Ende der 70-er Jahre im Auftrag der WHO eine Einteilung nach morphologischen Kriterien (1979), die alsbald weltweite Akzeptanz fand. Da jedoch neue Erkenntnisse der Elektronenmikroskopie, Immunhistochemie und Gendiagnostik immer tiefere Einblicke in die Tumorgenese erlauben, stellt auch die zuletzt revidierte Version (1993) eine Kompromisslösung dar.[1464] Abschließend werden die wichtigsten Schritte zur Geschichte der Nerventumoren in tabellarischer Übersicht zusammengefasst (Tab. 27).

4.1.2.3. Zur Ätiologie des Neurinoms

»Keinem ist es bisher geglückt, in das tiefe Dunkel, das den Ursprung der Geschwülste deckt, die Fackel der Erkenntnis zu tragen ...Der Meisterschuss ins Schwarze des Problems ist noch nicht getan«, schrieb *Max Borst* zu Beginn des 20. Jh. in einem Aufsatz über »Wesen und Ursachen der Geschwülste«.[1465] Trotz aller Bemühungen und Fortschritte in den Untersuchungstechniken hat sich bis in unsere Zeit an dieser Lage in Bezug auf die Geschwülste des Nervensystems kaum etwas geändert: *»Über die Entstehung der Nerventumoren ist nichts bekannt«* (*M. Westphal*).[1466]

Wie im letzten Kapitel angesprochen, wurden Neubildungen am Nervensystem erst seit dem 16. Jh. dokumentiert. Aussagen zur Ätiologie sind dabei anfangs nur spärlich zu finden. Die Vorstellungen von der Tumorentstehung im allgemeinen orientierten sich noch bis ins 19. Jh. an dem humoralpathologischen Krankheitsansatz der Antike. Damals wurde als Ursache der Krebsbildung das Einwirken der schwarzen Galle (Saft der Melancholie) auf ein Körperteil verantwortlich gemacht (*Celsus, Galen, Leonides*). Erst im 18. Jh. setzten mit *Bichat* Bemühungen um eine wissenschaftliche Behandlung der Frage ein. Er sah den Anlass zur Geschwulstbildung in einem gestörten Ernährungsvorgang des Zellgewebes (v.a. des Bindegewebes), der eine Ausschwemmung schädlicher Stoffe ins Blut bedinge. Die Annahme von einer dadurch entstehenden Kakochymie (kakos = *gr.* schlecht; chymos = *gr.* Saft), bzw. primären Dyskrasie (dys = *gr.* miß-; crasis = *gr.* Mischung), erschien noch zu Anfang des 19 Jh. einem Teil der Ärzteschaft plausibel (*Abernethy* 1809). Vor allem für heterologe/heteroplastische Geschwülste, die vom Muttergewebe stark abwichen, wurde eine allgemeine Krankheitsanlage mit Dyskrasie (Überwiegen von Eiweiß, abnormer Fettgehalt u.a.) verantwortlich gemacht, während homologe/homöoplastische Tumoren als lokale

---

[1464] Revesz und Thomas 2000, 585-586.
[1465] Borst 1906, 235.
[1466] Westphal 1999, 572.

Affektionen betrachtet wurden (*Lobstein* 1829, *von Rokitansky* 1846).[1467] Diese hypothetischen Erklärungen zur Tumorgenese im allgemeinen wurden in gleicher Weise für Nerventumoren im speziellen herangezogen, sodass u. a. eine Fettentartung der Nervenfaser (*F. Kupferberg*, 1854),[1468] bzw. eine Ernährungsstörung der Nerven (*E. Finotti*, 1896)[1469] angenommen wurde.

Um die Mitte des Jahrhunderts gewann das lokalistisch organbezogene Denken zunehmend an Gewicht (*Virchow, Thiersch* u. a.). *Virchow* verlegte den Ausgangspunkt der Proliferation vom Gewebe in die einzelne Zelle. Dabei sah er in einer hereditären oder erworbenen (äußerer Reiz) örtlichen Disposition den ausschlaggebenden Faktor. Trotzdem konnte auch *Virchow* sich nicht gänzlich von dem überkommenen Systemansatz freimachen. Allerdings interpretierte er die Dyskrasie nicht als Ursache, sondern als Folge der neoplastischen Veränderung. Mit der Begründung der Reiztheorie war die Frage gestellt, welches irritative Moment für die Tumorbildung per se ausschlaggebend sei. Damit war eine bis heute nicht abgeschlossene Diskussion angestoßen, in der die unterschiedlichsten exogenen und endogenen Noxen verantwortlich gemacht wurden: u. a. traumatische (*Schimmelbusch*), entzündliche (*Broussai, Waldeyer, Virchow*), chemische, physikalische, bakterielle und parasitäre Reize (*Trendelenburg, Scheuerlen, Pfeiffer*). Klinische Beobachtungen (Multiplizität der Geschwülste, gehäuftes Auftreten in Familien) legten gleichzeitig für einen Teil der Tumoren eine angeborene Grundlage nahe (*Remak, Virchow, Rindfleisch* u.a.). Diese Theorie wurde insbesondere durch *Julius Cohnheim* (1839-1884) populär, der in einer embryonalen Keimversprengung die Ursache vieler Geschwülste vermutete (1882).[1470] Die neuen Vorstellungen zur Tumorgenese fanden bald schon ihren Niederschlag in der Literatur über die Nerventumoren. So spiegelt sich in der Erklärung von *Pick* und *Bielschowsky* (1911) die *Cohnheim*'sche Theorie wider, in der sie die Neurinome als Proliferation verlagerten Zellmaterials beschrieben.[1471] *Erb* betonte die hereditäre Disposition (bei multiplen Neuromen), neben traumatischen, entzündlichen und infektiösen Ursachen. Allerdings fügte er einschränkend hinzu, dass für die Mehrzahl der Neubildungen am Nervensystem keine ursächliche Erklärung gefunden werden könnte (spontane Bildung).[1472] Diese Angaben wiederholen sich in ähnlicher Weise in weiteren Publikationen zu diesem Thema (*Marchand* 1876, *Kasper* 1883, *Kölliker*

[1467] Puschmann Bd. III 1902-1905, 64-67.
[1468] Kupferberg 1854, 29-31.
[1469] Finotti 1896, 161.
[1470] Puschmann Bd. III 1902-1905, 67-71.
[1471] Borchardt 1926, 5.
[1472] Erb W. 1874, 549-550.

1890, *Büngner* 1897 u. a.).[1473] Dabei wurde die Neurofibromatose schon bald mit einer hereditären Entwicklungsstörung in Zusammenhang gebracht. Obgleich die genaue Ursache erst in der ersten Hälfte des 20. Jh. gefunden wurde, nachdem die Chromosomen als Träger der Erbinformation erkannt worden waren [*T.H. Morgan* (1866-1945)],[1474] wurde die Erkrankung seit ihrer Beschreibung durch *von Recklinghausen* wegen des gleichzeitigen Auftretens von Haut- und Nerventumoren als eine kongenitale Anomalie des Ektoderms angesehen, von dem sowohl Haut als Nervensystem abstammen.[1475] Analog hierzu führten einige Autoren auch die solitären Neurinome auf eine embryologische Störung des Nervensystems zurück (*Sommer* 1922, *Borchardt* 1926, *Hensle* 1931).[1476] Dagegen waren andere der Auffassung, dass die Neurinome nur dann als erbliche Systemerkrankung anzusehen wären, wenn sie multipel im Rahmen der Neurofibromatose aufträten (*Sturis* 1927).[1477]

Während die formale Genese der Neurinome als Neubildung aus den *Schwann*'schen Zellen durch *Verocay* geklärt werden konnte, stellt die kausale Genese der solitären Form bis heute ein ungelöstes Problem dar. Obwohl ein ätiologischer Zusammenhang mit der Tumorbildung für zahlreiche exogene und endogene Noxen erwiesen ist, blieb die Ursache eines Großteils der neoplastischen Veränderungen bis heute ungeklärt. Mangels eines eindeutig zu identifizierenden Auslösers sah *Borst* eine primäre Disposition als den Hauptfaktor an: »*Eine primäre, auf krankhaften inneren Verhältnissen der Zellen beruhende Disposition fordere ich für alle Geschwülste.*«[1478] Der exogenen Irritation maß er dagegen allenfalls die Rolle eines Cofaktors zu, der durch Verstärkung der latenten Bereitschaft zur Manifestation der Krankeheit beitrage (s. Abb. 34).[1479]

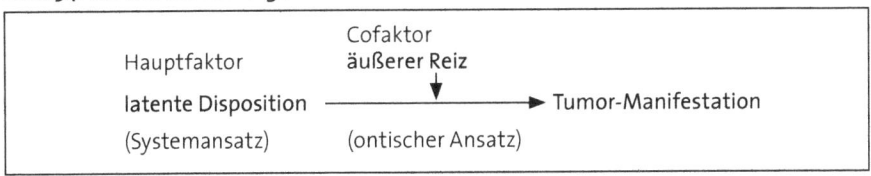

Abb. 34: Modell der Tumorgenese nach Borst

[1473] Marchand 1876, 27-28. Kasper 1883, 14-19. Kölliker 1890, 111-112. Büngner 1897, 584-585.
[1474] Eckart 2000, 372-373.
[1475] Büngner 1897, 584. Verocay 1910, 65-66.
[1476] Sommer 1922, 711-715. Borchardt 1926, 33. Hensle 1931, 4-5.
[1477] Sturis 1927, 19.
[1478] Borst 1906, 256-257.
[1479] Borst 1906, 221-268.

Auch der Pathologe R. *Rössle* (1936) betrachtete eine endogene Änderung des Zellcharakters als eigentlich Ursache der Geschwulstbildung, wobei er sich des hypothetischen Charakters dieser Vorstellung bewußt war, wenn er äußerte, dass »*eine morphologische Basis für eine derartige Mutation bisher aber nicht aufgezeigt worden ist.*«[1480] Das Problem des pathologischen Wachstums versuchte er in Korrelation zum physiologischen Wachstum zu erklären, das nach dem aktuellen Kenntnisstand von dem angeborenen Wachstumsantrieb gesteuert wurde und von innersekretorischen Faktoren und der Ernährung abhängig war. Sein Resumée ist allerdings von einer gewissen Resignation gekennzeichnet: »*So lange wir so wenig über Wachstumsursachen überhaupt wissen, so lange wird das Geschwulsträtsel ungelöst bleiben.*« Als Risikofaktoren hob er neben der Disposition, das Alter, innersekretorische sowie Ernährungsfaktoren und äußere Noxen hervor. Damit hatte er, seiner Zeit voraus, die meisten heute noch als maßgeblich betrachteten Ursachen im Ansatz schon erarbeitet.[1481]

Durch immer exaktere Untersuchungsmethoden (Elektronenmikroskopie, Immunhistochemie, Gendiagnostik, experimentelle Tumorinduktion, Unteruchungen zur Zellkinetik durch in vitro Kultur) konnten die von ihm zitierten Denkmodelle nach und nach auf molekularer Ebene bestätigt werden. Als mögliche Ursachen des Tumorwachstums werden heute diskutiert:

- Zellkommunikationsstörung (gestörte Kontaktinhibition)
- Proliferationsenthemmung durch gesteigerte Sekretion von Wachstumsfaktoren und verminderte Bildung von Tumorsuppressorgenen
- Zelldifferenzierungsstörungen durch Versagen von Differenzierungsgenen
- Immunologische Störungen durch Ausfall der immune surveillance, wodurch Tumorantige nicht mehr als fremd erkannt werden.[1482]

Inwieweit diese Faktoren auch bei der Neurinombildung eine Rolle spielen, wird in zukünftigen Studien zu klären sein.

Nach diesen kurzen Ausführungen zur Ätiologie wollen wir unsere Betrachtung im folgenden der Therapie der Neurinome zuwenden.

4.1.2.4. Therapie des Neurinoms

Mitte der 20-er Jahre des letzten Jahrhunderts wies *Ernst Küster* in seiner Darstellung der »Geschichte der neueren deutschen Chirurgie« darauf hin,

---

[1480] Rössle 1936, 621.
[1481] Rössle 1936, 615-625.
[1482] Riede 1993, 346-356.

dass die Voraussetzung einer spezifisch angepaßten Therapie der Nachweis der jeweiligen Krankheitsursache sei. Während dieser auf vielen Gebieten der Chirurgie gelungen war, blieb die Ätiologie der Tumoren weitgehend im Dunkeln (s. III. 4.1.2.2.), sodass mit *Küsters* Worten »*zur Zeit noch alles Heil...an das rechtzeitig und geschickt geführte Messer gebunden ist.*«[1483]

Die Exstirpation der Geschwülste war schon in der Antike eine gebräuchliche Methode, wenn der Eingriff zu dieser Zeit auch auf oberflächlich gelegene Tumoren begrenzt blieb (*Celsus, Galen, Leonides*). Die Vorgehensweise blieb dabei bis heute im wesentlichen unverändert: einfacher freilegender Schnitt, Heraustreiben der Geschwulst mit Hilfe des Skalpells, Wundverschluß durch Naht (*Celsus*, »De Medicina« Lib. VII. Cap.6).[1484] Außer der operativen Entfernung wurde nach den Grundsätzen der humoralpathologischen Krankheitsvorstellung auch eine Heilung durch Ausbluten der Geschwulst mit anschließendem Aufsetzen des Glüheisens versucht (*Rufus von Ephesus, Antyllus, Soranos, Aetius*).[1485]

Neben dem Schneiden (*Fiorentinus, Mondeville* u.a.) und Brennen (*Roger, Lanfranco, Guy de Chauliac*) kam der Einsatz von ätzenden Substanzen (*Gersdorff* u.a.) im Mittelalter zunehmend in Gebrauch. Die Ätzmittel sollten neben der Zerstörung des Tumorgewebes auch die lokale Eiterung und damit die Abstoßung der Geschwulst fördern.[1486] Der erfolgreiche Einsatz dieser Methode an einem illustren Patienten ist uns durch *Giovanni da Rapallo*, genannnt *da Vigo* (um 1460-ca.1520)[1487] überliefert. Als Leibarzt der Päpste entfernte er *Julius II. Rovere* eine kasteniengroße Balggeschwulst, die zwischen dem Ring- und Kleinfinger der rechten Hand saß.[1488]

Bis ins 17. Jh. änderte sich nur wenig an den Behandlungsmethoden, sodass wir sie auch in den ersten Berichten über die Nervengeschwülste wiederfinden: Exstirpation durch *Franco*, Einsatz ätzender Mittel durch *Paré* (16. Jh.).[1489] Im 18. Jh. wurde der ursprünglich weitgefasste Geschwulstbegriff genauer definiert und entzündliche wie ödematöse Schwellungen von den eigentlichen Gewächsen abgegrenzt (*Heister, Bichat*). Dies blieb allerdings zunächst ohne Auswirkungen auf die ätiologischen Vorstellungen, die weiterhin von der Humoralpathologie bestimmt waren. Da die Geschwülste

---

[1483] Küster 1915, 80.
[1484] Gurlt Bd. I 1964, 359.
[1485] Gurlt Bd. III 1964, 482-484.
[1486] Gurlt 1964, Bd. I 823, Bd. II 63 und 83, Bd. III 484-486.
[1487] Gurlt Bd. I 1964, 919. *da Vigo* erhielt seinen Beinamen, da er im Kindesalter den Namen des Markgrafen seiner Heimatstadt, Ludovico von Saluzzo, in dieser Form ausgesprochen haben soll.
[1488] Gurlt Bd. I 1964, 922-923.
[1489] Gurlt Bd. II 1964, 667 und 779.

demnach immer noch als eine Systemerkrankung angesehen wurden, hielt man sie einer systemischen Therapie für zugänglich, die nun auch empirisch mit der Verabreichung verschiedener innerer Mittel versucht wurde. Dazu gehörten u. a. Quecksilber (*Boerhaave*), Pflanzenstoffe (Schierling, Belladonna, Distel, Conium maculatum = Stärke, Campfer), Arsen (*Lefebure* 1775), metallische Verbindungen (Gold, Kupfer, Eisen) und Jod.[1490]

Auch in der Lokaltherapie wurden – neben den altbewährten – neue Wege eingeschlagen, obgleich sich Glüheisen und Ätzmittel bis weit ins 19. Jh. ungebrochener Beliebtheit erfreuten. Zur Ätzung wurden dabei zumeist folgende Substanzen eingesetzt: Chlorzinkpaste (*Deshaies* 1700, *Girouard* 1854, *Maisonneuve* 1857), Arsenik (*Frère Côme*, *Roux*), Salpeter- und Essigsäure. Die Applikation dieser Stoffe erfolgte nicht nur lokal auf die Haut, sondern wurde auch durch subcutane Injektion medikamentöser Flüssigkeiten versucht (Höllensteinlösung durch *Thiersch*, Essigsäure durch *Broadbent*, Arsensäure durch *Czerny*, Hundemagensaft durch *Senebier*). Neu kamen physikalische Agentien in Form von Kälte und elektrischem Strom zum Einsatz (*de Haen*, *Broca*, *B. von Langenbeck*). Eine Weiterentwicklung in dieser Richtung war der Thermokauter von *Paquelin* und die elektrische Schneideschlinge von *Middeldorpf* (1852).[1491]

Da eine Wachstumshemmung mit diesen Methoden oft nicht den gewünschten Erfolg zeigte, sah ein großer Teil der Ärzteschaft in der operativen Entfernung den zweckmäßigsten Weg zur Heilung (*Heister*, *J.* und *B. Bell*, *Camper*, *Luecke* u.a.). Ob diese durch Abbinden (*Graefe*, *Maisonneuve*), Abquetschen (Ecrasement linéaire von *Chassaignac*), Auslöffeln (*Gustav Simon*) oder Exstirpation erreicht wurde hing im wesentlichen von der Art des Tumors ab und lag im Ermessen des Operateurs.[1492] War die chirurgische Intervention bis ins 19. Jh. den äußerlich zugänglichen Tumoren vorbehalten, so erweiterte sich ihr Einsatzgebiet durch die Errungenschaften der Narkose und Anti-/Aseptik auch auf Geschwülste der inneren Organe.[1493] In der Folge verloren die systemisch und lokal applizierten Therapeutika an Bedeutung,[1494] sodass *Wilhelm Erb* (1874) in Bezug auf die Nerventumoren schreiben konnte: »*Die Erfahrung hat gelehrt, dass alle Versuche die Geschwülste durch innere oder äußere Mittel ...zum Verschwinden zu bringen, vergeblich sind, und man vergeude deshalb nicht viel Zeit mit solchen Mitteln. Die einzig rationale Behandlung der Neurome ist sonach eine chir-*

[1490] Luecke 1896, 96-97. Puschmann Bd. III 1902-1905, 72.
[1491] Luecke 1896, 98-101. Puschmann Bd. III 1902-1905, 72-74.
[1492] Puschmann Bd. III 1902-1905, 73. Luecke 1896, 106-107.
[1493] Luecke 1896, 106-107.
[1494] Kasper 1883, 23-24. Kölliker 1890, 106-108.

urgische: die Exstirpation oder Zerstörung der Geschwulst.«[1495] Die Erhebung der operativen Vorgehensweise zur Methode der Wahl brachte es mit sich, dass einige Chirurgen des Guten zu viel taten, wenn sie mit dem Tumor den ganzen Nerv resezierten (*Kölliker, Büngner, Sommer, Borchardt*), oder im Falle von Rezidiven ein Teil des Glieds amputierten (*J.Syme, W.Erb*). Ein frühes Beispiel dieser radikalen Vorgehensweise liefert die Vorlesung des angesehenen Edinburgher Chirurgieprofessors *James Syme* aus dem Wintersemester 1854/1855. Als Lehrbeauftragter sah er sich als einen »*guide who conducts travellers up a difficult ascent*«, dessen Aufgabe es war die Studenten anhand praktischer Patientenvorstellungen von alten Vorurteilen und dem engen Blickwinkel der Spezialisten (»*those misbegotten imps*«) freizumachen. Nachdem bei einem seiner Patienten die Behandlung eines hühnereigroßen Neuroms des N.medianus durch Ausquetschen keine Heilung gebracht hatte und die konservative Therapie des Rezidivs mit Ätzmitteln gescheitert war, entschloss er sich wegen bestehender Verwachsungen zur Amputation des Unterarms. In einem zweiten Fall, in welchem der Tumor die Größe einer Kakaonuß erreicht hatte, setzte er die Extremität über dem Ellenbogen ab. Diese großzügige Entfernung sah er durch den anschließenden Sektionsbefund seines zukünftigen Schwiegersohns *Lister* gerechtfertigt, der maligne Zellen im Gewebe nachgewiesen hatte.[1496] Noch zwei Jahrzehnte später betrachtete *Wilhelm Erb* in seinem Standardwerk über die Krankheiten des Nervensystems bei Rezidivtumoren die Amputation als einzige Möglichkeit der Heilung. Dagegen riet er bei Erstmanifestation solitärer Neurome zu einer möglichst nervenschonenden Herauslösung der Geschwulst. Wenn die Exstirpation mißlang, empfahl er einen Versuch mit Ätzmitteln.[1497] Wenige Jahre darauf wurde die Anwendung der Kaustika schon als überhohlt angesehen (*Kasper* 1883). *O. von Büngner* umschrieb die Indikation zur Absetzung des Glieds mit folgenden Worten: »*Ist die Bildung multipler Neurome...nur auf eine einzige Extremität beschränkt, im Bereiche dieser aber über sämmtliche Nerven verbreitet, oder ist eines der Neurome...der sarkomatösen Degeneration verfallen, so erscheint...bei der enormen Rezidivfähigkeit...ein Extirpationsversuch überhaupt nicht mehr berechtigt. Vielmehr kann...in solchen Fällen nur noch die Amputation oder Exarticulation in Frage kommen*« (1897).[1498] Eine gleichlautende Therapieempfehlung hatte *Theodor Kölliker* abgegeben (Dt. Chirurgie 1890): Amputation bei Multiplizität oder maligner Entartung, Exstirpation bei so-

---

[1495] Erb W. 1874, 554.
[1496] Syme 1855, 551-553.
[1497] Erb W. 1874, 554.
[1498] von Büngner 1897, 591.

litären Tumoren benigner Art. Dabei suchte er nach Möglichkeit bei der Entfernung der Geschwulst den Nerv in seiner Kontinuität zu erhalten. Bei Verwachsungen oder Rezidiven sah er die Teilresektion allerdings als unumgänglich an. Erste statistische Erhebungen hatten für die Exstirpation mit einer Heilungsrate von >75 % (25 % davon mit Funktionseinschränkung) und 20 % Rezidiven zufriedenstellende Ergebnisse geliefert (*Courvoisier*).[1499] Bis Ende der 20-er Jahre des folgenden Jahrhunderts wurde die Nervenresektion relativ großzügig eingesetzt (*Kasper* 1883, *Kölliker* 1890, *von Büngner* 1897, *Sommer* 1922, *Borchardt* 1926, *Ernst* 1927).[1500] Beispielhaft für diese Einstellung mag folgendes Zitat stehen: »*Bei schwer ausschälbaren Geschwülsten…und bei solchen, die an Nerven sitzen, deren Ausfall mehr oder weniger bedeutungslos ist, ist es sicherer, die Resektion mit Naht im Gesunden auszuführen*« (*Borchardt* 1927).[1501]

Obwohl die Resektion während der ersten Hälfte des 20. Jh. eine ernstzunehmende Therapieoption blieb (*Lehmann* 1930, *Hensle* 1931, *Nigst* 1955)[1502] ist ab dem zweiten Drittel des Jahrhunderts doch ein Trend zu gewebeschonenderem Vorgehen zu beobachten. Zwar hatte sich die operative Entfernung in der Behandlung der Geschwülste als sicherstes und schnellstes Verfahren unangefochten den ersten Platz erobert; gleichzeitig wurde aber versucht die Methode dem jeweiligen Tumortyp entsprechend zu variieren:

- Enukleation bei abgekapselten Tumoren
- Excision mit Ausschälung bei unscharf begrenzten Tumoren
- Ligatur bei gestielten Tumoren.

Wenn wichtige Strukturen (Nerven, Gefäße etc.) gefährdet waren, wurde im Falle benigner Tumoren die Teilentfernung als ausreichend betrachtet. Nur bei malignen Neoplasien war radikales Vorgehen angesagt; als unterstützende Maßnahmen kamen hierbei Röntgenstrahlen und radioaktive Metalle (Radium, Thorium) zum Einsatz (Aktinotherapie) (*Coenen* 1928).[1503]

Im Zuge dieser Entwicklung wurde auch die Therapie der *Recklinghausen'schen* Erkrankung neu überdacht. Hatte man die multiplen Neurofibrome vordem durch präparatorische Totalexstirpation des Nerven radikal zu entfernen versucht (*von Büngner* 1897), wurde nun der Operationserfolg wegen der häufigen Rezidive zunehmend in Frage gestellt

---

[1499] Kölliker 1890, 114-118.
[1500] Kasper 1883, 24-25. Kölliker 1890, 114-118. von Büngner 1897, 589. Sommer 1922, 718-719. Borchardt 1926, 33-34. Ernst 1927, 4-6.
[1501] Borchardt 1926, 33-34.
[1502] Lehmann 1930, 860-861. Hensle 1931, 25. Nigst 1955, 92-93.
[1503] Coenen 1928, 23-32.

(*Lehmann* 1930, *Hensle* 1931).[1504] In der Praxis hat sich diese Haltung bewährt, sodass heute eine chirurgische Therapie der multiplen, peripheren Neurofibrome für sinnlos erachtet wird. Mit den verfeinerten Methoden der Mikrochirurgie kommt die operative Entfernung hier nur bei den zentral gelegenen Tumoren (Akustikusneurinom, Sanduhrtumoren des RM) zum Einsatz (*Masuhr* 1992, *Kunze* 1999).[1505] Dagegen ist die Exstirpation solitärer Neurinome eine der dankbarsten Auf-gaben des Chirurgen geblieben.[1506] Am Ende unseres Ganges durch die Medizingeschichte soll der Wandel in der Therapie tabellarisch zusammengefasst werden (Tab. 28).

Tabelle 28: Zur Therapie der Geschwülste / Nerventumoren

Zeit	Autor	Behandlung	Indikation
Antike 5.Jh.v.- 5.Jh.n.Chr.	*Celsus, Galen* u.a.	Exstirpation Aderlaß Glüheisen	Oberflächliche Tumoren
Mittelalter 6.–15.Jh.	*Mondeville Chauliac* u.a.	„ Ätzmittel	„
Neuzeit 16./17.Jh.	*da Vigo, Paré*	„	„
18.Jh.	*de Haen* u.a.	„ systemische Mittel physikalische Agentien	„
19.Jh. 1855 1875 1883 1890 1897	*Syme Erb Kasper Kölliker von Büngner*	Exstirpation Amputation „ Nervenresektion „	auch tiefliegende Tumoren Rezidive, multiple und maligne Neurofibrome Rezidive Verwachsungen
20.Jh. 1926 1928 1930 1992	*Sommer* u.a. *Coenen* *Lehmann* u.a. *Masuhr* u.a.	„ Teilresektion Totalresektion keine operative Therapie Exstirpation	Verwachsungen maligne Tumoren multiple Neurinome solitäre Neurinome

4.1.3. Bewertung des Beitrag Lang zum Neurinom

Während die Unterscheidung gutartiger von bösartigen Tumoren pathologisch-anatomisch (nach dem histologischen Bild) festumrissenen Kriterien folgt, gelingt eine Trennung unter klinischen Gesichtspunkten weniger ein-

---

[1504] Lehmann 1930, 860-861. Hensle 1931, 26.
[1505] Masuhr 1992, 177-178. Kunze 1999, 305-307.
[1506] Masuhr 1992, 300-301.

deutig. Diesbzgl. wies *Fritz König* (1937) darauf hin, dass »*gewisse an sich in ihrem Aufbau benigne Tumoren durch ihr Wachstum dem Träger größte Gefahren bringen können....Sehr stark verhängnisvoll ist die mechanische Wirkung morphologisch gutartiger Geschwülste im Bereich des gesamten Nervensystems.*«[1507] Einen Tumor dieser Art haben wir in *Langs* Fallbeispiel eines Neurinoms kennengelernt. Durch Kompression sensibler und motorischer Nerven war es hier zu Störungen des Gefühls und Lähmungserscheinungen im Bereich des betroffenen Nervengebiets gekommen (obere Lähmung des Plexus brachialis nach *Erb*), wie dies für Nervenschädigungen jedweder Art typisch ist.[1508]

Lang erinnerte schon im Titel seiner Arbeit an den Erstbeschreiber dieser Geschwulstart, der wie er an der dt. Universität von Prag studiert und durch seine Entdeckung zu ihrer damaligen Weltgeltung beigetragen hatte. *Langs* Artikel erschien allerdings zu einem Zeitpunkt, an dem die wesentlichen Streitfragen zu diesem Thema bereits geklärt waren. Die formalgenetische Herkunft von den *Schwann*'schen Zellen wurde nicht länger angezweifelt; in therapeutischer Hinsicht bestand weitgehend Konsens über die Exstirpation als erfolgversprechendste Maßnahme; nur bezüglich der Abgrenzung zum Neurofibrom schwelte noch bis Mitte des Jahrhunderts der Brand gewisser Zweifel,[1509] wozu sich *Lang* in seinem Beitrag jedoch nicht äußerte.

Dabei hatte sich die Operationstechnik nicht mehr verändert, seit *Kölliker* sie zu Ende des 19. Jh. für das Neurom in allen Einzelheiten beschrieben hatte:

- Incision mit Freilegung der Geschwulst
- vorsichtige Abtrennung vom Nerv durch stumpfes Abpräparieren der über die Geschwulst ziehenden Nervenbündel
- Wundverschluß durch Hautnaht.

Nach seinen Erfahrungen war in 25 % der Fälle mit bleibenden Ausfallserscheinungen zu rechnen.[1510] Es spricht für *Langs* penible Vorgehensweise, dass er den mandarinengroßen Tumor trotz bestehender Verwachsungen ohne bleibende Nervenschäden herauslösen konnte. Den Zugang wählte er dabei über einen verlängerten Kragenschnitt, den *Kocher* für die Schilddrüsenoperation inauguriert hatte. Die breite Offenlegung des Operationsgebiets war zu *Langs* Zeit noch eine Notwendigkeit, da die modernen diagnostischen Möglichkeiten fehlten (CT, MRT), die präoperativ eine genaue

---

[1507] König 1937, 1 und 3.
[1508] Klapp 1919, 31-36.
[1509] Erb K. 1923a, 371. Hensle 1931, 26.
[1510] Kölliker 1890, 115-116.

Bestimmung von Lage und Ausdehnung des Tumors erlauben.[1511] Aufgrund der unübersichtlichen topographisch-anatomischen Verhältnisse galten Operationen im Plexusbereich als besonders schwierig (s. Abb. 35), sodass einige Autoren sogar den Vergleich mit einem anatomischen Atlas während der Operation nahelegten.[1512]

Die Freilegung des Plexus brachialis stellte ein vieldiskutiertes Problem dar. Je nach Lage des Tumors bestand die Wahl zwischen folgenden Optionen:

- supraklavikulär:
  - bogenförmiger, querer Schnitt (wie *Lang*)
  - Längsschnitt zw. M.trapezius und M.sternocleidomastoideus

- infraklavikulär:
  - querer Schnitt
  - Winkelschnitt (nach *Chamberlaine*).[1513]

Die Wahl *Langs* wurde im wesentlichen durch die Lokalisation des Neurinoms im Gebiet der Cervikalwurzeln C V-VII bestimmt.

Abb. 35: Topographie der oberen Plexuswurzeln[1514]

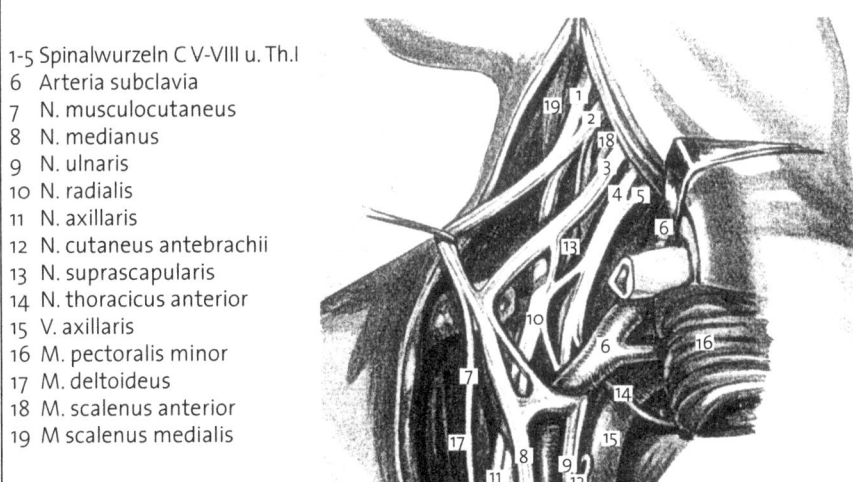

1-5 Spinalwurzeln C V-VIII u. Th.I
6 Arteria subclavia
7 N. musculocutaneus
8 N. medianus
9 N. ulnaris
10 N. radialis
11 N. axillaris
12 N. cutaneus antebrachii
13 N. suprascapularis
14 N. thoracicus anterior
15 V. axillaris
16 M. pectoralis minor
17 M. deltoideus
18 M. scalenus anterior
19 M scalenus medialis

[1511] Masuhr 1992, 300-301. Kunze 1999, 305-307.
[1512] Müller W. 1920, 94.
[1513] Müller W. 1920, 92-95. Nöller 1955, 109-112.
[1514] Nöller 1955, 112.

Obwohl nach *Verocays* Bericht eine große Anzahl kasuistischer Beiträge über den neudefinierten Tumor erschienen war (allein bis 1930 ca. 75 Fälle),[1515] wurde die Thematik in den meisten Lehrbüchern anfangs nur sehr knapp abgehandelt (*Lehmann* »Chirurgie der Nerven« 1930; »Chirurgische Operationslehre« von *Bier, Braun* und *Kümmell* 3. Aufl. 1920 – 7. Auflage 1955). Während der Name des Erstbeschreibers der Neurofibromatose mit diesem Krankheitsbild untrennbar verbunden ist (Morbus *von Recklinghausen*), geriet *Verocay* nach und nach in Vergessenheit. In keinem der neueren Lehrbücher wird seiner gedacht.[1516] Wenn *Langs* Beitrag auch keine neuen Überlegungen in die Diskussion um die Klassifikation der verschiedenen Neoplasien im Gebiet der Nerven einbrachte, trug er doch dazu bei, das Interesse an diesem Tumortyp zu einem Zeitpunkt wachzuhalten, als die Fachbücher noch wenig Notiz davon nahmen. Dass das Thema auch in den folgenden Jahrzehnten aktuell blieb, beweisen über einhundert Publikationen, die allein bis 1965 in der Fachpresse erschienen.[1517]

[1515] Hensle 1931, 23. darunter mehrere Fallberichte über Neurinome an den Nerven der oberen Extremität (*Freifeld* 1915, *Antoni* 1920, *Sommer* 1922, *Erb* 1922, *Borchardt* 1926).

[1516] Scharenberg und Liss 1969, Stöhr und Riffel 1988, Masuhr 1992, Kunze 1999, Revesz und Thomas 2000.

[1517] Lehmann 1982, 3.

4.2. Cholesteatom

4.2.1. Beitrag Lang: Cholesteatom der Stirn (1957) [1518]

Die letzte Publikation *Langs* bezog sich als einzige seiner Veröffentlichungen nicht auf das Patientengut, das er im Laufe seiner klinischen Tätigkeit kennengelernt hatte. Sie befasste sich mit einem differentialdiagnostisch äußerst schwierig abzugrenzenden Tumor, über den aufgrund seiner Seltenheit – trotz der Fülle der medizinischen Literatur des 20. Jh. – nur eine verhältnismäßig geringe Anzahl kasuistischer Beiträge vorliegen.

Der 19-jährige Patient hatte sich wegen einer pflaumengroßen Geschwulst auf der Stirn in *Langs* chirurgischer Facharztpraxis eingefunden. Anamnestisch konnte ein fast zehn Jahre zurückliegendes Trauma als möglicher Auslöser ausgemacht werden (Sturz auf die Stirn nach Kopfsprung im Hallenschwimmbad), nach dem sich ein langsam an Größe zunehmender Tumor in der Mitte der Stirn gebildet hatte. Der äußere Aspekt ließ auf ein gewöhnliches Atherom schließen (Epidermiszyste der Haarfollikel), für das es von den bisher konsultierten Ärzten gehalten worden war. Da die Geschwulst jedoch nicht verschieblich und durch den umgebenden Knochen wallartig fixiert war, ließ *Lang* Röntgenbilder des Schädels in zwei Ebenen anfertigen (sagittal, frontal), auf denen deutlich eine Exostose (Knochenwucherung) mit Kalluszysten (Hohlraumbildungen) bei scheinbar intakter Abgrenzung zum intrakraniellen Raum zu erkennen war. Die Aufnahmen sind dem Beitrag in verkleinerter Abbildung beigefügt.

Da keine vitale Indikation bestand, wurde der Tumor erst einen knappen Monat später stationär in Lokalanaesthesie entfernt. Dabei ist die operative Vorgehensweise für *Langs* sicherheitsbetonte Haltung bezeichnend. Zunächst umschnitt er die Geschwulst lanzettförmig. Die bröckeligen Tumormassen wurden daraufhin vorsichtig mit dem scharfen Löffel bis auf den Grund entfernt, auf dem bereits die Dura mater (harte Hirnhaut) zu erkennen war. Wegen der starken Blutung nahm *Lang* von einer Abmeißelung des umgebenden Knochenwulstes Abstand und verschloß die Wunde nach Einlage einer Drainage.

Der pathologische Befund zeigte makroskopisch einen kugeligen Tumor von perlmutterähnlichem Glanz. Da bei der histologischen Untersuchung

---

[1518] Lang 1957, 573-576.

– außer einer amorphen Masse von Hornlamellen – kein spezifisches Gewebe nachgewiesen werden konnte, sprach sich *Lang* für die Diagnose eines Cholesteatoms aus. Nach dreitägiger, hochdosierter Penicillingabe zur Infektionsprophylaxe konnte der Patient nach einer weiteren Woche in reizlosem Zustand entlassen werden. In der ein Jahr darauf angefertigten Kontrollaufnahme war der zentrale Knochendefekt nur mehr als bohnengroße Zone abgeschwächter Dichte zu erkennen. Die wallartige Exostose hatte sich komplett zurückgebildet.

Gestützt auf die damalige Fachliteratur (*Aschoff, E. Albrecht, Küntscher*) und eigene Beobachtungen, die er aus dem aktuellen Krankheitsverlauf gewonnen hatte, stellte *Lang* in der anschließenden Diskussion Überlegungen zur Ätiologie des Cholesteatoms an. Aufgrund einer embryonalen Entwicklungsstörung konnte es demnach zur Verlagerung von Epidermiskeimen kommen, die für die spätere Entwicklung epithelialer Neoplasmen verantwortlich gemacht wurde. Ein Beispiel dafür war das Cholestetom, das nach *Aschoff* v. a. in den Hirnhäuten lokalisiert war. In diesem Sinne war die Neubildung als Choristom zu bezeichnen, weil es sich um versprengtes, artfremdes Gewebe handelte. Da die Geschwulst im Gegensatz zu reinen Choristomen aber eine Tendenz zu autonomem Wachstum zeigte, hielt *Lang* die Bezeichnung Choristoblastom für zutreffender. Auf der Basis einer solchen Entwicklungsstörung sah *Lang* den Kopfsturz als auslösenden Faktor für die Proliferation des versprengten Gewebes an. Der zunehmende Druck auf den Knochen hatte dabei zur Ausbildung der wallartigen Exostose geführt, die sich bei Wegfall des mechanischen Reizes (Tumorexstirpation) von selber wieder zurückbildete. Daraus ergab sich nach *Lang* die therapeutische Konsequenz, dass in diesem Fall eine Abmeißelung der Exostose aus kosmetischen Gründen überflüssig war. Abschließend betonte *Lang* die Notwendigkeit bei Geschwülsten der Schädelkalotte differentialdiagnostisch neben den häufigen Atheromen (einfache Excision) und primären Knochentumoren (Abmeißelung) auch die seltenen Cholesteatome in Betracht zu ziehen, da nur unter diesen Umständen der jeweils adäquate Behandlungsweg eingeschlagen werden könne.

4.2.2. Das Krankheitsbild des Cholesteatoms

4.2.2.1. Definition des Cholesteatoms [1519]

Wie das Neurinom stammt das Cholesteatom histogenetisch vom äußeren Keimblatt (Ektoderm) ab, weshalb es im Anschluß an dieses besprochen werden soll. Nach der etablierten Tumoreinteilung (epitheliale, mesenchy-

---

[1519] Boenninghaus 1993, 119-121. Rathmann 1993, 10-12. Riede 1993, 343.

male, embryonale Tumoren) bereitet die Zuordnung der Geschwulst insofern Schwierigkeiten, da dem Cholesteatom verschiedene Krankheitsursachen zugrundeliegen können, die eine Einteilung in unterschiedliche Kategorien zulassen, worauf im folgenden noch näher eingegangen wird.

Das Cholesteatom (cholos = *gr.* Galle, stearos = *gr.* Fett; -om = *gr.* Geschwulst) stellt eine benigne Neoplasie aus devitalen Epithelmassen dar, die solitär oder multipel im Bereich des Schädels angetroffen werden kann. Während die seltenen angeborenen Formen (2 %) sowohl extrakraniell (subcutan), als auch intrakraniell (im Bereich der Schädelknochen und Hirnhäute) gefunden werden (s. Abb. 36a), stellt das Mittelohr (Paukenhöhle, Höhlen des Warzenfortsatzes) die Prädilektionsstelle der erworbenen Form (98 %) dar. Die langsam wachsende, kugelige Geschwulst kann Ausmaße von Stecknadelkopf- bis Apfelgröße erreichen. Die wenig gebräuchliche Bezeichnung der Perlgeschwulst erinnert an ihren äußeren Aspekt: durch Lichtbrechung in den konzentrisch geschichteten äußeren Lagen erhält der Tumor seinen typischen perlmutterartigen Glanz. Histologisch setzt er sich aus zwiebelschalenartig geschichteten Epithelmassen und abgeschilferten Hornlamellen zusammen, die von einer Kapsel aus verhorntem Plattenepithel umgeben werden. Nach außen schließt eine dünne Perimatrix aus Bindegewebe an (s. Abb. 36b). Die Schichten der Epidermis (s. Abb. 37) kommen dabei in umgekehrter Reihenfolge zu liegen, sodass die Hornschuppen nicht nach außen abgestoßen werden können und sich im Inneren des Tumors zu einer immer größeren Masse ansammeln. Während der Tumor palpatorisch von weich-fluktuierender Konsistenz ist, bildet der Detritus aus desquamierten Zellschuppen eine amorphe Masse von trockenbrüchiger Beschaffenheit. Chemisch besteht der Tumor zum größten Teil aus Keratin (Hornstoff; keratos = *gr.* Horn), einem schwefelreichen Skleroprotein.[1520]

[1520] Pschyrembel 1994, 771.

Tumorchirurgie

Abb. 36: Zum Krankheitsbild des Cholesteatoms

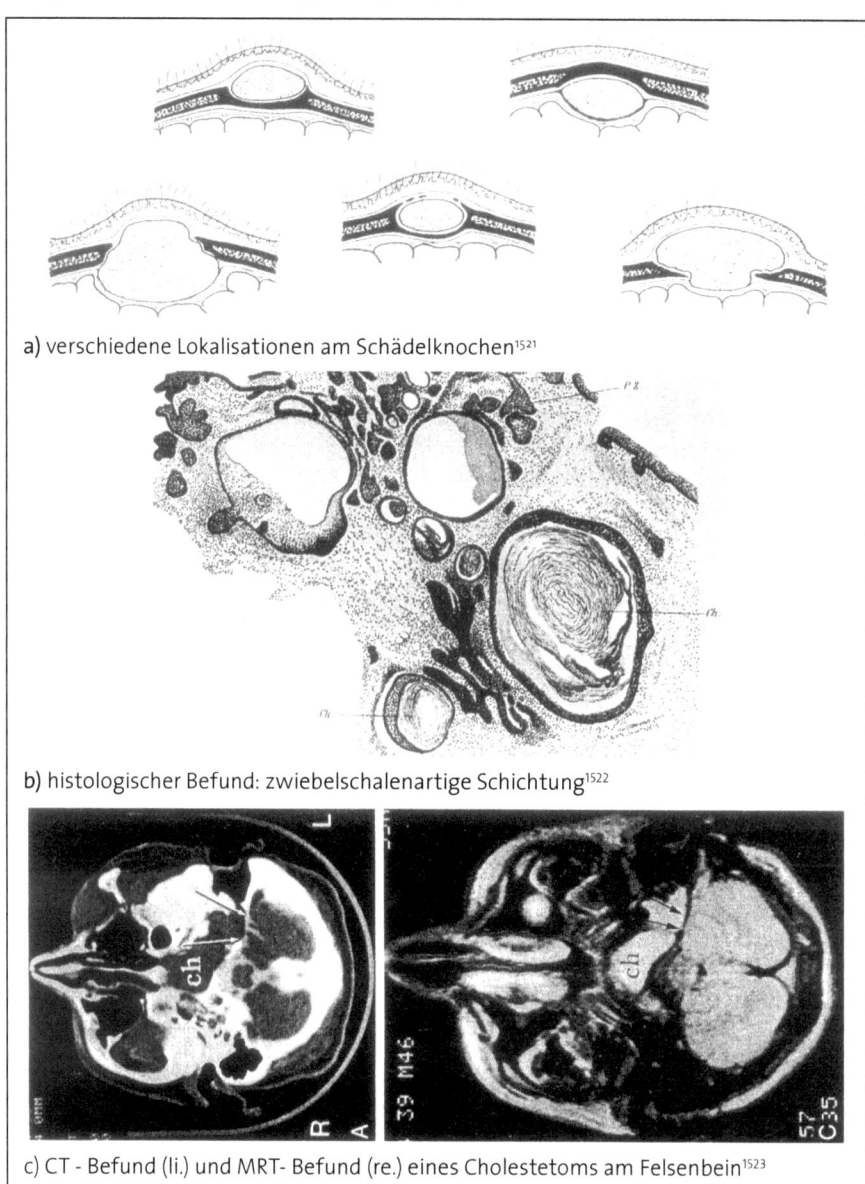

a) verschiedene Lokalisationen am Schädelknochen[1521]

b) histologischer Befund: zwiebelschalenartige Schichtung[1522]

c) CT - Befund (li.) und MRT- Befund (re.) eines Cholestetoms am Felsenbein[1523]

[1521] Hamperl 1960, 62.
[1522] Jahn 1989, 850.
[1523] Liu 1989, 908.

Abb. 37: Histologische Schichten der Haut (Cutis)[1524]

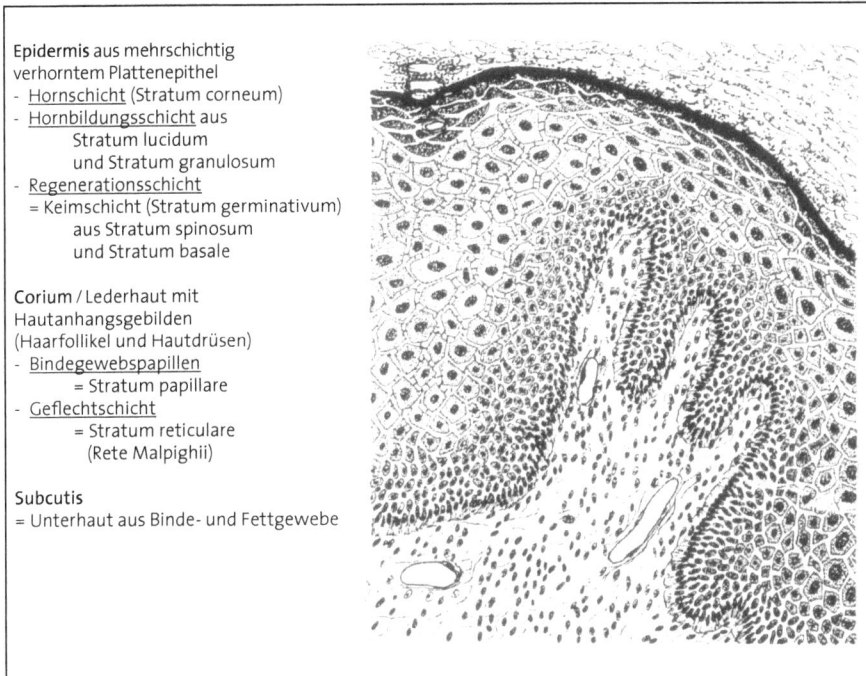

Epidermis aus mehrschichtig
verhorntem Plattenepithel
- Hornschicht (Stratum corneum)
- Hornbildungsschicht aus
    Stratum lucidum
    und Stratum granulosum
- Regenerationsschicht
    = Keimschicht (Stratum germinativum)
    aus Stratum spinosum
    und Stratum basale

Corium / Lederhaut mit
Hautanhangsgebilden
(Haarfollikel und Hautdrüsen)
- Bindegewebspapillen
    = Stratum papillare
- Geflechtschicht
    = Stratum reticulare
      (Rete Malpighii)

Subcutis
= Unterhaut aus Binde- und Fettgewebe

Wie eingangs angesprochen können die Cholesteatome in zwei Gruppen unterteilt werden:

- angeborenes / kongenitales = echtes / wahres Cholesteatom (2 %)
- erworbenes = falsches Cholesteatom / Pseudocholesteatom (98 %)
  - primäres
    – genuines (Invaginationscholesteatom)
    – entzündliches (Immigrationscholesteatom)
  - sekundäres
    – traumatisches (Implantationscholesteatom)

Heute wird davon ausgegangen, dass es sich bei den angeborenen Formen um embryonal versprengte Epidermiskeime handelt, die als ektodermale Abschnürungen bevorzugt an Stellen entstehen, an denen sich das äußere Keimblatt während der intrauterinen Entwicklung der Organanlagen im Kopfbereich einstülpt. Diese ätiologische Annahme wird durch die Tatsa-

---

[1524] Leonhardt 1985, 307.

che gestützt, dass echte Cholesteatome bevorzugt im Bereich der embryonalen Spaltbildungen gefunden werden (große und kleine Fontanelle, Einsenkungen des Ektoderm bei der Anlage der Sinnesorgane). Aufgrund der teratoiden Genese werden die kongenitalen Cholesteatome auch zu den embryonalen Mißbildungstumoren gezählt und dabei den Epidermoidzysten gleichgestellt. Als dysontogenetische Tumoren können diese ektop gelegenen Geschwülste auch als Choristome (choristos = *gr.* getrennt) bezeichnet werden. In der Vielseitigkeit der Namensgebung wird deutlich, dass die Pathogenese embryonaler Tumoren auch heute noch nicht vollständig geklärt ist. Um die in diesem Zusammenhang gebräuchlichen Begriffe zu verdeutlichen, werden sie in Tab. 29 genauer definiert.

Tabelle 29: Mißbildungstumoren [1525]

Tumor	Etymologie	Definition	Lokalisation
Choristom	Choristos = *gr.* getrennt	Proliferation aus versprengtem ortsfremden Gewebe ohne Wachstumstendenz	
Choristoblastom	blaste = *gr.* Sproß blastano = wachsen	ektope Geschwulst mit autonomem Wachstum	
Epidermoid	epi = *gr.* darauf derma = Haut eides = ähneln gleichen	mit **Epidermis** ausgekleidete **Zyste**	Schädel Spinalkanal
Dermoid	derma = Haut	**Zyste** mit Wand aus **Epidermis + Corium** (mit Hautanhangsgebilden)	Schädel Haut, Ovar
Hamartom	amartion = *gr.* Fehler amartanein = verfehlen	tumorartige Fehlbildung aus **atyp. differenziertem Keimgewebe**	Haut, Lunge Leber
Teratom	teratos = *gr.* Wunder Ungeheuer	**Mischgeschwulst** aus Abkömmlingen aller **drei Keimblätter**	Gonaden
Germinom	germinare = *lat.* sprossen	vom **Keimgewebe** ausgehender Tumor (Seminom des Hodens, Dysgerminom des Ovar)	Gonaden

Den weitaus größten Teil bilden die Pseudocholesteatome. Da sie ausschließlich im Mittelohr beobachtet werden, fallen sie in das Spezialgebiet der Hals-Nasen-Ohren-Heilkunde.

[1525] Masuhr 1992, 304-306. Pschyrembel 1994, 192, 262, 315, 415, 533, 592 und 1518.

Um die spätere Darstellung der verschiedenen ätiologischen Vorstellungen (III. 4.2.2.3.) verständlich zu machen, ist vorab eine kurze Erklärung der anatomischen Verhältnisse des Höhrorgans notwendig, wobei wir uns auf die Räume beschränken, die für das Cholesteatom von Interesse sind (s. Abb. 38).
Der Hörapparat gliedert sich (abgesehen von der Ohrmuschel) in drei Teile:

- äußerer Gehörgang, von Epidermis ausgekleidet (Meatus acusticus externus)
- Mittelohr, bestehend aus Paukenhöhle (Cavum tympani) mit Gehörknöchelchen (Hammer = Malleus, Amboß = Incus, Steigbügel = Stapes) und Ohrtrompete (Tuba auditiva), die das Mittelohr mit dem Pharynx verbindet. Durch Antrum und Aditus ist die Paukenhöhle außerdem mit den Hohlräumen des Warzenfortsatzes verbunden (Cellulae mastoideae des Proccessus mastoideus), die als pneumatisierte Knochenabschnitte die Nebenhöhlen des Mittelohrs darstellen. Das Mittelohr ist vollständig von Schleimhaut (Mukosa) ausgekleidet
- Innenohr (Labyrinth) mit Bogengängen (Canales semicirculares) und Schnecke (Cochlea), die jeweils aus knöcherner Wand und häutigem Inhalt bestehen.

Während äußeres und mittleres Ohr der Schalleitung dienen, enthält das innere Ohr die Sinnesepithelien für das Gleichgewicht- und Hörorgan, das als Organum stato-acusticum eine funktionelle Einheit bildet (N.vestibulocochlearis = Hirnnerv VIII als gemeinsame Leitstelle). Das Trommelfell (Membrana tympani) bildet die Scheidewand zwischen äußerem und mittlerem Ohr. Der größte Teil (Pars tensa) ist straff gespannt und aus drei Schichten aufgebaut (Hautschicht – Lamina propria aus Bindegewebe – Schleimhaut auf der Innenseite). In einem begrenzten Teil am oberen Rand (Pars flaccida = *Shrapnell*'sche Membran)[1526] fehlt die bindegewebige Stützschicht, sodass das Trommelfell hier schlaff und wesentlich dünner ist. Diese Stelle stellt einen locus minoris resistentiae für pathologische Prozesse dar.[1527]

Das Mittelohr steht in enger topographischer Beziehung zum N.facialis und Sinus sigmoideus (venöser Abfluß des Gehirns) und ist nur durch eine dünne Knochenlamelle vom intrakraniellen Raum getrennt, sodass pathologische Prozesse durch Knochenarrosion schwerwiegende Komplikationen nach sich ziehen können.

[1526] Pschyrembel 1994, 1417. *Henry Shrapnell* (1761-1841), Anatom und Chirurg (London).
[1527] Voss und Herrlinger Bd. III 1957, 238-246. Boenninghaus 1993, 4-26.

Tumorchirurgie

Abb. 38: Anatomische Übersicht über das Höhrorgan[1528]

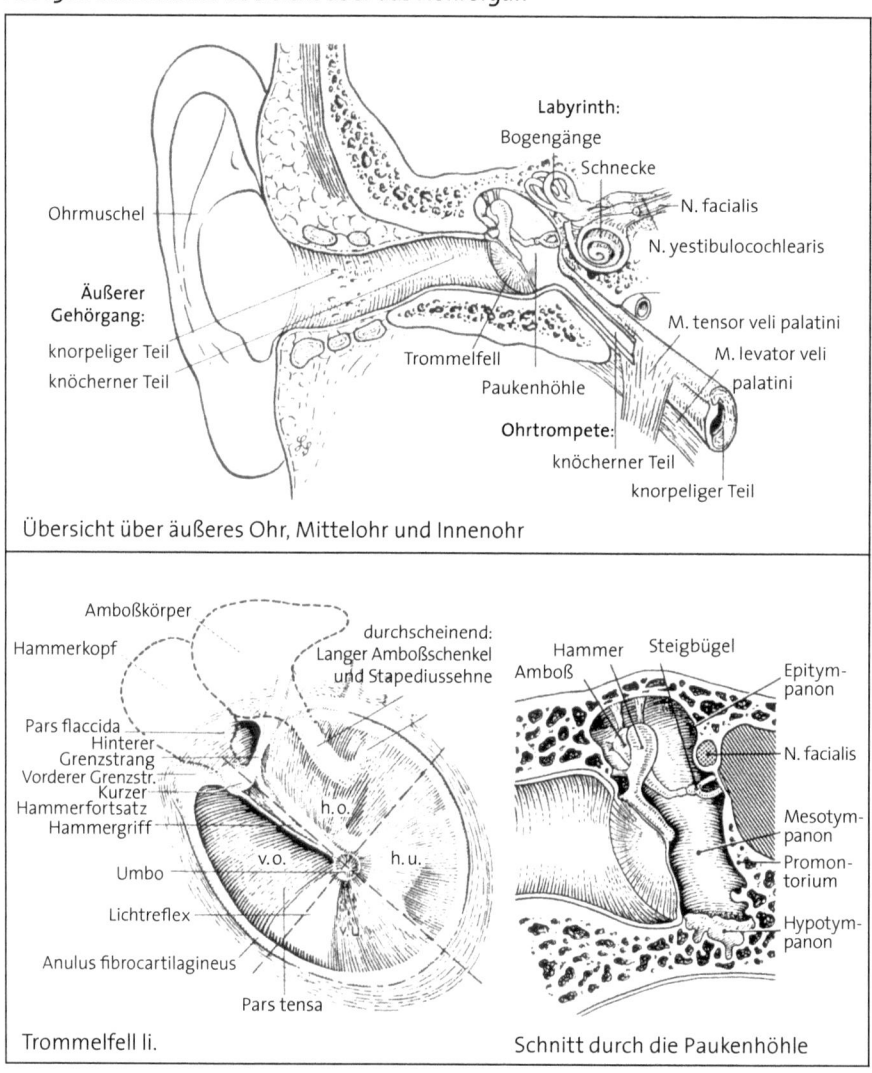

Nach diesem Exkurs in die Anatomie werden die zwei Erklärungsmodelle zur Genese des erworbenen Cholesteatoms nun verständlich, weshalb sie im Vorgriff auf Kap. III. 4.2.2.3. kurz angesprochen werden sollen. Bei dem

[1528] Boenninghaus 1993, 5,8 und 14.

primären Cholesteatom ist das Trommelfell urprünglich intakt. Durch Tubenventilationsstörungen (chron. Tubenkatarrh, adenoide Vegetationen) kommt es zu einem Unterdruck in der Paukenhöhle, der eine Retraktion des Trommelfells bewirkt. Durch Abschilferung des Epithels in den Retraktionstaschen und Proliferation entwickelt sich im Laufe von Jahren ein sog. »Invaginations-/Retraktionscholesteatom«. Eine zweite Möglichkeit stellt das Einwachsen von Epithelzapfen des Trommelfells in chron. entzündete Paukenhöhlen-Schleimhaut dar (»Immigrationscholesteatom«). Im Krankheitsverlauf kann es durch Einreißen der Pars flaccida zu einer Trommelfellperforation kommen. Im Gegensatz hierzu nimmt das sekundäre Cholesteatom seinen Ausgang von einem randständigen Trommelfelldefekt (entzündlich, traumatisch, iatrogen), durch den das verhornte Plattenepithel des äußeren Gehörgangs in die Räume des Mittelohrs einwächst (»Implantationscholesteatom«). Dabei ist stets zu bedenken, dass die pathogenetischen Modelle nur theoretische Denkhilfen darstellen, die sich gegenseitig nicht ausschließen, weshalb in der Praxis auch mehrere Wege gleichzeitig denkbar sind.[1529]

Abschließend sollen noch einige Überlegungen zur Symptomatik und Diagnostik des Cholstetoms folgen. Während angeborene Cholesteatome am Schädel meist asymptomatisch bleiben, können sich die erworbenen Formen im Mittelohr durch Otorrhoe und unspezifische Symptome wie Kopfschmerz, Schwindel, Druckgefühl bemerkbar machen. Oft werden sie erst durch eine akute Exazerbation mit intrakraniellen Komplikationen manifest (Schalleitungs-Schwerhörigkeit durch Zerstörung der Gehörknöchelchen, Facialisparese, Sinusthrombose, Meningitis, Hirnabszeß).

Während das kongenitale Cholesteatom eine Ausschlußdiagnose darstellt (typische Lokalisation, Fehlen entzündlicher Vorerkrankungen), sind für die erworbene Form die Symptomatik und ein evtl. bestehender Trommelfelldefekt wegweisend. Neben der klinischen Diagnostik (Otoskopie, Hörprüfung) können durch spezielle Röntgenaufnahmen (nach *Schüller, Stenvers, E.G. Mayer*) sowie ergänzende CT- und MRT-Befunde die genaue Lokalisation und das Ausmaß des Tumors bestimmt werden. Dabei liefert die präoperative Bilddiagnostik entscheidende Hinweise für die Wahl des idealen Zugangswegs. Das CT in axialer Projektion hat sich dabei in der Darstellung der Knochenstrukturen gegenüber dem MRT als überlegen erwiesen, während letzteres eine bessere Abbildung der Weichteile gestattet (s. Abb. 36c).[1530] Daneben steht mit der in den 90-er Jahren des letzten Jahrhunderts eingeführten Mittelohr-Endoskopie ein sicheres Verfahren zur Exploration der Mittelohrräume zur Verfügung. Bei bestehender Trommel-

---

[1529] Sculerati und Bluestone 1989, 859-868.
[1530] Liu und Bergeron 1989, 897.

fellperforation wird sie mit einem starren Endoskop über den äußeren Gehörgang durchgeführt; andernfalls kann über die nasopharyngeale Öffnung ein flexibles Endoskop eingeführt werden. Der Zugang über das Mastoid erfordert dagegen eine operative Freilegung.[1531]

Trotz der operativen Entfernung sind Rezidive (20-25 %) immer noch relativ häufig,[1532] sodass postoperative Kontrolluntersuchungen für mindestens drei Jahre durchgeführt werden sollten. Die wichtigste Differentialdiagnose stellt das Atherom dar, das äußerlich ein ähnliches Bild liefert. Im Gegensatz zum Cholesteatom lässt es sich i. d. R. mit der Haut verschieben. Der histologische Befund ist für die genaue Diagnose ausschlaggebend. Nachdem wir den Themenbereich damit definitionsgemäß abgesteckt haben, schweift unser Blick nun in die Geschichte zurück, um zu klären seit wann diese Geschwulstart historisch dokumentiert ist.

4.2.2.2. Medizinhistorischer Rückblick zur Geschichte des Cholesteatoms

Der Begriff des Cholesteatoms wurde vor weniger als zweihundert Jahren in die medizinische Nomenklatur aufgenommen, nachdem zu Anfang des 19. Jh. die ersten Beschreibungen als zufällige Sektionsbefunde in intrakranieller Lokalisation aufgezeichnet worden waren. Während die innerhalb der Schädelhöhle gelegenen Cholesteatome also über den längsten Zeitraum der vieltausendjährigen Medizingeschichte unentdeckt blieben, ist dies für die epikraniell und im Gehörgang befindlichen Geschwülste schon allein aufgrund ihrer bei äußerer Inspektion sichtbaren Lage nicht anzunehmen. In der zweiten Hälfte des 19. Jh. schrieb *Virchow* mit dem ganzen Nachdruck seiner unbestrittenen Autorität: »*Cholesteatome und…Atherome…stehen sich unter den neugebildeten Cystoiden, womit ich eine ihrem Wesen nach balgförmige Geschwulst bezeichne, sehr nahe,…aber sollten nicht ohne weiteres vereinigt werden.*«[1533] Der Chirurgieprofessor *Walther Heineke* ordnete sie in seinem Lehrbuch (1882) den Balggeschwülsten zu, wobei er sich nicht eindeutig auf Atherome bzw. Dermoide festlegte und das Cholesteatom als eine »*höchst eigentümliche Geschwulstform, die in sehr seltenen Fällen in den Schädeldecken beobachtet wird*« bezeichnete.[1534] Diese Zitate belegen beispielhaft, dass das Cholestatom lange Zeit mit anderen Tumorarten (Atherom, Dermoid, Ohrpolyp u. a.) gleichgesetzt wurde. Daher ist davon auszugehen, dass sich hinter den Balggeschwülsten aus Antike und Mittelal-

---

[1531] Magnan 1996, 785-794.
[1532] Edelstein und Parisier 1989, 1030.
[1533] Virchow 1863, 394.
[1534] Heineke 1882, 145.

ter wohl auch das eine oder andere Cholesteatom verborgen hat, obgleich dies rückblickend im Einzelfall nicht mit letzter Sicherheit zu entscheiden ist.

In der Antike umfasste der Geschwulstbegriff eine Vielzahl pathologischer Veränderungen. Unter einem Tumor wurden alle lokal begrenzten Anschwellungen verstanden, ohne zwischen Entzündung, Ödem oder autonomem Neoplasma zu unterscheiden. Die Beschreibung der Geschwülste orientierte sich i. e. L. an äußeren Merkmalen. Dagegen war die unterschiedliche Prognose einzelner Tumorarten schon den griechischen Ärzten des Altertums bekannt, sodass in den Werken des *Celsus* und *Galen*, in denen das Wissen der hippokratischen bzw. alexandrinischen Schule überliefert ist, eine grobe Trennung in gutartige Balggeschwülste und bösartige Krebsgeschwülste vorgenommen wurde.

Balggeschwülste (Synonym: tumores cum folliculo, tubercula, nodi, bursa panniculosa) wurden ihrem Inhalt nach in folgende Kategorien eingeteilt:

- Ganglion (gagglion = *gr.* Knoten, Geschwulst), einfache Balggeschwulst
- Atheroma (atheros = *gr.* Weizenbrei) mit grützbreiartigem Inhalt
- Meliceris (melitos = *gr.* Honig) mit honigähnlichem Inhalt
- Steatom (steatos = *gr.* Talg, Fett) mit fettartigem Inhalt (dem Lipom entsprechend).

Als ihr charakteristisches Kennzeichen galt der äußere Sack/Balg, der in der Antike als chiton oder tunica (Gewand), später als sacculus, cystis, Bläslein oder Bälglein bezeichnet wurde. Da sowohl *Celsus* als auch *Leonides* in einzelnen Fällen Haare, Knorpel und Kalkkonkremente als Inhalt der Tumoren beschrieben, sind darunter aller Wahrscheinlichkeit nach die später unter dem Namen der Dermoide und Teratome geführten Fehlbildungen aufzufassen. Als bevorzugte Lokalisation der Balggeschwülste galten der Schädel und die Genitalien.

Krebsgeschwülste verliefen nach Ansicht der antiken Autoren in folgenden Stadien:

- Skirros (skirros = *gr.* hart), Induration als Vorstufe des Carcinoms
- Carcinom/Cancer (karzinos = *gr.* Krebs):
  - geschlossen (Cancer occultus)
  - offen/ulzeriert (Cancer apertus).

Die Namensgebung des Carcinoms durch *Galen* rührt von der Ähnlichkeit der Gefäßausläufer des Tumors mit den Handzangen des Krebstiers. Als typischer Sitz der Krebsgeschwülste galten neben Gesicht und Brust, die Leber und der Uterus.[1535] Der Ausdruck des »Sarkom« wurde zu dieser Zeit noch

---

[1535] Puschmann Bd. III 1902-1905, 64. Gurlt 1964 Bd. I, 358-359, 434, 490-491; Bd. III, 482-486.

Tumorchirurgie

nicht für maligne Tumoren verwendet. Obzwar *Galen* die »fleischigen Gewächse« (sarx = *gr.* Fleisch) erwähnt, blieb deren Bedeutung zweifelhaft.[1536]

Im Mittelalter und der frühen Neuzeit wurde die Einteilung der antiken Autoren weitgehend unverändert übernommen. Gewöhnlich unter dem Namen der nodi oder »loupes« wurden die Balggeschwülste vielfach beschrieben (u. a. von *Fiorentinus, Argellata, Bertapaglia, Ingrassia, de Chauliac, Paré*).[1537] Als neue Bezeichnungen finden wir napta/natta, testudo (Schildkröte) oder talpa (Maulwurf). Die Namen sollten daran erinnern, dass die Geschwulst unter ihrem Balg wie die Schildkröte unter ihrem Panzer, bzw. wie der Maulwurf unter seinem Hügel lag (*Roger, Roland, Vier Meister, Bruno, da Vigo, Dalla Croce, Fallopio* u. a.).[1538] *Gurlt* ist der Ansicht, dass es sich bei diesen geschwustartigen Proliferationen um Abszeßbildungen am Kopf gehandelt hat.[1539] Möglicherweise verstecken sich dahinter aber auch manche kon-genitalen Cholesteatome, da die eiförmige Geschwulst von *Roger* und *Roland* als »unbeweglich und den Knochen verderbend« beschrieben wurde (»*adheret craneo et ipsum contami-nat*«); auch andere Autoren erwähnen, dass diese Geschwulst »*cum corruptio ossis*« einhergehen kann (*Lanfranco, Guido, Peccetti*).[1540]

Durch den portugiesischen Arzt *Amatus Lusitanus* (geb. 1511)[1541] ist uns ein Fallbericht überliefert, der aufgrund der ähnlichen Symptomatik mit einiger Wahrscheinlichkeit die erste Beschreibung eines Cholesteatom des Gehörgangs darstellt. Bei einem 8-jährigen Jungen, der unter anhaltendem Ohrenfluß litt, hatte sich ein indolentes »tuberculum« vom Typ der testudines gebildet. Wegen eines akuten Temperaturanstiegs wurde die Geschwulst eröffnet. Dabei fand sich der Schädelknochen darunter perforiert. Der Patient erlag wenige Tage später unter Convulsionen seinen intrakraniellen

---

[1536] Puschmann Bd. I 1902-1905, 433. Gurlt Bd. I 1964, 435.
[1537] Gurlt 1964 Bd. I, 823, 834, 860; Bd. II, 83, 307, 705.
[1538] Gurlt 1964, Bd. I 709, 736, 923; Bd. II 356, Bd. III 391.
[1539] Gurlt Bd. III 1964, 482.
[1540] Gurlt 1964, Bd. I 709, 841; Bd. II 593.
[1541] Gurlt Bd. III 1964, 424 –425. *Amatus Lusitanus* (geb. 1511) wurde als Juan Rodriguez de Castel Branco in Portugal geboren. Um in Salamanca studieren zu können, konvertierte er vom jüdischen Glauben zum Christentum. Nach kurzer chirurgischer Tätigkeit ging er für einige Zeit nach Antwerpen und Paris, wo er mehrere Sektionen durchführte. Nachdem sein Vermögen durch die spanische Inquisition eingezogen worden war, wählte er Mazedonien zum Exil, da den Juden hier die freie Ausübung ihres Kultes erlaubt war. Dort kehrte er zu seinem ursprünglichen Glauben zurück. Als umfassend gebildeter Arzt verfasste er mehrere medizinische Werke.

Komplikationen (»Curationes medicinales«, Centurie V, Curatio 8).[1542] Der weitaus größte Teil der Cholesteatome ist im Ohr lokalisiert (s. III.4.2.2.1.). Daher ist anzunehmen, dass es sich auch in manchen Fällen der seit der Antike bekannten Ohrpolypen (*Celsus*) in Wahrheit um Perlgeschwülste gehandelt hat.[1543] Granulationspolypen des äußeren Gehörgangs wurden in der medizinischen Literatur des Abendlandes mehrfach erwähnt (u.a. bei *Saliceto, Fiorentinus, da Vigo, Paré, Fabricius Hildanus, Scultetus, Heister*). Insbesondere bei eitrigem Ohrfluß (*Paré*) und tiefsitzenden, vom Trommelfell entspringenden Polypen (*Th. Wolff, Saissy* 19.Jh.) ist die Übereinstimmung mit entzündlichen Cholesteatomen naheliegend. Schon im 15. Jh wurde zur Untersuchung des Gehörgangs von *da Vigo* ein Spiegel empfohlen, der durch den Einfall des Sonnenlichts die Inspektion erleichtern sollte.[1544] Als diagnostisches Hilfsmittel fand der durchbohrte Ohrenspiegel jedoch erst vier Jahrhunderte später allgemeinen Eingang in die ärztliche Praxis, nachdem der westfälische Landarzt *Friedrich Hofmann* (1806-1886) Mitte des 19.Jh. die genial einfache Konstruktion entwickelt hatte.[1545] Infolge der verbesserten Diagnostik unterschied man bei den Neubildungen im Ohr fortan Polypen, Carunculae (Granulationen) und maligne Tumoren (*von Gaal*).[1546]

Mit den im 18. Jh einsetzenden Bemühungen, die Geschwulstproblematik auf der Basis einer rein naturwissenschaftlichen Medizin anzugehen (*Heister, Haller, Bichat*) wurde der Begriff des Tumors genauer definiert. *Heister* hatte eine Trennung von Schwellungen und Gewächsen gefordert (s.a. III. 4.1.2.3.). Auf der Grundlage seiner Gewebelehre wies auch *Bichat* auf die grundsätzlichen Unterschiede einer Gewebeinfiltration von der echten Geschwulst hin, für die er ein autonomes Wachstum des Zellgewebes als charakteristisch ansah. In Ahnlehnung daran versuchte zunächst *Abernethy* (1809) Anfang des 19.Jh. die Tumoren nach ihrer Gewebestruktur zu klassifizieren und teilte sie in Balg-, Knochen- und Fleischgeschwülste ein. Unter letztgenanntem Begriff waren benigne und maligne Tumoren nebeneinander anzutreffen. An *Morgagnis* Organpathologie anknüpfend, hatte *Bichat* mit seiner Gewebepathologie zu *Virchows* Zellularpathologie übergeleitet und damit wesentlich zur Entwicklung der modernen Histologie beigetragen.[1547] Vor diesem Hintergrund ist die entscheidende Wende in der Geschwulstforschung zu sehen. Eine Einteilung nach rein makroskopischen Merkmalen konnte nicht länger genügen. Alle seither aufgestellten Tumorklassifikati-

---

[1542] Gurlt Bd.III 1964, 429.
[1543] Schwarzte 1885, 210.
[1544] Gurlt Bd.III 1964, 667.
[1545] Ackerknecht 1992, 143.
[1546] Schwarzte 1885, 210.
[1547] Eckart und Gradmann 2001, 44-45.

onen orientierten sich an histologischen Kriterien. Dabei wandelten sich die Einteilungsschemata in dem Maße, in dem sich der Stand der Histologie und Zytologie weiterentwickelte. *Lobstein* (1829) unterschied homöoplastische (natürliches Gewebe nachahmende) von heteroplastischen (vom Muttergewebe differente) Tumoren. *Henle* (1839) bezog gleichzeitig klinische Überlegungen mit ein und trennte homologe (benigne) von heterologen (malignen) Geschwülsten. *Virchow* endlich bezeichnete Tumoren, die aus einer einzigen Gewebeart bestanden als histioid, aus verschiedenen Gewebearten zusammengesetzte dagegen als organoid (1858). Gleichzeitig grenzte er den Geschwulstbegriff weiter ein, indem er von den echten Geschwülsten (Pseudoplasmen), Exudationsgeschwülste (Ödem, urtikarielle und entzündliche Schwellung) und Retentionsgeschwülste (Sekretionsprodukte) abtrennte. Einen zusätzlichen Impuls hatte die neue Disziplin der Embryologie der Tumorforschung gegeben. In Ahnlehnung an die Keimblättertheorie von *Wilhelm His* (1831-1904) gliederte *Th.A.E. Klebs* (1834-1913) die Geschwülste in Epithelialkrebse = Archiblastome (Abkunft vom Archiblast ~ Ekto-/Entoderm), Mesenchymalkrebse = Parablastome (Abkunft vom Parablast ~ Mesoderm) und Teratoblastome (Mischgeschwülste). Damit war das histogenetische Prinzip grundgelegt, dem seither alle Einteilungen folgen.[1548]

Einen von der allgemeinen Richtung abweichenden Weg schlug dagegen der Anatom und Physiologe *Johannes Müller* (1801-1858)[1549] ein, der in der chemischen Beschaffenheit das wichtigste Merkmal einer Geschwulst sah. Danach unterschied er z.B. Fettgeschwülste von leimgebenden und eiweißartigen Geschwülsten. Obwohl dieses Einteilungsschema bald schon wie-

---

[1548] Borst 1902, 20-39. Puschmann Bd.III 1902-1905, 64-71.
[1549] Pagel 1901, 1166-1169. Eckart und Gradmann 2001, 226-227. *Johannes Müller* (1801-1858) wurde als Sohn eines Schusters in Koblenz geboren. Schon während seines Studiums bekam er für eine wissenschaftliche Arbeit einen Preis der Fakultät zugesprochen. Nach seiner Promotion (1822) habilitierte er sich zunächst in Bonn als Privatdozent (1824). 1833 wurde er als Prof. der Anatomie und Physiologie nach Berlin berufen, wo er zugleich das anatomische Museum verwaltete. Neben einer fruchtbaren Lehrtätigkeit (zu seinen Schülern zählte die Elite der damaligen Medizin: *Schwann, Henle, Remak, Virchow, Helmholtz*) hinterließ er -trotz seines frühen Todes an einem Herzleidenein umfangreiches publizistisches Werk. Am bekanntesten wurde sein »Handbuch der Physiologie des Menschen« (Koblenz 1833-44). Zahllose Neuerungen gehen auf seine Arbeit zurück: der *Müller*'sche Gang bei der Bildung der Genitalien, sensorischer und motorischer Anteil der Spinalnerven, Reflexlehre, Geschwulstlehre, aber auch die Erforschung des Meeresplankton. Koblenz ehrte den berühmten Sohn der Stadt 1899 mit einem Denkmal.

der aufgegeben wurde, war es für die Namensgebung des Cholesteatoms entscheidend. Von der (später als unzutreffend erkannten) Annahme ausgehend, dass der Tumor chemisch aus Cholesterin und Fett zusammengesetzt sei, gab *Müller* ihm den aus dem Griechischen abgeleiteten Namen.

Schon zu Anfang des Jahrhunderts hatte *Guillaume Dupuytren* (1777-1835) einen an der Hirnbasis lokalisierten Tumor als »*Produktion von Silberweiß an der Oberfläche und grauem Weiß im Innern*« (1803) beschrieben und einen Wachsabdruck des Präparats der pathologisch-anatomischen Sammlung von Paris übergeben (s. Abb. 39b). Wenige Jahre später entdeckte ein weiterer französischer Arzt, *F. Leprestre*, bei der Obduktion eines 40-jährigen Patienten einen ähnlich gearteten Tumor am Mesencephalon, den er nach seiner äußeren Erscheinung als »tumeur adipociriforme« (adeps = *lat.* Fett; cirros = *gr.* gelb) bezeichnete. Er beschrieb den Tumor mit folgenden Worten: »*tumeur mamelonnée, dont les granulations sont en tout semblables à des perles, l'aspect aussi brillant que l'interieur de certaines coquilles*« (warziger Tumor, dessen Buckel vollkommen Perlen gleichen, von einem Aussehen, so glänzend wie das Innere gewisser Muscheln). Im Querschnitt bildete die trübweiße Substanz konzentrische Lagen.[1550] Diese Fälle waren dem Pariser Anatomieprofessor *Jean Cruveilhier* (1791-1874) bekannt, als er die Hirnsektion eines jungen Mädchens durchführte (1829). Eine ausge-dehnte Geschwulst an der Felsenbeinpyramide, die zwischen den Hirnhäuten lokalisiert war, hatte durch Kompression des Hirnstamms zum Tod der Patientin geführt. Dabei handelte es sich um einen »*tumeur volumineuse ayant tout l'éclat métallique de l'argent mat ou d'une perle de la plus belle eau....La couleur nacrée de la superficie contraste avec la couleur blanc-jaunâtre du centre*« (ausgedehnten Tumor von metallischem Glanz matten Silbers oder einer Perle des reinsten Wassers. ...Das perlmutterartige Aussehen der Oberfläche hebt sich von der weiß-gelblichen Farbe des Querschnitts ab). Wegen seines Aussehens gab *Cruveilhier* der Geschwulst den Namen »tumeur perlée« (s. Abb. 39a). Seine Konsistenz war wachsweich. Das Gewebe ließ keinerlei Organisation erkennen. Die chemische Analyse ergab stearinähnliche, cholesterinartige und albuminöse Substanzen. Wegen der damals unzureichenden Methoden erhob *Cruveilhier* berechtigte Zweifel: »*il est malheureux que l'analyse chimique ne soit pas venue dissiper les doutes qui peuvent exister sur le véritable caractère de cette matière*« (bedauerlicherweise konnte die chemische Analyse die Zweifel nicht zerstreuen, die über den wahren Charakter dieser Substanz bestehen).[1551]

[1550] Cruveilhier 1829, 3-4.
[1551] Cruveilhier 1829, 1-6.

Tumorchirurgie

Abb 39: Historische Abbildungen des Cholesteatoms

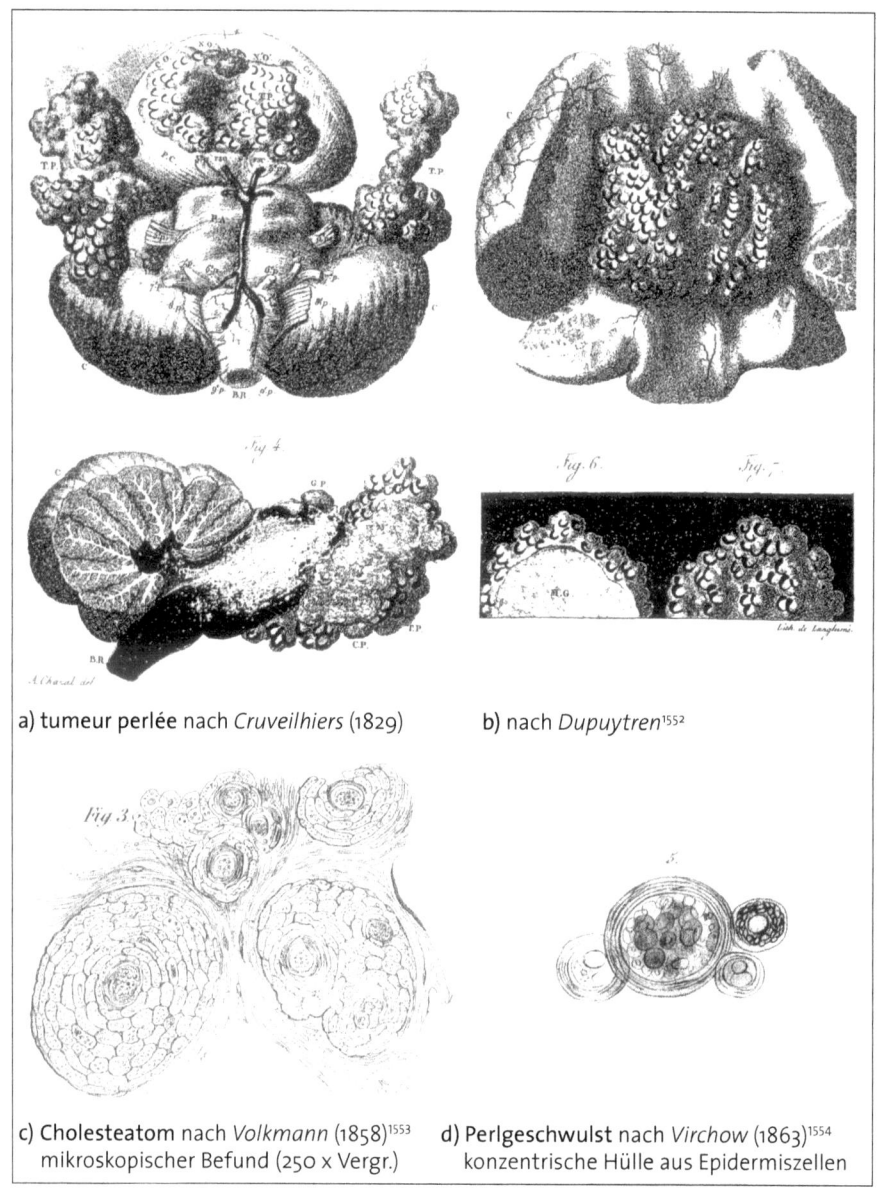

a) tumeur perlée nach *Cruveilhiers* (1829)

b) nach *Dupuytren*[1552]

c) Cholesteatom nach *Volkmann* (1858)[1553] mikroskopischer Befund (250 x Vergr.)

d) Perlgeschwulst nach *Virchow* (1863)[1554] konzentrische Hülle aus Epidermiszellen

[1552] Cruveilhier 1829-1835, 2. Livraison, Plage 6.
[1553] Volkmann 1858, Tafel I, Fig. 3.
[1554] Virchow 1863, Tafel IX, Fig.5

Als *Johannes Müller* kurz darauf seine Arbeit »Ueber den feineren Bau der krankhaften Geschwülste« (1838) publizierte, empfahl er eine Umbenennung der »perligen Tumoren« in Cholesteatoma, da er –wie oben erwähnt – die chemische Zusammensetzung für das entscheidende Kriterium zur Unterscheidung der Geschwülste hielt. Insgesamt stellte er acht eigene und ebensoviele Fälle aus der Literatur zusammen, von denen je die Hälfte intrakraniell bzw. subcutan gelegen war. Dabei bezog er in seine Zusammenstellung auch einige Geschwülste an Schulter und Nacken ein, bei denen es sich wohl um Atherome gehandelt hat. *Müller* erkannte als erster, dass der perlmutterartige Glanz durch Lichtbrechungen an den konzentrisch geschichteten, dünnwandigen Lamellen erzeugt wird. Nach seinen Untersu-chungsergebnissen enthielt die perlige Fettgeschwulst, wie oben erwähnt, im Unterschied zu Lipomen zwischen ihren Lagen Cholesterinkristalle. Die damals noch unzulänglichen Methoden der chemischen Analyse hatten zur Folge, dass die Befunde teils unklar oder gar fehlerhaft waren. Obwohl *Müllers* Annahme schon bald bezweifelt und später widerlegt wurde, war der einmal eingeführte Begriff des Cholesteatoms aus der medizinischen Nomenklatur nicht mehr zu verdrängen.[1555]

Zur selben Zeit erschienen die ersten Berichte über »fettglänzende Geschwülste« im Gehörgang (*Pappenheim* 1840, *Toynbee* 1850), ohne dass dabei zunächst ein Zusammenhang mit den Cholesteatomen hergestellt worden wäre. *Pappenheim* schilderte den Fall eines elfjährigen Kindes, das einem Tuberkuloseleiden erlegen war. Die zu Lebzeiten geklagten, beständigen Beschwerden im Ohr fanden ihre anatomische Erklärung in einer erbsengroßen Geschwulst im Gehörgang; weitere Tumormassen erstreckten sich von der Paukenhöhle bis in die Räume des Warzenfortsatzes. Dabei war die Tuba auditiva stark verengt. Weitere Fälle von Gehörgangstumoren wurden von *Pappenheim* als Balggeschwülste und Trommelfellpolypen interpretiert. Die histologische Beschreibung (dünne, epidermale Hülle; weißer, mattglänzender Inhalt) stimmt dabei ziemlich genau mit derjenigen erworbener Cholesteatome überein.[1556] Der Londoner Ohrenarzt *Joseph Toynbee* (1815-1866)[1557]

[1555] Virchow 1863, 371-373. Jahn 1989, 848.
[1556] Virchow 1863, 386-388.
[1557] Pagel 1901, 1720-1721. *Joseph Toynbee* (1815-1866) stammte aus der englischen Grafschaft Lincolnshire. Er studierte in London und erlangte schon bald eine Anstellung am anatomischen Museum des Roy. Coll. of Surgeons. Sein besonderes Interesse galt der Anatomie und Physiologie des Gehörgangs. In nahezu 1700 Sektionsberichten trug er maßgeblich zum Verständnis der pathologischen Veränderungen des Hörorgans bei. Als Prof. der Otiatrie und Mitglied der Roy. Society publizierte er u. a. ein Lehrbuch der Ohrenheilkunde (»Diseases of the ear«, London 1860), das auch in deutscher Sprache erschien (Würzburg 1863).

gab diesem Tumor die Bezeichnung Molluscum contagiosum[1558] (molluscuous tumour; sebaceous tumour nach *Cooper*), um damit seine weiche, talgartige Konsistenz zum Ausdruck zu bringen (molluscum = *lat.* weicher Pilz; sebum = *lat.* Talg). Bei der Sektion eines 67-jährigen Mannes war ihm der Tumor als zufälliger Befund aufgefallen (1850). Obwohl die perlweiß glänzende Geschwulst zu Knochenarrosionen geführt hatte, war sie asymptomatisch geblieben. Unter dem Mikroskop zeigte sich der gewohnte Inhalt von epidermalen Schuppen.[1559] *Rokitansky* hatte diese Tumoren dann den Cholesteatomen zugeordnet.

Als *Rudolf Virchow* über den aktuellen Stand der Cholesteatomfrage referierte (1855, Publikation 1863)[1560] trug er weitere sieben Fallberichte zusammen. Neben der intrakraniellen Lokalisation hatte er die Tumoren zweimal im Bereich des Gehörgangs beobachtet. Daher gab *Virchow* zu bedenken, diesen Sitz als Prädilektionsstelle mehr als bisher zu beachten. Auch er beschrieb den typischen perlartigen Balg aus zwiebelschalenartig gelagerten Schichten platter Zellen (s. Abb. 39d). Allerdings warnte er vor einer kritiklosen Übernahme der Bezeichnung »Cholesteatom« indem er folgendes zu bedenken gab: »*Freilich ist der Ausdruck Cholesteatom kein ganz glücklich gewählter. Cholesterin ist weder ein wesentlicher, noch ein constanter Bestandteil dieser Geschwülste. ...Am besten ist es, zu dem ursprünglichen Namen der Perlgeschwulst zurückzukehren.*«[1561] Trotz der nahen Verwandtschaft zu Atheromen, Dermoidzysten und Cancroiden betrachtete er die Perlgeschwulst als selbständige Neubildung. Obgleich sich die alte Bezeichnung *Cruveilhiers* nur am äußeren Erscheinungsbild des Tumors orientierte, hatte sie gegenüber *Müllers* Wahl doch den Vorzug, einen wahren Sachverhalt widerzuspiegeln. Dessenungeachtet wurde sie nicht allgemein akzeptiert: »*perhaps it lacked the authority of the Greek word*« (*Jahn*).[1562] Allerdings war der Hellenisierung des Begriffs in Margaritom (margarites = *gr.* perlartig) durch *Craigie* der gleiche Mißerfolg beschieden. Ebenso scheiterte *Schuhknechts* Vorschlag einer Umbenennung in Keratom (keras, keratos = *gr.* Horn). Wenn schon die chemische Zusammensetzung für die Namensgebung bestimmend bleiben sollte, sah dieser den Begriff des Cholesteatoms nicht länger als haltbar an, nachdem feststand, dass der Tumor im wesentlichen aus abgeschilferten Hornschuppen bestand. Wider

---

[1558] Pschyrembel 1994, 987. Heute wird der Ausdruck in anderer Bedeutung in der Dermatologie verwendet und bezeichnet Dellwarzen, die sich durch Infektion der Haut mit Poxviridae bilden.
[1559] Virchow 1863, 386-387. Jahn 1989, 850-851.
[1560] Virchow 1863, 371-416.
[1561] Virchow 1863, 414-415.
[1562] Jahn 1989, 848.

besseren Wissens wurde jedoch an dem durch die Tradition geheiligten Mißgriff festgehalten.[1563]

Während der folgenden hundert Jahre nach der Erstbeschreibung des Cholesteatoms blieb es ein Streitpunkt, welcher Art der Tumor am besten zugeordnet werden sollte. *Virchows* Bericht hatte die Diskussion aufs neue entfacht. Auch *Richard von Volkmann* (1830-1889) widmete als junger Chirurgiedozent in Halle diesem Thema einen längeren Beitrag (1858).[1564] Bei der Eingliederung der »Spirituosensammlung« des Geheimrat *Blasius* in das *Meckel*'sche Museum war ihm ein Präparat aufgefallen, das aus einem Agglomerat kugeliger Tumoren bestand und die gesamte Kopfschwarte überzog. *Volkmann* verglich die krümelige Geschwulstmasse mit der »*Consistenz alten Limburger Käses*«. Da die mikroskopische Untersuchung den Bau von Atheromkugeln vermissen ließ, dagegen den konzentrisch gelagerten Schichten des »tumeur perlée« vergleichbar war (s. Abb 39c), ordnete *Volkmann* sie den Perlgeschwülsten zu. Trotzdem sah er eine Artverwandtschaft mit den Atheromen als gegeben an, denn »*als epitheliale Bildungen dürfte es jederzeit möglich sein, dass aus einem Atherom sich ein Gebilde entwickelt, welches von den Cholesteatomen …nicht unterschieden werden kann.*«[1565] Daneben stellte er Übereinstimmungen mit weiteren Geschwulstarten fest, die heute unter anderer Bezeichnung geführt werden (Cylindrom *Billroths*, Schlauchknorpelgeschwulst *Meckels*, Ecchondrosis prolifera *Virchows*).

Das eingangs erwähnte Zitat aus *Heinekes* Lehrbuch der chirurgischen Krankheiten des Kopfes (1882) macht die zu Ende des Jahrhunderts bestehenden Schwierigkeiten deutlich, die auch ausgewiesene Kenner der Materie bei der Klassifizierung dieser Tumorart hatten. Obwohl *Heineke* die Unterschiede der einzelnen Balggeschwülste klar herausstellte (Atherom: vom Haarfollikel ausgehende, verschiebliche Geschwulst mit grützbreiähnlichem Inhalt, Sitz am behaarten Kopf, meist bei älteren Patienten; Dermoid: durch embryonale Keimversprengung bedingte, unverschiebliche Geschwulst mit Hautanhangsgebilden, bevorzugte Lokalisation an Schläfe und Stirn, meist jüngere Patienten), sah er sich außer Stande die Cholesteatome einer der beiden Arten zuzuordnen, da er sowohl Ähnlichkeiten mit den Follikularzysten (epithelialer Balg, gelblich-weißer breiartiger Inhalt), als auch mit den Dermoiden zu erkennen glaubte (Unverschieblichkeit durch umgebenden Knochenwall, gleiche Prädilektionsstellen). Im Gegensatz zu den Dermoiden enthielten die Cholesteatome allerdings keine Haare und waren anders als die Atherome von trockener Konsistenz.[1566]

[1563] Jahn 1989, 847-848.
[1564] Volkmann 1858, 46-52.
[1565] Volkmann 1858, 50.
[1566] Heineke 1882, 139-155.

Der Begriff der Dermoidzyste wurde zunächst in der Tiermedizin verwendet, als der Zoologieprofessor *Leblanc* eine sackähnliche Geschwulst im Gehirn eines Pferdes entdeckt hatte, deren Strukturen ihn an die Bestandteile der Haut erinnerten (1831). Wenig später hatte *Lebert* dann eine genaue Beschreibung des Cysteninhalts geliefert (1845) und die Dermoide von anderen heterotopen Neubildungen (Teratom) und den Atheromen unterschieden.[1567]

Mit der Zuordnung der Cholesteatome zu den Mißbildungstumoren war eine Klassifizierung allerdings nur für den Teil der Tumoren gelungen, die sich in intra- oder epikranieller Lage fanden. Unklarheit bestand dagegen weiterhin über die seit der Jahrhundertmitte in zunehmendem Maße diagnostizierten Cholesteatome des Gehörgangs. Mit dieser Problematik befaßte sich i. e. L. die neue Gilde der Augen- und Ohrenärzte (*von Tröltsch, Wendt, Adam, Politzer, Bezold* u.a.). Bedingt durch einen enormen Wissenszuwachs auf der einen Seite, und diagnostische und chirurgische Fortschritte auf der anderen Seite [u. a. *Wild*'sche Schlinge zur Abtragung von Ohrpolypen durch *Sir William Robert Wilde* (1815-1876), den Vater des bekannten Dichters], hatte sich die Ohrenheilkunde zu einer eigenständigen Disziplin entwickelt [erstes Lehrbuch 1821 durch *Jean Marie Gaspard* (1774-1838): »Traité des maladies de l'oreille et de l'audition«], die Anfang des 20. Jh. von der Ophthalmologie getrennt und später mit der Rhinologie sowie Laryngologie zu der Hals-Nasen-Ohren-Heilkunde vereinigt wurde.[1568] Es war v.a. *Anton Friedrich Freiherr von Tröltsch* (1829-1890),[1569] der die Perltumoren des Mittelohrs den Retentionsgeschwülsten zuordnete (angehäufte Ausscheidungsprodukte der entzündeten Schleimhaut) und eine Unterscheidung dieser sog. Pseudo-Cholesteatome (entzündlich) von den wahren Cholesteatomen (durch Keimversprengung) forderte (1868). Ein halbes Jahrhundert später führte *Wittmaack* (1918) den Ausdruck des genuinen Cholesteatoms ein, als dessen Ursache er einen anhaltenden Unterdruck in

---

[1567] Heineke 1882, 139. Laufenberg 1901, 3 und 7-8.
[1568] Ackerknecht 1992, 143.
[1569] Eckart und Gradmann 2001, 311. *Anton Friedrich Freiherr von Tröltsch* (1829-1890) wurde in Schwabach bei Nürnberg geboren. Er hatte zunächst Jura und Naturwissenschaften studiert, bevor er sich der Medizin zuwandte. Nach seiner Promotion (1853) war er als Augenarzt in Berlin und Prag tätig, bis er sein eigentliches Interessengebiet in der Otiatrie fand. 1860 habilitierte er sich in Würzburg für Ohrenheilkunde und war dort bis zu seinem Tod Extraordinarius in diesem Fach. Als Gründer des »Archivs für Ohrenheilkunde« und Verfasser eines Standardlehrbuchs setzte er Maßstäbe in der Ohrenheilkunde.

der Paukenhöhle ansah.[1570] In der Folge wurden die Pseudocholesteatome in zwei Untergruppen geteilt:

- primär/genuine (ohne vorbestehenden Trommelfelldefekt)
- sekundär (mit Trommelfellperforation).

Damit haben wir der chronologischen Darstellung aber schon vorausgegriffen, denn zunächst wurde in den Lehrbüchern der Ohrenheilkunde die Einteilung nach dem Vorschlag von *von Tröltsch* in die seltene kongenitale und die wesentlich häufigere entzündliche Form aufgenommen (*Schwartze*: »Die chirurgischen Krankheiten des Ohres«, 1885). Der Tumor wurde darin zum Sammelbegriff für die unterschiedlichen Bezeichnungen (Perlgeschwulst, Molluscum etc.), von Atheromen und Ohrpolypen allerding eindeutig abgegrenzt. Dabei übernahm *Schwartze* ungeprüft *Johannes Müllers* Aussage über den Cholesteringehalt der Cholesteatome.[1571]

Einen weiteren Beitrag zur Klärung der Cholesteatomfrage leistete *Bostroem* (1897) mit seiner Arbeit über die pialen und duralen Epidermoide und Dermoide. Wenn seine weitschweifigen Erklärungen zur Ätiologie, auf die wir im folgenden Kapitel noch zurückkommen werden, auch bald als überholt galten (*Lauterburg* 1922), war er doch der erste, der die Cholesteatome mit den Epidermoiden (also haarlosen epidermalen Zysten) in Zusammenhang brachte. Seither wurden diese in vielen Pathologielehrbüchern den epidermoidalen Tumoren zugeordnet. Aufgrund des histologischen Befundes wurden sie nicht länger mit Atheromen und Dermoiden gleichgesetzt (*Ribbert* 1905, *Kaufmann* 1922, *Aschoff* 1923).[1572] *Max Borst*, der als ausgewiesener Kenner der Materie galt, reihte das Cholesteatom dagegen in seinem zweibändigen Monumentalwerk »Die Lehre von den Geschwülsten« (1902) zusammen mit Hämangiomen und Lymphangiomen unter die endothelialen Geschwülste ein. Wegen seiner Zusammensetzung aus Hornlamellen betrachtete er die gebräuchliche Bezeichnung allerdings als irreführend. Trotzdem sich Gehörgangs- und Haut-Cholesteatome histologisch glichen, empfahl er aufgrund der unterschiedlichen Pathogenese eine getrennte Abhandlung.[1573] Obgleich er die Epidermoide in einem gesonderten Kapitel aufführte, erkannte er doch deren Ähnlichkeit mit den Cholesteatomen, wie aus folgender Äußerung hervorgeht: »*Häufig entsteht übrigens nach traumatischer Verlagerung von Epidermiszellen keine Cyste, sondern eine solide* cholesteatomartige Epithelperle«.[1574]

[1570] Russmann 1955, 3-4.
[1571] Schwartze 1885, 105 und 220-227.
[1572] Fischer 1948, 3-4.
[1573] Borst 1902 Bd. I, 381-385; Bd. II, 838-846.
[1574] Borst 1902, 840.

Drei Jahrzehnte später rechnete er die Gehörgangs-Cholesteatome zu den entzündlichen Hyperplasien, während er die Haut-Cholesteatome jetzt wie allgemein üblich zu den Epidermoiden zählte.[1575] *Hermann Coenen* lehnte sich in seiner Darstellung der Geschwülste (1928) eng an *Borsts* Einteilung an. Auch er ordnete die Cholesteatome den epithelialen Tumoren zu, korrigierte aber *Borsts* Annahme von der endothelialen Abkunft, da er das Ektoderm als alleinigen Ausgangspunkt betrachtete. Wie *Borst* wies er auf die Verwandtschaft mit den traumatischen Epithelzysten hin.[1576] Der teratogene Ursprung wurde von weiteren Autoren betont. So bezeichneten *Melnikoff* und *Raswedenkoff* den Tumor als Choristoblastom (1930). Auch W. *Mohoney* zählte ihn zusammen mit Epidermoiden, Dermoiden und Teratomen zu den Mißbildungstumoren (1936) und sprach sich sogar dafür aus, den ursprünglichen Namen zugunsten der Bezeichnung als Epidermoid aufzugeben.[1577] Im Folgenden wurde der Ausdruck für die wahren Cholesteatome oftmals synonym gebraucht (*Fischer* 1948,[1578] *Hamperl* 1960[1579]), während die im Mittelohr lokalisierte Formen trotz des identischen histologischen Bildes als Pseudo-Cholesteatome galten.[1580] In neuerer Zeit wurde angeregt, von Cholesteatomen nur bei den im Mittelohr gelegenen Tumoren zu sprechen und alle kongenitalen Formen (intrakraniell) als Epidermoide zu bezeichnen (*Masuhr* 1992).[1581] Da eine angeborene Grundlage in seltenen Fällen jedoch auch für die Gehörgangs-Cholesteatome anzunehmen ist, hat sich in der Praxis der Begriff des Cholesteatoms allgemein durchgesetzt, wobei diese in kongenitale und erworbene (primär/sekundär) Formen unterteilt werden.[1582] Nach der tabellarischen Übersicht zu diesem Kapitel (Tab. 30), wollen wir die hier schon angedeuteten pathogenetischen Faktoren im einzelnen darlegen, die im Laufe der Medizingeschichte als Auslöser dieses Krankheitsprozesses betrachtet wurden.

[1575] Borst 1936, 669-670.
[1576] Coenen 1928, 185-190.
[1577] Fischer 1948, 6-7.
[1578] Fischer 1948, 12. »*Jedenfalls zeigt das histologische Bild, dass wir es bei der als Cholesteatom und Epidermoid bezeichneten Form mit vollkommen gleichen Gebilden zu tun haben.*«
[1579] Hamperl 1960, 62.
[1580] Fischer 1948, 17-18. »*Die falschen Cholesteatome am Ohr zeigen jedoch das gleiche histologische Bild wie die Epidermoide des Schädelinnern. Sie unterscheiden sich morphologisch in keiner Weise, beide stellen das gleich anatomische Gebilde dar.*«
[1581] Masuhr 1992, 305-306.
[1582] Boenninghaus 1993, 119-120. Gantz und McCabe 1997, 862.

Tabelle 30: Zur Geschichte des Cholesteatoms

Zeit	Autor	Nomenklatur
Antike	Celsus, Galen u. a.	Balggeschwülste (Atherom, Meliceris, Steatom) Ohrpolypen
Mittelalter	Roger, de Chauliac u. a.	" (Testudo, Talpa)
Neuzeit 16.-18. Jh.	Paré, Dalla Croce, Fallopio, Lusitanus u. a.	"
19. Jh. 1800	Dupuytren, Leprestre	Tumeur adipociriforme
1829	Cruveilhier	Tumeur perlée
1838	Johannes Müller	Cholesteatom
1840	Pappenheim	Perlige Gehörgangsgeschwulst
1850	Toynbee	Molluscum contagiosum
	Cooper	Sebaceous tumour
1863	Virchow	Perlgeschwulst
	Craigie	Margaritom
	Schuknecht	Keratom
1868	von Tröltsch	Wahre Cholesteatome Pseudocholesteatome
20. Jh. 1918	Wittmaak	Genuines Cholesteatom
1. Hälfte	Aschoff, Borst, Coenen u. a.	Cholesteatom als Atherom, Dermoid, Epidermoid
2. Hälfte	Boenninghaus, Masuhr u. a.	**Kongenitales Cholesteatom** (Epidermoid) **Erworbenes Cholesteatom** - primär (Unterdruck im Mittelohr) - sekundär (Trommelfellperforation)

4.2.2.3. Zur Ätiologie des Cholesteatoms

Im letzten Kapitel wurde gezeigt, dass die Geschichte des Cholesteatoms als eigenständige Tumorart erst mit dem 19. Jh. beginnt. Für den weitaus größten Zeitraum in der Medizingeschichte lässt sich dieser Geschwulsttyp nur hinter den wechselnden Bezeichnungen für die Balggeschwülste und Ohrpolypen vermuten. Im Gegensatz zu den genauen Angaben über die Behandlung dieser lokal begrenzten Affektionen, fehlen Hinweise auf eine mögliche Ursache in den überlieferten Werken aus Antike und Mittelalter.[1583] So ist dem bereits in Kap. III. 4.1.2.3. Gesagtem nichts wesentliches hinzuzufügen, in dem auf die humoralpathologischen Vorstellungen bezüglich der Tumorgenese im allgemeinen näher eingegangen wurde, die seit dem Altertum vorherrschen und noch in manchen Theorien des 19. Jh. ihren Nachklang fanden. Erst als auch Überlegungen von Krankheit als lokales, organbezogenes Leiden Eingang in das medizinische Denken gefunden hatten, wurden

---

[1583] Gurlt Bd. III 1964, 482-484.

neue Theorien zur Ätiologie der Tumoren entwickelt. Während heterologe Geschwülste weiterhin mit einer Dyskrasie in Verbindung gebracht wurden, betrachtete man homologe Neoplasien als lokal begrenzten Krankheitsprozess (*Dupuytren* 1805, *Cruveilhier* 1829, *Lobstein* 1829 u.a.).[1584] Ob der Tumor dabei nur im Falle einer endogenen Disposition, bzw. durch welchen auslösenden Reiz er entsteht, ist dabei bis heute eine vieldiskutierte Streitfrage geblieben. Um die Mitte des 19.Jh. war dann mit den Erkenntnissen der Embryologie neben die Reiztheorie eine neue Vorstellung getreten, nach der die Genese einiger Tumoren auf eine intrauterine Entwicklungsstörung des Embryos zurückgeführt werden konnte. Insbesondere für Geschwülste, die bereits im Kindesalter auftraten, erschien die Hypothese einer kongenitalen Anlage durch embryonale Keimversprengung überzeugend (*Remak, Virchow, Cohnheim* u.a.).[1585]

Als das Cholesteatom in den 30-er Jahren des 19.Jh. erstmals als eigenständige Neubildung betrachtet wurde, waren die Krankheitsvorstellungen noch deutlich von der Humoralpathologie beeinflusst. So glaubte auch *Cruveilhier* bei der Beschreibung seines »tumeur perlée« (1829) an eine Störung des Körperhaushalts und sah den Tumor als ein Sekretionsprodukt aus Cholesterin und Fett an: »*il faut donc admettre que dans certaines conditions de l'économie, le phénomène si générale de la fluxion a pour résultat la sécrétion de cholésterine ou de matière grasse*« (man muß also zugeben, dass unter gewisssen Umständen, das allgemeine Phänomen des Ausflusses zur Sekretion von Cholesterin und Fett führt).[1586] Obwohl der Namensgeber des Cholesteatoms, *Johannes Müller*, die Geschwulst für eine primäre Neubildung hielt, vertrat auch er die Ansicht einer anormalen Sekretion (1838). Da der perlartige Tumor an Stellen gefunden wurde, die normalerweise keine Epidermis aufwiesen, stellte *Robert Remak* (1815-1865)[1587] die These von

---

[1584] Puschmann Bd.III 1902-1905, 64-65.
[1585] Puschmann Bd.III 1902-1905, 67-71.
[1586] Cruveilhier 1829, 5-6.
[1587] Eckart und Gradmann 2001, 262-263. *Robert Remak* (1815-1865) wurde in Posen als Sohn eines jüdischen Kaufmanns geboren. Schon während seines Medizinstudiums in Berlin (u.a. bei *J. Müller*) publizierte er erste Beiträge zur Histologie des Nervensystems. Da seine Habilitation wegen seiner Konfessionszugehörigkeit abgelehnt wurde, war er anfangs als Assistent bei *J.L.Schönlein* tätig. Mit außerordentlicher Genehmigung des preußischen Königs konnte er sich endlich 1847 als erster jüdischer Wissenschaftler an der Berliner Fakultät habilitieren, die angestrebte Professur blieb ihm zunächst jedoch verwehrt. Während der Revolution von 1848 trat er für die Unabhängigkeit Polens ein. Erst 1859 erfolgte die Berufung zum e.o. Prof.; bei der Besetzung des pathologischen Lehrstuhls wurde ihm allerdings *Virchow* vorgezogen. Vor diesem

der embryonalen Keimversprengung auf, ohne dass er den Tumor je gesehen hatte. Nach seiner Meinung lag die Ursache in einer Abschnürung von Epidermiskeimen während des intrauterinen Lebens (1854).[1588] Dieser Theorie eines »error loci« schlossen sich so namhafte Persönlichkeiten wie *Virchow* und *Mikulicz* an. Trotzdem *Virchow* fälschlicherweise das Bindegewebe als Keimstätte dieser heteroplastischen Neubildungen angesehen hatte,[1589] hat sich die Vorstellung von der Keimversprengung in ihren wesentlichen Zügen für die kongenitale Form der Cholesteatome letztendlich als zutreffend herausgestellt. *Mikulicz* führte die Hypothese *Remaks* weiter aus (1876). Da ihm die Lage der Perlgeschwülste, die bald mit den Dermoidzysten zu den Mißbildungstumoren gerechnet wurden, an Stellen fetaler Spaltbildung aufgefallen war, versuchte er die unterschiedlichen Lokalisationen des Cholesteatoms aus der normalen Entwicklung des Embryos zu erklären:

fehlerhafte Einstülpung der
- Linsenanlage > Cholesteatom der Orbitalgegend
- Riechgrube > Cholesteatom der Glabellargegend (unbehaarte Stelle zwischen den Augenbrauen; glaber = *lat.* kahl)
- ersten Kiemenanlage > Cholesteatom des Felsenbeins
- Gehirnanlage > Cholesteatom der Occipitalgegend, Fontanelle.[1590]

Cysten der Haut, die in einem fettigen Brei oft auch Reste von Haaren und zuweilen sogar Knorpel, Knochen und Zähne enthielten, waren schon im Altertum bekannt. Zum Teil bis ins 18. Jh. wurde ein metaphysischer Krankheitsansatz zur Erklärung dieser Fehlbildungen herangezogen. So wurde während des Mittelalters an einen geschlechtlichen Umgang mit dem Teufel gedacht; noch *Paré* erklärte sie für das Werk von Dämonen und der Leibarzt Ludwigs XIV., *Jean Astruc* (1684-1766), sah sie als Strafe für schlechte Taten an. Da die Mißbildunstumoren eine gewisse Ähnlichkeiten mit Überresten fetaler Abgänge aufwiesen, blieb der Gedanke einer abnormen Schwangerschaft (foetus in foetu, monstrum per inclusionem) bis ins 18. Jh. lebendig (*Haller*). Dieser Hypothese widersprach jedoch der Umstand, dass die Tu-

    formulierte er schon den Gedanken der Zellteilung. Sein internationales Ansehen beruhte i.e.L. auf seinen Leistungen auf den Gebieten der Neurohistologie (Ursprung der Nervenfaser aus dem Ganglion, Beschreibung des Axon als Leitstruktur) und Embryologie (Keimblättertheorie). In die Therapie der Nerven- und Muskelerkrankungen führte er den galvanischen Strom ein. Während eines Kuraufenthalts in Bad Kissingen starb *Remak* mit fünfzig Jahren an den Folgen eines schweren Diabetesleidens.

[1588] Virchow 1863, 390-391.
[1589] Virchow 1863, 414-415.
[1590] Heineke 1882, 150-151. Trendelenburg, 1886, 104-105. Vesenmayer 1900, 6.

moren ebensogut bei Kindern und Männern nachgewiesen werden konnten. Daher wurde Ende des 18 Jh. nurmehr von einem schwangerschaftsähnlichen Zustand gesprochen, den man durch einen nicht näher bestimmten Nisus formativus (formativen Drang) herbeigeführt sah, in dessen Folge es zu einer Gewebsumwandlung komme (*Baillie* 1789, *Blumenbach* 1785, *Meckel* 1815).[1591] Erst *Remak* hatte mit der embryonalen Keimversprengung eine wissenschaftliche Erklärung für die dystopen Tumoren geliefert. Bald darauf wurde auch ein Zusammenhang dieser »hétérotopies plastiques« mit einer traumatischen Genese diskutiert (*Verneuil*).[1592] Obwohl in einigen Fällen posttraumatisch ein beschleunigtes Wachstum beobachtet wurde, konnte ein zweifelsfreier Kausalzusammenhang bis heute nicht nachgewiesen werden. Ende des 19. Jh. versuchte *Bostroem* (1897) die verschiedene Lage der Mißbildungstumoren (epikraniell, pial, dural etc.) mit dem unterschiedlichen Zeitpunkt zu erklären, an dem die Verlagerung des Epidermiskeims während der Embryogenese eintritt. Für die jeweilige Herausbildung zu Dermoiden oder Epidermoiden machte er eine unterschiedliche Versorgung mit Nährstoffen verantwortlich. Diese Vorstellungen wurden später widerlegt, als die 5.-8. Embryonalwoche (Schluß des Medullarrohrs) als Zeitpunkt der Entstehung aller Fehlbildungstumoren ausgemacht werden konnte (*Lauterburg* 1922).[1593] Die Theorie der teratoiden Genese fand bald allgemeine Zustimmung (*Melnikoff* 1930, *Borst* 1936 u..a.) und gilt heute für die kongenitale Form des Cholesteatoms als gesichert.[1594]

Damit hatte allerdings nur ein kleiner Teil dieser Tumoren seine ätiologische Erklärung gefunden. Für die weitaus häufigeren Gehörgangs-Cholesteatome konnte sie nicht genügen. Nachdem die Perlgeschwülste in der zweiten Hälfte des 19. Jh. immer häufiger in dieser Lokalisation diagnostiziert worden waren, mussten die bisherigen Vorstellungen zur Pathogenese, wenn nicht revidiert, so doch erweitert werden. Schon *Pappenheim*, der als einer der ersten die glänzenden Geschwülste im Gehörgang beschrieben hatte, war eine Tubenverengung aufgefallen,[1595] die heute durch die damit verbundene Minderbelüftung als eine der Mitursachen für eine chronische Mittelohrentzündung angesehen wird.[1596] Der englische Ohrenarzt *Toynbee* hatte –wie oben beschrieben- die Bezeichnung »Molluscum contagiosum« geprägt (1850). Mit dem Adjektiv wollte er zum Ausdruck bringen, dass der Krankheitsprozeß durch das Einwachsen des Epithels in die Räume des Mittelohrs

---

[1591] Laufenberg 1901, 3-10.
[1592] Reinhold 1893, 5.
[1593] Fischer 1948, 2-7.
[1594] Boenninghaus 1993, 119-120.
[1595] Virchow 1863, 387.
[1596] Boenninghaus 1993, 119-120.

(nach vorheriger Trommelfellperforation) zustande kam (contagio = *lat.* Berührung, Einfluß, Ansteckung).[1597] Diese Annahme dient noch heute als Erklärungsmodell für die Formalgenese des sekundären Cholesteatoms.[1598]

Ein großer Teil der Otologen (*Wendt, Politzer, Schwartze* u. a.) schloß sich der Hypothese von *Tröltsch* (1868) an, der das Cholesteatom im Mittelohr –im Gegensatz zur vorherrschenden Meinung der Pathologen- nicht als eine heterologe Neubildung (*Virchow*), sondern als ein reines Entzündungsprodukt betrachtete. In klinischen Beobachtungen war ihm der Zusammenhang mit einer chron Otitis media aufgefallen. Den Krankheitsprozeß deutete er als Retention von Ausscheidungsprodukten der wuchernden Mittelohr-Schleimhaut, weshalb er von Pseudo-Cholesteatomen sprach und eine Trennung dieser entzündlichen von den embryonal entstandenen, echten Cholesteatomen für sinnvoll hielt.[1599] Aufgrund der infektiösen Genese sah *von Tröltsch* auch als einer der ersten die Gefahr lebensgefährlicher Komplikationen durch Fortleitung des Krankheitsprozesses gegeben. Da in der Folge durch die verbesserte Diagnostik immer häufiger ein bestehender Trommelfelldefekt nachgewiesen wurde, glaubten manche Ärzte an äußere Schadstoffe als Auslöser des Prozesses (*Wendt* 1873). Das Vorkommen ektopen Gewebes wurde dabei mit einer epidermoidalen Umwandlung der Schleimhaut erklärt (Metaplasie).[1600] Während *von Tröltsch* die Desquamation als einen pathologischen Prozeß angesehen hatte, betrachtete *Friedrich Bezold* (1842-1908)[1601] sie analog der Vernarbung bei Hautdefekten als einen natürlichen Heilungsvorgang. Auch andere hielten die dermoide Umwandlung für eine Schutzmaßnahme vor einem Entzündungsrezidiv (*Schwartze*).[1602]

So standen sich am Ende des Jahrhunderts im wesentlichen die drei folgenden Theorien zur Erklärung der Pathogenese gegenüber:

[1597] Virchow 1863, 386-387. Schwartze 1885, 221.

[1598] Boenninghaus 1993, 119.

[1599] Schwartze 1885, 221-222. Bezold 1889, 7 und 10-11. Russmann 1955, 3. Jahn 1989, 850-852.

[1600] Bezold 1889, 14. Vesenmayer 1900, 6-7. Russmann 1955, 3.

[1601] Pagel 1901, 164-165. und Engelhardt Bd.I 2002, 53. *Friedrich Bezold* (1842-1908) zählt zu den herausragenden Ohrenärzten seiner Zeit, der mit seinen Arbeiten v. a. die Kenntnisse zur Pathogenese der Otitis media sowie der Taubstummheit grundlegend erweiterte. Geboren in Rothenburg o.T., studierte er an den bayer. Universitäten (Erlangen, München, Würzburg), in Wien und Berlin. Nach seiner Promotion (1866) habilitierte er sich 1877 als Privatdozent an der Münchner Universität. 1899 zum a. o. Prof. ernannt, war er dort ab 1906 als o. Prof. für Ohrenheilkunde bestellt. Eine Straße in München-Harlaching erinnert an seine Verdienste.

[1602] Bezold 1890, 252-253.

- embryonale Keimversprengung (*Remak, Virchow*)
- Einwachsen der Epidermis durch einen Trommelfelldefekt (*Toynbee*)
- Retention von Entzündungsprodukten (*von Tröltsch* u.a.).

In dieser Situation konnte *Bezold* einen entscheidenden Beitrag zur Klärung der Frage nach der Entstehungsweise leisten. Durch verfeinerte Untersuchungsmethoden (Reflexspiegel, Injektion mit Paukenröhrchen, abgebogene Sonde) gelang der Nachweis auch kleinster Substanzverluste im Trommelfell, die mit der *Shrapnell*'schen Membran meist denjenigen Teil betrafen, der durch das Fehlen einer bindegewebigen Zwischenschicht auf Druckveränderungen am empfindlichsten reagiert. Dabei fiel *Bezold* die Koinzidenz der heterotopen Epidermoidalmassen einerseits mit Perforationsprozessen, andererseits mit dem Auftreten eines Tubenkatarrh auf. Wenn die Theorie von der entzündlichen Genese zutraf, mußten die Keime von außen in die Räume des Mittelohrs gelangen. Da aber nicht bei jeder Otitis media eine Trommelfellperforation nachgewiesen werden konnte, hatte schon *Walb* die Ohrtrompete als Eintrittspforte für die Erreger vermutet (1888). *Bezold* griff diesen Gedanken wieder auf und stellte eine Ursachenkette her, die vom Tubenkatarrh, über die Mittelohreiterung (als Durchgangspforte) und dem dadurch entstandenen Unterdruck in der Paukenhöhle, eine Erklärung für das Einreißen des Trommelfells an der Pars flaccida lieferte. Durch dieses randständige Loch wuchs seiner Meinung nach der Epidermalüberzug aus dem äußeren Gehörgang in die Räume des Mittelohrs ein und führte dort zur Bildung des Cholesteatoms. Mit der Herstellung eines Kausalzusammenhangs zwischen der Entzündung und dem Einwachsen des Epithels war es *Bezold* gelungen, die Theorien von *Tröltsch* und *Toynbee* in glaubhafter Weise zu verknüpfen. Damit war die Pathogenese der erworbenen Form des Cholesteatoms im wesentlichen aufgeklärt.[1603] Eine Bestätigung erhielten *Bezolds* Anschauungen durch die Untersuchungen *Johann Habermanns* (1889/1890), Dozent der Ohrenheilkunde am pathologischen Institut der Dt. Universität von Prag.[1604] In einem Autopsiebefund konnte er das kontinuierliche Einwachsen der Haut des äußeren Gehörgangs belegen, indem er einen bandförmigen Epidermisstreifen vom Trommelfell, über die Paukenhöhle bis zum Antrum des Mastoids his-

---

[1603] Bezold 1889, 7-25. Bezold 1890, 252-256.
[1604] Pagel 1901, 671. *Johann Habermann* wurde 1849 in Oberlohma (Kreis Eger) geboren und absolvierte sein Studium an der Prager Universität unter *Zaufal*, der ihn in seiner fachlichen Orientierung beeinflusste. Nach seiner Habilitation (1886) auf dem Gebiet der Ohrenheilkunde, war er seit 1890 Vorstand der Grazer HNO-Klinik. Zunächst als e.o. Prof., später als o. Prof. (1899) publizierte er eine größere Anzahl wissenschaftlicher Arbeiten und Beiträge in Sammelwerken der Ohrenheilkunde.

tologisch nachwies. Mit seinen Worten ließ »*eine breite Reteschicht keinen Zweifel, dass es sich hier um wirkliche Epidermis handelte.*« Da die Entfernung der abgestoßenen Hornschuppen aufgrund des zwiebelschalenartigen Wachstums nicht möglich war, nahm der Tumor i.d.R. ständig an Größe zu und konnte durch Druckusuren des Knochens schließlich zum Durchbruch in die Schädelhöhle führen, wodurch die oft letalen Komplikationen zu erklären waren.[1605] Diese Vorstellung von der Pathogenese, die *Habermann* nach seinen praktischen Erfahrungen als die häufigste einstufte, fand bald allgemeine Zustimmung (*Bezold* 1890, *Borst* 1902, *Coenen* 1928).[1606] Schon um die Jahrhundertwende galt der Kausalzusammenhang mit einer chron. Otitis media für den größten Teil der Cholesteatome als erwiesen. Beispielhaft für diese Haltung mag folgendes Zitat stehen: »*Die von Habermann und Bezold gefundenen anatomischen Thatsachen sind die einzigen stichhaltigen Gründe für eine sekundäre Bildung des Ohrcholesteatoms.*«[1607]

Das Verständnis zur Ätiologie des erworbenen Cholesteatoms erfuhr eine weitere Ergänzung durch *Wittmaack* (1918). Bei etlichen Patienten war diesem die unzureichende Ausbildung des normalerweise weitverzweigten Hohlraumsystems im Warzenfortsatz aufgefallen. Die Ursache für die gestörte Pneumatisation sah er in rezidivierenden Mittelohrentzündungen des Kindesalters. Seiner Meinung nach kam es durch die gestörte Belüftung zu einem Unterdruck im Mittelohr, wodurch sich im Trommelfell Retraktionstaschen ausbilden konnten. Auf diese Weise war die Cholesteatombildung auch ohne Trommelperforation allein durch die Proliferation der retrahierten äußeren Schicht des Trommelfells zu erklären (genuines Cholesteatom).[1608] Obzwar das Cholesteatom nicht länger als Sekretionsprodukt der entzündeten Schleimhaut i.S. von *Tröltsch* galt, wurde in den meisten Lehrbüchern der Pathologie, Chirurgie und Ohrenheilkunde fortan übereinstimmend die entzündliche Genese in den Vordergrund gestellt (*Coenen* 1928, *Blohmke* 1930, *Borst* 1936, *Loebell* 1962 u.a.).[1609] Als deren Ursachen wurden neben virulenten Keimen, als begünstigende Faktoren in erster Linie eine schlechte Tubenbelüftung (z.B. durch Nasenpolypen) und die Pneumatisationshemmung des Warzenfortsatzes herausgestellt.[1610]

Während die Annahme einer Metaplasie der Innenohrschleimhaut (*Wendt* 1888, *Tumarkin* 1938) wieder verlassen wurde,[1611] sieht man heute die üb-

---

[1605] Habermann 1889, 42-50. Habermann 1890, 249-251.
[1606] Bezold 1890, 255. Borst 1902, 382-384. Coenen 1928, 185-187.
[1607] Vesenmayer 1900,8.
[1608] Blohmke 1930, 518-520. Russmann 1955, 8.
[1609] Coenen 1928, 185-187. Blohmke 1930, 518-520. Borst 1936, 669-670. Loebell 1962, 573-574.
[1610] Blohmke 1930, 518-520.
[1611] Gantz und McCabe 1997, 862.

rigen Theorien als unterschiedliche Möglichkeiten, die als Denkmodelle das Verständnis zur Entstehung dieses Tumors erleichtern, sich dabei in der Praxis aber nicht gegenseitig ausschließen müssen. Ob allein oder gleichzeitig tragen die folgenden Vorstellungen dazu bei, die komplexe Pathogenese des Cholesteatoms besser zu verstehen:

- Invagination durch Unterdruck (primäres Cholesteatom)
- Immigration nach entzündlicher Trommelfellperforation (entzündliches Cholesteatom)
- Implantation durch traumatische/iatrogene Schäden.[1612]

Von der erworbenen Form streng getrennt wird die Ätiologie des kongenitalen Cholesteatoms –wie oben ausgeführt- als embryonaler Rest von Epithelgewebe angesehen. Durch moderne bildgebende Verfahren (CT, MRT) wurde dieses früher extrem seltene Krankheitsbild seit den 70-er Jahren des 20. Jh. häufiger beschrieben.[1613] Dabei sind die Lage (epi-, intrakraniell) und das Fehlen entzündlicher Vorerkrankungen bei intaktem Trommelfell ausschlaggebend für die (Ausschluß-)Diagnose. Bei angeborenen Cholesteatomen im Ohrbereich ist die Abgrenzung zur erworbenen Form in der Praxis dagegen kaum möglich, da asymptomatisch abgelaufene Entzündungen des Ohres nicht ausgeschlossen werden können. So hilfreich die Einteilung der Cholesteatome für das theoretische Verständnis ist, so deutlich müssen auch ihre Grenzen erkannt werden.[1614] Die internationalen Konferenzen zur Cholesteatomfrage, die seit Ende der 70-er Jahre in regelmäßigen Abständen stattfinden, stellen ein Forum dar, auf dem die neuesten Entwicklungen der Tumorforschung (u.a. auf den Gebieten der Molekularbiologie und Immunologie) vorgestellt werden. Durch zelluläre Zytokinmarker ist es beispielsweise gelungen, die Identität der Hornzellen des äußeren Gehörgangs mit denjenigen des Tumorgewebes nachzuweisen. Dieser Umstand hat entscheidend zur Widerlegung der Metaplasie-Theorie beigetragen.

In letzter Zeit wurde vermehrt auf die Bedeutung des Immunsystems der Haut für den Verlauf des Krankheitsprozesses hingewiesen. Bei chron. Otitis kann es über die Aktivierung von Entzündungsmediatoren durch Kollagenasen zum Knochenabbau kommen, während andere Botenstoffe (Interleukine, GF = growth factor, TNF = Tumornekrosefaktor u.a.) die lokale Proliferation der Keratinozyten fördern.

[1612] Sculerati und Bluestone 1989, 859-868. Rathmann 1993, 11-12. Boenninghaus 1993, 119-120.
[1613] Levenson 1989, 941-942.
[1614] Sculerati und Bluestone 1989, 860-861.

Tabelle 31: Zur Ätiologie des Cholesteatoms

Zeit	Autor	Ätiologische Vorstellung	Tumorart
Antike } Mittelalter }	Celsus u. a.	Humoralpathologischer Ansatz Metaphysischer Ansatz	Balggeschwülste Dermoidcysten
19. Jh.	Dupuytren Lobstein u. a.	Dyskrasie lokales Leiden bei Disposition / auslösendem Reiz	heterologe Geschwülste homologe Geschwülste
1829 1838	Cruveilhier J. Müller	Sekretionsprodukt	intrakranielles Cholesteatom
1850	Remak Virchow u. a.	Embryonale Keimversprengung (kongenital)	,,
	Lebert, Verneuil	traumatischer Reiz	Dermoid
	Toynbee	Immigration der Epidermis bei Trommelfelldefekt	Gehörgangscholesteatom
1868	von Tröltsch	Entzündungsprodukt	Pseudocholesteatom
1873	Wendt	Metaplasie	
1889	Bezold	Otitis media > Unterdruck	
1888	Walb	Tubenventilationsstörung	
20 Jh. 1918	Wittmaak	Pneumatisationshemmung > Trommelfellretraktion	Genuines Cholesteatom
2. Hälfte	Boenninghaus	1. kongenital 2. erworben: -Invagination -Immigration -Implantation	angeb. Cholesteatom erworbenes Cholest. ■ primär - genuin - entzündlich ■ sekundär - traumatischh

Mit dem wechselnden Verständnis von Krankheit im allgemeinen, sind auch die Vorstellungen von der Pathogenese des Cholesteatoms einem ständigen Wandel unterworfen. So wird das Cholesteatom heute von einigen Autoren erneut als physiologische Antwort der körper-eigenen Immunabwehr auf einen chron. Entzündungsreiz gesehen (chron. Dermatitis),[1615] womit die Ansicht *Friedrich Bezolds* nach einem Jahrhundert wieder aktuell ist. Am Ende unseres Rundgangs durch die Medizingeschichte zeigt Tab. 31 die verschiedenen Vorstellungen zur Ätiologie noch einmal in chronologischer Reihenfolge.

4.2.2.4. Therapie des Cholesteatoms

In den letzten beiden Kapiteln haben wir gesehen, dass Cholesteatome als eigenes Krankheitsbild erst spät Eingang in die medizinische Nomenkla-

---

[1615] Gantz und McCabe 1997, 862-863.

tur gefunden haben. Da der weitaus größte Teil dieser relativ seltenen Tumoren in den Tiefen der Pauken- und Schädelhöhle lokalisiert ist, war zu einer Zeit, die weder bildgebende Diagnostik, noch invasive chirurgische Maßnahmen kannte, nur die geringe Zahl der epikraniell gelegenen, bzw. in den äußeren Gehörgang wuchernden Geschwülste einer Therapie zugänglich. Hinsichtlich der Behandlung dieser unter den verschiedensten Bezeichnungen geführten Tumoren von der Antike bis in die frühe Neuzeit ist dem in Kap. III. 4.1.2.4. Gesagtem nur wenig hinzuzufügen. Bzgl. der Balggeschwülste bleibt zu ergänzen, dass diese schon in der Volksmedizin (Sizilien) von heilkundigen Frauen durch den Druck beider Daumen herausgedrängt wurden.[1616] *Celsus* gab die noch heute gebräuchliche, schonende Ausschälung mit dem Skalpellstiel an, bei der auf die vollständige Entfernung des Balges besonderer Wert gelegt wurde.[1617] Dieser Umstand wurde auch von vielen nachfolgenden Autoren ausdrücklich betont (u.a. *Antyllus, Leonides, Abulkasim, Roger, Roland, Vier Meister, Argellata*), da andernfalls mit einer hohen Rezidivrate zu rechnen war (»*illa enim bursa, nisi removeatur, facit recidivationem*«; *Roland* 13.Jh.).[1618] Während *Celsus* und *Antyllus* die Geschwulst mit einer einfachen Längsinzision freilegten, erkannte *Leonides* bereits den Vorteil einer elliptischen (myrtenblattförmigen) Schnittführung, die einen nahezu spannungsfreien Wundschluß erlaubte.[1619] *Mondeville* ließ an der Wende zum 14.Jh. bei der Entfernung großer Geschwülste nur noch den spindelförmigen Zugang gelten, da dieser anderen Methoden (Längs-, Kreuz-, Dreiecksschnitt) überlegen war.[1620] Dessen ungeachtet war sowohl der Längs- als auch der Kreuzschnitt in den folgenden Jahrhunderten weiterhin in Gebrauch (*Peccetti, Paré, Fallopio*).[1621]

Seit dem Mittelalter war zur Entfernung der Balggeschwülste neben die Exstirpation zunehmend das Brennen mit dem Glüheisen und der Gebrauch von ätzenden Mitteln getreten (*Argellata, da Vigo, Fallopio* u.a.). *Nicolaus Fiorentinus* führte auch die dissolutio (Auflösung) mittels erweichender Pflaster durch. Daneben versuchte er die Tumoren mit einer »medicinis acutis« wie Kalk und Seife (calx et sapo) zur Fäulnis zu bringen (putrefactio, bzw. maturantia bei *Fallopio*).[1622] Die gleichen Verfahren kamen seit dem 13.Jh. auch in der Therapie der Ohrpolypen zur Anwendung (Exstirpation,

---

[1616] Gurlt Bd.I 1964, 102.
[1617] Puschmann Bd.III 1902-1905, 64. Gurlt 1964 Bd.I, 359; Bd.III, 483.
[1618] Gurlt Bd.I 1964, 359, 482, 491, 630, 709 u. 841.
[1619] Puschmann Bd.III 1902-1905, 64. Gurlt 1964 Bd.I 1964, 491.
[1620] Gurlt 1964 Bd.II, 63; Bd.III, 484.
[1621] Gurlt 1964 Bd.II, 593 u. 705; Bd.III 391.
[1622] Gurlt 1964 Bd.I, 823, 834, 923; Bd.III, 391 u. 666.

Glüheisen, Ätzmittel und austrocknende Pulver), für die im 19. Jh. spezielle Instrumente konstruiert wurden.[1623]

Die zu Anfang des 19. Jh. neu beschriebenen perlartigen Geschwülste stellten Zufallsbefunde dar, die bei der Sektion des Gehirns intrakraniell gefunden worden waren. Tumoren in dieser Lokalisation waren -wie oben erwähnt- einer Therapie zum damaligen Zeitpunkt unzugänglich. Ob es sich bei den epikraniell und im Bereich des Gesichtsschädels diagnostizierten Neubildungen gleichfalls um Cholesteatome, oder um Atherome/Dermoidzysten gehandelt hat, entzieht sich unserer Kenntnis. Hinsichtlich der Behandlung dieser äußerlich sichtbaren Tumoren bestand weitgehender Konsens. Als einfachste und zweckmäßgste Methode galt die Exstirpation, deren Ausführung seit dem Altertum im wesentlichen unverändert geblieben war. Während bei Atheromen die Entfernung unter Mitnahme des Balgs relativ einfach gelang, gestaltete sich die Isolierung der Dermoide schwieriger, da sie ein sorgfältiges Abpräparieren mit dem Messer verlangte. Wegen ihrer tieferen Lage mußte auf eine iatrogene Verletzung der Dura geachtet werden. Bis Ende des 19. Jh. war daneben der Einsatz von Kauterien gebräuchlich. Bei Atheromen erfolgte die Applikation der Ätzmittel (Jodtinktur, Acidum nitricum, Kalilauge, Zinkchlorlösung) durch äußeres Bestreichen, bei Dermoiden durch Injektion in die Zyste.[1624] Da diese Tumoren i.a. kaum Beschwerden verursachten, war die Operationsindikation hauptsächlich aus kosmetischen Gründen gegeben.

Während die Therapie der kongenitalen Cholesteatome am Schädel weitgehend einheitlich gesehen wurde, weist die Behandlung der Gehörgangs-Cholesteatome einen deutlichen Wandel auf. Erst Mitte des 19. Jh. waren diese Affektionen mit der von *J. Müller* beschriebenen Tumorart in Zusammenhang gebracht (*Virchow*) und bald als Folgeerscheinung entzündlicher Veränderungen des Mittelohrs betrachtet worden (*von Tröltsch, Bezold* u.a.). Bis Ende der 70-er Jahre wurde ausschließlich mit konservativen Maßnahmen versucht, gegen dieses heimtückische und chronische Leiden anzukommen. Da der größte Teil der tumorösen Massen den Augen des untersuchenden Arztes verborgen war, kam eine Abtragung (mit Polypenschlingen) nur beim Hervortreten durch das Trommelfell in Betracht. Dagegen konnten durch wiederhohlte Ohrspülungen mit alkoholischen Lösungen bei bestehendem Trommelfelldefekt oder mit Hilfe eines Paukenröhrchens die

---

[1623] Gurlt Bd. III 1964, 667. Schwartze 1885, 210. *Saliceto* (13. Jh.): Abbinden und nachträgliches Brennen; *Scultetus* (17. Jh.): Ausreißen mittels Zange und Ferrum candens; *Heister* (18. Jh.): Abschneiden mit dem Messer oder Ätzen mit Cuprum sulfuricum, bzw. Lapis infernalis/divinus; *Wilde* (19. Jh.): Abbinden mit dem Polypenschnürer; *Wolff* (19. Jh.): Abdrücken mit dem Ohrlöffel (n. *Menière*), Zerquetschen mit der Polypenzange (n. *Dupuytren*).

[1624] Heineke 1882, 143-145 u. 152-153. Trendelenburg 1886-1913, 106.

bröckeligen Tumorschollen teilweise ausgeschwemmt werden. Gleichzeitig führte diese Maßnahme durch die Beseitigung etwaiger Eiteransammlungen zu einer besseren Belüftung der Paukenhöhle und trug somit zur Rückbildung der Entzündung bei (Paukenhöhlen-/Antrum-Spülung). Das zweite Bein, auf das sich die konservative Therapie stützte, bildeten die seit dem Mittelalter bekannten ätzenden Substanzen. Neben der Einträufelung adstringierender Flüssigkeiten und der Einblasung austrocknender Pulver (z.B. 4%-ige Borsäure mit Hilfe eines Ballooninsufflators), stellte das Betupfen mit dem Lapisstift eine weitverbreitete Methode dar.[1625] Dieser wurde in Stiftform gegossen und wahlweise als Lapis divinus (Ätzstift aus Kupfersulfat, Alaun und Salpeter) oder Lapis infernalis (Höllensteinstift aus Argentum nitricum/$AgNO_3$ = Silbernitrat)[1626] zum Einsatz gebracht. Eine vollkommene Heilung konnte mit diesen Mitteln allerdings nur in den seltensten Fällen erzielt werden.

Das veränderte Verständnis von der Pathogenese dieser Krankheit (als Entzündungsprodukt, s. III. 4.2.2.3.) führte zu einer Umstellung der Behandlung im letzten Drittel des 19.Jh., in deren Folge die konservativen Maßnahmen zugunsten operativer Therapieoptionen nach und nach verlassen wurden. Solange die Perlgeschwulst mit *Virchow* als autochtone Neoplasie betrachtet worden war, konnte nur von der Entfernung des Tumors eine Heilung erwartet werden. Sobald die pathologische Veränderung aber als Folge einer Entzündung angesehen wurde, kamen andere Therapiemaßnahmen in Betracht. Das Vorbild lieferte dabei nach *Bezold* der Körper selbst: durch Bildung von Fistelgängen war es in einigen Fällen zu Spontanheilungen gekommen. Das operative Ziel sah *Bezold* demnach in einer möglichst breitflächigen Freilegung der Paukenhöhle. Auf welchem Wege diese am besten zu erreichen war, mußte am einzelnen Fall entschieden werden:

- transmeatal (durch den Gehörgang)
  mit Entfernung des oberen, knöchernen Trommelfellansatzes
  mit Entfernung von Hammer und Amboß

- retroaurikulär (hinter dem Ohr)
  mit Eröffnung des Antrums über den Warzenfortsatz
  (Mastoidektomie).[1627]

[1625] Virchow 1863, 388. Blohmke 1930, 530.
[1626] Pschyrembel 1994, 103 u. 847. AgNO3: heute Verwendung als Antiseptikum, Kaustikum und zur Infektionsprophylaxe der Gonoblenorrhoe des Neugeborenen bei Infektion der Mutter (*Credé*-Prophylaxe).
[1627] Bezold 1889, 28.

Die eigentliche Entfernung der Tumormassen wurde als zweitrangig angesehen, da der Krankheitsprozeß durch dieses Vorgehen von selbst zum Stillstand kommen mußte. Damit hatte die Stunde der Ohrenchirurgie geschlagen. Um 1875 wurde das Cholesteatom erstmals durch operative Freilegung des Antrums behandelt (*Eysell, Schwartze*).[1628] Der Gedanke einer operativen Eröffnung des Warzenfortsatzes war dabei keineswegs neu. Schon Mitte des 17. Jh. hatte *Riolan d. J.* diese Maßnahme zur Verbesserung des Gehörs bei bestehendem Tubenkatarrh empfohlen. Ausgeführt wurde diese Operation allerdings erst ein Jahrhundert später, um damit einen Abszeß im Processus mastoideus zu eröffnen (*Petit*). Auch *Morand* (1751) hatte sie in einem Fall von chron. Otorrhoe erfolgreich angewandt und damit eine deutliche Verbesserung des Hörvermögens erzielt. Als sich gegen Ende des Jahrhunderts der Leibarzt des dänischen Königs, *Baron von Berger*, von hochgradiger Schwerhörigkeit und Tinnitus geplagt, selbst diesem Eingriff unterzog (1791), wegen eines Operationsfehlers jedoch an einer Meningitis starb, wurde er als »Märtyrer der Operation« gefeiert. Der tödliche Ausgang brachte die Operation in schweren Mißkredit, sodass sich in der Folge die meisten Ärzte von ihr distanzierten (*Itard, Dieffenbach, Wilde* u.a.). Erst in der zweiten Hälfte des 19. Jh. war ein erneutes Eintreten für das Verfahren zu beobachten, als von otologischer Seite ein Einsatz bei chron. Otitis angeregt wurde (*von Tröltsch, Forget*). Zunächst nur in vereinzelten Fällen, wurde der Warzenfortsatz mit unterschiedlichen Mitteln eröffnet (Bohrer von *Pagenstecher* 1863; Trepan von *Follin* 1864; Troikard von *Luecke* 1869), bis *Schwartze* (1873) mit der Aufmeißelung durch Hammer und Meissel eine Methode angab, die vielfache Nachahmer fand. Der Indikationsbereich wurde bald von der chron. Otitis und Mastoiditis auf das Cholesteatom erweitert.[1629] Als *Bezold* dann ein gutes Jahrzehnt später die Mastoidektomie in der oben genannten Weise modifizierte, wurden seine Vorschläge noch im selben Jahr in die Praxis umgesetzt. *Zaufal* (1889) und nach ihm *Stacke* (1890) eröffneten dabei nicht nur das Antrum, sondern entfernten im selben Operationsgang Gehörknöchelchen und Trommelfellansatz. Indem sie alle drei Empfehlungen *Bezolds* in einem Operationsgang umsetzten, erreichten sie eine größtmögliche Freilegung der Cholesteatomhöhle. Durch *Ernst von Bergmann* ging dieses Verfahren, das den vollständigen Höhrverlust nach sich zog, als »Radikaloperation des Ohres« in die Chirurgiegeschichte ein. Nachdem der Streit um die Ätiologie (Entündungsprodukt vs. autonome Neoplasie) zugunsten der Tumortheorie entschieden worden war, wurde die Radikaloperation mit einer möglichst vollständigen Entfernung der Ge-

---

[1628] Rathmann 1993, 14.
[1629] Schwartze 1885, 226-227 u. 330-334.

schwulst verbunden (*Hartmann, Stacke* 1890/1891). Gegen den allgemeinen Trend riet ein Teil der Otologen zur Schonung von Gehörknöchelchen und Trommelfell, um das Gehör des Patienten nach Möglichkeit zu erhalten (*A. Jansen* 1891). Diese reduzierte Variante wurde später als »konservative Radikaloperation« bezeichnet (*Bondy* 1910).[1630]

Die chirurgische Therapie war im letzten Drittel des 19. Jh. zum Goldstandard avanciert. »*Wirkliche Heilung ist in solchen Fällen nur dadurch zu erzielen, dass man das Antrum mastoideum von aussen eröffnet und sehr lange offen erhält,*« schrieb *Hermann Schwartze* in seinem Chirurgielehrbuch 1885. Konservative Verfahren, wie Ausspritzen und Auslöffeln, wurden dagegen nur als temporäre Hilfe gesehen.[1631] Als ein Paradebeispiel für den Wandel in den Therapievortellungen kann die Behandlung eines prominenten Patienten gelten, weshalb wir unseren Gedankengang für folgende Kasuistik kurz unterbrechen wollen.

Epikritische Betrachtungen zum Ohrenleiden Kaiser Wilhelms II. [1632]

Über das Ohrenleiden *Wilhelms II.* (1859-1941) sind wir durch drei medizinische Gutachten und zahlreiche Briefe gut informiert. Dem illustren Patienten standen die besten Ärzte der Zeit zur Verfügung, darunter *Moritz Ferdinand Trautmann*[1633] als Spezialist der Ohrenheilkunde und *Ernst von Bergmann* in konsiliarischer Tätigkeit. Die Krankengeschichte begann mit einer chron. Otitis media des rechten Ohres, die sich *Wilhelm* als 19-Jähriger zugezogen hatte. In deren Folge kam es nicht nur zu einer Hörminderung, sondern es traten auch Gleichgewichtsstörungen auf, die für eine Mitbeteiligung des Innenohrs (Vestibularorgan) sprechen. In einem medizinischen Gutachten aus dem folgenden Jahr (Sept. 1879) konstatierte *Trautmann* eine chron. Eiterung mit Trommelfellperforation, die zu Schleimhautwucherungen im rechten Mittelohr geführt hatte. Die Symptome wurden nach einem längeren Aufenthalt im Süden als rückläufig geschildert, die Schwerhörigkeit jedoch als bleibend eingestuft. Über das Ausmaß der bestehenden Hörminderung können wir uns nur ein ungefähres Bild machen, da die Untersuchungsmethoden noch nicht standardisierten Normen unterlagen. So wurde im Hörtest das Ticken einer Uhr erst auf eine Entfernung von einem halben Fuß (ca. 15 cm) wahrgenommen (als normal galten 5 Fuß), die

[1630] Jahn 1989, 855-856. Rathmann 1993, 14-16.
[1631] Schwartze 1885, 226-227.
[1632] Röhl 2001, 321-338.
[1633] Röhl 2001, 871 Anm. 27. *Moritz Ferdinand Trautmann* (geb. 1833), Oberstabsarzt 1.Klasse in Breslau und Berlin, seit 1888 habilitiert, übernahm 1894 die Leitung der Abteilung für Ohrenkrankheiten an der Charité und zählt zu den führenden deutschen Otologen.

Flüstersprache 3 Fuß weit gehört. Eine Schädigung des Innenohrs konnte ausgeschlossen werden, da die Knochenleitung unbeeinträchtigt war. Nach einer konservativen Lokaltherapie (Antrumspülung, Ätzen mit Höllenstein, galvanokaustische Maßnahmen) hatte sich die Hörfähigkeit merklich gebessert (Uhrticken auf 3 Fuß Entfernung hörbar, Flüstersprache auf 20 Fuß; Attest vom Dez. 1879). Zur Dauerbehandlung wurden die Reinigung mit lauwarmem Wasser und tägliche Spülungen mit pulverisierter Borsäure empfohlen. Das Tragen von Wattepfropfen war obligat.

Im Mai 1886 kam es zu einem Rezidiv der Mittelohrentzündung, die von dem hinzugezogenen *von Bergmann* optimistisch beurteilt wurde, während *Trautmann* die Prognose als ernst einstufte. Auch jetzt beschränkten sich die therapeutischen Maßnahmen auf konservative. Zunächst wurde strikte Ruhe (weder Lesen noch Schreiben, Spaziergänge im Garten nur bei Sonnenschein mit Ohrbedeckung), anschließend eine zehnwöchige Kur in Bad Reichenhall verordnet. Nach einer Rußlandreise kam es im Oktober desselben Jahres zu einem erneuten Rückfall. Diesmal war das bisher gesunde linke Ohr betroffen. Eine Chronifizierung konnte auf dieser Seite durch eine Parazentese (Einschnitt des Trommelfells zum Eiterabfluß) verhindert werden. Dagegen flammten die Beschwerden auf der rechten Seite immer wieder auf, sodass *Trautmann* sich im Sommer 1896 bei dem noch nicht 37-Jährigen zu der Radikaloperation des Ohres entschloß, die erst vor wenigen Jahren in die Ohrenchirurgie eingeführt worden war. Obwohl keine Angaben darüber vorliegen, ist seither ein totaler Hörverlust auf der erkrankten Seite anzunehmen.[1634] Trotz der operativen Maßnahmen machte das Ohr *Wilhelm* auch noch im holländischen Exil Beschwerden, sodass er zeitlebens eine wöchentliche Ohrspülung und Behandlung mit Borpulver beibehielt.

Der Tübinger Universitätsprofessor *D. Plester* wertete die Symptome *Wilhelms II.* als pathognomonisch für ein Mittelohr-Cholesteatom. In sein Gutachten (1988) schloß er auch pathogenetische Überlegungen mit ein. Nach seiner Interpretation kann in dem Geburtstrauma *Wilhelms* (durch Steißbeinlage) eine mögliche Ursache gesehen werden, da es nicht nur die bekannte Armplexusschädigung, sondern auch einen Torticollis (Schiefhals) zur Folge hatte. Dieser wurde jahrelang in der damals üblichen Kopfstreckmaschine behandelt. Die Fehlhaltung könnte gleichzeitig zu einer Dysfunktion der Tubenmuskulatur geführt und infolge der Minderbelüftung die Entstehung des Cholesteatoms begünstigt haben. Mit dieser Schlußbemerkung wollen wir den historischen Fall verlassen und uns dem weiteren Verlauf der Therapie zuwenden.

[1634] Palmer 1982, 13. *Palmers* Behauptung, *Wilhelm* sei bereits seit seiner Kindheit auf einem Ohr taub gewesen, muß dagegen als unzutreffend bezeichnet werden.

Zu Ende des 19. Jh. war die Begeisterung für das operative Vorgehen so groß, dass die Mastoidektomie nicht nur im Falle einer Exazerbation mit schweren Komplikationen (vitale Indikation) sondern auch ohne cerebrale Symptome empfohlen wurde (prophylaktische Indikation, *von Tröltsch* 1885). Dabei zeigte die Ausdehnung der Resektion auf weitere Knochenteile (Pars petrosa) und die Erweiterung der Indikation (sklerotische Veränderungen der Paukenhöhlen-Schleimhaut) eine deutliche Tendenz zur Radikalisierung. Die freizügige Haltung blieb nicht ohne Kritik: »*ich befürchte, dass wir einem Stadium nahe gekommen sind, wo es mit der...Abgrenzung der Indicationen für die Operation nicht mehr so genau genommen wird..., weisen doch einzelne befremdende Extravaganzen...schon deutlich auf diesen Zeitpunkt hin*« (*Schwarzte* 1885).[1635] Erst im zweiten Drittel des 20. Jh. machte sich eine zurückhaltendere Einstellung bemerkbar. Allmählich kamen die konservativen Maßnahmen wieder zu ihrem Recht. Abgesehen von Akutfällen galt die Radikaloperation erst nach dem Versagen eines dreimonatigen konservativen Therapieversuchs als gerechtfertigt.[1636] Nach dem 2. Weltkrieg wurde zum erstenmal eine lokale Behandlung mit Antibiotika versucht.[1637] In der zweiten Hälfte des Jahrhunderts wurde dabei mit der Entwicklung der Tympanoplastik der vollkommene Funktionserhalt des Ohres angestrebt. H.L. *Wullstein* leistete mit der operativen Rekonstruktion des Schalleitungsapparates (1952) einen entscheidenden Beitrag zum Erhalt der Lebensqualität der Patienten. Je nach dem Zerstörungsgrad der Gehörknöchelchen werden fünf Typen unterschieden. In den 60-er Jahren wurde dieses Verfahren modifiziert (*Bellucci*) und später durch den Einsatz prothetischer Materialien erleichtert (DOP = dentinossicular prothesis 1986; PORP = partial ossicular replacement 1989; TORP = total ossicular replacement, *Hartwein, Koch*).[1638] Mit der Einführung minimalinvasiver Techniken (Mikrochirurgie) zu Ende der 70-er Jahre wurde eine weitere Reduktion der operativen Traumatisierung angestrebt.[1639] Seit Ende des Jahrhunderts ist eine operative Sanierung auch bei eintägigem Krankenhausaufenthalt möglich, wodurch nicht nur die Kosten, sondern auch das Krankheitsgefühl der Patienten entscheidend reduziert wird (one-day-surgery). Durch Einlagen von Antibiotika in den äußeren Gehörgang wird dabei einer möglichen Infektion vorgebeugt.[1640] Durch den Fortschritt in der operativen Technik gilt die konservative Therapie heute als obsolet. Die chirurgische Intervention

---

[1635] Schwarzte 1885, 333-334.
[1636] Blohmke 1930, 530-537.
[1637] Loebell 1962, 573-574.
[1638] Bellucci 1989, 911. Rathmann 1993, 16-21.
[1639] Edelstein und Parisier 1989, 1029.
[1640] Precerutti et al. 1989, 859-860.

wird nach dem übereinstimmenden Verdikt der Fachärzte als die beste Maßnahme angesehen.[1641] Die Radikaloperation gilt nur noch in Fällen schwerer Eiterungsprozesse als unumgänglich. Dabei bietet eine offene Technik (mit temporärer Entfernung der hinteren Gehörgangswand) die größte Sicherheit. Erst nach der Sanierung des Mittelohrs wird das entfernte Knochenteil wieder eingesetzt, um eine vollständige Ausheilung der Knocheneiterung zu erreichen (osteoplastische Meato-Attico-Antrotomie nach *Feldmann*). Die anschließende Tympanoplastik hat den Verschluß des Trommelfells und die Wiederherstellung der Schalleitungskette zum Ziel.[1642]

Tabelle 32: Therapie des Cholesteatoms

Zeit	Autor	Methode	Indikation
Antike	Celsus, Galen u. a.	Exstirpation mit Balg	Balggeschwülste Ohrpolypen
Mittelalter	Mondeville, Roger, Roland u. a.	Exstirpation Glüheisen Ätzmittel	,,
18. Jh.	Jasser, Petit	Mastoidektomie	Mastoiditis
19. Jh.		Exstirpation Ätzmittel	Atherom Dermodcyste kong. Cholesteatom
bis 1875	Virchow u. a.	Ohrspülung Ätzmittel (Borsäure, Lapisstift)	Ohr-Cholesteatom
1873 1885 1889 1891	Bezold Schwartze u. a. von Tröltsch Zaufal, Stacke Jansen	Mastoidektomie ,, Radikaloperation Konservative Radikaloperation	,, vitale Indikation prophylakt. Indikation ,,
20. Jh.		,,	,,
ab 1930	Blohmke u. a.	Konservative Therapieversuche	,,
1950 1970 1985 1995	Feldmann Wullstein Hartwein, Koch	Meato-Attico-Antrotomie Tympanoplastik minimalinvasive Verfahren prothetische Tympanoplastik one-day-surgery	,,

Neben der vollständigen Entfernung des Cholesteatoms muß auf eine ausreichende Belüftung des Gehörgangs geachtet werden, da andernfalls durch Residuen, bzw. rekurrierende Proliferation ein Tumorrezidiv zu befürchten steht. Die Therapie des Cholesteatoms ist heute vollständig in die Hände

---

[1641] Boenninghaus 1993, 122. Gantz und McCabe 1997, 862.
[1642] Boenninghaus 1993, 122-126.

von Fachärzten übergegangen. Da sie im Spezialgebiet der HNO-Heilkunde (erworbene Form), bzw. der Neurologie (kongenitale Form) liegt, wird sie in den Chirurgie-Lehrbüchern kaum mehr besprochen.[1643] Trotz aller Bemühungen ist die Rezidivrate immer noch hoch (20-25 %).[1644] Wegen dieser unbefriedigenden Ergebnisse ist der Bedarf an neuen Eradikationsmethoden nach wie vor gegeben: »*The future of otology still lies in finding new ways to eradicate this disease to avoid recidivism*« (*Edelstein, Parisier* 1989).[1645]

In Tab. 32 werden die wesentlichen Schritte in der Therapie des Cholesteatoms abschließend zusammengefasst.

4.2.3. Bewertung des Beitrag Lang zum Cholesteatom der Stirn

Langs Beitrag erschien Ende der 50-er Jahre des 20. Jh. und damit zu einem Zeitpunkt, an dem der kongenitalen Form des Cholesteatoms bereits ein fester Platz im Gefüge der übrigen Tumoren zugewiesen worden war. Den Epidermoiden gleich wurden diese Neoplasien über-einstimmend den embryonalen Mißbildungstumoren zugerechnet (*Borst* 1902, *Coenen* 1928, *Fischer* 1948, *Hamperl* 1960 u.a.), woran sich auch in späterer Zeit nichts mehr geändert hat (*Masuhr* 1992, *Riede* 1993). Auf Grund der ektopen Lage (epidermale Keimversprengung) wurden sie den Choristomen zugesprochen (*Hamperl*). Da sie im Gegensatz zu diesen aber eine Tendenz zum autonomen Wachstum an den Tag legten, hatte *Lang* im Sinne *Albrechts* für die zutreffendere Bezeichnung eines Choristoblastoms plädiert. Diese Spezifizierung war allerdings keineswegs neu, denn bereits Anfang der 30-er Jahre hatten die russischen Ärzte *Melnikoff* und *Raswedenkoff* eine gleichlautende Ansicht geäußert: »*nach der gegenwärtigen morphohistogenetischen Einteilung gehört das Cholesteatom zu den Choristoblastomen.*«[1646]

Auch die Erforschung der Formalgenese konnte bei Erscheinen von *Langs* Fallbeitrag als abgeschlossen angesehen werden, nachdem die Vorstellungen vom bindegewebigen/mesodermalen (*Virchow, Aschoff*), bzw. endothelialen Ursprung (*Borst*) aufgegeben und der ausschließlich ektodermale Ursprung dieser Neubildungen nachgewiesen worden war. Dagegen bestanden kausalgenetisch weiterhin Zweifel darüber, inwieweit ein Trauma als zusätzlicher Reiz für die Gewebeproliferation verantwortlich gemacht werden konnte.

[1643] Durst 1994, M.Müller 1994, Hirner und Weise 2004.
[1644] Edelstein und Parisier 1989, 1030. Rathmann 1993, 55.
[1645] Edelstein und Parisier 1989, 1039.
[1646] Fischer 1948, 6.

Da das Cholesteatom in seiner kongenitalen Form im Vergleich zu den anderen Tumorarten lange Zeit eine absolute Rarität darstellte (*Luecke* fand zu Ende des 19. Jh. einen einzigen Fall unter 4000 benignen Geschwülsten,[1647] in der ersten Hälfte des 20. Jh. erschienen ca. sechzig Publikationen über das primäre Cholesteatom[1648]), waren die Fallzahlen zu gering, um daraus statistisch relevante Zusammenhänge ableiten zu können. Der Gedanke einer traumatischen Genese der Mißbildungstumoren war schon im 19. Jh. erwogen worden (*Luecke*),[1649] als nach Gewalteinwirkung ein beschleunigtes Wachstum von Dermoidzysten beobachtet worden war (*Breuil, Verneuil*).[1650] Mitte des 20. Jh. äußerte sich *J. Fischer* zu dieser Problematik mit folgenden Worten: »*Wenn man in der Literatur auch mancherorts den Hinweis auf ein vorausgegangenes Trauma findet, so bleiben doch die durch ein sicher nachgewiesenes und ausreichendes Trauma entstandenen Fälle einzeln dastehende Seltenheiten. ... Als Beispiel hierfür möchte ich anführen, dass ich in der gesamten Literatur bis heute nur zwei Fälle von epiduralen Epidermoiden sicherer traumatischer Genese auffinden konnte.*«[1651] Wenige Jahre später zog *F. Russmann* in einer Metaanalyse der bisher zu diesem Thema publizierten Literatur ein vorsichtiges Resumée: »*es scheint, daß das Trauma mit der Cholesteatomentstehung in irgendeinem Zusammenhang steht....Man kann annehmen, daß der ruhende Epidermiskeim durch das Trauma einen Wachstumsimpuls erhielt...oder daß eine Blutung in den Tumor zu einem verstärkten Wachstum geführt hat.*«[1652] Diese Ausführungen zur Pathogenese stimmen im wesentlichen mit der durch *Lang* ein Jahrzehnt später geäußerten Vermutung überein: »*Diese Entwicklungsstörung* (Choristoblastom) *dürfte in unserem Fall die Basis für den durch den Kopfsprung veranlaßten, autonomen Wachstumsexzeß gebildet haben.*«[1653] Somit konnte *Langs* Kasuistik, für die ein vorausgegangenes Trauma anamnestisch eindeutig belegt war, zur weiteren Klärung dieser Frage beitragen, indem sie die Theorie durch ein weiteres positives praktisches Beispiel erhärtet hatte.

[1647] Luecke 1896, 66.
[1648] Russmann 1955, 7-12. Lokalisation: 40 % Os temporale; 45 % Os frontale; 15 % übrige Knochen.
[1649] Luecke 1896, 71-72.
[1650] Reinhold 1893, 5.
[1651] Fischer 1948, 10. Die Fälle betrafen eine epidermoidale Atheromzyste im Os temporale (*Döring* 1936) und ein Cholesteatom der hinteren Schädelgrube (*Graumann* 1937).
[1652] Russmann 1955, 12.
[1653] Lang 1957, 575-576.

Auch in therapeutischer Hinsicht können die Ausführungen *Langs*, wenn nicht als innovativ, so doch als zukunftsweisend angesehen werden. Zwar hatte sich in der Behandlung des Tumors an sich –wie er im Laufe der Geschichte auch immer bezeichnet worden war- seit der Antike kaum etwas geändert. Eine möglichst vollständige Exstirpation der Geschwulst wurde sowohl bei verschieblichen (Atherome), wie unverschieblichen Neubildungen (Epidermoide) angestrebt. Da epikranielle Cholesteatome allerdings meist von einem mehr oder weniger ausgeprägten Knochenwall umgeben waren, gestaltete sich die Ausschälung hier wesentlich schwieriger. In der Regel wurde für Exostosen dieser Art die operative Entfernung mit Hammer und Meissel für notwendig erachtet.[1654] Da *Lang* diese Wucherung aber im Sinne *Küntschers* als druckbedingte Kallusbildung betrachtete, hielt er eine operative Entfernung des Knochenwalls für überflüssig, da dieser sich bei Wegfall des auslösenden Reizes (in diesem Fall der Tumor) voraussichtlich von alleine wieder zurückbilden würde.

Gerhard Küntscher (1900-1972; s. Fußnote 442) hatte in einer Versuchsreihe bei Tieren durch verschiedene chemische (Krotonöl, rostige Nägel) und thermische Reize (Einführung elektrisch erhitzter Drähte ins Knochenmark) künstlich Knocheneiterungen erzeugt und für diese in Anlehnung an die bakterielle (septische) die Bezeichnung der aseptischen Osteomyelitis geprägt, da sie im histologischen Bild fast vollständig mit dieser übereinstimmte. Daher war er zu der Auffassung gekommen, dass »*eine Entzündung die Auslösung für jedwede Kallusbildung darstellt und daß jede Form der Knochenneubildung..., mit Ausnahme der neoplastischen Wucherungen, als entzündlich bedingt aufzufassen sei.*«[1655] Eine solche »*Kallusbildung ohne Knochenbruch*« war nach *Küntscher* auch durch mechanische Reize auszulösen, wie sie bei Überbeanspruchung durch Fehlstellung der Gelenke oder durch altersbedingten Elastizitätsverlust des Knorpels (Arthrosis deformans) zu beobachten war.

In Analogie hierzu betrachtete *Lang* die Kallusbildung in seinem Fall als Hyperplasie infolge chron. Druckbelastung. Als natürliche Reaktion des Körpers auf einen umschriebenen Reiz war eine solche Veränderung –im Gegensatz zur echten Neoplasie- als reversibel anzusehen. Der weitere Verlauf mit vollständiger Rückbildung gab dieser Ansicht Recht. Gleichzeitig bestätigte sie *Küntschers* Beobachtungen, dem die wesentlich schnellere enzymatische Resorption der Knochensequester bei aseptischer Osteomyelitis im Vergleich zur septischen aufgefallen war. Der wissenschaftliche Wert von *Langs* Beitrag kann somit im wesentlichen in diesen Ausführungen gesehen werden, in

---

[1654] Schwartze 1885, 103-104. Tilmann 1920, 366.
[1655] Küntscher 1954, 1430-1436.

denen ätiologisch begründete Therapiestrategien aufgezeigt wurden. Seine differentialdiagnostischen Erwägungen zum Cholesteatom (Atherom, primärer Knochentumor) sind dagegen nurmehr von historischem Interesse, da heute angesichts der erweiterten Möglichkeiten (CT, MRT, Knochenszintigraphie) präoperativ eine genaue Diagnosestellung möglich ist.[1656]

[1656] Levenson 1989, 942.

4.3. Lymphangiom

4.3.1. Beitrag Lang: Lymphangioma cysticum permagnum (1949)

Im Gegensatz zu den beiden bisher besprochenen Neoplasien befasste sich der dritte Beitrag *Langs* zu diesem Themenkreis mit einem Tumor, der histogenetisch nicht vom Ektoderm, sondern vom mittleren Keimblatt, dem Mesoderm, abstammt. Ein Jahr nach der Aussiedlung aus dem Sudetenland hatte *Lang* mit einem kurzen Artikel in der Fachzeitschrift »Der Chirurg« an seine publizistische Tätigkeit angeknüpft, in dem er über eine in ihren Ausmaßen ungewöhnliche, retroperitoneal gelegene Geschwulst berichtete. Obgleich die Behandlung schon vier Jahre zurücklag, wurde der Fall –wohl auf Grund des ungewöhnlichen Krankheitsbildes- zur Veröffentlichung angenommen.[1657]

Kurz nach Kriegsende war ein 17-jähriger Patient unter dem Verdacht eines Ileus in das Krankenhaus eingewiesen worden. Da *Lang* den Patienten drei Jahre zuvor wegen einer perforierten Appendicitis mit diffuser Peritonitis operiert hatte, dachte er zunächst an einen Adhäsionsileus, zumal die Symptomatik (Leibschmerzen, Erbrechen, Stuhl- und Windverhalt) für dieses Krankheitsbild sprach. Bei der körperlichen Untersuchung des 65 kg schweren Mannes (Größe 1,77 m) fiel eine deutliche Vorwölbung des Abdomens bei fehlender Peristaltik auf. Laborchemisch imponierte eine stark erhöhte BSG, sowie ein pathologischer Harnbefund (Proteinurie, acidotischer Harn-pH), der in Zusammenhang mit den dysurischen Beschwerden zu sehen war.

Die sofort eingeleitete Operation erfolgte über einen transabdominellen Zugang (Medianschnitt). Nach Eröffnung der Bauchhöhle zeigte sich ein außergewöhnlich großer, multiloculärer, cystischer Tumor, der von retroperitoneal in die Bauchfellduplikaturen des Mesenterium eingedrungen war und den *Douglas*-Raum prall ausfüllte. Durch Verdrängung der umgebenden Organe hatte er sowohl die Ileuserscheinungen hervorgerufen, als auch die Nierenfunktion beeinträchtigt. Da die Ausmaße des Tumors eine einfache Ausschälung operationstechnisch unmöglich machten, reduzierte *Lang* zunächst das Volumen der Geschwulstmassen durch Absaugen und Punktion von 5 Litern einer geleeartigen Flüssigkeit. Bei der anschließenden stumpfen Ausschälung achtete er besonders darauf, auf das Mesenterium keinen Zug

---

[1657] Lang 1949, 564.

auszuüben, um nicht einen Kollaps zu provozieren. Eine besondere Herausforderung stellte dabei die exakte Blutstillung durch sorgfältige Ligatur aller größeren Gefäße dar, zumal wegen der starken Blutung sehr rasch operiert werden mußte. Nach Tamponade des Wundbettes und Wundrevision wurde das rückwärtige Blatt des Bauchfells durch Naht vereinigt und die Bauchdecke schichtweise verschlossen.

Im histologischen Befund konnte das 10 kg schwere Cystenkonglomerat, das teils hämorrhagisch teils schleimig tingiert war, als ein Lymphangioma cysticum permagnum diagnostiziert werden. Drei Wochen nach der Operation lagen die Blut- und Harnwerte des Patienten wieder im Normbereich, dessen bestehende Tumorkachexie (Gewicht 55 kg/Größe 1,77 m) erst nach der Entfernung der Geschwulst mit aller Deutlichkeit zu Tage trat. Bei komplikationslosem Wundverlauf konnte der Patient nach fünfwöchigem Krankenhausaufenthalt geheilt entlassen werden. Zum Zeitpunkt der Nachuntersuchung (3 Monate postoperativ) hatte er wieder einen normalen Allgemein- und Ernährungszustand erreicht. Dem Fallbericht ist die damals übliche Einteilung der verschiedenen Retroperitonealtumoren in solide und cystische Tumoren aus differentialdiagnostischen Gründen vorangestellt.

4.3.2. Das Krankheitsbild des Lymphangioms
4.3.2.1. Definition des Lymphangioms

Das Lymphangiom gehört zu den Tumoren des Gefäßsystems, das in retroperitonealer Lage eine absolute Rarität darstellt. Wie schon in den vorigen Kapiteln soll auch hier die Klärung einiger anatomischer und histologischer Begriffe der Darstellung des Krankheitsbildes vorausgehen.

Anatomische Grundlagen
Neben den Blutgefäßen durchzieht den gesamten Organismus ein zweites Röhrensystem, das dem venösen Schenkel des Kreislaufs parallel geschaltet ist: das System der Lymphgefäße (Vasa lymphatica). Darin wird die in der Peripherie mit dem Stoffaustausch aus den Kapillaren ausgetretene Flüssigkeit gesammelt und auf dem Weg über die großen Lymphstämme wieder dem Venensystem zugeführt. Der Zusammenfluß erfolgt am Angulus venosus, unmittelbar vor dessen Einmündung in das rechte Herz (s. Abb. 40).

Im Gegensatz zum Blut ist die Lymphe (lympha = *lat.* Quellwasser) von unterschiedlicher Zusammensetzung; während die Lymphflüssigkeit der Extremitäten in ihrer Konsistenz dem Blutserum (serum = *lat.* Molke) ähnlich ist, bildet sie im Darmbereich eine milchige Emulsion, den sog. Chylus (chylos = *gr.* Brühe, Saft), da mit diesem gleichzeitig das bei der Verdauung resorbierte Fett transportiert wird.

Abb. 40: Schematische Darstellung der großen Lymphstämme[1658]

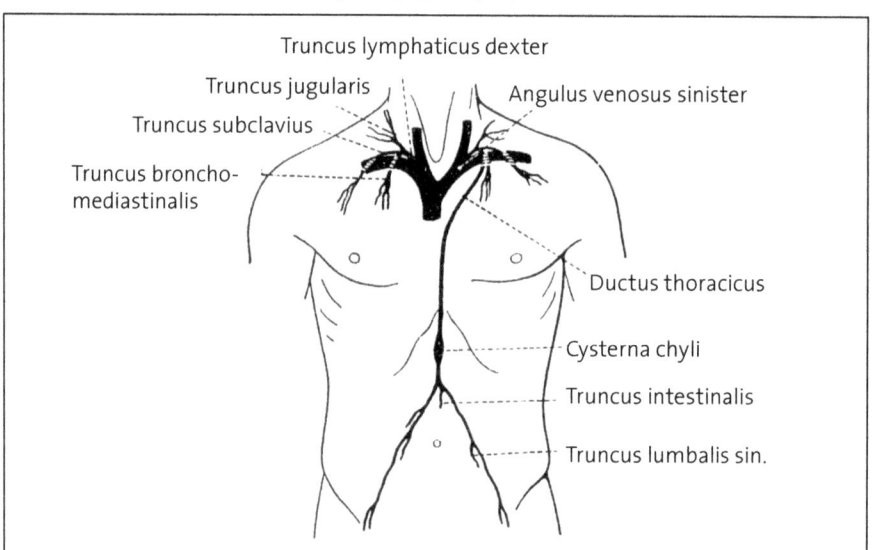

Der Lymphweg wird in drei Abschnitte unterteilt. Als Drainagesystem des Bindegewebes enden die Lymphkapillaren blind im intrazellulären Raum. Ihre Gefäßwand besteht nur aus einem abgeflachten Endothel, das im umgebenden Bindegewebe verankert ist. Die nachfolgenden Leitgefäße haben ein weiteres Lumen und enthalten Taschenklappen, die für einen herzwärts gerichteten Transport sorgen. Die eigentlichen Transportgefäße besitzen wie die Blutgefäße einen dreischichtigen Aufbau aus Intima (Endothel), Media (muskuläre Zwischenschicht) und Adventitia (bindegewebige Außenschicht). Durch Kompression wird die Lymphe in Kontraktionswellen weiterbefördert. In wechselnden Abständen sind in die Lymphbahnen Lymphknoten (=LK) unterschiedlicher Größe als biologische Filter zwischengeschaltet, die sich regionär zu größeren Haufen ansammeln (Hals, Achsel, Leiste). Im Gegensatz zum Venensystem entstehen die großen Lymphstämme nicht aus einem Zusammenfluß mehrerer Gefäße, sondern bilden sich an den LK-Stationen, indem mehr Gefäße einmünden als wieder abgehen.[1659]

Je nach Lage werden subcutane und tiefe Lymphgefäße unterschieden. Während Tumoren, die das dichte Gefäßnetz von Haut und Unterhaut be-

---

[1658] Voss und Herrlinger Bd. II 1957, 317.
[1659] Voss und Herrlinger Bd. II 1957, 257-258 und 308-318. Leonhardt 1985, 191-192 und 204-205.

treffen als ektatische Veränderungen leicht bei der äußerlichen Inspektion erkennbar sind, machen tiefliegende Lymphangiome, die bevorzugt im Mediastinum (Raum zwischen den beiden Pleurahöhlen; quod per medium stat = *lat.* was in der Mitte steht) und Retroperitoneum (Raum hinter dem Bauchfell) auftreten, erhebliche differentialdiagnostische Schwierigkeiten. Bevor wir uns der Definition des Lymphangioms zuwenden, sollen die teils komplizierten topographisch-anatomischen Verhältnisse des Retroperitonealraumes näher betrachtet werden, da dies dem unmittelbaren Verständnis von *Langs* Fallbeitrag dient. Die Bauchhöhle wird an drei Seiten von Muskelplatten begrenzt (cranial: Zwerchfell; ventral: Bauchmuskulatur; dorsal: M.psoas und M.quadratus lumborum), während sie kaudal in die Beckenregion übergeht. Sie bietet Raum für die Aufnahme der Eingeweide, die zum größten Teil von einer serösen Haut, dem Peritoneum (peritonaeum = *lat.* Bauchfell) überzogen werden. Diese bindegewebige Membran ermöglicht duch ihre schlüpfrige Oberfläche das Gleiten der eng anliegenden Organe des Gastrointestinaltrakts. Zwei Blätter werden unterschieden, die nur durch einen schmalen, kapillären Spalt voneinander getrennt sind:

- das Peritoneum parietale (paries = *lat.* Wand), das der Körperwandung anliegt und sie gleich einer Tapete auskleidet
- das Peritoneum viscerale (viscera = *lat.* Eingeweide), das die Eingeweide unmittelbar umgibt.

Der Überschlag des parietalen in das viscerale Blatt wird als Mesenterium (Bauchfellduplikatur des Dünnddarms), bzw. Mesocolon (Bauchfellduplikatur des Dickdarms) bezeichnet. Innerhalb der Duplikaturen, die sich zumeist an der dorsalen Bauchwand bilden, verlaufen die Gefäße und Nerven der Eingeweide (s. Abb. 41). Den tiefsten Punkt der Bauchhöhle bildet der sog. *Douglas*'sche Raum:[1660] beim Mann Excavatio recto-vesicalis (Raum zwischen Rektum und Harnblase), bei der Frau Excavatio recto-uterina (Raum zwischen Rectum und Uterus). Alle Organe, die sich innerhalb der Peritonealhöhle befinden, werden als intraperitoneal bezeichnet, während Organe zwischen Peritonealhöhle und dorsaler Bauchwand, denen ein peritonealer Überzug fehlt, retroperitoneal zu liegen kommen.[1661] Der Retroperitonealraum wird in drei Zonen eingeteilt, die von praktischer Bedeutung bei der Therapie sind:

- zentrale Region: große Gefäße (Aorta, V.cava inferior), Nierenstiel, Pankreas und Teile des Duodenums
- Flankenregion: Niere mit Harnleitern, Colon ascendens/descendens

---

[1660] Pschyrembel 1994, 342. *James Douglas* (1675-1742), Londoner Anatom.
[1661] Voss und Herrlinger Bd.II 1957, 69-72. Sobotta und Becher 1958, 82-86.

Tumorchirurgie

- Beckenregion: Harnblase und Rektum (auch als infraperitoneal bezeichnet).[1662]

Abb. 41: Schematischer Längs- / Querschnitt durch die Bauchhöhle[1663]
(Darstellung des Peritonealverlaufs und Retroperitonealraums)

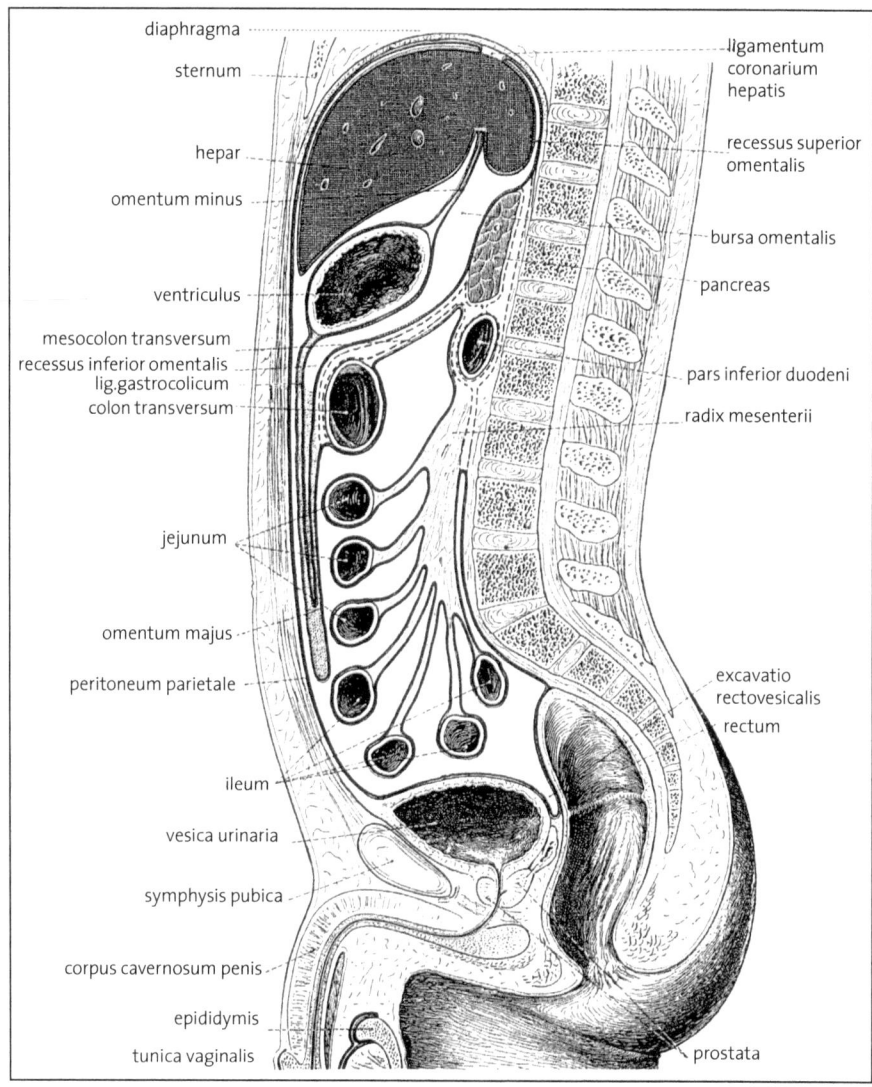

[1662] Hirner und Remig 2004, 465.
[1663] Sobotta und Becher Bd.II 1958, 82 und 86.

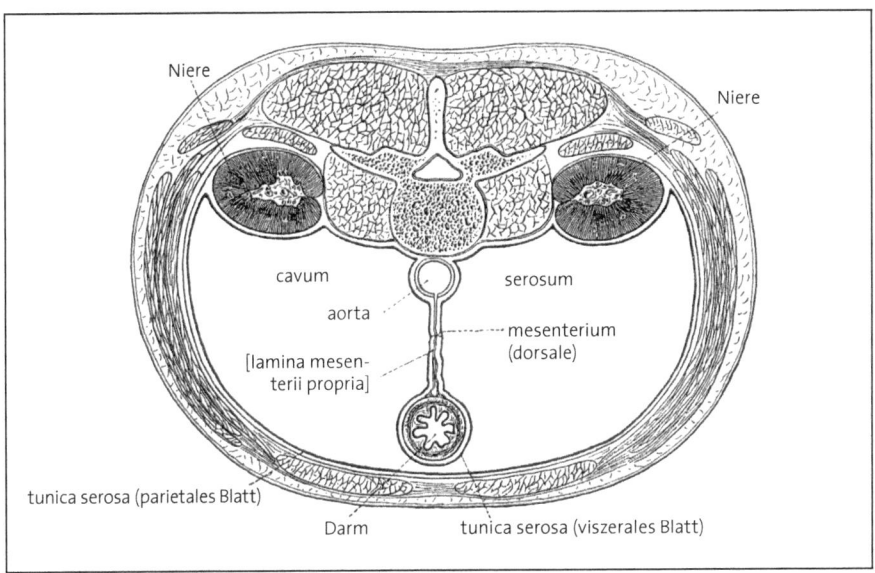

Einteilung der Retroperitonealtumoren

Retroperitoneale Tumoren stellen eine ausgesprochene Seltenheit dar (0,1 % aller Tumoren). Grundsätzlich werden primäre, nicht organgebundene Tumoren, die aus dem ortsständigen Gewebe hervorgehen, von sekundären, organbezogenen unterschieden, die von den retroperitoneal gelegenen Organen ausgehen. Zu letzteren werden auch Fernmetastasen anderer Tumoren gerechnet. Nach der etablierten histogenetischen Einteilung werden die primären Retroperitonealtumoren getrennt in:

- mesenchymale (55 %) Fibrom, Lipom, Myom, Hämangiom, Lymphangiom (benigne)
  Fibrosarkom, Liposarkom etc. (maligne)
- epitheliale (20 %) neurogene Tumoren: Ganglioneurom, Neurinom (benigne)
  Neuroblastom (maligne)
- embryonale (15 %) dysontogenetische Tumoren.

Bei den sekundären Tumoren (10 %) überwiegen maligne Neoplasien (Nierenzellkarzinom, Nebennierenrinden-Karzinom, Pankreaskarzinom) im Vergleich zu den seltenen benignen Formen (Phäochromozytom, NNR-Adenom u. a.). Daneben muß auch an maligne Systemerkrankungen (Malignes

Lymphom, *Hodgkin*-Lymphom) sowie Fernmetastasen anderer Primärtumoren (Uterus, Ovar, Hoden etc.) gedacht werden.[1664]

Definition des Lymphangioms

Während Tumoren der Blutgefäße einen relativ häufigen pathologischen Befund darstellen, sind autonome Proliferationen der Lymphgefäße äußerst selten. In der Regel handelt es sich um Fehlbildungen in Form zystischer Gefäßerweiterungen, die in ihrem Ausmaß stark variieren können. Je nach Ausdehnung werden folgende Arten unterschieden:

- Lymphangioma simplex (lympha = *lat.* Quellwasser; angios = *gr.* Gefäß; -om = *gr.* Geschwulst; simplex = *lat.* einfach), eine umschriebene Lymphangiektasie (ektasis = *gr.* Erweiterung, Ausdehnung); meist an Gesicht und Hals; mit normalem Gewebeaufbau und Anschluß an das übrige Lymphgefäßsystem
- Lymphangioma cavernosum (caverna = *lat.* Höhle), die weitaus häufigste Form, bei der es durch Bildung vielfach verbundener Hohlräume zu flächenhaften Hautverdickungen kommt; häufig betroffen sind Zunge (Makroglossie), Lippe (Makrocheilie), Wange (Makromelie) oder ganze Extremitäten (Elephantiasis lymphangiectatica/congenita), seltener das Mediastinum und Retroperitoneum (Chylangiome); die einzelnen Räume stehen dabei meist untereinander in Verbindung
- Lymphangioma cysticum (cystis = *gr.* Blase), eine voluminöse, zystenartige Ausweitung der lymphatischen Räume; durch Konglomerate großblasiger, vielkammriger Geschwülste entstehen z.T. Tumoren enormen Ausmaßes (10-20 kg Gewicht); bevorzugte Lokalisationen sind die Halsregion (Hygroma colli), der Nacken, Achsel und Leistenbeuge, seltener der Stamm (sakral), das Mediastinum oder das Retroperitoneum; die einzelnen Hohlräume sind zumeist durch bindegewebige Septen voneinander getrennt; histologisch zeigen die Zysten oft eine muskelfaserreiche Wand, die von fibrösem Stützgewebe umgeben ist (s. Abb. 42).

Während einfache, subcutane Lymphangiome und cavernöse Erweiterungen am Integument durch ihre oberflächliche Lage als bläulich schimmernde, prallelastische Knoten imponieren, bleiben intrathorakal, bzw. retroperitoneal gelegene Tumoren oft lange unerkannt. Im allgemeinen werden sie erst klinisch auffällig, wenn sie durch Größenzunahme zu sekundären Komplikationen geführt haben. Die Symptomatik ist dabei unspezifisch und umfasst je nach Lage: Dyspnoe, Dysphagie, rezidivierende Bronchitiden (mediastinal); Bauchschmerzen, Obstipation, Miktionsbeschwerden (retroperitoneal). Neurologische Ausfälle, Nierenversagen und Ileus gelten als Spätzeichen.

[1664] Müller M. 1994, 239. Hirner und Remig 2004, 466.

Abb. 42: Makroskopischer und mikroskopischer Befund des Lymphangioms[1665]

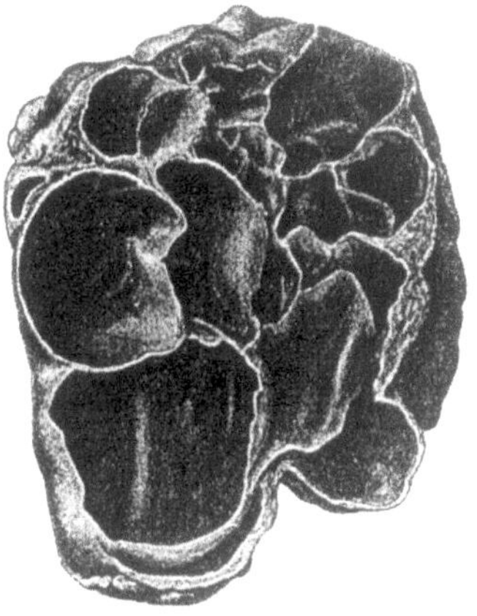

Operationspräparat im Durchschnitt 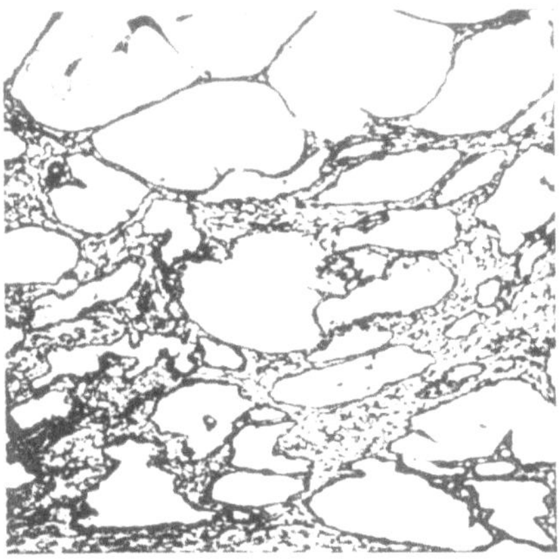   Histologisches Bild

Bei der körperlichen Untersuchung kann in einigen Fällen ein Bauchtumor palpiert werden. Die apparative Diagnostik (Sonographie, Röntgen, i.v. Urogramm, CT, MRT) gibt Auskunft über die Ausdehnung des Tumors und die Verdrängung von Nachbarorganen. Das CT ist dabei den anderen Verfahren in der Darstellung überlegen. Gegebenenfalls können Laborwerte das Ausmaß der Erkrankung genauer angeben (Nierenretentionswerte). Mit der CT-gesteuerten Biopsie kann durch den histologischen Befund die Diagnose gesichert werden. Differentialdiagnostisch müssen bei retroperitonealer Lage v.a. folgende pathologische Prozesse erwogen werden:

- posttraumatische/entzündliche Zysten (Pankreatitis, Nephritis)
- retroperitoneale Hämatome
- retroperitoneale Abszesse (perforierte Appendicitis, M.Crohn, Tbc u.a.)
- retroperitoneale Fibrose (M. *Ormond*) mit Verhärtung der *Gerota*-Faszie und Ummauerung der Ureteren und der großen Gefäße.[1666]

Nach der nötigen Begriffsklärung wollen wir im folgenden das Bild des Lymphangioms aus historischer Sicht entrollen.

[1665] Most 1917, 302. Hamperl 1960, 272
[1666] Müller M. 1994, 239-240. Balzer 2004, 763. Hirner und Remig 2004, 464-467. Wolff und Hirner 2004, 676.

4.3.2.2. Medizinhistorischer Rückblick zur Geschichte des Lymphangioms

Wie die Geschwülste des Nervensystems (s. III. 4.1.2.2.) waren auch die Tumoren der Lymphgefäße zur Zeit der Antike und des Mittelalters unbekannt. Dies erklärt sich schon aus dem einfachen Umstand, dass die Entdeckung des Lymphgefäßsystem eine Errungenschaft des Barockzeitalters darstellt. Zwar können wir im *Corpus hippocraticum* vage Andeutungen über »*Adern, die weißes Blut führen*« finden und bei *Aristoteles* (4. Jh. v. Chr.) von Fasern lesen, »*welche in der Mitte zwischen Blutgefäßen und Nerven stehen und farblose Flüssigkeit enthalten.*« Diese Aussagen blieben aber als fragmentarische Mitteilungen im Raume stehen, ohne dass sie in einen übergeordneten Zusammenhang eingeordnet worden wären, obwohl die alexandrinische Schule aufgrund der durchgeführten Tiersektionen bereits Kenntnisse von den Chylusgefäßen besessen haben soll (*Erasistratos, Herophilos*).[1667] Dagegen war die Tatsache geläufig, dass bei gewissen lokal begrenzten Erkrankungen auch entfernt gelegene Drüsen (bubones; boybon = gr. Leiste) anschwellen konnten (*Iatrosophista*, 2. Jh. v. Chr.; *Galen, Oribasius*). Die regionären Lymphknoten (in Hals-, Achsel-, Leistenregion) wurden im Mittelalter als emunctoria (emunctio = *lat.* Ausschneuzen) bezeichnet, da ihre Funktion in einer Ausscheidung von Krankheitsstoffen gesehen wurde.[1668] Geschwülste dieser Drüsen sind unter verschiedenen Namen bis in die Neuzeit dokumentiert: scrophula (scrofa = *lat.* Mutterschwein, scrofula = *lat.* Ferkel, Halsdrüse, Halsdrüsenschwellung), struma, glandula, vermes, »mal du roy«, »kings/queens evil« u. a. (*Celsus, Galen, Oribasius, Paulus, Lanfranco, Mondeville, de Chauliac u. a.*). Als Obduktionsbefunde wurden sie im 16. Jh. erstmals auch intraabdominell als mesenteriale Drüsengeschwülste beschrieben [*Giovanni Filippo Ingrassia* (1510-1580), *Fallopio, Paré*].[1669] Da wir uns im folgenden auf unser eigentliches Thema der Lymphgefäßtumoren beschränken wollen, mögen diese kurzen Ausführungen über die verschiedenen Lymphknotenschwellungen – seien sie entzündlicher oder neoplastischer Art – genügen. Am Rande soll noch der erste Bericht einer Mesenterialzyste durch *Antonio Benevieni* (1443-1502) Erwähnung finden, da es sich dabei möglicherweise um eine Geschwulst der Chylusgefäße gehandelt haben könnte. In seinem posthum veröffentichten Buch »De abditis morborum causis« (Die verborgenen Krankheitsursachen, Florenz 1507) hatte der Florentiner Arzt versucht, anhand von 22 Krankengeschichten klinische Beobachtungen durch Autopsiebefunde zu belegen, wie dies erst 250 Jahre später *Morgagni* in systematischer Weise durchführte.[1670]

[1667] Most 1917, 3.
[1668] Gurlt Bd. III 1964, 565-566.
[1669] Gurlt 1964 Bd. II 307, 393, 705; Bd. III 567-569.
[1670] Slocum 1938, 464. Ackerknecht 1992, 68-69.

Da *Benevienis* Beschreibung der (Wieder-)Entdeckung der Chylus- bzw. Lymphgefäße aber um mehr als ein Jahrhundert vorausging, konnte der pathologische Befund anatomisch nicht richtig zugeordnet werden. Noch Mitte des 16. Jh., als *Vesal* sein epochales Werk herausgab, war das Lymphgefäßsystem weitgehend unbekannt, sodass die Beschreibung der Lymphbahnen der Leber (*Fallopio*) und des Ductus thoracicus beim Pferd (*Eustachio*) in ihrer Bedeutung verkannt und bald wieder vergessen wurde.

Erst das 17. Jh. brachte mit *Harveys* Theorie über den Blutkreislauf die entscheidende Anregung, die eine Wende auch auf dem Gebiet der Lymphgefäße herbeiführte. Als *Gaspare Aselli* (1581-1626)[1671] erneut die Chylusgefäße beim Tier beschrieb, war die Kunde von *Harveys* bahnbrechender Erkenntnis, mit denen er 1616 in seinen anatomischen Vorlesungen an die Öffentlichkeit getreten war (Publikation 1628 unter dem Titel »De motu cordis«) über die Handelswege von England via Flandern bereits nach Italien gedrungen. Vor diesem Hintergrund wurde den Ausführungen *Asellis* eine Aufmerksamkeit zuteil, die seinem nicht minder berühmten Vorgänger, *Eustachio*, versagt geblieben war. Obzwar *Aselli* zu Unrecht annahm, der Chylus fließe in die Leber und werde dort in Blut verwandelt, fand sein Werk über die »venae lactae« (Milchvenen; Mailand 1627) rasche Verbreitung. Schon zwei Jahrzehnte später klärte *Jean Pecquet* (1622-1674) aus Montpellier diesen Irrtum auf, als er während der Vivisektion eines Hundes vorführte, dass der Chylus über den Ductus thoracicus in die obere Hohlvene und von dort in den rechten Herzvorhof gelangt (1647).[1672] Unabhängig von diesem hatte *Joh. van Horne* aus Leyden zur selben Zeit die Chylusgefäße mit ihrer zisternenartigen Erweiterung (Cysterna chyli) am Tier dargestellt. In die Mitte des Jahrhunderts fällt dann die entscheidende Entdeckung der »vasa lymphatica« beim Menschen, die den beiden skandinavischen Anatomen *Olof Rudbeck* und *Thomas Bartholin* zu verdanken ist. Jetzt erst wurde der Zusammenhang der Chylusgefäße mit den peripheren Lymphbahnen zu einem eigenen Gefäßsystem erkannt. Noch wurden die beiden Bahnen wegen ihres jeweiligen Inhalts (trüber Chylus/klare Lymphe) aber als verschieden betrachtet.[1673] Bald entbrannte ein sinnloser Prioritätsstreit über die Frage, wem die Ent-deckung zuzuschreiben sei, den *Haller* später zugunsten des ersteren entschied, obwohl *Bartholin* diesem mit der Drucklegung um weniges zuvorgekommen war. Um beiden Forschern in gleicher Weise gerecht zu werden, sollen einige Notizen über ihr Leben folgen.

[1671] Eckart und Gradmann 2001, 13. *Gaspare Aselli* (1581-1626), Anatomieprofessor in Pavia und oberster Chirurg des spanischen Heeres auf dessen Italienfeldzug.
[1672] Meyer-Steineg 1928, 314-315.
[1673] Most 1917, 3.

Biographisches zu Olof Rudbeck (1630-1702) [1674]

Bei seinen Zeitgenossen galt *Olof (Olaus) Rudbeck* d. Ä. als herrschsüchtig und autoritär. Als Sohn des protestantischen Bischofs *Johannes Rudbeck* im schwedischen Westeras geboren, stand kein geringerer als König *Gustav Adolph* (1596-1632) an seiner Wiege Pate, der zu dieser Zeit mit seinem Eingreifen in den deutschen Krieg (Dreißgjähriger Krieg, 1618-1648) -als »Löwe aus Mitternacht« gefeiert- auf dem Höhepunkt seiner Macht stand.[1675] Bereits als junger Student in Uppsala beschäftigte sich *Rudbeck* mit selbständigen, anatomischen Untersuchungen. Seine Promotionsarbeit mit dem Titel »De circulatione sanguinis« war von der neuen Lehre *Harveys* inspiriert. Noch im selben Jahr demonstrierte er vor der wissenschaftlich interessierten Königin *Christina* (1626-1689), die ihrem Vater auf den Thron gefolgt war, seine neuen Erkenntnisse über die »vasa lymphatica«, die er während seiner vierjährigen, akribischen Arbeit an über 400 Tiersektionen gewonnen hatte. Dabei hatte er nicht nur die Klappen der Lymphgefäße beobachtet, sondern auch den salzigen Geschmack und die Koagulationsfähigkeit der Lymphflüssigkeit erkannt. Erst im folgenden Jahr veröffentlichte er diese Entdeckungen in der Schrift »Nova exercitatio anatomica, exhibens ductus hepaticos aquosos et vasa glandularum serosa« (Westeras, 1653). Nach einem Studienaufenthalt in Leyden wurde *Rudbeck* zum med. Adjunct (1655) und 1660 zum Professor der Medizin in Uppsala ernannt. Mit der Gründung des ersten botanischen Gartens und der Errichtung eines neuen Anatomiesaals trug er zum Aufschwung der ärztlichen Ausbildung in Schweden bei. Vielseitig begabt und umfassend gebildet, lehrte er nicht nur Medizin, sondern erteilte ebenso Unterricht in Mathematik, Chemie und Musik. Sein musisches Talent war so beeindruckend, dass ihm *Ludwig XIV.* ein hohes Gehalt bot, um ihn am französischen Hof zu verpflichten. Als Rektor der med. Universität setzte *Rudbeck* seine Pläne rigoros durch, was ihm bei der Ärzteschaft den Vorwurf der Rücksichtslosigkeit eintrug. Durch den ständigen Widerstand erbittert, legte *Rudbeck* bereits mit 45 Jahren sein Lehramt nieder und widmete sich fortan ausschließlich wissenschaftlichen Arbeiten. Gemeinsam mit seinem Sohn, *Olof Rudbeck d. J.* (1660-1740), der neben Medizin und Botanik auch philologische Studien betrieb (»Thesaurus linguarum Asiae et Europae« 1716), arbeitete er an einem großangelegten botanischen Werk, von dem allerdings nicht mehr als zwei Bände erschienen, da in *Rudbecks* Todesjahr eine verheerende Feuersbrunst die gesamte Universitätsstadt in Schutt und Asche legte. Dabei wurden auch seine Unterlagen (darunter alleine 11.000 Holzschnitte über die Pflanzenwelt) ein Raub der Flammen.

[1674] Hirsch Bd. V 1887, 109-111.
[1675] Berner 1982, 491.

Als kleiner Trost für diesen Verlust mag gelten, dass die Gattung der »Rudbeckia« (gelbblühender Sonnenhut)[1676] die Erinnerung an seine Verdienste um die Botanik für alle Zeiten wachhält.

Biographisches zu Thomas Bartholin (1616-1680) [1677]

Nicht weniger ehrgeizig und ebenso erfolgreich war *Rudbecks* älterer Zeitgenosse *Thomas Bartholin*, dem das Recht der Erstveröffentlichung des neuentdeckten Lymphgefäßsystems zukommt. Auch er entstammte einer angesehenen Familie, die mit ihrem Einfluß über ein Jahrhundert die medizinische Fakultät Kopenhagens beherrschte. Sein Vater, *Caspar Bartholin d. Ä.* (1585-1629), Professor der Medizin und Theologie, hatte die Tochter des einflussreichen Medizinprofessors *Thomas Fincke* geheiratet. *Ole Worm*, der Begründer der nordischen Altertumskunde und gleichfalls als akademischer Lehrer an der medizinischen Fakultät tätig, war sein Schwager. Obwohl der Vater später -nach einer überstandenen schweren Krankheit- aus religiösen Skrupeln menschliche Sektionen ablehnte, lieferten seine vormaligen Studien die Grundlage für *Thomas Bartholins* anatomisches Werk, das er bereits mit 25 Jahren herausgab: die »Institutiones anatomicae« (Leyden, 1641), welche im Anhang die erste Darstellung von *Harveys* Blutkreislauf in einem Lehrbuch enthalten. *Bartholin* hielt sich zu dieser Zeit in Leyden auf, der ersten Station eines neunjährigen Studienaufenthalts an allen damals führenden, ausländischen Universitäten (u.a. Paris, Montpellier, Padua, Basel), den er mit Unterstützung von König *Christian IV.* absolvierte. Als Polyhistor bildetet er sich neben der Medizin auch in Jura, Philosophie, Philologie und Archäologie aus. Mit dem Titel eines »Doctor medicinae« kehrte er 1645 nach Kopenhagen zurück, wo er zunächst eine Professur in Philologie und später in Medizin (1648) übernahm. In dieser Funktion übernahm er gleichzeitig die Leitung der anatomischen Anstalt, die *Christian IV.* zur Förderung des Chirurgiestudiums zehn Jahre zuvor ins Leben gerufen hatte. Es folgten Jahre des intensiven Anatomiestudiums, in denen er *Pecquets* Darstellung des Ductus thoracicus auch an menschlichen Leichen demonstrierte (Publikation 1652). Seine Beobachtungen über die »vasa lymphatica«, deren Verschiedenheit von den Chylus- und Blutgefäßen er hervorhob, erschienen kurz vor *Rudbecks* Opus unter dem Titel »Vasa lymphatica nuper hafniae in animalibus inventa« (1653), bzw. »Vasa lymphatica in homine nuper inventa« (1654). Darin beschrieb er anatomisch korrekt die Entleerung der Lymphe in das venöse Blut und die Lymphbahnen als eigenständiges Gefäßsystem. Dass *Bartholin* als größter Anatom seiner Zeit gefeiert wurde, verdankt er

---

[1676] Brockhaus Bd. XVI 1973, 201.
[1677] Hirsch Bd. I 1884, 310-313. Eckart und Gradmann 2001, 28.

auch seinen schriftstellerischen Fähigkeiten. Wie *Rudbeck* ließ er sich schon bald von seinem Lehramt dispensieren (1656), um sich auf sein Landgut vor Kopenhagen zurückzuziehen. Dort widmete er sich seiner umfangreichen publizistischen Tätigkeit (u.a. »Dispensatorium Hafniae« 1658, der ersten dänischen Pharmakopoe), ohne die Zügel der medizinischen Fakultät ganz aus der Hand zu geben. Auch aus der Ferne übte er maßgeblichen Einfluß auf das dänische Gesundheitswesen und die medizinische Ausbildung aus, was ihm nicht zuletzt durch die Besetzung der wichtigsten Lehrstellen mit seinen nächsten Verwandten möglich war. Ebenso ist es dem zeittypischen Nepotismus zuzuschreiben, dass er bei der Dissertationsarbeit seines damals 13-jährigen Sohnes, *Caspar Bartholin d.J.* (1655-1738), Hilfestellung leistete. Als *Bartholins* Landgut 1670 durch ein Feuer vernichtet wurde, erhob ihn der König zu seinem Leibarzt und zum Rektor der Universität (1671), um ihm finanziell unter die Arme zu greifen. Das Ansehen der Familie wurde durch die anatomischen Beschreibungen seines Sohnes weiter vermehrt (Ductus Bartholinus der Glandula sublingualis, Glandulae Bartholinianae der weiblichen Vulva), sodass *Thomas Bartholin* posthum in den erblichen Adelsstand erhoben wurde (1731).

In der Nachfolge *Rudbecks* und *Bartholins* wurden Ende des 17.Jh. verstärkt Versuche unternommen, das neuentdeckte Gefäßsystem durch Einspritzen verschiedener Flüssigkeiten darzustellen (*Nuck, Cruikshank, Mascagni*). Durch Injektion von Quecksilber in die größeren Lymphbahnen (mit Hilfe speziell konstruierter Druckapparate) konnte auf diese Weise der gröbere Bau des Systems sichtbar gemacht werden. Dies führte dazu, dass Chylus- und Lymphgefäße nunmehr als ein und dieselben Bahnen angesehen wurden, deren Inhalt sich nur durch die Fettbeimengung unterschied. Da sich der Lymphkreislauf am Ende in das venöse System ergoß, lag es nahe dass er auch von daher gespeist wurde. Ein Rätsel blieb vorerst nur auf welchem Weg das Blutserum in die Lymphgefäße gelangte. Darüber wurden seit Anfang des 18.Jh. mehrere Theorien aufgestellt. *Hermann Boerhaave* (1668-1738) und *Raymond Vieusens* (1641-1717) glaubten unter dem Mikroskop feinste Verbindungen zwischen Blut- und Lymphgefäßen erkannt zu haben, die als »vasa serosa« den Übertritt des Blutplasma gestatteten und so die Quelle der Lymphe bildeten. Mit den noch unzureichenden Mitteln, blieb auch die Deutung der Befunde fehlerhaft. In der ersten Hälfte des 19.Jh. wurde dann mit der parenchymatösen Injektion (Füllung der Lymphkapillaren von einem Einstich ins Parenchym aus, *Fohmann*) die Basis für eine Darstellung der feinsten Verzweigungen des Lymphgefäßsystems gelegt. Erst als der Druckapparat durch eine Spritze ersetzt (*Hyrtl, Teichmann* 1860) und als Injektionsflüssigkeit Berlinerblau verwendet wurde [1896 durch *Dimitrij*

Gerota (1867-1939)], gelang zu Ende des Jahrhundert eine exakte Abbildung des kapillären Systems. Bis dahin war man in Anlehnung an die Zellenlehre (*Henle, Schwann, Virchow*) von der Hypothese eines intrazellulären Saftaustausches durch »Saftröhren« (*von Kölliker*) oder »Saftlücken« (*von Recklinghausen*) ausgegangen, die noch zu Ende des Jahrhunderts überzeugen konnte (protoplasmatische Interzellularbrücken; *Kolossow* 1893). Dem 20. Jh. blieb es vorbehalten, die Aufnahme des Serums aus dem umgebenden Gewebe in die blind endenden Lymphkapillaren nachzuweisen.[1678]

Lange bevor die Kentnisse zur Topographie des Lymphgefäßsystems abgeschlossen waren, erschienen Ende des 18. Jh. erstmals Berichte über pathologische Veränderungen an den Lymphbahnen (*Assalini, Soemmering* 1795).[1679] Kasuistiken von geschwulstartigen Neubildungen der Lymphgefäße blieben bis in die zweite Hälfte des 19. Jh. auf Einzelfälle beschränkt (*Amussat* 1829, *Busch* 1842, *Petters* 1861, *Trélat* 1864, *Nélaton* 1859, *Heschl* 1866, *Virchow, Billroth* 1867). Die Tumoren wurden in unterschiedlicher Lokalisation gefunden (u. a. Lippe, Zunge, Hals, Leiste, Niere) und waren zumeist auf die ersten beiden Lebensjahrzehnte verteilt. Da die Geschwülste noch keine einheitliche Klassifikation besaßen, finden wir in den Berichten verschiedene Bezeichnungen: Lymphaneurysma, Lymphangiektasie, Tumor cavernosus lymphaticus.[1680] Erst *Virchow* brachte in seinem monumentalen, dreibändigen Werk über »die krankhaften Geschwülste« (1863-1867) eine gewisse Ordnung in dieses nach seinen Worten »*wenig durchforschte Gebiet*«, indem er den neuen Geschwulsttyp in Analogie zu den Hämangiomen als Lymphangiom definierte, da er histologisch aus dem Gewebe der Lymphgefäße bestand.[1681] Damit hatte er den Anstoß zu weiteren Untersuchungen gegeben. Mit der Neudefinition des Lymphangioms als eigenständiges Neoplasma, wurden immer mehr aus der Literatur bekannte Krankheitsbilder diesem Tumortyp zugerechnet. Hatte *Virchow* dies am Beispiel der Makroglossie (Hypertrophie der Zunge) gezeigt, so folgten in gleicher Weise die Makrocheilie (Lymphangiom der Lippe, *Volkmann*), die Makromelie (Lymphangiom der Wange, *Billroth*) und das Hygroma colli congenitum (angeborene Halsfistel, *Köster*).[1682] Schon wenige Jahre nach *Virchows* Publikation lieferte *Vladan Gjorgjevic* (1870), Zögling an *Billroths* Wiener Klinik, die erste zusammenfassende Darstellung über die bisher zu diesem Thema erschienene Literatur. Dabei fügte er einen eigenen Fallbericht über

---

[1678] Most 1917, 3-7.
[1679] Fischer 1901, 1-2.
[1680] Gjorgjevic 1870, 675-687.
[1681] Wegner 1877, 641. Rothenaicher 1890/1891, 5.
[1682] Rothenaicher 1890/1891, 5-17.

einen faustgroßen Tumor in der Leistenbeuge hinzu, dessen histologischen Befund er genau dokumentierte (endothel-ausgekleidete Hohlräume, die mit Lymphe gefüllt waren; Zellinfiltrate im umgebenden Bindegewebe). In Ermangelung einer gültigen Einteilung empfahl er diese Lymphangiektasien in oberflächliche Varicositäten und tieferliegende cylindroide, bzw. ampullenförmige Erweiterungen zu trennen und von den höhlenbildenen cavernösen Lymphgefäßgeschwülsten zu unterscheiden.[1683]

Wenige Jahre später veröffentlichte *Anton Weichselbaum* (1845-1920)[1684] den ersten Bericht über ein mesenterial gelegenes Lymphangiom (1875), wenn wir von *Benevienis* Beschreibung aus dem 16. Jh. absehen. Bei der Obduktion eines 80-jährigen Mannes, der an einer Pneumonie verstorben war, fiel ihm ein 10 cm großer Tumor im Gekröse des Ileum auf, der trotz seiner Ausmaße keinerlei Beschwerden verursacht hatte. Die Geschwulst setzte sich aus zahlreichen, anastomosierenden Hohlräumen zusammen, die von einer milchähnlichen Flüssigkeit ausgefüllt waren. Das histologische Bild der Tumorwandung aus platten Epithelzellen erinnerte *Weichselbaum* an *Köllikers* Darstellung der Lymphkapillaren im Schwanz von Fischlarven. Als in der chemischen Analyse des Inhalts Fett und Eiweißkörper nachgewiesen wurden, stand für ihn fest: »*es unterliegt daher...nicht dem geringsten Zweifel, dass die in den Hohlräumen enthaltene Flüssigkeit Chylus ist.*«[1685] Daher gab *Weichselbaum* der Neubildung den Namen eines Chylangioma cavernosum. Daneben sah er nach *Virchow* den Ausdruck eines »Lymphangioma cavernosum« als gleichberechtigt an, da die Chylusgefäße nichts anderes als einen Teil des Lymphgefäßsystems darstellten.[1686] Kurz darauf gab der Berliner Chirurg *Georg Wegner* (1877) eine Einteilung der Lymphgefäßtumoren an, die sich am makroskopischen Bild orientierte und –ohne Anspruch auf Alleingültigkeit- noch heute Verwendung findet (III. 4.3.2.1.). Das Lymphangioma simplex beschrieb er als anostomosierendes Netzwerk

---

[1683] Gjorgjevic 1870, 644-653 und 693-696.
[1684] Fischer Bd. II 1933, 1653-1654. *Anton Weichselbaum* (1845-1920) war nach seiner Promotion in Wien (1868) Assistent des Pathologen *Engel*. 1885 wurde er zum a. o. Prof. für pathologische Histologie und Bakteriologie ernannt und war ab 1893 Ordinarius für Pathologie an der Wiener Universität. Sein größtes Interesse galt der Tuberkuloseforschung, zu deren Behandlung er die erste Lungenheilstätte Österreichs gründete. An der Aufklärung weiterer Infektionskrankheiten war er maßgeblich beteiligt: sowohl Pneumowie Menigokokken tragen seinen Beinamen. Von seiner publizistischen Tätigkeit zeugen der »Grundriß der pathologischen Histologie« (1892) und mehrere Beiträge zur Bakteriologie im »Handbuch der Hygiene« (1900).
[1685] Weichselbaum 1875, 148.
[1686] Weichselbaum 1875, 145-163.

kapillärer Gefäße. Während die Hohlräume beim Lymphangioma cavernosum miteinander kommunizieren, sind die blasenartigen Erweiterungen des Lymphangioma cystoides größtenteils in sich abgeschlossen; außerdem können letztere größere Ausmaße erreichen.[1687] Dass eine eindeutige Trennung der einzelnen Formen klinisch oft unmöglich ist, hatte schon *Wegner* erkannt, wenn er kritisch anfügte: »*Es wird dabei nicht übersehen, dass diese Eintheilung in den einzelnen Fällen nicht ganz streng durchführbar ist. Es giebt...mannichfache Uebergänge und ganz strenge Grenzen lassen sich...nicht ziehen.*«[1688] Wegen ihrer Praxisnähe wurde *Wegners* Einteilung jedoch schon bald akzeptiert und in mehreren Dissertationen zitiert (u. a. *Roth* 1880, *Stadler* 1886, *Rothenaicher* 1890/1891).[1689]

Seit dem letzten Drittel des Jahrhunderts war die Eröffnung der Bauchhöhle unter aseptischen Kautelen möglich geworden. Dadurch wurden mesenterial und retroperitoneal gelegene Lymphangiome nicht erst bei Sektionen, sondern bereits intraoperativ am lebenden Patienten gefunden. Wegen der unspezifischen Symptomatik war eine eindeutige Diagnosestellung aber oftmals erst durch den histologischen Befund möglich. Die Promotionsschrift von *Otto Roth* (1880) enthält wohl die erste Beschreibung eines retroperitonealen, cystischen Lymphangioms, das in seinem Verlauf genau dokumentiert ist. Der Tumor hatte sich bei einer 32-jährigen Patientin mit gastrointestinalen Beschwerden manifestiert. Bei der unter dem Verdacht auf einen Ovarialtumor durchgeführten Laparotomie, zeigte sich eine Tumormasse mit nußgroßen Zysten, die vom Mesenterium ausgegangen und weit in den retroperitonealen Raum eingedrungen war. Wir werden im Kapitel zur Therapie der Lymphangiome (III. 4.3.2.4.) noch einmal auf diesen Fall zurückkommen. Hier soll nur noch erwähnt werden, dass der Tumor mit reiner Lymphe ausgefüllt war, sodass *Roth* ihn als Lymphangioma cysticum deklarierte. Bemerkenswert ist, dass er dabei im Adjektiv von der Nomenklatur *Wegners* abwich. Dieser hatte die cystischen Lymphgefäßgeschwülste als »cystoid« bezeichnet, um sie von den eigentlichen Exsudationscysten abzugrenzen.[1690]

Mit Beginn des 20. Jh. finden wir *Wegners* Einteilung auch in den meisten Lehrbüchern, teils in etwas abgewandelter Form, zumeist aber explizit übernommen. So unterschied *Friedrich Fischer*, der Verfasser des Beitrags über die Krankheiten der Lymphgefäße im Rahmen des großangelegten Sammelwerkes der »Dt. Chirurgie« (1901), bei den tumorartigen Erweiterungen die

---

[1687] Wegner 1877, 641-706.
[1688] Wegner 1877, 643.
[1689] Roth 1880, 19-21. Stadler 1886, 26-27. Rothenaicher 1890/1891, 17-22.
[1690] Roth 1880, 8-16.

Lymphangiektasia reticularis und truncularis, je nachdem sie die kleineren Gefäße oder die größeren Lymphstämme betrafen;[1691] erstere entsprach dem Lymphangioma simplex, letztere den beiden anderen Arten. *Max Borst* (1902 und 1936) und *Hermann Coenen* (1928) hielten sich dagegen genauso wie *A. Most* (in der Reihe »Neue Dt. Chirurgie«, 1917) und *Fritz Ascher* (in der Reihe »Die Chirurgie«, 1928) wortwörtlich an *Wegners* Vorgabe.[1692]

Wir haben oben bereits darauf hingewiesen, dass intraabdominell gelegene Lymphangiome mit dem Aufschwung der Visceralchirurgie immer häufiger zur Darstellung gelangten. Da sich *Langs* Beitrag mit einem solchen Tumor befasst, soll abschließend auf diese Thematik noch etwas näher eingegangen werden. Trotzdem diese Geschwülste keine häufigen Vorkommnisse darstellten,[1693] war die Literatur seit *Weichselbaums* Publikation bereits auf über 50 Fallberichte zu Beginn des neuen Jahrhunderts angewachsen. Es fehlte nicht an Versuchen auch die Mesenterialzysten durch eine eigene Klassifikation nach ihrem Inhalt voneinander abzugrenzen (Einteilung in Chylus-, Blut-, Dermoid-, Echinokokkuszysten durch *Dowd* 1900).[1694] Da sich diese Tumoren als kongenitale Fehlbildungen z. T. schon im Kindesalter bemerkbar machten, befassten sich auch pädiatrisch orientierte Chirurgen mit diesem Thema. *Paul Klemm* (1905) hatte bei einem zweieinhalbjährigen Jungen ein kindskopfgroßes Chylangiom entfernt, das vom Mesenterium des Ileum ausgegangen war. Diesen Fall nahm er zum Anlaß, auf die in praktischer Hinsicht notwendige Unterscheidung mesenterialer und retroperitonealer Lymphangiome hinzuweisen. Da erstere von den Lymphgefäßen innerhalb des Darmgekröses ausgingen, bestand die Gefahr von Verwachsungen mit dem Darm. Retroperitoneal gelegene Lymphgefäßtumoren führten dagegen bei Größenzunahme durch Einwachsen in die Bauchfellduplikaturen eher zu einer Verdrängung der Gedärme. Nach der Form unterschied *Klemm* solitäre Einzelzysten (einkammrig) von den wesentlich selteneren multilokulären (mehrkammrigen) Zysten. Da letztere von außen auch wie Solitärzysten erscheinen konnten, empfahl er dies mit dem Beiwort unicystisch-multilokulär kenntlich zu machen. Bildeten die Zysten dagegen eine nebeneinanderliegende Reihe, so war der Tumor als multicystisch-multilokulär zu bezeichnen. Da die Ätiologie dieser Neoplasien –den Dermoidzysten vergleichbar- in einer embryonalen Keimversprengung gesehen wurde

---

[1691] Fischer 1901, 36-45.
[1692] Borst 1902, 198-206 und 1936, 644-646. Most 1917, 299-302. Coenen 1928, 77-86. Ascher 1928, 768-774.
[1693] Haberer 1918, 266. Petren 1918, 315. Eckert 1955, 7. Hirner und Remig 2004, 466.
[1694] Slocum 1938, 464.

(worauf im folgenden Kapitel detailliert eingegangen wird), ihre Entwicklung aber aus dem mesodermalen Gewebe erfolgte, ging *Klemm* so weit, die Lymphzysten den ektodermalen Fehlbildungen als »Mesodermoide« gegenüberzustellen.[1695] Trotzdem die Literatur über die intraabdominellen Lymyphangiome beständig zunahm (300 Kasuistiken bis 1935,[1696] 500 Kasuistiken bis 1949)[1697], blieb die Einteilung davon unberührt. Obwohl auch *Klemm* darauf hingewiesen hatte, dass »*zwischen den einzelnen Formen keine prinzipiellen Unterschiede existieren, daß vielmehr die eine Form aus der anderen hervorzugehen vermag,*«[1698] wurde an der einmal etablierten Nomenklatur bis heute festgehalten.[1699]

Bevor wir uns der ätiologischen Fragestellung zuwenden, fassen wir die Meilensteine in der Beschreibung des Lymphangioms noch einmal zusammen (Tab. 33).

Tabelle 33: Zur Geschichte der Lymphgeschwülste

Zeit	Autor	Entdeckung / Namensgebung
Antike	*Galen, Oribasius* u. a.	Lymphdrüsengeschwülste
Mittelalter	*Mondeville, Chauliac* u. a.	,,
Neuzeit 16. Jh.	*Eustachio*	Ductus thoracicus beim Tier
17. Jh.	*Aselli* *Rudbeck, Th. Bartolin*	**Venae lactae** beim Tier (Chylusgefäße) **Vasa lymphatica** beim Menschen
18. Jh.	*Nuck, Cruikshank* u. a.	Darstellung des Lymphgefäßsystems durch Injektion von Quecksilber
19. Jh. 1. Hälfte 1867 1875 1877	*Fohmann* *Amussat, Busch* u. a. *Virchow* *Weichselbaum* *Wegner*	Parenchymatöse Injektion Pathologische Veränderungen der Lymphgefäße **Lymphangiom** **Chylangiom** (mesenteriales Lymphangiom) **Lymphangioma simplex** **cavernosum** **cystoides / cysticum**
20. Jh. 1901 1905	*F. Fischer* *Klemm*	Lymphangiektasia reticularis / truncularis Mesenteriale / retroperitoneale Lymphangiome Solitäre / multilokuläre Lymphangiome Beibehaltung der Klassifikation n. *Wegner*

[1695] Klemm 1905, 541-568.
[1696] Slocum 1938, 464.
[1697] Grimes 1949, 528.
[1698] Klemm 1905, 561.
[1699] Reverdy 1939, 6-8. Eckert 1955, 7-8. Hamperl 1960, 272. Balzer 2004, 763.

4.3.2.3. Zur Ätiologie des Lymphangioms

In den Ausführungen des letzten Kapitels haben wir gesehen, dass der Lymphkreislauf erst im 17. Jh. zur Darstellung kam. Nachdem der Bau der großen Lymphbahnen gegen Ende des folgenden Jahrhunderts genauer beschrieben worden war, wurde alsbald auf die Bedeutung des Lymphsystems für die Entstehung von Krankheiten hingewiesen (*Assalini, Soemmering*). Da nach überlieferter Meinung über die Lymphbahnen Krankheitsstoffe ausgeschieden wurden, klang es plausibel, dass durch Störungen im Lymphgleichgewicht pathologische Prozesse in Gang gesetzt werden konnten. Im 19. Jh. hatte das antike humoralpathologische Vorbild zunehmend an Aussagekraft verloren und war durch solidar-pathologische Anschauungen abgelöst worden. Mit dem Aufschwung der Histopathologie und Bakteriologie wurde die Bedeutung der Lymphbahnen für die Ausbreitung von Entzündungen und bei malignen Tumorkrankheiten erkannt [*P.J. Roux* (1780-1854), *Alfred Velpeau* (1795-1867), *Gabriel Andral* (1797-1876), *Charles Chassaignac* (1805-1879) u. a.].[1700] Als *Virchow* dann in den 60-er Jahren des 19. Jh. das Lymphangiom als eigenständigen Geschwulsttyp definiert hatte, wurden alsbald verschiedene Überlegungen zu deren Ätiologie angestellt. Hinsichtlich der formalen Genese standen sich dabei im wesentlichen zwei Theorien gegenüber:

- Neoplasie, geschwulstartige Neubildung durch autonome Proliferation des Gewebes (*Virchow, Billroth, Winiwarter, Wegner* u. a.)
- Lymphstauung, Dilatation der Lymphgefäße durch Verschluß der abführenden Bahnen (*Wegner, Wertl* u. a.).

Da die Lymphangiome in ihrer Struktur den Hämangiomen vergleichbar waren, nahm *Virchow* in beiden Fällen einen ähnlichen Entwicklungsgang an. Einfache Gefäßerweiterungen grenzte er dabei von den eigentlichen Tumoren ab. Wie er sich die Bildung der Blutgefäßgeschwülste aus Granulationsgewebe erklärte, so stellte er für die Lymphangiome die Hypothese einer heteroplastischen Neubildung auf. Ob die Wucherung ausschließlich vom umgebenden Bindegewebe ausging, oder unter Mitbeteiligung der Endothelzellen stattfand, wollte er nach dem bisherigen Untersuchungsstand nicht letztgültig entscheiden. Seiner Meinung nach konnten sich jedoch durch sekundäre Schrumpfung des Tumorgewebes Hohlräume bilden, die sich durch Sekretion seröser Flüssigkeit nach und nach mit Lymphe anfüllten. Dieser Meinung schlossen sich *Billroth* und *Weichselbaum* an. *Czerny* und *Volkmann* glaubten die Neoplasie durch eine fibroide Degeneration der Lymphkapillaren erklären zu können, wie sie *Rindfleisch* bei der Hämangiombildung

---
[1700] Fischer 1901, 1-2.

angenommen hatte. Strenggenommen handelte es sich dabei nicht um eine Neubildung, sondern um eine metaplastische Umwandlung des Gewebes. Später griff *Felix von Winiwarter* (1848-1917) diesen Gedanken mit seiner Theorie von der hydropischen Degeneration noch einmal auf: durch Umwandlung von Bindegewebszellen in lymphatische Rundzellen sollten nach seiner Hypothese follikelartige Gebilde entstehen, die später durch zentralen Zerfall Hohlräume bildeten.[1701]

Als *Georg Wegner* Ende der 70-er Jahre des 19. Jh. mit seiner Einteilung die Lehre von den Lymphangiomen maßgeblich beeinlusste, gab er unumwunden zu: »*die Ätiologie ist unbekannt.*«[1702] Zur Pathogenese entwickelte er folgende drei Denkmodelle, die er gleichberechtigt nebeneinander stellte:

- Lymphstauung infolge eines zentralen Abflußhindernisses mit nachfolgender Dilatation und Wucherung der Lymphgefäße
- homoplastische Neoplasie, autonome Proliferation der Endothelzellen
- heteroplastische Neoplasie, Ausgang vom Bindegewebe mit metaplastischer Umwandlung (*Virchows* Erklärung vergleichbar).

Was den eigentlichen Anlaß zu der Wucherung gab, ließ sich aus den bisher vorliegenden Erkenntnissen nicht erklären.[1703]

Eine Stauung der Lymphe ließ sich auf vielfältige Ursachen zurückführen. Neben angeborenen Malformationen konnte das Gefäßbett auch in der Folge von Entzündungen und Traumata narbige Schrumpfungen davontragen. Ebenso stellten Druck von außen (Geschwulst, Aszites) oder Obliteration von innen (Parasiten, Neubildungen) mögliche Pathomechanismen dar. Auch der Gedanke an einen Rückstau der Lymphe durch zentralvenöse Thrombosen oder gesteigerte Lymphproduktion wurde in die ätiologischen Überlegungen einbezogen. Trotz plausibler Gründe wurde die Stauungstheorie schon bald einer begründeten Kritik unterzogen, nachdem in mehreren Tierversuchen nachgewiesen worden war, dass eine Unterbindung des Ductus thoracicus wegen der ausgeprägten Kollateralbildung nicht zu einer Ektasie der Lymphgefäße führt (*Magendie, Dupuytren, Cohnheim*).[1704] Andere Autoren versuchten mit stichhaltigen Argumenten die Stauungstheorie zu widerlegen (*Rothenaicher, 1890/1891*). Zunächst sprach der lokal begrenzte Krankheitsprozeß des Lymphangioms dagegen, da sich ein Abflußhindernis auf das gesamte vorgeschaltete Gefäßnetz auswirken mußte. Daneben wurde das Wachstumsmuster der Tumoren ins Feld geführt, die zumeist

---

[1701] Weichselbaum 1875, 157-162. Rothenaicher 1890/1891, 32-38.
[1702] Wegner 1877, 699.
[1703] Wegner 1877, 702.
[1704] Fischer 1901, 37-39.

lange latent blieben, um später schnell zu proliferieren, während bei Vorliegen einer Stauung durch allmähliche Anastomosenbildung genau das gegenteilige Verhalten zu erwarten gewesen wäre. Ein weiteres Gegenargument sah *Rothenaicher* in der endgültigen Heilung nach Excision der Geschwulst: dabei konnte im pathologischen Befund niemals eine Stenose im Tumorgewebe nachgewiesen werden. Da eine evtl. Verengung demnach nur in der Peripherie angenommen werden konnte und diese durch die Operation nicht beseitigt worden war, wäre in jedem Fall mit einem Rezidiv zu rechnen; dies widersprach jedoch der praktischen Erfahrung. Wenn schon eine Stauung konstatiert werden konnte, war diese nicht als Ursache, sondern als Folge der Geschwulstbildung anzusehen; denn einerseits war durch die Abkapselung des Prozesses ein regelrechter Abfluß unmöglich, andererseits führte der größere Gefäßdurchmesser zu einem verlangsamten Strom.[1705] Infolge dieser Überlegungen hatte sich ein großer Teil der Ärzteschaft zu Anfang des 20. Jh. von der Stauungshypothese abgewandt (*Fischer* 1901, *Klemm* 1905, *Most* 1917, *Ascher* 1928),[1706] wie aus folgendem Zitat beispielhaft hervorgeht: »*Meiner Meinung nach muß die Stauungstheorie als Ursache sämtlicher Formen des Lymph- resp. Chylangioms...fallengelassen werden, da sie sich durch anatomische Tatsachen nicht halten läßt; wir müssen den letzten Grund der Genese dieser Tumoren in kongenitalen Ursachen suchen*« (*Klemm* 1905).[1707] Mit diesem Zusatz war ein ätiologischer Faktor angesprochen, den schon *Virchow* erwogen hatte. Diesem war das gehäufte Auftreten des Tumors im Bereich fetaler Spaltbildungen (Medianlinie) aufgefallen, weshalb er für diese Geschwulst den Ausdruck des »fissuralen Lymphangioms« prägte. Später hatte *Ribbert* die Theorie der embryonalen Keimversprengung (nach *Cohnheim*) auch für den größten Teil dieses Geschwulsttyps angenommen.[1708] Erhärtet wurde diese Annahme durch die Tatsache, dass über die Hälfte der Lymphangiome in den ersten beiden Lebensjahrzehnten auftrat. Auch für die Lymphgefäßtumoren in mesenterialer Lokalisation konnte diese Vorstellung überzeugen, da durch die vielfachen Drehungen des Darms während der Embryonalentwicklung eine Loslösung von Zellgruppen mit anschließendem selbständigem Wachstum durchaus im Bereich des Vorstellbaren lag. Daher wurden diese Tumoren auch in Analogie zu den Dermoiden als »Mesodermoide« bezeichnet (s. III. 4.3.2.2.).[1709] Dagegen wurden die Lymphgeschwülste, die sich erst im späteren Lebensal-

---

[1705] Rothenaicher 1890/1891, 36-38.
[1706] Fischer 1901, 38-39. Klemm 1905, 563-564. Most 1918, 297. Ascher 1928, 768-769.
[1707] Klemm 1905, 564.
[1708] Ascher 1928, 768-769.
[1709] Klemm 1905, 565-566.

ter entwickelten, als spontane Neubildungen angesehen. Bei einem kleinen Teil der Lymphschwellungen konnte eine infektiöse Genese (Einwandern von Fadenwürmern) nachgewiesen werden.[1710] Diese v. a. in tropischen und subtropischen Regionen endemisch vorkommende »Elephantiasis« war vor Entdeckung der Filarien mit klimatischen Einflüssen in den heißen Zonen der Erde begründet worden.[1711] Dabei handelt es sich allerdings nicht um Geschwülste im eigentlichen Sinn des Wortes, sondern um eine stauungsbedingte Anschwellung im Bereich der Extremitäten mit nachfolgender Ausbildung papillärer Wucherungen der Haut (Pachydermia) als Ausdruck trophischer Störungen.[1712]

Für den Großteil der Lymphangiome wurde die kongenitale Genese allgemein akzeptiert (u. a. *Klapp* 1919, *Ascher* 1928, *Balzer* 2004).[1713] Warum diese Tumoren mitunter jahrzehntelang latent bleiben und erst in späteren Jahren eine rasche Größenzunahme aufweisen, konnte bis heute nicht befriedigend beantwortet werden. Ein Anreiz für das schnellere Wachstum wurde –neben anderen Faktoren (Trauma, Entzündung)- v. a. in der hormonellen Umstellung während Pubertät, Schwangerschaft oder Klimakterium gesehen.[1714] Ein tierexperimenteller Nachweis für diese Hypothese konnte allerdings nicht erbracht werden. Zu Anfang des letzten Jahrhunderts schrieb *A. Most* resigniert: »*Die Ätiologie des Lymphangioms ist in dasselbe Dunkel gehüllt wie jene der Tumoren überhaupt....Das treibende Agens für jene Wucherung ist uns...immer noch unbekannt.*«[1715] An dieser Feststellung hat sich trotz aller Bemühungen auch später nichts geändert: »*All the attempts to explain the etiology...have been unsatisfactory*« (Slocum 1938);[1716] »*the etiology is unsettled*« (Grimes 1949).[1717]

4.3.2.4. Therapie des Lymphangioms

Der medizingeschichtliche Rückblick (III. 4.3.2.2.) hat uns gezeigt, dass zur Zeit des Altertums und Mittelalters nur solche Tumoren des Lymphsystems bekannt waren, die sich an den Drüsen manifestierten. Obwohl die antiken Autoren i. a. eine gewisse Scheu vor operativen Eingriffen nicht verleugneten, waren sie bei der Behandlung der skrophulösen Drüsengeschwülste einer chirurgischen Entfernung eher zugeneigt als ihre Nachfolger im Mittel-

---

[1710] Fischer 1901, 37-38.
[1711] Gjorgjevic 1870, 699-700.
[1712] Pschyrembel 1994, 390.
[1713] Klapp 1919, 125. Ascher 1928, 768. Balzer 2004, 763.
[1714] Reverdy 1939, 5. Eckart H. 1955, 10.
[1715] Most 1917, 297.
[1716] Slocum 1938, 465.
[1717] Grimes 1949, 531.

alter. Sowohl bei *Celsus*, als auch bei *Galen* und *Leonides*, finden wir die Exstirpation oberflächlich gelegener Tumoren teils mit dem Messer teils mit den Fingern beschrieben. Während des Mittelalters ist dann eine Bevorzugung alternativer Maßnahmen zu beobachten. Insbesondere die Gewebezerstörung durch ätzende oder eitererregende Stoffe (Sublimat) war –neben der Anwendung des Glüheisens- weit verbreitet (*Lanfranco, Mondeville, de Chauliac* u.a.). Daneben kamen bis in die Neuzeit auch diätetische und pharmazeutische Mittel zum Einsatz (*Fallopio, Clowes, du Laurens, Paré* u.a.).[1718] *Paré* warnte gar vor einer übereilten operativen Eröffnung. Erst nach Versagen der konservativen Methoden sah er eine Behandlung durch die gewohnte Exstirpation oder durch Abbinden gerechtfertigt: »*lier en leur base, en passant une esguille enfilée, les liant et serrant des deux cotés, à fin que d'elles mesmes tombent petit à petit sans danger*« (der Tumor sollte am Ansatz mit dem Faden einer Nadel umwunden und dieser zusammengezogen werden, damit er auf diese Weise von alleine gefahrlos abfiel).[1719] Am Rande sei noch eines Manövers gedacht, das in der Volksmedizin Frankreichs bis ins 19. Jh. seine Anhänger fand. Dieses als »toucher du roy« (Berühren durch Königshand) bezeichnete Verfahren ist hier schon für das 11. Jh. dokumentiert und war in England von den Zeiten *Edwards des Bekenners* (11. Jh.) bis in das späte 17. Jh. in Gebrauch. Die Methode fand auch Eingang in das Schrifttum medizinischer Autoritäten (*Mondeville, Chauliac, Aquapendente, Plater* u.a.) und beweist, dass trotz der neuzeitlichen Wende der metaphysische Krankheitsansatz noch lange überzeugen konnte.[1720]

Krankhafte Veränderungen der Lymphgefäße wurden erst an der Wende zum 19. Jh. beschrieben, das Lymphangiom nach der Jahrhundertmitte als eigene Krankheitsentität aufgefasst. Vor der antiseptischen Ära waren nur die oberflächlich gelegenen Tumoren einer Therapie zugänglich. Neben der chirurgischen Entfernung mit Skalpell, Ecraseur (Ecrasement linéaire) oder der galvanokaustischen Schneideschlinge, wurden vielfach konservative Methoden bevorzugt. Einfache Lymphgefäßerweiterungen wurden durch äußere Kompression rein symptomatisch angegangen. Die cavernösen und cystischen Formen versuchte man durch Kauterisation zu beseitigen. Dabei wurde zwischen dem Cauterium actuale und potentiale unterschieden. Bei ersterem wurde das pathologische Gewebe –nach dem Vorbild des mittelalterlichen Glüheisens- mit dem Glühbrenner (nach *Paquelin*) oder mit der elektrischen Platinschlinge/Setaceum candens (nach *Middeldorpf*) traktiert.

[1718] Gurlt Bd. III 1964, 565-570.
[1719] Gurlt Bd. II 1964, 705.
[1720] Gurlt Bd. III 1964, 570-571.

Durch Einführen des glühenden Platindrahts in die Zysten konnte deren Inhalt zur Gerinnung gebracht werden. Das Cauterium potentiale geht auf die entzündungserregenden, bzw. ätzenden Mittel des Mittelalters zurück. Zu den meistverwendeten Substanzen zählten Salpetersäure (acidum nitricum fumans), Chloreisenlösung (Liquor ferri sesquichlor.) und Jodtinktur (*Velpeau, Langenbeck, Trendelenburg* u.a.). Meist wurden sie in Form der parenchymatösen Injektion direkt in die Geschwülste eingebracht. Zu diagnostischen Zwecken, oder bei bestehenden Kontraindikationen, kam auch die Punktion als palliative Maßnahme zum Einsatz.[1721]

Retroperitoneal gelegene Tumoren stellten vor der Einführung der Narkose und Antiseptik aus chirurgischer Sicht ein »noli me tangere« dar. Nur unter einer Indicatio vitalis (Ileus, Peritonitis etc.) wurde ein operativer Versuch gewagt. Wenn die Totalexstirpation aufgrund der Tumorausdehnung oder durch bestehende Verwachsungen nicht möglich war, wurde die Geschwulst nach Teilexcision so in die Bauchwand eingenäht, dass der flüssige Inhalt durch eine entsprechende Anlage nach außen abgegeben werden konnte. Mit den erweiterten Möglichkeiten der Anti-/Aseptik wurde im letzten Drittel des 19. Jh. die operative Methode zum Mittel der Wahl erhoben. Wann immer möglich, galt die Totalexstirpation als das bevorzugte Verfahren. Nur im Falle außergewöhnlich großer oder diffus wachsender Geschwülste wurden die Teilentfernung, Injektionsbehandlung, Punktion oder Kompression als zulässige Alternativen angesehen.[1722] Beispielhaft für diese Haltung mögen folgende Aussagen stehen, die einen Zeitraum von vierzig Jahren umspannen:

- ▪ »*Für die große Mehrzahl der Fälle...ist ohne Zweifel die Exstirpation angezeigt und hat sich...als die beste Methode bewährt.*« (Wegner 1877)[1723]
- ▪ »*Die Exstirpation ist als das zweckmäßigste und am sichersten zu einem guten Resultat führende Verfahren am meisten zu empfehlen.*« (Fischer 1901)[1724]
- ▪ »*Die Therapie des Lymphangioms ist eine chirurgische.*« (Most 1917).[1725]

Durch die ständig sinkende Operationsletalität ermutigt (von 60 % auf 30 % an der Jahrhundertwende; bzw. auf 10 % um 1930),[1726] nahmen die operativen Eingriffe im ersten Drittel des 20. Jh. an Radikalität zu. Bei Verwachsungen wurde mit dem Tumor auch das betreffende Darmstück reseziert

---

[1721] Gjogjevic 1870, 705-706. Wegner 1877, 705-706. Stadler 1886, 32-36.
[1722] Roth 1880, 40-43. Rothenaicher 1890/1891, 19-20. Fischer 1901, 44-45.
[1723] Wegner 1877, 706.
[1724] Fischer 1901, 44-45.
[1725] Most 1917, 306.
[1726] Petren 1918, 320. Körte 1920, 612. Grimes 1949, 530.

(*Klemm* 1905),[1727] bei ausgedehnten Geschwulstbildungen an den Extremitäten schreckte man nicht vor einer Amputation zurück (*Most* 1917).[1728] Das erklärte Behandlungsziel war eine möglichst radikale Excision, sodass die Anwendung von Ätzmitteln und anderen Kauterien bald als obsolet galt.[1729]

Während die Exstirpation umschriebener Angiome i.d.R. einfach war, stellte die Entfernung ausgedehnter (v.a. cystischer) Lymphangiome den Chirurgen operationstechnisch vor größere Probleme. Da in den Lehrbüchern der Zeit in therapeutischer Hinsicht meist nur auf die einfache Excision eingegangen wurde, sah *Wilhelm Müller* (1903) sich veranlasst, auf ein Verfahren hinzuweisen, das sich seiner Meinung nach als natürliche Methode geradezu anbot: die stumpfe Ausschälung der Tumormassen. Der Operateur war dabei gehalten, mit dem Skalpellstiel oder der geschlossenen Schere an der Grenze von Tumorkapsel und gesundem Gewebe in die Tiefe einzudringen und die Geschwulst systematisch auszulösen. Die Methode hatte sich nach *Müller* mehrfach praktisch bewährt (5 Lymphangiome, 30 Hämangiome). Da die meisten Zöglinge an seiner Rostocker Klinik jedoch keine Erfahrung darin besaßen, entschloß sich *Müller* zur Publikation, um die Ausschälung in Fachkreisen bekannt zu machen.[1730] Vollkommen neu war die Methode allerdings nicht. Schon *Rothenaicher* hatte sie im Falle eines apfelgroßen, axillären Lymphangioms mit Erfolg angewandt (1890).[1731] Ebenso war sie bei der Entfernung von Hämangiomen mehrfach dokumentiert (*Panas* 1891, *Budone* 1898).[1732] In der Behandlung retroperitonealer Lymphangiome wurde die stumpfe Ausschälung aufgrund ihrer Vorzüge bald bevorzugt (*von Haberer* 1918, *Körte* 1920, *Ascher* 1928, *Coenen* 1928, *Griessmann* 1952).[1733]

Neben der Ausweitung der Operationsmethoden, wurden auch neueste Entwicklungen auf dem Gebiet der Medizintechnologie nutzbringend in die Tumortherapie eingebracht. Mit der Entdeckung des Hochfrequenzstroms (*Tesla* 1891) eröffneten sich in Form der Elektrochirurgie völlig neue Perspektiven. Unter Vermittlung von Elektroden konnten diese Ströme ohne nachteilige Wirkungen durch den Körper geleitet werden. Dabei wurde bevorzugt in Geweben mit geringem elektrischem Widerstand (z.B. Gefäße) Wärme erzeugt (*d'Arsonoval* 1892, *von Zeynek* 1898). Bei Verwendung

---

[1727] Klemm 1905, 542-545.
[1728] Most 1917, 306-307.
[1729] Fischer 1901, 44. Most 1917, 307.
[1730] Müller W. 1903, 565-569.
[1731] Rothenaicher 1890/1891, 24-25.
[1732] Müller W. 1903, 565.
[1733] von Haberer 1918, 282-283. Körte 1920, 609-612. Ascher 1928, 774-775. Coenen 1928, 82-85. Griessmann 1952-1955, 431.

kleiner Operationselektroden war die punktuelle Wärmeentwicklung so groß, dass durch elektrische Verkochung Tumorgewebe gezielt zerstört werden konnte (Elektrokoagulation nach *Doyen* und *Czerny* 1909). Lanzettförmige Elektroden ermöglichten eine präzise Schnittführung (Elektrotomie). Mit der Entwicklung standardisierter Operationselektroden von besserer Schneidequalität (*von Seemen* 1928) erweiterte sich der Einsatzbereich dieser Methode ständig (Tumorentfernung in Dermatologie, Gynäkologie, HNO, Urologie und Neurochirurgie; ophthalmologische Netzhautfixierung).[1734] Zur Therapie der Lymphangiome wurde i.e.L. der Thermokauter eingesetzt. Eine thermische Behandlung war aber nicht nur durch Hitze, sondern ebenso durch extreme Kälte möglich. Durch die Applikation von Kohlensäureschnee (festes CO_2) konnten Temperaturen von minus 76°C erzeugt werden (*Pusey* 1907).[1735] Später führte die Entwicklung von Kältesonden zum weiteren Ausbau der Kryochirurgie. Durch Verdampfen flüssiger Gase entstehen dabei Temperaturen bis zu minus 196°C (N = Stickstoff).[1736]
Eine weitere Neuentwicklung stellte die Strahlentherapie dar, die nach *Röntgens* revolutionärer Entdeckung bald erprobt wurde. Als Röntgenstrahlen und Radiumisotope in der ersten Hälfte des 20. Jh. insbesondere zur Behandlung rezidivierender Lymphangiome, gelegentlich auch bei oberflächlich gelegenen Formen, verwendet wurden (*Lexer, Ascher* 1928, *Reverdy* 1939, *Ravitch* 1951 u.a.), war das volle Ausmaß ihrer schädigenden Nebenwirkungen noch nicht bekannt.[1737] Heute kommen sie nahezu ausschließlich bei malignen Tumoren zum Einsatz, wenn man von wenigen Ausnahmen absieht, wie z.B. der lokalen Applikation radioaktiver Isotope zur Schilddrüsenverkleinerung bei M. *Basedow*.
Obgleich die chirurgische Therapie auch während der folgenden Jahrzehnte die Methode der Wahl blieb, ist seit den späten 30-er Jahren des 20. Jh. eine konservativere Einstellung festzustellen. Wegen der relativ hohen Operationsletalität bei gleichzeitiger Darmresektion (1910-1935: bis zu 40%) wurde nun von dieser Vorgehensweise abgeraten und im Falle vorliegender Verwachsungen auf die schon früher geübte Praxis zurückgegriffen, den Zystensack in die Oberfläche einzunähen (Marsupialisation nach *Slocum* 1938; marsupium = *lat.* Beutel).[1738] Gleichzeitig wurde die Notwendigkeit einer Operation weniger dringlich gesehen und die spontane Rückbildung kleinerer Lymphangiome prognostisch erwogen (W. *Body* 1947). Da

---

[1734] Gohrbandt 1955, 148-150.
[1735] Reverdy 1939, 12-13.
[1736] Pschyrembel 1994, 797-798 und 831.
[1737] Ascher 1928, 775. Reverdy 1939, 12-13. Eckert 1955, 30-32.
[1738] Slocum 1938, 467-469.

man von den kongenitalen Formen annahm, dass nur ein kleiner Teil zum Wachstum gelangt, wurde auch hier eine expektative Haltung anempfohlen (W. Hueck 1948). Sogar die Injektion sklerosierender Agentien kam unvermutet wieder zu Ehren (G.C. Freemann 1953).[1739]

Heute wird eine möglichst vollständige Tumorentfernung angestrebt, um die Bildung etwaiger Rezidive zu vermeiden. Dabei stellt die Exstirpation nach wie vor die bevorzugte Methode dar.[1740] Wie gewohnt wird die dargestellte Entwicklung auf dem Gebiet der Therapie abschließend in tabellarischer Form dargestellt (Tab. 34).

Tabelle 34: Zur Therapie der Lymphangiome

Zeit	Autor	Methode	Indikation
Antike	Celsus, Galen u. a.	Exstirpation	Lymphdrüsengeschwülste
Mittelalter	Mondeville, Chauliac	Ätzmittel	,,
19. Jh. bis 2. Drittel		Exstirpation mit Messer Ecraseur galvanokaustisch Kompression	Lymphangiom oberflächlich
	Paquelin Middeldorpf Velpeau Trendelenburg	Cauterium actuale: Glühbrenner elktr. Platinschlinge Cauterium potentiale: Ätzmittel entzündungserregende Mittel Punktion	Lymphangiektasie Lymphangioma cavern. / cysticum Inoperabilität
ab ca. 1870		Exstirpation Methode der Wahl	
20. Jh. 1. Drittel	W. Müller Klemm Most Pusey	Stumpfe Ausschälung Exstirpation mit Darmresektion Amputation Elektrochirurgie: Thermokauter Kryochirurgie: CO2-Schnee Strahlentherapie: Röntgen Radium	retroperitoneale La. Verwachsungen Extremitäten-La. Rezidive
ab 2. Drittel	Slocum Freemann	Exstirpation Stumpfe Ausschälung Marsupialisation Sklerosierende Agentien	retroperitoneale La.

La. = Lymphangiom

[1739] Eckert 1955, 30-33.
[1740] Balzer 2004, 763.

4.3.3. Bewertung des Beitrag Lang zum Lymphangiom

Langs Kasuistik befasste sich mit einem intraabdominell gelegenen Lymphangiom von außergewöhnlichem Ausmaß. Der Pathologieprofessor *H. von Haberer* konstatierte im Jahre 1918: »*Die Geschwülste des retroperitonealen Raumes zählen an sich, trotzdem bereits eine ganz erhebliche Anzahl beschrieben wurde, doch nicht zu den häufigen Vorkommnissen;*« und in Bezug auf die cystischen Lymphangiome »*Die Durchsicht der Literatur ergibt..., dass derartige Tumoren im retroperitonealen Raume ganz besonders selten sind.*«[1741] Trotzdem die Publikationen über abdominelle Zysten innerhalb der ersten Jahrhunderthälfte deutlich angewachsen waren,[1742] hatte sich an diesem Umstand im Grunde nichts geändert, wie aus folgendem Zitat der Zeit hervorgeht: »*Am seltensten finden wir in der Literatur Fälle von Lymphangiomen im Bereich des Mediastinums oder gar des Abdomens beschrieben*« (*Eckert* 1955).[1743] Daher kann einer der wesentlichen Gründe für *Langs* Veröffentlichung darin gesehen werden, dass ein Lymphangiom in dieser Lage zu den ausgeprochenen Raritäten zählt.

Daneben sah *Lang* sich durch die von ihm gewählte Operationstechnik veranlasst, seinen Fall einem größeren Kreis von Kollegen bekannt zu machen. Über die chirurgische Behandlung dieser Tumoren äußerte sich *Heinz Griessmann* als Kenner der Materie: »*Die retroperitonealen Geschwülste sind durch...Eigenarten ausgezeichnet, die ihre Exstirpation zu einem häufig recht großen,* schwierigen *und völlig atypischen Eingriff gestalten....Jeder Fall, der zur Operation kommt, verlangt ein gesondertes Vorgehen*« (Chirurg. Operationslehre. Hrsg. von *Fischer* und *Sauerbruch*. 7.Aufl. 1952-1955).[1744] *Lang* hatte seinen Patienten unter der Verdachtsdiagnose eines Adhäsionsileus operiert. Obgleich sich intraoperativ die Lage des Krankheitsherdes als retroperitoneal erwies, hatte *Lang* daher den bei Bauchoperationen üblichen transperitonealen Zugangsweg über einen Medianschnitt gewählt. Wie in den vorausgehenden Kapiteln dargestellt (III. 4.3.2.1. u. 4.3.2.2.), bleiben Lymphangiome in dieser Lokalisation oft jahrelang klinisch stumm und werden meist erst beim Auftreten sekundärer Komplikationen manifest. Die Symptomatik ist dabei i.d.R. unspezifisch, sodass sie keinen Rückschluß auf die zugrundeliegende Krankheitsursache zulässt. Dies galt in besonderem Maß für eine Generation, die noch nicht über die bildgebenden Mittel unserer Zeit verfügte (Sonographie, CT, MRT). Bereits an der Jahrhundertwende schrieb *Dutton Steele* (1900) in dieser Hinsicht:

[1741] von Haberer 1918, 266 und 283.
[1742] Klemm 1905, 545. Eckert 1955, 1.
[1743] Eckert 1955, 7.
[1744] Griessmann 1955, 430-431.

»A study of the cases emphasizes the fact that a positive diagnosis as to the origin of ...retroperitoneal tumors is practically impossible without exploratory incision.«[1745] Daran hatte sich auch zu *Langs* Zeit nichts geändert. Sowohl im europäischen, wie im amerikanischen Sprachraum herrschte ein übereinstimmender Tenor, wie folgende Zitate belegen:

- *»Bei tiefem Sitz des Tumors wird ...die Diagnose schwierig, ja unmöglich«* (Most 1917).[1746]
- *»An accurate preoperative diagnosis has seldom, if ever, been made.... Too frequently, the first warning...is the onset of a complication, such as intestinal obstruction«* (Slocum 1938).[1747]
- *»The symptoms are largely dependent upon complications....In the presence of intestinal obstruction an accurate diagnosis is practically impossible«* (Grimes 1949).[1748]

Wenn wir die von *Lang* durchgeführte Operation näher betrachten (s. III. 4.3.1.), lassen sich im wesentlichen zwei Schritte ausmachen:

- Punktion und Absaugen von 5 Litern Flüssigkeit
- Stumpfe Ausschälung.

Die Suche nach entsprechenden Vorbildern führt uns in das 19. Jh. zurück. Schon 1880 hatte *Otto Roth* einen vergleichbaren Fall eines retroperitonealen, cystischen Lymphangioms mit letalem Ausgang geschildert (s. III. 4.3.2.2.). Auch seine Patientin hatte über gastrointestinale Beschwerden geklagt und war unter einer anderen Verdachtsdiagnose (Ovarialtumor) operiert worden. In einer zweistündigen Operation hatte *Roth* 6 Liter einer klebrigen, gelb-roten Flüssigkeit abgesaugt. Wegen der Verbindung der Geschwulst zu den großen Gefäßen konnte nur eine Teil-Excision durchgeführt werden. Zwei Wochen darauf war die Frau an den Folgen eines Ileus verstorben.[1749]

Auch zu Anfang des 20. Jh. können wir in einer Publikation von *Paul Klemm* (1905) den therapeutischen Einsatz der Punktion wiederfinden. Bei der Operation eines zweijährigen Kindes war es nicht gelungen, den kindskopfgroßen Tumor zu mobilisieren. Daher wurde die Tumormasse zunächst durch Absaugen von 1,5 Litern Flüssigkeit reduziert. Da auch in diesem Fall eine Ausschälung wegen bestehender Verwachsungen mit dem Ileum nicht

---

[1745] Petrén 1918, 320.
[1746] Most 1917, 306.
[1747] Slocum 1938, 466-467.
[1748] Grimes 1949, 529.
[1749] Roth 1880, 8-16.

möglich schien, wurde der entprechende Darmteil mitsamt der Geschwulst reseziert. Die Operation war mit einer Dauer von 45 min. deutlich schneller verlaufen als bei *Roth*.[1750]

Die stumpfe Ausschälung stellte nicht erst seit *W. Müller* (1903), aber seit seinem Beitrag allgemein akzeptiert, das am meisten geeignete Verfahren zur Entfernung cystischer Lymphangiome dar (*Körte* 1920, *Coenen* 1928, *Griessmann* 1955 u.a.). Die von *Lang* beschriebene Ausführung entspricht dabei im wesentlichen der Darstellung in den Chirurgie-Lehrbüchern seiner Zeit. Als Beispiel wollen wir wieder auf die weitverbreitete »Chirurg. Operationslehre« von *Bier*, *Braun* und *Kümmell* (später unter der Herausgabe von *Sauerbruch* und *Fischer*) zurückgreifen, wo die Operation wie folgt beschrieben wurde:

- Medianschnitt
- Spaltung des rückwärtigen Bauchfells
- Stumpfe Ausschälung durch Abschieben mit Tupfern oder der Hand
- Blutstillung durch Ligatur und Tamponade der Wundhöhle.

Ausdrücklich wurde auf die Gefahren der Operation hingewiesen. Da der Tumor durch seine Lage i.d.R. lebenswichtige Organe ummauerte, war eine iatrogene Verletzung dieser Strukturen leicht möglich. Daneben war auf die Kollapsneigung der Patienten zu achten, die durch die Veränderung der Blutverteilung bei der Entfernung großer Volumina gegeben war. Durch die Unsicherheit der Diagnose wurde dem transperitonealen Zugang wegen der besseren Orientierungsmöglichkeit der Vorzug gegeben. Den extraperitonealen Weg über einen Flankenschnitt sahen die Autoren nur im Falle kleiner, lateral gelegener Lymphangiome für zulässig an.[1751]

Insofern hat *Langs* Beitrag weder in diagnostischer, noch in therapeutischer Sicht entscheidende Neuerungen gebracht. Wie immer war er auch bei der Entfernung dieser Neoplasie mit größter Sorgfalt zu Werk gegangen, sodass der Eingriff trotz der bestehenden Gefahren komplikationslos abgelaufen war. *Langs* Vorgehensweise ist bis heute bei Tumoren dieser Art und Größenordnung »state of the art« geblieben. Da retroperitoneale Tumoren trotz der erweiterten Diagnosemöglichkeiten immer noch ausgeprochene Raritäten darstellen, (0,1 % aller Tumoren),[1752] kann jeder einzelne kasuistische Beitrag ein Mosaiksteinchen zum besseren Verständnis dieses Krankheitsbildes liefern.

[1750] Klemm 1905, 542-545.
[1751] Körte 1920, 609-612. Griessmann 1952-1955, 431-432.
[1752] Balzer 2004, 763.

4.4. Zusammenfassung und Interpretation des onkologischen Themenbereichs

In den vorangehenden Kapiteln haben wir eine Vielzahl medizingeschichtlicher Fakten zusammengetragen, anhand derer in einem Ausschnitt ein historisch möglichst getreues Abbild der Geschichte von den Geschwülsten gezeichnet werden sollte, das einen Zeitrahmen von der Antike bis zur Gegenwart umspannt. Zum Abschluß dieses Komplexes wollen wir wiederum versuchen, dieses Datenmaterial mit der jeweiligen Zeitgeschichte zu verknüpfen, indem politische, gesellschaftliche und kulturgeschichtliche Verbindungen erarbeitet werden. Erst wenn die gegebenen Tatsachen in einen kohärenten Zusammenhang gebracht werden, kann es gelingen im bescheidenen Rahmen dieser Arbeit, historische Perspektiven aufzuzeigen.

Was bei der Betrachtung zunächst ganz augenscheinlich auffällt, ist der Umstand, dass alle drei dargestellten Geschwulstarten erst ab dem 19. Jh. als eigenständige Krankheitsbilder definiert wurden:

- Neurom/*Louis Odier* 1803; bzw. Neurinom/*José Verocay* 1908
- Cholesteatom/*Johannes Müller* 1838
- Lymphangiom/*Rudolf Virchow* 1867.

Es ist davon auszugehen, dass oberflächlich gelegene Tumoren zu allen Zeiten als pathologische Prozesse empfunden worden sind. Die ersten Versuche, diese Veränderungen zu größeren Krankheitsgruppen zusammenzufassen, fallen in die Zeit des griechischen Altertums (Balggeschwülste, Testudines, Zysten, Krebsgeschwülste etc.). Die antiken Autoren begnügten sich dabei mit einer groben Einteilung derselben nach rein äußerlichen Merkmalen, woran sich über nahezu zwei Jahrtausende im wesentlichen kaum etwas geändert hat. Wie schon in unserer Interpretation der Amputationsgeschichte (III. 1.1.4.) angesprochen, ist der medizinische Fortschritt an zwei Bedingungen geknüpft: die geistigen Voraussetzungen und die medizinischen Möglichkeiten (zu letzteren zählen neben den Fachkenntnissen auch die Errungenschaften der apparativen Diagnostik und Therapie). Bei unserer Untersuchung wollen wir zunächst den ersten dieser beiden Aspekte ins Auge fassen.

Die Heilkunde zählt nach *Paul Unschuld* zu den »*kulturellen Leistungen, die die Menschheit über alle geographischen Entfernungen und über die Zeiten hinweg verbindet.«*[1753] Dabei gibt die biologische Identität des Menschen den verhältnismäßig engen Rahmen vor, innerhalb dessen sich alle Denkmodelle zu Krankheit im allgemeinen und ihrer Therapie im besonderen bewegen. Der Beginn einer medizinischen Heilkunde (im Gegensatz zu einer nichtmedizinischen, metaphysisch geprägten Heilkunde) ist für die europäische Medizin (und nur diese wollen wir hier betrachten) auf die Zeit der griechischen Antike zu datieren, als das Wissen um die krankhaften Veränderungen erstmals auf der Grundlage objektivierbarer Naturgesetze entwickelt worden war. Diese mit dem menschlichen Verstand erfassbaren Gesetze waren von äußeren Gegebenheiten (räumlich, zeitlich) unabhängig und waren imstande eine erschöpfende Erklärung für die Krankheitsprozesse zu liefern, ohne eines spekulativen Überbaus zu bedürfen.[1754] Damit war die Medizin erst eigentlich zu einer Wissenschaft nach heutigen Maßstäben erhoben worden. In diesem Sinne unterschieden sich die Denkstrukturen der antiken Ärzte kaum von denjenigen moderner Forscher des 21. Jahrhunderts. So gesehen wäre die Zeit wohl schon im 5. vorchristlichen Jahrhundert für eine wissenschaftlich definierte Tumorklassifikation reif gewesen. Defizite ergeben sich erst, wenn wir den zweiten Teilaspekt unserer oben genannten Bedingungen berücksichtigen. In Anbetracht der begrenzten medizinischen Möglichkeiten (weder das Nervensystem noch der Lymphkreislauf waren erforscht), lag eine Definition der von uns beschriebenen Tumorarten schlichtweg im Bereich des Unmöglichen. Erst seit der Neuzeit wurden mit dem Ausbau der medizinischen Grundlagenfächer (Anatomie 15. Jh., Physiologie 16./17. Jh., Chemie, Physik 18./19. Jh., Histologie, Embryologie 19. Jh.) die notwendigen Bausteine zusammengetragen, auf deren Sockel das Gebäude der heute gültigen Tumorlehre errichtet werden konnte (s. dazu auch III. 1.1.4. und 3.4.).[1755] Wie wir gesehen haben, wurde die Anatomie erst mit der Renaissance zur Basis der Heilkunde erkoren, was als Vorbedingung für eine solidarpathologische, lokalistische Krankheitsvorstellung angesehen werden muß. Aus diesem Grunde fehlte den antiken Ärzten der entscheidende Schlußstein, der die Konstruktion der heute gültigen, histogenetischen Tumorklassifikation zusammenhält, die auf mikroskopisch-anatomischen und embryologischen Grundlagen beruht.

Ähnliches gilt für die ätiologischen Vorstellungen. Zwar hatten sich die Heilkundigen des Altertums (oder zumindest ein Teil von ihnen) von dem bisher gültigen, metaphysischen Krankheitsansatz losgesagt. Zu sehr wider-

---

[1753] Unschuld 2005b, 11.
[1754] Unschuld 2005b, 11.
[1755] Meyer-Steineg 1928, 352-360 u. 392-407. Sudhoff 1928, 283.

sprach die Verursachung von Krankheit durch numinose Mächte dem rationellen Ideengebäude, das allein auf unabhängigen Naturgesetzen errichtet werden sollte. Da aber das medizinische Grundlagenwissen unzureichend war, wurde auch die Pathogenese der Geschwülste in den festen Kanon der Humoralpathologie eingebaut. Mangels anderer Erklärungen nahmen die Ärzte Zuflucht zu der etablierten Vorstellung, dass Qualität und Quantität der Säfte (humores) über Gesundheit und Krankheit des Individuums entschieden (*hippokratische Medizin*). Die körpereigenen Kräfte des Einzelnen (physis = Natur) waren es dabei, die das rechte Mischungsverhältnis regelten. Da Krankheit somit als individueller Fall gesehen wurde, erschien die je eigene Prognose wichtiger als eine schematische Diagnose. Demnach war der Bedarf an einer Klassifizierung von Krankheiten entsprechend gering.[1756] Dass das medizinische System in der griechischen Antike trotz seiner offenkundigen Mängel erstmals auf eine naturwissenschaftliche Grundlage gestellt werden konnte, lag zu einem erheblichen Teil an der (im Vergleich zum alten Orient) weitgehenden Unabhängigkeit von einer mächtigen Priesterklasse: »*Über das Warum und Wie der Dinge konnte ohne Gefahr der Beeinflussung durch die Religion nachgedacht werden*« (Meyer-Steineg).[1757] Die relative Unabhängigkeit änderte nichts daran, dass in der Tempelmedizin (*Asklepios*-Kult) weiterhin religiös-mystische Elemente Geltung besaßen (Traumdeutung, Votivgaben etc.). Dies mag darin begründet liegen, dass »*immer nur ein Teil der Menschheit diesen Schritt* (zur naturwissenschaftlich begründeten Medizin) *in seiner ganzen Radikalität nachvollziehen konnte und kann, sodass seit der Antike medizinische und nicht-medizinische Heilkunde in steter Konfrontation aber auch häufig Kooperation nebeneinander existieren*« (Unschuld).[1758] Diese Aussage kann anhand zahlloser Beispiele belegt werden. Allein in unserem Zusammenhang läßt sich zum einen die oben erwähnte metaphysische Krankheits-vorstellung von Dermoidzysten als Strafe des Teufels zitieren (s. III. 4.2.2.3.), die bis ins 18. Jh. –neben humoralpathologischen Erklärungen- auch von medizinischen Autoritäten (*Paré, Astruc*) herangezogen wurde; zum anderen das sog »toucher du roy«, das in der Behandlung der Lymphdrüsengeschwülste –neben der operativen Entfernung und dem Gebrauch von Ätzmitteln- in Teilen Europas noch Anfang des 19. Jh. verbreitet war.

Dass während des Mittelalters auf allen drei von uns bearbeiteten Gebieten –weder in Bezug auf die Einteilung und Ätiologie, noch in der Therapie- Fortschritte erzielt worden waren, ist im Zusammenhang mit der

---

[1756] Meyer-Steineg 1928, 53-59.
[1757] Meyer-Steineg 1928, 34.
[1758] Unschuld 2005b, 12.

Monopolstellung des Klerus zu sehen (s.a. III. 1.1.4. u. 3.4.). Obgleich mit den ersten Sektionen im 13. Jh. ein anatomischer Unterricht die Ausbildung der Medizinstudenten nominell bereicherte, wurden damit de facto nur die fehlerhaften Überlieferungen an der Leiche verifiziert und damit fixiert. *Karl Sudhoff* charakterisierte die zeittypische Situation mit treffenden Worten: »*Die von der Erfahrung losgerissene Heilkunde trieb auf dem Meere der Conclusiones und Deductiones.*« Durch blinden Autoritätenglauben »*herrschte die Humoralpathologie als sakrosanktes ärztliches Universalevangelium.*«[1759]

Erst als die feudale mittelalterliche Gesellschaftsstruktur durch eine zunehmend an Einfluß gewinnende Klasse von Kaufleuten aufgelockert worden war, in deren Folge Adel und Kirche ihre bisherige Unangreifbarkeit verloren hatten und der Humanismus, mit dem nicht länger Gott allein sondern der Mensch in den Mittelpunkt der Betrachtungen gerückt war, das Denken der Menschen in andere Richtungen trieb, begannen die überlieferten Traditionen brüchig zu werden.[1760] Wie sich im literarischen Erwachen der Volkssprache (*Bocaccio, Petrarca*) eine Rückkehr zu weltlichen Idealen ankündigte, so führte die Abkehr von der rein deduktiven Methode des Mittelalters hin zu einer auf eigene Beobachtung und Experimente gegründeten induktiven Methodik allmählich zu einem völligen Umbau der gesamten Medizin. Getragen vom dialektischen Zeitgeist konnte ein *Paracelsus* öffentlich die Haltlosigkeit der Viersäftelehre darlegen, ein *Vesal* Kritik an der *galenischen* Anatomie üben, ein *Kopernikus* den Grundirrtum des *ptolemäischen* Weltbildes aufdecken.[1761] Die Bedeutung der eigenen Beobachtungsgabe faßte *Ambroise Paré* in folgenden Vers: »*Selon qu'on voit le maladie, il faut que l'on y remedie*« (Kurier die Krankheit in der Art, wie sie dem Aug' sich offenbart; »*Canons et Regles chirurgicales*«).[1762]

Der Aufschwung in der wisenschaftlichen Forschung vollzog sich in den protestantischen Ländern i.a. schneller. Als herausragende Beispiele seien England [Magnetismus durch *William Gilbert* (1540-1603); Blutkreislauf durch *William Harvey* (1578-1657); Atomtheorie durch *Robert Boyle* (1627-1691); Schwerkraft durch *Isaac Newton* (1642-1727)], Dänemark [astronomische Instrumente durch *Tycho Brahe* (1546-1601)] und die Niederlande [Wellentheorie des Lichts durch *Christian Huygens* (1629-1695)] genannt.[1763] Auch die Entdecker des Lymphgefäßsystems kamen aus Ländern, die der re-

---

[1759] Sudhoff 1928, 226 und 275.
[1760] Russell 2005, 230-232.
[1761] Sudhoff 1928, 273-283.
[1762] Finckenstein 1864, 67.
[1763] Störig Bd.I 2004, 253-254, 261, 324, 333-343. Russell 2005, 252-258.

formierten Religion anhingen. Dabei ge-nossen sowohl der Schwede *Olof Rudbeck* als auch der Däne *Thomas Bartholin* die Unterstützung des jeweiligen protestantischen Landesherrn. Möglicherweise hat die mit England vergleichbare politische Situation (zentralistische Regierung mit starkem Bürgertum) die Theorie des Lymphkreislaufs ähnlich beeinflusst, wie dies für den Blutkreislauf diskutiert worden ist.[1764] Dass die neuen Theorien in protestantischen Ländern schneller zum Durchbruch kamen, mag zum einen mit dem dortigen Fortschrittsdenken zusammenhängen, das im deutlichen Gegensatz zur barocken katholischen Frömmigkeit stand: *»Wie auf dem Gebiet der Religion der Protestantismus den Gedanken aufgeworfen hatte, jeder müsse sich auf sein eigenes Urteil verlassen, so schaute man jetzt ebenso selbständig auf wissenschaftlichem Gebiet auf die Natur«* (Bertrand Russell).[1765] Zum anderen konnten die national getrennten und damit isolierten Kirchen weit weniger Kontrolle ausüben als die streng monarchisch geregelte, universale katholische Institution (in der ursprünglichen Bedeutung des Wortes).

Eine Behandlung der Tumorfrage nach wissenschaftlichen Kriterien, in deren Folge der Geschwulstbegriff zunehmend eingeengt wurde, war erst im 17./18. Jh. zu beobachten. Die Rückbesinnung auf die mathematische Tradition (*Pythagoras, Platon*), deren Aussagen für jedermann nachvollziebar waren, die mechanistische Erklärung aller Erscheinungen der Natur (*Descartes*), der kritische Empirismus, mit dem die induktive Forschung zum philosophischen Prinzip erhoben worden war [*Francis Bacon* (1561-1626), *Thomas Hobbes* (1588-1679)], hatten das intellektuelle Klima geschaffen, in dem das Wissenschaftsideal der neuen Zeit formuliert werden konnte: frei von allen Spekulationen und Vorurteilen, allein gegründet auf die kühle Objektivität des rationalistischen Denkens.[1766] Als Reaktion auf die unentschiedenen Religionskriege des 16. und 17. Jh. war gleichzeitig eine zunehmende Haltung religiöser Toleranz bestimmend (*Lessings* »Nathan der Weise«, 1779), die sich in einer Opposition ge-gen jede unumschränkte Autorität äußerte. Freisein von jeglicher politischen, wirtschaftlichen und geistigen Tyrannei war die Parole, die sich die Vertreter des Liberalismus [*John Locke* (1632-1704), *David Hume* (1711-1776)] und der Aufklärung [*Leibniz* (1646-1716), *D'Alembert* (1717-1783), *Diderot* (1713-1784)] auf ihr Banner geschrieben hatten, damit jeder *»nach seiner Fasson selig werden konnte«* (*Lamettrie*).[1767] In bewußter Abkehr von Religion und Metaphysik wurde

---

[1764] Unschuld 2003a, 209-213.
[1765] Russell 2005, 317.
[1766] Russell 2005, 249-251.
[1767] Russell 2005, 316-319.

die Wissenschaft nunmehr zur neuen intellektuellen Triebkraft. Damit war einerseits ein mächtiger Impuls für alle wissenschaftliche Forschung gegeben, andererseits bestand aber zugleich die Gefahr in einseitiger Überbewertung des rein Materiellen einen wesentlichen Teil der menschlichen Natur aus den Betrachtungen auszuklammern (Materialisten).

Einer der Wegbereiter der modernen Medizin war *Giovanni Battista Morgagni* (1682-1771), dessen Alterswerk den bezeichnenden Titel trägt: »De sedibus et causis morborum per anatomen indagatis« (Sitz und Ursachen der Krankheiten, aufgespürt durch die Kunst der Anatomie, 1761), in dem wie in einem Brennglas *»das Wesen der neuen Medizin in wenigen Stichworten zusammengefasst wird«* (Unschuld).[1768] Dem kritischen Empirismus verpflichtet, gestützt auf zahllose Obduktionsbefunde, ging *Morgagni* von zwei Grundvorstellungen aus:

- jeder Krankheit kann ein bestimmter Sitz innerhalb des Körpers zugeordnet werden;
- diese pathologisch nachweisbare Veränderung ist als Ursache der Krankheit anzusehen.

Damit hatte *Morgagni* die lokalistische Solidarpathologie begründet, die im Widerspruch zur herkömmlichen, ganzheitlichen Krankheitsvorstellung stand.[1769] Mit dem Hervortreten des anatomischen Gedankens war die medizinische Forschung -weg von der Iatrochemie und Iatrophysik- in eine neue Richtung getrieben, die nicht mehr nach dem Wesen, sondern nach dem Ort der Krankheit suchte. Ubi est morbus? lautete jetzt die entscheidende Frage. Der Sitz der Krankheiten wurde dann in der Folge von den Organen (*Morgagni*) in die Gewebe (*Bichat*) und -mit den zunehmenden instrumentellen Möglichkeiten- schließlich in die Zelle verlegt (*Virchow*).[1770] Der geniale Pathologe *Francois Xavier Bichat* (1771-1802), der allzufrüh an einer Tuberkulose verstarb, hatte die anatomische Betrachtungsweise *Morgagnis* und seines Lehrers *Philippe Pinel* (1755-1826) in konsequenter Weise fortgeführt. Ohne Zuhilfenahme des Mikroskops unterschied er einundzwanzig verschiedene Gewebearten, die er ins Zentrum seiner pathologischen Betrachtungen rückte. Auf diese Weise konnten die früher organbezogenen Diagnosen (z. B. Herzentzündung) genauer differenziert werden (z. B. Peri-, Myo-, Endokarditis).[1771] *Bichat* hatte seine Gewebelehre im nachrevolutionären Frankreich niedergeschrieben. Auf den möglichen Einfluß der politischen Situation (die

---

[1768] Unschuld 2005b, 20.
[1769] Meyer-Steineg 1928, 392-395.
[1770] Creutz und Steudel 1948, 245-248.
[1771] Sudhoff 1922, 360-362. Meyer-Steineg 1928, 392-395.

durch eine Verlagerung der vormals zentralistischen Mächte in die Peripherie gekennzeichnet war) auf das Denken des Forschers[1772] haben wir schon an früherer Stelle hingewiesen (s. III. 1.2.4.).

Ebenso ist bei näherer Betrachtung ein Zusammenhang der politischen Situation mit *Virchows* Zellularpathologie nicht zu verkennen. Im Gefolge der Revolutionen hatte der demokratische Klassenstaat, der im Prinzip der Volkssouveränität gipfelte, im 19. Jh. den feudalen Ständestaat abgelöst. Gleichzeitig hatte die industrielle Revolution durch ihre technischen Leistungen einen völligen Wandel der Gesellschaftstrukturen herbeigeführt, der für einen Teil der Bevölkerung den Lebensstandard zunehmend steigerte, durch das Elend des frühindustriellen Proletariats aber auf der anderen Seite die Notwendigkeit sozialstaatlicher Gedanken deutlich machte. *Virchow* war republikanischer Demokrat. Seine sozialpolitischen Vorstellungen spiegeln sich deutlich in seinen naturwissenschaftlichen Theorien wider, wenn er den Organismus als »Gesellschaft lebender Zellen« beschreibt, »*ein kleiner Staat, wohl eingerichtet, mit allem Zubehör von Ober- und Unterbeamten, von Dienern und Herren, grossen und kleinen.*« In Analogie zum Sozialstaat betrachtete er den Zellenstaat als »*eine Einrichtung sozialer Art, wo eine Masse von einzelnen Existenzen aufeinander angewiesen ist, aber so, dass jedes Element für sich eine besondere Thätigkeit hat.*«[1773] Das monarchische Prinzip einer autokratischen Lebenskraft (bzw. Nervenkraft, Seele), die als übergeordnetes Zentrum die Lebensvorgänge steuert, wurde aufgegeben. An dessen Stelle traten die einzelnen Zellen als Individuen, die über ein autonomes Leben verfügen. Der Zusammenhalt der Zellen zu einem Verband wurde von *Virchow* dabei nicht organisch, sondern mechanisch gedeutet, in Einklang mit seiner Anschauung, wonach alle Lebensvorgänge physikalischen Gesetzen unterlagen. Diese Sichtweise war es, die seinem Körperbild damals eine »*nahezu unumstrittene Vorherrschaft in der Medizin sicherte.*« Indem *Virchows* biologische Theorie in dem Gewand seiner persönlichen politischen Auffassung erschien, kann sie als Beispiel für »*ein Ideengebäude gelten, das in seiner Verknüpfung von Wirklichkeit und Wahrschein alle Merkmale zeit- und personengebundener Architektur aufweist*« (Unschuld).[1774]

Die neuen Überzeugungen drangen in alle Gebiete der Medizin ein. So gab *Bichats* Gewebelehre die ersten Anstöße für eine Tumorklassifikation nach strukturellen Gesichtspunkten. Solange sich die Einteilung der Tumoren nur an der groben Morphologie orientiert hatte, war ein Cholesteatom von

---

[1772] Unschuld 2003a, 215-217.
[1773] Unschuld 2003a, 231.
[1774] Unschuld 2003a, 229-240.

einem Atherom oder Lipom kaum zu unterscheiden. Sobald das Mikroskop aber den Feinbau der Gewebe offenlegte, konnten deutliche Unterschiede ausgemacht werden. Auf der Grundlage der neuen Leitwissenschaften (Chemie, Histologie, Zytologie) schickte man sich nunmehr an, die Geschwülste nach chemischen (Cholesteatom) oder gewebespezifischen Kriterien (Neurom, Lymphangiom) zu benennen. Durch *Virchows* Vorstellung von Krankheit als abnormer Zelltätigkeit erhielt auch die Ätiologie der Tumoren einen lokalistischen Anstrich. Der ganzheitliche, humoralpathologische Gedanke wurde aufgegeben und stattdessen eine Proliferation der autonomen Zellen für die Tumorgenese verantwortlich gemacht. Die Lehre von den Geschwülsten wurde damit erstmals auf feste morphologische Grundlagen gestellt.[1775]

Neben der Physik und Chemie war es i.e.L. die Biologie, von der die Medizin im 19. Jh. entscheidende Impulse empfing. Als Reaktion auf den romantischen Idealismus mit seinem Kult der Gefühlsamkeit, wie er in *Byrons* (1788-1824) Gedichten kristallisiert zum Ausdruck kommt, hatte sich um die Jahrhundertmitte ein Realismus auf fast allen Gebieten des kulturellen Lebens breitgemacht, in dessen Folge naturwissenschaftliches Denken sogar in die Philosophie Eingang fand [Positivismus *Auguste Comtes* (1798-1857)]. Als *Charles Darwin* (1809-1882) mit seiner epochalen Arbeit über »Die Entstehung der Arten« (1859) an die Öffentlichkeit trat, fielen seine Gedanken somit auf ein wohlbestelltes Feld. Zwei Faktoren waren es v.a., die seiner Vorstellung von Evolution zugrundelagen:

- »natural selection« (natürliche Auslese, Überleben des Tauglichsten)
- »struggle of life« (Kampf ums Dasein).

Mit der Theorie von der Abstammung aller Lebewesen aus weniger entwickelten Vorstufen widersprach *Darwin* der tradierten Vorstellung von der Unveränderlichkeit der Arten (*Linné*), die von der Kirche gestützt wurde. Zwar stellte der Entwicklungsgedanke kein absolutes Novum dar (*Heraklit, Empedokles, Aristoteles, Oken, Goethe, Lamarck, St. Hilaire*). Die Vertreter der naturphilosophischen Richtungen waren aber bisher über spekulative Erörterungen nicht herausgekommen. *Darwin* untermauerte seine Lehre dagegen mit exakten, vergleichend-anatomischen Betrachtungen, was der von ihm begründeten Deszendenztheorie in den Augen seiner Zeitgenossen die entscheidende wissenschaftliche Glaubwürdigkeit verlieh.[1776] Gestützt wurde seine Lehre durch die Erkenntnisse der Anfang des Jahrhunderts neubegründeten Paläontologie [*Georges Cuvier* (1769-1832)], die

---

[1775] Diepgen Bd. V 1928, 6-14.
[1776] Sudhoff 1922, 366. Diepgen Bd. IV 1924, 10-21 und 45-51. Meyer-Steineg 1928, 398-400.

anhand von Fossilien die einzelnen Phasen der Erdentwicklung aufzuzeigen begann.[1777] Der Evolutionsgedanke wurde bald schon in der Medizin aufgegriffen und mit *Virchows* Vorstellung vom Zellstaat verknüpft. So wurde die Entwicklung der Organe durch morphologische Differenzierung und physiologische Arbeitsteilung ursprünglich gleichartiger Zellen erklärt. *Ernst Haeckel* (1834-1919) stellte das biogenetische Grundgesetz auf (Ontogenese als Wiederholung der Phylogenese).[1778] Gleichzeitig wurde die Embryologie auf eine völlig neue Basis gestellt: Gasträatheorie *Haeckels* (Entwicklung des Embryo aus der »Gasträa« genannten Urform); Entwicklungsmechanik W. *Rouxs* (Kampf der inneren Teile ums Dasein, zweckmäßige Struktur durch funktionelle Anpassung). Wie sich der lange Hals der Giraffe nach *Darwin* erst im Laufe der Phylogenese durch das ständige Recken beim Abfressen der Blätter in den Höhen der Baumkronen herausbilden konnte, wurde die Ausrichtung der Knochenbälkchen nun in Abhängigkeit von der jeweiligen Belastung gesehen.[1779] Ebenso verdankt die Keimblättertheorie (*Remak*, *Kölliker*) ihren Ursprung dem biogenetischen Grundgedanken. Die neuen Ideen waren richtungsweisend auch für die Geschwulstlehre. Durch die Verknüpfung histologischer und embryologischer Erkenntnisse wurde nun eine Einteilung der Tumoren unter histogenetischen Gesichtspunkten versucht. Die dazu notwendige mikroskopische und chemische Untersuchung des Tumorgewebes hatte zur Folge, dass alte Irrtümer aufgeklärt (Cholesterin nicht Bestandteil des Cholesteatoms) und neue Tumorbezeichnungen (Neurinom) eingeführt wurden, um eine genaue Zuordnung der verschiedenen Neoplasien zu gewährleisten. Mit der Tumorklassifikation nach der Abstammung von den drei Keimblättern wurde dem vorherrschenden Entwicklungsgedanken Rechnung getragen. Ebenso läßt sich in den ätiologischen Überlegungen vom Geschwulstwachstum als Antwort auf einen äußeren Reiz (Cholesteatom durch Entzündung; Lymphangiom durch Stauung) die *Darwin*'sche Lehre von der Evolution durch Anpassung auf veränderte Umweltbedingungen wiedererkennen. Erst mit Beginn des 20. Jh. wurde die Deszendenztheorie durch die Lehre von den Mutationen (durch den Botaniker *Hugo de Vries*, 1901) in neue Bahnen gelenkt,[1780] wodurch sich auch für die Tumorgenese neue Aspekte ergaben: wie die spontanen Variationen in der Pflanzenwelt, konnten auch die Geschwülste als spontane Neoplasien angesehen werden (*Borst* u.a.).

Eine völlig neue Perspektive eröffnete zur gleichen Zeit eine aufsehenerre-

---

[1777] Störig Bd.I 2004, 414-416.
[1778] Diepgen Bd.IV 1924, 72-73.
[1779] Sudhoff 1922, 372-391. Diepgen Bd.IV 1924, 93-101.
[1780] Diepgen Bd.IV 1924, 51.

gende Publikation, die nicht nur für die Medizin weitreichende Folgen hatte: *Sigmund Freuds* (1856-1939) »Traumdeutung« (1900), in der er die Bedeutung des Unbewußten erstmals thematisiert und die Psychoanalyse als neue Behandlungsmethode seelisch bedingter Leiden in die Medizin eingeführt hatte. Später entwickelte *Freud* auf dieser Grundlage sein Personenmodell vom »Es« (der unbewußten Triebsphäre), »Ich« (dem geistig-personalen Subjekt) und »Über-Ich« (der durch die Anforderungen der Umgebung vorgegebenen Gewissensinstanz).[1781] Damit war die menschliche Psyche in den Focus des medizinischen Interesses gerückt. Seit der Neuzeit hatte man auf allen Gebieten der Naturwissenschaft nach einer ursächlichen Erklärung für die verschiedenen Phänomene gesucht. Nach dem Prinzip von Ursache und Wirkung mußte auch jede Krankheit einen spezifischen Auslöser besitzen. In der Praxis hatte es sich jedoch gezeigt, dass nicht alle Individuen erkrankten, die dem gleichen exogenen Reiz ausgesetzt waren. Als Erklärung dafür wurde die individuelle, endogene Disposition herangezogen (*Borst*). Unter dem Einfluß der *Freud*'schen Lehre wurde nun auch die Psyche als ursächlicher Faktor für die Tumorentstehung (oder zumindest als Beeinflusser der inneren Anfällig-keit auf äußere Reize) in die Diskussion eingebracht. Wie die Nervenkrankheiten als Konflikt des Ich mit dem Es und Über-Ich gesehen wurden, kann auch die Tumorkrankheit unter Einbezug dieser Dreierkonstellation interpretiert werden. Wenn der Tumor in diesem Modell das subjektive Ich darstellt, könnte die Disposition als Sphäre des Unbewußten gedeutet werden, auf deren krankhaften Strukturen ein äußerer Reiz (als Analogon des von der Umwelt geprägten Gewissens/Über-Ich) die Krankheit zum Ausbruch kommen läßt. Vor dem Hintergrund der zunehmend multifaktoriell begründetetn Tumorgenese erscheint dieses Gedankenkonstrukt allerdings rein spekulativ.

Auch in der ersten Hälfte des 20. Jh. ist keine Entscheidung darüber gefallen, ob das Tumorleiden als lokales Geschehen (*Coenen*)[1782] oder als eine heterologe Lebensäußerung, bedingt durch ein Abweichen vom rechten Maß (*Aschoff*),[1783] anzusehen ist. Wie schon im 19. Jh. wurden erneut sozialpolitische Vorstellungen zur Erklärung naturwissenschaftlicher Theorien herangezogen. So wurde beispielsweise die Ausschaltung der einzelnen Zelle aus ihrem organischen Zusammenhang für eine Proliferationsenthemmung verantwortlich gemacht. Wie der Sozialstaat nur funktionstüchtig ist, solange alle Glieder geordnet zusammenarbeiten, so führt auch der Verlust des

---

[1781] Locher 2006a, 17. Locher 2006b, 40-41.
[1782] Coenen 1928, 5. »*Ursprünglich ist jede Geschwulst, auch die bösartigste, ein lokales Leiden.*«
[1783] Aschoff 1936, 2.

Zellverbandes zu einem parasitischen, an Stelle eines altruistischen Wachstums (*Ribbert*).[1784] In gleicher Weise wurde zu Ende des Jahrhunderts die Zerstörung des Gemeinschaftsgefüges maßgeblich für die Tumorgenese verantwortlich gemacht. Das verwendete Vokabular ist dabei wiederum der aktuellen Tagespolitik entlehnt, wenn von der »*Anarchie der Zellentwicklung*« geprochen wird, in deren Folge »*Zellkommunikationsstörungen*« auftreten, oder »*eine defekte Tumor-Immunüberwachung Tumorantigene nicht mehr eliminieren kann.*«[1785] Die Parallelen zur Anarchie im Staat, die nicht erst seit dem »11. September« scheinbar zum unkontrollierbaren Risiko geworden ist (Terror durch organisierte Gruppen in Italien und Deutschland in den 70/80-er Jahren), aber auch zur Rüstungspolitik mit ihren abschreckenden Maßnahmen und zu Vernetzungsproblemen im elektronischen Informationszeitalter sind offensichtlich.

In unseren bisherigen Ausführungen haben wir u.a. nach Erklärungen gesucht, warum die von uns beschriebenen Geschwulstarten erst im 19.Jh. als eigenständige Krankheitsbilder erschienen sind. Der entscheidende Grund ist wohl darin zu sehen, dass die Wissenschaft erst wieder in diesem säkularisierten Jahrhundert -wie zuvor nur in der Antike- allein aus den unbestechlichen Gesetzen der Natur abgeleitet wurde. Im Vergleich zum griechisch-römichen Altertum konnte die Medizin im 19.Jh. allerdings aus viel tieferen Quellen schöpfen, die aus dem Wissenszuwachs v.a. seit Beginn der Neuzeit gespeist worden waren (Anatomie, Pathologie, Physiologie, Chemie, Physik, Biologie, Histologie, Embryologie). Wir haben zu zeigen versucht, wie dieser hetreogene Pool an Informationen die Vorstellung von den Tumoren im allgemeinen geprägt hat (lokalistisches Denken, histogenetische Einteilung) und daneben auf außermedizinische Einflüsse hingewiesen (demokratischer Gedanke, Deszendenztheorie, Psychoanalyse u.a.), die als mögliche Orientierungspunkte für die medizinische Theorienbildung angesehen werden können. Ebenso reizvoll mag es erscheinen Berührungspunkte aus scheinbar so weit entfernten Gebieten wie der Kunstgeschichte mit der Medizin aufzuzeigen. Dabei wollen wir entsprechende Parallelen diesmal am Beispiel der plastischen Kunst aufzeigen. Der freien, geistesbeseelten Leiblichkeit der antiken Plastik, die wie die damalige Wisssenschaft die Beobachtung der reinen Natur zu ihrem Credo erhoben hatte, folgte die architektonisch gebundene Sakralplastik des Mittelalters, die der dogmatisch gebundenen Einstellung der Wissenschaft entspricht. Erst mit der Renaissance löste sich die Plastik aus ihrem architektonischen Rahmen und stellte wieder –wie zuvor in der Antike- den Mensch mit seinen individuellen Zügen in den Mit-

---

[1784] Coenen 1928, 7-10.
[1785] Riede 1993, 346-356.

Zusammenfassung und Interpretation

telpunkt ihres Schaffens (Portraitbüsten). Neben die Kathedralplastik trat nun gleichberechtigt die Profanplastik. Zur selben Zeit löste sich auch die Wissenschaft aus den Fesseln ihrer Traditionen und gründete ihre Erkenntnisse auf die eigene Beobachtung. In der Folge geriet die zunächst statische Plastik (den strengen Vorstellungen des Rationalismus entsprechend) mit der Dynamik des Barock in Bewegung wie zur selben Zeit die verschiedenen Richtungen der Medizin. In der klassizistischen und romantischen Kunst finden wir die idealisierenden Züge wieder, die auch der Iatrochemie und Iatrophysik eignen, während sich die Monumentalplastik des Nationalzeitalters mit ihrer Unzahl an massigen, öffentlichen Denkmälern mit dem stolzen Selbstbewußtsein der antiseptischen Ära vergleichen läßt, in der kein medizinisches Ziel unerreichbar schien. Erst im 20. Jh. lösten sich die Formen der Plastik auf (Futurismus, Moderne). Mit der primitiven Kunst der Naturvölker entdeckten die Künstler, dass in den unbewußten Tiefenräumen der Seele archaische Mächte schlummern, die zu den wesentlichen Prägekräften des Menschen gehören. Ebenso machte der Surrealismus deutlich, dass die vordergründig absurde Traumwelt zur Erkenntnis der Wahrheit beitragen kann, die vernünftig-logische Strukturen weit übersteigt. Die Parallelen zur Psychoanalyse und der Traumdeutung sind dabei unverkennbar. Dieser grobe Abriß mag genügen, um zu verdeutlichen, dass auch die Entwicklung der Medizin niemals losgelöst von ihrer Zeit betrachtet werden sollte, da sich stets alle geistigen Strömungen in vielfacher, oft ungeahnter Weise gegenseitig befruchten.[1786]

Die Entwicklung der Tumortherapie haben wir bisher aus unseren Betrachtungen aus-geklammert. Wie wir gesehen haben, wurden bis weit ins 19. Jh. neben der operativen Entfernung und dem Gebrauch von ätzenden Mitteln auch konservative Methoden angewandt (z. B. Ohrspülung beim Cholesteatom, Kompression beim Lymphangiom). Mit Beginn der antiseptischen Ära ist -wie schon in der Visceralchirurgie (s. III. 3.4.)- eine entschiedene Radikalisierung bzgl. der Behandlungsmaßnahmen festzustellen (Nervenresektion/Amputation beim Neurinom, Mastoidektomie/Radikaloperation beim Cholesteatom, Darm-resektion/Amputation beim Lymphangiom). Erst zu Beginn der 30-er Jahre des 20. Jh. setzte ein Umdenken ein, das die therapeutischen Bemühungen wieder in konservativere Bahnen lenkte, mit dem Ziel einer möglichst gewebeschonenden Tumorentfernung (Ablehnung chirurgischen Eingreifens bei multiplen Neurinomen, minimalinvasive Verfahren). In der zweiten Hälfte des Jahrhunderts wurden zur Rekonstruktion zerstörter Strukturen auch alloplastische Materialien verwendet (Tympanoplastik). Auf der Suche nach möglichen Erklärungen für diese Entwicklung

---

[1786] Kammerlohr Bd. III 1974, 72 und 160; Bd. IV 1977, 52-62 und 159-187.

müssen wir uns das gesellschaftspolitische und kulturelle Umfeld der Zeit vor Augen führen. Das beginnende 19. Jh. war durch eine Wiederbelebung des Nationalismus in romantischer Verklärung gekennzeichnet. Einerseits kam durch die damit verbundene Rückbesinnung auf die eigenen Wurzeln die Volksliteratur zu neuer Geltung (Nibelungenlied, *Grimms*-Märchen, finnisches Nationalepos Kalevala u. a.); auf der anderen Seite führte die geistige Strömung auch zu Äußerungen eines übersteigerten Nationalgefühls: »*Charakter haben und deutsch sein ist zweifellos ein und dasselbe*« (aus *Johann Gottlieb Fichte* »Reden an die deutsche Nation« 1808).[1787] Bertrand Russell schrieb über diese Zeit: »*Man kann wohl sagen, dass sich die Welt im 19. Jh. mehr als irgendwann bis dahin geändert hat....Die führende Idee, welche die Menschen mehrere Generationen lang befeuerte, war der Fortschrittsgedanke....Als ein Ergebnis dieser Veränderungen kam ein Gefühl des Optimismus und des Vertrauens in die Zukunft auf.*«[1788] Das Zeitalter der Nationalstaaten und des Imperialismus war von einem scheinbar grenzenlosen Selbstbewußtsein geprägt (Rußland 1815-1874, Italien 1850-1871, Frankreich 1852-1871, Deutschland 1859-1871, Zweites Deutsches Kaiserreich 1871-1890, Österreich-Ungarn 1861-1914).[1789] Das europäische Staatensystem hatte sich zusehends erweitert. Gleichzeitig ist im Gefolge der industriellen Revolution eine immer stärkere Wechselwirkung zwischen Technik und Wissenschaft zu erkennen, mit deren vereinten Kräften kein Problem unlösbar schien. Bezeichnend ist, dass die Gründung der »Dt. Gesellschaft für Chirurgie«[1790] und des zweiten deutschen Kaiserreichs zeitlich zusammenfällt (1871). In dem heraufbeschworenen Nationalstolz ist eine nicht unbedeutende Triebfeder für den medizinischen Fortschrittsglauben zu sehen. Zugleich förderte die allgemeine Euphorie aber auch therapeutische Vorgehensweisen, die in manchem über das Ziel hinausschossen. Die radikale Einstellung in der Tumortherapie deckt sich zeitlich mit dem halben Jahrhundert ab 1870, in dem sich Westeuropa fast fünfzig Jahre lang eines mehr oder weniger stabilen Friedens erfreute. Die 20-er Jahre des folgenden Jahrhunderts markierten in der Behandlung die Trendwende zu umsichtigerem Vorgehen. Zitieren wir noch einmal *Russell*: »*Der erste Weltkrieg kennzeichnet das Ende einer Ära....Hand in Hand mit dieser Katastrophe schwand das Vertrauen auf den Fortschritt und entstand die Atmosphäre allgemeinen Misstrauens, aus dem die Welt nie wieder ganz genesen ist.*«[1791]

[1787] Russell 2005, 337.
[1788] Russell 2005, 411.
[1789] Kinder und Hilgemann Bd. II 1980, 68-78.
[1790] Sudhoff 1922, 427.
[1791] Russell 2005, 411 und 413.

Der Traum von Monarchie und Imperialismus war ausgeträumt, der Niedergang der europäischen Wirtschaft nahm ungeahnte Ausmaße an. Angesichts dieser Situation schien ein übertriebener Optimismus auf keinem Gebiet angebracht: vorsichtiges Vorgehen, erhalten was zu erhalten ist; nach dieser Devise richtete sich auch das ärztliche Handeln aus. Der zweite Weltkrieg hatte das Sicherheitsgefühl endgültig untergraben, auch wenn die Währungsreform (1948) in Deutschland wieder den Boden für einen wachsenden Wohlstand bereitete. Wie die Nachkriegsjahre von einer allgemeinen Restauration gekennzeichnet waren, so wurde auch in der Chirurgie die plastische Rekonstruktion zerstörter Strukturen versucht (z. B. Tympanoplastik beim Cholesteatom 1950). Wenn wir das 20. Jh mit der vorhergehenden Zeit vergleichen, läßt sich erkennen, dass die Welt in der Folge von Bürokratismus und Industrialisierung entzaubert, das Individuum in den Mühlen der bürokratisierten und handeltreibenden Welt zunehmend zermahlen und aufgelöst wurde. Damit verbunden war eine Überorganisation, die die Lebensfreiheit des einzelnen immer stärker einschränkte.[1792] Dieser Entwicklung hat auch die Chirurgie Rechnung getragen, wenn der Patient heute unter minimalinvasiven Verfahren und einer bis auf den Punkt geplanten one-day-surgery wählen kann.

Die Theorienbildung in der Heilkunde und die Entwicklung der Operationstechniken mit ihren Nachfolgemethoden und Modifikationen zeigt, dass die Medizin ständig in Bewegung ist. Neues wird aufgegriffen, altes dem Zeitgeist angepaßt, um wieder vergessen zu werden, wenn es an Aussagekraft verloren hat. Die »beste Methode« zur Heilung eines Leidens ist demnach nicht objektivierbar, sondern wird jeweils diejenige sein, die sich mit den Vorgaben der Zeit am genauesten deckt.

Zum Abschluß dieses Themenkomplexes folgt wiederum eine synoptische Übersicht, in der die gezeigten Zusammenhänge noch einmal rekapituliert werden (Synopse V).

[1792] Russell 2005, 414-416.

Tumorchirurgie

Synopse V zur Geschichte der Tumorchirurgie

Zeit	Europ. Politik- u. Geistesgeschichte	Tumor-Ätiologie	Nerventumor Nomenklatur	Nerventumor Therapie	Cholesteatom Nomenklatur	Cholesteatom Therapie	Lymphgeschw. Nomenklatur	Lymphgeschw. Therapie
Antike 5.Jh. v.- 5.Jh n.Chr.	Griech. Polisdemokratie Griech. Philosophie Römisches Reich	Humoralpathologie (System-Ansatz), Metaphys. Ansatz			Balggeschwulst Ohrpolyp	Exstirpation Aderlaß	Lymphdrüsengeschwülste	Exstirpation
Mittelalter 6.-15. Jh.	Hl.Röm. Reich dt. Nation Monopolstellung des Klerus	,,				Ätzmittel		Ätzmittel
Neuzeit 16. Jh.	Renaissance Humanismus Reformation	,,	Erstbeschr. von Nerventumoren	Exstirpation Ätzmittel		,,		,,
17. Jh.	Absolutismus Realismus kritischer Empirismus Liberalismus	,,		,,		,,	Entdeckung der vasa lymphatica	,,
18. Jh.	Aufklärung Französische Revolution Romantik	Solidarpathologie (Lokal-Ansatz)		,,		,,		,,
19. Jh. 1. Hälfte	Säkularisation Industrielle Revolution Positivismus Nationalstaaten Imperialismus	Homologe Neoplasie Hetreologe Neoplasie	Neurom ,,		tumeur perlée Cholesteatom	Ohrspülung Ätzmittel		Exstirpation Ätzmittel Kompression
2. Hälfte	2. Deutsches Kaiserreich Evolutionstheorie Paläontologie Sozialststaat demokrat. Gedanke	- erworben Reiztheorie (exogene Noxe / endogene Noxe) - angeb. / kongenital	wahre / falsche Neurome, Neurofibromatose	radikal-op. Ther. Exstirpation + Nervenresektion + Amputation	Perlgeschwulst Margaritom Keratom	radikal-op. Mastoidektomie Radikalop.	Lymphangiom - simplex - cavernosum - cysticum	radikal-op. Exstirpation + Darmresektion + Amputation
20. Jh. bis 1930	1. u. 2. Weltkrieg Hochindustrialisierung Psychoanalyse	spontane Neubildung Disposition	Neurinom	,,	Cholesteatom - kongenital - erworben		,,	
ab 1930	Elektonisches Zeitalter Globalisierung	Zellkommunikationsstörung Immunolog. Störung	Schwannom Neurilemmom	gewebeschonend nur Exsirpation solitärer Neurinome		schonende Op. osteoplast. Op. minimalinvasiv		schonende Op. Elektrother. Kryother. Strahlenther.

478

5. Fehlbildungen

5.1. Ileoxiphopagus

5.1.1. Beitrag Lang: Ileoxyphopagus (1939) [1793]

Ende 1939 erschien im Zentralblatt für Gynäkologie als dritte wissenschaftliche Publikation *Langs* ein kurzer Beitrag über einen gynäkologischen Notfall, der bewußt macht, dass Frauenheilkunde und Geburtshilfe zu dieser Zeit noch als Teilgebiete in die weitgefasste chirurgische Disziplin integriert waren. Obgleich die Krankengeschichte zum Zeitpunkt der Veröffentlichung bereits ein Jahr zurücklag, war sie durch ihre besondere Thematik vor dem Hintergrund der damals hochbrisanten erbbiologischen Diskussion von aktuellem Interesse.

Eine 25-jährige Erstgebärende wurde kurz vor Mitternacht von ihrem behandelnden Arzt in das damals von *Lang* geleitete Bezirkskrankenhaus von Nixdorf eingeliefert. Obwohl die Geburtswehen nach komplikationslosem Schwangerschaftsverlauf termingerecht eingesetzt hatten und der Blasensprung bereits mehrere Stunden zurücklag, waren alle Versuche einer Austreibung der Frucht frustran geblieben. Bei der körperlichen Untersuchung konnten durch die Bauchdecken zwei Kindsköpfe getastet werden. Die vaginale Inspektion ließ bei vollkommen geöffnetem Muttermund ein steißähnliches Gebilde als absolutes Geburtshindernis erkennen. Desweiteren konnte ein kindliches Bein extrahiert werden, bei dem es sich um einen Sympus (verschmolzene Anlage aus zwei unteren Extremitäten) mit insgesamt sieben Zehen handelte. Die vorsichtige Austastung des Uterus erbrachte den Nachweis unvollständig getrennter Zwillinge, die vom Brustkorb abwärts miteinander verschmolzen waren (Ileoxyphopagus: ventraler Zusammenhang). Die äußeren Genitalien waren nicht ausgebildet.

Da die Doppelmißbildung eine Entbindung auf normalem Wege unmöglich machte, entschloß sich *Lang* zur stückweisen Eventrierung, um das Leben der Mutter nicht zu gefährden. Dazu wurden zunächst die unteren Extremitäten einzeln abgetragen; danach das Doppelbecken entfernt und anschließend eine Eviszeration (Extraktion der Eingeweide) durchgeführt. Dabei fiel auf, dass die gemeinsame Leber außergewöhnlich stark entwickelt war. Erst jetzt konnten die freien, oberen Körperhälften nacheinander extrahiert werden. Das Wochenbett verlief ohne Zwischenfälle.

[1793] Lang 1939c, 2546-2548.

Lang fertigte ein anatomisches Präparat von der symmetrisch verschmolzenen unteren Extremität an. Drei Röntgenaufnahmen in unterschiedlichen Projektionen, die dem Artikel beigefügt sind, lassen die kräftig entwickelten Ober- und Unterschenkelknochen erkennen, während der Fuß in sieben Zehen ausläuft, deren mittlere durch ihre Größe auf eine Verschmelzung aus zwei Phalangen deutet. *Lang* wies ausdrücklich darauf hin, dass im vorliegenden Fall bereits das vergrößerte Becken ein geburtstechnisches Hindernis dargestellt hatte, während in der medizinischen Literatur meist erst die Extraktion der Köpfe als schwierig beschrieben wurde (*Weibel* 1937).[1794] Die Erwähnung einer ontogenetischen Fehlbildung (Chondrodystrophie) in der Familienanamnese legt nahe, dass *Lang* hier einen Zusammenhang für möglich hielt, ohne dass er in seinen Ausführungen näher darauf eingegangen wäre.

5.1.2. Das Krankheitsbild des Ileoxiphopagus

5.1.2.1. Definition des Ileoxiphopagus

Im vorigen Kapitel haben wir das Thema der Fehlbildungen schon angesprochen (III. 4.2.2.1. angeborene Form des Cholesteatoms), das uns im folgenden ausschließlich beschäftigen wird. Die Lehre von den Mißbildungen = Teratologie (teras = *gr*. Wunder) weist als interdisziplinäre Problematik vielfältige Beziehungen zu anderen Gebieten der Medizin auf (Anatomie, Pathologie, Genetik, Gynäkologie und Geburtshilfe, Peri- und Neonatologie, Pädiatrie, Orthopädie) und ist im besonderen mit der Embryologie auf das Engste verknüpft.[1795] Daher wird verständlich, dass die Lehre der ontogenetischen Läsionen von vielen Autoren als ein Teilgebiet der Pathologie angesehen[1796] oder in den Lehrbüchern der Embryologie abgehandelt wird.[1797] Dabei wurde immer wieder auf die Schwierigkeiten einer eindeutigen Definition des Begriffes »Mißbildung« hingewiesen, die schon daran scheitert, dass die Bestimmumg des Normalen einer gewissen Willkür unterliegt.[1798] Seit der Festlegung durch *Ernst Schwalbe* (1906) schließt der Begriff zwei wesentliche Aspekte ein:

- die vorgeburtliche Entstehung = angeboren (nicht mit »erblich« zu verwechseln)
- die grobstrukturelle Abweichung (d.h. makroskopisch wahrnehmbar).

[1794] Weibel 1937, 429.
[1795] Schaller 1975, Vorwort VII-VIII u. 1. Kämpf 1987, 1. Hinrichsen 1990, 25.
[1796] Aschoff 1936, 291 ff. Gruber 1964, 219. Riede 1993, 300.
[1797] Fischel 1929, Langman 1985, Hinrichsen 1990, O'Rahilly und Müller 1999 u.a.
[1798] Schwalbe 1906, 4-5. Gruber 1936, 291. Przibram 1920, 1-3.

Damit unterscheidet sich die Mißbildung definitionsgemäß von anderen Formen der angeborenen Defektbildung, die in aufsteigendem Schweregrad wie folgt geordnet werden:

- Varietät = Abweichung geringen Grades, die i. d. R. ohne Funktionsstörung toleriert wird (z. B. Varianten der Gefäßversorgung)
- Anomalie = Formabweichung geringen Grades, die mit Funktionsstörungen einhergeht (z. B. Polydaktylie)
- Mißbildung = angeborene, morphologische Abweichung schweren Grades, die zu dauerhaften Veränderungen in Form, Anzahl oder Lage einzelner Organe oder des gesamten Körpers führt.

Schwerste Malformationen sind mit dem Leben unvereinbar; sie stellen entweder schon intrauterin, in vielen Fällen aber erst extrauterin, einen Letalfaktor dar. Beim Menschen sind heute ca. 4000 verschiedene Mißbildungen katalogisiert.[1799] Durch die Formenvielfalt ist eine strenge Grenzziehung zwischen den einzelnen Begriffen nicht immer möglich, sodass teratologische Reihen nach aufsteigendem Grad gebildet werden können, die von der Normalform über die Varietät und Anomalie bis zur Mißbildung führen.[1800]

Im anglo-amerikanischen Sprachraum bildet die Bezeichnung »birth defects« (deficere = *lat.* fehlen, mangeln) i. a. den Überbegriff für alle pränatal entstandenen Fehlbildungen, auch wenn diese erst zu einem späteren Zeitpunkt manifest werden; während unter »congenital malformations« die schon bei der Geburt sichtbaren grobstrukturellen Abweichungen verstanden werden.[1801] Die Prävalenz der angeborenen Mißbildungen liegt zwischen 1,5 – 2,5 % aller Neugeborenen, wobei wegen der hohen Abortrate von einer wesentlich höheren Inzidenz auszugehen ist.[1802]

Die Einteilung der Fehlbildungen kann unter verschiedenen Gesichtspunkten erfolgen. Nach der Ätiologie sind abzugrenzen:

- Mißbildung (senso strictu) angeborener, primärer Anlagefehler
- Disruption (dis = *lat.* auseinander; rumpere = *lat.* zerbrechen, zerreißen) sekundäre Fehlbildung durch exogene Einflüsse
- Deformation (de = *lat.* von...weg; formare = *lat.* gastalten) Änderung ursprünglich normal angelegter Körperteile durch mechanische Einflüsse (z. B. Skoliose, Schiefhals).[1803]

[1799] Riede 1993, 300. O'Rahilly und Müller 1999, 119.
[1800] Wilder 1904, 473. Gruber 1936, 291. Schaller 1975, 3-4.
[1801] Schaller 1975, 2. Burn und Lancaster 1991, VII.
[1802] Hinrichsen 1990, 25. O'Rahilly und Müller 1999, 119-220.
[1803] Riede 1993, 301-306. O'Rahilly und Müller 1999, 119.

Fehlbildungen

In morphologischer Hinsicht werden unterschieden:
- Einzelmißbildungen (z. B. Agenesie, Aplasie, Atresie, Zysten u. a.)
- Mehrfachmißbildungen (z. B. Doppelbildungen).

Fehlbildungen der intrauterinen Entwicklung können daneben ontogenetisch nach dem Entstehungszeitpunkt eingeteilt werden:
- Gametopathie = Störung der Ei-/Samenzelle
- Blastopathie = Störung der 1. – 2./3. Schwangerschaftswoche
- Embryopathie = Störung der 3./4. – 8. Schwangerschaftswoche
- Fetopathie = Störung der 9. – 38. Schwangerschaftswoche.

Da die verschiedenen Organsysteme i. a. nur während eines bestimmten Zeitraums (sensible Phase) für exogene Noxen anfällig sind, kann von der Art der Fehlbildung auf den Zeitpunkt der Schädigung rückgeschlossen werden (teratologische Determinationsperiode).[1804] Zum Verständnis der ontologisch-terminisierten Einteilung ist es notwendig die physiologische Entwicklung des Keims in groben Umrissen darzustellen, wobei auch auf die im vorigen Kapitel (III. 4.1.2.1.) gemachten Aussagen verwiesen werden soll.

Embryologische Grundlagen [1805]

Unter der Humanembryologie verstehen wir die Lehre von der gesamten, vorgeburtlichen Entwicklung des Menschen, die auch die Bildung der Keimzellen einschließt. Sie versucht die verschiedenen Formen, die der Keim von der Befruchtung bis zum Abschluß der Geburt durchläuft, in aufeinanderfolgenden Entwicklungsstadien zu erfassen. Da die Reifungsprozesse des Menschen mit der Geburt jedoch keineswegs abgeschlossen sind, stellt die Embryologie demnach nur einen Teilaspekt der Gesamtentwicklung dar. Angesichts der Kontinuität des Entwicklungsvorgangs kann eine Unterteilung zudem immer nur als ein theoretisches Konstrukt angesehen werden, dem als solchem etwas Willkürliches anhaftet.

Die Dauer der vorgeburtlichen Entwicklung wird unterschiedlich bemessen:

- 36 Wochen (im juristischen Sprachgebrauch), beginnend mit der Nidation der Eizelle
- 38 Wochen (aus embryologischer Sicht), beginnend mit der Befruchtung
- 40 Wochen (aus gynäkologischer Sicht), beginnend mit dem Tag der letzten Menses.

Die Entwicklungsperioden werden nach morphologischen Merkmalen unterteilt in:

[1804] Schaller 1975, 35-36. Hinrichsen 1990, 25-32. Riede 1993, 301-305.
[1805] Langman 1985, 1-86. Hinrichsen 1990, 7. O'Rahilly und Müller 1999, 53-65.

- Gametogenese (gamete = *gr.* Gatte,Gattin; gamos = *gr.* Hochzeit) durch Paarung der homologen Chromosomen (1. Reifeteilung) und Halbierung des diploiden Chromoso-mensatzes (2. Reifeteilung) Bildung der haploiden Keimzellen
- Blastogenese (1.-2./3. Woche) Präimplantationsstadien (*Carnegie*-Stadien 1-3) Implantationsstadien (*Carnegie*-Stadien 4-6a) s. Abb. 43
- Embryogenese (3./4.-8. Woche) Organogenese (*Carnegie*-Stadien 6b-23)
- Fetalzeit (9.-38. Woche) Ausdifferenzierung der Organsysteme und Größenzunahme.

Abb 43: Entwicklungsstadien 1-9 (Carnegie) der Blastogenese[1806]

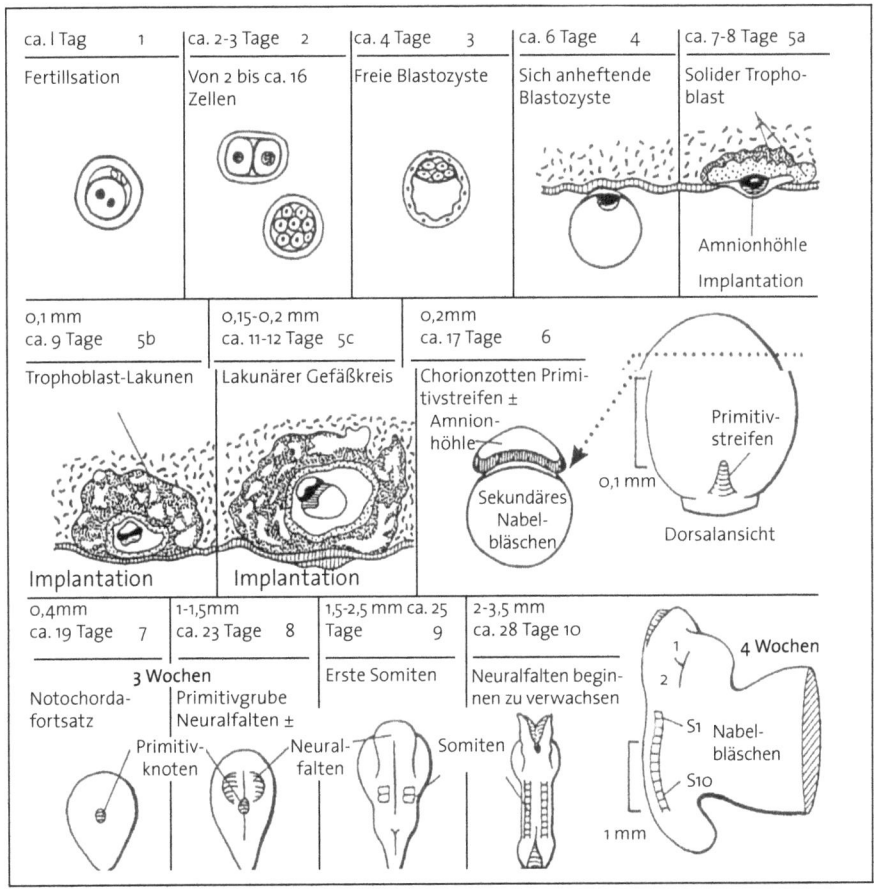

[1806] O'Rahilly und Müller 1999. Abb. A der vorderen Umschlagklappe.

Die im allgemeinen Sprachgebrauch oft synonym gebrauchten Bezeichnungen »Embryo« (en = *gr.* darin; bryo = *gr.* wachsen, sprossen; embryon = das in einem anderen Wachsende) und »Fetus« (feo = *lat.* ich erzeuge; fetus = Leibesfrucht) stehen als wissenschaftliche Termini demnach für unterschiedliche Altersstufen der menschlichen Frucht. Die Automatismen, bzw. die Zielgerichtetheit der Abläufe von einer niederen zu einer höheren Organisation können als Grundprinzipien der Entwicklung gelten, deren Vorgänge bis heute nicht vollständig geklärt sind.

Da Doppelbildungen (ob freie oder unfreie Zwillinge) während der Blastemzeit entstehen, müssen die Abläufe dieser Periode im einzelnen dargestellt werden, um deren Formalgenese besser zu verstehen. Mit der Befruchtung der Eizelle durch ein Spermium wird der diploide Chromosomensatz in der Zygote (zygos = *gr.* Joch) wiederhergestellt und das genetische Geschlecht in den Geschlechtschromosomen festgelegt. Durch fortgesetzte Zellteilung (Furchung) erreicht die Frucht am dritten Tag das Stadium der Morula mit 12-16 Zellen (morula = *lat.* Maulbeere), am vierten Tag das Stadium der Blastozyste (blastanein = *gr.* wachsen, keimen; blaston = Keim), die sich aus einer äußeren Zellmasse (Trophoblast; trophein = *gr.* ernähren; trophe = Nahrung) und einer Inneren (Embryoblast) zusammensetzt. Aus dem Trophoblast bildet sich nach der Implantation in die Uterusschleimhaut die mittlere Eihaut (Chorion; chorion = *gr.* Fell, Haut). Der Embryoblast bildet die Ausgangsmasse für den eigentlichen Embryo, sowie für die innere Eihaut (Amnion; amnion = *gr.* Schafshaut). Dabei wandelt sich die zunächst einschichtige Blastozyste im Embryoblast zur zweischichtigen Keimscheibe, die aus dem Epiblast (äußere Zellschicht; epi = *gr.* darauf) und Hypoblast (innere Zellschicht; hypo = *gr.* darunter) besteht. Durch weitere Zellteilung und Zellwanderung bilden sich im folgenden die drei Keimblätter, aus denen sich die unterschiedlichen Gewebsarten bilden (s. a. III. 4.1.2.1.). Um den 13.-17. Tag ist eine Verlagerung oberflächlich gelegener Zellen der Keimscheibe in die Tiefe zu beobachten. Dabei wandern Zellen vom kaudalen Ende des Epiblast entlang der Medianebene nach ventral. Diese Umschichtung wird als Bildung des sog. Primitivstreifens (primitiv = früh) bezeichnet. Während aus den dorsalen Zellen des Epiblast das Ektoderm entsteht, bildet sich aus den invaginierten Zellen einerseits das intraembryonale Mesoderm; andererseits ersetzen die eingewanderten Zellen die vom Hypoblast gebildeten entodermalen Zellen (s. Abb. 44).

Mit der Bildung des Primitivstreifens wird die zukünftige, axialsymmetrische Körpergestalt des Embryo festgelegt (cranio-caudale und medio-laterale Ausrichtung). In der Folge wird dieser durch den sog. Chordafortsatz ersetzt. An dieser Längsachse richten sich alle weiteren Strukturen aus:

Abb. 44: Blastogenese (1.-2. / 3. Woche)

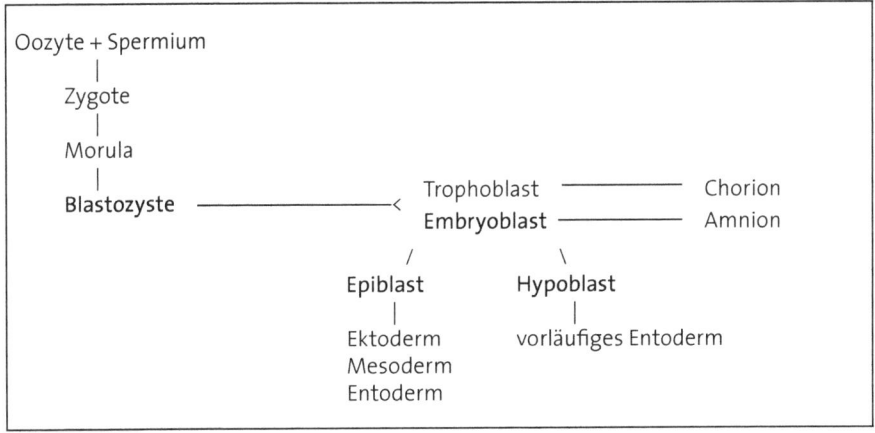

Bildung des Neuralrohrs (Neurulation) und Formierung des paraaxialen Bindegewebes in Somiten (Ursegmente; soma = *gr.* Körper), die wir hier nicht weiter verfolgen wollen. Mit der Festlegung der bilateralen Symmetrie nimmt der Keimling (Präembryo) im Embryo individuelle Gestalt an: er wird zum In-dividuum im ursprünglichen Wortsinn (individuus = *lat.* unteilbar). Demgemäß stellt die Etablierung der mittleren Körperachse auch den letztmöglichen Zeitpunkt für die Bildung eineiiger Zwillinge dar, die wir im folgenden genauer betrachten wollen.[1807]

Zwillingsbildung [1808]
Zwillingsgeburten sind mit einer Häufigkeit von ca. eine auf achtzig Geburten (1,25 %) zu beobachten.[1809] Den weitaus größten Teil machen dizygote Zwillinge aus (zweieiige oder Geschwister-Zwillinge; ca. 70 %), die aus der Befruchtung zweier getrennter Eizellen durch zwei Spermien hervorgehen und daher erbungleich (z. T. auch gegengeschlechtlich) sind. Geschwisterzwillinge kommen familiär und völkerspezifisch (Taiwan, Nigeria) gehäuft vor. Eine Korrelation mit zunehmendem Alter der Mutter und dem Einsatz künstlicher Befruchtungsverfahren ist zu beobachten, sodass hormonelle Einflüsse diskutiert werden. Dizygote Zwillingsschwangerschaften stellen aus embryologischer

---

[1807] Hinrichsen 1990, 112-115 und 128. O'Rahilly und Müller 1999, 53-59.
[1808] Langman 1985, 99-103. O'Rahilly und Müller 1999, 59-62.
[1809] Hinrichsen 1990, 194. *Hellin*-Regel zur Häufigkeit von Mehrlingsgeburten:
Zwillinge 1: 80 (~ 1,25 %)   Vierlinge 1: 80³ (~0,0001 %)
Drillinge 1: 80² (~0,01 %)   Fünflinge 1: 80⁴ (~0,000001 %) etc.

Sicht keine Besonderheit dar und sind bei Säugetieren die Regel (Mehrlingsgeburten), auch wenn sie beim Menschen durch die begrenzten Raumverhältnisse im Uterus mit einer erhöhten pränatalen Sterblichkeit verknüpft sind. Monozygote Zwillinge (eineiige oder identische Zwillinge; ca. 30 %) entstehen demgegenüber durch die Teilung einer einzigen, befruchteten Eizelle in zwei erbgleiche Embryonalanlagen und sind daher immer gleichgeschlechtlich. Als Bildung von zwei Wesen aus einem Ei erheben sie erst eigentlich Anspruch auf die Bezeichnung Zwilling = Zweiling; im Gegensatz zum Einling als regelhafte Bildung nur eines Embryos aus einem Ei.[1810] Eineiige Zwillinge treten unabhängig vom Alter der Mutter, mit weltweit gleicher Häufigkeit, sporadisch auf (Prävalenz ca. 3,5 : 1000 Geburten) und sind mit einer erhöhten Mißbildungsrate verknüpft, weshalb einige Autoren die monozygote Zwillingsbildung an sich schon als abnormalen Prozeß auffassen.[1811]

Je nach dem Zeitpunkt der Teilung unterscheiden sich monozygote Zwillinge hinsichtlich der Ausbildung ihrer Anhangsgebilde (Eihäute), s. Abb. 45 a-d:

- a Teilung im Zweizellenstadium (~ 2./3. Tag; vor Differenzierung des Trophoblasten > dichorial, diamniotische Zwillinge (ca. 30 %)
- b Teilung im frühen Stadium der Blastozyste (~ 4./5. Tag; vor Differenzierung des Amnion) > monochorial, diamniotische Zwillinge (ca. 70 %)
- c Teilung im Stadium der zweiblättrigen Keimscheibe (~ 7.-12. Tag; vor Ausbildung des Primitivstreifens > monochorial, monoamniotische Zwillinge (< 1 %).

Tritt die Spaltung der Keimscheibe dagegen erst während oder kurz nach der Bildung des Primitivstreifens auf (~ 13.-17. Tag), bleibt die Teilung unvollständig und es entstehen zusammenhängende Zwillinge (conjoined twins, d), die als Doppel(miß)bildungen bezeichnet werden. Bei sagittaler Längsteilung der Keimscheibe besteht ein seitlicher Zusammenhang der Individualteile; bei frontaler Querteilung sind die Zwillinge dagegen an einem der beiden Körperenden verwachsen.[1812]

Doppelmißbildungen, die immer monozygot, monochorial und monoamniotisch sind, treten im Vergleich zu Einzelmißbildungen sehr selten auf. Sie werden mit einer konstanten Prävalenz von 1 : 50.000 – 100.000 Geburten (ca. 0,001 %) beobachtet, wobei das weibliche Geschlecht deutlich überwiegt (60-70 %).[1813]

[1810] Fischel 1929, 88.
[1811] Baldwin 1998, 200. »*The implication that single egg twinning is itself an anomaly is reinforced by the greater frequency of all malformations in single egg twins.*«
[1812] Przibram 1920, 27-29.
[1813] Schaller 1975, 188. Burn und Lancaster 1991, 156. O'Rahilly und Müller 1999, 62-63.

Abb. 45: Entstehung eineiiger Zwillinge (a-c) und zusammenhängender Zwillinge (d)[1814]

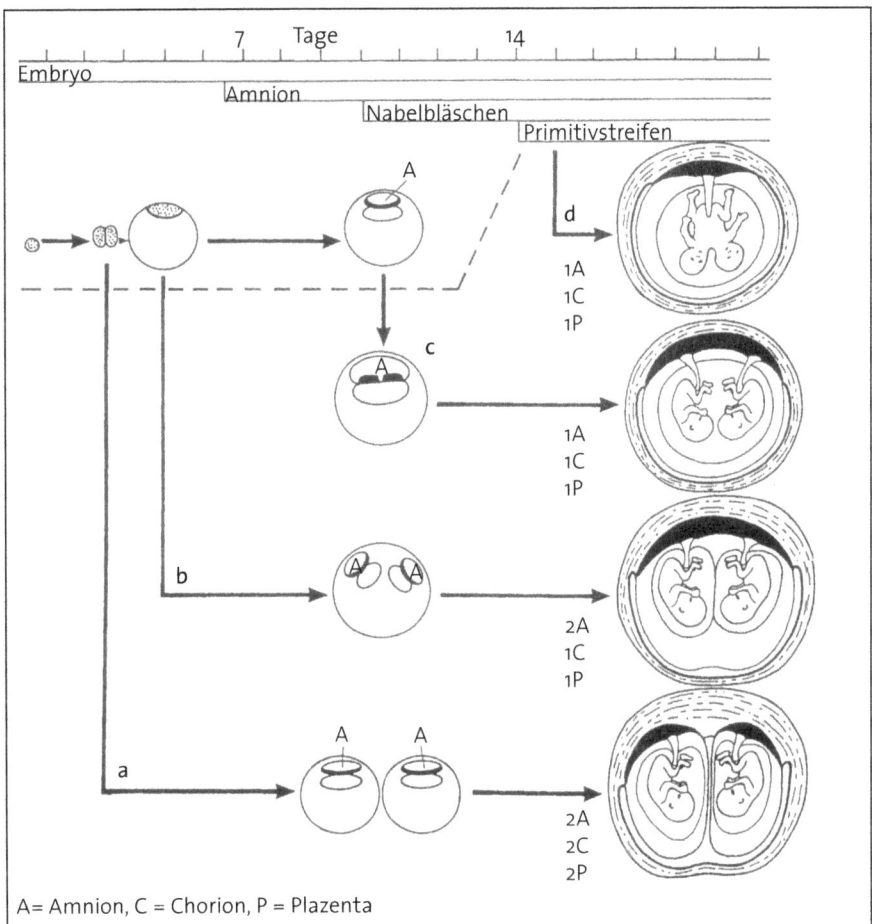

Eine einheitliche Nomenklatur hat sich bis heute nicht durchsetzen können. Allen Einteilungen gemeinsam ist ihre Ausrichtung an morphologischen Gesichtspunkten, wobei zumeist die anatomische Struktur der Verbindungsstelle für die Benennung maßgeblich ist. Grundsätzlich können freie von unfreien und symmetrische von asymmetrischen Doppelbildungen unterschieden werden. In unserem Zusammenhang interessieren i.e.L. die unfreien, symmetrischen Fehlbildungen, sodass die übrigen Formen nur der Vollständigkeit halber aufgezählt seien.

[1814] O'Rahilly und Müller 1999, 92 Abb. 7-12.

Einteilung der Doppelbildungen [1815]
I) Freie Doppelbildungen
   1) symmetrische: monozygote Zwillinge
   2) asymmetrische: Acardier (nicht lebensfähige Mißbildung mit fehlender Herzanlage)
II) Unfreie Doppelbildungen (s. Abb. 46)
   1) symmetrische: Pagus (pagein = *gr.* zusammenfügen, -heften)
   a) Terata catadidyma (cata = *gr.* von oben herab; didymus = Zwilling)
   Verdoppelung im oberen Teil, Verwachsung im unteren Teil (Y-förmig)
   - Diprosopus (di = *gr.* doppelt; prosopon = Antlitz)
   - Dicephalus (kephalon = *gr.* Haupt, Kopf)
   Ileothorakopagus (ileo = *lat.* Unterleib; thorax = *gr.* Brustkasten)
   Ileoxiphopagus (xiphos = *gr.* Schwert)
   - Ischiopagus (ischion = *gr.* Hüfte)
   - Pygopagus (pyge = *gr.* Steiß)
   b) Terata anadidyma (ana = *gr.* von unten hinauf)
   Verdoppelung im unteren Teil, Verwachsung im oberen Teil (lamdaförmig)
   - Kephalothorakopagus
   - Kephalopagus, Lage der Zwillinge in einer Linie
   - Kraniopagus (kranion = *gr.* Schädel), parallele Lage der Zwillinge
   - Syncephalus = Janiceps (syn = *gr.* zusammen)
   c) Terata anacatadidyma
   Verdoppelung im unteren und oberen Teil, Verwachsung im mittleren Teil
   - Thorakopagus
   - Sternopagus (sternon = *gr.* Brustbein)
   Xiphopagus
   Omphalopagus (omphalos = *gr.* Nabel)
   - Rachipagus (rachis = *gr.* Rückgrat)
   - Parapagus (para = *gr.* daneben)
   2) asymmetrische: Autosit (auto = *gr.* selbst; sitos = Nahrung) und Parasit (parasitos = *gr.* Schmarotzer): Ecto-/Endoparasit (fetus in fetu) Anhang des Parasiten am normal entwickelten Autositen als
   - Epignathus (epi = *gr.* auf; gnathos = Kieferknochen): pharyngeales Teratom
   - Epigastrius (gaster = *gr.* Bauch): Auswuchs am Epigastrium

[1815] Schaller 1975, 188-190. Riede 1993, 316-317. Baldwin 1998, 226. O'Rahilly und Müller 1999, 64.

Abb. 46: Teratologische Reihen mit graphischen Symbolen der Doppelbildungen[1816]

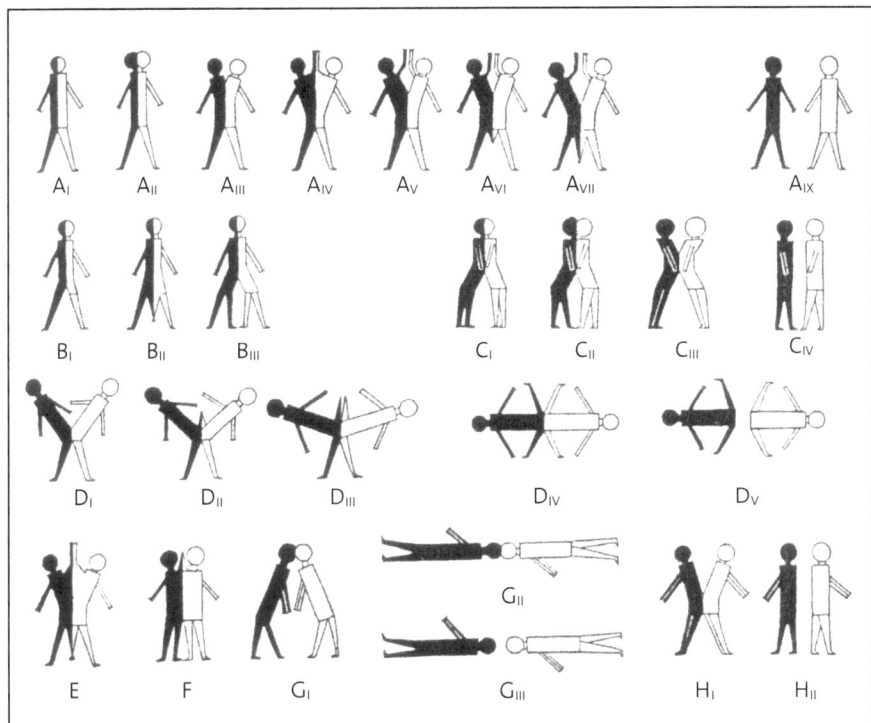

Der Katalog zur Diagnoseverschlüsselung auf der Grundlage der ICD 10 weist unter den angeborenen Fehlbildungen (Q 89) nur eine einzige Kombination für Doppelbildungen auf (Q 89.4), unter der die unterschiedlichen Formen zusammengefasst werden.[1817] Die in der Literatur oft synonym gebrauchten Begriffe Dicephalus/Ileothorakopagus können nach den Verhältnissen des Beckenskeletts folgendermaßen unterschieden werden (s. Abb. 47):

- Dicephalus: teilweise Doppelung der Wirbelsäule, gemeinsames Becken mit einfacher Anlage des Kreuzbeins; daher i. d. R. nur zwei untere Extremitäten und einfache Anlage des Urogenitalsystems
- Ileothorakopagus: vollständige Doppelung der Wirbelsäule, gemeinsames Becken mit doppelter Anlage des Kreuzbeins und medialer Verbindung durch Verschmelzung der Ossa ilei und ischii; i. d. R. dritte intermediäre

---

[1816] Wilder 1904, 473 Plate A.
[1817] Diagnosethesaurus ICD-10-GM 2005, 211,493, 544, 968, und 1100.

Fehlbildungen

untere Gliedmaße (Sympus), doppelte Anlage des Urogenitalsystems (aber Fehlbildungen der äußeren Geschlechtsorgane und des Afters).[1818]

Abb. 47: Zur Unterscheidung von Dicephalus und Ileothorakopagus[1819]

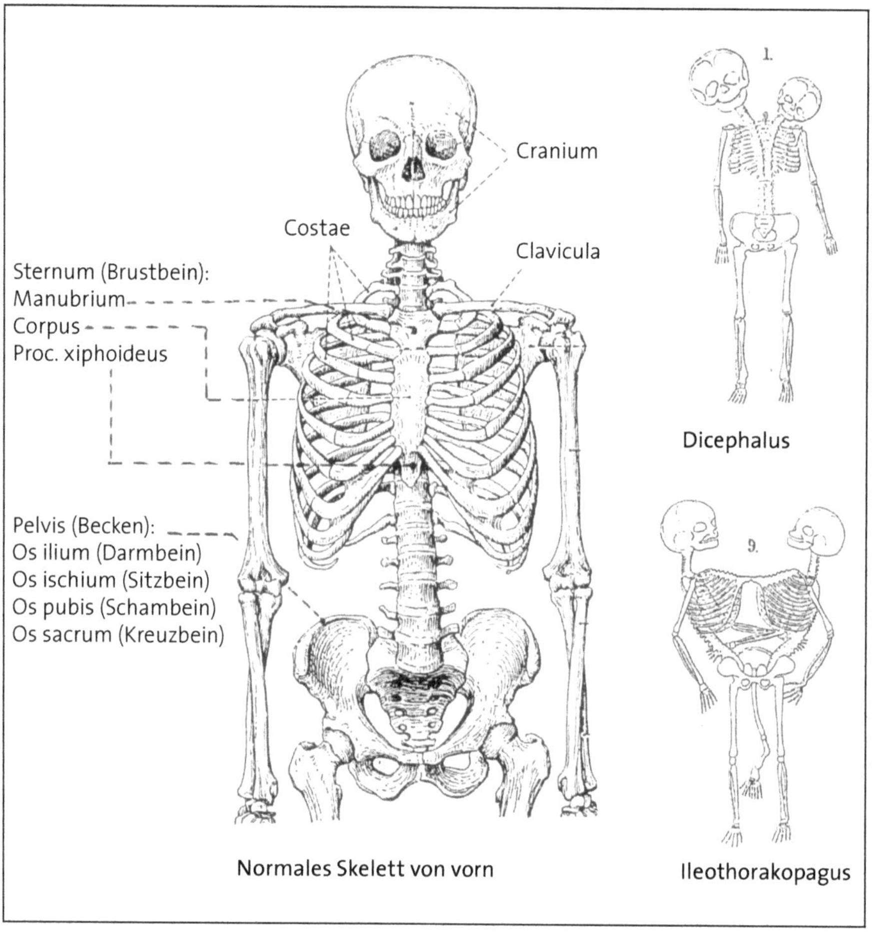

- Cranium
- Costae
- Clavicula
- Sternum (Brustbein):
  Manubrium
  Corpus
  Proc. xiphoideus
- Pelvis (Becken):
  Os ilium (Darmbein)
  Os ischium (Sitzbein)
  Os pubis (Schambein)
  Os sacrum (Kreuzbein)

Normales Skelett von vorn

Dicephalus

Ileothorakopagus

Das Beckenskelett stellt demnach das maßgebliche Unterscheidungskriterium dar. Fließende Übergänge können allerdings in einigen Fällen eine eindeutige

---

[1818] Gruber und Eymer 1927, 263-266. Gruber 1931, 1 und 4-6. Pfeffer 1932, 597. Röver 1937, 91-95.
[1819] Förster 1861, Tafel VI. Fig. 1 und 9. Voss und Herrlinger Bd.I 1957, 79 Abb. 25.

Zuordnung erschweren.[1820] Beschränkt sich die Verbindung der Zwillinge im Brustbereich auf den Schwertfortsatz des Brustbeins, kann dies durch die genauere Bezeichnung Ileoxiphopagus zum Ausdruck gebracht werden. Die Abgrenzung dieser Begriffe ist heute nicht mehr gebräuchlich. Der derzeit gültige ICD 10 nennt ausschließlich den Dicephalus. Das Ausmaß der Organfehlbildungen beschränkt die Lebensfähigkeit dieser Zwillinge auf wenige Monate. Die meisten Ileothorako- bzw. Ileoxiphopagen sind durch die hochgradige Funktionseinschränkung des Herz-Kreislaufsystems und/oder der Ausscheidungsorgane extrauterin nicht entwicklungsfähig.[1821] Nach der Beschreibung des Krankheitsbildes wollen wir uns nun der Thematik von der historischen Seite nähern.

5.1.2.2. Medizinhistorischer Rückblick zur Geschichte der Fehlbildungen

Mißbildungen haben von jeher das besondere Interesse der Menschheit erregt. Durch die Seltenheit ihres Vorkommens und den Schrecken, den sie im Betrachter hervorriefen (sprichwörtlich »panische Angst«), verbunden mit dem Gefühl der Unerklärlichkeit und Machtlosigkeit, war ihnen eine mythenbildende Kraft zueigen, die sich in sagenhaften Gestalten nicht nur der griechischen Antike ausdrückte, sondern auch im babylonischen (assyrische Tempelfiguren), ägyptischen (Sphinx), germanischen (Odins achtbeiniges Wunderpferd Sleipner, die 900-köpfige Mutter des Eisriesen Kymir) und hinduistischen Kulturkreis ihren Niederschlag gefunden hat. Im Sinne von *Görres* ist eine Grundeigenschaft des Mythos im theologischen Verständnis, dass er eine rational nicht beweisbare Aussage macht, die Wahrheitsanspruch erhebt. Inwieweit den mythologischen Gestalten tatsächlich Erlebtes -in dichterisch umgewandelter Form- zugrunde liegt, oder ob sie doch als freie Erfindungen der künstlerischen Phantasie anzusehen sind, wird unterschiedlich bewertet[1822] und kann im einzelnen wohl nie vollständig geklärt werden. Aus der antiken Mythologie können zahlreiche Beispiele angeführt werden, sowohl für anthropo-zoomorphe Mischwesen, die jeder natürlichen Grundlage entbehren (Triton, Sirenen, Kentauren, Satyrn und Faune wie der ländliche Gott Pan), als auch für Wundergestalten, die der Form nach eine auffallende Ähnlichkeit zu realen angeborenen Fehlbildungen besitzen (z. B. Skiapoden = Schattenfüßler mit einem überdimensionalen verschmolzenen

---

[1820] D'Agostino et al. 1949, 599-602.

[1821] Gruber 1931, 73-75. In der bisherigen Literatur werden nur sieben Fälle aufgeführt, die einige Zeit überlebten (7 h – 8 Monate). Schaller 1975, 37-38 (s.a. 5.1.2.5. Fußnote 1982 und 5.1.3. Fußnote 2011).

[1822] Schatz 1901, 44-47. Hollaender 1921, 27-32. Rössle 1941, 536. s. dort Zitat *Bachofen*: »*In Mythen ist die Erinnerung an wirkliche Ereignisse niedergelegt*«. Peiper 1951, 28.

Bein, das sie vor der Sonne schützte > Symmelie in der Teratologie; Polyphem mit einem einzigen Auge auf der Stirn > Zyklopie). Unter den mehrköpfigen Gestalten, die in unserem Zusammenhang von besonderem Interesse sind, sei v. a. auf Zerberus, Hydra und Geryon hingewiesen.[1823] Obgleich also die Beispiele für abnorme Körperbildungen in der Mythologie recht zahlreich sind, haben Doppelbildungen (wie der Ileoxiphopagus) doch niemals als Vorbilder für griechische Götterfiguren gedient. Einzig in der Gestalt der Molioniden ist ein verwachsenes Zwillingspaar aus der Sagenwelt überliefert. Der Legende nach verhalfen sie durch ihre außergewöhnliche Körperkraft ihrem Onkel, König Augias, zum Sieg gegen Herkules, der sie später hinterrücks tötete. Möglicherweise widersprach die gegenseitige Abhängigkeit siamesischer Zwilling zu sehr der griechischen Zweckmäßigkeitsvorstellung, weshalb diese Fehlbildung eines Gottes für unwürdig gehalten wurde. Erst mit der Dekadenz des römischen Reichs finden wir in Janus eine Duplicitasbildung als Vorlage einer Göttergestalt. Die Doppelgesichtigkeit sollte die Fähigkeit der räumlichen (und zeitlichen) Vor- und Rückschau verkörpern. Die Abbildungen des zweigesichtigen Gottes auf einfachem Körper, dessen Blick nach vorn und hinten geht, widersprechen allerdings der anatomischen Gestalt der natürlichen Form des Janiceps, dessen verschmolzene Gesichter auf doppeltem Körper nach den beiden Seiten blicken.[1824] An dieser keineswegs erschöpfenden Aufzählung wird deutlich, dass diesen Gestalten trotz einer gewissen Zwiespältigkeit zumeist eine gesteigerte Kraft und Unermüdbarkeit zugeschrieben wurde, die sie keineswegs abstoßend erscheinen ließ. Von alters her regten sie auch die künstlerische Phantasie an und entsprachen dem ornamentalen Bedürfnis vieler Stilepochen (Verzierung etruskischer Krater und griechischer Vasen; Grotesken der Renaissance; Wandfriese in Empire und Jugendstil u. v. m.). In gleicher Weise bemächtigte sich die Heraldik dieser Thematik. Ob das Einhorn als Wappentier des römischen Reiches deutscher Nation, ob der zweigeschwänzte, böhmische Löwe oder der doppelköpfige, österreichische und russische Adler; alle stehen als Symbol für erhöhte Wachsamkeit und Stärke.[1825]

Schon dieser kurze Exkurs zeigt, dass Mißbildungen seit dem Beginn einer historischen Dokumentation in weit entfernten Völkergruppen glei-

---

[1823] Grant und Hazel 1992, 153-154, 158, 188-190, 243, 286, 318-319 und 369. Der dreiköpfige Höllenhund, Zerberus, ließ als Hüter des Hades den Menschen allein durch seinen Anblick versteinern. Er galt als Bruder der mehrköpfigen Wasserschlange Hydra und der Chimäre, die ein Mischwesen aus Löwe, Ziege und Schlange darstellte. Das dreiköpfige Ungeheuer Geryon ließ seine Viehherden vom zweiköpfigen Hund Orthros bewachen.

[1824] Schatz 1901, 44-47.

[1825] Gruber 1931, 6-8. Rössle 1941, 519-539. Gruber 1964, 232.

chermaßen bekannt waren. Die ältesten, bildlichen Zeugnisse zusammengewachsener Zwillinge sind uns in prähistorischen Bronzefiguren aus Torre di Mordillo erhalten, in denen deutlich Kephalothorakopagen zu erkennen sind.[1826] Die gleiche Thematik findet sich auf frühgriechischen Silberfibeln ebenso wieder wie in altperuanischen Krugplastiken aus dem 14./15. Jh. (Darstellung eines Dicephalus) und Votivgaben verschiedener Wallfahrtskirchen. Durch *Petrarca* (1304-1374) ist ein florentinisches Relief aus dem Hospital St. Maria della Scala zu Berühmtheit gelangt, das ein Ischiopagenpaar darstellt. Mit seinen Versen (*»unum nos corpus, binas nos animas lege!«*) nahm der toskanische Dichter eindeutig Stellung zu der damaligen Streitfrage bzgl. der Einheit der Person solcher Doppelbildungen.[1827] Diese Beispiele mögen genügen, um die Bedeutung der angeborenen Fehlbildungen als ein überzeitliches und überregionales Phänomen zu belegen. Genauere morphologische Beschreibungen finden sich erstmals auf neubabylonischen Keilschrifttafeln, die mit erstaunlicher Präzision anatomische Gestalt und Prävalenz der menschlichen Doppelbildungen angeben. Schon damals wurden der Form nach zweiköpfige, zweibeinige Bildungen (entsprechend dem späteren »Dicephalus«) von dicephalen Bildungen mit dritter unterer Extremität unterschieden (analog dem späteren »Ileothorako-/bzw. Ileoxiphopagus).[1828] Römischen Berichten zufolge (*Plinius d. J., Pausanias* 1.u.2. Jh.) sollen ägyptische Priester Mißbildungen in den Tempeln aufbewahrt haben, was darauf schließen läßt, dass ihnen schon zu dieser Zeit wie in der Antike eine Bedeutung als Vorzeichen zueigen war.[1829]

Der Begriff des teras (= *gr.* Wunder) wurde in der griechischen Antike für absonderliche Geschöpfe gebraucht, seitdem *Sophokles* den Höllenhund Zerberus als ein solches Wunderwerk beschrieben hatte. Mit *Aristoteles* (4. Jh. v. Chr.) begann erst eigentlich eine naturwissenschaftliche Behandlung der Problematik. Durch vergleichende Naturschau im Tierreich und experimentelle Beobachtungen am Hühnerei leitete er die Entwicklung ein, die mehr als zwei Jahrtausende später zur Ausbildung sowohl der Embryologie als auch der Teratologie als eigene Wissenschaften führen sollten. Mißbildungen sah *Aristoteles* als quantitative Abarten der natürlichen embryonalen Entwicklung an und nahm damit schon die bis Ende des 19. Jh. gültige Einteilung in »Monstra per defectum« und »Monstra per excessum« vorweg. In den fünf Büchern von der Zeugung und Entwicklung der Tiere (»De generatione animalium«) heißt es dazu wörtlich: *»Denn es gehört zur Eigenschaft*

[1826] Fischer 1923, 5.
[1827] Gruber 1964, 229-230.
[1828] Schumacher 1992, 19-20.
[1829] Schumacher 1992, 20-21.

Fehlbildungen

der Mißbildung, daß etwas fehlt oder etwas zu viel ist. Die Mißbildungen gehören nämlich zu den Erscheinungen, welche wider die Natur sind, aber nicht wider alle Natur, sondern nur wider den gewöhnlichen Lauf der Dinge.« Damit hatte er das Problem als Abweichung von der normalen Entwicklung im Kern schon richtig erfasst.[1830] Obwohl in der antiken Literatur keine systematische Darstellung der Mißbildungen zu finden ist,[1831] lagen viele Ansichten –trotz ihres hypothetischen Charakters- der Realität damals wesentlich näher als während des Mittelalters., wie wir im folgenden Kapitel (III. 5.1.2.3.) noch genauer sehen werden. Davon zeugt auch die Kritik des *Aristoteles* an abergläubischen Vorstellungen von anthropo-zoomorphen Mischwesen, deren Genese seiner Ansicht nach schon aufgrund der unterschiedlichen Schwangerschaftsdauer wissenschaftlich unhaltbar war. Wie in anderen Hochkulturen (Mesopotamien, Ägypten) dienten mißgebildete Neugeborene auch während der griechisch-römischen Antike der Vorhersagung kommender Ereignisse. Die lateinische Sprache verfügt über eine Vielzahl nuancierter Ausdrücke zur Wiedergabe dieses Sachverhalts, die in synonymer Weise gebraucht wurden. Bei *Marcus Tullius Cicero* (1. Jh. v. Chr.) heißt es hierzu: »*Monstra, ostenta, portenta, prodigia appelantur, quoniam monstrant, ostendunt portendunt et praedicunt*« (»De Divinatione« Lib.I § 42). Damit brachte er zum Ausdruck, dass sie als Wunderzeichen (prodigia) Ungeheuerliches vorzeigten (monstrare; verwandt mit monere = warnen, belehren), offenbarten (ostendere), bzw. ankündigten (portendere) oder prophezeiten.[1832] Berichte über Fehlbildungen finden sich bei weiteren Geschichtsschreibern und Dichtern der Zeit (*Lukrez* »De rerum natura«; *Livius* »De prodigiis« 1.Jh. v.Chr.; *Plinius* »Historiae mundi« 1.Jh.). *Plinius d.J.* (61-113 n. Chr.) traf mit seiner Deutung der Fehlbildungen als lusus naturae (Naturspiel) den spontanen Charakter der Fehlbildungen.[1833]

Mit dem Untergang des römischen Reichs geriet dieses Wissen in der Zeit der Völkerwanderung und Kreuzzüge nach und nach in Vergessenheit. Während des Mittelalters wurden keine neuen Anschauungen über die Mißbildungen entwickelt. Die allesbeherrschende scholastische Deutung stellte nicht die Frage nach dem wie, sondern nach dem warum in den Vordergrund der Betrachtung, wobei metaphysische Gedankengänge überwogen (s. III. 5.1.2.3.).[1834] Obwohl Mißgeburten schon immer ein besonderer Wert beigemessen wurde, weshalb sie gleich anderen Naturerscheinungen in vielen

---

[1830] Schwalbe 1906, 3. Gruber 1964, 220-221. Kämpf 1987, 20.
[1831] Förster 1861, 9.
[1832] Förster 1861, 2. Hollaender 1921, 4. Kämpf 1987, 20.
[1833] Schumacher 1992, 23-25.
[1834] Schwalbe 1906, 8-10. Kämpf 1987, 28.

Städtechroniken des Mittelalters verzeichnet wurden, erlangten sie erst durch die Erfindung des Buchdrucks allgemeine Popularität. In den Abbildungen zahlreicher Flugblätter wurden sie erstmals breiten Bevölkerungsschichten bekannt. Die Darstellungen waren zumeist aus der Phantasie gezeichnet und in grotesker Weise verzerrt. Nichtsdestotrotz fanden die Werke über die Wundergestalten weite Verbreitung, so das »Buch der Natur« des *Konrad von Megenberg* (gedruckt 1475) oder die Chronik »Prodigiorum ac ostentorum chronicon« des Schweizer Kunstgeschichtsprofessors *Conrad Wolfhart* (1518-1561), der sich durch Gräkisierung seines Namens zu *Lycosthenes* (lycos = gr. Wolf; sthenos = hart) mit einem wissenschaftlichen Nimbus umgab. Als Quellen hatten diesem die römischen Geschichtsschreiber gedient.[1835] Im Gegensatz dazu stand das Bestreben einiger bedeutender Künstler der Zeit um eine sachliche Behandlung des Gegenstands. So erstaunt die realistische Wiedergabe bei *Albrecht Dürer* (Doppelsau von Landser, 1496;[1836] Dicephalus 1512),[1837] *Leonardo da Vinci* (Thoracopagus parasiticus, 1490)[1838] und *Jost Ammann* (Pygopagus, 1576).[1839] Der Einfluß der Anatomie, die seit der Renaissance das Bild des Menschen grundlegend veränderte, machte sich auf dem Gebiet der Teratologie nur langsam bemerkbar. So erschienen neben weiteren, mehr oder weniger kritiklosen Werken [*Fortunius Licetus* (1577-1656) »De monstris« 1616; *Caspar Schott* (1608-1666); *Johann Schenk von Grafenberg* (1530-1588)] nach und nach Darstellungen von ärztlicher Seite, die sich zunehmend um eine Unterscheidung der verschiedenen Formen nach anatomisch-topographischen Gesichtspunkten bemühten, neben naturnahen Abbildungen allerdings weiterhin auch reine Phantasiegebilde enthielten (*Jacob Rueff* »De conceptu et generatione hominis« 1554; *Ambroise Paré* »Des monstres et prodiges« 1573; *Caspar Bauhin* »De monstris« 1616; *Ulisse Aldrovandi* »Monstrorum historia« 1642; *Thomas Bartholin* »De monstris in natura et medicina« 1645).[1840]

Mit der steigenden Zahl der Einzelbeobachtungen und der immer genaueren formalen Beschreibung -zunächst nur nach der äußeren Gestalt, seit dem 17. Jh. auch nach der inneren Organisation (*Antonio Benevieni* 1507; *Nikolaus Tulp* 1652; *Johann Palfyn* 1708 u.a.)-, erschien es notwendig die Vielzahl der bisher gesammelten Erscheinungen in einer Systematik zu erfassen. Äußeres Zeichen

---

[1835] Rössle 1941, 527 Fußnote 1.
[1836] Biskamp 1932, 311.
[1837] Hollaender 1921, 66.
[1838] Belloni 1954, 350.
[1839] Gruber 1964, 231.
[1840] Förster 1861, 9-11. Marchand 1881, 98-99. Schwalbe 1906, 3-4. Gruber 1964, 231-233. Gurlt Bd.II 1964, 777-778. Schumacher 1992, 29-38. O'Rahilly und Müller 1999, 18-19.

dieser Entwicklung war die Gründung anatomischer Sammlungen, in denen der interessierte Forscher die Präparate der verschiedenen Fehlbildungen vergleichen konnte (*Frederick Ruysch*, Amsterdam; *Caspar Bartholin d.J.*, Kopenhagen; *J.N. Lieberkühn* und *J.F. Meckel d.Ä.*, Berlin).[1841] Um die Mitte des 18. Jh. erschienen in Deutschland und Frankreich die ersten zusammenfassenden Darstellungen der Mißbildungen auf anatomischer Grundlage. Hatte *Licetus* Anfang des 17. Jh. noch ganz in der mittelalterlichen Tradition gestanden, als er Monstra uniformia (Bildungen einer Spezies) von Monstra multiformia (Bildungen mehrerer Spezies) unterschied, so bedeutete die neue Einteilung durch *Albrecht von Haller* (1708-1777) und *Georges Louis Leclerc Buffon* (1707-1788) in wissenschaftlicher Hinsicht einen gewaltigen Schritt nach vorne. Den schon von *Aristoteles* aufgeführten Mißbildungen durch Excess, bzw. durch Mangel, fügten sie mit den Mißbildungen durch Umkehrung oder fehlerhafte Stellung eine dritte Gattung hinzu (*Haller* 1768: Monstra per partes abundantiae/carentiae/deformes; *Buffon* 1749-1788: monstres par excès/par defect/par renversement ou par fausse position des partes). Damit war der Zusammenhang zwischen Teratologie und Anatomie endgültig hergestellt, der so unumstößlich schien, dass die Einteilung in Monstra per excessum, per defectum (quantitative Abweichung) und Monstra per fabricam alienam (qualitative Abweichung) fast unverändert bis Ende des 19. Jh. Gültigkeit behielt (*Blumenbach* 1825; *Förster* 1861; *Marchand* 1881).

Neben der Anatomie war es ein zweites Gebiet, das die Teratologie in zunehmendem Ausmaß beeinflusste: die Mitte des 18. Jh. neu aufstrebende Embryologie. Mit dem Begriff der Keimblätter, der uns später noch beschäftigen wird (III. 5.1.2.3.) hatte *Caspar Friedrich Wolff* (1733-1794) den Grundgedanken der modernen Entwicklungslehre angesprochen, wie er zur selben Zeit ähnlich auch in Frankreich durch *Bonnet* (1720-1793) formuliert wurde. Auch wenn es noch ein halbes Jahrhundert dauern sollte, bis die Lehre von den Keimblättern allgemein akzeptiert wurde (*Blumenbach, Pander, von Baer*), war damit die Frage nach der Enstehung auch anderen Wissenschaften gestellt, die für die weitere Entwicklung der Teratologie und Biologie im 19. Jh. maßgeblich werden sollte. In der Folge wurde die bisher streng morphologisch orientierte Klassifikation der Mißbildungen entwicklungsgeschichtlich gedeutet, sodass Monstra per excessum durch ein Übermaß an Bildungskraft, Monstra per defectum durch einen zu schwachen, die dritte Kategorie durch einen abweichenden Bildungstrieb erklärt wurden (*J.F. Meckel* 1812; *Bischoff* 1842; *Breschet*). Gleichzeitig entwickelten in Frankreich die Zoologen *Etienne Geoffroy Saint Hilaire* (1772-1844)[1842]

[1841] Schumacher 1992, 39.
[1842] Hübotter Bd. II 1929, 717-718. *Etienne Geoffroy Saint Hilaire* (1771-1844) sollte

und dessen Sohn *Isidore* (1805-1861) ein naturhistorisches Modell in Analogie zu den niederen Tieren, das wegen seiner Weitläufigkeit jedoch kaum rezipiert wurde. Nichtsdestotrotz blieb der Name der *Geoffroy Saint Hilaire* mit der Mißbildungslehre für alle Zeiten verknüpft, denn *Isidore* war es, der in Anlehnung an das griechische Wort den Begriff der Teratologie prägte. Indem er der neuen Wissenschaft einen geeigneten Namen gab, trug er nicht unerheblich zu ihrer Plausibilität bei. Daneben war er ein entschiedener Vertreter der experimentellen Teratologie. Schon Ende des 18. Jh. hatte *Samuel Th. Soemmering* durch die Aufstellung teratogenetischer Reihen (1791) gezeigt, dass Mißbildungen einem gewissen Ordnungsprinzip folgen. Auch *Geoffroy Saint Hilaire* wies durch Versuche am Hühnerei ihre Gesetzmäßigkeit nach. Er erkannte, dass die Wiederhohlung in charakteristischen Grundformen gegen ein Spiel der Natur im Sinne von *Plinius* sprach.[1843] Im Laufe des 19. Jh. wurde die Teratologie dann zum einen auf entwicklungsgeschichtlicher Basis weiterentwickelt (*J.F. Meckel d.J., L.W. Bischoff* »vitium primae conformationis«, s. III. 5.1.2.3.), auf der anderen Seite durch eine immer differenziertere Beschreibung der einzelnen Formen die deskriptive Teratologie grundgelegt. Die unterschiedlichen Darstellungen in Lehrbüchern, Atlanten und Encyclopädien zeugen dabei von der Schwierigkeit eine konsistente Einteilung ausschließlich nach morphologischen Kriterien zu finden: *Ernst F. Gurlt* (1794-1882) in »Enzyklopädisches Wörterbuch« (1840); *August Förster* (1822-1865)[1844] »Die Mißbildungen des Menschen«

nach dem Wunsch der Eltern die theologische Laufbahn einschlagen. Seine Interessen führten ihn jedoch zum Studium der Naturwissenschaften, das in der Professur für Zoologie an der Pariser Universität gipfelte. Wie *Blumenbach* überzeugten ihn die Studien der vergleichenden Anatomie von einer natürlichen Entwicklungstheorie, die er im Streit mit seinem berühmten Zeitgenossen *Georges Cuvier* (1769-1832) durch wissenschaftliche Argumente untermauerte (»Philosophie zoologique« 1830). Darin kann er als Vorläufer *Darwins* gelten. Während einer ägyptischen Expedition hatte er in Kairo das Institut für Wissenschaft und Künste gegründet (1798); in seiner Heimat engagierte er sich auch politisch. Sein Sohn *Isidore Geoffroy Saint Hilaire* (1805-1861) setzte das Werk des Vaters als Professor für Zoologie fort. Im Untertitel seines dreibändigen Monumentalwerks fand er den geeigneten Terminus für die Lehre von den Mißbildungen: »Histoire générale et particulière des anomalies de l'organisation chez l'homme et les animaux, ouvrage comprenant des recherches sur les caractères, les lois et les causes des monstruosités ... ou Traité de tératologie« (1832-1836, Atlas 1837).

[1843] Förster 1861, 11. Schwalbe 1906, 7-10. O'Rahilly und Müller 1999, 18-19.
[1844] Pagel 1901, 525-526. *August Förster* (1822-1865) gilt neben *Ahlfeld* als der profundeste Kenner der menschlichen Mißbildungen in der zweiten Hälfte des 19. Jh.. Als Professor der pathologischen Anatomie (Göttingen, Würzburg) verfaßte er ein Lehrbuch (1850), das mehrere Auflagen erreichte und »Die Mißbildungen des

(1861); *Friedrich Ahlfeld* (1843-1929)[1845] »Die Mißbildungen des Menschen« (1880-1882); *Felix Marchand* in »Realencyclopädie der gesamten Heilkunde« (1881) u. a..

Schon eine allgemeingültige Definition der Mißbildung in Abgrenzung zu minderschweren Fehlbildungen scheiterte an der Verwendung unpräziser Ausdrücke, deren Bewertung im Ermessen des einzelnen lag.[1846] Sogar der Begriff der Mißbildung selbst war in die Kritik geraten, nachdem die Embryologie gezeigt hatte, dass auch diese Bildungen natürlichen Gesetzen folgten und demnach im Grunde nichts Widernatürliches aufwiesen.[1847] Weite Verbreitung fand die Einteilung des Zoologen *Ernst Friedrich Gurlt* (1794-1882), die -in Anlehnung an den älteren *Geoffroy St. Hilaire*- Einzel- von Doppel- und Mehrfachbildungen unterschied (1840). Die Unterteilung der Monstra simplicia folgte dem üblichen Prinzip nach Mangel-, Überschuß-, bzw. abartiger Bildung, während die Gliederung der Monstra duplicia das System *Meckels d.J.* (erste Monographie zu diesem Thema unter dem Titel »De duplicitate monstrosa«, 1815)[1848] und *Barkows* zum Vorbild hatte:

- doppelte Anlage der oberen Körperhälfte (Diprosopus, Dicephalus, Thoracogastrodidymus, Ischiopagus, Pygopagus)
- doppelte Anlage der unteren Körperhälfte (Kephalopagus, Janiceps)

Menschen« (1861) mit Übersichtstafeln zu den verschiedenen Fehlbildungen.

[1845] Pagel 1901, 15-16. *Friedrich Ahlfeld* (1843-1929) studierte in Greifswald und Leipzig. Die Assistenzzeit bei dem berühmten Gynäkologen und Geburtshelfer *Karl Siegmund Credé* (1819-1892) bestimmte seine fachliche Ausrichtung. Nach der Promotion (1868) war er zunächst als Hebammenlehrer in Leipzig tätig. 1881 folgte er einem Ruf als Professor an die Universität von Giessen, zwei Jahre später nach Marburg. Als praktisch orientierter Geburtshelfer trug er maßgeblich zur Verbreitung des »*Credé*'schen Handgriffs« bei (Expression der gelösten Plazenta). Seine Werke »Die Mißbildungen des Menschen« (2 Bd.und Atlas mit eigenhändigen Zeichnungen 1880) und »Lehrbuch der Geburtshilfe« (1898) wurden zu Standardwerken seiner Zeit.

[1846] Schwalbe 1906, 4-5. *Charles Darwin* (1859): »*By a monstrosity ... is meant some considerable deviation of structure.*« Camille Dareste (1876): »*Le nom de monstruosité s'applique ...à un ensemble d'anomalies très complexes, très graves, rendant impossible l'accomplissement des certaines fonctions.*« Felix Marchand (1881): »*Mißbildungen sind Abweichungen von dem allgemeinen Grundprinzip der Organismen überhaupt.*«

[1847] Kämpf 1987, 44. *Johann Wolfgang von Goethe* (1749-1832): »*Auch die Worte Mißentwicklung, Mißbildung ...sollte man mit Vorsicht gebrauchen, weil in diesem Reiche die Natur ...sich doch von ihren Grundgesetzen nicht entfernen kann*« (Vortrag zur vergleichenden Anatomie, 1796).

[1848] Biskamp 1932, 312.

- doppelte Anlage sowohl am oberen wie am unteren Körperende (Sternopagus, Xiphopagus).

Parasitäre Bildungen (asymmetrische), die nach *Gurlts* Annahme nicht durch Verschmelzung, sondern durch Einpflanzung entstanden, wurden getrennt davon abgehandelt. Auf diese Weise versuchte *Gurlt* morphologische (*Buffon, Blumenbach*) mit epigenetischen Aspekten (*Meckel d. J., Breschet, Bischoff*) zu verknüpfen und somit Anatomie und Embryologie zur gemeinsamen Richtschnur der Teratologie zu erheben.[1849] Mangels gesicherter embryologischer Daten blieb jedoch die Einteilung nach der Region, welche von der Verdopplung betroffen war, die allgemein gültige, wobei sich die einzelnen Autoren nur in ihrer formalgenetischen Aussage unterschieden. Im wesentlichen blieb die Mitte des 19. Jh. von *August Förster* publizierte Klassifikation der Doppelbildungen (1856), die sich an *Gurlt* orientierte, bis heute gültig: Terata katadidyma, anadidyma, anakatadidyma. Gleichzeitig versuchte *Förster* erstmals auch eine vorsichtige Einschätzung der Häufigkeitsverteilung zu treffen, die allerdings mangels ausreichender statistischer Daten ungenau bleiben mußte.[1850] Die Grundbegriffe der morphologischen Teratologie sind bis heute dieselben geblieben,[1851] sodass wir *Försters* Einteilung mit geringfügigen Abwandlungen in den meisten Lehrbüchern und Lexika wiederfinden.[1852] Der Altmeister der Teratologie *Ernst Schwalbe* (1871-1920) schrieb zu Anfang des 20. Jh. in seinem zweibändigen Hauptwerk »Die Morphologie der Mißbildungen des Menschen und der Tiere« weitblickend: »*Die Einteilung der Mißbildungen ist bisher noch nicht befriedigend gelungen, ist vielleicht überhaupt in einer vollkommenen Weise nicht erreichbar.*«[1853] Zwar hatte er den tiefgreifenden Einfluß von *Darwins* Deszendenzlehre auch auf die teratologische Forschung richtig eingeschätzt, doch warnte er gleichzeitig davor, angesichts einer damals noch unsicheren Datenlage, allein den entwicklungsgeschichtlichen Gedanken in den Mittelpunkt zu stellen. Ausdrücklich betonte er: »*Vorläufig reichen unsere Kenntnisse nicht aus, um ein entwicklungsgeschichtliches System zu begründen.*«[1854] Folgerichtig stützte er sich bei seiner Einteilung wieder aus-

---

[1849] Gurlt 1840, 10-14 und 48-65.
[1850] Förster 1861, 6-8 und 21-41. Geschätzte Prävalenz: Terata katadidyma 50%, anadidyma 20%, anakatadidyma 30%.
[1851] Kämpf 1987, 119.
[1852] Ahlfeld (1880), Marchand (1881), Ballantyne (1881), Schwalbe (1906 und 1907), Gruber (1931 und 1936), Hamperl (1960), Bergsma (1967), Schaller (1975), Riede (1993), O'Rahilly und Müller 1999 u.a.
[1853] Schwalbe 1906, 207.
[1854] Schwalbe 1905, 230.

schließlich auf topographisch-anatomische Fakten. Dabei ließ er sich von zwei Gedanken leiten: dem äußeren Zusammenhang und der Symmetrie. Auf diese Weise trennte er freie von unfreien Doppelbildungen. Ersteren behielt er die Bezeichnung »Gemini« vor; während er Zusammenhängende mit dem Terminus »Duplicitas« (mit zwei Individualteilen) kennzeichnete. Letztere teilte er in asymmetrische (parasitäre) und symmetrische Formen. Je nach Lage der Individualteile zueinander wurden diese weiter unterschieden:

- senkrechte Symmetrie-Ebene (ventraler oder dorsaler Zusammenhang)
- waagrechte Symmetrie-Ebene (cranialer oder kaudaler Zusammenhang)
- Medianebene parallel zur Symmetrie-Ebene.[1855]

Diese Einteilung war in geburtstechnischer Hinsicht von Bedeutung. Sie war in ähnlicher Form schon bei *Ludwig Kleinwächter* erarbeitet worden[1856] und wurde später von Geburtshelfern wie *Anton Schaller* (1975) wieder aufgegriffen,[1857] worauf in Kapitel III. 5.1.2.5. noch zurückzukommen sein wird. *Schwalbe* verdanken wir auch die heute noch gültige Definition der Mißbildung (als angeborene, hochgradige Formveränderung), die er in Abgrenzung zu den leichteren Formen der Abweichung (Anomalie, Varietät) aufstellte.[1858] Trotz der akribischen Ausarbeitung seines Klassifikationsmodells gestand *Schwalbe* doch selbstkritisch ein, dass auch sein System nicht mehr als eine Orientierungshilfe sein konnte, da die Formenvielfalt verschiedene Zuordnungen ein und derselben Mißbildung zuließ.[1859] Die Mängel seiner Einteilung werden besonders deutlich, wenn sie mit der etwa zeitgleich erschienen Publikation von *Harris H. Wilder* verglichen wird (1904). Diese folgt zwar ebenso dem Prinzip der Symmetrie, teilt die symmetrischen Mißbildungen (Diplopagi) aber nach dem Grad ihrer Ausbildung in nahezu vollständige und unvollständige Formen. Letztere werden nach der Anzahl der Köpfe und Extremitäten unterschieden. Durch Verwendung geometrischer Symbole gelang es *Wilder* eine gewisse Ordnung in die verwirrende Vielfalt zu bringen (s. Abb. 46 in III. 5.1.2.1.).[1860] Auch wenn beide Einteilungen Schwächen aufweisen, bildeten sie doch die Basis für die derzeit gültige Terminologie und wurden in alle gängigen Lehrbücher übernommen.[1861]

Bei *Schwalbe* finden wir auch jenen Terminus, der als Titel von *Langs* Beitrag als Schlagwort über unserem ganzen Kapitel steht: Ileoxiphopagus (in

---

[1855] Schwalbe 1907, 104-113.
[1856] Kleinwächter 1881, 103-105.
[1857] Schaller 1975, 192-194.
[1858] Schwalbe 1906, 1-3.
[1859] Schwalbe 1907, 112.
[1860] Wilder 1904, 398-411.
[1861] Schumacher 1992, 44 und 293-294.

anderer Schreibweise Ileoxyphopagus, *Weibel* 1937).[1862] Darunter wurden jene Formen von zweiköpfigen Doppelbildungen verstanden, die -neben einer ausgedehnten infraumbilikalen Vereinigung- oberhalb des Nabels nur bis zum Schwertfortsatz des Brustbeins verbunden waren. Anhand eines Präparats aus dem Heidelberger Pathologischen Institut demonstrierte *Schwalbe* die anatomischen Verhältnisse der mehr oder weniger stark ausgebildeten, dritten unteren Extremität (s. Abb. 48 c). Die beiden Gelenkköpfe des Femur ließen deutlich die Zusammensetzung aus zwei Embryonalanlagen erkennen. Eine genaue Untersuchung der inneren Organe zeigte, dass die Leber sowie der Gastrointestinaltrakt (vom Dickdarm abwärts) nur einfach ausgebildet waren.[1863] Seitdem *Aetius von Amida* (6. Jh.) die zweiköpfigen Wesen als foetus biceps,[1864] *Haller* diese mehr als ein Jahrtausend später als Dicephalus (1768) bezeichnet hatte, war in der stetig wachsenden Literatur eine Vielzahl von Begriffen verwendet worden, die mehr oder weniger glücklich versuchten, das Wesentliche dieser Fehlbildung in einem einzigen Wort zu erfassen (s. Tab. 35).

Tabelle 35: Zur Nomenklatur des Ileoxiphopagus [1865]

Zeit	Autor	Terminologie
6. Jh.	Aetius von Amida	Foetus biceps
1768	Haller	Dicephalus
1832	Geoffroy St. Hilaire	Xiphodyme
1861	Förster	Ischiothoracopagus (Terata katadidyma)
1880	Ahlfeld	Dicephalus (Duplicitas anterior)
1881	Taruffi	Dicephalus
1881	Marchand	Ileothorakopagus (Duplicitas completa cum conjunctione inferiore)
1904	Wilder	Dicephalus
1906	Lesbre, Forgeot	Monstre double hyspiloide (Y-förmig)
1907	Schwalbe	Ileoxiphopagus
1931	Gruber	Thorakopelikopagus
1937	Weibel	Ileoxyphopagus
1975 1998 1999	Schaller Baldwin O'Rahilly	Dicephalus

[1862] Weibel 1937, 426.
[1863] Schwalbe 1907, 249-252.
[1864] Hohl 1850, 5.
[1865] Gruber 1931, 1-6.

Nachdem *Marchand* mit dem Ausdruck des Ileothorakopagus (ileo = *gr.* Unterleib; thorax = Brust) die infra- und supraumbilikale Verbindung bezeichnet hatte, herrschte zunehmende Verwirrung über den rechten Gebrauch der verschiedenen Termini. Erst der Göttinger Pathologe *Georg Gruber*[1866] gab die entscheidenden Anhaltspunkte für eine korrekte Benennung. Nach der Anatomie und Embryologie war es seit Mitte des 19. Jh. v. a. die Pathologie, die sich der neuen Lehre annahm (*Virchow, Rokitansky, Chiari, Marchand* u. a.),[1867] wovon der Titel der ersten eigenen Fachzeitschrift beredtes Zeugnis ablegt: »Manual of Antenatal Pathology«, die unter der Herausgabe des Edinburgher Pathologen *John William Ballantyne* (1861-1923) Ende des 19. Jh. erstmals erschien und das steigende Interesse an der Teratologie bekundet.[1868] *Gruber* bemühte sich nun um eine antomisch fundierte Erklärung der Ausdrücke, in der Hoffnung den wahllosen Gebrauch in Zukunft zu vermeiden, der alle bisherigen statistischen Angaben fragwürdig erscheinen ließ. Nach der morphologischen Struktur wurden demnach unterschieden (Abb. 48 b u. d; s. a. III. 5.1.2.1.):

- Diprosopus: einfache Anlage der Wirbelsäule (WS) (einfache HWS), einfacher Körper (d. h. zwei obere und zwei untere Extremitäten)
- Dicephalus: teiweise Verdopplung der WS (doppelte HWS), unterschiedliche Ausbildung der Extremitäten (di-, tri-, tetrabrachius)
- Ileothorakopagus: vollständige Verdopplung der WS (doppelte Anlage des Kreuzbeins), immer vier Arme (tetrabrachius) und rudimentäre Anlage einer dritten unteren Extremität (n. *Hübner* 1912); innere Organe: doppelte Anlage des Urogenitalsystems (n. *Gruber* 1931) mit Fehlbildungen an äußeren Geschlechtsorganen und After.

Da das Beckenskelett für die Unterscheidung von Dicephalus und Ileothorakopagus entscheidend war, empfahl *Gruber* jenen treffender mit Thorakopelikopagus (pelikos = *gr.* Becken) zu bezeichnen.[1869] Allerdings gestand auch

---

[1866] Habel 1970, 399. Georg B. *Gruber* wurde als Sohn des Obermedizinalrats *Max Gruber* 1884 in München geboren. Als Professor der Pathologie zunächst in Innsbruck (1923-1928), später in Göttingen (1928-1946) machte er die Teratologie zu seinem Spezialgebiet, auf dem er mit zahlreichen Publikationen hervortrat (u. a. als Herausgeber des Zbl. für allg. Pathologie und patholog. Anatomie). Daneben führte er das zweibändige Standardwerk des früh verstorbenen *Ernst Schwalbe* (1871-1920) über die Morphologie der Mißbildungen fort. Seine Erhebung zum Dr. vet. h.c. durch die Tierärztliche Hochschule Hannover (1953), zeigt die Überschneidung der Thematik mit der Zoologie.
[1867] Schwalbe 1906, 12.
[1868] Schwalbe 1906, 14. O'Rahilly und Müller 1999, 19.
[1869] Gruber und Eymer 1927, 263-266. Gruber 1931, 1 und 4-6. Pfeffer 1932, 576-577 und 596-597. Gruber 1936, 320-322. Röver 1937, 91-95.

Gruber ein, »*daß das Spiel der Natur variabel ist und sich über pedantische Grenzlinien allzu schematischer Einteilung hinaus hebt.*«[1870]

Den synonymen Gebrauch der Bezeichnungen erklärte er mit folgenden Worten: »*Es ist begreiflich, daß neben dem Namen Ileothorakopagus, Bezeichnungen, wie Ileoxiphopagus oder Ischiothorakopagus oder Dicephalus tripus verwendet wurden, denn...hier sind fließende Übergänge möglich.*«[1871] Unter Berücksichtigung dieser Kriterien ergab *Grubers* Durchsicht der bisherigen Literatur insgesamt 17 Publikationen zu einem Ileothorakopagus tetrabrachius tripus (entsprechend *Langs* späterer Kasuistik); darunter ein Flugblatt (1620 von *Kilian Mang*, s. Abb. 48 a), das sich im Besitz der Münchner Pinakothek befindet und die realistische Abbildung eines vierarmigen, dreifüßigen Wesens zeigt.

Abb. 48: Zum Krankheitsbild des Ileothorakopagus

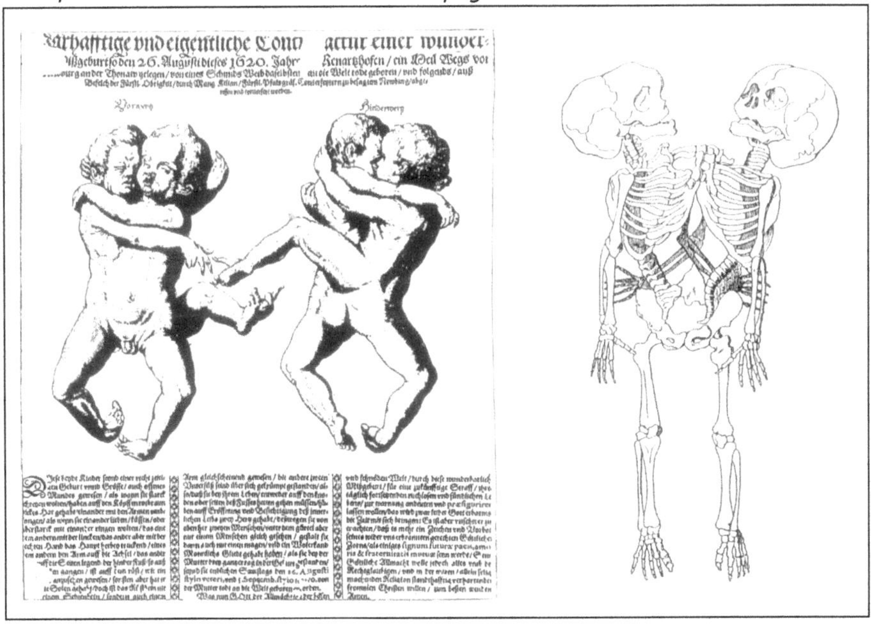

a) Flugblatt aus dem Jahr 1620 von *Kilian Mang*[1872]   b) Skelett mit doppelter Anlage der Wirbelsäule[1873]

[1870] Gruber 1931, 67.
[1871] ebenda, 46-47.
[1872] Hollaender 1921, 82 Abb. 29
[1873] Gruber 1931, 39 Abb. 6.

Fehlbildungen

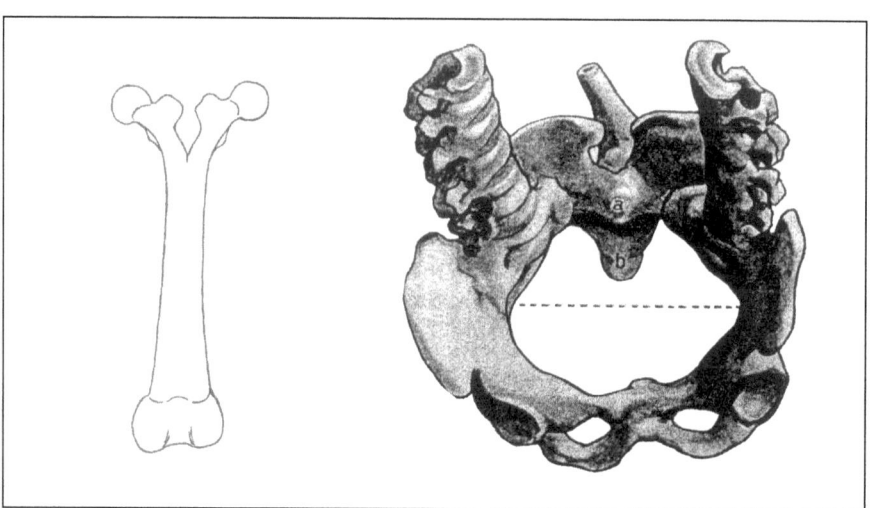

c) Schema der Femora eines Sympus[1874]

d) Beckenskelett von vorne oben doppelte Anlage des Kreuzbeins mit intermediärem Knochenelement[1875]

Nur ein Drittel der dokumentierten Fälle hatte die Geburt überlebt, wobei die zeitliche Grenze bei acht Monaten lag. Das Überwiegen des weiblichen Geschlechts, das schon *Haller* aufgefallen war, wurde durch *Gruber* bestätigt.[1876] Wenig später gab *Grubers* Assistent am Pathologischen Institut, *Otto Röver*, die Gesamtzahl der Publikationen zum Ileothorakopagus schon mit fünfzig an. Der Namensneuschöpfung seines Vorgesetzten stand er skeptisch gegenüber, da diese seiner Ansicht nach noch mehr Unruhe in die ohnehin schon unübersichtliche Nomenklatur brachte.[1877] Der weitere Verlauf der Medizingeschichte sollte ihm Recht geben. In den heute gängigen Einteilungen ist weder der Begriff des Ileothorakopagus, noch der des Ileoxipho- oder Thorakopelikopagus zu finden. Vor allem im anglo-amerikanischen Sprachraum hat sich als Überbegriff die Bezeichnung »Dicephalus« durchgesetzt.[1878] Neben der morphologischen Einteilung steht seit Mitte des 20. Jh. gleichberechtigt eine ontologische Einteilung

---

[1874] Schwalbe 1907, 251 Fig. 274.
[1875] Röver 1937, 98 Abb. 4.
[1876] Gruber 1931, 47-48 und 73-75.
[1877] Röver 1937, 91-95.
[1878] Baldwin 1998, 226. O'Rahilly und Müller 1999, 64.

der intrauterinen Fehlbildungen, die unter Berücksichtigung der embryologischen Kenntnisse eine chronologische Gliederung nach dem Zeitpunkt der Schädigung verfolgt. Die Unterteilung des Keimwachstums in einzelne Zeitabschnitte durch *F.P. Mall* (1910-1912) und *L. Streeter* (1942), sowie die Darstellung der frühesten Entwicklungsstadien durch den Pathologen *A.T. Hertig* (1948), in deren Folge die Formalgenese vieler angeborener Fehlbildungen aufgeklärt werden konnte, legte eine Neueinteilung nahe.[1879] Gleichzeitig hatte die durch den australischen Augenarzt, *N.M. Gregg*, beschriebene Rötelnembryopathie (1941) gezeigt, dass einige teratogene Noxen nur während einer begrenzten Phase wirksam sind (Phasenspezifität). Unter Berücksichtigung der neuen Erkenntnisse erfolgte eine Gliederung der angeborenen Mißbildungen nach dem jeweiligen Entwicklungsabschnitt (*F. Bamatter* 1949, *F. Büchner* 1959) in:

- Gametopathien (während der Keimzellbildung)
- Blastopathien (1.-2. Woche)
- Embryopathien (3.-8. / 12.-Woche)
- Fetopathien (ab der 9. / 13. Woche).[1880]

Das Auftreten der Thalidomid-Embryopathie (1958-1959) führte durch die verstärkte Suche nach exogenen Ursachen zu einem Aufschwung in der teratologischen Forschung. Ausdruck dieser Entwicklung war die Gründung internationaler Gesellschaften und Datenbanken, die seither weltweit entsprechendes Material sammeln und koordinieren (»European Teratology Society« 1971; »International Clearinghouse for Birth Defects« 1974; »Eurogat« 1980). Durch die Arbeit in interdisziplinären Arbeitsgruppen wurden zahlreiche teratogene Noxen katalogisiert und Klassifikationssysteme erarbeitet, die eine Abgrenzung der Mißbildung zu anderen Abweichungen erlaubte (Deformation, Disruption). Durch Verarbeitung epidemiologischer Daten konnten zuverlässige Aussagen zur Prävalenz der Fehlbildungen gemacht werden (s. hierzu III. 5.1.2.1.).[1881] Trotz der verstärkten Bemühungen hat sich an den Grundbegriffen der morphologischen Teratologie kaum etwas verändert, während in ätiologischer Hinsicht wesentliche Erfahrungen hinzugewonnen werden konnten, worauf wir im nächsten Kapitel näher eingehen werden. Zuvor sei in Tab. 36 das bisher Gesagte noch einmal rekapituliert.

[1879] Zimmermann 1967, 19. O'Rahilly und Müller 1999, 17-18.
[1880] Gruber 1964, 293-294. Schaller 1975, 4-5 und 35-36. Schumacher 1992, 47-49.
[1881] Burn und Lancaser 1991, Vorwort VII-IX. Schumacher 1992, 47-49.

Fehlbildungen

Tabelle 36: Zur Geschichte der Teratologie

Zeit	Autor	Nomenklatur
Antike	Sophokles	**teras** (= *gr.* Wunder)
	Aristoteles	Überschußbildungen Mangelbildungen
	Cicero	**monstrum** (= *lat.* Vorzeichen) ostentum, portentum, prodigium
	Plinius	lusus naturae
Mittelalter 16. Jh. 17. Jh.	v. Megenburg Lycosthenes Licetus	**Monstra multiformia** **Monstra uniformia**

18. Jh. 1750	Haller
	Buffon
		Monstra per partes abundantiae
		          " carentiae
		          " deformes

19. Jh. 1812	Meckel d. J.
	Breschet
	Bischoff
		Mißbildung durch zu große Bildungskraft
		         " geringe"
		         " abweichende"

1825 1861 1881	Blumenbach Förster Marchand	Monstra per excessum Monstra per defectum Monstra per fabricam alienam
1830	Geoffroy St. Hilaire	**Teratologie** als eigene Wissenschaft
1840	Gurlt	Einzelbildungen Doppelbildungen = Monstra duplicia: - obere Trennung - untere Trennung - obere und untere Trennung Mehrfachbildungen
1856	Förster	Doppelbildungen - Terata katadidyma - Terata anadidyma - Terata anakatadidyma
20. Jh. 1906	Schwalbe	Doppelbildungen - asymmetrisch - symmetrisch
1904	Wilder	Teratologische Reihen
1959	Büchner	Gametopathie Blastopathie Embryopathie Fetopathie

5.1.2.3. Zur Ätiologie der Fehlbildungen

»*Die Mißbildungslehre, die Teratologie (teras = Wunder) war lange Zeit ein sehr dunkles Kapitel in der Medizin, bei dem das Sichwundern noch das Klügste war,*« schrieb der Gynäkologe *Werner Bickenbach* (1900-1974) in einem Aufsatz über die Ätiologie angeborener Fehlbildungen.[1882] Damit brachte er zum Ausdruck, dass ein Eingeständnis der eigenen Unkenntniss allemal besser ist, als jenseits der Tatsachen Erklärungen zu suchen, solange eine wissenschaftlich exakte Ursachenklärung aussteht. Trotz hochtechnisierter Forschungsmethoden und scheinbar unbegrenzter experimenteller Möglichkeiten müssen wir die Anfang des letzten Jahrhunderts gestellte Frage, »*was wissen wir über die Ursachen der Entstehung der Doppelbildungen?*,« unverändert mit *Schwalbes* lapidaren Worten beantworten »*nichts Sicheres.*«[1883]

Wie schon im letzten Kapitel angesprochen (III. 5.1.2.2.), wurden Mißbildungen in vielen alten Hochkulturen als prophetisches Zeichen gedeutet (babylonisches Reich, ägyptisches Reich, griechische/römische Antike). Mehr als die Frage nach dem wie und wodurch, interessierte zu jener Zeit das »quid portendat prodigium« (was kündigt das Wunder an?).[1884] Die Auslegung der Frage lag dabei in den Händen einer einflußreichen Priesterkaste, die Fehlbildungen als göttliches Monitum für begangene oder zukünftige Fehltaten interpretierte. Bezeichnend für diese Haltung ist, dass die babylonische Keilschrift für die Begriffe Krankheit, Sünde und Bestrafung nur ein einziges Wortzeichen kennt.[1885] Besonders im römischen Reich bildete die Weissagekunst einen integrierenden Bestandteil der Staatsreligion und konnte als solcher höchste Entscheidungen im Senat beeinflussen.[1886] Auch wenn im griechischen Altertum erste Versuche einer naturwissenschaftlichen Erklärung der Mißbildungen zu verzeichnen sind, blieb abergläubisches Gedankengut

---

[1882] Bickenbach 1955, 370.
[1883] Schwalbe 1904, 837. Gleichlautende Äußerungen finden sich u.a. bei: Gurlt 1840, 2; Förster 1861, 3; Gruber 1931, 76-77; ders. 1936, 294; Zimmermann 1967, 20; Schaller 1975, 17.
[1884] Hollaender 1921, 7-8.
[1885] Ackerknecht 1992, 22-24.
[1886] Hollaender 1921, 3-9. Grant und Harzel 1992, 371-372. Wie die Auguren aus dem Vogelflug, deuteten die etruskischen Haruspices aus den Eingeweiden der Tiere (Hepatoskopie) und anderen Wunderzeichen den göttlichen Willen. Bekannt ist die Geschichte der sibyllinischen Bücher, einer Sammlung griech. Orakelsprüche, die aus Cumae nach Rom gekommen waren. Da der letzte römische König, *Tarquinius Superbus*, den geforderten Preis zurückgewiesen hatte, verbrannte die Sibylle ein Buch um das andere, bis der König auf Rat der Haruspices für die restlichen drei Exemplare die volle Summe bezahlte.

in Ermangelung sicherer Nachweise vorherrschend. *Demokrit* (5. Jh. v. Chr.) sah die Ursache der Doppelbildungen in einem zweifachen Samenerguß, *Empedokles* (5. Jh. v. Chr.) in einem Übermaß an Samenflüssigkeit. Auch wenn sich diese Annahmen später dem Inhalt nach als unzutreffend erwiesen, war die Entstehungszeit damit doch an den Beginn der intrauterinen Entwicklung gelegt und in dieser Hinsicht vielen später entwickelten Hypothesen überlegen. Erste Überlegungen zu der bis ins 19. Jh. weitverbreiteten Verwachsungstheorie finden sich schon bei *Aristoteles*. Er glaubte, dass sich die Fruchtkeime bei Mehrlingen durch die begrenzten Raumverhältnisse im Uterus zu nahe kämen, wodurch sie aneinanderwüchsen, was durch traumatische Faktoren (Stoß, Schlag) noch begünstigt werde.[1887] Obgleich die Erklärung durch übernatürliche Ursachen nicht ohne Kritik hingenommen wurde, wovon der spöttische Ausspruch eines Zensors zeugt, ein Haruspex könne den anderen nicht ansehen ohne zu lachen,[1888] blieb der Glaube an göttliche und astrologische Einflüsse nicht nur beim niederen Volk, sondern auch in den gebildeten Schichten weit verbreitet. Besonderen Zuspruch fand die Theorie des sog. Versehens der Schwangeren, die Mißbildungen durch mentale Eindrücke der Mutter erklärte. Im Umkehrschluß wurden schwangere Frauen bei den Spartanern, die für ihre rigorose Bevölkerunspolitik bekannt waren, dazu angehalten, Statuen der heldenhaften Zwillinge Kastor und Pollux zu betrachten, in der Hoffnung dadurch ebenso starken Nachwuchs zu zeugen. Fehlgebildete Neugeborene sollen an der Quelle des Taygetos ausgesetzt und dem Hungertod preisgegeben worden sein. Auch in römischer Zeit lag es in der Konsequenz der Deutung als schlechtes Vorzeichen, dass mißgebildete Kinder im Meer ertränkt wurden (nach *Livius* 1. Jh.).[1889]

Während des Mittelalters wurde der metaphysische Ansatz in der Krankheitsvorstellung alleinbestimmend. Die abergläubischen Vorstellungen wurden phantastisch überhöht (Seejungfer, Meerbischof etc.), bzw. moraltheologisch gedeutet. So galten Mißbildungen als Gottesgericht für ausschweifendes Leben oder geschlechtlichen Umgang mit dem Teufel (incubus). Als Teufelin (succubus) angeprangert, endete die unglückliche Mutter nicht selten mitsamt dem Kind auf dem Scheiterhaufen.[1890] Im krassen Gegensatz dazu hatte die Meinung des Kirchenvaters *Augustinus* (354-430) gestanden; in seiner Schrift »De civitate dei« verwies er ausdrücklich darauf, dass auch mißgebildeten Kreaturen als Geschöpfen Gottes die Menschenwürde nicht abgesprochen

---

[1887] Schwalbe 1907, 13-15. Gruber 1964, 220-221. Kämpf 1987, 23-27. Schumacher 1992, 19-28.
[1888] Hollaender 1921, 10. Ausspruch des Zensors *Marcus Porcius Cato* (überliefert durch *Cicero*).
[1889] Hollaender 1921, 3 und 18. Gruber 1964, 220.
[1890] Kämpf 1987, 28-31.

werden dürfe.[1891] Auch wenn der hemmende Einfluß der Kirche auf die teratologische Forschung nicht zu leugnen ist, erscheint *Hollaenders* Ausdruck vom »*demagogischen Jongleur in der Soutane*« als pauschales Urteil doch übertrieben.[1892] Mit dem Aufstieg der Hofastrologen, deren Glanzepoche in die Zeit des 13.-15. Jh. fällt, wurde die Bedeutung der Sternenkonstellation auch für die Fehlbildungen in zunehmendem Maße betont [*Albertus Magnus* (1193-1280)]. Die größte Breitenwirkung besaß jedoch nach wie vor die überkommene Theorie vom Versehen. Sie hielt sich so hartnäckig, dass sie zur Zeit der Renaissance selbst von so aufgeklärten Geistern wie *Paré* rezitiert wurde und –trotz wissenschaftlich begründeter Gegenargumente- noch im 19. Jh. den berühmten Siamesischen Zwillingen die Einreise nach Frankreich verboten wurde, weil schädliche Einflüsse auf werdende Mütter nicht ausgeschlossen wurden.[1893] Noch an der Wende zum 20. Jh. wurde ein kasuistischer Beitrag in einer Fachzeitschrift publiziert, in dem eine Fehlbildung damit in Zusammenhang gebracht wurde, dass die Mutter im siebten (!) Schwangerschaftsmonat im Zirkus eine Mißgeburt gesehen hatte.[1894]

Die Begründung der Anatomie im 16. Jh. hatte anfangs nicht den erwarteten Einfluß auf das Gebiet der Teratologie. Mit der Wiederentdeckung der antiken Autoren wurden zunächst auch deren ätiologische Vorstellungen übernommen. Neben physischen Ursachen (traumatisch, mechanisch, Überfluß an Samen bzw. Menstruationsflüssigkeit), suchte man die Erklärung nach wie vor in übernatürlichen Einflüssen (göttlicher Wille, astrologische Einflüsse, Umgang mit dem Teufel, Versehen). In der Zeit der Glaubenskriege wurden Fehlbildungen dann auch zu Zwecken konfessioneller und politischer Propaganda mißbraucht. Während des 16. und 17. Jh. erschienen -teils von namhaften Autoren- immer mehr Schriften, die eine Fülle dieser subjektiven, spekulativen Erklärungen enthielten (*Paracelsus, Jakob Rueff* 1554, *Lycosthenes* 1557, *Paré* 1573, *Licetus* 1616, *Aldrovandi* 1641, *Bartholin* 1645 u.v.a.). Trotz gewisser Zweifel an manchen tradierten Vorstellungen wurde im großen und ganzen an den alten Meinungen festgehalten.[1895]

Erst im 17. Jh. ist ein Umdenken zu beobachten, das sich zum einen in dem allgemeinen Bemühen um eine möglichst naturgetreue Darstellung der Mißbildungen,[1896] zum anderen in einer wachsenden Kritik v. a. an der Ver-

---

[1891] Gruber 1964, 221-222.
[1892] Hollaender 1921, 349.
[1893] Wilder 1904, 398.
[1894] Schwalbe 1904, 829.
[1895] Schwalbe 1907, 15-16. Gruber 1964, 222-223. Gurlt Bd. II 1964, 778. Guttmacher et al. 1967, 3-4. Schumacher 1992, 29-34.
[1896] Schumacher 1992, 37-38.

Fehlbildungen

sehenstheorie äußerte.[1897] Nachdem die alten Erklärungsmuster an Glaubwürdigkeit verloren hatten, besann man sich auf die althergebrachte Präformationstheorie (*Malpighi, Leibniz, Cuvier*), nach der sämtliche Teile des Organismus im Keim schon vorgebildet waren. Auch Mißbildungen konnten demnach als primäre Verbildungen des Keims angesehen werden. Diese Vorstellung stand im Einklang mit der kirchlichen Lehrmeinung, nach der alles in seiner jeweiligen Gestalt einzig durch den Willen eines Schöpfergottes vorbestimmt war. Unklarheit herrschte nur über die Frage, ob das Ei (Ovisten) oder der Samen (Animalculisten) Ausgangspunkt der Entwicklung seien. Als überzeugter Verfechter des Präformationsgedankens stellte *Haller* Mitte des 18. Jh. unumwunden fest: »*Es gibt kein Werden. ...Alle Teile sind zugleich erschaffen.*«[1898] Vor diesem Hintergrund mußten die Gedanken *William Harveys* (1578-1657) revolutionär erscheinen: nach seiner Meinung enthielt der Keim nur das Anlagemuster für die spätere Gestalt, deren einzelne Teile sich aus einer formlosen Masse entwickelten. Als Ausgangspunkt allen Lebens betrachtete er das Ei (»*ex ovo omnia*« 1651). Mißbildungen sah *Harvey* als eine Störung der normalen Entwicklung an. Auch wenn diese Ansichten zu seiner Zeit nicht populär waren, bedeuteten sie doch eine erste Kampfansage an den Präformationsgedanken. Bei *Harvey* finden wir im wesentlichen all das schon vorweggenommen, was *Caspar Friedrich Wolff* (1733-1794)[1899]

[1897] Förster 1861, 3-4. Kämpf 1987, 30-35. Zu den Kritikern zählten u.a. *Harvey* (1651), *v. Haller* (1750), *Soemmering* (1791) und *A. Förster* (1881). Die Theorie des Versehens sollte mit folgenden Gegenargumenten widerlegt werden:
 - Vorkommen von Mißbildungen auch im Tier- und Pflanzenreich (also bei seelenlosen Lebewesen, bzw. im Falle der Pflanzen bei fehlendem optischen Apparat)
 - Auftreten der Hasenscharte auch in Ländern ohne Hasenpopulation
 - Ausbildung der Mißbildung nur bei einem Zwilling
 - Auftreten der gleichen Mißbildung auch ohne vorheriges Versehen
 - fehlender zeitlicher Zusammenhang zwischen Entsehung der Mißbildung (frühe Embryonalphase) und dem Vorgang des Versehens (oft erst in den letzten Schwangerschaftsmonaten)
 - Seltenheit der Mißbildung im Vergleich zur Häufigkeit des Erschreckens *Förster* wollte allenfalls einen indirekten Einfluß gelten lassen, indem der psychische Affekt zu Blutzirkulationsstörungen und damit einer Minderdurchblutung der Plazenta führen könne.

[1898] Friedland 1902, 5.

[1899] Hübotter Bd. V 1929, 983-984. Eckart und Gradmann 2001, 335-336. Störig 2004, 375. *Caspar Friedrich Wolff* (1733-1794) wurde als Sohn eines Schneiders in Berlin geboren. Nach einer militärärztlichen Ausbildung studierte er in Halle unter *J.F. Meckel d. Ä.* (1724-1774) Medizin. Mit seiner Promotionsarbeit »Theoria generationis« (1759) legte er den Grundstein zur Epigenetischen Theorie. Die darin vertretene Auffassung von der vis essentialis als Bildungstrieb

ein Jahrhundert später in seiner bahnbrechenden Dissertationsarbeit »Theoria generationis« (1759) aussprach: die Gestalt des Menschen ist im Keim nicht präformiert, sondern bildet sich im Sinne einer Postformation durch die Kraft des Bildungstriebs (vis essentialis) in ihrer endgültigen Form erst nach und nach aus. Damit war die Theorie der Epigenese aufgestellt (epi = gr. darauf, danach; genesis = Entstehung), die im Gegensatz zur Präformation (Sein als Voraussetzung des Werdens), das Werden zur Vorbedingung für das spätere Sein machte. *Wolff* sah sich dabei keineswegs im Widerspruch zur biblischen Vorstellung, da seiner Ansicht nach der Bildungstrieb als gottgegebene Antriebskraft für alles Leben entscheidend war. Wie *Meckel* nach ihm, definierte er die Fehlbildungen als Stillstand der physiologischen Embryonalentwicklung, bzw. als ein Abweichen der Vegetationskraft. Wie schon bei *Harvey*, wurde auch *Wolffs* Meinung zu Anfang wenig rezipiert und konnte sich erst ein halbes Jahrhundert später durchsetzen, als dieselben Gedanken in anderer Form erneut formuliert wurden: nisus formativus (*Blumenbach* 1780), Hemmungsbildung (*Meckel d.J.* 1820), Bildungshemmung (*Himly*). Dabei war es i.e.L. der Streit um die Formalgenese der Doppelbildungen, der die Weichen für die epigenetische Theorie stellte. In der kontrovers geführten Diskussion standen sich zwei Lager gegenüber:

- Dualisten, Anhänger der Verwachsungstheorie/Fusionslehre (*Lémery* u.a.)
- Unitarier, Vertreter der Spaltungstheorie/Divisionslehre (*Winslow* u.a.).

der Organe, sowie der Begriff der Keimblätter, sollten zum Ausgangspunkt der modernen Entwicklungslehre werden. Da sein beruflicher Aufstieg am Widerstand der Professoren scheiterte, folgte *Wolff* 1767 einem Ruf an die Petersburger Akademie der Wissenschaften. Bezeichnenderweise war die Anstellung auf Fürsprache des Mathematikers *Leonhard Euler* (1707-1783) erfolgt, der im Jahr zuvor an den Hof der aufgeklärten *Katharina der Großen* gekommen war, nachdem er weitestgehende wissenschaftliche Freiheit schon am Hofe *Friedrichs d.G.* genossen hatte. In Petersburg leitete *Wolff* bis zu seinem Tod das anatomische Kabinett und betrieb embryologische Forschungen. Trotz der unzureichenden technischen Mittel, hatte er bereits die Bildung des Embryo aus einem flächenhaften Gebilde und dessen doppelsymmetrische Anlage angenommen. Die Bildung der Organe aus ungeformter Materie wurde durch seine Darstellung des Urnierengangs bestätigt. Von diesem später nach ihm benannten Gang geht ein Teil der männlichen Geschlechtsorgane hervor, während er sich beim weiblichen Geschlecht zurückbildet. Trotz seiner epochemachenden Leistungen fand *Wolff* zu seiner Zeit keine internationale Anerkennung. Erst zwanzig Jahre nach seinem Tod setzte sich der Enkel seines ehemaligen Lehrers, *J.F. Meckel d.J.* (1781-1833), für die Würdigung seiner Verdienste ein und verhalf –zusammen mit *Blumenbach* – der epigenetischen Vorstellung zum Durchbruch. Erst Mitte des 19.Jh. fand *Wolffs* Name Eingang in die wissenschaftlichen Lexika.

Fehlbildungen

Der französische Anatom *Louis Lémery* (1724) hatte -in Anlehnung an die aristotelische Vorstellung- behauptet, dass Doppelbildungen infolge der Enge im Uterus durch die mechanische Kompression zweier Keime (Dualisten) entstünden. Den Ausschlag gab seiner Meinung nach eine nicht näher bezeichnete äußere Einwirkung (»*trouble*«). Vehement trat *Lémery* gegen das Postulat ein, Mißbildungen seien schon im Keim vorgebildet. Die wichtigsten Vertreter der mechanistischen Fusionstheorie waren im folgenden Jahrhundert *Isidore Geoffroy Saint Hilaire* (»*loi d'affinité de soi pour soi*«, 1832), *Gurlt* (1840), *Barkow, Panum* (1878), und *Camille Dareste* (1876).

Im Gegensatz dazu stand die Meinung des Anatomen *Jakob B. Winslow* (1669-1760),[1900] der die Entstehung der Doppelbildungen aus einem einzigen Ei (Unitarier) durch unvollständige Trennung derselben erklärte. Da diese Ansicht den Präformationsgedanken nicht primär ausschloß, gab *Haller* ihr den Vorzug. Allerdings konnte die Spaltungstheorie ebensogut in epigenetischer Sicht interpretiert werden, wenn die unvollkommene Sonderung nicht als im Ei vorgebildet, sondern als Folge einer späteren Schädigung gesehen wurde. Aus diesem Grund hingen ihr *Wolff, Blumenbach,* später *von Baer* und *Bischoff* an. Deutliche Kritik hatte auch *Meckel d.J.* an der Verwachsungstheorie geäußert. Als schlagendes Gegenargument war ihm die regelmäßige Wiederkehr der Doppelbildungen in immer gleichen Formen erschienen: »*Ist es wahrscheinlich, daß eine zufällige mechanische Veranlassung auch nur zweimal einander so ähnliche Erscheinungen hervorbringen*

[1900] Hübotter Bd. V 1929, 961-962. Eckart und Gradmann 2001, 333-334. *Jakob Benignus Winslow* (1669-1760), einer der bedeutendsten Anatomen des 18. Jh., wurde auf der dänischen Insel Fünen geboren. Nach dem Vorbild des Vaters begann er zunächst das Theologiestudium in Kopenhagen, gab dann aber seiner Neigung zur Medizin nach und bildete sich mit Hilfe eines königlichen Stipendiums in Holland weiter. In der Nachfolge seines Großonkels *Niels Stensen* (1638-1686), der zu Ende seines Lebens Weihbischof von Münster geworden war, sollte er die Stellung als »anatomicus regius« übernehmen. *Winslow* ging jedoch nach Paris, wo er unter dem Einfluß des Theologen *Jacques Bénigne Bossuet* (1627-1704) wie sein Großonkel zum Katholizismus konvertierte, weshalb er die Protektion des dänischen Königs verlor. Zu Ehren *Bossuets* nahm er den Vornamen Benignus an. Mit dem Anatomen und Physiologen *J.G. Duverney* (1691-1759), der wie er ein Anhänger der Präformationstheorie war, arbeitete er zusammen im Jardin du Roy und übernahm 1743 dessen Professur für Anatomie. 1745 wurde auf seine Initiative ein anatomisches Theater eröffnet. Sein bedeutendster Schüler war *Albrecht von Haller*. Neben zahlreichen Aufsätzen in den »Mémoires« der »Académie des sciences«, deren Mitglied er seit 1708 war, veröffentlichte er ein mehrbändiges Handbuch der systematischen und topographischen Anatomie (1732). Das Foramen epiploicum (Winslowii) trägt neben anderen Entdeckungen seinen Namen.

würde?«[1901] Auch *Haller* waren die typischen Formen aufgefallen, die eine Bildung nach irgendwelchen (wenn auch unbekannten) physiologischen Gesetzen nahelegten. Durch seine Autorität verhinderte er allerdings für lange Zeit die Annahme der epigenetischen Theorie.[1902] Erst als die Embryologie im 19. Jh. zur Richtschnur der Teratologie erhoben wurde und die experimentelle Methode zunehmend an Bedeutung gewann (*E. Geoffroy St.Hilaire, Valentin, W. Roux, Dareste, Panum* u.a.), beugten sich auch entschiedene Anhänger des Präformationsgedankens vor der erdrückenden Beweislast. Zu ihnen zählte *Johann Friedrich Blumenbach* (1752-1840),[1903] der seine vorgefasste Meinung korrigierte, nachdem er in Versuchen mit Algen deren Bildung aus einer rohen Ausgangsmasse nachgewiesen hatte. Mit der Einführung des Begriffs der Hemmungsbildung (1821) durch *Johann Friedrich Meckel d.J.* (1781-1833),[1904] der Fehlbildungen wie *Wolff* als Störung der

[1901] Schwalbe 1907, 17-18.
[1902] Friedland 1902, 5-7 und 26-29. Schwalbe 1907, 16-19. Gruber 1964, 223-227. Kämpf 1987, 30-41. Schumacher 1992, 34-46.
[1903] Hübotter Bd.I 1929, 576-577. Eckart und Gradmann 2001, 52-53. *Johann Friedrich Blumenbach* (1752-1840) gilt als Begründer der wissenschaftlichen Anthropologie, sowie der vergleichenden Anatomie. Als Sohn eines protestantischen Lehrers in Gotha geboren, hatte er in Jena und Göttingen Medizin studiert. Als umfassend gebildeter Gelehrter waren seine Anschauungen von der Aufklärung, aber auch von naturphilosophischen Strömungen, geprägt. Er unterhielt regen Briefkontakt zu illustren Persönlichkeiten seiner Zeit (u.a. *Cuvier, Kant, Goethe*). Seine wissenschaftlichen Publikationen fanden internationale Anerkennung. Schon seine Dissertationsarbeit (»De generis humani varietate nativa«, 1775) hatte die Grundrichtung seines Weges aufgezeigt, den er in einer weiteren Schrift (»Über den Bildungstrieb«, 1781) ausbaute. Durch wissenschaftlich begründete Argumente (auf der Basis der vergleichenden Anatomie) trug er im Widerstreit mit *Cuvier* maßgeblich zur Akzeptanz der Epigenese bei. Durch seine Lehrtätigkeit als Professor für Anatomie an der Göttinger Universität setzte sich sein Wirken in berühmten Schülern wie *Meckel d.J.* und *A. von Humboldt* fort.
[1904] Hübotter Bd.IV 1929, 145-146. Eckart und Gradmann 2001, 215-216. *Johann Friedrich Meckel d.J.* (1781-1833) trug den Namen seines renommierten Großvaters und setzte die Familientradition als Professor für Anatomie und Chirurgie in dritter Generation fort. Nach seinem Studium in Halle, Göttingen, Würzburg und Wien hatte er mit einer Arbeit über Herzfehlbildungen 1802 promoviert. Im folgenden Jahr erbte *Meckel* die reiche anatomische Sammlung seines Vaters, die ihn zu vergleichenden Studien anregte. Während eines Arbeitsaufenthalts in der franz. Hauptstadt stand er mit dem berühmten Dreigestirn in Kontakt: *J.B. Lamarck* (1744-1829), *G.L. Cuvier* (1769-1832) und *E. Geoffroy St.Hilaire* (1772-1844). Obwohl er das Werk des Präformisten *Cuvier* ins Deutsche übersetzte und in seiner Wirkung mit diesem verglichen wurde, war seine eigene

frühen Embryonalentwicklung auffasste, konnte der Sieg der epigenetischen Theorie gefestigt werden. Damit war die Verbindung von Teratologie und Embryologie endgültig hergestellt, in deren Folge Mißbildungen zu Abweichungen von den natürlichen Entwicklungsgesetzen erklärt wurden. Damit wurde aber auch deutlich, wie sehr der Fortschritt der Teratologie an die Erkenntnisse der Embryologie gebunden war. *Geoffroy St.Hilaire*, der der neuen Lehre ihren Namen gegeben hatte, betonte daher die Notwendigkeit die Forschung in dieser Richtung voranzutreiben: »*...avant que la tératologie pût être créée, ...il fallait de toute nécessité que l'embryologie eût révéle les veritables lois du développement des organes*« (bevor die Teratologie begründet werden kann, ist es vordringlich, dass die Embryologie die wahren Gesetze der Organentwicklung preisgibt).[1905] Wegen der Bedeutung der Entwicklungslehre für den weiteren Verlauf der Teratologie, wollen wir unseren Gedankengang an dieser Stelle unterbrechen, um die Geschichte der Entwicklungslehre in groben Umrissen nachzuzeichnen.

Geschichte der Embryologie [1906]

»*Alles Gewordene ist ...nur durch die Kenntnis seines Werdens verständlich,*« schrieb *Alfred Fischel* in seinem »Lehrbuch der Entwicklungsgeschichte des Menschen« (1929).[1907] Diese in ihrem Kern philosophische Feststellung hat in besonderem Maße Gültigkeit für die Erkenntnisse der Anatomie, Pathologie und Embryologie und damit der Teratologie. Da die Fehlbildungen während der intrauterinen Lebensphase entstehen, ist das Wissen um die formalen Abläufe dieser Zeit zu ihrem Verständnis von fundamentaler Bedeutung.

In prähistorischer Zeit wurde noch kein Zusammenhang zwischen Befruchtung und Schwangerschaft hergestellt. Noch heute findet sich bei Na-

---

wissenschaftliche Vorstellung doch ganz von der epigenetischen Richtung bestimmt, worin er als Vorläufer *Darwins* gelten kann. Maßgeblich beeinflusst hatte ihn hierbei sein Göttinger Lehrer *Blumenbach*. Mit dem Begriff der Hemmungsbildung ist er zu einem Wegbereiter der Teratologie in Deutschland geworden. In der Bezeichnung des *Meckel*'schen Divertikels lebt sein Name in der Anatomie fort (»Über die Divertikel am Darmkanal«, 1809), um die er sich in zahlreichen Publikationen verdient gemacht hat. Sein 1815 veröffentlichtes Werk »De duplicitate monstrosa commentarius« ist die erste zusammenfassende Darstellung über Doppelbildungen. Sein Schüler, *Anton Friedrich Hohl* (1789-1862), wendet sich später ganz dem praktischen Aspekt dieser Problematik zu (»Lehrbuch zur Geburtsleitung mißgestalteter Kinder«, 1850).

[1905] Rauber 1878, 553.
[1906] Fischel 1929, 6-15. Hinrichsen 1990, 3-7. O'Rahilly und Müller 1999, 17-18.
[1907] Fischel 1929, 1.

turvölkern in Australien der Glaube an das Eindringen von Geistern durch den Verzehr bestimmter Früchte u.ä. mehr. Erste embryologische Kenntnisse wurden wohl durch das Schlachten trächtiger Tiere gewonnen. So rührt die Bezeichnung der inneren Eihaut (amnion = gr. Schafshaut) daher, dass sie als erstes beim Schaf beobachtet wurde (*Empedokles*, 5. Jh. v. Chr.). Obgleich die Bedeutung der Geschlechtszellen auch in der Antike nicht erfasst wurde, sind erste naturwissenschaftlich begründete Erklärungsansätze schon zu dieser Zeit zu erkennen. *Pythagoras* (6. Jh. v. Chr.) deutete den Zeugungsvorgang als Vereinigung des Samendampfes mit mütterlichem Blut; *Empedokles* dagegen als Verbindung der beiden Samenflüssigkeiten. Dabei wurden die einzelnen Körperteile i. S. der schon damals vorherrschenden Präformationstheorie als im Samen vorgebildet angesehen. Die Determination des Geschlechts erklärte *Anaxagoras* (5. Jh.v. Chr.) mit der Herkunft des Samens aus dem rechten (männlich) bzw. aus dem linken (weiblich) Hoden. Trotzdem die Untersuchungen ohne Systematik blieben und sich praktische Beispiele allenfalls auf späte Entwicklungsstadien bezogen, finden sich vereinzelt frappierend moderne Feststellungen. So behauptete *Polybos* (»De semine«, 5. Jh. v. Chr.), dass alle Arten sich in ihrer frühen Entwicklung entsprächen, womit er im Grunde schon die Bedeutung der vergleichenden Embryologie erkannt hatte, wenngleich die praktische Umsetzung dieses Gedankens erst zwei Jahrtausende später erfolgen sollte. *Aristoteles* gilt vielen durch seine Schrift »De generatione animalium« (4. Jh. v. Chr.) als eigentlicher Begründer der Embryologie.[1908] Er unterschied vier verschiedene Arten der Zeugung: Urzeugung (= Generatio spontanea), Sprossung, Parthenogenese und geschlechtliche Fortpflanzung (= Generatio aequalis); bei letzterer erkannte er nur den Samen als gestaltendes Prinzip an. Im römischen Altertum wurde die Zwei-Samen-Theorie (*Galen*) übernommen, wobei der Eierstock als weiblicher Hoden (testis muliebris) galt.

Während das Mittelalter eine ausschließliche Rekapitulation der tradierten Lehrmeinungen darstellte, setzte mit dem Ausbau der Anatomie am Beginn der Renaissance eine systematische Untersuchung von Tier- und Menschenfeten ein (*Eustacchio*), wodurch eine genaue Beschreibung von Eihäuten und Plazenta gelang (*Fallopio*). Bei *Leonardo* finden wir die erste Abbildung eines menschlichen Feten im Uterus. Jetzt erst wurde der Gedanke des *Polybos* in Studien an Hühnerembryonen [*Ulisse Aldrovandi* (1522-1606)] und Darstellungen der Säugetierentwicklung (*Aquapendente*) wieder aufgegriffen.

Mit der Erfindung des Mikroskops eröffneten sich Anfang des 17. Jahrhunderts ungeahnte Möglichkeiten, in deren Folge die Follikel in der Rinde

---

[1908] O'Rahilly und Müller 1999, 17.

der Eierstöcke [*Regnier de Graaf* (1641-1673)], sowie die männlichen Samen (Animalia seminis) durch *Johann Ham* (1677), einen Schüler *Leeuwenhoeks*, beschrieben wurden. Erst jetzt wurde die antike Bezeichnung des Testis muliebris verlassen und für die weibliche Keimdrüse der Begriff des Ovarium eingeführt (*de Graaf*). Gleichzeitig mündete die Widerlegung der Urzeugung (*Harvey, Redi*) in den Streit zwischen Ovisten (*Harvey, Redi* u.a.) und Animalkulisten (*Boerhaave, Leibniz* u.a.) um die Frage, ob das Ei oder der Samen als Keim der Lebewesen anzusehen wären.

Mit dem Beginn der wissenschaftlichen Embryologie im 18. Jahrhundert, der mit Namen wie *Wolff, Blumenbach* und *Bonnet* verbunden ist (Keimblattlehre), war der althergebrachte Präformationsgedanke -wie schon erwähnt- ins Wanken geraten. Solange aber die Zellteilung unbekannt war, mußte es nur logisch erscheinen, dass sämtliche Teile im Keim schon vorgebildet waren und zu ihrer Entfaltung nur noch eines entpechenden Wachstums bedürften. Daher konnte erst mit der Beschreibung der Zelle als kleinster Einheit (*Schwann* u.a.) die Epigenese im 19. Jahrhundert endgültig überzeugen, nachdem *Ch.H. Pander* (1794-1865) und *Karl Ernst von Baer* (1792-1876) in Studien am Hühnerei die Entwicklung der Organe durch Faltung und Abschnürung der Keimblätter (1828, 1837) dargestellt und damit die Grundlagen der modernen Embryologie geschaffen hatten. Ein Meilenstein auf diesem Weg war die Darstellung der Eizelle im Hundeovar durch *von Baer* (1827). Der Fortgang der Embryologie wurde im weiteren Verlauf im wesentlichen durch zwei Umstände bestimmt: die stete Verbesserung der Untersuchungsmethoden (Optische Geräte, Mikrotom, Färbetechniken) und die Aufstellung der Deszendenztheorie durch *Darwin* (1859). Genaue Untersuchungen an mikroskopischen Schnittpräparaten und deren dreidimensionale Rekonstruktion führten *Wilhelm His d.Ä.* (1831-1904) zu einer systematischen Darstellung der Keimesentwicklung, die er in seinem monumentalen, dreibändigen Werk, »Anatomie (!) menschlicher Embryonen« (1880-1885), zusammenfasste. Sein Schüler, *Franklin P. Mall* (1862-1917), führte sein Werk mit dem Entwurf einer Stadieneinteilung fort, die er –im Verein mit den standardisierten Normentafeln von *Keibel* (1861-1929)- im ersten »Handbuch der menschlichen Embryologie« 1910 veröffentlichte. Die logische Fortsetzung bildete die Darstellung der Präimplantations- und der frühen Implantationsstadien (1940-1942) durch *Malls* Nachfolger, *L. Streeter* (1873-1948) [sowie den Gynäkologen *J. Rock* und den Pathologen *A.T. Hertig*], die zur Grundlage der modernen Stadieneinteilung wurden (*Thalhammer* u.a.). Technische Voraussetzung dieser Entwicklung war die Erfindung des Elektronenmikroskops (*Ernst Ruska*, 1931). Nachdem Ende des 19. Jh. erstmals der Befruchtungsvorgang am Seeigel-Ei beobachtet worden war (*Oscar Hertwig*, 1875), gelang im folgenden Jahrhundert mit der Beschreibung der menschlichen Eizelle (*E.Allen*, 1930) auch die Darstellung der menschli-chen Befruchtung in vitro (*Rock*, 1944). Der zweite bedeutende Impuls war von der *Darwin*'schen Evolutionslehre ausgegangen, die das Selektionsprinzip durch Überleben des Stärkeren betont hatte. Unter ihrem Einfluß wurden auch für die menschliche Entwicklung verstärkt Umweltfaktoren verantwortlich gemacht.

Tabelle 37: Zur Geschichte der Embryologie

Zeit	Autor	Theorien und Begriffe
Antike	*Empedokles*	Zwei-Samen-Theorie
	Galen	testis muliebris
	Aristoteles	generatio spontanea (Urzeugung)
		generatio aequalis (geschlechtliche Fortpflanzug)
16. Jh.	*Eustachio, Fallopio*	Darstellung von Eihäuten und Plazenta
	Aldrovandi	vergleichende embryologische Studien
17. Jh. 1650	*Harvey, Redi*	Widerlegung der Urzeugung
1672	*de Graaf*	**Ovar**, **Follikel**
1677	*Ham*	**Animalcula** (männlicher Samen)
18. Jh. 1759	*Wolff, Blumenbach*	**Keimblattlehre**
19. Jh. 1827	*von Baer*	**Eizelle** beim Säugetier
1875	*Hertwig*	**Befruchtung** beim Seeigel
1878	*W. Flemming*	**Chromosomen**
1880	*His d. Ä.*	erstes Lehrbuch zur Embryologie
20. Jh. 1908	*Keibel*	**Normentafeln**
1910-1912	*Mall*	**Stadieneinteilung** (Pro-, Blasto-, Organogenie)
1930	*Allen et al.*	**Eizelle** beim Menschen
1944	*Rock*	**Befruchtung** beim Menschen
1942-1955	*Streeter et al.*	Präimplantations- u. Implantationsstadien (1.-3. Woche)
1952	*Thalhammer et al.*	
1956	*Tijo, Levan*	Einteilung in Gameto-, Blasto-, Embryo-, Fetogenese
1962	*Watson et al.*	Karyotyp
1978		DNA-Struktur
		erste in-vitro-Fertilisation

Die Beschreibung der Chromosomen (*W. Flemming*, 1878) und die Wiederentdeckung der Mendel'schen Vererbungsregeln [1865 aufgestellt durch den Brünner Augustinermönch *Johann Gregor Mendel* (1822-1884)] lieferten das nötige Gegengewicht, indem sie den Einfluß des Erbes deutlich machten. Die Darstellung des menschlichen Karyotyps mit einer Anzahl von 46 Chromosomen (*Tijo, Levan*, 1956), sowie die Aufklärung der DNA-Struktur (*Watson, Crick* und *Wilkins*, 1962), haben schließlich gezeigt, in welchem Ausmaß das Wesen des Menschen im Genom festgelegt ist. Heute wird die

Fehlbildungen

embryologische Entwicklung als reine Decodierung der genetischen Information verstanden, bei der die Ausbildung der Körperstrukturen nach einem programmierten Schema abläuft. Damit sind die Vorstellungen in gewissem Sinne wieder zu einer Art Präformation zurückgekehrt, bei der allenfalls die Expression epigenetischen Grundsätzen folgt. Dieser kurze Rückblick auf die Geschichte der Embryologie (s. Tab. 37) macht deutlich wie sehr die hier gewonnenen Einsichten die Teratologie beeinflussen mußten.

Schon *Meckel d.J.* hatte auf die frühe Entstehungszeit der Fehlbildungen hingewiesen. *Theodor L.W. Bischoff* (1807-1882) gab diesem Gedanken erneut Gewicht, indem er die Mißbildung als ein »vitium primae conformationis« (1842) bezeichnete und damit als eine Störung der frühen Embryonalentwicklung definierte. Gleichzeitig hatten systematische Untersuchungen am bebrüteten Hühnerei die spontane Bildung von Mißbildungen gezeigt [*Peter L. Panum* (1820-1885)].[1909] *August Förster* nahm diese Erkenntnisse bereits kurz darauf in sein Standardlehrbuch auf, in dem er als charakteristische Merkmale der Mißbildungen das frühe Stadium ihrer Bildung infolge endogener Ursachen hervorhob. Ausdrücklich betonte er: *»Alle Mißbildungen sind nach einem gesetzmäßigen, der physiologischen Entwicklung entsprechenden Typus gestaltet.«*[1910] Als Ursache sah er weniger eine zufällige exogene Störung zu irgendeinem Zeitpunkt der Entwicklung, als eine konstante innere Einwirkung in der frühesten Phase.[1911] Die Bedeutung des Zeitpunkts hob auch *Marchand* (1881) hervor, indem er Mißbildungen im engeren Sinn (1.-3. Monat) von Fehlbildungen (ab dem 4. Monat) abgrenzte, die erst nach Abschluß des gröberen Körperbaus enstanden und nach seinem Vorschlag eher als »fötale Krankheiten« zu bezeichnen waren. Damit nahm er die spätere Unterscheidung von Embryo- und Fetopathien schon vorweg. Zukunftsweisend war auch sein Satz: *»Je schwerer die Mißbildung, desto frühzeitiger ist sie entstanden.«*[1912] Bzgl. der Kausalgenese gab er unumwunden zu, dass die Ursache der meisten Mißbildungen ungeklärt sei.[1913] Um die Jahrhundertwende führte *Ernst Schwalbe* diese Gedanken dann in konsequenter Weise fort. Er erkannte, dass Sitz und Art der Störung entscheidende Rückschlüsse auf den Zeitpunkt der Schädigung zuließen. In diesem Zusammenhang prägte er den Begriff von der teratogenetischen Terminationsperiode, der die Grenzfrist für die Auslösung bestimmter Mißbildungsformen angibt. Dabei stützte er sich auf tierexperimentelle Untersuchungen

---

[1909] Gruber 1964, 226-227.
[1910] Förster 1861, 4.
[1911] Förster 1861, 1-4.
[1912] Marchand 1881, 101.
[1913] Marchand 1881, 100-102 und 112 -127.

(*Speemann* u. a.), in denen nachgewiesen worden war, dass Doppelbildungen nach dem Stadium der sog. Gastrulation nicht mehr erzeugt werden können. *Schwalbe* gab allerdings die grundsätzlich nur bedingte Übertragbarkeit solcher Versuche auf den Menschen zu bedenken.[1914]

Die Einteilung der uterinen Fruchtentwicklung in verschiedene Abschnitte zu Anfang des 20. Jh. ließ eine entsprechende Zuordnung der Fehlbildungen naheliegend erscheinen. Wie berechtigt diese Forderung war, zeigte sich spätestens nachdem *N. M. Gregg* die Phasenspezifität teratogener Noxen am Beispiel der »Embryopathia rubeolosa« (Bezeichnung durch den Schweizer Pädiater *F. Bamatter*, 1949) nachgewiesen hatte (1941). Da die Mißbildungen nur nach einer Infektion der Mutter in den ersten Monaten der Schwangerschaft aufgetreten waren, konnte die befristete Teratogenität der Viren nachgewiesen werden (*Rübsamen* 1952, *Bickenbach* 1955, *Pliess* 1962).[1915] Mit der weitgehenden Aufklärung der formalen Vorgänge in den frühen Entwicklungsstadien wurde die Entstehung der Doppelbildungen zeitlich schließlich immer enger begrenzt (14.-17. Tag; s. III. 5.1.2.1.).[1916]

Damit haben wir in der chronologischen Darstellung allerdings schon vorausgegriffen, denn noch muß gezeigt werden, wie der alte Streit zwischen Dualisten und Unitariern ausging, der zum »*Feldgeschrei in der Angelegenheit der Mehrfachbildungen*« geworden war.[1917] Als wesentlicher Einwand gegen die Verwachsungslehre galt, neben der vollkommenen Symmetrie der Doppelbildungen (*Meckel*), ihr vergleichsweise seltenes Vorkommen im Verhältnis zur Prävalenz monozygoter Zwillinge (*Förster*).[1918] Ebenso sprach die einseitige Verdopplung der oberen, bzw. der unteren Körperhälfte gegen eine spätere Fusion (*Kleinwächter*).[1919] Nachdem *Virchow* entschieden für die Spaltungslehre eingetreten war, scharten sich immer mehr Anhänger um diese Partei. Vor allem die Tatsache, dass verbundene Zwillinge stets das gleiche Geschlecht und gemeinsame Eihäute besaßen, belegten nach *Virchows* Meinung hinreichend die Entstehung aus einer gemeinsamen Keimanlage. Daneben führte er den tierexperimentellen Nachweis ins Feld: »*Der Fall der Theilung ist also beobachtet, der Fall der Verwachsung nur eine Hypothese.*«[1920] Zwar wurde die Divisionslehre durch diese Argumente bald schon in weiten Teilen akzeptiert (*Kleinwächter, Rauber, Ahlfeld, Wil-*

[1914] Schwalbe 1904, 820-821 und 834.
[1915] Gruber 1964, 295-296.
[1916] Hinrichsen 1990, 112-115. O'Rahilly und Müller 1999, 64.
[1917] Rauber 1878, 108.
[1918] Förster 1861, 19-20.
[1919] Kleinwächter 1871, 43-54.
[1920] Virchow 1870, 154-155.

der, Przibram)¹⁹²¹ und in Analogie zur Bildung homologer Zwillinge gesetzt (*Virchow, Ahlfeld, Wilder*); die Verwachsungstheorie konnte aber auch niemals zweifelsfrei widerlegt werden, sodass sie weiterhin ihre Anhänger fand (*Marchand* 1881, *Fischel* 1929, *Horvath* 1950).¹⁹²² Die beiden Altmeister auf dem Gebiet der Teratologie, *Schwalbe* und *Gruber*, wollten sich auf keinen Standpunkt festlegen,¹⁹²³ So findet sich bei ersterem die kompromissbereite Aussage, »*daß ein solcher Unterschied Verwachsung oder Spaltung im Sinne zweier entgegenstehender, sich ausschließender Theorien gar nicht aufrecht zu erhalten ist.*«¹⁹²⁴

Durch die Zwillingsforschung im 20. Jh. wurde die Spaltungstheorie zunehmend untermauert. Dabei sahen einige Autoren die Bildung monozygoter Zwillinge an sich schon als Anomalie an (»kompensierte Mißbildung« nach Goerttler).¹⁹²⁵ *Zimmermann* (1967) brachte die vorherrschende Meinung auf den Punkt, wenn er schrieb: »*Such anomalies could not be the result of an accidental coalition of twins at some uncertain period of their embryonic development. Neither could they arise from a double egg. ...Duplex formations are invariably the product of a single ovum.*«¹⁹²⁶ Vor allem weil sich die Verwachsungslehre einer entwicklungsgeschichtlichen Begründung verschloß,¹⁹²⁷ wird heute die Theorie der unvollständigen Separierung bevorzugt (*Burn* und *Lancaster, Riede, O'Rahilly*).¹⁹²⁸ Trotz der weitgehenden formalgenetischen Aufklärung werden die Vorgänge der frühen Keimesentwicklung bis heute nicht in ihrer Gesamtheit verstanden.¹⁹²⁹ So blieben die auslösenden Faktoren der Zwillingsbildung ebenso im Dunkeln wie die der Doppelbildungen.¹⁹³⁰

Während für einen Teil der Fehlbildungen exogene Noxen verantwortlich befunden werden konnten, gelang trotz zahlreicher tierexperimenteller Un-

---

[1921] Kleinwächter 1871, 43-54. Rauber 1878, 108-113. Ahlfeld 1880, 10-11. Wilder 1904, 388. Przibram 1920, 22-30.
[1922] Marchand 1881, 106-110. Fischel 1929, 160. Horvath 1950, 501.
[1923] Schwalbe 1904, 835-838. Gruber 1936, 294 und 316.
[1924] Schwalbe 1907, 17.
[1925] Goerttler 1957, 43-46. Baldwin 1998, 200.
[1926] Zimmermann 1967, 18.
[1927] Hinrichsen 1990, 27.
[1928] Burn und Lancaster 1991, 153. Riede 1993, 316-317. O'Rahilly und Müller 1999, 64.
[1929] Fischel 1929, 88. »*Ob diese Determination vom Keim, vom Zelleib..., ob sie durch chemische oder physikalische Kräfte verursacht wird, ist unbekannt.*« Hinrichsen 1990, 106-107. O'Rahilly und Müller 1999, 53.
[1930] Zimmermann 1967, 20. »*The causative factors of twinning remain unknown and are not likely soon to be elucidated in man.*«

tersuchungen ein Nachweis bzgl. der Doppelbildungen nicht.[1931] Waren es im 19. Jh. i. e. L. noch mechanische (äußere Gewalt, Nabelschnurumschlingung, Raumbeengung, amniotische Verwachsung) und psychogene Ursachen (heftige Erregung), die neben endogenen Faktoren (erbliche Übertragung) für die Kausalgenese der Mißbildungen verantwortlich gemacht worden waren,[1932] so erweiterte sich das Spektrum in den ersten Jahrzehnten des folgenden Jahrhundert um physikalische (Temperaturänderung, Röntgen- und Radiumstrahlen) und chemische Auslöser (osmotische Änderungen, O_2-Mangel, Stoffwechselkrankheiten, Alkoholabusus, Narkotikamißbrauch).[1933] Einige Autoren warnten damals schon vor einer möglichen teratogenen Wirkung weiterer Arzneimittel und spezieller Infektionskrankheiten wie der Syphilis (*Gruber*).

Die Erfolge der Humangenetik hatten demgegenüber in der ersten Hälfte des 20. Jh. zu einer Überbewertung genetischer Ursachen geführt. In der Vererbungslehre (1909) *Archibald Garrods* (1857-1936) war die Disposition für bestimmte Erkrankungen offensichtlich geworden (»The inborn factors of disease,« 1939). Gleichzeitig hatten experimentelle Versuche mit Bakterienstämmen gezeigt, dass eine Änderung des genetischen Codes möglich war (*G.W. Beadde* und *E.L.Tatum*, 1941). Damit war das Zeitalter der genetischen Biochemie eingeleitet, deren Grenzen mit den Möglichkeiten der Gentechnik immer weiter gesteckt wurden.[1934] Auch bei *Gruber* wird diese Tendenz sichtbar, wenn er vor dem Hintergrund der erbbiologischen Diskussion schrieb: »*Die inneren Ursachen von Mißbildungen müssen in der Frucht selbst gesucht werden....(Vererbbare) Mißbildungen gibt es wahrscheinlich mehr, als wir bislang angenommen haben.*«[1935] Die Plausibilität seiner Aussage untermauerte er mit der Aufzählung sog. Mißbildungssyndrome, deren erbliche Verursachung damals schon als gesichert galt (*Hippel-Lindau*-Syndrom, *Apert*-Syndrom, Morbus *Crouzon* u. a.).

Wenige Jahre später führte die Aufklärung der Rötelnembryopathie zu einem Umschwung in der öffentlichen Meinung. Folglich wurden exogene Ursachen in weit größerem Ausmaß als zutreffend angenommen. Auf der Suche nach weiteren Infektionserregern wurden zahlreiche Viren (Masern-, Mumps-, Röteln-, Windpocken-, Polio-, Hepatitis-, Grippeviren), aber auch Energiemangelschäden (Vitaminmangel, O_2-Mangel) und hormonelle Störungen (*Töndury*, 1943) verantwortlich gemacht. Der Anteil exogener Ursachen an der Gesamtheit angeborener Mißbildungen wurde dabei mit

---

[1931] Zimmermann 1967, 22.
[1932] Gurlt 1840, 5-6. Förster 1861, 3-5. Marchand 1881, 112-127.
[1933] Schwalbe 1906, 169-174. Gruber 1936, 303-305.
[1934] Ackerknecht 1992, 168-169.
[1935] Gruber 1934, 533-537.

60% weitaus zu hoch bewertet.[1936] Im Überschwang der Gefühle hielten manche gar eine kausalgenetische Begründung in den meisten Fällen von Fehlbildungen für möglich.[1937] Gleichzeitig hatten tierexperimentelle Untersuchungen die Phasenspezifität *Greggs* belegt, indem sie zeigten, dass manche Mißbildungen weniger von der Art der Noxe, als vom Zeitpunkt der Schädigung abhingen (noxenunspezifisch). Der Automatismus der intrauterinen Entwicklung wurde als Grund dafür angesehen, dass es trotz zahlreicher Versuche nicht gelang, experimentell neue Mißbildungsformen zu erzeugen.[1938] Mit der Katastrophe der Thalidomid-Embryopathie (1958-1959) hatte die Problematik weltweite Popularität erlangt.[1939] Obgleich dadurch die exogene Verursachung der Schäden bekräftigt wurde, warnten einige Stimmen bald schon davor, äußeren Faktoren ein allzu großes Gewicht beizumessen: »*Zweifellos ist in früheren Jahren die Rolle exogener Ursachen erheblich unterbewertet worden. Vielleicht ist jetzt die Tendenz zum Gegenteil am Zuge.*«[1940] Zwar hatte die Contergan-Affäre zur Folge, dass erstmals staatlich vorgeschriebene Arzneimittelkontrollen eingeführt wurden;[1941] die verstärkte Suche nach exogenen Noxen konnte aber bei weitem nicht die in sie gesetzten Hoffnungen erfüllen. Mitte der 80-er Jahre des 20. Jh. schätzte der Wiener Gynäkologe *Anton Schaller* die kausalgenetischen Ursachen demnach zu jeweils 10% als exogen bzw. endogen ein; 80% sah er als multifaktoriell bedingt an.[1942] Durch die exakte Chromosomendarstellung konnten im letzten Drittel des 20. Jh. immer mehr Erbkrankheiten ermittelt werden, sodass heute ca. 25-30% aller bekannten Fehlbildungen genetisch erklärt werden können. Unter den exogenen Noxen (10% der Fehlbildungen) sind es neben ionisierenden Strahlen und mikrobiologischen Erregern (Rötelnvirus, Zytomegalievirus, Toxoplasma gondii) i. e. L. chemische Stoffe (Zytostatika, Antibiotika, Psychopharmaka), deren fruchtschädigende Wirkung nachgewiesen wurde. Trotz der Identifizierung einer Vielzahl teratogener Stoffe blieb die Kausalgenese für den Großteil aller Mißbildungen (65-70%) ungeklärt (spontane oder multifaktorielle Entstehung).[1943]

[1936] Loustalot 1950, 408-409. Bickenbach 1955, 370-379.
[1937] Rübsamen und Leder 1955, 364-370.
[1938] Otto 1961, 377-380.
[1939] s. hierzu sehr viel ausführlicher, die fundierte Analyse von Zichner, Rauschmann und Thomann: »Die Contergan Katastrophe – Eine Bilanz nach 40 Jahren« (Darmstadt 2006).
[1940] Otto 1961, 380.
[1941] Müller-Oerlinghausen 2006, 33-37.
[1942] Schaller 1975, 18-26.
[1943] Hinrichsen 1990, 28-29. Schumacher 1992, 13 und 47-49. Riede 1993, 305-307. O'Rahilly und Müller 1999, 120-121.

Während die Formalgenese und der Zeitpunkt der Entstehung von Doppelbildungen weitgehend entschlüsselt werden konnten, zählt die Frage nach dem warum weiterhin zu den ungelösten Rätseln der Pathologie. Da bisher keine exogenen Noxen nachgewiesen werden konnten, gilt eine endogene Genese als wahrscheinlich. Ein früher von *Förster* zitierter Fall, bei dem eine Frau neben einem Dicephalus zugleich ein gesundes Kind zur Welt gebracht hatte, spricht gleichfalls für diese Anahme, da sich äußere Faktoren mit großer Wahrscheinlichkeit auf beide Früchte ausgewirkt hätten.[1944] Tab. 38 gibt abschließend einen Überblick über den Wandel der ätiologischen Vorstellungen, bevor wir uns mit der Diagnostik und Geburtsleitung von Doppelbildungen praktischen Überlegungen zuwenden.

Tabelle 38: Zur Ätiologie angeborener Fehlbildungen

Zeit	Autor	Ätiologische Vorstellung
Antike	*babylonisches Reich ägyptisches Reich griech. / röm. Reich*	metaphysische Ursachen - göttliche Einflüsse - astrale Einflüsse psychische Ursachen (Versehen) physische Ursachen
	Demokrit, Empedokles Aristoteles	- Störung des Samenflusses - mechanische Ursachen
Mittelalter		„
Neuzeit 17. Jh. 1651	*Malpighi, Leibniz Haller Harvey*	Präformationstheorie Epigenetische Theorie
18. Jh. 1724 1759	*Lémery Winslow Wolff*	Verwachsungstheorie Spaltungstheorie vis essentialis
19. Jh. 1821 1842	*Meckel d. J. Bischoff*	Hemmungsbildung vitium primae conformationis
20. Jh. 1904 1. Hälfte	*Schwalbe*	teratogenetische Terminationsperiode genetische Ursachen
2. Hälfte 1975 1993 1999	*Schaller Riede O'Rahilly* u. a.	exogene Ursachen (10 %) - mechanisch (traumatisch etc.) - physikalisch (Strahlen, Temperatur) - chemisch (O2-Mangel, Pharmaka) - infektiös (Viren, Sporozoen) genetische Ursachen (25-30 %) multifaktoriell / spontan (65-70 %)

[1944] Förster 1861, 24-25.

5.1.2.4. Diagnostik angeborener Doppelbildungen

Noch vor knapp vierzig Jahren galt der Satz des amerikanischen Professors für Pädiatrie und Neonatologie, *Arnold Rudolph*,: »*Conjoined twins are seldom diagnosed as such ante partum.*«[1945] Eine Geburtshilfe nach modernen Maßstäben entwickelte sich erst Mitte des 19. Jh. (*Semmelweis*), worauf im folgenden Kapitel noch zurückzukommen sein wird. Mit der exakten Beckenmessung [1851 durch G. *Michaelis* (1798-1848) und K.T. *Litzmann* (1815-1890)] und den vier Handgriffen zur äußeren Untersuchung der Schwangeren [C.G. *Leopold* (1846-1911)] hatte die geburtshilfliche Praxis erste Methoden zur Erkennung von Risikoschwangerschafen erhalten.[1946] Zwar lieferten Palpation (doppelte Kindsköpfe) und Auskultation (ungleiche Herzfrequenz) eindeutige Hinweise auf das Vorliegen von Zwillingen; ob diese allerdings miteinander verbunden waren, konnte erst sub partu durch das Einführen der Hand in den Beckenkanal zweifelsfrei entschieden werden.[1947]

Mit der Entdeckung der Röntgenstrahlen und der Einführung sozialhygienischer Methoden begann sich die Situation langsam zu ändern. Die soziale Gynäkologie hatte erstmals die Notwendigkeit einer ärztlichen Betreuung der Schwangeren (antenatal care) hervorgehoben [*J.W. Ballantyne, Max Hirsch* (1877-1948), *W. Liepmann* (1878-1939), *H. Sellheim* (1871-1936)].[1948] Diese Gedanken wurden in der »Mutterschaftsfürsorge« allerdings nur zögerlich umgesetzt, die seit den 40-er Jahren als »Schwangerenvorsorge« bezeichnet wurde.[1949]

Die Röntgendiagnostik fand demgegenüber schnell Eingang in die Geburtshilfe. Zur Feststellung von Mehrlingsschwangerschaften und mißgebildeter Feten wurde sie schon kurz nach der Jahrhundertwende empfohlen.[1950] Obwohl Röntgenstrahlen zu dieser Zeit unbedenklich zur Frühdiagnose eingesetzt wurden,[1951] gelang die pränatale Feststellung eines Dicephalus erst ein halbes Jahrhundert später (s. Abb. 49).[1952] Als Hauptkriterien galten die Darstellung knöcherner Verbindungen (Thorax, Becken etc.), die Reklination der Halswirbelsäule, die Lage der Schädel auf gleichem Niveau, sowie

---

[1945] Rudolph 1967, 31. Tan 1971, 375.
[1946] Schneck 1997, 179-180.
[1947] Kleinwächter 1871, 200-202. ders. 1881,96-102.
[1948] Schneck 1997, 224-225.
[1949] Tietze 1986, 165.
[1950] Frischkorn 1986, 303.
[1951] Weibel 1937, 429. D'Agostino et al. 1949, 602. Indikation zur Röntgendignostik »*in all cases in which any deviation from the usual is suspected.*« Martius 1961, 206.
[1952] D'Agostino et al. 1949, 599-602.

die stets unveränderte Position der beiden Teile zueinander (Spiegelbildlichkeit) bei etwaigem Lagewechsel (*C.M. Gray* et al. 1950, *Alex* 1952, *Obolensky* 1968).[1953] Neben der Ungenauigkeit der Methode im Fall ausschließlich weichteiliger Verbindungen, war die Strahlenbelastung von Mutter und Kind der größte Nachteil der Röntgendiagnostik.

Abb. 49: Zur Röntgendiagnostik verbundener Zwillinge[1954]

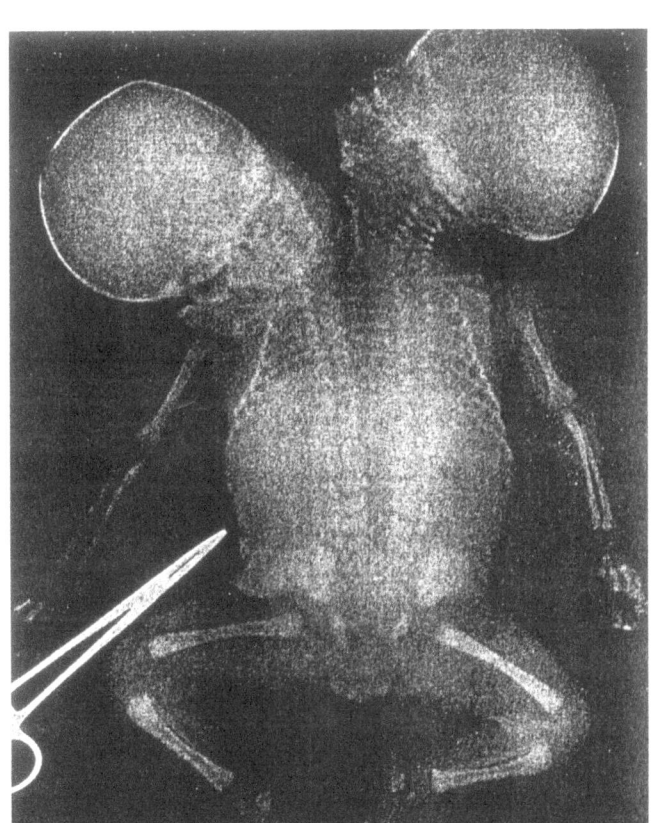

Postmortales Röntgenbild eines Dicephalus dibrachius dipus

[1953] Heising 1950, 429-436. Becker 1950, 510-515. Rudolph 1967, 31-32. Tan 1971, 375. Schaller 1975, 192.
[1954] D'Agostino et al. 1949, 601 Fig.2.

Fehlbildungen

Den entscheidenden Fortschritt brachte erst ein vollkommen neues, bildgebendes Verfahren, das heute zur Standardausrüstung jeder Allgemeinarztpraxis gehört: die Sonographie. Wie so oft in der Geschichte hatte ein Zufall den Anstoß zu dieser Entwicklung gegeben. Als 1912 der Luxusliner »Titanic« auf Grund gegangen war, erhob sich die Forderung, Eisberge künftig auf größere Entfernung zu orten. Das von *Karl Friedrich Behm* zu diesem Zweck erfundene Echolot (1921) wurde zunächst während des zweiten Weltkriegs zur Sichtung von Unterseebooten eingesetzt, bevor es in der Neurologie zur Ausmessung der Hirnkammern erstmals auch medizinisch Anwendung fand (*Karl Theodor Dussik*). Um die Mitte des Jahrhunderts wurde die Methode zunehmend verfeinert (*Howry, Bliss, Wild*), sodass Ende der 50-er Jahre die ersten Geräte für die Geburtshilfe zur Vorsorgeuntersuchung ausgeliefert werden konnten. Trotz anfänglichen Widerstands v.a. von Seiten der Röntgenologen,war der Erfolg der ultraschallgesteuerten Schichtbilder nicht aufzuhalten. Eine erweiterte Anwendung fand die Methode in der farbcodierten Dopplersonographie zur Messung des Blutflusses.[1955] In der Schwangerschaftsvorsorge war eine Darstellung des Feten zunächst erst ab der 20. Woche möglich.[1956] Erst mit Hilfe hochauflösender Verfahren gelang die Diagnostik von Fehlbildungen schon ab der 9. Woche.[1957]

In den 70-er und 80 er Jahren wurde die Pränataldiagnostik um weitere Methoden bereichert, die allerdings für das Gebiet der Doppelbildungen ohne Bedeutung geblieben sind:

- Amniozentese (ab der 12. Woche) zur Chromosomenanalyse und Enzymdiagnostik von Erbleiden
- Chorionzottenbiopsie (ab der 16. Woche) zur DNA-Analyse kongenitaler Stoffwechselstörungen.
- Alpha-Fetoproteinbestimmung als Hinweis auf das Vorliegen von Neuralrohrdefekten und Trisomien.[1958]

Heute stellt die Sonographie das Standardverfahren zur pränatalen Erfassung angeborener Doppelbildungen dar.[1959] Nach dieser kurzen Darstellung (s. Tab. 39) wird deutlich, dass die Pränataldiagnostik zu einem interdisziplinären Aufgabengebiet geworden ist, das die enge Zusammenarbeit mehrerer Fachspezialisten erfordert (Geburtshelfer, Kinderchirurgen, Genetiker, Neonatlogen, Kinderpathologen und nicht zuletzt Ultraschallspezialisten).

[1955] Terweg 1996, 497-500.
[1956] Schaller 1975, 56.
[1957] Straube 1992, 191-194.
[1958] Schaller 1975, 56-59. Straube 1992, 191-199.
[1959] Burn und Lancaster 1991, 153.

Tabelle 39: Zur Pränataldiagnostik im 19. und 20. Jahrhundert

Zeit	Autor	Methode
19. Jh.		Palpation, Auskultation
1851	Michaelis Litzmann	Beckenmessung
	Leopold	Handgriffe zur äußeren Schwangerschaftsuntersuchung
20. Jh. 1900 1950	Gray	Röntgendiagnostik Kriterien für Fehlbildungen
1950 1958	Howry, Bliss	Sonographie geburtshilfliche Sonographie
1970		Amniozentese Chorionzottenbiopsie
1985	Fuhrmann, Weitzel	Alpha-Fetoproteinbestimmung Kardiotokographie (gleichzeitige Aufzeichnung von fetaler Herzfrequenz und mütterlicher Wehentätigkeit)

5.1.2.5. Geburtsleitung angeborener Doppelbildungen

Nach einem Zitat des renommierten Münchner Pädiaters *Meinhard von Pfaundler*, hat der Mensch »*bei seiner Geburt den risikovollsten Teil des Daseins bereits erfolgreich hinter sich gebracht.*«[1960] Darin kommt zum Ausdruck, dass die menschliche Frucht während ihrer intrauterinen Entwicklung einer Vielzahl sowohl endogener, als auch exogener Schädigungsmöglichkeiten ausgesetzt ist, die diesen Zeitabschnitt –nicht zuletzt im Hinblick auf die Fährnisse des Geburtsvorgangs- aller scheinbaren Sicherheit im Mutterschoß zum Trotz als den gefährdetsten des ganzen Lebens erscheinen lassen.[1961] Fehlbildungen, die oft allein schon wegen ihrer Gestalt zu einem Mißverhältnis zwischen Geburtskanal und Geburtsobjekt führen, haben an den Geburtshelfer immer schon

---

[1960] Pschyrembel 1994, 360 und 1179. Eckart und Gradmann 2001, 247. *Meinhard von Pfaundler* (1872-1947) habilitierte sich nach seinem Studium in Innsbruck und Graz unter *Th. Escherich* zum Professor der Pädiatrie (1900). Nach kurzem Aufenthalt an der Grazer Kinderklinik wechselte *Pfaundler* 1906 an das *Hauner*'sche Kinderspital in München, wo er von 1912-1939 als Ordinarius tätig war. Schon früh beschäftigte er sich mit Fragen der Konstitution und Körpermaße und begründete eine weitverzweigte Schule der Kinderheilkunde. Das Krankheitsbild der Dysostosis multiplex ist mit seinem Namen verbunden (*Pfaundler-Hurler*'sche Krankheit). Dabei handelt es sich um ein autosomalrezessives Fehlbildungssyndrom, bei dem es infolge eines Enzymmangels zur Speicherung von Mucopolysacchariden und dadurch zu schweren Störungen der Ossifikation kommt.

[1961] Otto 1961, 378-380.

erhöhte Anforderungen gestellt. Da die Auswertung der medizinhistorischen Daten auf eine gleichbleibende Prävalenz der Doppelbildungen schließen läßt, ist das Problem ihrer Geburtsleitung so alt wie die Menschheit selbst.

Trotz des hohen Standards der Geburtshilfe in der Antike (*Soranus*: Benennung der Kindslagen, Wendung auf die Füße bei Schieflage)[1962] und der Erwähnung mißgestalteter Kinder (*Celsus*), fehlen praktische Angaben zur Handhabung dieser Ausnahmesituation. Erst *Aetius von Amida* wies im 6. Jh. ausdrücklich auf die Bedeutung des foetus biceps (Dicephalus) als Geburtshindernis hin.[1963] Wohl zählt die Embryotomie zu den ältesten geburtshilflichen Eingriffen[1964] und wird ausführlich in den hippokratischen Schriften abgehandelt (*Celsus*). Allerdings wurde sie nur im Zusammenhang mit Schieflagen erwähnt und unter der Voraussetzung durchgeführt, dass das Kind bereits verstorben war. Die meisten der zu späterer Zeit angewandten Techniken waren damals schon bekannt:

- Kleidotomie (cleis = *gr.* Schlüssel), Zerschneidung des Schlüsselbeins
- Dekapitation/Dissectio fetus, Zerschneidung des Fetus beginnend mit der Abtrennung des Kopfes und nachfolgender
- Exenteration/Evisceration/Eventrierung (entera/viscera = *gr./lat.* Eingeweide), Eröffnung der Bauchhöhle mit Entfernung der Eingeweide
- Rachiotomie (rachis = *gr.* Rücken), Durchtrennung der Wirbelsäule
- Exartikulation, Absetzen einer Gliedmaße im Gelenk.

Ziel dieser Eingriffe war es, den Körper des Kindes zu verkleinern, wenn dieser ein absolutes Geburtshindernis darstellte. Eine Vielzahl chirurgischer Instrumente (Sichelmesser, eiserner Haken etc.) war hierzu in Gebrauch.

Das Mittelalter stellte in geburtshilflicher Hinsicht eine lange Periode des Rückschritts dar. Aufgrund der Tabuisierung des weiblichen Geschlechtslebens wurde der Schwangeren keine öffentliche Fürsorge zuteil. Während in der arabischen Heilkunde zerstückelnde Operationen mehrfach Erwähnung fanden (*Abulkasim, Avicenna*), traten unter dem Einfluß der Kirche solche Eingriffe im christlichen Abendland zurück (*Paulus von Aegina, Philumenos, Serapion*).[1965] Da die Entbindung i.d.R. aber in den Händen von Hebammen und Geburtshelfern niederen Standes lag, blieb die Geburtshilfe lange Zeit von den Wandlungen des medizinischen Denkens unberührt.

[1962] Curatulo1902, 106-109. Gurlt Bd. I 1964, 400-402.
[1963] Hohl 1850,5.
[1964] Martius 1962, 192.
[1965] Fasbender 1906, 970-972.

Erst mit dem Aufblühen der Chirurgie im 16. Jh., die von Frankreich ihren Ausgang nahm [*Paré, Francois Mauriceau* (1637-1709) u.a.], erfuhr auch die Geburtshilfe eine entsprechende Förderung. Auf der einen Seite hatte die Begründung der Anatomie zu einer genaueren Kenntnis der Geburtswege geführt, andererseits trug die Vervollkommnung der Hebammenkunst und die Wiedereinführung der Wendung auf die Füße zu einer Einschränkung zerstückelnder Verfahren bei. Außer der Aufzählung verschiedener Instrumente zu diesem Gebrauch (Schlinge, Zange, Haken, Perforatorium) finden sich bei den Autoren der Zeit allerdings keine detaillierten Angaben zur Geburtsleitung mißgestalteter Kinder (*Paré, Rösslin* u.a.).[1966]

Im 17. Jh. wurde England richtungsweisend für die weitere Entwicklung der Geburtshilfe. Im Gefolge von *Bacon* (induktive Methode) hatte *Harvey* eine stärkere Orientierung an den natürlichen Vorgängen bei der Geburt gefordert und damit einer expektativen Haltung das Wort geredet. Dies führte im folgenden Jahrhundert mit der Beschreibung der mechanischen Abläufe des normalen Geburtsvorgangs zur Begründung einer eigenen Lehre vom Geburtsmechanismus (*William Smellie, J.G. Röderer* u.a.). Äußeres Zeichen dieses Aufschwungs, den die Geburtshilfe dadurch erlebte, war die Eröffnung erster Lehranstalten und Gebärkliniken, die zunächst in Paris und London, später in allen europäischen Hauptstädten wie Pilze aus dem Boden schossen.[1967]

Während die Lehrbücher für alle Standardsituationen (Kopf-, Steiß-, Querlage etc.) schon im 18. Jh. spezielle geburtshilfliche Techniken empfahlen, die in der Vollendung ihrer Ausführung durchaus modernen Maßstäben genügen,[1968] fehlen konsistente Anweisungen im Falle mißgebildeter Kinder. Wegen der Vielfalt der Formen gingen die diesbzgl. Meinungen oft weit auseinander. Unverkennbar ist allerdings ein Bestreben zu beobachten, allgemeingültige Leitlinien auch für diese Ausnahmesituationen zu erarbeiten. So nennt der schottische Geburtshelfer *William Smellie* (1697-1763) folgende Manöver beim Vorliegen zusammengewachsener Früchte:

- intrauterine Austastung
- intrauterine Trennung mit der Schere im Falle weichteiliger Verbindungen
- Zerstückelung als ultima ratio.

[1966] Hohl 1850, 7. Fasbender 1906, 2 und 972.
[1967] Hohl 1850, 7-8. Einige Namen bedeutender Persönlichkeiten dieser Zeit mögen stellvertretend für den europaweiten Aufschwung der Geburtshilfe genannt sein: *Guillaume de la Motte* (1655-1737), *Jean Louis Baudelocque* (17461810) für Frankreich; *Johannes Palfyn* (1650-1730), *Pieter Camper* (1722-1789) für Holland; *Johann Jakob Fried* (1689-1769) für Deutschland; *William Smellie* (1697-1763), *William Hunter* (1718-1783) für England.
[1968] Bayer 1967, 28.

Auch andere Autoren übten Kritik an der vorschnellen Anwendung schneidender Instrumente, da sich für einige Formen der Mißgestalt die natürliche Entwicklung (Spontangeburt) als möglich erwiesen hatte (*Roederer, Fried*).

Ende des 17. Jh. wurde als Alternative zur Embryotomie erstmals der Kaiserschnitt auch im Falle zweiköpfiger Mißgeburten erwogen (*W. Salmon*).[1969] Die Bezeichnung für dieses operative Verfahren stammt nach *Plinius* vom lateinischen Wort für schneiden (caedere). Da der erste der römischen Imperatoren der Überlieferung nach auf diesem Weg geboren wurde, soll er den Beinamen »caesar«[= Schnittling; der (aus dem Mutterleib) Herausgeschnittene] erhalten haben, der später zum Ehrentitel und im deutschen Sprachraum mit »Kaiser« übersetzt wurde. Das Vorbild des Kaiserschnitts ist wohl in Tieropfern zu suchen, bei denen lebende Früchte dem Leib der geschlachteten Muttertiere entnommen wurden (*Galen*).[1970] Im 7. Jh. v. Chr. war in der sog. Lex regia unter *Numa Pompilius* (715-673 v. Chr.) ausdrücklich festgelegt worden, dass vor dem Begräbnis jeder verstorbenen Schwangeren das Kind herauszuschneiden sei. Zur Zeit der Antike wurde dieser Eingriff wegen der offensichtlichen Gefahren nur an der Toten ausgeführt. An die Stelle der ursprünglichen Bezeichnung »partus caesareus«[später von *Hugo Sellheim* (1871-1936) besser mit »Schnittentbindung« übersetzt] trat im 16. Jh. der Name »section caesarienne«, bzw. »Sectio caesarea«[erste Monographie zu dieser Operation 1581 durch *Francois Rousset* (um 1530-n.1630); Übersetzung durch *Caspar Bauhin* 1586]. Der Lyoner Jesuitenpater *Theophilus Raynandus* (1637) übernahm diesen Ausdruck, obwohl in ihm das Motiv des Schneidens im Sinne einer Tautologie doppelt anklingt. Im deutschen Sprachraum gebrauchte *Hendrick van Roonhuyse* zum erstenmal das Wort vom »Kaiserschnitt« (1674), das sich seither trotz begründeter Einwände im allgemeinen Gebrauch fest verankert hat.[1971] Dass der Kaiserschnitt sogar in Theaterstücken erwähnt wurde, macht den allgemeinen Bekanntheitsgrad dieses Eingriffs schon in der frühen Neuzeit deutlich.[1972] Die Durchführung dieser Operation an der Lebenden ist erstmals Anfang des 17. Jh. belegt (*Jeremias Trautmann*, 1610, Wittenberg). Durch die fehlende Infektionsprophylaxe galt sie zu dieser Zeit als äußerst riskantes Manöver. Erst nachdem der Mailänder Geburtshelfer *Edoardo Porro* (1842-1902) die gleichzeitige

[1969] Hohl 1850, 7-10.
[1970] Curatulo 1902, 100.
[1971] Weibel 1937, 553-554. Trolle 1982, 25-28. Lehmann 2006, 3-5 und 53.
[1972] Martius 1962, 229. *William Shakespeare* (1564-1616) »Macbeth« (Akt IV Szene 1, Akt V Szene 7): Macbeth hält sich durch die Prophezeiung »*dir schadet keiner, den ein Weib geboren*« für unverwundbar. Er fällt durch den Schwertstreich des Macduff, von dem es heißt »*daß vor der Zeit Macduff geschnitten ward aus Mutterleib*«.

Durchführung der supravaginalen Amputation des Uterus empfohlen hatte (1876), gelang es die mütterliche Sterblichkeit von nahezu 100% allein durch diese Maßnahme auf die Hälfte zu reduzieren. Mit der Einführung der Anti- und Asepsis (*Semmelweis* 1847, *Lister* 1867), der Verbesserung der Nahttechnik (*A. Kehrer* 1881, *Max Sänger* 1882) und der Verlegung des Schnitts aus dem korporalen in das untere Uterinsegment (suprazervikaler Kaiserschnitt, intra-/extraperitoneal) durch *A. König* u.a., avancierte der Kaiserschnitt Ende des 19. Jh. zu einem Routineeingriff, dessen Mortalität im darauffolgenden Jahrhundert auf nahezu null sank (1900 noch ~25% für Mutter und Kind; 1910 ~12%; 1930 ~5%; 1950 ~1%; 1990 ~0,1%).[1973]

Bei Doppelmißbildungen hatte in vorantiseptischer Zeit das zu enge Becken als einzige Indikation für die Schnittentbindung gegolten, da in diesem Fall eine vaginale Embryotomie kaum durchführbar war. Andernfalls wurde der Kaiserschnitt wegen der Risiken für die Mutter dagegen weitgehend abgelehnt (*Baudelocque, Meckel, Bernstein*). Dies änderte sich auch nach Einführung der antiseptischen Methoden nicht.[1974] Mitte des 19. Jh. gab der Hallenser Geburtshelfer und Schüler *Meckels d.J.*, Anton Friedrich Hohl (1789-1862), das Verhältnis von Spontangeburten zu operativ geleiteten Entbindungen bezogen auf die Gesamtzahl an Mißbildungen mit 60:40% an. Die Embryotomie sah er als letzte Möglichkeit an (»*weil alles Zerstümmeln etwas Schauerliches hat*«), wenn andere Geburtstechniken versagten und eine Entbindung per vias naturales unmöglich war. Neben der manuellen (Wendung auf die Füße) und instrumentellen Hilfe (Extraktion mit Zange, Schlinge, stumpfem/scharfem Haken), empfahl er den Versuch einer intrauterinen Trennung (nach *Smellie* und *Baudelocque*) oder die Erweiterung der Geburtswege durch einen Schamfugenschnitt.[1975] Während die Embryotomie durch die erweiterte Indikation für den Kaiserschnitt allgemein rückläufig war, behielt sie im Falle der Mißbildungen noch lange Zeit ihre überragende Stellung. Seit dem 18. Jh. waren zu diesem Zweck eine Vielzahl von Instrumenten entwickelt worden, die eine technisch möglichst saubere Zerteilung anstrebten, um eine Verletzung der mütterlichen Weichteile zu vermeiden: Kranioklast nach *Simpson* und *Braun*, Schädelzange nach *Messnard*, Trepan nach *Weszek*, Somatom nach *Baudelocque*, Cephalotryptor nach *Pajot*,

---

[1973] Weibel 1937, 553-554. Martius 1962, 229-230. Lehmann 2006, 235-237.
[1974] Kleinwächter 1871, 233. »*Man ist, da die Lebensfähigkeit solcher Früchte sehr gering ist, nicht berechtigt, die Mutter den Gefahren einer so eingreifenden Operation auszusetzten.*« ders. 1881, 105. »*Unverantwortlich wäre es, wegen der ohnedies lebensunfähigen Früchte den Kaiserschnitt vornehmen zu wollen, um den Früchten das Leben zu retten.*« Lehmann 2006, 120-125.
[1975] Hohl 1850, 46 und 188-191. Kleinwächter 1871, 225-236.

Schlüsselhaken nach *Braun*, Trachelorhekter (trachelos = gr. Hals; rhex- = durchreißen) nach *Zweifel*, Dekapitationsschere nach *Siebold*, Drahtsäge nach *Gigli*, Perforatorium nach *Naegele*, gezähnte Knochenzange nach *Boer* und *Luer* u. a. m.[1976]

Die zerstückelnden Operationen wurden im wesentlichen in zwei Gruppen unterteilt:

- Kraniotomie/Perforation = Eröffnung und Extraktion des Schädels
- Dissectio fetus durch Dekapitation = Abtrennung des Kopfes und/oder Evisceration/Exenteration = Entleerung der Eingeweide.[1977]

Welchem Verfahren der Vorzug zu geben war, mußte die individuelle Situation entscheiden: *»Darin ...stimmen alle Geburtshelfer überein, dass sich ein allgemeines therapeutisches Verfahren nicht vorschreiben lasse, sondern dieses von dem jedesmaligen vorliegenden Falle abhänge und sich jeder selbst helfen müsse«* (Kleinwächter).[1978]

Aus praktischen Erwägungen hatte *Kleinwächter* eine Einteilung der Doppelmißbildungen nach geburtshilflichen Kriterien gefordert. Je nach Ausmaß und Lokalisation der Verbindungsstelle war damit eine Abschätzung des Geburtsverlaufs möglich. In dieser Hinsicht konnten drei Gruppen unterschieden werden:

- abschnittsweise vergrößerter Umfang am oberen Pol (z. B. Diprosopus, Kephalothorakopagus) > zuweilen Kraniotomie, oder am unteren Pol (z. B. Dipygus) > zumeist spontaner Geburtsverlauf
- Verbindung an den Körperpolen, damit Verlängerung der Körperachse (Kraniopagus, Ischiopagus) > Geburtsverlauf zumeist spontan
- Verbindung am Rumpf durch breite Gewebsbrücken:
  Thorakopagus > meist spontane Geburt durch Verschieblichkeit,
  Dicephalus in Kopflage > spontane Geburt möglich,
  Dicephalus in Steißlage > häufig Embryotomie nötig.[1979]

Die meisten Schwierigkeiten waren nach *Kleinwächter* beim mehrgliedrigen Dicephalus zu erwarten: *»In hohem Grade steigern sich die Schwierigkeiten zuweilen, wenn hier die Spaltung der Wirbelsäule weiter herabreicht und der Dicephalus drei- oder vierarmig oder gar mehrfüssig wird.«*[1980] In Über-

---

[1976] Dohrn 1903, 82-88 und 273-274. Fasbender 1906, 973-979. Weibel 1937, 619-623.
[1977] Kleinwächter 1871, 225-226. Weibel 1937, 618. Martius 1962, 192-205.
[1978] Kleinwächter 1871, 234.
[1979] Kleinwächter 1881, 103-105.
[1980] ebenda, 104.

einstimmung mit *Hohl* galten ihm blutige Eingriffe nur als ultima ratio: »*Blos im Falle der grössten Noth ist man berechtigt, die Geburt auf Kosten des Lebens der Frucht ... zu beenden.*«[1981] Wie berechtigt sich die Einteilung nach klinischen Aspekten langfristig erwies, zeigt ihre Wiederaufnahme fast ein Jahrhundert später (*Bayer 1967, Schaller 1975,* s. Abb. 50).[1982]

Abb. 50: Geburtshilfliche Einteilung der Doppelbildungen[1983]

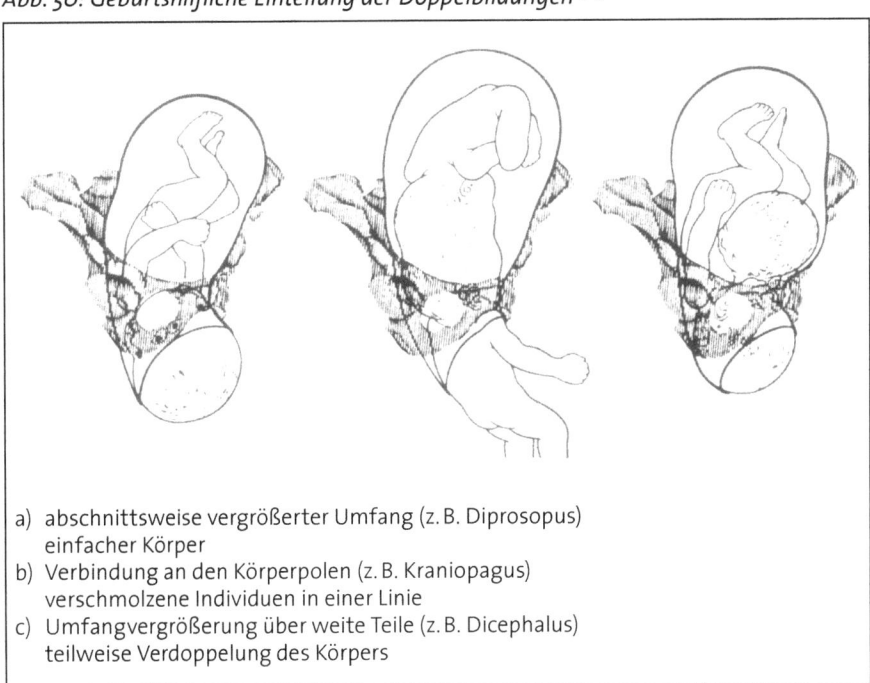

a) abschnittsweise vergrößerter Umfang (z. B. Diprosopus)
   einfacher Körper
b) Verbindung an den Körperpolen (z. B. Kraniopagus)
   verschmolzene Individuen in einer Linie
c) Umfangvergrößerung über weite Teile (z. B. Dicephalus)
   teilweise Verdoppelung des Körpers

Lebende Doppelbildungen waren nur in wenigen Ausnahmefällen beobachtet worden.[1984] *Gurlt* erkannte schon damals, dass die Lebensfähigkeit in vielen

[1981] ders. 1871, 206.
[1982] Bayer 1967, 30. Schaller 1975, 192-194.
[1983] Schaller 1975, 311 Abb. 62.
[1984] Gurlt 1840, 8-9. Dicephalus am Hofe des schottischen Königs *James IV.*, (*Buchanan*, 17. Jh.); Pygopagus, sog. Ungarische Zwillinge (gest. im Alter von 22 Jahren), (*Torkos*, 1701); Schweizer Thorakopagen (gest. im Alter von 23 Jahren), (*Buxtorf*); Xiphopagus, sog. Pariser Zwillinge Ritta und Christina, (*Serres*, 1832). Schaller, 1975, 194. Schaller nennt 45 Fälle lebender Doppelbildungen in der bisher gesammelten med. Literatur.

Fällen auf den intrauterinen Lebensabschnitt begrenzt war (hohe postpartale Letalität). Aus diesem Grunde wollte *Schaller* ein Jahrhundert später die gängige Bezeichnung »nicht lebensfähig« durch den zutreffenderen Ausdruck »extrauterin nicht entwicklungsfähig« ersetzt wissen.[1985] Im allgemeinen galt für diese Form der Fehlbildung: je höher der Grad der Verdopplung, um so größer die Aussichten auf ein Weiterleben nach der Geburt. Die Überlebenschance war dabei i.e.L. von der Funktionsfähigkeit der inneren Organe abhängig.[1986]

Eine operative Trennung zusammengewachsener Zwillinge wurde lange Zeit für unmöglich gehalten. In der Literatur war bis Mitte des 19.Jh. ein einziger Fall niedergelegt, bei dem durch sukzessive Konstriktion der Gewebebrücke ein Omphalopagen-Paar erfolgreich voneinander gelöst werden konnte (*G. König*, 1689).[1987] Dabei hatte die Verbindung wohl nur aus weichteiligem Gewebe bestanden. Noch im ausgehenden 19.Jh. stand die Mehrheit der Ärzteschaft diesem operativen Eingriff skeptisch gegenüber. So riet auch *Virchow* wegen der Mannigfaltigkeit der Verhältnisse davon ab: »*Es liegt indess auf der Hand, dass jeder Versuch dieser Art ein grosses Wagstück ist, weil es überhaupt keine Constanz in dem anatomischen Verhältnisse der Verwachsungsstellen gibt.*«[1988] In einem Bericht über die damals berühmten Zwillinge aus Siam äußerte er sich dahingehend, dass eine erfolgreiche Trennung nur gelingen konnte, wenn keine lebenswichtigen Organe mitbeteiligt waren. Dieser Fall erlangte eine solche Popularität, dass im allgemeinen Sprachgebrauch Doppelfehlbildungen seither als »siamesische Zwillinge« bezeichnet werden. Daher soll die Lebensgeschichte dieses Thorakopagenpaares im folgenden kurz nachgezeichnet werden.

Die Siamesischen Zwillinge Chang und Eng Bunker (1811-1874) [1989]

Chang und *Eng* wurden 1811 im damaligen Königreich Siam (Thailand) als Kinder eines chinesischen Vaters und einer Mutter chinesisch-thailändischer Herkunft geboren. Die Entbindung verlief –nach drei normalen Schwangerschaften– ohne nennenswerte Komplikationen, wobei der eine in Kopf- der andere in Steißlage geboren wurde. Der spätere Autopsiebefund zeigte, dass die Gewebebrücke im wesentlichen aus weichteiligem Gewebe

---

[1985] Schaller 1975, 38.
[1986] Förster 1861, 18.
[1987] Hollaender 1921, 111. Nichols 1967, 46.
[1988] Virchow 1870, 155.
[1989] Virchow 1870, 153-155 und 165-168. Ahlfeld 1880, 19. Kleinwächter 1881, 105. Hollaender 1921, 108-110. Guttmacher 1967, 10-17.

bestanden hatte, wodurch sich die hochgradige Verschieblichkeit erklärt. Die Entwicklung der Kinder verlief ungestört, abgesehen von einigen der damals üblichen Kinderkrankheiten wie Masern und Pocken. Da der Vater den Lebensunterhalt als Fischer verdiente, waren die beiden Geschwister trotz ihrer erheblichen Behinderung bald schon exzellente Schwimmer. Durch die ständige Beanspruchung dehnte sich die Gewebebrücke im Laufe ihres Lebens von 4 auf 12 cm Länge aus, was ihnen eine größere Bewegungsfreiheit erlaubte. Da der Vater während einer Choleraepidemie frühzeitig verstorben war, mußten die beiden schon als Achtjährige als Fischer und Hausierer zum Unterhalt der Familie beitragen. Im beginnenden Zeitalter der Weltpresse, die durch immer neue Sensationsmeldungen die Neugier der Leser zu befriedigen suchte, gewann auch die Vermarktung körperlicher Makel zunehmend an Bedeutung. So lässt es sich erklären, dass *Chang* und *Eng*, als sie durch einen Schiffskapitän entdeckt wurden, mit achtzehn Jahren nach Amerika auswanderten, um künftig ihr Geld als Schausteller zu verdienen. Durch einen gutdotierten Vertrag mit dem Zirkus Barnum konnten sie sich innerhalb von zwei Jahrzehnten finanziell sanieren, sodass sie sich mit vierzig Jahren als Tabakfarmer auf einem Landgut der Südstaaten zur Ruhe setzten. Wenig später heirateten sie die beiden Töchter eines Geistlichen. Aus der Ehe gingen zwölf bzw. zehn Kinder hervor, die –bis auf zwei Fälle von Taubstummheit- alle normal gebildet waren. In der Folge des Sezessionskriegs wurde ihr Anwesen vollkommen zerstört, sodass sie im Alter von 55 Jahren erneut als Schausteller auf Europatournee gingen. Auf das Verbot der Einreise nach Frankreich (aus Angst vor möglichen schädigenden Auswirkungen auf Schwangere) wurde an anderer Stelle bereits hingewiesen (s. III. 5.1.2.3.). Mit 61 Jahren erlitt der immer schon kränklichere *Chang* einen Schlaganfall, der beide zwang, endgültig in den Ruhestand zu treten. Zwei Jahre darauf verstarben sie in einem Zeitintervall von wenigen Stunden, nachdem sich *Chang* eine Pneumonie zugezogen hatte. Als begehrtes Schauobjekt waren die Siamesischen Zwillinge im Laufe ihres Lebens mehrmals von berühmten Ärzten untersucht worden (u.a. *Warren* 1836, *Geoffroy St.Hilaire* 1870, *Virchow* 1870). Eine operative Trennung der beiden wurde dabei von ärztlicher Seite zwar als riskant eingestuft, aber doch für möglich gehalten, von den Beteiligten aber stets abgelehnt. Sehr detailliert hat *Virchow* über den Inhalt der armdicken Gewebsbrücke berichtet, die sich vom Xiphoid bis zum Nabel erstreckte: neben Muskel-, Binde- und Fettgewebe konnte er an den Lebenden keine Organbestandteile nachweisen. Die doppelte obliterierte Nabelvene sprach für eine getrennte Anlage der Leber, was *Virchow* in operativer Hinsicht als günstiges Zeichen wertete. Der spätere Obduktionsbericht bestätigte sein Untersuchungsergebnis bis auf einen dünnen Streifen

Fehlbildungen

Leberparenchyms. In der Landessprache bedeuten die Namen *Chang* und *Eng* nichts anderes als links und rechts.[1990] Darin kommt treffend die Aufeinanderangewiesenheit der beiden Zwillinge zum Ausdruck. Wie sich die beiden Richtungsangaben gegenseitig bedingen, konnte der eine ohne den anderen im wahrsten Sinne des Wortes nicht existieren, sodass sie auch im Tode verbunden blieben.

Im letzten Drittel des 19. Jh. mehrten sich die Berichte über operative Trennungsversuche. Als der deutsche Frauenarzt *M. Böhm* bei der Geburtsleitung der eigenen Kinder von einem Omphalopagenpaar überrascht wurde, entschloss er sich zur sofortigen Operation, die nur eines der beiden Kinder überlebte (1868). Erfolgreiche Trennungsmanöver dieser Fehlbildung wurden auch aus Frankreich berichtet (*M. Biaudet*, 1881; *Doyen*, 1902).[1991] Ein Thorakopagus konnte erstmals im Jahr 1900 geschieden werden (*E. Chapot-Prévost*). Die Kinder waren zum Zeitpunkt der Operation bereits sieben Jahre alt. *Hollaender* äußerte sich als Historiker zu Anfang der 20-er Jahre optimistisch: »*Die Fortschritte der modernen Chirurgie lassen es für die Mehrzahl solcher am Leben gebliebenen verbundenen Zwillinge als möglich erscheinen, die Trennung vorzunehmen.*«[1992] Zu dieser Zeit lagen etwa zwanzig Publikationen über erfolgreiche Trennungsoperationen vor. Dabei wurde die Überlebenrate für beide Zwillinge mit 70 % angegeben; bei 20 % hatte nur ein Zwilling überlebt, während in 10 % der Fälle beide verstorben waren.[1993] Heute wird eine operative Trennung auch bei Beteiligung lebenswichtiger Organe angestrebt, was in etwa der Hälfte der Fälle gelingt.[1994] Trotz Einsatz modernster Hilfsmaßnahmen (extrakorporale Zirkulation, hypothermer Kreislaufstillstand u. a.), bleibt der Ausgang bei Hochrisikopatienten ungewiß. Dies zeigen die gescheiterten Trennungsversuche aus letzter Zeit (irakische Kraniopagen *Ladan* und *Laleh Bijani*, 2003; ägyptische Kraniopagen *Ahmed* und *Mohamed Ibrahim*, 2003; deutsche Kraniopagen *Lea* und *Tabea* 2004).[1995] Als optimaler Zeitpunkt für die Operation wird das Ende des ersten Lebensjahres angesehen.[1996] Bei extrauterin nicht lebensfähigen Mißbildungen blieb die Embryotomie bis in die 60-er Jahre

---

[1990] Frey 2006, 32 Fußnote 24.
[1991] Hollaender 1921, 110-111. Nichols 1967, 46.
[1992] Hollaender 1921, 110.
[1993] Keats et al. 1967, 86.
[1994] Baldwin 1998, 227.
[1995] Tonn 2003, 17-18. Münchner Merkur Nr 235 vom 13.10.2003, 36. Abendzeitung vom 13.9.2004 und 16.9.2004.
[1996] Tonn 2003, 18.

des vorigen Jahrhunderts ein gängiges Verfahren, zumal vor Einführung der Sonographie der Geburtshelfer durch die unzulängliche Pränataldiagnostik meist erst unter der Geburt mit der Ausnahmesituation konfrontiert wurde (s.a. III. 5.1.2.4.), wenn der fortgeschrittene Zeitpunkt im Interesse der Mutter eine schnelle Überwindung des Geburtshindernisses erforderte (s. Abb. 51). So können wir in einem der Standardlehrbücher über die Entbindung von Doppelbildungen lesen: »*Bei…seitlichen Zusammenwachsungen wird es stets Schwierigkeiten unter der Geburt geben und Dekapitationen, Eventrationen und Kraniotomien werden häufig notwendig sein*« (Weibel, 1937).[1997]

Abb. 51: Doppelbildung als absolutes Geburtshindernis[1998]

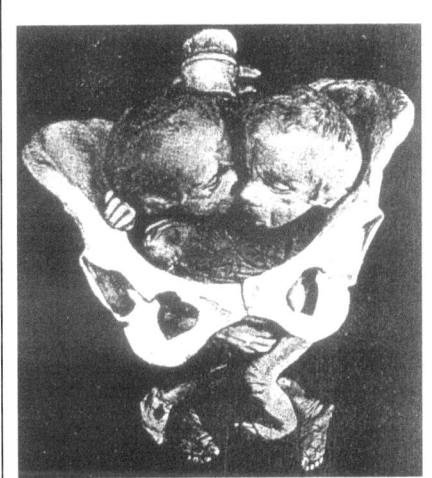
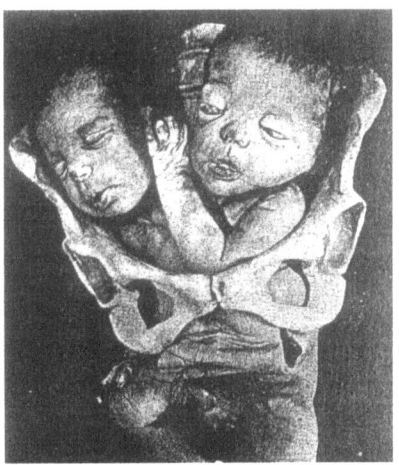

Thorakopagus   Dicephalus

Im Falle einer Eviszeration wie bei *Lang* wurde neben der *Siebold*'schen Schere die gezähnte Knochenzange zur Ausräumung der Eingeweide empfohlen (s. Abb. 52). Viele der oben genannten Spezialinstrumente waren zur Zerstückelung weiter in Gebrauch.[1999]

[1997] Weibel 1937, 429.
[1998] ebenda, 435 Abb. 598 und Abb. 599.
[1999] ebenda, 619-623.

Fehlbildungen

Abb. 52: Eviszeration[2000]

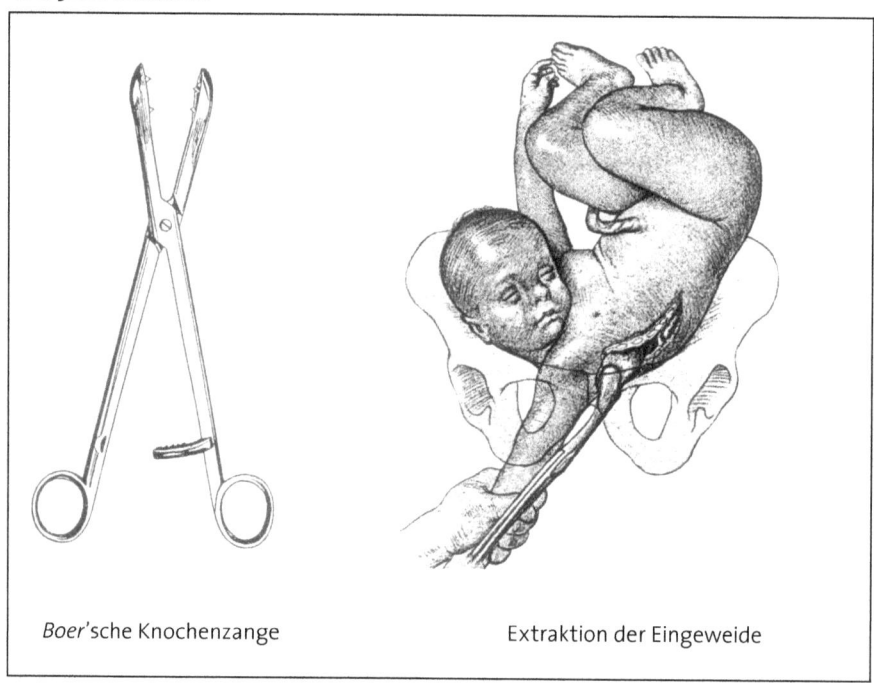

Boer'sche Knochenzange   Extraktion der Eingeweide

Trotz einer beachtlichen Zahl an Veröffentlichungen zu diesem Thema erschwerte die »Legion der Varianten« (*Schäfer*, 1906)[2001] die Aufstellung allgemeingültiger Behandlungsrichtlinien.[2002] In diesem Sinne konstatierte der amerikanische Geburtshelfer *Arnold Rudolph* (1967): »*No definite line of delivery could be laid down for guidance.*«[2003] Obgleich die Geburtshilfe durch steten Ausbau fester Regeln zu einem eigenständigen Spezialgebiet avanciert war, stellten die individuellen Situationen immer auch erhöhte Anforderungen an die Praxis der Geburtshelfer. Gerade auf diesem Gebiet hatte *Goethes* Leitsatz seine Berechtigung: »*und das Gesetz nur kann uns Freiheit geben,*« in dem zum Ausdruck kommt, dass auch bei strenger Lehre das Handeln liberal bleiben muß.[2004]

[2000] ebenda, 617 Abb. 835 und 623 Abb. 843
[2001] Steudte 1963, 162-163.
[2002] Andreas 1957, 627. Martius 1962, 204. »*Ein für alle Fälle typisches und brauchbares Operationsverfahren kann nicht angegeben werden.*«
[2003] Rudolph 1967, 33.
[2004] Martius 1962, 2. Widmung *Goethes* an Frau Franziska von Martius am 28.8.1831.

War der Kaiserschnitt in der ersten Hälfte des 20. Jh. für die Entbindung freier Zwillinge immer beliebter geworden, so gewann er mit der Möglichkeit der antenatalen Diagnosestellung in der zweiten Hälfte des Jh. auch für unfreie Doppelbildungen an Bedeutung. Bei gesicherter Diagnose galt er als das schonendste Verfahren für Mutter und Kind. Daher erhöhte sich der Anteil der Schnittentbindungen auf 40%, gegenüber 15% Embryotomien und 45% spontanen Geburtsabläufen. Im Falle eines Geburtsstillstands wurde allerdings von einem Wechsel auf die Sectio abgeraten.[2005] Mit der Einführung der allgemeinen Schwangerschaftsvorsorge und den erweiterten diagnostischen Möglichkeiten hochauflösender sonographischer Verfahren, verlor die Embryotomie in der Geburtshilfe im letzten Drittel des 20. Jh. endgültig ihre Bedeutung. Bei schweren Mißbildungen wird die Schwangerschaft heute i. d. R. aus eugenischer Indikation durch die legalisierte Abtreibung innerhalb eines festgelegten Zeitrahmens vorzeitig beendet. Wenn die Art der Mißbildung ein Weiterleben zuläßt und das Kind auf Wunsch der Mutter ausgetragen wird, ist heute die elektive Sectio caesarea die Methode der Wahl.[2006] Bevor wir *Langs* Beitrag im Licht des bisher Gesagten beurteilen wollen, soll in Tab. 40 der Themenbereich dieses Abschnitts tabellarisch zusammengefaßt werden.

Tabelle 40: Geburtsleitung der Fehlbildungen im Wandel der Zeit

Zeit	Autor	Entbindungsmethoden
Antike	*Celsus*	Embryotomie
Mittelalter	*Abulkasim* *Paulus von Aegina*	,,
18. Jh.	*Smellie* *Salmon*	Embryotomie Intrauterine Trennung Kaiserschnitt
19. Jh.	*Hohl* *Kleinwächter*	vaginale Entbindung - mit manueller Hilfe (Wendung) - mit instrumenteller Hilfe (Zange, Haken) Embryotomie - Kraniotomie - Dekapitation Eviszeration
20. Jh. 1. Hälfte	*Weibel*	Embryotomie
2. Hälfte	*Rudolph, Schaller*	Kaiserschnitt induzierter Schwangerschaftsabbruch elektiver Kaiserschnitt

---

[2005] D'Agostino et al. 1949, 599-602. Rudolph 1967, 34-36. Tan 1971, 375-376. Harper 1980, 620.
[2006] Burn und Lancaster 1991, 153-156. Straube 1992, 197.

5.1.3. Bewertung des Beitrag Lang zum Ileoxiphopagus

Ein Fachgremium des »International Clearinghouse for Birth Defects« stellte in jüngster Vergangenheit –gestützt auf ein weltweites Datensystem- bzgl. der Prävalenz von Doppelbildungen fest: »*This is an extremely rare malformation with a rate of 0,1 – 0,2 per 10.000 births.*«[2007] Thorakopage Zwillinge (Terata anacatadidyma) nehmen darunter den größten Anteil ein, während der von *Lang* in seiner Kasuistik beschriebene dreifüßige Dicephalus unter den zweiköpfigen katadymen Zwillingen sehr viel seltener beobachtet wird (Verhältnis ca. 1: 5). Zum Zeitpunkt seiner Publikation lagen in der medizinischen Literatur etwa fünfzig Fallberichte zu dieser speziellen Mißbildungsform vor,[2008] wobei die Namensgebung je nach Autor variierte (Dicephalus, Xiphodyme, Ischiopagus, Ileothorakopagus, Ileoxiphopagus, Thorakopelikopagus; s. III. 5.1.2.2.). Heute ist die von *Lang* gewählte anatomisch korrekte Bezeichnung des »Ileoxyphopagus« zugunsten des übergeordneten Begriffs »Dicephalus« wieder aufgegeben worden.

Der Schwerpunkt in *Langs* Beitrag lag auf dem geburtshilflichen Aspekt, weshalb sich die anatomische Beschreibung der Mißbildung im wesentlichen auf die äußere Form beschränkte. Näheres über die Anlage der inneren Organe kann nur aus den operationstechnischen Hinweisen zur Evisceration abgeleitet werden, da ein detaillierter Sektionsbefund, wie ihn andere Autoren erstellten,[2009] ebenso fehlt wie die Angabe des Geschlechts. Der wissenschaftliche Nutzen entsprechender Untersuchungen wurde allerdings von berufener Seite in Zweifel gezogen.[2010] Während dem Bericht zum besseren Verständnis der Mißbildung Röntgenaufnahmen des intermediären Sympus (vergleichbar *Rövers* Abbildung eines Symbrachion, 1937; s. Abb. 53) beigefügt wurden, unterblieb eine autoptische Abklärung der gemeinsamen Gefäß- undNervenversorgung der dritten unteren Extremität.

Die knappen Angaben zur inneren Organisation (gemeinsame Leber, rudimentäre Anlage des Urogenitalsystems als Kloake) genügen allerdings, um eine Lebensfähigkeit der Kinder mit größter Wahrscheinlichkeit auszuschließen. Vergleichbare Fälle in der Literatur konnten auch dann nicht gerettet werden, wenn sie durch Kaiserschnitt zur Welt gebracht wurden. So berichtete *Gruber* (1931) über ein dreibeiniges Ileothorakopagenpaar, das zwei Wochen nach der Entbindung nach chron. Koterbrechen rapide verfallen und im Intervall weniger Stunden verstorben war.[2011] Auch die von *D'Agostino* (1949)

[2007] Burn und Lancaster 1991, 156.
[2008] Röver 1937, 92-94.
[2009] Heising 1950, 429-436. Steudte 1963, 162-171.
[2010] Gruber 1931, 68. »Selten bringt...die Untersuchung der Doppelfrucht mehr Licht in die Frage der einzelnen Bildungsstörung.«
[2011] Gruber 1931, 40-47.

durchgeführte elektive Sectio eines Dicephalus konnte am letalen Ausgang nichts ändern.[2012] Die extrauterine Lebensfähigkeit dieser Kinder ist i.d.R. durch die fehlerhafte Anlage der Ausscheidungsorgane dermaßen limitiert,[2013] dass *Tan* (1971) unumwunden feststellte: »*It is obvious that this condition is too abnormal for survival.*«[2014] [In der mir verfügbaren Literatur konnte ich einen einzigen Bericht eines Dicephalus (tetrabrachius, dipus) auffinden, der zum Zeitpunkt der Veröffentlichung (1879) im zweiten Lebensjahr stand. Die spärlichen Angaben zur inneren Organisation lassen vermuten, dass ein Urogenitalsystem zwar einfach, aber funktionstüchtig angelegt war, weshalb sich ein Vergleich mit obigen Fällen verbietet.[2015]] Von daher wird *Grubers* Appell an die Geburtshelfer verständlich: »*Das oberste Prinzip ist…: Keinerlei Rücksicht auf das Kind, schonendstes Vorgehen für die Mutter!*«[2016]

Abb. 53: Röntgenbilder verschmolzener Extremitäten

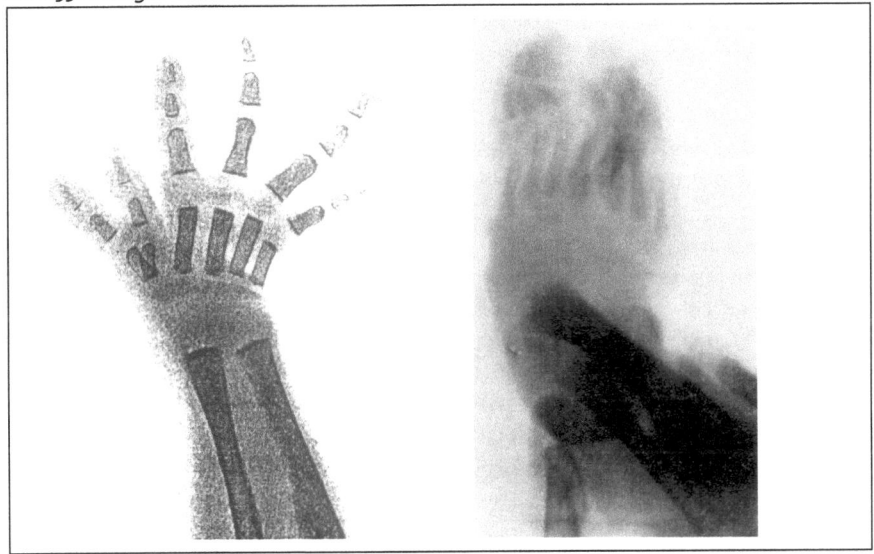

a) Symbrachion[2017]   b) Sympus[2018]

[2012] D'Agostino et al. 1949, 599-602.
[2013] Steudte 1963, 162-171. Infolge der Koprostase kommt es zu einer Durchwanderungsperitonitis sowie eitrig ascendierenden Pyelonephritis. Der Tod tritt durch infektiös-toxisches Herzkreislaufversagen ein.
[2014] Tan 1971, 379.
[2015] Grünwald 1879, 561.
[2016] Gruber und Eymer 1927, 271.
[2017] Röver 1937, 97 Abb. 3.
[2018] Lang 1939, 2548 Abb. 3.

Fehlbildungen

Die Lehrmeinung über die Geburtsleitung in solchen Situationen war damals einhellig: bei Versagen natürlicher Methoden war die Methode der Wahl die Embryotomie. Am häufigsten gaben dabei katadyme Zwillinge Anlaß zu zerstückelnden Operationen.[2019] *Grubers* Aufforderung darf nicht darüber hinwegtäuschen, dass die mütterliche Sterblichkeit noch zu Anfang des 20. Jh. –trotz »schonendstem Vorgehen« unter Einhaltung aseptischer Kautelen- infolge schwerer Weichteilverletzung (Uterusruptur) und Peritonitis mit Zahlen zwischen 10-15 % unbefriedigend hoch war.[2020] Erschwerend kam hinzu, dass der Geburtshelfer damals durch fehlende pränatale Dignosemöglichkeiten von der gefährlichen Situation i. d. R. überrascht wurde und unter Zeitdruck handeln mußte. Daher konnte *D'Agostino* noch Mitte des vergangenen Jahrhunderts schreiben: »*...it is not surprising that operative procedures, whether destruction or caesarean, are attendet with high maternal mortality....The delivery...by the vaginal route is...fraught with the gravest maternal consequences.*«[2021] Zudem mußte die Art des operativen Eingriffs »*aus der Situation heraus entschieden werden*« (*Bayer*, 1967), da die Lehrbücher -wie im vorigen Kapitel dargestellt- keine allgemeingültigen Richtlinien vorgaben: »*Während die geburtshilfliche Schule für nahezu jede... Situation feststehende...Verhaltensweisen lehrt, ist dies bei der fast unbegrenzten Variationsbreite der Doppelmißbildungen im Detail nicht möglich.*«[2022] Auf persönliche Erfahrung konnte dabei aufgrund der äußersten Seltenheit des Krankheitsbildes kaum einer zurückgreifen. Dass *Lang* die Hochrisikoentbindung trotz dieser erschwerenden Faktoren ohne jeden Schaden für die Mutter leitete, zeugt von seinen operationstechnischen Fähigkeiten, wie von seiner stets obwaltenden äußersten Sorgfalt. Seine Vorgehensweise blieb für die folgenden drei Jahrzehnte state of the art.[2023] So können wir bei *Rudolph* (1967) lesen: »*If...dystocia prevents further progress,...no alternative remains but to resort to embryotomy.*«[2024] Wenn der Geburtsvorgang einmal angelaufen war, wurde ein Wechsel auf die Schnittentbindung allgemein abgelehnt, nicht zuletzt wegen der extrauterinen Lebensunfähigkeit der Früchte (s. III. 5.1.2.5.).[2025]

[2019] Gruber und Eymer 1927, 271. »*So kommt es, daß die wenigsten Spontangeburten bei den nebeneinander und schlecht beweglich vereinigten Früchten stattfinden, das sind die Ileothorakopagen und Dicephali.*« Weibel 1937, 429. s. a. Zitat im vorigen Kapitel (5.1.2.5).

[2020] Gruber und Eymer 1927, 271. Steudte 1963, 162-163.

[2021] D'Agostino et al. 1949, 599.

[2022] Bayer 1967, 28 und 32.

[2023] Martius 1962, 204-206. Rudolph 1967, 28-37. Schaller 1975, 192-194.

[2024] Rudolph 1967, 34.

[2025] ebenda, 36. »*When the infants appear to be incapable of survival, then one realizes the futility of caesarean section.*«

Seit sich die Sonographie im letzten Drittel des vorigen Jahrhunderts in der Schwangerschaftsvorsorge etablieren konnte, sind die Zahlen schwerer Mißbildungen (durch eugenisch begründeten Schwangerschaftsabbruch) stark rückläufig.[2026] Wird die Frucht auf Wunsch der Mutter ausgetragen, erfolgt die Entbindung meist durch Kaiserschnitt.[2027]

Abschließend soll noch auf einen Umstand verwiesen werden, der *Langs* Beitrag zu seiner Zeit besondere Aufmerksamkeit sicherte. Im Zuge der Machtergreifung der Nationalsozialisten hatte die Vererbungslehre unter dem Signum der Rassenhygiene politische Dimensionen angenommen, in deren Folge die erbbiologische Forschung ideologisch mißbraucht wurde (»Erbgesundheitsgesetze«). Vor diesem Hintergrund hatten auch namhafte Teratologen der genetischen Komponente am Entstehen von Fehlbildungen zunehmendes Gewicht beigemessen.[2028] In diesem Zusammenhang war die Ärzteschaft aufgefordert, durch genaue Familienanamnese zur Aufklärung ätiologischer Faktoren beizutragen. In diesem Sinne hat auch *Lang* das Vorkommen einer Chondodystrophie in seinem Fallbericht angesprochen, ohne allerdings zur erbbiologischen Diskussion näher Stellung zu beziehen. Eine Ursachenklärung lag nicht in der Absicht des Autors. Obgleich *Langs* Beitrag also keine neuen ätiologischen Erkenntnisse erbrachte und in geburtshilflicher Sicht nurmehr historisches Interesse beanspruchen kann, erscheint er aufgrund der absoluten Rarität des Krankheitsbildes dennoch als publikationswürdig, denn gerade hier hat der Ratschlag seine besondere Berechtigung: »*aus jedem Einzelfall kann man lernen.*«[2029]

5.1.4. Zusammenfassung und Interpretation der Fehlbildungen

In den vorausgehenden Kapiteln wurden wir mit einer Vielzahl historischer Fakten und Ideen konfrontiert, die den Wandel in der Vorstellung vom »Monströsen« belegt haben. Am Ende soll in gewohnter Weise versucht werden, durch kritische Aus-einander-setzung (im Sinne von Absetzen) die notwendige Distanz zu gewinnen, um aufzuzeigen, welche Grundprinzipien dieser komplexen Problematik zugrundeliegen und welche zeitbedingten Einflußgrößen dafür verantwortlich gemacht werden könnten.

Rückblickend läßt sich der Lauf der Teratologiegeschichte in groben Zügen folgendermaßen zusammenfassen. Zur Zeit der Antike und des Mittel-

---

[2026] Burn und Lancaster 1991, 153-156.
[2027] Straube 1992, 197.
[2028] Gruber 1934, 533-537.
[2029] Bayer 1967, 34.

alters blieben die Mißbildungen als Zeichen eines göttlichen (Un-)Willens weitgehend in theologische Deutungsmuster eingebunden. Ein Umdenken ist erst im Laufe des 17. Jh. zu beobachten, das im folgenden Jahrhundert mit dem Beginn einer wissenschaftlichen Entwicklungslehre zur Eingliederung der Mißbildungen in den natürlichen Lebensprozeß führte. Durch den Sturz des Präformationsgedankens an der Wende vom 18. zum 19. Jh. und die Begründung der Teratologie als eigenständige Wissenschaft wurden die einstigen Monstra endgültig entmythologisiert und als angeborene Fehlbildungen zunehmend frei von moralischen Wertungen gesehen. Während durch verfeinerte Untersuchungsmethoden die Formalgenese der Doppelbildungen im 20. Jh. weitgehend aufgeklärt werden konnte, blieb ihre Kausalgenese (und damit auch ein möglicher Therapieansatz) weiterhin unbekannt, sodass die Lehre von den Mißbildungen in diesem Sinn auch als Symbol für die Grenzen der Humanwissenschaft gesehen werden kann.[2030]

Wir haben gesehen, dass Mißbildungen erstmals im griechischen Altertum als »terata« bezeichnet wurden, worauf die Namensgebung mehr als zwei Jahrtausende später Bezug nahm, als die Teratologie in den großen Rahmen der mittlererweile weitverzweigten Medizin als eigenes Spezialgebiet aufgenommen wurde. Als Abweichungen von der Norm, die zudem großen Seltenheitswert besaßen, entzogen sie sich den allgemeingültigen Gesetzmäßigkeiten. Da das Übernatürliche aber von der Gestalt des Normalen i. d. R. als verschieden gesehen wurde, konnten Mißbildungen zur Konkretisierung mythologischer Gottesvorstellungen herangezogen werden. Als Vorlage für Fabelwesen mit überirdischen Kräften (sei es in der ägyptischen, griechischen, hinduistischen oder germanischen Mythologie) erfuhr das Abnorme auf diese Weise eine Aufwertung zur Heiligkeit. Was im Bereich des Supranaturalen positiv bewertet wurde, mußte aber im Bereich des Irdischen als widernatürlich erscheinen. Als Verstoß gegen die allgemeingültigen Naturgesetze waren Mißbildungen lange Zeit mit negativen Vorzeichen versehen. Als ebenso unbegreifliche wie unerklärliche Zeichen wurden sie einem schicksalhaft verhängten Urteil gleichgesetzt, wie es die unterschiedlichen Bezeichnungen der römischen Antike zum Ausdruck brachten.[2031] Auch die strengen ästhetischen Normen des klassischen griechischen Kanon, der seinen vollkommenen Ausdruck in den idealisierenden Werken der Plastik fand,[2032] mußte zu einer Herabsetzung der Mißgestalt beim Menschen beitragen.[2033] Davon zeugt nicht zuletzt die erwähnte Pra-

---

[2030] Oldenburg 1996, 93-94.
[2031] Riede 196, 82-91.
[2032] Neumann 1995, 27.
[2033] Hagner 1995, 11-12.

xis des Aussetzens socher Kinder in Sparta (auch wenn ein allgemeiner Gebrauch für die übrigen Teile des griechischen Weltreichs nicht zweifelsfrei erwiesen ist).[2034] Diese Gegensätze von Aufwertung auf der einen und Abwertung auf der anderen Seite sind nach *Riede* jedoch nicht als Widerspruch anzusehen, sondern als eine *»sich wechselseitig bedingende Äußerung des Göttlichen.«*[2035] Die geistige Weite und Freiheit von Hellas zeigt sich darin, dass neben den gängigen metaphysischen Krankheitsvorstellungen erstmals auch physische Erklärungen herangezogen wurden, die mit den Anfängen einer naturwissenschaftlichen Entwicklungslehre in engem Zusammenhang stehen (*Empedokles*: Zwei-Samen-Theorie; *Aristoteles*: generatio aequalis).

In den bisher behandelten Themenbereichen konnte anhand zahlreicher Beispiele immer wieder gezeigt werden, dass Medizin *»die Verknüpfung des Wissens um das Sichtbare mit dem Wissen um das Unsichtbare«* ist.[2036] *»Die Anregung zu neuem Denken kam dabei stets von außerhalb des Körpers.«*[2037] Für die Ätiologie der Mißbildungen wurde u.a. ein Überfluß an Samenflüssigkeit verantwortlich gemacht, der das scheinbare quantitative Übermaß der Doppelbildung erklären sollte. Diese Vorstellung läßt sich sehr gut in eines der drei von *P.U. Unschuld* postulierten Modelle zur Krankheitserklärung einordnen,[2038] indem wir in der gestörten Harmonie der Körpersäfte den Systemansatz wiedererkennen. Diese Erklärung hatte zudem den Vorteil, dass sie sich im Einklang mit der damals vorherrschenden Humoralpathologie befand. Daneben war die antike Vorstellung mechanischer bzw. traumatischer Ursachen offensichtlich durch die praktische Erfahrung bedingt, die lehrte, dass Stoffe aller Art (besonders beim Übergang in verschiedene Aggregatszustände: flüssig – fest) beabsichtigt oder unbeabsichtigt verwachsen können, wenn sie in zu nahen Kontakt gerieten (Wachs, Gips, Lehm, Teigwaren, Schmiedeeisen u.a.m.). Auch war wohl bei der Aussaat beobachtet worden, dass eine zu große Menge Samens zu einer gegenseitigen Behinderung des Pflanzenwachstums führte. Trotzdem also während des klassischen Altertums ein Ringen um naturwissenschaftlich begründbare Ansätze zu erkennen ist, blieb die religiöse Deutung vorherrschend, nicht zuletzt weil ein wissenschaftlicher Nachweis der physischen Erklärungsmodelle nicht erbracht werden konnte. Zwar wurden im Standardwerk der Zeit

[2034] Neumann 1995, 24-25.
[2035] Riede 1995, 91.
[2036] Unschuld 2003a, 74.
[2037] ebenda, 105.
[2038] derselbe 2005a, 75-78.
- metaphysischer Ansatz: Krankheit als göttliche Strafe/Gnade/Prüfung
- ontischer Ansatz: Krankheit als Invasion von Feinden
- System-Ansatz: Krankheit als Störung der Körperharmonie.

Fehlbildungen

(*Corpus hippocraticum*) keine Doppelmißbildungen erwähnt (nähere Ausführungen finden sich nur zu Extremitätendeformationen);[2039] allerdings finden sich darin detaillierte Angaben zu zerstückelnden Operationen, die im Falle eines Geburtsstillstands zur Anwendung kamen und vermutlich auch bei Doppelbildungen durchgeführt wurden. Dies belegt die höhere Wertschätzung des mütterlichen Lebens schon zu dieser Zeit. Die von *Aristoteles* angeregte Einteilung in Überschuß- und Mangelbildungen konnte sich zu seiner Zeit nicht durchsetzten. Ein Grund mag in der humoralpathologischen Vorstellung zu suchen sein, die jede Krankheit als individuelles Leiden betrachtete und damit einer Systematisierung entgegenstand.

Wie schon bei der Betrachtung der Bakteriologie (III. 2.1.3.) sowie der Viszeral- (III. 3.4.) und Tumorchirurgie (III. 4.4.) kommt die Zeit des Mittelalters auch für die teratologische Forschung einem Stillstand gleich. Unter der Deutungshoheit des Klerus wurden die Terata vornehmlich dem unmittelbaren Einwirken Gottes zugeschrieben. Während die naturalistischen Erklärungsmodelle der Antike frei von moralischen Wertungen waren (*Aristoteles*: Abweichen von der normalen Entwicklung; *Plinius*: lusus naturae), implizierte die Aufstellung der Kausalkette Sünde-Strafe-Krankheit eine moralische Stigmatisierung, indem die Mißbildung zum Korrelat der Sünde wurde.[2040] Von nachhaltigem Einfluß war hierbei die augustinische Lehre, nach der die Welt die Harmonie ihres göttlichen Schöpfers widerspiegelt. Die Mißgestalt konnte damit aber -als Widerspruch zur göttlichen Ordnung- mit dem Bösen in Zusammenhang gebracht werden. Obwohl der Kirchenvater des 4. Jh. ausdrücklich die humane Behandlung der Behinderten eingefordert hatte, (s. III. 5.1.2.2.), wie sie in Hospitälern und Leprosorien als Ausdruck der christlichen Caritas Tag für Tag geübt wurde, und die neutestamentliche Lehre Krankheit keinesfalls ausschließlich als Folge von Sünde darstellt,[2041] blieb die (patho-)logische Beziehung von Mißgestalt und Schuld bestehen. Wenn Krankheit aber als Strafe für eigene Fehler galt, wie konnte dann plausibel gemacht werden, dass ein sündenfreies neugeborenes Kind mit schweren Formen der Mißbildung geschlagen war? Auch hier lieferte die Kirche mit dem Begriff der Erbsünde eine Erklärung, nach der die Schuld durch Adam auf alle folgenden Generationen übergegangen war.[2042] Zudem konnte der Teufel als Personifikation des Bösen zum unmittelbaren Urheber erklärt werden. Analog der allgemeinen Erfahrung, dass Kinder die Merk-

---

[2039] Neumann 1995, 25.
[2040] Riede 1995, 82-84.
[2041] Neumann 1995, 42. s. hierzu Neues Testament: Johannes 9, 13.
[2042] Neumann 1995, 39. s. hierzu auch die Bestrafung der Abkömmlinge von Noahs verfluchtem Sohn Ham, für dessen unsittliches Verhalten seinem Vater gegenüber.

male ihrer Eltern aufwiesen, mußte die Ausgeburt des Dämon als Frucht der Sünde auch »teuflische« Züge tragen. Die Schuld wurde damit der Mutter zugeschoben, die Mißgeburt zur Strafe für deren unzüchtigen Umgang.[2043]

Die Erfindung des Buchdrucks in der frühen Neuzeit trug maßgeblich zur Popularisierung des Monströsen bei. Auf zahlreichen Flugblättern avancierten die Wundergeburten bald zum Gegenstand einer aufklärerischen Volksbildung. Dabei blieb nicht aus, dass sie zur Zeit der Glaubenskriege auch politisch instrumentalisiert wurden (Mönchskalb *Luthers*, Papstesel *Melanchthons*). Richtmaß aller Auslegung blieb weiterhin der Glaube.[2044] Erst im Zuge des Humanismus (16. Jh.) begann sich ein Paradigmenwechsel in der Wissenschaft abzuzeichnen, in dessen Verlauf an die Stelle des tradierten theoretischen Wissens die praktische Erfahrung durch eigene Beobachtung gesetzt wurde. Indem nicht länger Gott allein, sondern der Mensch in den Mittelpunkt des Interesses trat, begann die Vormachtstellung von Kirche (und Adel) erste Risse zu bekommen. Auch die tradierten Krankheitsvorstellungen wurden nicht länger unbesehen übernommen, sondern kritisch hinterfragt. Dieser Umdenkungsprozeß zeigte sich ebenso im Wandel der Mißbildung vom Schreckbild zum ästhetischen Objekt, wie z.B. in *Dürers* geradezu liebevoller Abbildung eines Thorakopagen-Paares nach Art der Engelsputten. Gleichzeitig war der Künstler um eine naturgetreue Darstellung (bis hin zur gemeinsamen Nabelschnur) bemüht. Die zunehmende Anzahl detailgenauer Beschreibungen ließ aber eine Regelmäßigkeit der Abweichungen erkennen, die erste Versuche einer Systematisierung förderte (*J. Rueff*, 1554).[2045]

Seit dem 16. Jh. wurden Mißgeburten, dauerhaft präpariert, im Verein mit allerlei Wunderdingen aus den neuentdeckten Erdteilen in sog. Naturalienkabinetten präsentiert, um auf diese Weise die staunenswerte Vielfalt und Einzigartigkeit der Natur vorzuführen. Diese Inbesitznahme des Fremden darf aber keinesfalls mit einer Akzeptanz des Andersartigen gleichgesetzt werden. Vielmehr wurde das Monströse –analog der Unterwerfung fremder Völker- durch die Unterbringung in geschlossenen Räumen, eingelegt in Spiritus, gewissermaßen »kolonisiert« und auf dies Weise seiner immanenten Gefahren beraubt. Die ausgestellten Objekte dienten allerdings mehr der Vorführung, als dem wissenschaftlichen Studium durch vergleichende Schau und Sektion. Eine der herausragendsten Sammlungen, die des Amsterdamer Anatomen *Frederick Ruysch*, gelangte zu Anfang des 18. Jh. nach St.Petersburg. Nach dem Vorbild gewinnsüchtiger holländischer Handelsleute wollte auch *Ruysch* sein Wissen um die Herstellung der Dauer-

---

[2043] Neumann 1995, 39-42. Riede 1995, 83.
[2044] Hagner 1995, 13-14 und 78-79. Oldenburg 1996, 7.
[2045] Neumann 1995, 42-44.

präparate nur für eine horrende Summe preisgeben. Da *Peter der Große* das Angebot ausschlug, ging die genaue Rezeptur verloren. Ausdruck des gewandelten Zeitgeists ist auch dessen sog. »Monster-Erlaß« (1716), in dem der Zar unter Androhung der Todesstrafe die Geheimhaltung von Mißgeburten verbat. Mit der »*offiziellen Übergabe der Mißgeburt an die höchsten Instanzen des Staates*« sollte ihr gleichsam der Schrecken genommen und auf diese Weise der weitverbreitete Glaube an Teufel und Hexerei im Lande untergraben werden.[2046]

Mit dem Sturz des ptolämäischen Weltbildes (*Galilei, Kepler, Newton*) war der Gegensatz zwischen Kirche und Wissenschaft immer deutlicher zu Tage getreten. Während das 16. und frühe 17. Jh. aber immer noch weitgehend von einer durch Schuldhaftigkeit bestimmten Mentalität geprägt war,[2047] schaffte die Aufklärung das geistige Klima, in dem sich die Teratologie zumindest in den Kreisen der Ärzteschaft aus der Umklammerung mittelalterlicher Vorstellungen lösen konnte.[2048] Schon Mitte des 17. Jh. hatte der große Engländer *William Harvey* es gewagt das Dogma der Präformation anzuzweifeln, als er die Bildung der Lebewesen aus einer formlosen Masse erklärte. Das bisher statische System wurde damit in ein Dynamisches umgewandelt. Dadurch erhielt die spätere Entwicklungslehre entscheidende Impulse, indem der Blick von der notorischen Frage nach dem warum auf die Frage nach dem wie gelenkt wurde. Zwar war die Kirche in England seit dem Schisma geschwächt und der Glaube an den reinen Absolutismus erschüttert (*John Locke*); noch war die Zeit aber nicht reif, um *Harveys* Theorie anzunehmen. Wie die Gedanken des religiösen Rationalismus bereits im 17. Jh. in England entwickelt wurden [*Herbert von Cherbury* (1583-1648)], die dann im folgenden Jahrhundert die großen Denker der Aufklärung inspirierten und von Frankreich aus ganz Europa eroberten,[2049] so nahm auch die Naturalisierung des Monströsen ihren Ausgang von England und hielt zeitlich parallel im 18. Jh. auf dem Kontinent ihren Einzug, wo sie in hartem Ringen schließlich zur endgültigen Trennung von Fabelwesen und realen Mißbildungen führte. Es war v.a. das Gedankengut der Aufklärung, das den Weg dazu geebnet hat. Das *Newton*'sche Weltsystem hatte deutlich gemacht, dass die Welt nach unbestechlichen Naturgesetzten vernünftig ge-

---

[2046] Hagner 1995, 79-81.
[2047] Moscoso 1995, 56. Der Zusammenhang von Mißgestalt und Sündhaftigkeit, bzw. Wohlgestalt und Tugend, spiegelt sich gleichfalls in literarischen Meisterwerken der Zeit: »*The monstrousness of man, when he looks out in an ungrateful shape*« (*Shakespeare* »Timon von Athen«, 3. Akt, 3. Szene); »*La naissance n'est rien, où la virtue n'est pas*« (*Molière*).
[2048] Hagner 1995, 13-14.
[2049] Störig Bd. I 2004, 364-365.

ordnet ist. Diese Ordnung der Natur konnte auch in der anatomischen Regelmäßigkeit der Mißbildungen wiedergefunden werden, die damit von der Außergewöhnlichkeit zur Üblichkeit befördert wurden.[2050] Im Grunde stellte diese scheinbar neue, revolutionäre Erkenntniss nichts anderes dar, als eine Bestätigung jener Vorstellung einer allumfassenden Naturgesetzlichkeit, die bereits in der Antike den Urgrund der eigentlichen Medizin gelegt hatte,[2051] dann aber während des dunklen Jahrtausends des Mittelalters vollkommen in den Hintergrund getreten war, nachdem »*mit dem Verfall des Römischen Reiches offenbar auch die Überzeugungskraft der Naturgesetze verfallen war*«.[2052] Natur und Vernunft waren die Schlagworte, die das Denken des 18. Jh. bestimmten.[2053] Sie wurden auch zu den »*geistigen Waffen der neu aufsteigenden gesellschaftlichen Mächte*«,[2054] eines Bürgertums, das selbstbewußt seine Gleichberechtigung und spätere Vormachtstellung einforderte. Die außerordentliche Sprengkraft dieser Waffe lag in ihrer Kritik an allem Hergebrachten, die Staatssysteme ebenso zu Fall bringen konnte (Franz. Revolution) wie jahrtausendelang bewährte wissenschaftliche Theorien. Nach dem Credo der Aufklärung schien es nur vernünftig, auch im Menschen -als Teil der Natur- nach ebenso einfachen und unverbrüchlichen Gesetzen zu suchen, wie *Newton* sie für die Planeten aufgestellt hatte.[2055] Es ist kein Zufall, dass *Caspar Friedrich Wolff* gerade zu dieser Zeit seine bahnbrechende Dissertation über die »Theoria generationis« (1759) vorlegte, in der er die Gedanken eben jenes *Harvey* wieder aufgriff, der mit der Widerlegung der Urzeugung auch auf dem Gebiet der Embryologie entscheidende Vorarbeit geleistet hatte. Dass *Wolff* diese Vorstellungen im weiteren Verlauf auch in die Lehre von den Mißbildungen einbrachte (Hemmungsbildung) ist wohl dem Umstand mitzudanken, dass er dem Ruf *Katharinas II.* an die Petersburger Akademie der Wissenschaften gefolgt war. Dort stand er bis zu

---

[2050] Hagner 1995, 73-78.
[2051] Unschuld 2003a, 46-53 und 97-100.
[2052] ebenda, 173.
[2053] Störig Bd. I 2004, 361. Im »Système de la Nature« (1770) des deutschen Baron *P.H.D. von Holbach*, genannt *Mirabaud*, einem radikalen Vertreter des Aufklärungsgedankens, findet sich der emphatische Ausruf: »*O Natur... und ihr, derselben angebeteten Töchter, Tugend, Vernunft und Wahrheit, seid zu allen Zeiten unsere einzigen Gottheiten...!*«
[2054] ebenda, 363.
[2055] Störig Bd. I 2004, 367-372. *Newton* bestand darauf, die allgemeingültigen Gesetze ausschließlich auf der Beobachtung der Erscheinungen zu gründen. Hypothesen (ob metaphysisch oder physisch) hatten in einer experimentellen Wissenschaft keinen Platz mehr. S. a. Empirismus (*Hume*), Positivismus (Orientierung am Empirischen, Gegebenen).

Fehlbildungen

seinem Tod der anatomischen Abteilung und jenem anatomischen Kabinett als Leiter vor,[2056] in das die vorerwähnte Sammlung des *Frederick Ruysch* integriert und deren Anschauungsmaterial an menschlichen Fehlbildungen seit dem Erlaß *Peters d.G.* stetig erweitert worden war. Gedeihen konnten die neuen Gedanken nicht zuletzt unter der aufgeklärten Herrschaft *Katharinas*, die *Denis Diderot* (1713-1784) die finanzielle Grundlage für seine dreißigjährige Titanenarbeit an eben jener »Großen Enzyklopädie« geliefert hatte, die als vollkommener Spiegel des neuen Zeitgeistes gelten kann. Als *Diderot* sich aus Geldnot gezwungen sah, seine eigene Bibliothek zu veräußern, kaufte ihm *Katharina* diese für die damals ungeheure Summe von 15.000 Livres ab, unter der Bedingung, dass er sie auf Lebenszeit in Verwahrung behielt. Als Bibliothekar seiner eigenen Bibliothek setzte sie ihm obendrein ein Gehalt auf Lebenszeit aus, das sie ihm auf fünfzig Jahre im voraus auszahlte: ein Musterbeispiel aufgeklärten Mäzenatentums wie wir es ähnlich bei *Friedrich d.G.* und *Voltaire* finden.[2057] Im Vorwort der Enzyklopädie bezeichnete *Jean L. D'Alembert* (1717-1783) diese als ein »*dictionnaire raisonné*«, womit das Primat der Vernunft über die Wissenschaft ausdrücklich hervorgehoben wird. Gerade die Vernunft lehrte aber, dass alle Menschen mit gleichem Recht geboren wurden. Damit konnte sie nicht nur in Gesellschaft und Religion sondern auch in der Wissenschaft als Waffe dienen.[2058] So wie die Anfänge einer menschlichen Behandlung der Geisteskranken in diese Zeit fallen, so befreite die Eingliederung der Mißbildungen in die natürliche Ordnung der Lebewesen auch diese von der bisherigen moralischen Stigmatisierung. Mit der »*Naturalisierung des Monströsen*« (*G. Canguilhelm*) waren aber alle metaphysischen Erklärungsansätze als spekulative Imagination enttarnt und damit in der wissenschaftlich orientierten Medizin unhaltbar geworden. Der unbeirrbare Glaube an die Integrations- und Zivilisierungskraft aufgeklärten Denkens und Handelns trug nicht zuletzt zur Entmythologisierung der Mißbildungen bei. Als entscheidenden Anstoß zum Sturz der Präformationstheorie haben wir die Kontroverse um die Entstehung der Mißbildungen kennengelernt (*Lémery*: Verwachsung; *Winslow*: Spaltung), wie er in III. 5.1.2.3. ausführlich dargestellt wurde. Dabei lag es durchaus nicht in der Absicht der Kontrahenten, die Naturgesetze gegen einen Schöpfergott auszuspielen. Dies geht schon aus der einfachen Tatsache hervor, dass *Winslow* seinen Glauben so ernst nahm, dass er als Professor der Pariser Universität für seinen Übertritt zum Katholizismus immerhin auf

---

[2056] Hübotter 1929, 983.
[2057] Störig Bd. I 2004, 370-371.
[2058] ebenda, 369-373.

die Protektion seines dänischen Landesherrn verzichtete. In unserer biographischen Notiz (Fußnote 1901) haben wir über seine Hochschätzung für den franz. Theologen *Jacques Bénigne Bossuet* berichtet. Jener aber hatte, entgegen der Zeitströmung, in seiner »Abhandlung über die Universalgeschichte« diese noch einmal ganz im augustinischen Sinn gedeutet.[2059] Ebenso gehörte mit *Haller* der maßgebliche Verfechter der Präformation zu *Winslows* Schülern. Auch *Blumenbach*, ein entschiedener Vertreter der Epigenese, war Pastorensohn und gegen die Religion keineswegs feindlich eingestellt (s. Fußnote 1901). Gleichgültig welcher der beiden konkurrierenden Theorien der Vorzug gegeben wurde, setzten beide jedoch – gewollt oder ungewollt – ein Werden voraus, das mit dem von der Kirche abgesegneten Präformationsgedanken schwer in Einklang zu bringen war. Dieser hatte in der Vorstellung von der Einschachtelung gegipfelt, nach der alle Individuen in Eva als erstem weiblichen Wesen vorgebildet sein müßten.[2060] Erst nachdem Mißbildungen nicht länger als staunenswerte Einzigartigkeit im Naturalienkabinett, sondern als gesetzmäßge Bildungsabweichung gesehen wurden, drängte sich auch eine Einteilung in ein übergeordnetes System auf. Dementsprechend finden wir in der Mitte des 18. Jh. die ersten Klassifikationen nach naturwissenschaftlichen (anatomischen) Kriterien (*Haller, Buffon, Blumenbach* etc.). Durch diese »wissenschaftliche Archivierung« verlor das Monströse gleichzeitig ein gut Teil des Bedrohlichen.[2061] Seit der Renaissance war die Anatomie zur Basis der Heilkunde geworden (s. III. 3.4.). Es erscheint daher nur folgerichtig, dass auch die Mißbildungslehre zunächst als ein Teil der allumfassenden Anatomie betrachtet wurde. Der enge Zusammenhang zeigt sich schon darin, dass die meisten Vertreter des neuen Faches aus der Anatomie (*Haller, Buffon, Winslow, Blumenbach, Meckel d.J.* und *Wolff*) bzw. aus der pathologischen Anatomie kamen (*Virchow, Förster, Marchand, Gruber*). Auf diese Weise wurden die Mißbildungen gewissermaßen anhand des *»Knochengerüsts in ein Wissensgerüst überführt.«*[2062] Mit Beginn des 19. Jh. verlagerten sich die Gewichte, indem dann auch die Zoologie/Biologie bedeutende Akzente setzte (*E.F. Gurlt, E. und I. Geoffroy St.Hilaire, Przibram*). Erst jetzt konnte sich die Epigenese allgemein durchsetzen, obwohl doch die Redefinierung der Mißbildung als Naturphänomen so sehr schon dem Zeitgeist der Aufklärung entsprochen hatte. *»Das 18. Jh. ist...eine Zeit des Überganges....Es vollendete, was das 17. vorbereitet hatte: den Siegeszug der Ratio. Es bereitete vor, was das*

[2059] ebenda, 353.
[2060] Fischel 1929, 11-12.
[2061] Oldenburg 1996, 59-60.
[2062] ebenda, 102-103.

Fehlbildungen

19. vollendete: den Entwicklungsgedanken *in den Wissenschaften vom Leben.*« Mit diesen Worten umschrieb *Hans Joachim Störig* die großen Strömungen der Weltgeschichte.[2063] Erst der Entwicklungsgedanke bildete den geeigneten Humus, auf dem die Teratologie, Anthropologie und Ethnologie zu eigenständigen Wissenschaften gedeihen konnten; ganz abgesehen von dem maßgeblichen Einfluß des Evolutionsbegriffs auf die Biologie.

Wenn wir nach Gründen für diesen Paradigmenwechsel in den Naturwissenschaften suchen, müssen wir die Eckdaten beachten, innerhalb derer sich der Umschwung der Meinung vollzog: es ist in etwa das knappe halbe Jahrhundert von 1770 bis 1820/1830 (*Wolff, Blumenbach, Meckel,* die beiden *Geoffroy St.Hilaire*). Dieser Zeitraum ist durch umwälzende politische Ereignisse gekennzeichnet (Franz. Revolution, Säkularisierung, Napoleonische Kriege), die in weiten Kreisen eine Umwertung der bestehenden Normen und Wertvorstellungen nach sich zogen. Erst nach der Auflösung nicht nur der ethisch-religiösen Werte, sondern auch der politischen Struktur Europas, die eine Neuordnung notwendig machte, konnte ein Denkmodell wie die Epigenese allgemein überzeugen, das in seiner Dynamik durch die Zeitereignisse Bestätigung fand. Solange Adel und Kirche das Szepter fest in Händen hielten, schien alles vorgegeben. Die Geburt bestimmte, welcher Gesellschaftsklasse ein jeder angehörte, ob Bauer, Bürger oder Edelmann. Auch der Embryo in seiner normalen oder abnormalen Form wurde in allen Teilen als vorgeformt gesehen durch den Willen eines höchsten Schöpfergottes. Nachdem aber die ganze Welt ins Wanken geraten war, konnte ein statisches Modell wie dieses nicht länger plausibel erscheinen. Mit der Einbindung der Mißbildungen in die wissenschaftliche Entwicklungslehre waren die einstigen Monstrositäten »*aus den Fesseln von Sünde und Aberglauben befreit und die Dämonen ganz vertrieben.*«[2064] Sichtbares Zeichen dieser Wandlung ist die Überführung der anatomischen Präparate aus den Naturalienkabinetten in die gynäkologisch-geburtshilflichen Sammlungen der Universitäten, wo sie fortan als Lernobjekte rein wissenschaftlichen Zwecken dienten.[2065]

In einer durch Wissenschaft und Technik zunehmend rationalisierten Welt verschoben sich die Attribute des Monströsen. Damit wurden die Ursachen der Fehlbildungen nicht länger im Übernatürlichen, sondern in der Natur selbst gesucht. Wenn alle Lebensvorgänge aber von physikalischen Gesetzen gesteuert wurden (*Virchow*), mußte auch die Keimesentwicklung bzw. –fehlentwicklung inneren Automatismen unterliegen. Mit der Suche nach dem zeitlichen Ursprung hatte sich der Blickwinkel von einer rein mor-

---

[2063] Störig Bd. I 2004, 369.
[2064] Hagner 1995, 9.
[2065] ebenda, 107.

phologischen zu einer chronologischen Betrachtungsweise verschoben, die der dynamischen Sicht der Epigenese besser entsprach. Mit der Übernahme der Evolutionstheorie wurde auch dem von *Darwin* postulierten Primat des Sehsinns Rechnung getragen. Davon zeugen unzählige Photographien, die seit Ende des 19. Jh. in alle Lehrbücher und Atlanten Einzug hielten (*Aschoff, Weibel* u. a.) und die alten Holzschnitte und Zeichnungen (*Förster, Ahlfeld*) ablösten. Der unerbittliche Wahrheitsanspruch der Photographie konnte dabei auch über das nach wie vor unzulängliche Wissen um die Ätiologie hinwegtäuschen.[2066]

Wenn wir unseren Blick auf die Geburtsleitung von Doppelbildungen lenken, fällt nach der Darstellung in III. 5.1.2.5. eines besonders ins Auge: nachdem die Embryotomie im Falle eines absoluten Geburtshindernisses jahrtausendelang als Methode der Wahl gegolten hatte, erlangte in der zweiten Hälfte des 20. Jh. der Kaiserschnitt absolute Priorität. Die zerstückelnde Operation wurde für die Mutter lange Zeit als das schonendste Verfahren angesehen, was in vorantiseptischer Zeit durchaus einleuchtet. Das Vorrecht der Mutter, ohne die ein Kind, zumal in prähistorischer Zeit, nicht überleben konnte, behielt auch im antiken und jüdischen Recht seine Gültigkeit und wurde später in die gynäkologischen Lehrbücher übernommen (z. B. *Carus* 1828: »*Die Operation muß nur auf die Erhaltung der Mutter gerichtet sein*«).[2067] Im Kaiserschnitt drückt sich demgegenüber eine Höherachtung des kindlichen Lebens aus. Dass man freilich auch in vorantiseptischer Zeit nicht vor diesem hochriskanten Eingriff zurückschreckte, wenn es galt, das Leben eines Kindes zu retten, zeigt der Fall der englischen Königsgattin *Jane Seymour* (1508-1537). In Erwartung des ersehnten Thronerben wurde ihr Leben durch den Kaiserschnitt ohne Zögern aufs Spiel gesetzt, der damals noch in nahezu 100 % der Fälle für die Mutter letal ausging.[2068]

Die wissenschaftliche Analyse und damit biologische Erklärung der Doppelbildungen hatte entscheidend zu ihrer Humanisierung und Integration beigetragen. Dies spiegelt sich auch in den wenigen Beispielen, in denen siamesische Zwillinge als literarische Vorlage dienten. Noch in der zweiten Hälfte des 19. Jh. hatten sie als Ausstellungsobjekte auf Jahrmärkten der Befriedigung der Schaulust gedient. Als Kuriositäten des Panoptikums

[2066] Oldenburg 1996, 59-62.
[2067] Andreas 1957, 628.
[2068] Lehmann 2006, 51. Der Kaiserschnitt ist zwar in keinem historischen Dokument explizit verbürgt. Allerdings fand man viele Jahre später an der einbalsamierten Leiche der Königin, die kurz nach der Geburt unter dem Bild einer Bauchfellentzündung verstorben war, eine Narbe im rechten Mittelbauch, die auf eine Schnittentbindung verweist.

Fehlbildungen

zeugten sie von der Faszination, die das Fremde und Wilde gerade im streng reglementierten wilheminischen und viktorianischen Zeitalter auf breite Bevölkerungssschichten ausübte.[2069] Die Kurzgeschichte des tschechischen Schriftstellers *Egon Erwin Kisch* (1885-1948) »Die zusammengewachsenen Schwestern« (1942), die das Thema der böhmischen Pygopagen *Rosa* und *Josefa Blazek* in ironisch-satirischer Weise behandelt, legt demgegenüber das Peinliche dieser voyeuristischen Vorführung offen. Noch deutlicher wird der humane Aspekt Ende des 20. Jh. in der Erzählung des afrikanischen Schriftstellers *Mia Couto* (geb. 1955) »Lagrimas para irmaos siameses« (»Tränen um die Siamesischen Zwillinge«, 1997). Indem der zwischenmenschliche Konflikt zum eigentlichen Thema der Geschichte erhoben wird, kommt die ganze Tragik der lebenslangen leiblichen Abhängigkeit zum Ausdruck. In Umkehrung des Zwillingsmotivs (zwei Körper, eine Seele), liegt das Problem gerade darin, dass sich zwei Seelen einen Körper teilen müssen.[2070] In der Betonung der menschlichen Dimension wird deutlich, dass Mißbildungen hier alles Dämonische verloren haben. Obzwar Doppelbildungen im Vergleich zu Zwillingen nur selten literarisch thematisiert wurden, zeigen die zwei aufgeführten Werke doch beispielhaft die veränderte Umgangsweise mit dem Monströsen.

Der scheinbare wissenschaftliche Fortschritt hatte aber auch seine Kehrseite. Da Mißbildungen mit der wissenschaftlichen Teratologie in gewisser Weise unschädlich geworden waren, entstand ein Vakuum, das neue Monster auszufüllen hatten. Im aufkeimenden Antisemitismus des wilheminischen Deutschland wurden Menschen zu Monstren umgedeutet und damit politisch stigmatisiert.[2071] Die *Darwin*'sche Evolutionslehre (1859) und Eugenik (1883) *Francis Galtons* (1822-1911) wurde in der Weimarer Republik mit den Rassentheorien des *Comte de Gobineau* (1816-1882) politisch zu einem Sozialdarwinismus umgedeutet, der mit der Gründung des »Kaiser Wilhelm Instituts« (1927) in Berlin seine Machtansprüche auch nach außen demonstrierte. Zur Zeit des Nationalsozialismus kam es dann zu einer Verknüpfung eugenischer und anthropologischer Vorstellungen in der sog. Rassenhygiene, deren Hybris in den »Erbgesundheitsgesetzen« zur Legitimation einer staatlich sanktionierten Euthanasie gipfelte. Nach dem Ende des zweiten Weltkriegs wurden die Forschungen in Anlehnung an die Vererbungslehre (human genetics, 1909) *Archibald Garrods* (1857-1936) dann unter dem Begriff der Humangenetik weitergeführt.[2072] Mit dem wachsenden Interesse an

---

[2069] Oldenburg 1996, 7-8.
[2070] Frey 2006, 245-249.
[2071] Hagner 1995, 17-18 und 107.
[2072] Ackerknecht 1992, 168-172.

der Eugenik waren in der ersten Hälfte des 20. Jh. erbliche Ursachen auch für die Entstehung von Fehlbildungen verantwortlich gemacht worden. Inwieweit die zunehmende Distanzierung von der genetischen Ätiologie mit dem Sturz Hitlerdeutschlands in Verbindung zu bringen ist, in deren Folge allen rassenhygienischen Vorstellungen etwas zutiefst Abstoßendes anhaftete, oder auf wissenschaftlichen Erkenntnisen beruht (Rötelnembryopathie), lässt sich nicht eindeutig entscheiden. Fest steht jedenfalls, dass in den folgenden drei Jahrzehnten exogene Faktoren überbewertet wurden. Auch hier mag die Erfahrung von Chemie- und Reaktorunfällen das ihre dazu beigetragen haben (s.a. III. 3.4.).

Anhand der Geschichte der Bakteriologie (III. 2.1.2.3.) konnten wir sehen, wie erst am Schnittpunkt zweier Wege der entscheidende Fortschritt eintreten konnte. Auch im Falle der Teratologie gingen die theoretischen Gedanken den praktischen Möglichkeiten um Jahrhunderte voran. Erst die technischen Entwicklungen des 20. Jh. ermöglichten die weitgehende Klärung der Formalgenese vieler Fehlbildungen, die ein Einteilungsprinzip nach chronologischen Gesichtspunkten bestätigte. Heute sieht die Kirche im Evolutionsgedanken nicht länger ein Ausschlußargument für einen Schöpfergott. Umgekehrt hat sich die Wissenschaft in gewisser Weise mit dem Präformationsgedanken versöhnt. Mit der Festlegung der Gestalt im genetischen Code werden die Teile des Keims zwar nicht der Form nach, wohl aber dem Ablauf nach als vorprogrammiert gesehen.

Am Ende unserer Ausführungen, die nicht mehr als tastende Ausblicke auf historische Zusammenhänge sein können, soll der gesteckte Rahmen noch einmal in Synopse VI überblickt werden.

Fehlbildungen

Synopse VI zur Geschichte der Fehlbildungen

Zeit	Europ. Politik- u. Geistesgeschichte	Nomenklatur	Ätiologie	Embryologie	Geburtsleitung
Antike 5. Jh. v.Chr.- 5. Jh. n.Chr.	griech. Polis-demokratie griech. Philosophie römisches Reich Antike Mythologie	teras = Wunder monstrum = Vorzeichen	metaphysische Ursache physisch: Samenüberfluß mechanisch psychisch: Versehen	- generatio spontanea (Urzeugung) - generatio aequalis (geschlechtliche Fortpflanzung)	Embryotomie
Mittelalter 6. – 15. Jh.	Hl. Röm. Reich dt. Nation Monopolstellung des Klerus Augustinische Lehre Ptolemäisches Weltbild	monstra multformia monstra uniformia	metaphysische Ursache	Präformationstheorie	,,
Neuzeit 16. – 17. Jh.	Renaissance, Humanismus Kopernikanisches Weltbild Glaubenskriege, Reformation Realismus, Empirismus Absolutismus			Widerlegung der Urzeugung Epigenetische Theorie	,,
18. Jh.	Auflärung (Natur & Vernunft) Religiöser Rationalismus Franz. Revolution	monstra per partes - abundantiae - carentiae - deformes	Verwachsungstheorie Spaltungstheorie	Keimblättertheorie	,, intrauterine Trennung
19. Jh.	Säkularisation Napoleonische Kriege Industrielle Revolution Darwinismus Anthropologie, Ethnologie Photographie Antisemitismus	monstra per - excessum - defectum - fabricam alienam Teratologie Doppelbildungen als Terata - katadidyma - anadidyma - anakatadidyma	Hemmungsbildung Vitium primae conformat. teratogene Terminations- -periode	Durchbruch der Epigenese Eizelle beim Tier Befruchtung beim Tier Chromosomen	Wendung auf Füße Embryotomie - Kraniotomie - Dekapitation Eviszeration
20. Jh.	1. Weltkrieg 2. Weltkrieg (Holocaust) Rassenhygiene Humangenetik Antibabypille Chemie-, Reaktorunfälle Hochindustrialisierung	Definition Mißbildung Anomalie Varietät Ontogenetische Einteilung: - Gametopathie - Blastopathie - Embryopathie - Fetopathie	genetische Ursache exogene Ursache infektiös (Viren) chemisch (Pharmaka) physikalisch (Strahlen) multifaktoriell	Eizelle beim Menschen Befruchtung beim Menschen Stadieneinteilung DNA-Struktur	,, Kaiserschnitt

IV. Zusammenfassung

In der vorliegenden Arbeit haben wir anhand der kasuistischen Beiträge eines weitgehend unbekannten Chirurgen, *Karl Lang* (1900-1974), in sechs Kapiteln untersucht, welche Pfade das medizinische Wissen im Laufe seiner über zweitausendjährigen, historisch dokumentierten Geschichte genommen hat. Ausgehend von den eingangs zitierten Kernfragen des Medizinhistorikers *Paul U. Unschuld* (warum zu dieser Zeit? warum an diesem Ort? warum von dieser Person?) wurde -im Anschluß an die umfangreiche Darstellung des jeweils behandelten Sachgebiets- versucht, durch Einbettung in den Zeitzusammenhang mögliche Gründe für den Wandel in der Chirurgiegeschichte aufzuzeigen. Änderungen kommen nicht aus dem Nichts, sondern sind stets Produkte ihrer Zeit. Wenn wir die sechs Themenbereiche des medizinhistorischen Vergleichs noch einmal kurz rekapitulieren, wird deutlich, in welchem Ausmaß -neben den (bekannten) medizinischen Errungenschaften- auch (weitgehend unbeachtete) außermedizinische Größen (politische, ökonomische, geistesgeschichtliche, kulturgeschichtliche u.a. Faktoren) die Entwicklung der Heilkunde mitbestimmt haben.

So wurde beispielsweise die jahrtausendelang geübte Praxis des einzeitigen Zirkelschnitts zur Amputation (III.1.1.) erst mit Beginn der Neuzeit in Frage gestellt und im 17./18. Jh. modifiziert (Lappenschnitt, Variationen des Zirkelschnitts), als einerseits eine korrekte Gefäßligatur die notwendigen Weichen in operationstechnischer Hinsicht gestellt hatte. Andererseits haben wir aber auch gesehen, dass gleichzeitig umwälzende Ereignisse der europäischen Politik und Geistesgeschichte (wie Kriege, Erfindung des Schießpulvers, Humanismus und Aufklärung) maßgeblichen Einfluß auf die Weiterentwicklung der Amputationstechnik genommen haben. Ebenso ist der Ausbau plastischer Absetzungsmethoden (Pirogoffstumpf, Grittistumpf etc.) nicht ausschließlich in Zusammenhang mit den erweiterten medizinischen Möglichkeiten durch Anaesthesie und Anti-/Aseptik zu sehen, sondern auch mit den wirtschaftlichen und sozialen Veränderungen der »Industriellen Revolution« (ein in der ersten Hälfte des 19. Jh. durch *Blanqui* und *Engels* eingeführter Begriff). Die Mechanisierung der Arbeit und die rasanten Erfolge immer neuer technischer Erfindungen haben ihren Niederschlag auch in der Geschichte der Prothetik gefunden. Zur Herstellung der Prothesen wurde nicht länger Holz sondern Stahlblech und Aluminium verwendet, die sich in

Zusammenfassung

Brücken- und Fabrikbauten bewährt hatten; gleichzeitig erlaubte eine verfeinerte Mechanik eine immer größere Beweglichkeit.

Gleicherweise haben wir gesehen, dass der Wandel in der Behandlung der Frakturen (III.1.2.) vom trockenen Schienenverband der Antike, über den Klebeverband des Mittelalters, zum erhärtenden Schienenverband des 19. Jh. (i. e. L. durch Militärärzte und Kriegschirurgen) mit außermedizinischen Ereignissen in Verbindung gebracht werden kann (es sei hier nur an die Einführung von Gummi arabicum und andere Harze durch Handelsverbindungen mit dem Orient hingewiesen). Eine gelenkübergreifende (und damit stabile) Immobilisierung wurde erst im 18. Jh. angestrebt, als die zentralistischen Staatensysteme ins Wanken gerieten und in der Volksgewalt die Bedeutung der Peripherie zum Ausdruck kam. Wie schon im ersten Themenbereich gezeigt, trieb die scheinbar ausschließlich konstruktive Kraft der Technologie auch die Frakturbehandlung in neue Richtungen (Osteosynthese 2. Hälfte des 19. Jh.; Endoprothetik 2. Hälfte des 20. Jh.), die auch in diesem Fall nicht allein medizindiagnostischen Neuerungen (Röntgenstrahlen, CT, MRT) angerechnet werden sollten.

Daneben konnte gezeigt werden, wie eng die jeweiligen Modelle zur Erklärung von Krankheit mit moralischen Vorstellungen (Übertretung der Gesetze) und politischen Gegebenheiten (Eindringen von Feinden, Kriege) verknüpft waren, die ihrerseits wieder die Art der Therapie determinierten. Solange beispielsweise die humoralpathologische Ätiologie vom Tetanus (III.2.1.) dominierte, blieben austreibende Mittel die Behandlungsmethode der Wahl. Erst nachdem die Vormachtstellung der Kirche gebrochen war (Säkularisierung) und sich der demokratische Gedanke in weiten Teilen Europas durchzusetzen begann, konnte die (lange vordem geäußerte) Theorie der Mikroben allgemein überzeugen, was wiederum ein Umdenken in therapeutischer Hinsicht erzwang (Serumtherapie, Impfung).

Wie schon im Falle der Amputations- und Frakturgeschichte konnten auch für die Viszeral- (III.3.1.-3.3.) und Tumorchirurgie (III.4.1.-4.3.) parallele Entwicklungen ausgemacht werden. Als conditio sine qua non jeden Eingriffs in das Körperinnere muß der Ausbau der Anatomie angesehen werden. Diese konnte aber erst gedeihen, nachdem das Intrepretationsmonopol nicht länger in den Händen des Klerus (Mönchsmedizin, Scholastik) lag, der Geist sich aus alten Fesseln zu lösen begann (Renaissance, Humanismus, Aufklärung) und den Blick freigab in Makro- und Mirokosmos. Erst als die Anatomie zur Basis der Heilkunde erhoben wurde, konnte die Vorstellung einer lokalistischen Solidarpathologie plausibel erscheinen. Mit dem Wandel von der Humoral- zur Solidarpathologie mußte aber nicht alleine theoretisches Gedankengut überdacht werden (Änderung der Tumorklassifikation), sondern auch das therapeutische Ziel neu gesteckt werden, das von nun an in der anatomischen Korrektur gesehen wurde. Dass in der Folge ungezählte Krankheitsbilder der Viszeral- und Tumorchirurgie einer operativen Therapie erschlossen wurden, sollte demnach nicht alleine dem Konto der großen medizinischen Errungenschaften (Narkose und Aseptik) angerechnet werden, sondern im Zusammenhang mit oben angedeuteten und in III.3.4. und 4.4. ausführlich erläuterten, übergreifenden Entwicklungen gesehen werden. Weiterhin haben wir gesehen, dass in weiten Teilen der Viszeral- und Tumorchirurgie im ausgehenden 19. und beginnenden 20. Jahrhundert eine Überbewertung radikalchirurgischer Behandlungsweisen vorherrschte. Ähnlich wie schon in der Geschichte der Amputationen und Frakturen konnten auch hier Verbindungen mit außermedizinischen Einflußgrößen (Säkularisierung, industrielle Revolution, Nationalismus, Imperialismus, Positivismus u. a.) glaubhaft gemacht werden. Erst nachdem die zerstörerische Kraft von Technologie und Chemie immer deutlicher zu Tage getreten war, setzte Mitte des 20. Jh. eine gegenläufige Tendenz ein, die zu einer Bevorzugung organerhaltender, gewebeschonender Vorgehensweisen führte.

Nicht weniger deutlich ist das Zusammengreifen außermedizinischer Ereignisse und medizinischer Entwicklungen in dem zuletzt betrachteten Thema der Fehlbildungen (III.5.1.) geworden. So konnten sich die jahrtausendelang tradierten, ätiologischen Vorstellungen erst von ihrem metaphysischen Ansatz lösen, als mit der kopernikanischen Wende im 16. Jh. auch das Dogma der Präformationstheorie gefallen war. Mit der Widerlegung der Urzeugung, an deren Stelle neue Theorien in der Entwicklungsgeschichte traten (Epigenese, Keimblätter), und den Postulaten der Deszendenzlehre *Darwins* konnten entscheidende Faktoren ausgemacht werden, die zur Entmythologisierung der einstmaligen »terata« und »monstra« maßgeblich beigetragen haben. Dass auch in diesem Fall das geistige Klima von Humanismus und Aufklärung die notwendige Vorarbeit geleistet hat, braucht nicht eigens erwähnt zu werden.

Am Ende unserer Darstellung bleibt demnach festzuhalten, dass vielfältige reale Ereignisse (gesellschaftlicher, politischer, wirtschaftlicher Natur etc.) und einschneidende Neuerrungenschaften (z. B. Erfindung von Schießpulver, Buchdruck, Mikroskop) durch ihre verändernde Kraft auf die bestehende Wirklichkeit ebenso Einfluß genommen haben auf die Zielrichtung des medizinischen Fortschritts wie ideelle Güter (geistesgeschichtlicher, religiöser,

Zusammenfassung

kultureller Natur etc.), die den geistigen Horizont erweiterten, bisherige Grenzen sprengten und damit den Blick freigaben auf (immer schon vorhandene, aber) bisher unbeachtete Tatsachen und Vorstellungen. Aufgabe dieser Dissertation war es, in den vorgegebenen Themenbereichen anhand historisch dokumentierter Fakten den Wandel in der Medizin darzustellen und mögliche Gründe (medizinische ebenso wie außermedizinische) für die jeweilige Entwicklung aufzuzeigen ohne dabei in das Gebiet reiner Spekulation abzugleiten. Wir haben dabei gesehen, welche Pfade die Heilkunde im Laufe ihrer mehrtausendjährigen Geschichte genommen hat. In diesen gewaltigen Strom hat *Karl Lang* wie ungezählte und ungenannte anderer seinen bescheidenen Beitrag eingebracht. Obgleich sich ein rezeptorischer Niederschlag seiner Fallberichte nicht unmittelbar ausmachen lässt, kann doch nicht ausgeschlossen werden, dass auch diese vergleichsweise kurzen Arbeiten, Denkanstöße gegeben und damit dem Fortschreiten der Medizin gedient haben. Aufbauend auf dem Wissen und der Erfahrung, den Wegen und Irrwegen vieler Generationen hat *Lang* im kleinen Rahmen seinen wissenschaftlichen Impetus auf diese Weise zum Ausdruck gebracht. Wie das helle Licht der Sonne abgeschwächt durch die bunten Scheiben der Fenster einer Kathedrale bricht, lassen die Kasuistiken das Licht der Medizingeschichte im Filter ihrer jeweiligen Zeit durchscheinen. Wie aber die unterschiedlichen Farben eines Domfensters sich im Durchlicht untereinander verbinden und ihr farbiger Schein auf die Wände des Raumes fällt, so können auch diese scheinbar noch so unbedeutenden Berichte in ihrer Gesamtheit die Steine färben, aus denen das jahrtausendealte Gebäude der Medizingeschichte errichtet ist. So gesehen sind auch *Langs* Arbeiten infinitiv kleinen, zerbrechlichen Glasscherben gleich, die mit ungezählten Fachbeiträgen anderer Autoren zusammen das große Mosaik der Medizingeschichte bilden, an dem künfige Generationen so lange weiterbauen werden wie neue Eindrücke – medizinischer und außermedizinischer Art – in den Gesamtpool des Wissens einfließen.

Anhang

Literaturverzeichnis

1. Bücher

Ackerknecht, Erwin H.: Geschichte der Medizin. 7. Auflage. München 1992.
Ahlfeld, Friedrich: Die Mißbildungen des Menschen. Bd. I und Atlas. Leipzig 1880.
Albert, Eduard: Lehrbuch der Chirurgie. Bd. IV: Die chirurgiscgen Krankheiten des Beckens und der unteren Gliedmasse. 3. Auflage. Wien Leipzig 1885.
Albrecht, Knut: Die operative Behandlung der Calcaneusfraktur. Dissertation. Hannover 1998.
Aschoff; Diepgen, Paul; Goerke, Heinz: Kurze Übersichtstabellen zur Geschichte der Medizin. 7. Auflage. Berlin Göttingen Heidelberg 1960.
Bailey, H.; Bishop, W.J.: Notable Names in Medicine and Surgery. London 1959.
Bazin, Germain: Der Louvre. München 1958.
Berner, Felix: Gustav Adolf. Der Löwe aus Mitternacht. Stuttgart 1982.
Bigger, Joseph W.: Man against Microbe. New York 1939.
Boardman, John: Reclams Geschichte der antiken Kunst. Stuttgart 1997.
Boenninghaus, Hans-Georg: Hals-Nasen-Ohrenheilkunde. 9. Aufl. Berlin Heidelberg 1993.
Böhler, Lorenz: Technik der Knochenbruchbehandlung im Frieden und im Kriege. Bd. I und II. 4. Auflage. Wien 1933. und 7. Auflage. Wien 1941.
Borst, Max: Die Lehre von den Geschwülsten. Bd. I-II. Wiesbaden 1902.
Bose, H.: Geschichte des Schienenverbandes von dem Alterthum an bis zu unserem Jahrhundert. Giessen 1882.
Brockhaus Enzyklopädie in zwanzig Bänden. 17. Auflage. Wiesbaden 1969.
Brunn, W. von: Kurze Geschichte der Chirurgie. 1928.
Burn, Jennifer; Lancaster, Paul: Congenital Malforformations Worldwide. A Report from the International Clearinghouse for Birth Defects Monitoring Systems. Amsterdam New York Oxford 1991.
Creutz, Rudolf; Steudel, Johannes: Einführung in die Geschichte der Medizin in Einzeldarstellungen. Iserlohn 1948.
Cruveilhier, Jean: Anatomie pathologique du corps humain. Bd I. Paris 1829-1835.
Curatulo, Giacomo Emilio: Die Kunst der Juno Lucina in Rom. Geschichte der Geburtshilfe von ihren ersten Anfängen bis zum 20. Jahrhundert. Berlin 1902.
Diepgen, Paul: Geschichte der Medizin. Bd. I-V. Berlin Leipzig 1914-1928.
Dohrn, Rudolf F.A.: Geschichte der Geburtshilfe der Neuzeit. Bd. I-II. Tübingen 1903.
Drewke, Walther: Die Frakturen des Calcaneus und ihre Bahandlung. Dissertation. Berlin 1913.

Durst, Jürgen: Chirurgie Compact Lehrbuch. Stuttgart New York 1994.
Eckart, Wolfgang U.: Geschichte der Medizin. 4. Auflage. Berlin Heidelberg New York 2000.
Eckart, Wolfgang U., Gradmann C. (Hrsg.): Ärztelexikon. Von der Antike bis zur Gegenwart. Berlin, Heidelberg, NewYork 2001.
Eckert, Horst: Ein gestieltes intraabdominelles Lymphangiom. Dissertation. München 1955.
Ellis, Harold: A History of Surgery. London 2001.
Ernst, Curt: Ein Neurinom des Nervus radialis. Dissertation. München 1927.
Fasbender, Heinrich: Geschichte der Geburtshilfe. Jena 1906.
Finckenstein, Raphael: Dichter und Aerzte. Ein Beitrag zur Geschichte der Literatur und zur Geschichte der Medizin. Neudruck der Ausgabe von 1864. Vaduz 1984.
Fischel, Alfred: Lehrbuch der Entwicklung des Menschen. Wien Berlin 1929.
Fischer, Isidor: Biographisches Lexikon der hervorragenden Ärzte der letzten fünfzig Jahre. Bd. I-II. Berlin Wien 1932-1933.
Fischer, Josef: Ein Beitrag zum klinischen Befund und Verlauf extra- und intrakranieller Epidermoide und Dermoide. Dissertation. Erlangen 1948.
Flor, Johann: Tetanus 1970-1979. Dissertation. Erlangen 1983.
Förster, August: Die Mißbildungen des Menschen systematisch dargestellt. Jena 1861.
Forth, Wolfgang; Henschler, Dietrich; Rummel, Walter: Pharmakologie und Toxikologie. 5. Auflage. Mannheim Wien Zürich 1990.
Frank, Wolfgang: Winthertur Atlas der Histopathologie. Neckarsulm München 1987.
Frey, Barbara: Zwillinge und Zwillingsmythen in der Literatur. Frankfurt a.M. London 2006.
Friedland, Samuel Leo: Die modernen Ansichten über die Entstehung der Doppelbildungen. Dissertation. Würzburg 1902.
Geering, Helmut: Anatomie und Klinik der Nervengeschwülste. Dissertation. Erlangen 1947.
Gleixner, C.; Müller, M.; Wirth, S.: Neurologie und Psychiatrie für Studium und Praxis. Breisach 1998/1999.
Grabert, Willy; Mulot, Arno; Nürnberger, Helmuth: Geschichte der deutschen Literatur. München 1979.
Grant, Michael; Hazel, John: Lexikon der antiken Mythen und Gestalten. 8. Aufl. München 1992.
Gurlt, Ernst Julius: Geschichte der Chirurgie und ihrer Ausübung. Volkschirurgie – Altertum – Mittelalter – Renaissance. Bd. I-III. Hildesheim 1964.
Gurlt, Ernst Julius: Handbuch der Lehre von den Knochenbrüchen. Erster oder allgemeiner Teil. Hamm 1862.
Habel, Walter: Wer Ist Wer? Das Deutsche Who's Who. XVI. Ausgabe von Degeners Wer Ist's? Berlin 1970.
Hamperl, Herwig: Lehrbuch der Allgemeinen Pathologie und der Pathologischen Anatomie. 24./25. Aufl. Berlin Göttingen Heidelberg 1960.
Hässlin, Johann J.: Köln. Die Stadt und ihre Bürger. München 1964.
Hensle, Walter: Über das Neurinom. Dissertation. Heidelberg 1931.

Hertle, Christian: Historische Aspekte der Tetanustherapie und der Immunisierung gegen Tetanus bis zum Ende des ersten Weltkrieges. Marburger Schriften zur Medizingeschichte Bd. 8. Frankfurt a.M. Bern New York 1984.
Hinrichsen, Klaus: Humanembryologie. Lehrbuch und Atlas der vorgeburtlichen Entwicklung des Menschen. Berlin Heidelberg New York 1990.
Hirsch, August (Hrsg.): Biographisches Lexikon der hervorragenden Ärzte aller Zeiten und Völker. Bd. I–V. 1. Aufl. Wien, Leipzig 1884-1887. 2.Aufl. 1932. 3. Aufl. ergänzt von Haberling W.; Hübotter F. und Vierordt H.. Bd. I-V. München Berlin 1962.
Hohl, Anton Friedrich: Die Geburt mißgestalteter, kranker und todter Kinder. Halle 1850.
Hollaender, Eugen: Wunder, Wundergeburt und Wundergestalt in Einblattdrucken des 15.-18. Jahrhunderts. Stuttgart 1921.
Höring, Felix O.: Klinische Infektionslehre. Einführung in die Pathogenese der Infektionskrankheiten. Berlin 1938.
Hübotter, Franz: Biographisches Lexikon der hervorragenden Ärzte aller Zeiten und Völker. Bd. I-V. 2. Auflage. Berlin Wien 1929.
Huch, Ricarda: Römisches Reich Deutsscher Nation. Bd. I-III. Zürich 1987.
Junghans, Holger; Lungwitz, Klaus: Zur geschichtlichen Beschreibung des Tetanus und zur gezielten Anwendung der Tetanus-Immunprophylaxe am Beispiel der Untersuchungen in den Bezirken Karl-Marx-Stadt und Gera. Dissertation. Berlin 1980.
Junkelmann, Marcus: Die Reiter Roms. Teil II. Kulturgeschichte der antiken Welt. Bd. 49. Philipp von Zabern. Mainz a.Rh. 1991.
Kammerlohr, Otto: Epochen der Kunst. Bd. I – IV. 2. Auflage Erlangen 1970-1977.
Kämpf, Klaus: Teratologie als Vorstufe einer Entwicklungsgeschichte. Köln 1987.
Kasicka, Frantisek; Nechvátal, Borivoj: Loket. Odeon-Verlag 1983.
Kasper, August: Zur Casuistik der Neurome. Dissertation. Greifswald 1883.
Killian, H.; Krämer, G.: Meister der Chirurgie und die Chirurgenschulen im Deutschen Raum. Stuttgart 1951.
Kinder, Hermann; Hilgemann, Werner: dtv-Atlas zur Weltgeschichte. Karten und chronologischer Abriß. Bd. II. 15. Auflage. München 1980.
Kleinwächter, Ludwig: Die Lehre von den Zwillingen. Prag 1871.
Kunze, Klaus: Praxis der Neurologie. Stuttgart New York 1999.
Kupferberg, Florian: Ein Beitrag zur pathologischen Anatomie der Geschwülste im Verlaufe der Nerven. Dissertation. Giessen 1854.
Lange, Max: Kriegsorthopädie. Stuttgart 1943.
Langman, Jan: Medizinische Embryologie. Die normale menschliche Entwicklung und ihre Fehlbildungen. Stuttgart New York 1985.
Laufenberg, Jakob: Ueber eine Dermoidcyste am Sternum. Dissertation. München 1901.
Lehmann, Klaus: Ein Neurinom im Halsbereich. Dissertation. München 1982.
Lehmann, Volker: Der Kayserliche Schnitt. Die Geschichte einer Operation. Stuttgart 2006.
Leonhardt, Helmut: Histologie, Zytologie und Mikroanatomie des Menschen. 7. Auflage. Stuttgart New York 1985.

Lichtenthaeler, Charles: Geschichte der Medizin. Die Reihenfolge ihrer Epochen-Bilder und die treibenden Kräfte ihrer Entwicklung. Bd. I und II. Köln 1974.
Lindeboom, G.A.: Dutch Medical Biography. A biographical Dictionary of Dutch Physicians and Surgeons 1475-1975. Amsterdam 1984.
Loustalot, Prospero. Über Mißbildungen des caudalen Körperendes. Dissertation Basel 1950.
Major, Ralph H.: A History of Medicine. Bd. I-II. Springfield Illinois 1954.
Marchand, Richard: Das plexiforme Neurom. Dissertation. Halle 1876.
Martius, Heinrich. Die Geburtshilflichen Operationen. Ihre Ausführung und Anwendung. 9. Aufl. Stuttgart 1962.
Masuhr, Karl; Neumann, Marianne: Neurologie. 2. Aufl. Stuttgart 1992.
Meade, Richard. H.: An Introduction to the History of General Surgery. Philadelphia London Toronto 1968.
Meyer-Steineg, Th.; Sudhoff, Karl: Geschichte der Medizin im Überblick mit Abbildungen. 3. Aufl. Jena 1928.
Müller, M.: Chirurgie für Studium und Praxis. 2. Auflage. Breisach/Rh. 1994.
Nigst, Henry: Die Chirurgie der Peripheren Nerven. Stuttgart 1955.
O'Rahilly, Ronan; Müller, Fabiola: Embryologie und Teratologie des Menschen. Bern Göttingen Toronto Seattle 1999.
Oldenburg, Volker: Der Mensch und das Monströse. Zu Vorstellungsbildern in Anthropologie und Medizin in Darwins Umfeld. Essen 1996.
Pagel, Julius Leopold: Einführung in die Geschichte der Medizin in 25 akademischen Vorlesungen. Berlin 1898.
Pagel, Julius L.(Hrsg.): Biographisches Lexikon hervorragender Ärzte des neunzehnten Jahrhunderts. Berlin 1901.
Peiper, Albrecht: Chronik der Kinderheilkunde. Leipzig 1951.
Pertsch, Erich und Lange-Kowal, Ernst Erwin: Langenscheidts Schulwörterbuch Lateinisch. Berlin München Zürich 1972.
Pies, Eike: Ich bin der Doktor Eisenbarth. Leben und Wirken des berühmten Chirurgen. 3. Auflage. Berlin Gießen Halle Hamburg Hannover Heidelberg Köln 1995.
Porter, Roy: The Greatest Benefit to Mankind. London 1997.
Povacz, Fritz: Geschichte der Unfallchirurgie. Berlin Heidelberg New York 2000.
Pschyrembel, Willibald (Hrsg.): Klinisches Wörterbuch (begr. 1894 von Otto Dornblüht). 257. Auflage (bearbeitet von Helmut Hildebrandt). Berlin New York 1994.
Puschmann, Theodor (Begr.), Neuburger, Max und Pagel, Julius (Hrsg.): Handbuch der Geschichte der Medizin. Bd. I-III. Jena 1902-1905.
Rathmann, Michael: Das Cholesteatom heute. Dissertation. Hamburg 1993.
Reeh, Ingo: Die operative Behandlung der Calcaneusfraktur. Dissertation 1996.
Reinhold, Gottfried: Über einen Fall von ölhaltiger Dermoidcyste auf der linken Schläfenbeinschuppe. Dissertation. Tübingen 1893.
Reverdy, Rudolf: Über Lymphangiome mit Mitteilung eines Falles von mehrmals recidivierendem Lymphangiom. Dissertation. München 1939.
Riede, Ursus Nikolaus: Die Macht des Abnormen als Wurzel der Kultur. Stuttgart New York 1995.

Röhl, John C.G.: Wilhelm II. Die Jugend des Kaisers 1859-1888. 2. Aufl. München 2001.
Roth, Otto: Ein Fall von Lymphangioma cysticum. Beitrag zu den retroperitonealen cystischen Abdominaltumoren. Dissertation. Zürich 1880.
Rothenaicher, Lorenz: Ueber Lymphangiom. Dissertation. Würzburg 1890/1891.
Russell, Bertrand: Denker des Abendlandes. Eine Geschichte der Philosophie. Bindlach 2005.
Russmann, Franz: Über das primäre Cholesteatom des Schädels unter Berücksichtigung des Felsenbeines. Dissertation. Würzburg 1955.
Rüster, Detlef: Alte Chirurgie. Berlin 1984.
Sachs, Michael: Geschichte der operativen Chirurgie. Bd. I-V. Heidelberg 2001.
Schaaf, Paul: Robert Koch und Emil von Behring. Ursprung und Geist einer Forschung. Leipzig Berlin 1950.
Schaller, Anton: Geburtsmedizinische Teratologie. München Berlin Wien 1975.
Scharenberg, Konstantin; Liss, Leopold: Neuroectodermal Tumors of the Central and Peripheral Nervous System. Baltimore 1969.
Schatz, Friedrich: Die griechischen Götter und die menschlichen Missgeburten. Wiesbaden 1901.
Schipperges, Heinrich: 5000 Jahre Chirurgie. Magie – Handwerk – Wissenschaft. Kosmos Bibliothek Bd. 253. Stuttgart 1967.
Schneck, Peter: Geschichte der Medizin systematisch. Bremen und Lorch/Württemberg 1997.
Scholle, Annelies: Über die Behandlungsergebnisse des schweren Tetanus seit 1956. Dissertation. Tübingen 1964.
Schumacher, Gert Horst, Fanghänel, Jochen; Persaud, Trivedi Vidya: Teratologie. Jena Stuttgart New York 1992.
Schwalbe, Ernst: Die Morphologie der Mißbildungen des Menschen und der Tiere. Bd. I. Jena 1906. Bd. II. Die Doppelbildungen. Jena 1907.
Seitz, Walter: Taschenbuch der inneren Medizin. 3. Auflage. Stuttgart 1961.
Siewert, Rüdiger: Chirurgie. 7. Auflage. Berlin Heidelberg 2001.
Sigerist, Henry E.: Große Ärzte. Eine Geschichte der Heilkunde in Lebensbildern. 6. Auflage. München 1970.
Sobotta, J.; Becher, H.: Atlas der deskriptiven Anatomie des Menschen. Bd. I-III. 15. Auflage. München Berlin 1958.
Stadler, Peter: Ein Beitrag zur Lehre von den Lymphangiomen. Dissertation. Würzburg 1886.
Stirnemann, Hans: Tetanus. Bern Stuttgart 1966.
Störig, Hans Joachim: Kleine Weltgeschichte der Wissenschaft. Bd. I-II. Köln 2004.
Strubelt, Otfried: Elementare Pharmakologie und Toxikologie. 3. Auflage. Stuttgart 1989.
Sturis, Eugen: Ein Fall von Neurinoma Verocay als Beitrag zur Recklinghausen'schen Neurofibromatose. Dissertation. München 1927.
Sudhoff, Karl: Kurzes Handbuch der Geschichte der Medizin. 3./4. Aufl. von Pagels »Einführung in die Geschichte der Medizin« (1898). Berlin 1922.

Unschuld, Paul U.: Was ist Medizin? Westliche und östliche Wege der Heilkunst. München 2003a.
Unschuld, Paul U.: Huang Di nei jing su wen. Nature, Knowledge, Imagery in an Ancient Chinese Medical Text. Berkeley Los Angeles London 2003b.
Unschuld, Paul U.: Der Arzt als Fremdling in der Medizin? Standortbestimmung. München Wien New York 2005a.
Unschuld, Paul U.: Das Heil der Mitte. Theorie und Praxis, Ursprung und Gegenwart der Medizin in China. München-Linz. 2005b.
Vesenmayer, J.: Über einen bemerkenswerten Fall von Cholesteatom der Cellulae mastoideae. Dissertation. Tübingen 1900.
Voss, Hermann; Herrlinger, Robert: Taschenbuch der Anatomie. Bd. I-III. Stuttgart 1957.
Wallner, Adolf: Beitrag zur Kenntnis der Neurinoma Verocay. Dissertation. München 1922.
Wangensteen Owen H.; Wangensteen Sarah D.: The Rise of Surgery. Folkestone (England) 1978.
Weibel, Wilhelm: Lehrbuch der Frauenheilkunde. Bd. I. Geburtshilfe. Berlin Wien 1937.
Weiss, Philipp Friederich: Ueber den Starrkrampf. Inaugural-Abhandlung. Stuttgart 1824.
Winiwarter, Alexander von; Billroth, Theodor: Die allgemeine chirurgische Pathologie und Therapie in 51 Vorlesungen. 15. Aufl. Berlin 1893.
Zeis, Eduard: Die Literatur und Geschichte der Plastischen Chirurgie. Bologna 1963.
Zeissig, Hans: Neuer Geschichts- und Kulturatlas. Von der Urzeit zur Gegenwart. Frankfurt Berlin Hamburg München 1950.

2. Sammelwerke

Albert, Eduard: Die verschiedenen Formen des Darmverschlusses. In: Lehrbuch der Chirurgie und Operationslehre. Vorlesungen für prakt. Ärzte und Studierende. Bd. III. Die chirurg. Krankheiten des Bauches, des Mastdarms und der Scrotalhöhle. 3. Auflage. Wien Leipzig 1885. S. 94-113.
Ascher, Fritz: Chirurgie der Haut und des Unterhautzellgewebes. In: Die Chirurgie. Bd. I-VI. Hrsg. v. M. Kirschner und O. Nordmann. Berlin Wien 1928. Bd. II. 1. Teil. S. 603-866.
Baldwin, Virginia J.: Pathology of Multiple Pregnancy. In: Textbook of Fetal and Perinatal Pathology. 2. Aufl. Hrsg. v. Jonathan Wigglesworth und Don B. Singer. Maiden Oxford London 1998. S. 200-232.
Balzer, Klaus: Tumoren des Gefäßsystems. In: Chirurgie. Schnitt für Schnitt. Hrsg. v. Andreas Hirner und Bruno Weise. Stuttgart New York 2004. S. 763.
Baumgartner, R.: Spezielle Unfallchirurgie. In: Chirurgische Facharztweiterbildung Bd. II. Operationsatlas zu den geforderten operativen Verfahren. Hrsg. v. M. Rehner und H.J. Oestern. Bd. I-III. Stuttgart New York 1998. S. 772-782.
Bellucci, Richard: Selection of Cases and Classification of Tympanoplasty. In: The Otolaryngologic Clinics of North America. Vol. 22. Nr. 5. Oct. 1989. Cholestea-

toma. Hrsg. v. S. Parisier und D. Edelstein. Philadelphia London Toronto. 1989. S. 911-926.

Beloch, Julius: Die Griechen bis auf Alexander den Großen. Die Frühzeit. In: Ullsteins Welt-geschichte. Die Entwicklung der Menschheit in Staat und Gesellschaft, in Kultur und Geistesleben. Bd. I Altertum. Hrsg. v. J. von Pflugk-Harttung. Berlin 1910. S 139-196.

Benfenati, F.; Valtorta, F.: Neuroexocytosis. In: Clostridial Neurotoxins. The Molecular Pathogenesis of Tetanus and Botulism. Bd. 195 von Current Topics in Microbiology and Immunology. Hrsg. v. Cesare Montecucco. Berlin New York 1995. S. 195-219.

Blohmke, Arthur: Die Chirurgie des Ohres. In: Die Chirurgie. Bd. I-VI. Hrsg. v. M. Kirschner und O. Nordmann. Berlin Wien 1930. Bd. IV. 1. Teil. S. 359-636.

Borst, Max: Echte Geschwülste. In: Pathologische Anatomie. Ein Lehrbuch für Studierende und Ärzte. Hrsg. v. Ludwig Aschoff. 8. Aufl. Jena 1936. Bd. I. 599-724.

Brieger, Th.: Reformation. Der Angriff auf den Ablaß. In: Ullsteins Weltgeschichte. Die Entwicklung der Menschheit in Staat und Gesellschaft, in Kultur und Geistesleben. Bd. IV. Geschichte der Neuzeit 1500-1650. Hrsg. v. J. Plugk-Harttung. Berlin 1907. S. 191-413.

Brockelmann, C.: Der Islam von seinen Anfängen bis zur Gegenwart. In: Ullsteins Weltgeschichte. Die Entwicklung der Menschheit in Staat und Gesellschaft, in Kultur und Geistesleben. Bd. III. Orient. Hrsg. v. J. von Pflugk-Harttung. Berlin 1910. S. 131-319.

Bruns, Paul: Die Lehre von den Knochenbrüchen. In: Deutsche Chirurgie. Lieferung 27. Hrsg. v. Th. Billroth und Luecke. Stuttgart 1886.

Buzello, Arthur: Der Wundstarrkrampf beim Menschen. In: Neue Deutsche Chirurgie. Bd. 45. Begr. v. P. von Bruns. Hrsg. v. H. Küttner. Stuttgart 1929.

Coenen, Hermann: Die Geschwülste. In: Die Chirurgie. Eine zusammenfassende Darstellung der allgemeinen und der speziellen Chirurgie. Bd. I-VI. Hrsg. V. M. Kirschner und O. Nordmann. Berlin Wien 1928. Bd. II. 1. Teil S. 1-296.

Ecke, H.; Stöhr, U. und Krämer, K.: Chirurgie der Verletzungen und die Geschichte der Wiederbelebung. Unfallchirurgie. In: Chirurgie historisch gesehen. Hrsg. v. F.X. Sailer und F.W. Gierhake. München 1973. S. 204-216.

Edelstein, David; Parisier, Simon: Surgical Techniques and Recidivism in Cholesteatoma. In: The Otolaryngologic Clinics of North America. Vol. 22. Nr. 5. Oct. 1989. Cholesteatoma. Hrsg. v. S. Parisier und D. Edelstein. Philadelphia London Toronto 1989. S. 1029-1040.

Erb, Wilhelm: Handbuch der Krankheiten des Nervensystems. In: Handbuch der speziellen Pathologie und Therapie. Hrsg. v. H. von Ziemssen. Bd. XII. 1. Hälfte. Leipzig 1874.

Fetscher, Rainer: Abriss der Erbbiologie und Eugenik. In: Mathematisch-naturwissenschaftlich-technische Bücherei. Bd. 10. Hrsg. v. Wasserloos und G. Wolff. Berlin 1927.

Fischer, Friedrich: Krankheiten der Lymphgefäße, Lymphdrüsen und Blutgefäße. In: Deutsche Chirurgie. Lieferung 24a. Hrsg. v. E.v. Bergmann und P.v. Bruns. Stuttgart 1901.

Fischer, Isidor: Geschichte der Gynäkologie. In: Biologie und Pathologie des Weibes. Bd. I. Hrsg. v. Halban und Seitz. Berlin Wien 1923.
Friedensburg, W.: Der Ausgang des Mittelalters. Nationale Literaturanfänge. Und Zusammenbruch der universalen Gewalten und Begründung nationaler Staaten. In: Ullsteins Weltgeschichte. Die Entwicklung der Menschheit in Staat und Gesellschaft, in Kultur und Geistesleben. Bd. II Mittelalter. Hrsg. v. J. von Pflugk-Harttung. Berlin 1909. S. 331-460 und 531-543.
Frischkorn, Rolf: Die Geschichte der gynäkologischen Radiologie. In: Zur Geschichte der Gynäkologie. Hrsg. v. L. Beck. 1986. S. 299-331.
Galazka, A.; Gasse, F.. The Present Status of Tetanus and Tetanus Vaccination. In: Clostridial Neurotoxins. The Molecular Pathogenesis of Tetanus and Botulism. Bd. 195 von Current Topics in Microbiology and Immunology. Hrsg. v. Cesare Montecucco. Berlin New York 1995. S. 31-53.
Gantz, B.J.; McCabe, B.F.: Cholesteatoma: What have we learned? Summary of the first four int. Meetings on Cholesteatoma. In: Cholesteatoma and Mastoid Surgery. Proceedings of the Fifth. International Conference on Cholesteatoma and Mastoid Surgery. Alghero-Sardinia (Italy) Sept. 1-6 1996. S. 861-867.
Gocht, Hermann: Künstliche Glieder. In: Deutsche Chirurgie. Lieferung 29a. Hrsg. v. E. von Bergmannn und P. Bruns. Stuttgart 1907.
Goerke, Heinz: Ferdinand Sauerbruch (1877 bis 1951). In: Die berühmten Ärzte. Hrsg. v. R. Dumesnil und H. Schadewaldt. Köln 1966. S. 343-346.
Gohrbandt, Paul: Elektrochirurgie. In: Chirurgische Operationslehre. Begr. v. Bier, Braun und Kümmell. Hrsg. v. Fischer, Gohrbandt und Sauerbruch. 7. Aufl. Leipzig 1952-1955. Bd. I. S. 148-150.
Griessmann, Heinz: Die Operationen im Retroperitoneum. In: Chirurgische Operationslehre. Begr. v. Bier, Braun und Kümmell. Hrsg. v. Fischer, Gohrbandt und Sauerbruch. 7. Aufl. Leipzig 1952-1955. Bd. IV. S. 429-432.
Gruber, Georg B.: Mißbildungen. In: Pathologische Anatomie. Bd. I. Hrsg. v. Ludwig Aschoff. 8. Aufl. Jena 1936. S. 291-325.
Guleke, Nicolai: Die Operationen am Darm. Invaginations- und Desinvaginationsverfahren. In: Chirurgische Operationslehre. Bd. IV. Die Operationen am Bauch. Hrsg v. Fischer, Gohrbandt und Sauerbruch. 7. Auflage. Leipzig 1955. S. 309-311.
Guleke, Nicolai: Die Verletzungen der Knochen und Gelenke der Gliedmaßen. In: Lehrbuch der Chirurgie. Bd. II. Chirurgie der Wirbelsäule, des Beckens und der Exremitäten. Hrsg. v. L. Wullstein und H. Küttner. 9. Auflage. Jena 1931.
Gurlt, Ernst Friedrich: Monstrum, Mißbildung. In: Encyclopädisches Wörterbuch. Bd. XXIV. Hrsg. v. W.H. Busch, C.F. von Gräfe, E. Horn, H.F. Link, J. Müller, E. Osann. Berlin 1840. S. 1-68.
Guttmacher, Alan F., Nichols, Buford L.: Teratology of Conjoined Twins. In: Conjoined Twins. Birth Defects Orig. Artic. Ser. Vol. III. Nr. 1. 1967. Hrsg. v. Daniel Bergsma. S. 3-9.
Guttmacher, Alan F.: Biographical Notes on Some Famous Conjoined Twins. In: Conjoined Twins. Birth Defects Orig. Artic. Ser. Vol. III. Nr. 1. 1967. Hrsg. v. Daniel Bergsma. S. 10-17.

Haeser, Heinrich: Übersicht der Geschichte der Cirurgie und des Chirurgischen Standes. In: Deutsche Chirurgie. Lieferung 1. Hrsg. v. Billroth und Luecke. Stuttgart 1879.

Hagner Michael: Monstrositäten haben eine Geschichte. In: Der falsche Körper. Beiträge zu einer Geschichte der Monstrositäten. Hrsg. v. M. Hagner. Göttingen 1995. S. 7-20.

Hagner, Michael: Vom Naturalienkabinett zur Embryologie. Wandlungen des monströsen und die Ordnung des Lebens. In: Der falsche Körper. Beiträge zu einer Geschichte der Monstrositäten. Hrsg. v. M. Hagner. Göttingen 1995. S. 73-107.

Halpern, J.L.; Neale, E.A.: Neurospecific Binding, Internalization and Retrograde Axonal Transport. In: Clostridial Neurotoxins. The Molecular Pathogenesis of Tetanus and Botulism. Bd. 195 von Current topics in Microbiology and Immunology. Hrsg. v. Cesare Montecucco. Berlin New York 1995. S. 221-241.

Hansis, Martin: Unfallchirurgie zwischen Lebenserhalt und Funktionsoptimierung. Die Fortschritte in der Behandlung von Unfallopfern. In: Meilensteine der Medizin. Hrsg. v. Heinz Schott. Dortmund 1996. S. 493-496.

Heineke, Walther H.: Die chirurgischen Krankheiten des Kopfes. In: Deutsche Chirurgie. Lieferung 31. Hrsg. v. Th. Billroth und A. Luecke. Stuttgart 1882.

Heyn, Willibald: Die operative Behandlung der Milzverletzungen und der Milzblutungen. In: Chirurgische Operationslehre. Bd. IV. Die Operationen am Bauch. Begr. v. Bier, Braun und Kümmell. Hrsg. v. Fischer, Gohrbandt und Sauerbruch. 7. Auflage. Leipzig 1955. S. 623-626.

Hirner, Andreas und Lange, Leonie: Fremdblut sparende Maßnahmen. In: Chirurgie. Schnitt für Schnitt. Hrsg. v. Andreas Hirner und Kuno Weise. Stuttgart New York 2004. S 128-129.

Hirner, Andreas; Decker, Pan: Viszeralchirurgische Operationsprinzipien. In: Chirurgie. Schnitt für Schnitt. Hrsg. v. Andreas Hirner und Kuno Weise. Stuttgart New York 2004. S. 168-169.

Hirner, Andreas; Remig, Jürgen: Erkrankungen im Retroperitoneum. und Hiatushernien. In: Chirurgie. Schnitt für Schnitt Hrsg. v. Andreas Hirner und Kuno Weise. Stuttgart New York 2004. S. 464-467. und 478-479.

Hirner, Andreas; Späth, Georg: Dünndarmtumoren. In: Chirurgie. Schnitt für Schnitt. Hrsg. v. Andreas Hirner und Kuno Weise. Stuttgart New York 2004. S. 598-599.

Hirschfeld, Hans, Mühsam, Richard: Chirurgie der Milz. In: Neue Deutsche Chirurgie. Bd. 46. Hrsg. v. H. Küttner. Stuttgart 1930.

Jahn, Anthony F.: Cholesteatoma: What is it, how did it get there, and how do we get rid of it? In: The Otolaryngologic Clinics of North America. Vol. 22. Nr. 5. Oct. 1989. Cholesteatoma. Hrsg. v. S. Parisier und D. Edelstein. Philadelphia London Toronto 1989. S. 847-857.

Jakschik, Jens; Hirner, Andreas: Allgemeine und viszerale Chirurgie. Milz. In: Chirurgie. Schnitt für Schnitt. Hrsg. v. Andreas Hirner und Kuno Weise. Stuttgart New York 2004. S. 576-579.

Kalff, Jörg, Hirner, Andreas: Ursachen des akuten Abdomens. Klinik und Diagnostik des akuten Abdomens. Indikation zur notfallmäßigen Laparotomie. In: Chirurgie. Schnitt für Schnirr. Hrsg. v. Andreas Hirner und Kuno Weise. Stuttgart New York 2004. S. 642-647.

Kaufmann, Georg: Kaisertum und Papsttum bis Ende des 13. Jahrhunderts. In: Ullsteins Weltgeschichte. Die Entwicklung der Menschheit in Staat und Gesellschaft, in Kultur und Geistesleben. Bd. II. Mittelalter. Hrsg. v. J. von Plugk-Harttung. Berlin 1909. S. 139-327.

Kayser, Fritz H.: Erreger bakterieller Infektionskrankheiten. Anaerobe Sporenbildner: Clostridium tetani. In: Medizinische Mikrobiologie. Begr. v. Ernst Wiesmann. Stuttgart New York 1989. S. 137-251.

Keats, Arther S. et al.: Conjoines Twins – A Review of Anesthetic Management for Separa-ting Operations. In: Conjoined Twins. Birth Defects Orig. Artic. Ser. Vol. III. Nr. 1. 1967. Hrsg. v. Daniel Bergsma. S. 80-88.

Keil, Gundolf: Die »X-Strahlen« aus Würzburg als Weltsensation. Röntgens Entdeckung und die Folgen. In: Meilensteine der Medizin. Hrsg. v. Heinz Schott. Dortmumd 1996. S. 381-388.

Klapp: Der Wundstarrkrampf. In: Lehrbuch der Chirurgie. Bd. III. Hrsg. v. Wullstein und Wilms. 6. Auflage. Jena 1919. S. 111-115.

Klapp: Die Erkrankungen der Nerven im Bereich der Extremitäten. Hämangiome und Lymphangiome. In: Lehrbuch der Chirurgie. Bd. III. Hrsg. v. Wullstein und Wilms. 6. Aufl. Jena 1919. S. 31-36 und 123-125.

Kleinwächter, Ludwig: Zwillinge. In: Real-Encyclopädie der gesamten Heilkunde. Medizinisch-chirurgisches Handwörterbuch für praktische Ärzte. Bd. XV. Hrsg. v. Albert Eulenburg. Wien Leipzig 1881. S. 96-108.

Kölliker, Theodor: Die Verletzungen und chirurgischen Erkrankungen der peripheren Nerven. In: Deutsche Chirurgie. Hrsg. v. Th. Billroth und A. Luecke. Lieferung 24b. Stuttgart 1890.

König, Fritz: Wesen, Erkennung und Behandlung der Krebskrankheit. In: Neue Deutsche Chirurgie. Hrsg. v. Erich Lexer. Bd. 57. Stuttgart 1937.

Körte, Werner: Operationen an der Milz. In: Chirurgische Operationslehre. Bd. III. Die Operationen am Bauch. Hrsg. v. Bier, Braun und Kümmell. 3. Auflage. Leipzig 1920. S. 600-608.

Körte, Werner: Operationen im retroperitonealen Raum. In: Chirurgische Operationslehre. Bd. III. Hrsg. v. A. Bier, H. Braun und H. Kümmell. 3. Aufl. Leipzig 1920. S. 609-612.

Koerting, Walther: Die Deutsche Universität in Prag. Die letzten hundert Jahre ihrer Medi-zinischen Fakultät. In: Schriftenreihe der Bayerischen Landesärztekammer. Bd. 11. München 1968.

Kremer, Karl; Schumpelick, Volker; Hierholzer, Günther (Hrsg.): Chirurgische Operationen. Atlas für die Praxis. Stuttgart New York 1992. S. 599-601.

Kümmerle, Fritz: Die Chirurgischen Erkrankungen des Dünndarms. In: Neue Deutsche Chirurgie. Begr. v. Paul von Bruns. Hrsg. v. Hermann Krauss. Stuttgart 1963.

Küster, Ernst: Geschichte der Neueren Deutschen Chirurgie. In: Neue Deutsche Chirurgie. Bd. 15. Hrsg. v. Paul von Bruns. Stuttgart 1915. S. 76-79.

Lange, Max: Absetzungen im Bereiche des Fußes. In: Chirurgische Operationslehre.

Bd. VI. Hrsg. v. Albert W. Fischer, Erwin Gohrbrandt und Ferdinand Sauerbruch. 7. Auflage. Leipzig 1955. S. 690-697.

Ledderhose, Georg: Die chirurgischen Erkrankungen der Bauchdecken und die chirurgischen Krankheiten der Milz. In: Deutsche Chirurgie. Lieferung 45 b. Hrg. v. Billroth und Luecke. Stuttgart 1890.

Lehmann, Walter: Chirurgie der Nerven. In: Die Chirurgie. Bd. I-VI. Hrsg. v. M. Kirschner und O. Nordmann. Berlin Wien 1930. Bd. III. S. 833-980.

Levenson, Mark et al: Congenital Cholesteatomas of the Middle Ear in Children. Origin and Management. In: The Otolaryngologic Clinics o North America. Vol. 22. Nr. 5. Oct. 1989. Cholesteatoma. Hrsg. v. S. Parisier und D. Edelstein. Philadelphia London Toronto 1989. S 941-954.

Liu, David; Bergeron, Thomas: Contemporary Radiologic Imaging in the Evaluation of Middle Ear-Attic-Antral Complex Cholesteatomas. In: The Otolaryngologic Clinics of North America. Vol. 22. Nr. 5. Oct. 1989. Cholesteatoma. Hrsg. v. S. Parisier und D. Edelstein. Philadelphia London Toronto 1989. S. 897-909.

Loebell, Helmut: Hals-, Nasen- und Ohrenheilkunde. In: Kurzes Lehrbuch der Kinder-, Augen-, HNO-heilkunde und Dermatologie. Hrsg v. Hermann Mai. München 1962. S. 537-673.

Lossen, H.: Die Resektion der Knochen und Gelenke. In: Deutsche Chirurgie. Lieferung 29b. Hrsg. v. E. von Bergmann und P. Bruns. Stuttgart 1907.

Luecke, A., Zahn, F.W.: Chirurgie der Geschwülste. 1.Teil. Allgemeine Geschwulstlehre. In: Deutsche Chirurgie. Lieferung 22. 1. Hälfte. Hrsg. v. E.von Bergmann und P.von Bruns. Stuttgart 1896.

Magnan, J.: Eustachian Tube and Middle Ear Endoscopy. In: Cholesteatoma and Mastoid Surgery. Proceedings of the Fifth. International Conference on Cholesteatoma and Mastoid Surgery. Alghero-Sardinia (Italy) Sept. 1-6 1996. S. 785-794.

Magnus, G.: Brüche der Fußwurzel. In: Lehrbuch der Chirurgie. Bd. II. Chirurgie der Wirbelsäule, des Beckens und der Extremitäten. Hrsg. v. L. Wullstein und H. Küttner. 9. Auflage. Jena 1931.

Marchand, Felix: Missbildungen. In: Real-Encyclopädie der gesamten Heilkunde. Medizinisch-chirurgisches Handwörterbuch für praktische Ärzte. Bd. IX. Hrsg. v. Albert Eulenburg. Wien Leipzig 1881. S. 95-143.

Middlebrook, J.L.; Brown, J.E.: Immunodiagnosis and Immunotherapiy of Tetanus and Botulinum Neurotoxins. In: Clostridial Neurotoxins. The Molecular Pathogenesis of Tetanus and Botulism. Bd. 195 von Current Topics in Microbiology and Immunology. Hrsg. v. Cesare Montecucco. Berlin New York 1995. S. 89-122.

Montecucco, Cesare: Vorwort. In: Clostridial Neurotoxins. The Molecular Pathogenesis of Tetanus and Botulism. Bd. 195 von Current Topics in Microbiolgy and Immunology. Berlin New York 1995. S. V-VII.

Moscoso, Javier: Vollkommene Monstren und unheilvolle Gestalten. Zur Naturalisierung der Monstrositäten im 18. Jahrhundert. In: Der falsche Körper. Beiträge zu einer Geschichte der Monstrositäten. Hrsg. v. M. Hagner. Göttingen 1995. S. 56-72.

Most, A.: Chirurgie der Lymphgefäße und der Lymphdrüsen. In: Neue Deutsche Chirurgie. Bd. 24. Hrsg. v. H. Küttner. Stuttgart 1917.

Müller, Wilhelm von: Operationen an den Extremitäten. In: Chirurgische Operationslehre. Bd. V. Hrsg. v. August Bier, Heinrich Braun und Hermann Kümmell. 3. Auflage. Leipzig 1920

Müller-Oerlinghausen, Bruno: Die Rolle der Ärzteschaft bei der Aufklärung der Contergan-nebenwirkungen und die Auswirkung auf die deutsche Arzneimittelgesetzgebung. In: Die Contergankatastrophe – Eine Bilanz nach 40 Jahren. Jahrbuch Bd. VI. des Deutschen Orthopädischen Geschichts- und Forschungsmuseums. Hrsg. v. Ludwig Zichner, Michael A. Rauschmann, Klaus-Dieter Thomann. Darmstadt 2005. S. 33-37.

Neubert, Ch.; Faupel, L.; Katzenmeier, U.: Bauchwandbrüche. In: Chirurgie Historisch Gesehen. Hrsg. v. F.X. Sailer und F.W: Gierhake. München. 1973. S. 139-152.

Neumann, Josef N.: Der mißgebildete Mensch. Gesellschaftliche Verhaltensweisen und moralische Bewertungen von der Antike bis zur frühen Neuzeit. In: Der falsche Körper. Beiträge zu einer Geschichte der Monstrositäten. Hrsg. v. M. Hagner. Göttingen 1995. S. 21-44.

Nichols, Buford L.: General Clinical Management of Thoracopagus Twins. In: Conjoined Twins. Birth Defects Orig. Artic. Ser. Vol. III. Nr. 1. 1967. Hrsg. v. Daniel Bergsma. S. 38-51.

Nöller, Fred: Die Operationen an der oberen Extremität. In: Chirurgische Operationslehre. Begr. v. Bier, Braun und Kümmell. Hrsg. V. Fischer, Gohrbandt und Sauerbruch. 7. Aufl. Leipzig 1952-1955. Bd. VI. S. 109-113.

Nussbaum, Johann N. Ritter von: Die Verletzungen des Unterleibs. In: Deutsche Chirurgie. Lieferung 44. Hrsg. v. Billroth und Luecke. Stuttgart 1880.

Pepper, Kenneth C.: Ethical and Moral Considerations in the Separation of Conjoined Twins. In: Conjoined Twins. Birth Defects Orig. Artic. Ser. Vol. III. Nr. 1. 1967. Hrsg. v. Daniel Bergsma. S. 128-134.

Petersen, H.: Amputationen und Exartikulationen. In: Deutsche Chirurgie. Lieferung 29a. Hrsg. v. E. von Bergmann und P. Bruns. Stuttgart 1907.

Pfleiderer, Albrecht: Sexuell übertragbare Erkrankungen. In: Lehrbuch der Gynäkologie lfe. Hrsg. v. G. Martius, M. Breckwoldt und A. Pfleiderer. Stuttgart New York 1994. S. 443-465.

Philippson, M.: Gegenreformation in Süd- und Westeuropa. In: Ullsteins Weltgeschichte. Die Entwicklung der Menschheit in Staat und Gesellschaft, in Kultur und Geistesleben. Bd. IV Geschichte der Neuzeit. Das religiöse Zeitalter 1500-1650. Hrsg. v. J. von Pflugk-Harttung. Berlin 1907. S. 521-629.

Popoff, M.R.: Ecology of Neurotoxigenic Strains of Clostridia. In: Clostridial Neurotoxins. The Molecular Pathogenesis of Tetanus and Botulism. Bd. 195 von Current Topics in Microbiology and Immunology. Hrsg. v. Cesare Montecucco. Berlin New York 1995. S. 1-29.

Precerutti, G., Ceccato, C.; Ragusa, S.: One-day surgery in Otosurgery. In: Cholesteatoma and Mastoid Surgery. Proceedings of the Fifth. International Conference on Cholesteatoma and Mastoid Surgery. Alghero-Sardinia (Italy) Sept. 1-6 1996. S. 859-860.

Przibram, Hans: Teratologie und Teratogenese. In: Vorträge und Aufsätze über Entwicklungs-mechanik der Organismen. Heft XXV. Hrsg. v. Wilhelm Roux. Berlin 1920.

Rehn, Eduard: Die Operationen bei den Unterleibsbrüchen. In: Chirurgische Operationslehre. Bd. V. Hrsg. v. Fischer, Gohrbandt und Sauerbruch. 7. Auflage. Leipzig 1955. S. 1-49.

Revesz, Tamas; Thomas, David G.T.: Classification and Grading of Tumours of the Nervous System. In: Neurosurgery. The Scientific Basis of Clinical Practice. Hrsg. v. A. Crockard, R. Hayward und J.T. Hoff. London 2000. S. 574-587.

Riede, Urs Nikolaus; Müntefering, H.; Christ, B.: Fehlbildungen. In: Allgemeine und Spezielle Pathologie. Hrsg. v. U.N. Riede und H.E. Schaefer. 3. Aufl. Stuttgart New York 1993. S. 299-328.

Riede, Ursus-Nikolaus: Störungen des Zellwachstums. Gefäßtumoren. Tumorartige Läsionen der Haut. Neoplastische Läsionen des ZNS und PNS. In: Allgemeine und Spezielle Pathologie. Hrsg. v. U.-N. Riede und H.E: Schaefer. 3.Aufl. Stuttgart New York 1993. S. 329-392, 464-468, 936-949, 1075-1094.

Ritter, Adolf: Notfallchirurgie. In: Neue Deutsche Chirurgie. Bd. 63. Hrsg. v. Ferdinand Sauerbruch. Stuttgart 1940.

Rose, Edmund: Der Starrkrampf beim Menschen. In: Deutsche Chirurgie. Lieferung 8. Hrsg. v. E. von Bergmann und P. von Bruns. Stuttgart 1897.

Rössle R.: Innere Krankheitsbedingungen. In: Pathologische Anatomie. Ein Lehrbuch für Studierende und Ärzte. Hrsg. v. Ludwig Aschoff. 8. Aufl. Jena 1936. Bd. I. 1-625.

Rudolph, Arnold J. et al.: Obstetric Management of Conjoined Twins. In: Conjoined Twins. Birth Defects Orig. Artic. Ser. Vol. III. Nr. 1. 1967. Hrsg. v. Daniel Bergsma. S. 28-37.

Schadewaldt, Hans: Ausblick auf die Medizin des XX. Jahrhunderts. In: Die berühmten Ärzte. Hrsg. v. René Dumesnil und Hans Schadewaldt. Köln 1966. S. 349-353.

Schadewaldt, Hans: Die Anfänge der Immunologie. Emil Behrings Serumtherapie. In: Meilensteine der Medizin. Hrsg. v. Heinz Schott. Dortmund 1996. S. 375-380.

Scheingraber, Stefan; Decker, Dorothee: Leisten- und Schenkelhernie: Pathologische Anatomie, Klinik und Diagnostk. Therapie der Leisten- und Schenkelhernie. In: Chirurgie. Schnitt für Schnitt. Hrsg. v. Andreas Hirner und Kuno Weise. Stuttgart New York 2004. S. 446-453.

Schiavo, G.; Poulain, B.; Rossetto, O.; Benfenati, F.; Tauc, L.; Montecucco, C.: Intracellular Targets and Metalloprotease Activity of Tetanus and Botulism Neurotoxins. In: Clostridial Neurotoxins. The Molecular Pathogenesis of Tetanus and Botulism. Bd. 195 von Current Topics in Microbiology and Immunology. Hrsg. v. Cesare Montecucco. Berlin New York 1995. S. 257-274.

Schloffer, Hermann: Chirurgische Operationen am Darm. 1. Hälfte Darmvereinigung. In: Deutsche Chirurgie. Lieferung 46 i. Hrsg. v. Paul von Bruns. Stuttgart 1911.

Schmidt, Günter und Schaller, Eberhard: Amputation. In: Chirurgie. Schnitt für Schnitt. Hrsg. v. Andreas Hirner und Kuno Weise. Stuttgart New York 2004. S. 368-370.

Schmieden, Victor: Die Operationen am Darm. In: Chirurgische Operationslehre. Bd. III. Die Operationen am Bauch. Hrsg. v. Bier, Braun und Kümmell. 3. Auflage. Leipzig 1920. S. 375-380.

Schmincke, A.: Das Nervensystem. In: Pathologische Anatomis. Ein Lehrbuch für Studierende und Ärzte. Hrsg. v. Ludwig Aschoff. 8. Aufl. Jena 1936. Bd. II. 298-411.

Schwartze, Hermann: Die chirurgischen Krankheiten des Ohres. In: Deutsche Chirurgie. Lieferung 32. Hrsg v. Th. Billroth und A. Luecke. Stuttgart 1885.

Sculerati, Nancy; Bluestone, Charles: Pathogenesis of Cholesteatoma. In: The Otolaryngologic Clinics of North America. Vol. 22. Nr. 5. Oct. 1989. Cholesteatoma. Hrsg. v. S. Parisier und D. Edelstein. Philadelphia London Toronto 1989. S. 859-868.

Senèque, Jean: Die Entwicklung der Chirurgie im XIX. Jahrhundert. In: Die berühmten Ärzte. Hrsg. v. René Dumesnil und Hans Schadewaldt. Köln 1966. S. 319-322.

Sigerist, Henry E.: Die Geburt der Abendländischen Medizin. In: Essays on the History of Medicine. Hrsg. v. Charles Singer und Henry Sigerist. London Zürich 1924. S. 185-205.

Spiegel, Tilman von; Rose, Karin: Schock und Multiorganversagen. In: Chirurgie. Schnitt für Schnitt. Hrsg. v. Andreas Hirner und Kuno Weise. Stuttgart New York 2004. S. 188-191.

Stubbe, Hans: Probleme der Mutationsforschung. In: Wissenschaftl. Woche zu Frankfurt a.M. 2.-9. September 1934. Bd. I. Erbbiologie. 11 Vorträge. Hrsg. v. Wilhelm Kolle. Leipzig 1935. S. 71-89.

Stukenbrock, Karin: Schrecken-Neugier-Wissen. Individuelle und gesellschaftliche Umgangsweisen mit fehlgebildeten Kindern in historischer Perspektive. In: Die Contergankatastrophe – Eine Bilanz nach 40 Jahren. Jahrbuch Bd. VI. des Deutschen Orthopädischen Geschichts- und Forschungsmuseums. Hrsg. v. Ludwig Zichner, Michael A. Rauschmann, Klaus-Dieter Thomann. Darmstadt 2005. S. 51-62.

Sudeck, Paul: Die Operationen bei den Unterleibsbrüchen. In: Chirurgische Operationslehre. Bd. IV. Hrsg. v. Bier, Braun und Kümmell. 3. Auflage. Leipzig 1920. S. 1-51.

Terwey, Burckhard: Neuartige Schnittbilder aus dem Körperinneren. Vom Ultraschall zur Kernspintomographie. In: Meilensteine der Medizin. Hrsg. v. Heinz Schott. Dortmund 1996. S. 497-507.

Thielemann, Fritz: Kalkaneusfrakturen. In: Chirurgie. Schnitt für Schnitt. Hrsg. v. Andreas Hirner und Kuno Weise. Stuttgart New York 2004. S. 327-331.

Tietze, Alexander: Dringliche Operationen. In: Neue Deutsche Chirurgie. Bd. 32. Hrsg. v. H. Küttner. Stuttgart 1924.

Tietze, Konrad W.: Die Entstehung der Schwangerenvorsorge im Spiegel der Kongreß-berichte der Deutschen Gesellschaft für Gynäkologie. In: Zur Geschichte der Gynäkologie. Hrsg. v. L. Beck. 1986. S. 159-167.

Trendelenburg, Friedrich; Eigenbrodt, Karl; Heineke, Walther H.: Verletzungen und chirurgische Krankheiten des Gesichts. In: Deutsche Chirurgie. Lieferung 33. Hrsg. v. P. v. Bruns. Stuttgart 1886-1913.

Trolle, Dyre: The History of Caesarean Section. In: Acta Historica Scientiarium Naturalium et Medicinalium. Bd. 33. Kopenhagen 1982.
Türler, Andreas: Chirurgisch relevante, spezifische Infektionen: Klinik und Therapie. In: Chirurgie. Schnitt für Schnitt. Hrsg. v. Andreas Hirner und Kuno Weise. Stuttgart New York 2004. S. 48-51.
Ultzmann, R.(Schustler, M.): Die Krankheiten der Harnblase. In: Deutsche Chirurgie. Lieferung 52. Hrsg. v. Billroth und Luecke. Stuttgart 1890.
Weise, Kuno: Allgemeine Unfallchirurgie. Frakturenlehre. In: Chirurgie. Schnitt für Schnitt. Hrsg. v. Andreas Hirner und Kuno Weise. Stuttgart New York 2004. S. 224-253.
Westphal, M.; Herrmann, H.-D.: Hirntumoren. In: Praxis der Neurologie. Hrsg. v. Klaus Kunze. Stuttgart New York 1999. S. 571-575.
Wilms, Max: Der Ileus. Pathologie und Klinik des Darmverschlusses. In: Deutsche Chirurgie. Lieferung 46 g. Hrsg. v. E. von Bergmann und P. von Bruns. Stuttgart 1906.
Wilms: Verletzungen der Knochen. Frakturen. In: Lehrbuch der Chirurgie. Bd. III. Extremitäten. Hrsg. v. Wullstein und Wilms. 6. Auflage. Jena 1919.
Winkle, Stefan: Der Tetanus im Altertum. In: Die gelben Hefte. H. 18. Immunbiologische Informationen der Behringwerke AG. Hrsg. v. B. Bösel und W. Hennessen. Frankfurt 1970. S. 916-928.
Wolff, Martin; Hirner, Andreas: Tumoröse Erkrankungen des Mediastinums. In: Chirurgie. Schnitt für Schnitt. Hrsg. v. Andreas Hirner und Kuno Weise. Stuttgart New York 2004. S. 676-679.
Zimmermann, Arnold: Embryologic ans Anatomic Considerations of Conjoined Twins. In: Conjoined Twins. Birth Defects Orig. Artic. Ser. Vol III. Nr. 1. 1967. Hrsg. v. Daniel Bergsma. S. 18-27. zum Busch: Tetanus. In: Fortschritte der Therapie. 15. Jahrgang (1939). Hrsg. v. Hans von Haberer und Th. von Jaschke S. 304-305.
Zwiedineck-Südenhorst, H. von: Gegenreformation in Deutschland. In: Ullsteins Weltgeschichte. Die Entwicklung der Menschheit in Staat und Gesellschaft, in Kultur und Geistesleben. Bd. IV Geschichte der Neuzeit. Das religiöse Zeitalter 1500-1650. Hrsg. v. J. von Pflugk-Harttung. Berlin 1907, S. 417-520.
Zwipp, H.: Verletzungen des Fußes. In: Praxis der Unfallchirurgie. Hrsg. v. Wolf Mutschler und P. Norbert Haas. Stuttgart New York 1999. S. 544-552.

3. Zeitschriften

Adelmann, Georg: Die Wandlungen der Splenectomie seit dreissig Jahren. Arch. klin. Chir., Berlin (1887) H. 36. S. 442-492.
Andreas: Doppelmißbildungen. Zbl. Gyn. 79 (1957) H. 16. 627-632.
Andrews, Edmund: A History of the Development of the Technique of Herniotomy. Ann. Med. Hist. 7 (1935) H. 1. 451-466.
Bassini, Edoardo: Über die Behandlung des Leistenbruches. Arch. klin. Chir. (1890) H. 40. 429-476.

Bassini, Edoardo: Neue Operations-Methode zur Radikalbehandlung der Schenkelhernie. Arch. klin. Chir. (1894) H.47. 1-25.
Baumecker, Heinz: Die unfallrechtliche Bedeutung der Milzexstirpation. Unfallheilkunde 41 (1934) S. 113-120.
Bayer, H.: Zur Frage der Geburtseinleitung bei Doppelmißbildungen. Zbl. Gyn. 89 (1967) H.1. 28-34.
Becker, F.: Beitrag zu einem Fall von ausgetragenem Thorakopagus und der Erkennung kindlicher Mißbildungen vor der Geburt. Zbl. Gyn. 72 (1950) H. 8. 510-515.
Behring, Emil von; Kitasato, Shibasaburo: Ueber das Zustandekommen der Diphtherie- Immunität und der Tetanus-Immunität bei Thieren.Dtsch. med. Wschr. 16 (1890a) H.49. 1113-1114.
Behring,Emil von: Untersuchungen über das Zustandekommen der Diphtherie-Immunität bei Thieren. Dtsch. med. Wschr. 16 (1890b) H. 50. 1145-1148.
Behring, Emil von: Zur Anwendung des Tetanusserums. Dtsch. med. Wschr. 40 (1914) H. 46. 1956.
Belloni, Luigi. Zum Thorakoparasiten Leonardos. Zbl. allg. Path. H. 92 (1954) 350-355.
Benz, Stefan: Hernien offen oder laparoskopisch operieren. Die Suche nach dem besten Lückenschluß. Münch. Med. Wschr. 147 (2005) H. 20. S. 525-528.
Bezold, Friedrich: Cholesteatom, Perforation der Membrana flaccida Shrapnelli und Tubenverschluß, eine ätiologische Studie. Zschr. Ohr.hk., (Wiesbaden) Bd. 20 (1889) H. 1. 5-28.
Bezold, Friedrich: Ueber das Cholesteatom des Mittelohres, klinischer und therapeutischer Teil. Zschr. Ohr.hk., (Wiesbaden). Bd. 21 (1890) H.1./2. 252-271.
Bickenbach, Werner: Exogene Ursachen angeborener Mißbildungen. Arch. Gyn. Bd. 186 (1955) 370-379.
Bischoff, Angelika: Von der Prävention bis zum Gelenkersatz. Bewegungsapparat: Haltbarkeit will trainiert sein. Jahrestagung der DGU, DGO und DGOOC Berlin 19.-24. Oktober 2004. Münch. med. Wschr. 146 (2004) H.48. 4-8.
Biskamp, Erich: Dürers »Sau von Landser«, ein Beitrag zur vergleichenden Lehre über den Cephalothoracopagus. Virchows Arch. path. Anat. Bd. 287 (1932) 309-332.
Bitterlich, Horst: Beitrag zur Pathologie der Darminvagination. Chirurg 17/18 (1947) H. 12. 569-571.
Böhler, Lorenz: Behandlung der Fersenbeinbrüche. Arch. klin. Chir. 157 (1929) H.35.723-732.
Borchardt, Moritz: Zur Kenntnis der Neurinome. Bruns Beiträge klin. Chir. Bd. 138 (1926) H.2. 1-38.
Borst, Max: Über Wesen und Ursachen der Geschwülste. Würzb. Abh. Med. 6 (1906) H. 8/9. 221-268.
Bosworth B.M.; Stein, H.D.: Intusssusception in Adults. Amer. J. Surg. 56 (1947) H. 74. 801-804.
Brath, Klaus: Prothesen in Geschichte und Gegenwart. Auf dem Weg zum Ersatzteilkörper. Münch. med. Wschr. 146 (2004) H.24. 60.

Brewer, A.C.; Marcus, R.: Adenomatous Appendicular Polyp causing Intussusception. Brit. J. Surg. 35 (1948) H. 140. 434.
Brieger, Ludwig; Fraenkel, Carl: Untersuchungen über Bakteriengifte. Berliner klin. Wschr. 27 (1890) H.11. 241-246 und 268-270.
Bumm, Rudolf: Zweizeitige traumatische Milzruptur. Zbl. Chir. 58 (1931) H. 21. 1314-1316.
Büngner, O. von: Ueber allgemeine multiple Neurofibrome des peripherischen Nervensystems und Sympathikus. Arch. klin. Chir. 55 (1897) H. 3. 559-593.
Chlumsky: Wie soll man amputieren? Zbl. Chir. 42 (1915) H.18. 297-298.
Christopher, Frederick: Intussusception in Adults. Surg. Gyn. Obst. 58 (1936) H. 63/I. 670-674.
Clark le Gros: Fracture of the Os Calcis. Lancet, London 16 (1855) H.1. 403-4004.
Collier, Herbert: Splenectomy: A Justifiable Operation in Leucocythaemia? Lancet 5 (1882) H.1. S. 219-222.
Crosby, Lynn A. und Kamins, Paul: The History of the Calcaneal Fracture. Orthop. Rev. 20 (1991) H.6. 501-509.
D'Agostino, Joseph V.; Levin, Cyril M., Wainerdi, Harold R.: Uniumbilical-Dibrachi-Dicephalic Monster; Roentgenographic Diagnosis in Utero, Delivery by low classical Cesarean Section. Amer. J. Obstetr. Gynec. 57 (1949) H. 1. 599-602.
Darmstaedter, Ernst: Die Erforschung der Tetanus-Ätiologie. Münch. med. Wschr. 81 (1934) H. 41. 1585-1586.
Dawson, of Penn: Indications for, and Results of, Removal of the Spleen. Brit. med. J. (1932) 3745/II. 699-700.
Dretzka, Leo: Rupture of the Spleen. Surg. Gyn. Obstetr. 51 (1930). H.2. 258-261.
Edmonds; Layde: Conjoined Twins in the United States, 1970-1977. Teratology. Bd.25 (1982) 301-308.
Eiselsberg, Anton Freiherr von: Zur Behandlung der Darminvagination. Zbl. Chir. 29 (1902) H. 48. 1243-1244.
Eisler, Michael von: Über Immunisierung mit durch Formaldehyd verändertem Tetanustoxin. Wien. klin. Wschr. 28 (1915) H. 45. 1223-1225.
Elliot-Smith, A.: Irreducible Intussusception. Lancet, N.Y. 229 (1935) H. 5853. 992-994.
Erb, Karl H.: Zur Neurinomfrage Dtsch. Zschr. Chir. 74 (1923a) Bd. 181. H. 1./2. 350-374.
Erb, Karl H.: Neurinom des N. obturatorius und rechten Ringfingers. Dtsch. Zschr. Chir. 74 (1923b) Bd. 183. H- 5./6. 414-418.
Estable-Puig, J.F.; de Estable-Puig, R.F.; Haymaker, W.: José Verocay. Arch. Fund. Roux Ocefa. 4 (1970) H.1. 135-138.
Faber, Knud: Die Pathogenese des Tetanus. Berl. klin. Wschr. 27 (1890) H. 31. 717-720.
Falor, William: Multiple Intussusceptions, direct and retrograde, of Traumatic Origin. Ann. Surg. 127 (1948) H. 4. 730-737.
Felsenberg, Dieter: Diagnostik, Prävention und Therapie der Osteoporose in der Praxis. Münch. med. Wschr. 146 (2004) Suppl.2. 15-24.

Fieber, Egon L.:Eigenbluttransfusion bei Milzzerreißung. Zbl. Chir. 45 (1918). H. 25. 413-416.
Finotti, E.: Beiträge zur Chirurgie und pathologischen Anatomie der peripherischen Nerven. Virchows Arch. path. Anat. Bd. 143 (1896) H.1. 133-169.
Frädrich, Günter: Ein menschlicher Pygopagus. Zieglers Beitr. path. Anat. und allg. Path. Bd. 97 (1936) 233-246.
Fuchsig, Ernst: Die typischen Rißfrakturen des Fersenbeines. Wien. med. Presse 43 (1902) H.24. 1121-1127.
Gelinsky: Die Extensionsbehandlung bei Calcaneusfraktur und den Verletzungen der Mittelfußknochen. Wien. klin. Wschr. 40 (1913) H.21. 809-812.
Gjorgjevic, Vladan: Lymphorrhoe und Lymphangiome. Langenbeck's Arch. klin. Chir. Bd. 12 (1870) 641-706.
Goerttler, Klaus: Über terminologische und begriffliche Fragen der Pathologie der Pränatal-zeit. Virchows Arch. path. Anat. Bd. 330 (1957) 35-84.
Grimes, Allen E.. Mesenteric cyst. Amer. J. Surg. 58 (1949) H. 77. 528-531.
Gruber, Georg B., Eymer, Heinrich: Beiträge zur Kenntnis der Dicephalie. Zieglers Beitr. path. Anat.Bd. 77 (1927) 240-276.
Gruber, Georg B.: Über Zweiköpfigkeit bei Menschen (Dicephalus, Diprosopus und Ileo-thorakopagus). Abh. Ges. Wiss. Göttingen. Math.-Phys. Kl. Folge III (1931) H.4.
Gruber, Georg B.: Zur Vererbungsfrage im Fall der Mißbildungen. Med. Klin. 30 (1934) H. 16. 533-537.
Gruber, Georg B.: Studien zur Historik der Teratologie. Zbl. allg. Path. Bd. 105 (1964) 219-237 und 293-316.
Grünwald: Eine neue lebende Doppelmissbildung. Virchows Arch. path. Anat. Bd. 75 (1879) Folge 7. H. 5. 561.
Grüttner, Bastian: Prothesen nach Amputationen der oberen Extremitäten. Teetrinken mit der Sensorhand. Münch. med. Wschr. 146 (2004) H.26. 44-49.
Gussenbauer, Carl: Über die Behandlung der Rissfrakturen des Fersenbeins. Prag. med. Wschr. 13 (1888) H.18. 1-2.
Gyergyai, A.: Kritische Bemerkungen zur Geschichte der Lehre von den Brüchen. Dtsch. Arch. Gesch. Med.u. med. Geogr. (1880) H.3. 321-331 und 381-393.
Haberer, H. von: Zur Kasuistik der medianen retroperitonealen Tumoren. Langenbeck's Arch. klin. Chir. Bd. 110 (1918) H. 1./2. 266-285.
Habermann, Johann: Zur Entstehung des Cholesteatoms des Mittelohrs. Arch. Ohrenhk. Bd. 27 (1889) H.1. 42-50.
Habermann, Johann: Zur Pathologie der chron. Mittelohrentzündung und des Cholesteatoms des äusseren Gehörgangs. Arch. Ohrenhk. Bd. 50 (1890) 232-251.
Hansen, Bjerre P.: On Spontaneous chronic intestinal Invagination in Adults. Acta radiol., Stockholm 28 81947) H. 162. 115-128.
Harper, Rita G.; Kenigsberg, Kenneth; Sia, Concepcion G.; Horn, David; Stern, Daniel; Bongiovi, Valerie: Xiphopagus conjoined twins: A 300-year review of the obstetric, morphopathologic, neonatal, and surgical parameters. Amer. J. Obstetr. Gynec. 137 (1980) H.2. 617-629.
Heising, Aloys: Über einen Ischiopagus. Zbl. allg. Path. Bd. 86 (1950) 429-436.
Helbing, Carl: Rissfractur des Calcaneus. Zbl. Chir. 28 (1901) H.6. 178.

Helbing, Carl: Ueber Rissfracturen des Fersenhöckers. Dtsch. Zschr. Chir. 58 (1907). 489-498.
Henschen, K.: Rücktransfusion des körpereigenen Blutes bei den schweren Massenblutungen der Brust- und Bauchhöhle. Zbl. Chir. 43 (1916) H. 10. 201-208.
Hinton, J. William: Acute Primary Intussusception in the Adult. Ann. Surg. 84 (1926) S. 100-103.
Horvath, Zoltan: Die Geburt zusammengewachsener Zwillinge. Zbl. Gyn. 72 (1950) H. 8. 501-504.
Hutchinson, Jonathan. A successful Case of Abdominal Section for Intususception. Med. Chir. Trans. (1874) H. 58. S. 31-75.
Imdahl, Andreas: Wenn die Gallenblase raus muß. Offen ist out. Münch. Med. Wschr. 147 (2005) H. 20. 516-519.
Joest, E.: Zur Frage der biologischen Einteilung der Mißbildungen. Virchows Arch. path. Anat. Bd. 234 (1921) 501-508.
Keller, E.: Über die Invagination einzelner Haustren des Coecums. Zbl. Chir. 70 (1943) H. 5. 158-162.
Kirk, Norman T. und McKeever Francis M.: The Guillotine Amputation. J. Amer. med. Ass. 124 (1944) H.15. 1027-1030.
Kitasato, Shibasaburo: Ueber den Tetanuserreger. Dtsch. med. Wschr. 15 (1889a) H. 31. 635-636.
Kitasato, Shibasaburo: Ueber den Tetanusbacillus. Zschr. Hyg., Leipzig 7 (1889b). 225-236.
Kitasato, Shibasaburo: Experimentelle Untersuchungen über das Tetanusgift. Zschr. Hyg., Leipzig 9 (1891) H.10. 261-305.
Klauber, T.: Künstliche Entbindung einer Frau von einem Doppelkinde. Med. Annal. Bd. 12 (1846) H.2. 319-320.
Klemm, Paul: Ein Beitrag zur Genese der mesenterialen Lymphangiome. Virchows Arch. path. Anat. Bd. 181 (1905) 541-568.
Klinger: Ileocoecale Invagination, ausgelöst durch eine Mukozele des Wurmfortsatzes. Zbl. Chir. 72 (1947) H. 7. 744-746.
Kocher, Theodor: Zur Behandlung der Patellafraktur. Zbl. Chir. 7 (1880) H.20. 321-326.
Kocher, Theodor: Behandlung schwerer Tetanusfälle. Dtsch. med. Wschr. 40 (1914) H. 46. 1953-1956. und H. 47. 1981-1983.
Kolle, W.; Hetsch, H.: Die Leistungen der Schutzimpfungen im Weltkriege und deren Nutzanwendung für die Zukunft. Münch. med. Wschr. 81 (1934) H. 31. 1196-1202.
Kreuter: Bericht über 31 Tetanusfälle nach Kriegsverletzungen, einheitlich intraspinal und intravenös mit Serum behandelt. Münch. med. Wschr. 61 (1914) H. 46. Feldärztl. Beilage 15. 2255-2257.
Krüger: Ueber Nervenquetschung zur Verhütung schmerzhafter Neurome nach Amputationen. Feldärztliche Beilage zur Münch. med. Wschr. 68 (1916) H.10. 368.
Kümmell, Hermann: Weitere Erfahrungen über die operative Behandlung des inneren Darmverschlusses. Dtsch. Med. Wschr. 16 (1890) H. 27. 581-583. und H. 28. 613-615.

Küntscher, Gerhard: Die Marknagelung von Knochenbrüchen. Langenbeck's Arch. klin. Chir. 200 (1944). 444-445.
Küntscher, Gerhard: Septische und aseptische Osteomyelitis. Zbl. Chir. 79 (1954) H. 34. 1430-1436.
Landsberger: Beitrag zur Schreibweise des Namens Pirogoff. Dtsch. Zschr. Chir. 33 (1882) Band 18. H.2. 211.
Lang, Karl: Rißfraktur des Calcaneus. Zbl. Chir. 64 (1939a) H.28. 1599-1601.
Lang, Karl: Ein kasuistischer Beitrag zur Tetanusfrage. Med. Klin. (1939b) H.30. 1-3.
Lang, Karl: Ileoxyphopagus. Zbl. Gyn. 63 (1939c) H. 48. 2546-2548.
Lang, Karl: Neurinom im Sinne von Verocay des Plexus brachialis. Zbl. Chir. 67 (1940a) H. 19. 857-858.
Lang, Karl: Gleitbruch der Harnblase. Zbl. Chir. 67 (1940b) H. 51. 2393-2395.
Lang, Karl: Lymphangioma cysticum permagnum. Der Chirurg. 20 (1949) H. 10. 564.
Lang, Karl: Milzexstirpation wegen subkutaner Milzverletzung. Zbl. Chir. 76 (1951a) H. 14. 945-948.
Lang, Karl: Amputationen. Zbl. Chir. 76 (1951b) H.19. 1343-1346.
Lang, Karl: Invagination mit besonderer Berücksichtigung der Ileozökalinvagination. Zbl. Chir. 76 (1951c) H. 21. 1450-1460.
Lang, Karl: Greifhand und Pirogoffstumpf. Zbl. Chir. 78 (1953) H. 50. 2114-2117.
Lang, Karl: Cholesteatom der Stirn. Zbl. Chir. 82 (1957) H. 14. 573-576.
Lichtenstein, Irving: Simplified Repair of Femoral and Recurrent Inguinal Hernias by a »Plug« Technic. Amer. J. Surg. 128 (1974) H.1. 439-444.
Lichtenstein, Irving: Herniorrhaphy. A Personal Experience with 6321 Cases. Amer. J. Surg. 153 (1987) S. 553-559.
Lindsay, W.R.N. und Dewar, F.P.: Fractures of the Os Calcis. Amer. J. Surg. 95 (1958). 555-576.
Locher, Wolfgang G.: 100 Jahre Nobelpreis für Medizin Emil von Behring (1854-1917) erster Preisträger. Münch. ärztl. Anz. 89 (2001) H. 43. 3-4.
Locher, Wolfgang G.: Farben als Waffen gegen Bakterien. Gerhard Domagk (1895-1964). Kassenarzt, Berlin 44 (2004) H. 4. 50.
Locher, Wolfgang G.: Theodor Billroth. Pionier der Magenchirurgie. Kassenarzt, Berlin (2005) H.21. 31.
Locher, Wolfgang G.: Sigmund Freud (1856-1939): Dialog mit dem Unbewussten. Münch. ärztl. Anz. 94 (2006a) H. 10. 17.
Locher, Wolfgang G.: Sigmund Freud – Heilung auf der Couch. Kassenarzt (2006b) H. 8. 40-41.
Lotheissen, Georg: Zur Radikaloperation der Schenkelhernien. Zbl. Chir. 25 (1898) H. 21. 548-550.
Lubozkij, David: Amputation und Prothesierung. Zbl. Chir. 72 (1947) H.7. 781-782.
Männl, Heinrich F.K.: Hermann Schloffer (1868-1937), ein Pionier auf dem chirurgischen Lehrstuhl der Deutschen Universität in Prag. WmM (Würzburger med. histor. Mitteilungen) Bd. 21 (2002) 287-318.
Maingot, Rodney: Technique of Splectomy. Surg. Gyn. Obstetr. 55 (1934) S. 62-66.

Maydl, Karl: Ueber subcutane Muskel- und Sehenezerreissungen, sowie Rißfrakturen. Dtsch. Zschr. Chir. (1883) Bd. 17. 306-361 und 513-547. H.18. 35-139.
McVay, Chester B; Anson, Barry J.: A fundamental Error in current Method of Inguinal Herniorrhaphy. Surg. Gyn. Obstetr. 74 (1942) H. 3. 746-750.
Mertens: Die Frakturen des Calcaneus, mit besonderer Berücksichtigung des Röntgenbildes. Langenbeck's Arch. klin. Chir. 64 (1901). 899-926.
Mikulicz, Johann von: Small contributions to the Surgery of the Intestinal Tract. On operative Treatment of severe forms of Invagination of the Intestine. Boston Med. Surg. J. 148 (1903) H. 23. 608-611.
Moschcowitz, A.V.: New Operation for the Radical Cure of Femoral Hernia. JAMA 48 (1907) H. 1. 899.
Mosengeil: Jahresbericht der Chirurg. Klinik zu Bonn für das Jahr vom 1. Oct. 1870 bis 1. Oct. 1871.Langenbecks Arch. Klin. Chir. 200 (1872) H. 15. 157-159.
Moynihan, Berkeley of Leeds: Removal of the Spleen. Brit. med.J. (1932) 3743/II. 701-704.
Müller, Eduard: Einige Ratschläge für die Behandlung des Wundstarrkrampfes. Münch. med. Wschr. 61 (1914) H. 46. Feldärztl. Beilage 15. 2257-2259.
Müller, J.X.: Die spontanen Blutungen der Milz. Chirurg, (Berlin) 12 (1940) H. 9. 265-270.
Müller, Wilhelm: Zur Technik der Operation grösserer Hämangiome und Lymphangiome. Bruns' Beitr. klin. Chir. Bd. 37 (1903) 565-569.
Naegeli, Th.: Die chirurgischen Milzerkrankungen. Chirurg, (Berlin) 6 (1934) H. 17. 616-620.
Neuschäfer: Fall von Abreissung eines grossen Stückes des Fersenbeines. Dtsch. Zschr. Chir. 50 (1899). 605-606.
Nichols, Howard G.: Intussusception in Adults. Surg. Gyn. Obst. 73 (1941) H. 2. 832-837.
Nicolaier, Arthur. Ueber infectiösen Tetanus. Dtsch. med. Wschr. 10. (1884) H. 52. 842-844.
Nicolaier, Arthur: Zur Aetiologie des Kopftetanus. Virchows Arch. path. Anat. 12 (1892) Bd. 128. H. 1.1-19.
Ochsner, A.J.: Femoral Herniotomy. JAMA 47 (1906) H.1. 751-754.
Oehlecker, F.: Die Verwendung des Fersenbeins und der Kniescheibe zur sekundären Stumpfdeckung nach Amputationen wegen Eiterungen. Zbl. Chir. 42 (1915) H.27. 473-477.
Ortiz-Hidalgo, Carlos: José Verocay. Neurinomas y cuerpas de Verocay y otras contribuciones a la medicina. Rev. Neurol. 39 (2004) H. 5. 487-491.
Otto, H.: Der heutige Stand unserer Kenntnisse über Entstehung und Vorkommen menschlicher Mißbildungen. Med. Klin. 65 (1961) H. 10. 377-380.
Palitzsch, Klaus-Dieter: Neu entdeckter Diabetes mellitus in der Praxis. Wie geht's weiter? Münch. med. Wschr. 146 (2004) H.20. 28-30.
Parks, William H.; Lashmet, F.H.: Intussusception in Adults. Amer. J. Surg. 58 (1949) H.78. 537-539.
Petrén, Gustav: zur Kasuistik der retroperitonealen Tumoren von Sarkomtypus. Bruns' Beitr. klin. Chir. Bd. 110 (1918) 308-321.

Pfeffer, Wolfgang: Über Zweiköpfigkeit bei Tier und Mensch. Zieglers Beitr. path. Anat. und allg. Path. Bd. 89 (1932) 575-601.

Pfeil Schneider: Zur antiseptischen Knochennaht bei geschlossenem Querbruch der Kniescheibe. Arch. Klin. Chir., Berlin (1881) H.26. 287-313.

Pichlmayr, I.: Der Wundstarrkrampf. Münch. med. Wschr. 111 (1969) H. 24. 1325-1333.

Porges, Robert: Beitrag zur Kenntnis der durch Muskelzug entstandenen Verletzungen. Wien. klin. Wschr. 35 (1898) H.8. 174-178.

Pugh, H.L.: Splenectomy, with special Reference to its Historical Background. Int. Abstr. Surg. 83 (1946) H. 3. 209-224.

Ramon, Gaston; Zoeller, Christian: L'Anatoxine tétanique et l'Immunisation active de l'homme vis-a-vis du Tétanos. Ann. Inst. Pasteur, Paris 41 (1927) H. 8. 803-833.

Ranft, Gustav: Autotransfusion nach Milzruptur. Zbl. Chir. 44 (1917) H. 47. 1019-1020.

Rauber, August A.: Die Theorien der excessiven Monstra. Virchows Arch. path. Anat. Bd. 71 (1877) 133-206; Bd. 73 (1878) 551-593; Bd. 74 (1878) 66-125; Bd. 91 (1883) 564-567.

Ravitch, Mark M.: Reduction of Intussusception by Barium Enema. Surg. Gyn. Obst. 99 (1954) H.1. 431-435.

Rieben, G.: Invaginatio coecalis bei regionaler Enteritis. Schweiz. med. Wschr. 72 (1942) H. 34. 914-916.

Riegner, O.: Exstirpation der traumatisch zerrissenen Milz. Allg. Med. Central-Zeitung 70 (1901) H. 3. 25-26.

Riegner, O.: Ueber einen Fall von Exstirpation der traumatisch zerrissenen Milz. Berliner klin. Wschr. 30 (1893) H. 8. 177.181.

Ritter, Bernhard: Zur Geschichte, Verfertigung, Anlegung und Würdigung des Schienenverbandes bei Knochenbrüchen. Med. Annal. Heidelberg (1846) H.12. 34-64.

Roper, A.: Intussusception in Adults. Surg. Gyn. Obst. 103 (1956) H. 2. 267-278.

Rössle, Robert: Über Mythos und Pathologie. Virchows Arch. path. Anat. Bd. 308 (1941) 519-539.

Rössle, Robert: Über Mythos und Pathologie. Virchows Arch. path. Anat. Bd. 308 (1941) 519-539.

Rothfuchs: Zur Behandlung des Tetanus. Münch. med. Wschr. 61 (1914) H. 46. Feldärztl. Beilage 15. 2259-2260.

Roux, Emil; Borrel, A.: Tétanos cérébral et Immunité contre le Tétanos. Ann. Inst. Pasteur, Paris 12 (1898) H. 4. 225-239.

Röver, Otto: Betrachtungen zur Frage des Ileothorakopagus. Zieglers Beitr. path. Anat.Bd.99 (1937) 91-106.

Rübsaamen, Heinz; Leder, Ortwin: Zu den Ursachen menschlicher Mißbildungen. Zieglers Beitr. path. Anat. Bd. 115 (1955) 348-372.

Salzer, Fritz: Ein Vorschlag zur Radikalheilung großer Cruralhernien. Zbl. Chir. 19 (1892) H. 33. 665-669.

Schadewaldt, Hans: Die Entdeckung der Tetanusbazillen. Dtsch. med. Wschr. 100 (1975) H. 43. 2230-2232.

Schlegel, J.J.: Tetanustherapie und Prophylaxe. Langenbeck's Arch. klin. Chir. 284 (1956) 80-102.
Schwalbe, Ernst: Neuere Untersuchungen und Ansichten über die Genese der Doppelbildungen. Zbl. allg. Path. 15 (1904) H. 20. 817-838.
Schwalbe, Ernst: Eine systematische Einteilung der Doppelbildungen mit einer speziellen Erörterung der sog. Janusformen. Zieglers Beitr. path. Anat. (1905) Suppl. VII. 225-248.
Slocum, Morris A.: Surgical Treatment of chylous mesenteric cyst by Marsupialization. Amer. J. Surg. 47 (1938) H. 41. 464-473.
Sommer, René: Der heutige Stand der Neurinomfrage. Bruns' Beitr. klin. Chir. Bd. 125 (1922) H.1. 694-720.
Steiger, W.: Nebenpankreas in einem Darmdivertikel als Ursache einer sekundären Invagination. Wien. klin. Wschr. 38 (1925) H. 33. 909-910.
Steudte, Erich: Über einen Ileothoracopagus. Zbl. allg. Path. Bd. 104 (1963) 162-171.
Stiller, B.: Das Verhältnis der Milz zur Cholera. Berl. klin. Wschr. 30 (1893) H. 8. S. 181-183.
Stricker, F.: Erfahrungen über Tetanus während des Weltkriegs. Dtsch. med. Wschr. 45 (1919) H. 39. 1069-1072.
Syme, James: Lectures on clinical surgery. Neuroma. Lancet 22 (1855) H.1. 551-552.
Tan, K.L.; Goon, S.M.; Salmon, Y.; Wee, J.H.: Conjoined Twins. Acta obstetr. gynec. Scand. 50 (1971) 373-380.
Thamhayn, O.: Beiträge zur Lehre vom Tetanus. Schmidts Jb. ges. Med. Bd. 112 (1861) 210-234.
Thompson, Vernon P.: The Amputation Stump from the Prothetic Point of View. J. Amer. med. Ass. 124 (1944) H. 15. 1036-1040.
Tonn, J.C.: Trennung der siamesischen Zwillinge Ladan und Laleh. Gab es überhaupt eine Erfolgschance? Münch. Med. Wschr. 145 (2003) H. 29-30. 17-18.
Troell, Abraham: Die Erkrankungen der Milz vom chirurgischen Standpunkt. Arch. klin. Chir. (1932) H. 171. 734-743.
Tuffier, Th. und Desfosses, P.: Fracture du Calcanéum par Arrachement. Presse méd., Paris. 6 (1898) H. 31. 177-178.
Tuffier, Theodore: Opération de la Hernie Crurale par voie inguinale. Rev. de Chir. 16 (1896) H.1. 240-248.
Verocay, José: Zur Kenntnis der »Neurofibrome«. Zieglers' Beitr. Bd. 48 (1910). 1-69.
Virchow, Rudolf: Das wahre Neurom. Virchows Arch. path. Anat. Bd. 13 (1858) H 2./3. 256-265.
Virchow, Rudolf: Ueber Perlgeschwülste. (Cholesteatoma Joh. Müller's).
Virchows Arch. path. Anat. Bd. 8 (1863) H.1. 371-416.
Virchow, Rudolf: Die Siamesischen Zwillinge. Berliner Klin. Wschr. 7 (1870) H13. 153-155 und H.14. 165-168.
Voeckler: Zur Lehre der Fraktur des Calcaneus.Dtsch. Zschr. Chir. 57 (1906). 175-210.
Volkmann, Richard: Cholesteatom der Kopfschwarte.

Anhang

Virchows Arch. path. Anat. Bd. 13 (1858) H.1. 46-52 und Tafel I.
Volkmann, Richard: Die Sehnennaht bei Querbrüchen der Kniescheibe. Zbl. Chir. 7 (1880) H.20. 385-387.
Walbaum, Otto: Prosopothorakopagus und Thorakopagus. Virchows Arch. path. Anat. Bd. 280 (1931) 275-288.
Waninger, Jörg: Laparoskopische Operationen am Dickdarm. Münch. Med. Wschr. 147 (2005) H. 20. S. 520-523.
Wegner, Georg: Ueber Lymphangiome. Langenbeck's Arch. klin. Chir. Bd. 20 (1877) 641-706.
Weichselbaum, Anton: Eine seltene Geschwulstform des Mesenteriums (Chylangioma cavernosum). Virchows Arch. path. Anat. Bd. 64 (1875) 145-163.
Weiser, P; Bünte, H.: Über den Wandel des Tetanus. Anaesthesist 14 (1965) H. 8. 236-242.
Welter, Heiner F.: Bruch-OP mit oder ohne Netz – was können Sie empfehlen? Münch. Med. Wschr. 148 (2006) H. 5. 40-43.
Whipple, C.: A successful Case of Laparotomy for Intussusception. Lancet 161 (1901) H. 4062. 25-26.
Wilder, Harris Hawthorne: Duplicate Twins and Double Monsters. Amer. J. Anat. Bd. 3 (1904) 387-472.

Register

gerade Zahlen Hauptverweis, *kursive Zahlen* Abbildungen und Tabellen

Sachregister

Akutes Abdomen 233. 235, 239, 264, 303
Alloplastik/allplastisch 95, 333, 335, 336, 340, 348, 475
Amputation 12, 18f., 23–81, 89, 107, 192, 230, 246, 248, 365, 367, 385, 387, 458, 460, 475, 533, 559
  Definition 26–28
  Einteilung 27, *27*
  Fußbereich 25, 44–46, *46*, 49
  Geschichte 28–32, *32*, 81, 147, 341, 464, 560f.
  Indikation 24, 32–35
  Instrumentarium 37
  Komplikationen 37, 43, 49, 50, 55–63
  Lappenschnitt 23f., 30, 38–42, *42*, 45, 65, 68–73, 79, 81, 559
  Osteoplastik/osteoplastische Amputation 25f., 31, 43f., 44, 45, 46, 48f., 51, 53, *53*, 54, 66–69, 80f.
  Schema 68, *71*
  Schrägschnitt 25, 41
  Zirkelschnitt 24, 30, 34–37, 39–42, *42*, 65, 68–70, 72, 75, 78, 81, 559
Amputationsneurom 24, 29, 365, 367, 377f., *378*
Amputationsstumpf nach:
  Bier 31, 43, 44, 48, 49, 53–55
  Gritti 26, 31, 43, 44, 49f., 51, 54, 67, 248, 559
  Pirogoff 23–27, 31, 43–49, 44, 51, 54, 66, 73, 559
  Ssabanejeff 31, 44, 48f., 51f.

Wladimiroff Mikulicz 44, 51–53, *53*, 79
Anaesthesie/Narkose 25, 31, 41, 45,60, 79, 114, 125, 129, 147, 150, 195f., 235, 245, 247, 288, 292, 303, 338, 345, 354, 384, 391, 457, 559, 561
Anaplasie 353, *353*
Anatomie 28, 30, 45, 76f., 79, 133, 144–146, 150, 167, 241, 242, 265, 272, 274, 277, 282, 289, 305f., 312, 314, 328, 341f., 344f., 355, 398, 405, 444f., 465, 467, 469, 474, 482, 497f., 501, 504, 511, 516–518, 531, 553, 560
Anomalie 318, 363, 381, 483, 502, 522, 558
Antibiose 210, 212f.
Antisepsis 60, 292
Anus praeternaturalis 262, 293f., 299
Appendektomie 240, 261, 291,292, 293f., 298, 300, 348
Asepsis 60, 246, 292, 533
Aufklärung 65, 79, 81, 132, 146, *150*, 178, 181, 278, 348, 468, 478, 519, 521–523, 545, 550f., 553, 559, 560f.

Bakteriologie Geschichte 62, 163, 168–191, 197, 226f., 289, 370, 452, 548, 557
Balggeschwulst 383, 400–402, 407–409, 413, 421, 422f., 429, 464, 478
Ballance Zeichen 239, 249
Beinlade 94, *104f.*, 122, *150*

Biologie 471, 474, 498, 553f.
  Mikrobiologie 171, 174f., 178, 180f., 205, 227, 524
  Molekularbiologie 420
Blutgruppen 254f., 256–260
Blutstillung 28–30, 32, 32, 33, 35f., 42, 55–58, 59, 75, 78, 81, 251, 257, 322, 435, 463
Bluttransfusion 35, 236, 252–255, 256, 259
Bruchbänder 320, 323, 324, 326, 328, 330, 336, 339f., 348
Bruchpflaster 92, 104, 150, 320

Calcaneusfraktur 17, 112, 137–141, 302
  Definition 82–89, 123
  Geschichte 89–95, 124–130
  Behandlung/Therapie 121, 123–130, 130
Chemotherapie/Chemotherapeutika 24, 31, 62, 70, 181, 182, 210–212, 214, 286
Cholesteatom 351, 391–433, 464, 470–472, 475, 477, 478, 482
  Ätiologie 392, 411, 413–421, 421, 425
  Behandlung/Therapie 392, 413, 421–430, 429, 432, 433
  Definition 392–400, 396
  Diagnostik 399, 403, 417, 423
  Einteilung 393, 403f., 411f., 420, 430
  Geschichte 400–413, 413, 432, 478
  Symptome 399, 426–428
Choristoblastom 392, 396, 412, 430f.
Choristom 392, 396, 396, 430
Chylangiom 440, 448, 450, 451, 454
Clostridium tetani 155, 157, 180
Clostridium perfringens 71, 180

Darmnaht 286f.
Deformation 483, 507, 548
Dekapitation 530, 534, 539, 541, 558
Demokratie 74, 81, 144, 150, 226, 227, 230, 348, 470, 474, 478, 558, 560
Dermoid(zyste) 361, 396, 396, 400f.,
408–414, 414, 415–417, 421, 423, 431, 450, 454, 466
Desinvagination 262, 285, 298
  offene/operative 271, 283–287, 285, 294, 298, 299, 300f., 348
  geschlossene 285, 287, 296f., 300
Deszendenzlehre/-theorie 80, 147f., 471f., 474, 501, 518, 561
Dicephalus 490f., 492, 493, 495, 497, 500, 503, 503–506, 525f., 527, 530, 534, 535, 539, 542f.
Dislokation 50f., 54, 84, 85, 95, 104, 123, 128, 135, 137f.
Disruption 483, 507
Doppelmißbildung/Doppelbildung 481, 484, 486, 488–491, 491, 494f., 500–506, 508, 509f., 513f., 521–523, 525f., 528–530, 533–535, 535, 536, 539, 541f., 544, 546–548, 555f., 558
  Diagnostik 525–527, 527, 528f., 529, 539, 541
  Einteilung 490, 500–502, 534, 535
  Geburtsleitung 525, 529–541, 541, 542, 544, 555, 558
Dyskrasie 165, 221, 230, 379f., 414, 421
Dysplasie 353, 353

Ektomie 240
Embryologie 199, 355, 358, 360, 404, 414f., 465, 472, 474, 482, 484, 495, 498, 500f., 504, 507, 513, 515–519, 519, 520, 551, 558
Embryotomie 530, 532–534, 538, 541, 541, 544, 555, 558
Emprosthotonus 156, 159f., 162, 230
Endoprothetik 95, 119–121, 121, 122, 148f., 150, 560
Enukleation 25f., 386
Epidermoid 361, 396, 396, 411f., 413, 416, 418, 430–432
Ergotismus 33, 75, 81
Evisceration 481, 539, 540, 541, 542, 558
Exartikulation 25–27, 27, 28, 31, 36, 41, 47–49, 81, 161, 530

Excision 153, 210, 217, 240, 386, 392, 454, 457f., 462
Exenteration s. Eviszeration
Exstirpation 26, 240, 304, 365, 383–387, 387, 388, 422f., 429, 432, 456–458, 460, 460, 461, 478
Extensionsverband 117, 126

Färbemethoden 179, 367, 372
Fehlbildungen 19, 319, 353, *353*, 369, 396, 401, 415, 416, 440, 450f., 479–558, *525*, *541*, *558*
  Ätiologie 483, 509–525, *525*
  Einteilung 483f., 489
  Geschichte 493–508, *508*
Fraktur 25, 28, 33, 82–150, *150*, 160, 222, 560f.
  AO-Klassifikation 87, 123
  Behandlung/Therapie 82, 89–92, 94f., 99–130, *150*, 560
  Definition 83–89
  Diagnostik 95–99, 130, 140, *150*, 296
  Einteilung 84–86, 87, 91–94, *150*
  Erhärtende Verbände 90, 92, 103f., 107, 109, 111, 112, 121, 142, 147, *150*, 560
  Formen 85, 86, 88, 91
  Heilung 89, 91, 95, 100, 102, 104, 108, 112, 117–121, 125, 129, 131–134, *134*, 135–137, 140f., 144, *150*
  Geschichte 83, 89–95, 141, 149, *150*, 560f.
  Komplikationen 131, 135–137, 141
  Lokalisation 84–87, *87*, 124
Französische Revolution 81, 345f., 348, 478

Gangrän 32–34, 49f., 75, 81, 108, 248, 262
Gefäßkoagulation 58, 59
Gefäßligatur 24, 29, 32, *32*, 41, 56f., 59, 75f., 78, 81, 248, 559
Gehörgang Anatomie 397, *398*, 399
Generatio aequalis 517, *519*, 547, *558*

Generatio spontanea 174, 517, *519*, *558*
Germinom 361, 396
Gips 103, 107–109, 111, *112*, 126, 139, 142, 147, 547
Gipsverband 43, 94, 107, 109–112, 117, 121, 122, 125f., 129f., 138, 141f., 147, *150*
Gleitbruch 303, 310f., 315, 337
Glüheisen 55f., 58, 59, 75f., 81, 193, 244f., 322, 383f., 387, 422f., 429, 456
Gummi arabicum 145, 560

Hamartom 363, *363*, 396
Hemmungsbildung 513, 515, 525, 551, *558*
Hernien 233, 275, 303–341, 349
  Ätiologie 316–320, 348
  äußere 308, *310*, 311
  Behandlung/Therapie 321–336, *336*, 337–339, 341, 346
  Definition 304–311
  Diagnostik 311
  Einteilung 308–311, 314
  Geschichte 311–316
  inkarzerierte 233, 303, 311, 315, 320, 325f.
  innere 308, *309*, 311
  Symptome 311
  Verstärkung 305, 321, 326–328, 329, 330, 331–334, 336, 337f.
Herniotomie 287, 320, 324–327, 331, 335, 336, 339f., 348
Hirntumoren 360, 361, 364
Humanismus 74, 77, 81, 104, *150*, 224, 230, 348, 467, 478, 549, *558*, 559–561
Humoralpathologie/humoralpathologisch 55, 165, 171, 191, 221, 228, 241, 253, 276, 279, 339, 341, 379, 383, 413f., 421, 452, 466f., 471, 478, 547f., 560
Hyperplasie 248, 352f., *353*, 412, 432
Hypertrophie 135, 247, 251, 352f., *353*, 367, 447

Ileothorakopagus 490f., 492, 503, 504f., 505, 506, 542
Ileoxiphopagus 481–558
Ileus 233, 261, 264, 266, 267, 268–282, 291, 299, 302, 339, 348, 434, 440, 457, 461f.
Immunsystem 199, 420
Impfung/Impfstoff 35, 163, 177–178, 182, 182f., 187, 201–210, 215, 219f., 251, 560
Industrielle Revolution 80, 81, 147, 150, 346, 348, 470, 476, 478, 558, 559, 561
Invagination 233, 361–302, 311, 340, 348, 420, 421
   Ätiologie 263, 268, 269, 276–279, 302, 348
   Behandlung/Therapie 279–299, 299, 300f.
   Definition 264–271
   Diagnostik 267, 271, 296
   Einteilung 261–264, 268, 269, 275, 301f.
   Geschichte 271–275
   Symptome 261f., 270f., 284, 298, 301

Kaiserschnitt 532f., 541, 542, 545, 555, 558
Kauterisation 244f., 251, 322, 348, 456
Kehr Zeichen 239, 249
Keratom 408, 413, 478
Kleidotomie 530
Kompression 38, 55, 57f., 59, 59, 81, 119, 121, 131, 247f., 267, 276, 340, 388, 405, 436, 456f., 460, 475, 478, 514
Kraniotomie 534, 539, 541, 558
Krebsgeschwulst 351, 401, 464

Laparotomie 234f., 239, 247f., 261, 267, 279–282, 284, 287, 297, 299, 449
Liberalismus 468, 478
Lymphangiom 351, 411, 434–464, 471, 45
   Ätiologie 452–455
   Behandlung/Therapie 437, 449, 455–460, 460, 461
   Definition/Einteilung 435–441, 448f.
   Diagnostik 441
   Geschichte 442–451, 451
   Symptome 434, 440, 449, 461, 462
Lymphgefäße 278, 359, 435, 440, 442–450, 451, 452f.
   Anatomie 435–437
   Geschichte 442

Margaritom 408, 413, 478
Marsupialisation 459, 460
Mastoidektomie 424f., 428, 429, 475, 478
Metaplasie 134, 150, 353, 353, 417, 419f., 421
Miasmen 169, 172, 175, 182
Mikroskop 79, 163f., 172–174, 178, 181, 182, 183, 188f., 224–226, 241f., 362, 362, 366–369, 372, 375f., 379, 382, 406, 408f., 441, 446, 465, 469, 471f., 517f., 561
Milzexstirpation s. Splenektomie
Milzruptur 233–260, 311, 340
   Behandlung/Therapie 238f., 244–252, 257f.
   Diagnostik 235, 239, 249, 250
   Einteilung 237f., 238
   Geschichte 251
Mißbildung 482–484, 488, 490, 493–496, 498–502, 507, 508, 509–512, 514, 516, 520–524, 533, 538, 541–542, 545–556, 558
Molluscum contagiosum 408, 411, 413, 416
Monstra 495f., 498, 500, 508, 546, 558, 561
Mythologie 493f., 546, 558

Narkose s. Anaesthesie
Nationalismus 327, 276, 561
Neoplasie 353, 367, 386, 390, 393, 414, 424f., 430, 432, 434, 439, 450, 452f., 463, 472, 478

Nervensystem 68, 155, 165, 167, 188, 218f., 354–356, *356*, 358, 359, *360*, 364, 367, 369, 376f., 379–381, 385, 388, 442, 465, 478
Nervenzelle 155f., 165, 188–190, 203, 215, 355f., *357*, 359, 366
Neurinom 354–390, 392, 439, 64, 472, 475, 478
  Ätiologie 379–382
  Behandlung/Therapie 355, 365, 375, 382–387, *387*
  Definition 355–364
  Geschichte 364–379
Neurofibrom *361*, 362f., *363*, 368, 370, 372–378, *378*, 381, 386f., *387*, 388, 390, 478
Neurom 29, 351, 365–368, 371, 373, 375–378, *378*, 380, 384f., 388, 439, 464, 471, 478

Obstruktion 267, 270, 276, 280f., 299, 348
Obturation 267, 275
Okklusion 61, *81*, 267
Onkologie/onkologisch 34, 81, 351, 464
Opisthotonus 154, 156, *157*, 158–160, 162, 230
Osteosynthese/osteosynthetisch 87, 99, 100, 112f., 115f., *116*, 117–120, *121*, 122, 131, 136, 147f., *150*, 560
Osteotomie 28, 136
Osteoplastik s. Amputation

Paläontologie 471, 478
Perlgeschwulst 393, 403, 406, 408f., 411, 413, 415f., 424, 478
Phakomatosen *363*, 363
Pleurothotonus 161, 230
Präformationstheorie 512–515, 517f., 520, 525, 546, 550, 552f., 557f., 561
Pränataldiagnostik 526, 528, 529, 539, 544
Prolaps 304
Prothetik/Prothese 26f., 31, 35, 3, 47, 50f., 54, 63–70, 71–73, 80, *81*, 119–121, 148, 248, 334, 428f., 559
Pseudocholesteatom 395, 396, 410–412, 413, 417, 421
Psychoanalyse 228, 473–475, 478

Rachiotomie 530
Rassenhygiene 545, 556f., *558*
Realismus 65, 77, 79, 81, 146, *150*, 228, 348, 471, 478, *588*
Reamputation 23f., 27, 68
Religion 466, 468, 509, 552f.
Resektion 28, 42, 51f., *52*, 136, 240, 246, 250, 251, 257, 262, 267, 282, 286, 288, 289f., 292, 293f., 298f., 299, 300f., 331, 334, 339f., 348, 386, *387*, 428, 459, *460*, 475, 478
Retroperitonealtumoren 434f., 437, 439–441, 449, 451, 457, 458, *460*, 461–463
Rhesusfaktor 255, *256*
Risus sardonicus 154, 156, *157*, 158, 160, 230
Röntgendiagnostik 25, 82, 95, 96–99, 115, 126, 130, 139–141, 148, *150*, 234f., 239, 267, 271, 291, 296f., 300f., 311, *363*, 386, 391, 441, 459, *460*, 482, 523, 526f., *527*, 528, *529*, 542, 543, 560

Saegesser Zeichen 239
Säkularisierung 224, 230, 346, 348, 474, 478, 554, 558, 560f.
Schenkelhernie 303, 307–309, *310*, 314f., 319, 329, 331, 336, 338
  Behandlung/Therapie 329, 331, 336
  Definition 303f., 306–310
  Geschichte 314–316
Schienenverband 90–93, 95, 100f., *112*, 121, 126–128, 135, 141–143, 145f., *150*, 560
Schwannom *361*, 376f., 478
Seitenkettentheorie 210
Serumtherapie 35, 58f., 62, 153f., 156, 163, 175, 178, 182, 194, 200–205,

210f., 215, 216, 217–220, 230, 255, 259, 560
Siamesische Zwillinge 495, 511, 536f., 55f.
Solidarpathologie 465, 469, 478, 560f.
Sonographie 234, 239, 250, 267, 271, 311, 337, 441, 461, 528, 529, 539, 541, 545
Splenektomie 235–240, 240, 243–250, 251, 252, 256–258, 261, 282, 288, 295, 340, 348
Strangulation 267
Striktur 267, 271, 296
Sutura regia 324, 336, 348
Synopsen
　Amputationen 81
　Fehlbildungen 558
　Frakturen 150
　Tetanus 230
　Tumoren 478
　Viszeralchirurgie 348

Talmud 63, 90, 245
Teratologie 11, 19, 482–484, 491, 494f., 497–499, 501, 504, 507, 508, 509, 511, 515f., 520, 522, 545f., 548, 550, 554, 556f., 558
Teratom 361, 396, 401, 410, 412, 490
Tetanus 35, 81, 153–230, 279
　Ätiologie 164–168, 230, 560
　Behandlung/Therapie 153, 156, 161, 163, 171, 17, 190–221, 229, 230
　Definition 155–158
　Erreger s. Clostridium tetani
　Geschichte 158–164, 200, 221–229, 230

Immunisierung 153–155, 158, 163f., 178, 187, 200–229, 230
Klassifikation 156, 162, 179
Morbidität 204, 208, 209, 209
Symptome 153f., 156, 157, 158, 160, 162f., 177, 182f., 185, 188, 194, 216, 218, 221f., 230
Toxin 25, 32, 63, 153–156, 158f., 163–166, 185–189, 189, 190, 190, 192, 197, 200–203, 205–207, 211, 214f., 215, 216, 216, 218f., 230
Tetanusserum 62, 153f., 156, 163, 178f., 194, 199–205, 208, 210, 220, 230
Toucher du roy 456, 466
Tuberculum dolorosum 367, 378
Tumor 11, 19, 34, 35, 52, 58, 80, 81, 86, 199, 222, 234, 239, 261, 263, 267, 267, 271, 277f., 281, 283, 285, 287, 294f., 294–298, 300–303, 311, 313, 349, 478, 548, 560f.
Tumor Dignität 353, 361
Tympanoplastik 428f., 429, 475, 477

Varietät 483, 502, 558
Viszeralchirurgie 19, 231–348, 450, 475
Volksmedizin 55, 193, 240, 422, 456
Volvulus 233, 267, 272, 274, 281, 299

Wundinfektion 31, 32, 33, 36, 41, 55, 60, 62f., 75, 78, 81, 163, 168, 184, 203, 216, 217, 222, 230, 289, 340

Zwillingsbildung 487–489, 489, 490–493, 522

Personenregister

Abernethy 379, 403
Abulkasim 29, 33, 56, 75, 103, *116*, 321f., 422, 530, *541*
Adam, L. *330, 336*, 410
Aetius von Amida 313, 383, 503, *503*, 530
Ägyptische Papyri 90, 158, 191, 312
Ahlfeld, Friedrich 499f., *503*, 521f., 555
Albert, Eduard 82, 137, 294, 320
Albertus, Magnus 511
Aldrovandi, Ulisse 497, 511, 517, *519*
Allen, E. 519, *519*
Alzheimer, Alois 375
Ammann, Jost 497
Anaxagoras 517
Anaximenes 148
Andral, Gabriel 452
Antoni 362, 374, 376, 378
Antyllus 383, 422
Aquapendente, Gerolamo ab *auch* Fabricius 104, 136, 314, 318, 324, 336, 340, 456, 517
Archigenes von Apamea 29, 33, 55, 272, 276, 279, 299
Arcolano, Giovanni 272, 280, 299
Aretaios *auch* Aretaeus 159, 165–166, 191, 272
Argellata, Pietro de 313, 317, 402, 422
Aristoteles 74, 76, 165f., 174, 240, 342, 442, 471, 495f., 498, *508*, 510, 517, *519*, 525, 547f.
Ascher, Fritz 450, 454f., 458f.
Aschoff, Ludwig 243, 370, 377, 392, 411, *413*, 430, 473, 555
Aselli, Gaspare 443, 451
Asklepios 466
Assalini 447, 452
Astruc, Jean 415, 466
Augustinus 510
Avicenna 75, 93, 103f., 124, 132, *134*, 241, 530

Bacon, Francis 468, 531
Baer, Karl Ernst von 498, 514, 518, *519*
Bailey, Percival 311, 378
Balance, Charles A. 239, 249, *251*
Ballantyne, John William 504, 526
Ballif, Pierre 66
Bamatter, F. 507, 521
Banti, Guido 243
Barbette, Paul 104, 299, 339
Bard, L. 373
Bardenheuer, F.B.H. 117, *122*, 127
Barkow 500, 514
Barthez, J.P. 174
Bartholin, Caspar d. J. 445f., 498
Bartholin, Thomas 167, 443, 445f., 468, 497, 511
Bassi, Agostino 175, 225
Bassini, Edoardo 323, 327–329, *329*, *330*, 330–332, *334*, *336*, 337, *340*
Bastianelli, R. 330
Baudelocques, Jean Louis 531, 533
Bauhin, Caspar 265, *265*, 273f., 497, 532
Bayliss, William M. 254
Becquerel, Henri 98
Behm, Karl F. 528
Behring, Emil von 62, 153, 155, 163, 178f., 184, 197f., 200–202, 204f., 210, 216, 219, 277
Bell, Charles 125, *251*, 364f.
Benevieni, Antonio 442f., 448, 497
Berengario da Carpi 344
Bérenger-Féraud Laurent J.B. 114
Bergmann, Ernst von 41, 62, 115, 425–427
Bernardus von Metz *auch* Berrandus 321f.
Bernhard von Clairvaux 344
Bertapaglia 402
Bezold, Friedrich 410, 417–419, 421, 423–425, 429

595

Bichat, Marie Francois Xavier 125, 133, 146, 242, 277, 379, 383, 403, 469f.
Bickenbach, Werner 509, 521
Bielschowsky, Max 374, 380
Bier, August 31, 43, 44, 48f., 53–54, 53, 60, 79, 134, 257, 294, 337, 390, 463
Bilguer, Johann Ulrich von 31, 57, 160, 194
Billroth, Theodor 45, 48, 111, 133, 162, 167, 179, 288–291, 292, 326f., 331, 337, 409, 447, 452
Bircher, H. 115, *116*
Bischoff, Theodor 498f., 501, *508*, 514, 520, *525*
Bismarck, Otto von 225
Blalock, Alfred 292
Blumenbach Johann F. 416, 498f., 501, 508, 513–516, 518, *519*, 553f.
Blundell, James 253, 256
Bocaccio, Giovanni 467
Bochdalek, Vincent A. 304, *309*
Boenninghaus, Hans Georg 413, 421
Boerhaave, Herman 79, 166
Böhler, Lorenz 100, 117, 120, 127f., 130, 138, *139*, 139f.
Bohlmann, Harold 119
Boissier, Francois de Sauvage 161
Bonet, Théophile 274
Bonnet 275, 498, 518
Bontius, Jakob de 161
Borchardt, Moritz 374–375, 381, *385*, 386
Bordeu, Th. de 174
Borst, Max 13, 352, 377, 379, 381, *381*, 411f., 413, 416, 419, 430, 450, 472–473
Bossuet, Jacques Bénigne 514, 553
Bostroem 411, 416
Botallo, Leonardo 38
Bourneville, Désiré M. 363
Boyle, Robert 79, 253, 256, 467
Brahe, Tycho 467
Brenner, A. *330*
Breschet 498, 501, *508*
Brieger, Ludwig 163, 185f., 190, 216

Broca, Pierre Paul 384
Brodie, Benjamin 195
Bromfield, William 30, 40, 42, 57, 78, 107
Brown, Séquard Charles E. 162
Bruce, David *180*, 226
Brueghel, Pieter d.Ä. 65
Brunn, Walter von 62, 74
Bruno 402
Brunschwig, Hieronymus 29, 37, 55f., 93, 104, 135
Büchner, F. 507, *508*
Buffon, Georges L.L. 174, 498, 501, *508*, 553
Büngner, O. von 369, 381, 385f., *387*
Byron, George G.N. 471

Caelius, Aurelianus 160, 244, 251, 272, 279, 299, 325, 339
Cagniard, Charles de la Tour 175, 225
Calvin, Johann 343, 348
Camper, Pieter/Petrus 315, 319, 365, 384, 531
Cannon, Walter B. 296
Carden 49
Carle, Antonio 163, 182, 184, 216
Cato, Marcus Portius 510
Cattani 187
Celsus 29, 33, 36–38, 40, 42, 55, 63, 75, 91, 101, 132, *134*, 135, 159, 186, 191f., 272, 279, 299, 312, 316, 320f., 336, 339, 351, 379, 383, 387, 401, 403, 413, 421, 422, 429, 442, 456, 460, 530, 541
Cervantes, Miguel de 228
Chain, Ernst B. 213
Championnière Just L. 327, *336*
Charnley John 120
Chassaignac Charles 384, 452
Chauliac Guy de 29, 56, 59, 83, 92, 103f., 135, 272, 313, 317, 321f., 342, 383, 387, 402, 413, 442, 451, 456, 460
Cherbury Herbert von 550
Cheselden William 40

Chiari Hans 369, 370, 504
Chopart Francois 40, 44, 46, 46
Christian IV. (König v. Dänemark) 445
Christina (Königin von Schweden) 444
Cicero Tullius 170, 496, 508
Claude Bernard 162
Cloquet Jules 108, 307
Clowes William 456
Coenen Hermann 377, 386, 387, 412, 413, 419, 430, 450, 458, 463, 473
Cohnheim Julius 380, 414, 453f.
Colombo Realdo 273
Columbus Christoph 77, 223
Comtes Auguste 471
Conrad von Soest 173
Constantinus Africanus 103
Cooper Astley 307f., 315f., 332, 408, 413
Corpus hippocraticum 36, 91, 94, 101, 124, 132, 144, 158, 165, 191f., 221, 271, 276, 279, 286, 299, 312, 316, 321, 339, 351, 364, 442, 548
Courvoisier L.H. 367, 378, 386
Couto Mia 556
Craigie 408, 413
Crédé Karl S.C. 424
Crouzon Octave 523
Cruikshank 446, 451
Cruveilhier Jean 277, 405, 406, 408, 413, 414, 421
Cushing Harvey 292, 370, 377, 378
Cutler Elliot 292
Cuvier Georges 471, 499, 512, 515
Czerny Vincenz von 286f., 290, 299, 327, 331, 336, 367, 384, 452, 459

D'Alembert Jean Lerond 79, 468, 552
Dalla Croce 364, 402, 413
Danis Robert 116, 118
Dante 228
Dareste Camille 500, 514f.
Darwin Charles 80, 147, 150, 199, 224, 230, 471f., 499–501, 516, 518f., 555f., 558, 561
Davaine Casimir 163

Davy Humphrey 59
Dazille 167, 194
Demokrit 74, 240, 510, 525
Denis Jean Baptiste 253, 256
Desault Pierre Joseph 30, 40, 42, 57, 106, 125
Descartes René 79, 146f., 173, 468
Descombey P. 207
Desfosses P. 126, 130, 137
Diderot Denis 552
Dieffenbach Johann Friedrich 45, 108, 114, 116, 137, 326, 425
Diocles Carystius 272
Domagk Gerhard 62, 212
Donatello 344
Donato Marcello 93
Donne Alfred 173
Douglas James 434, 437
Dubois Jaques *auch* Sylvius 56
Duhamel du Monceau H.L. 132–134
Dumas J.B. 253, 256
Dupuytren Guillaume 34, 45, 113, 133, 134, 167, 203, 242, 277, 405, 406, 413, 414, 421, 453
Dürer Albrecht 344, 497, 549
Dussik Karl Theodor 528
Dutton Joseph E. 180, 461
Duval Marcellin 43
Duverney J.G. 514

Eberth Carl J. 180
Edward der Bekenner (König v. England) 456
Ehrlich Paul 164, 179, 185, 199, 202, 205f., 210–212, 243
Eichhorn Max 292
Eiselsberg Anton von 48, 290, 293f., 299
Eisenbarth Johann 325, 336
Eisler Michael von 164, 206–208, 216
Empedokles 471, 510, 517, 519, 525, 547
Erasistratos 240, 364, 442
Erb Karl 375f., 380, 388
Erb Wilhelm H. 384f., 387

Ermengem E.P.M. van 180
Escherich Theodor 180, 226, 529
Esmarch Johannes F.A. von 53, 58, 111
Essex Lopresti 127f.
Euler Leonhard 513
Eustachio Bartolomeo 344, 443, 451, 519

Faber Knud 163, 186f., 190, 216
Fahrenheit Gabriel 161
Fallopio Gabriele 286, 314, 318, 324, 344, 402, 413, 422, 442f., 456, 517, 519
Faraday Michael 97
Fernel Jean 241
Fichte Johann Gottlieb 476
Finotti E. 367f., 380
Fioravanti Leonardo 161, 166, 245f.
Fiorentinus Nicolaus 317, 321, 383, 402f. 422,
Fiorentinus Valensis 325
Fischel Alfred 516, 522
Fischer Friedrich 412, 430, 449, 451, 454, 457, 461, 463
Flaubert A.Ch. 113, 116
Fleming Alexander 62, 213f.
Flemming Walther 519
Florey Howard W. 213f.
Förster August 499, 501, 503, 508, 512, 520f., 525, 553, 555
Fracastoro Girolamo 170–172, 175, 223f.
Fraenkel Albert *180*
Fraenkel Carl 163, 179, 185, 186, 190, 216
Fraenkel Eugen *180*
Franco Pierre 314, 318, 322–326, 336, 340, 365, *378*, 383
Freud Sigmund 473
Freund Wilhelm Alexander 255, 256, 292
Fried Johann Jacob 531f.
Friedreich Nikolaus 366
Friedrich d. Große von Preußen 31
Friedrich III. (Kaiser) 33
Fries Laurenz 160
Fuchs Leonhard 160

Gad Johannes 369
Galen 55f., 63, 77, 91, 101, 106, 132, 134, 144, 159, 165, 240f., 252, 272, 276, 312, 317, 320, 336, 379, 383, 387, 401f., 413, 429, 442, 451, 456, 460, 517, 519, 532
Galileo Galilei 224
Galton Francis 556
Galvani Luigi 364, 415
Garengeot René Jacques de 124, 315, 319
Garibaldi Giuseppe 327
Garrods Archibald 523, 556
Gaspard Jean Marie 410
Gegenbaur Carl 133f.
Genersich A. 368
Gerota Dimitrij 441, 447
Gersdorff Hans von 29, 37, 56, 93, 104, 383
Ghon Anton 369
Giemsa Gustav 370
Gieson Ira T. van 372
Gilbert William 467
Gilbertus Anglicus 313
Gimbernat Antonio de 305, 307, 307, 315
Giovanni da Rapallo s. Vigo
Gjorjevic Vladan 447
Gobineau Comte de 556
Goethe Johann Wolfgang 228, 471, 500, 515, 540
Goldstein Eugen 97
Graaf Regnier de 518, 519
Gradi Giammatteo Ferrari dei 316, 318, 324
Graefe Carl Ferdinand von 45, 384
Graham Evarts A. 292
Gram Hans Ch.J. 179
Gregg N.M. 507, 521, 524
Gritti Rocco 31, 43, 44, 49f., 248
Gruber Georg B. 503, 504–506, 522f., 542–544, 553
Grünewald Matthias 33
Guido da Vigarano 343
Guillemeau Jaques 104

Guleke Nicolai 138, 298, 374
Günther Gustav 25, 48
Gurlt Ernst F. 402, 499–501, *508*, 514, 535, 553
Gurlt Ernst Julius 94, 111, 125, 133
Gussenbauer Carl 125f., 129, 137, 287, 289f., 292, 332
Gustav Adolph (König v. Schweden) 444

Habermann Johann 418f.
Haeckel Ernst 472
Haen Anton de 161, 384, 387
Hahnemann Samuel 172, *175*, 223.224
Haller Albrecht von 79, 132, 146, 227, 282, 364, 403, 415, 443, 498, *503*, *503*, 506, *508*, 512, 514f., 525, 553
Halsted William Stewart 52, 60, 329, *330*
Halyabbas 103
Ham Johann 518f.
Hammurabi 28, 89
Hamperl Herwig 367, 412, 430
Hancock Henry 292
Hansen Gerhard H.A. *180*
Hansen P. Bjerre 298, 299
Hansmann C. 115, 116, 122
Harvey William 79, 146, 252, 273, 292, 344, 443–445, 467, 512f., *518*, *519*, 525, 531, 550, 551
Heineke Walther 400, 409
Heister Lorenz 30, 38, 40f., 57, 105, 252, 324, 383f., 403, 423
Heliodor 38, 42, 312, 321
Helmholtz Hermann 97f., 404
Helmont Johann Baptist 79
Hendriksz P. 108, *112*
Henle Friedrich G.J. 172, *175*, 178, 223f., 242, 357f., 404, 447
Hensle 375, 381, 386f.
Heraklit 53, 471
Herodot 63, 158
Herophilos 165, 364, 442
Hertig A.T. 507, 518
Hertwig Oscar 518, *519*
Herxheimer Karl 374
Hesselbach Franz K. 305, 310, 315f.

Heyde A. de132, *134*
Hilden Fabricius von *auch* Hildanus 59, 93, 274f., 326, 403
Hippel Eugen von 363, 523
Hippokrates *s.* Corpus hippocraticum
Hirsch Max 526
Hirschsprung Harald 237, 283, 295, 295, 299, 340
His Wilhelm d. Ä. 404, 518, *519*
Hittorf Johann Wilhelm 97f.
Hobbes Thomas 468
Hoffmann Erich *180*
Hofmann Friedrich 403
Hohl Anton F. 516, 533, 535, *541*
Holbach P.H.D. von 551
Hollaender Eugen 511, 538
Homer 113, 143f., 158, 228
Horaz 101
Horne Johann van 443
Hortega Pio del Rio 370, 375, 377
Hounsfield Godfrey N. 99
Howship John 132, 192
Hueppe Ferdinand 369
Hufeland Christoph Wilhelm 194
Hugo von Lucca 59, 61, 103
Hull John 283
Humbold Alexander von 515
Hume David 88, 468, 551
Hunter John 132, 195f., 288
Hunter William 531
Hus Johannes 343
Hutchinson Jonathan 261, 283f., 285, 285, 298, 299, 300, 340, 348
Huygens Christian 467

Iatrosophista 442
Ibn Serapion 145
Ingrassia Giovanni 402, 442

Jansen A. 426, 429
Jeghers Harold 284
Jenner Edward 177
Jobert 287
Jolly Justin M. 243
Judet R. und J. 119

Julian Apostata (röm. Kaiser) 166
Julius II. Rovere (Papst) 383

Kalkar Stephan van 344
Kant Immanuel 167, 515
Katharina II. (Zarin von Rußland) 513, 551f.
Kehr Hans 236, 239, 249
Keibel 518, *519*
Kelling Georg 292
Kepler Johannes 79, 224, 230, 550
Kerckring Theodor 264, 273
Kern Vinzenz Ritter von 44, 48
Ketham Johannes de 344
Kimball Gilman 282, 288, 292
Kircher Athanasius 174, *175*
Kirschner Martin 118, *330*
Kisch Egon Erwin 556
Kitasato Shibasaburo 163, 179, *180*, 184f., 187, 200, 216, 226f.
Klebs Theodor A.E. *180*, 184, 351, 367, 404
Kleinwächter Ludwig 502, 521, 533f., *541*
Klemm Paul 450f., *451*, 454, 458, 460, 462
Knorr Alois 202
Koch Robert 62, 172, *175*, 176, 178f., *180*, 183–185, 197f., 210, 224, 226, 373, 428, 429
Kocher Theodor 114f., 116, 194, 196, 218f., 337, 354, 388
Kohn Alfred 372f.
Kölliker Theodor A. von 366, 368, 380, 385f., 387, 388, 447f., 472
König Franz 118
Konrad von Megenberg 497
Kopernikus Nikolaus 170f., 224, 230, 467
Körte Werner 292, 458, 463
Kretz Richard 369
Krönlein Rudolf 292
Kruse Walther *180*
Kümmell Hermann 204, 287, 293f., 390, 463

Küntscher Gerhard 116, 118, 119, 122, 392, 432
Kupferberg Florian 366f., 380
Kußmaul Adolf 286
Küster Ernst 48, 287f., 382f.

Lamarck Jean Baptist A. de 471, 515
Landsteiner Karl 254f., 256
Lane Arbuthnot 115, 247
Lanfranco 56, 92, 103, 160, 166, 192, 223, 317, 321, 383, 402, 442, 456
Lang Karl 16–18, 23–26, 68–73, 82f., 137–141, 153–155, 217–220, 235f., 256–260, 261–264, 299–302, 303f., 337f., 354f., 387–390, 391f., 430–433, 434f., 461–463, 481f., 542–545
Langenbeck Bernhard R.C. von 111, 114, 136f., 195, 289, 292, 327, 329, 384
Langenbeck Conrad J.M. 39, 111, 289
Langenbuch Karl 292
Larrey Jean Dominique 30, 41, 45, 59, 61, 79, 94, 107–109, *112*, 133, 147, 162, 166f., 192, 195f., 304, 309, 365
Laugier Stanislas *310*
Laurens André du 273, 456
Laveran Charles L. *180*
Leeuwenhoek Anton van 173f., *175*, 226, 518
Lehmann Walter 376, 386f., 387, 390, 533, 555
Leibniz Gottfried Wilhelm 174, 468, 512, 518, 525
Lembert Antoine 287
Lémery Louis 513f., 552
Lenard Philipp 97f.
Leonardo da Vinci 497
Leonides 312, 320, 379, 383, 401, 422, 456
Leopold C.G. 526, 529
Leprestre F. 405, 413
Lequin Nicolas 315
Lessing Gotthold Ephraim 468
Lexer Erich 118, 292, 459
Li Shizhen 170

Register

Licetus Fortunius 497
Lichtenstein Irving 255, 259, 333, *333*, 334, 336f., *336*
Lichtenthaeler Charles 73
Lieberkühn Johann N. 498
Liebig Justus von 60, 175, 194
Liepmann W. 526
Lindau Arvid 322, 363, 523
Linné Carl von 161, 471
Lisfranc Jacques 45, 46, 113, 125, 192
Lister Joseph 46, 58, 62, 114f., *116*, 129, 212, 292, 327, 385, 533
Littré William J. 282, 315
Litzmann K.T. 526, 529
Livius 496, 510
Lobstein 380, 404, 414, 421
Locke John 146, 468, 550
Loeffler Friedrich 180, 181, 184, 186, 190
Loo J.P.H. van de 110
Lotheissen Georg 332, 336f., *336*, 338
Lowdham Charles 30, 38f., 42, 71, 78
Löwenstein Ernst 164, 206, 208, *216*
Lower Richard 253, 256, 365
Loyola Ignatius von 136
Ludwig XIV. (König v. Frankreich) 318
Lugol Jean G. 179, 205
Lukrez 170, 496
Lusitanus Amatus 161, 166, 402, 413
Lusitanus Zacutus 280, 299
Luther Martin 160, 343, 348, 549
Lycosthenes 497, *508*, 511

Magalhaes Fernao 77
Magendie Francois 364
Maisonneuve 384
Malgaigne Joseph Francois 61, 95, 112f., *116*, 122, 125, 137, 148, 319
Mall Franklin P. 507, *519*
Malphigi Marcello 241f., 275, 334
Mang Kilian 505, *505*
Marc Aurel 59, 144
Marchand Felix 500, *503*, 504, *508*, 520, 522, 553
Marchand Richard 368, 373, 380, 498
Marco Polo 223, 230

Mathysen Anton 94, 109–111, *112*, 122, 147
Mauriceau Francois 531
Mawangdui 169, 171, *175*, 223
Maydl Karl 83, 93, 126, 128f., 138
McVay Chester 332, 334, 336, *336*
Meckel Johann Friedrich d. Ä. 498, 512
Meckel Johann Friedrich d. J. 499–501, *508*, 513–515, 520, *525*, 553
Megenburg s. Konrad von M.
Meister Eckhardt 342
Melanchthon Philipp Schwarzerd 549
Mendel Gregor Johann 519
Menière Prosper 423
Metschnikow Elias 198, 201, 211, 227
Meyer Steineg Th. 466
Michaelis G. 526, *529*
Michelangelo Buonarotti 344
Middeldorpf 58, 384, 456, *460*
Mikulicz Radecki Johann von 44, 51f., 52, 79, 286, 290, 293, 299, 415
Mirabaud P.H. von Holbach 551
Molière Jean B. Poquelin 550
Mondeville Heinrich von 29, 37, 56, 59, 61, 383, 387, 422, 429, 442, 451, 456, *460*
Mondino da Luzzi 77
Monier Joseph 148
Montagnana Bartolommeo 313
Moore Austin 119
Morel 57
Morgagni Giovanni 79, 146, 161, 242, 277, 309, 315, 319, 403, 442, 469
Morgan T.H. 381
Moschcowitz A.V. 332, 337f.
Most 450, 454f., 457f., *460*, 462
Motte Guillaume de la 531
Müller Johannes Peter 25, 167, 172, 188, 204, 218, 242, 277, 289, 299, 404, 407f., 411, 413, 414, 421, 423, 464
Müller Wilhelm 458, *460*, 463
Muralt Johann von 105

Needham J.T. 174
Neisser Albert *180*, 226

601

Newton Isaac 79, 224, 467, 550f.
Nicolaier Arthur 163, *180*, 182–185, 216, 226
Nietzsche Friedrich 80
Nitze Max 292
Nocht Bernhard 370
Nolde Emil 288
Nothnagel Carl Wilhelm H. 277
Nuck 282, 446, *451*
Numa Pompilius 532
Nussbaum Johann Nepomuk von 137, 237, 247, 327, 340

O'Rahilly Ronan *503*, 522, *525*
Odier Louis 365f., 378, 464
Oken William 471
Oribasius *auch* Oreibasios von Pergamon 91, 135, 166, 244, 312, 317, 320f., *336*, 339, 442, *451*
Ormond John O. 441

Paget James 283
Palfyn Johannes 497, 531
Pander CH.H. 498, 518
Panum Peter 514f., 520
Pappenheim 407, *413*, 416
Paquelin 58, 384, 456, 460
Paracelsus 93, 211, 241, 324, 343, 467, 511
Paré Ambroise 29f., 38, 56f., 61, 64f., 78, 93, 96, 104f., 118, 124, 132, 136, 161, 192f.
Pasteur Louis 178, 181, 199, 205, 212f., 224–227
Paulus von Ägina 276, 280, 299, 313, 316f., 321f., *336*, 442, 530, 541
Pausanias 160, 495
Péan Jules E. 58
Peccetti 402, 422
Pecquet Jean 443, 445
Peter d. Große (Zar v. Rußland) 550
Petit Jean Louis 30, 39f., 42, 57, 78, 105, 122, 124–126, 132, 134, 194, 425, 429
Petrarca Francesco 343, 467, 495

Petri Richard J. 179
Pettenkofer Max von 169
Peutz Johannes 284
Peyer Johann Conrad 264, 273f., 277
Pfalzpaint Heinrich von 93, 104, 135
Pfaundler Meinhard von 529
Philumenos 530
Pibrac G.B.P. 125
Pick Arnold 374, 380
Pinel Philippe 469
Pirogoff Nikolai I. 25, 31, 43, 44, 45, 46, 47, 47, 48f., 73, 111, *112*, 147, 163, 199, 203
Platon 342, 468
Platter Felix 274, 280–282, 299, 314, 318f., 339
Plinius d. Ä. 173, 240f., 244f., 251, 499, 508
Plinius d. J. 64, 101, 142, 495, 496, 532, 548, 496
Pohl Julius 369
Politzer Adam 410, 417
Pollender Franz A. 163
Polybos 252, 517
Porro Edoardo 532
Pott Percival 66, 94, 106, 107, 146
Poupart Francois 306, 315
Praxagoras von Kos 279, 281, 325
Prevost J.L. 253, 256, 538
Pringle John J. 363
Przibram 522, 553
Pseudo Soranos 91, 159
Ptolemäus 221
Purmann Mathaeus Gottfried 55, 93, 105, 251, 253, 323, 324, 336
Pythagoras 468, 517

Quittenbaum Karl S. 246, *251*, 282, 288

Ramon Gaston 164, 207f., 210, 216, 219, 227
Ranchin Francois 273f., 276f., 280, 299, 339
Ranvier Louis A. 357, *357*

Rattone Giorgio 163, 182, 184, 216
Rauber August 516
Ravaton Hugues 30, 39, 42, 66, 78
Rayer Pierre F.O. 163
Raynandus Theophilus 532
Recklinghausen Friedrich von 362, 363, 368, 370, 372f., 375, 378, 381, 386, 390, 447
Redi Francessco 518, *519*
Remak Robert 380, 404, 414–416, 418, 421, 472
Reybard 282, 288
Rhazes 75, 103, 286
Rieder Hermann 292, 296
Riedinger Ferdinand 83
Riegner Oskar 247–249, 251, 257, 340
Rindfleisch Georg Eduard 380, 452
Riolan Jean d. Ä. 273f., 280, 339
Riolan Jean d. J. 273, 314, 425
Robin Ch. Th. 366, 378
Rock J. 518f., *519*
Rodgers Kearny 113, 136
Roger von Salerno 76, 103,0313, 317, 321, 383, 402, 413, 422, 429
Rokitansky Carl von 133, *134*, 167, 247, 282, 299, 380, 408, 504
Roland 103, 135, 313, 317, 321, 402, 422, 429
Romberg Moritz H. 16, 167, 289
Röntgen Conrad Wilhelm 96–98, *150*, 201, 459, 460
Roonhuyse Hendrick van 532
Rose Edmund 99, 161f., 187, 192, 202f.
Rosenbach Julius F. 184, 216
Roser Wilhelm 163, 319
Roth Otto 449, 462f.
Rousseau Jean Jacques 79
Rousset Francois 246, 532
Roux Philibert J. 218f., 384, 452, 472
Roux Pierre Paul Emile 164, 184, 190, 199, 201, 205
Roux Wilhelm 515
Röver Otto 506, 542
Rudbeck Olof 443–446, 451, 468
Rueff Jacob 497, 511, 549

Rufus von Ephesus 383
Ruska Ernst 181, 518
Russell Bertrand 468, 476
Ruysch Frederick 275, 498, 549, 552
Rydygier Ludwig 286–288, 299
Ryff Walther 96, 104, 314, 318

Saegesser Max 195, 239
Saint Hilaire Etienne Geoffroy 498f.
Saint Hilaire Isidore 514
Saliceto Wilhelm von 92, 96, 103,0321, 403, 423
Salius Petrus 272
Salzer Fritz 331f., 336, 337
Sauerbruch Ernst Ferdinand 16f., 52, 54, 67, 292, 294, 461, 463
Savonarola Giovanni 252, 313, 318
Scarpa Antonio 315
Schaller Anton 502, 503, 524, 525, 535, 536, 541
Schaudinn Fritz 180, 370
Schenk von Grafenberg Johann 497
Schiavo G. 164, 189f., 216, 216
Schimmelbusch Curt 62, 380
Schlatter Carl 292
Schleich Carl Ludwig 60
Schloffer Hermann 16–18, 268, 290f.
Schmorl Christian 119
Schmucker J.L. 324
Schönlein Lukas 289, 414
Schott Caspar 497
Schuhknecht 408
Schwalbe Ernst 326, 482, 501–504, 503, 508, 509, 520–522, 525
Schwann Friedrich Theodor 175, 356f., 357, 359, 360, 361, 363, 368, 372–378, 378, 381, 388, 404, 447, 518
Schwartze Hermann 411, 417, 423, 425f., 429
Scoutetten Raoul H.J. 41
Scultetus Johann 253, 326, 403, 423
Sebisch Melchior 93
Sédillot Charles Emile 174, *175*
Sellheim Hugo 526, 532
Semmelweis Ignaz Phillip 61f., 526, 533

603

Senèque Jean 293
Sennert Daniel 280f., 299, 314, 326
Serapion 145, 530
Serveto Miguel 146
Seuse Friedrich 342
Seutin Louis Joseph 94, 108–110, *112*, 117, 147
Severino Marco Aurelio 59
Seymour Jane (Königin von England) 555
Shakespeare William 241, 532, 550
Sharp William 46, *46*, 94, 107
Shiga Kiyoshi 180, 185, 226
Shouldice Edward 330, 331, *336*
Shrapnell Henry J. 397, 418
Sigerist Henry 289, 344f.
Silvatico Giambattista 276
Simon Gustav 246, 292, 384
Simpson James Y. 61, *533*
Slocum Morris 455, 459, 460, 462
Smee A. 109, *112*
Smellie William 531, 533, *541*
Smith Peterson *116*, 118f.
Snellius W. 173
Soemmering Samuel Thomas 447, 452, 499, 512
Sommer René 374f., 377, 381, 385f., *387*
Sophokles 495, *508*
Soranos von Ephesus 91, 160, 244, 383
Spallanzani Lazzaro 174
Spieghel Adriaan van den 310
Sprengel Kurt 89
Ssabanejeff 31, 44, 49, 51
Steinmann Fritz 117, 118
Stockum A. van 127
Stoppa René 333, *336*
Störig Hans Joachim 554
Streeter L. 507, 518, *519*
Stromayr Caspar 322, *323*, 336
Sturge William A. 363
Sudhoff Karl 467
Suff Meister Hans 33
Sun Simiao 347
Susruta 55, 80, 90
Sydenham Thomas 171f., *175*, 223
Syme James 46–48, *46*, 366, 385, 387

Tagault 93, 124, 132, 326
Tait Robert Lawson 288
Takakis Kanehiro 187
Tarquinius Superbus 509
Tauler Heinrich 342
Taussig Helen 292
Thales von Milet 74, 143
Thalhammer 518, *519*
Themison von Laodikea 244, *251*
Theoderich 103
Thiersch Carl 380, 384
Thomas von Aquin 76
Thomson Joseph John 98
ThudicumJohn 291
Tillaux 292
Tizzoni 187
Toynbee Joseph 407, *413*, 416, 418, *421*
Trautmann Jeremias 532
Trautmann Moritz F. 426f.
Treitz Wenzel 308, *309*
Trendelenburg Friedrich 115, 126, 247, 337, 380, 457, 460
Tröltsch Anton F. von 410f., *413*, 417–419, 421, 423, 425, 428, 429
Tuffier Théodore 126, 130, 137, 140, 331, 337
Tulp Nikolaus 497

Unschuld Paul U. 12f., 74, 142, 147, 222, 229, 341, 345, 347, 464, 466, 469, 470, 547, 559

Vaillard Louis 164, 205
Valesco de Taranta 316,0318
Valsalva Antonio Maria 161
Vanzetti 109, *112*
Varro Marcus Terentius 169, 175, 222f.
Vasco da Gama 77,0223
Velpeau Alfred 109, *112*, 326,0452, 460
Verduyn *auch* Petrus Verduin 39, 66, 78
Verneuil Aristide 187, 336, 416, 421, 431
Verocay José 17, 354, 355, 362, 369, 370–374, 377, 378, 390, 464
Vesal *auch* Andreas Vesalius 30, 56, 77, 145, 273, 314, 344, 443, 467

Viard 246, 251,0339
Vidal Emile 89, 123, 302
Vier Meister 109, 317, 402, 422
Vieusens Raymond 446
Vigo Giovanni da 56, 59, 383, 387, 402f., 422
Villemin Antoine 213
Virchow Rudolf 133, *134*, 175, 198, 201, 282, 351, 366,368, 370, 374, 376f., 378, 380, 400, 403f., *406*, 408f., *413–415*, 417f., *421*, 423f., 429, 430, 447, 448, 451, *452–454*, 464, 469, 470–472, 504, 521, 522, 536f., 553, 554
Voeckler 126f., 140f.
Volkmann Richard von 48, 93, 114f., *116*, 133, *406*, 408, 447, 452
Volta Alessandro 364
Voltaire Francois Arouet 79, 552
Vries Hugo de 472

Waldeyer Wilhelm 242, 380
Wallner Adolf 374f.
Warren John Collins 60, 292, 537
Wassermann August von 187
Watson Alexander 48, 292, *519*
Weber Frederick P. 363
Wegner Georg 449f., 451, 452f., 457
Weibel Wilhelm 482, *503*, *503*, 539, 541, 555
Weichselbaum Anton *180*, 448, 450, 451, 452
Weigert Karl 179, 210, 372
Welch William H. *180*, 226
Wepfer J.J. 161
Werlhof, Paul 167
Whytt, Robert 364

Wilde, William R. 410, 425
Wilder, Harris H. 502, *503*, *508*, 522
Wilhelm II. (Kaiser) 426, 556
Wilhelm von Saliceto s. Saliceto
Willis, Thomas 344
Wilms, Max 43, 138, 275, 301f.
Winiwarter, Felix von 290, 367f., 452f.
Winslow, Jakob Benignus 513f., *525*, 552f.
Wirz, Felix 104
Wiseman, Richard 104
Wittmaack 410, 419
Witz, Konrad 345
Wladimiroff 31, 44, 51, 52
Wolff, Caspar Friedrich 498, *512–515*, *518*, *519*, *525*, 551, 553f.
Wolff, J. 137
Wolfhart Conrad s. Lycosthenes
Wölfler, Anton 51, 290, 292, 329, *330*
Wood, William 283, 365, 378
Wren, Christopher 253
Wutzer, C.W. 114
Wu Youxing 171, *175*, 223
Wullstein, H.L. 130. 428, 429

Xenophon 101
Xu Dachun 171, *175*, 223

Yersin, Alexandre J. *180*, 186, 190, 199, 226

Zaccarello, Adriano 245, 251, 339
Zaufal, Emanuel 418, 425, 429
Zeynek, Richard von 458
Ziemssen, Hugo Wilhelm von 162
Zoeller, Christian 164, 207, 216, 219

Danksagung

Am Ziel eines langen Weges ist es mir ein besonderes Anliegen, all denen meinen tiefempfundenen Dank auszusprechen, die mir geholfen haben, dieses Werk zu vollenden.

An erster Stelle gilt dieser Dank Herrn *Prof. Dr. Paul Ulrich Unschuld M.P.H.*, ohne den diese Arbeit in der vorliegenden Form nicht entstanden wäre; geht doch der zugrundeliegende Gedanke auf seine Idee zurück. Über mehr als vier Jahre hat er mich in vorbildlicher Weise betreut und mir durch seine kompetente Revision und subtile sprachliche Analyse den Weg gewiesen. Seine zahlreichen Veröffentlichungen, die sich durch ihren inhaltlichen Tiefgang und eine außergewöhnliche geistige Weite von Publikationen ihrer Art deutlich abheben, haben mir immer wieder wichtige Impulse und Anregungen gegeben, wie aus den entprechenden Literaturverweisen hervorgeht. Sein umfassendes Wissen und seine Sprachsensibilität konnten auf diese Weise auf mein bescheidenes Wek fruchtbar einwirken. Nicht zuletzt war mir das wohlwollende Interesse, das *Prof. Unschuld* meiner Arbeit stets entgegengebracht hat, Ermunterung und Ansporn, mein Bestes zu leisten. Seine Haltung war vorbildlich, weil sie aus einer inneren Redlichkeit kam, die jederzeit überzeugen konnte.

Mein aufrichtiger Dank gebührt sodann Herrn *Prof. Dr. Wolfgang Locher M.A.*, dessen geistige Disziplin und historische Gewissenhaftigkeit mir zum Leitbild wurden. Im Proseminar des Münchner Instituts für Geschichte der Medizin vermittelte er didaktisch brillant die historisch-fundierte Arbeitsweise, ohne die ein Werk wie dieses nicht vorstellbar wäre. Dank ihm durfte ich erfahren, dass eine scheinbar spielerisch leichte Formulierkunst nicht zu einem geringen Teil auf akribischem Feilen an den Texten beruht.

Nicht vergessen werden sollte, dass mir Herr *Bodo Pregler* von der Medizinischen Lesehalle in München Hilfestellung bei der Literaturrecherche geleistet hat, die über das gewohnte Maß weit hinausgeht. Dank seiner Geduld und hartnäckigen Suche war es möglich, so manchen schwerzugänglichen Schatz aus den Beständen der verschiedenen Archive zu heben. Ferner möchte ich der freundlichen Unterstützung all der ungenannten dienstbaren Geister der Bayer. Staatsbibliothek sowie der Bayer. Universitätsbibliothek bei der computergestützten Literatursuche gedenken. Gerne denke ich an den warmen Empfang, den mir die ehemalige Chefsekretärin *Prof. Unschulds,* Frau *Ingeborg Elsässer*, jedesmal bereitete, wenn sie mir Zugang zu den Bibliotheksräumen der alten Braklvilla gewährte, die das Institut für Geschichte der Medizin beherbergt.

Für die freundliche Genehmigung zur Reproduktion des verwendeten Bildmaterials danke ich folgenden Personen: Elsevier GmbH – Urban & Fischer Verlag, München; Walter de Gruyter GmbH & Co.KG, Berlin; Verlag Hans Huber – Hogrefe AG, Bern; Dr. R. Kaden Verlag GmbH & Co.KG, Heidelberg; Professor Dr. R. Rahilly, Villars-sur-Glâne; Springer-Verlag GmbH, Heidelberg; Georg Thieme Verlag, Stuttgart; Urban & Vogel – Medien und Medizin Verlagsgesellschaft, München; Verlag Wiley-Liss – John Wiley & Sons, STM, Hoboken, New Jersey, USA.

Dank schulde ich ferner auch Herrn *Dr. med. Helmut Baumgarten* und *Dipl. Phys. Dr. Ing. Otto Lang*, sowie Frau *Dr. med. Astrid Messmer* für die Bereitstellung von Originalunterlagen. Zuletzt möchte ich meiner Schwester, Frau *Dr. med Beatrix Messmer*, die mir aufmunternd zur Seite stand, meinen Dank aussprechen.